脳卒中

基礎知識から
最新リハビリテーションまで

正門由久　高木 誠　編著

医歯薬出版株式会社

This book was originally published in Japanese
under the title of :
Noussochū—Kisochishiki kara Saishin Rihabiritēshon made
(Stroke : From Basics to the Latest Rehabilitation)

Editors :
Masakado, Yoshihisa
  Professor, Department of Rehabilitation Medicine
  Tokai University School of Medicine
Takagi, Makoto
  Director,
  Tokyo Saiseikai Central Hospital

© 2019 1st ed.

ISHIYAKU PUBLISHERS, INC.
  7-10, Honkomagome 1 chome, Bunkyo-ku,
  Tokyo 113-8612, Japan

序

　脳卒中は，1960年代までは日本人の死因の第1位でしたが，高血圧治療の進歩や脳卒中の救命率の上昇により，現在は第4位にまで減少しました．しかし，新規発症者数は毎年約30万人といわれ，現在約300万人いる患者は，2025年には約330万人に達するといわれています．さらに，要介護や寝たきりの原因の第1位であり，超高齢社会に突入したわが国では健康寿命の延伸という点からも，脳卒中は非常に重要な疾患であることに変わりはありません．

　脳卒中は，リハビリテーション（以下，リハ）医療の対象疾患として，わが国で最も頻度の高い疾患です．その診療は，急性期治療の進歩（血栓溶解療法，血管内治療，脳保護療法など），脳卒中病床（stroke unit）やクリニカルパスの導入，治療ガイドラインの策定，回復期リハビリテーション病棟の設置，脳卒中地域連携パスなどの医療システム改革など，大きく変貌してきました．

　現在，脳卒中に関わる医師，看護師，理学療法士，作業療法士，言語聴覚士をはじめとする関連スタッフには，その基礎知識から最新知見までを知り，チーム医療で取り組むことが求められています．このため，本書では，各科の医師からリハ医療者，およびリハ療法士養成校の学生を読者対象として，脳卒中に関わる医療スタッフの共通用語・共通理解を醸成しつつ，基礎知識からリハまでの実際が1冊で理解できる書籍を目指しました．

　本書には，脳卒中に関する基礎知識，診断・評価，治療，脳卒中リハの実際が詳細に解説されています．

　また執筆陣には神経内科，脳神経外科，リハ科と幅広い領域からその第一線で活躍されている医師，理学療法士，作業療法士，言語聴覚士，看護師，管理栄養士の先生方を迎え，解説いただきました．本書が実際の脳卒中医療現場に関わる医療スタッフの明日の診療に役立つことはもちろん，近い将来に携わるであろう学生の皆さんの参考となれば幸甚です．

　本書の出版に際し，編集に加わっていただいた東京都済生会中央病院院長であり，脳神経内科医として脳卒中医療を牽引してこられた高木誠先生に深謝申し上げるとともに，絶えず支えていただいた医歯薬出版の編集担当者に感謝申し上げます．

2019年6月吉日

編集を代表して　正門　由久

〈執筆者一覧〉

● 編集

正門　由久　東海大学リハビリテーション科学
高木　誠　東京都済生会中央病院脳神経内科

● 執筆（五十音順）

青木　重陽	神奈川県総合リハビリテーションセンター高次脳機能障害支援室
秋山　武紀	慶應義塾大学脳神経外科
阿久津二夫	北里大学脳神経内科学
吾郷　哲朗	九州大学大学院医学研究院病態機能内科学脳循環研究室
淺田　英穂	東京都済生会中央病院脳神経外科
阿部　薫	慶應義塾大学病院リハビリテーション科
阿部　浩明	広南病院リハビリテーション科
安部　佑	杏林大学リハビリテーション医学教室
荒川　千晶	むすび葉クリニック渋谷
荒川　英樹	宮崎大学リハビリテーション科
飯塚賢太郎	獨協医科大学脳神経内科／脳卒中センター
猪飼　哲夫	牧田総合病院蒲田分院
井田　正博	水戸医療センター放射線科
井口　保之	東京慈恵会医科大学神経内科
伊藤　英明	産業医科大学リハビリテーション医学講座
伊藤　義彰	大阪市立大学大学院医学研究科神経内科
植田　敏浩	聖マリアンナ医科大学東横病院脳卒中センター脳卒中科
上原　敏志	兵庫県立姫路循環器病センター脳神経内科
内川　友裕	市立函館病院リハビリテーション技術科
梅津　祐一	小倉リハビリテーション病院
卜部　貴夫	順天堂大学医学部附属浦安病院脳神経内科
大木　宏一	東京都済生会中央病院脳神経内科／脳卒中センター
大畑　光司	京都大学大学院医学研究科人間健康科学系専攻
大場　純一	横浜市総合リハビリテーションセンター総合相談部
岡島　康友	杏林大学リハビリテーション医学教室
岡本　隆嗣	西広島リハビリテーション病院
小口　和代	刈谷豊田総合病院リハビリテーション科
尾花　正義	荏原病院リハビリテーション科
影近　謙治	富山県リハビリテーション病院・こども支援センター
角田　亘	国際医療福祉大学リハビリテーション医学講座
片桐　伯真	総合病院聖隷三方原病院リハビリテーション科
狩屋　俊彦	川崎医科大学附属病院リハビリテーションセンター
川勝　弘之	日本脳卒中協会，三井住友海上あいおい生命
川手　信行	昭和大学リハビリテーション医学講座，昭和大学藤が丘リハビリテーション病院リハビリテーション科
北川　一夫	東京女子医科大学脳神経内科
清原　卓也	白十字病院脳血管神経内科
久米　亮一	株式会社COLABO
小泉　幸毅	小倉リハビリテーション病院
古賀　政利	国立循環器病研究センター脳血管内科
児玉　三彦	東海大学リハビリテーション科学
後藤　淳	済生会横浜市東部病院脳神経センター脳血管・神経内科
小林　宏高	横浜市立市民病院リハビリテーション科
小松　鉄平	東京慈恵会医科大学神経内科
齋藤　正洋	東京都リハビリテーション病院医療福祉連携室／地域リハビリテーション科
佐伯　覚	産業医科大学リハビリテーション医学講座
坂田　祥子	東京湾岸リハビリテーション病院
塩地由美香	藤田医科大学七栗記念病院看護部
柴田八衣子	兵庫県立リハビリテーション中央病院リハビリ療法部作業療法科
下堂薗　恵	鹿児島大学病院医歯学総合研究科リハビリテーション医学
仙石　淳	兵庫県立リハビリテーション中央病院泌尿器科
園田　茂	藤田医科大学七栗記念病院リハビリテーション科
園田　尚美	日本脳卒中協会，日本失語症協議会
高岡　徹	横浜市総合リハビリテーションセンターリハビリテーション科
高木　誠	編集に同じ
高嶋修太郎	JCHO高岡ふしき病院
高橋　秀寿	埼玉医科大学国際医療センター運動・呼吸器リハビリテーション科
田口　明彦	神戸医療産業都市推進機構先端医療研究センター脳循環代謝研究部
田口　芳治	福岡町たぐちクリニック
竹川　英宏	獨協医科大学脳神経内科／脳卒中センター
竹林　崇	大阪府立大学作業療法学専攻
武原　格	東京都リハビリテーション病院リハビリテーション科
竹丸　修央	川崎医科大学附属病院リハビリテーションセンター
田中直次郎	西広島リハビリテーション病院
谷口　真弓	兵庫県立リハビリテーション中央病院看護部
中馬　孝容	滋賀県立総合病院リハビリテーション科
辻　哲也	慶應義塾大学リハビリテーション医学教室
寺尾　聰	東京都済生会中央病院脳神経外科
寺崎　修司	熊本赤十字病院神経内科

砥上 若菜	熊本大学医学部附属病院リハビリテーション部
友田 秀紀	小倉リハビリテーション病院
長尾 毅彦	日本医科大学多摩永山病院脳神経内科
中島 英樹	東京都保健医療公社豊島病院リハビリテーション科
中瀬 泰然	秋田大学医学部附属病院脳神経外科／脳卒中包括医療センター
長束 一行	市立豊中病院神経内科
中村 健	横浜市立大学リハビリテーション科学
中山 博文	中山クリニック，日本脳卒中協会
二井麻里亜	さくら会病院栄養科
西 徹	桜十字病院
二宮 正樹	産業医科大学リハビリテーション医学講座
野川 茂	東海大学医学部付属八王子病院神経内科
野間 知一	日本福祉大学リハビリテーション学科
橋本洋一郎	熊本市民病院神経内科／地域医療連携部
蓮井 誠	JA静岡厚生連遠州病院リハビリテーション科
長谷 公隆	関西医科大学リハビリテーション医学講座
長谷川千恵子	市立函館病院リハビリテーション科
長谷川 幹	三軒茶屋内科リハビリテーションクリニック
羽田 康司	筑波大学リハビリテーション科
羽鳥 浩三	順天堂大学大学院医学研究科リハビリテーション医学
花山 耕三	川崎医科大学リハビリテーション医学
玄 富翰	大阪医療センター脳卒中内科
平田 幸一	獨協医科大学脳神経内科
平田 好文	熊本託麻台リハビリテーション病院リハビリテーション科
平野 照之	杏林大学脳卒中医学
廣瀬 昇	帝京科学大学大学院医療科学研究科総合リハビリテーション学専攻
廣瀬 恵	東京女子医科大学リハビリテーション部
藤井 智	横浜市総合リハビリテーションセンター機能訓練課
藤原 俊之	順天堂大学大学院医学研究科リハビリテーション医学
藤原ゆかり	神奈川県総合リハビリテーションセンター作業療法科
星野 晴彦	東京都済生会中央病院脳神経内科／脳卒中センター
保田 祥代	刈谷豊田総合病院リハビリテーション科
堀田富士子	東京都リハビリテーション病院医療福祉連携室
補永 薫	順天堂大学大学院医学研究科リハビリテーション医学
堀口 崇	慶應義塾大学脳神経外科
正門 由久	編集に同じ
松永 俊樹	秋田大学医学部附属病院リハビリテーション科
丸山 路之	済生会横浜市東部病院脳神経センター脳血管・神経内科
水落 和也	神奈川県立がんセンターリハビリテーションセンター
水尻 強志	宮城厚生協会長町病院リハビリテーション科
三原 雅史	川崎医科大学神経内科
宮井 一郎	森之宮病院神経リハビリテーション研究部
宮越 浩一	亀田総合病院リハビリテーション科
牟田 大助	人吉医療センター脳神経外科
村岡 香織	慶應義塾大学リハビリテーション医学教室
山鹿眞紀夫	熊本リハビリテーション病院
山形 真吾	島根大学総合医療学大田総合医育成センター
山口 智史	順天堂大学保健医療学部理学療法学科
山田 深	杏林大学リハビリテーション医学教室
山本 一真	東京慈恵会医科大学附属第三病院リハビリテーション科
山本 直樹	兵庫県立リハビリテーション中央病院リハビリ療法部理学療法科
横井 剛	横浜市障害者更生相談所
里宇 明元	慶應義塾大学リハビリテーション医学教室
若林 秀隆	東京女子医科大学リハビリテーション科
渡邉 修	東京慈恵会医科大学附属第三病院リハビリテーション科
和田 晋一	九州医療センター脳血管・神経内科
和田 直樹	群馬大学大学院医学系研究科リハビリテーション医学
和田 太	東京女子医科大学リハビリテーション科

脳卒中 基礎知識から最新リハビリテーションまで

contents

第1章 脳卒中の基本知識 ... 1

- 脳卒中医療に関わる医療職が知っておきたい知識 ... 高木 誠 ● 2
- 脳の構造と機能を理解する ... 高嶋修太郎 ● 6
- 脳血管障害の分類 ... 高木 誠 ● 12
- 脳卒中の分類と発症機序 ... 高木 誠 ● 13
- 脳卒中の危険因子は何か ... 星野晴彦 ● 19
- 脳卒中の症状―何で気づかれるか(FAST) ... 竹川英宏, 飯塚賢太郎, 平田幸一 ● 23
- 脳卒中の最近の疫学 ... 清原卓也, 吾郷哲朗 ● 26
- 脳梗塞の特徴 ... 大木宏一 ● 31
- 一過性脳虚血発作(TIA)の特徴 ... 北川一夫 ● 37
- 脳出血の特徴 ... 寺尾 聰 ● 40
- くも膜下出血の特徴 ... 秋山武紀 ● 49
- 脳卒中の特殊な原因とその特徴 ... 阿久津二夫 ● 55
- 障害部位とその症候 ... 田口芳治 ● 60
- 脳卒中を罹患した患者・家族が直面すること ... 中山博文, 川勝弘之, 園田尚美 ● 65

第2章 脳卒中の診断 ... 71

- 急性期の診断はどのように行われるか ... 野川 茂 ● 72
- 問診・診察 ... 山形真吾 ● 78
- 脳画像診断 1. CT, MRI ... 上原敏志 ● 85
- 脳画像診断 2. SPECT ... 平野照之 ● 89
- 脳画像診断 3. 超音波検査(頸動脈, 経頭蓋など) ... 玄 富翰, 長束一行 ● 93
- 病型別の画像所見 ... 丸山路之 ● 97
- 脳画像診断の進歩―脳梗塞超急性期の実践的MRI撮像法 ... 井田正博 ● 110

第3章 脳卒中の治療 ... 113

- 脳卒中治療の進歩 ... 高木 誠 ● 114
- 脳卒中治療ガイドライン2015 ... 伊藤義彰 ● 119
- 急性期の全身管理と合併症の治療―SCU, SUで行われる治療 ... 中瀬泰然 ● 124
- 脳梗塞の急性期治療 ... 小松鉄平, 井口保之 ● 130

脳出血の急性期治療	淺田英穂	136
くも膜下出血の急性期治療	牟田大助, 西 徹	142
抗血栓療法　1．血栓溶解薬	和田晋一, 古賀政利	146
抗血栓療法　2．抗凝固薬, 抗血小板薬	長尾毅彦	151
その他の薬物療法（脳浮腫治療薬, 脳保護薬など）	後藤 淳	157
外科治療	堀口 崇	161
血管内治療	植田敏浩	169
再発予防―危険因子の管理と抗血栓療法	卜部貴夫	175
脳卒中に伴うてんかん発作への対応	荒川千晶	181
脳卒中に対する再生医療	田口明彦	184

第4章　脳卒中リハビリテーションにおける障害の評価　187

障害・問題点の評価はどのように行われるか	正門由久	188
総合評価	高橋秀寿	193
意識障害	片桐伯真	199
感覚障害	安部 佑, 岡島康友	206
片麻痺	羽田康司	211
運動失調	羽田康司	216
痙縮	羽田康司	218
拘縮	猪飼哲夫	220
肩の問題を含む疼痛―亜脱臼, 疼痛, 肩手症候群など	荒川英樹, 中村 健	224
歩行障害	大畑光司	229
ADL障害	辻 哲也	236
失語	渡邉 修, 山本一真	244
失認・失行	青木重陽	251
脳卒中後うつ	村岡香織	259
摂食嚥下障害	小口和代	263
排尿障害	仙石 淳	271
予後予測―どこまで回復するか	水尻強志	276

第5章　脳卒中リハビリテーション医療の基本　281

チームで行う脳卒中リハビリテーション―誰が何を行うか	宮越浩一	282
医療スタッフ間の連携・情報共有	宮越浩一	286
スタッフ数が充足していない場合の対応	宮越浩一	289
脳卒中リハビリテーションの流れ	中馬孝容	290

地域連携パス	橋本洋一郎, 寺崎修司, 平田好文	294
「脳卒中治療ガイドライン2015」におけるリハビリテーション	児玉三彦	299
脳卒中リハビリテーションのゴール	里宇明元	304
早期離床の判断と注意点	山田 深	312
栄養管理	二井麻里亜, 若林秀隆	317
脳卒中後うつへの対応	村岡香織	319
転帰についてどう考えるか	横井 剛	323
退院指導の進め方	補永 薫	326
地域にどうつなげるか	補永 薫	330
自動車運転の判断	武原 格	332
急性期リハビリテーションでは何が重視されるか	尾花正義	337
回復期リハビリテーションでは何が重視されるか	山鹿眞紀夫, 砥上若菜	340
生活(維持)期リハビリテーションでは何が重視されるか	長谷川 幹	345
生活(維持)期リハビリテーションを支える体制	堀田富士子	349

第6章 脳卒中リハビリテーションの実際 — 355

ベッドサイドリハビリテーション	長谷川千恵子, 内川友裕	356
早期訓練	花山耕三, 竹丸修央, 狩屋俊彦	363
合併症・併存疾患の管理	影近謙治	369
片麻痺(痙縮を含む)のリハビリテーション	田中直次郎, 岡本隆嗣	374
拘縮のリハビリテーション	廣瀬 恵, 廣瀬 昇, 猪飼哲夫	380
肩の問題を含む疼痛管理	和田直樹	386
歩行障害のリハビリテーション	友田秀紀, 小泉幸毅, 梅津祐一	392
筋力増強・持久性向上	阿部浩明	398
運動指導	阿部浩明	402
上肢機能障害のリハビリテーション	坂田祥子	407
ADL訓練	阿部 薫, 辻 哲也	414
失語症のリハビリテーション	山本一真, 渡邉 修	421
失認・失行のリハビリテーション	青木重陽, 藤原ゆかり	425
摂食嚥下障害のリハビリテーション	保田祥代	431
排尿障害のリハビリテーション	山本直樹, 柴田八衣子, 谷口真弓, 仙石 淳	438
動作介助の注意点	塩地由美香, 園田 茂	443
補装具の適応と使い分け	中島英樹, 久米亮一	452
杖・車椅子などの指導	蓮井 誠	460
家屋の評価・改修の指導	藤井 智	466
復職指導	二宮正樹, 伊藤英明, 佐伯 覚	470
生活(維持)期リハビリテーション	齋藤正洋	475

第7章 最新リハビリテーション治療 ... 483

神経の可塑性—機能回復を理解する	宮井一郎	484
運動学習理論とリハビリテーション	長谷公隆	489
ボツリヌス療法	川手信行	496
最新リハビリテーション治療の使い分け	藤原俊之,羽鳥浩三	500
rTMS治療	角田 亘	506
tDCS治療	伊藤英明,佐伯 覚	508
電気刺激　1．上肢機能障害	阿部 薫	510
電気刺激　2．下肢機能障害	山口智史	513
CI療法	竹林 崇	516
BMI療法	三原雅史	520
促通反復療法	野間知一,下堂薗 恵	522
先端リハビリテーション機器—ロボット　1．下肢	和田 太	529
先端リハビリテーション機器—ロボット　2．下肢	大畑光司	531
先端リハビリテーション機器—ロボット　3．上肢	松永俊樹	534

第8章 社会保障の活用 ... 537

診療報酬	小林宏高	538
介護保険	高岡 徹	546
年金	大場純一	551
身体障害者手帳	高岡 徹	555
社会資源の活用	水落和也	558
福祉機器	水落和也	565

Column

脳卒中と鑑別の必要な疾患	丸山路之	109
観察の重要性	正門由久	192
脳卒中と外傷性脳損傷で現れる高次脳機能障害の違い	青木重陽	257
脳血管性認知症(VaD)	青木重陽	258
脳卒中リハビリテーションの歩み	里宇明元	310
上肢機能障害の最新リハビリテーションとその適応	野間知一,下堂薗 恵	524

略語集　　x
索引　　　570

■装丁，本文デザイン：相羽裕太（明昌堂）

略語集

AD	Alzheimer's disease	アルツハイマー病
AHA	american heart association	米国脳卒中協会
APS	antiphospholipid syndrome	抗リン脂質抗体症候群
ARAS	ascending reticular activating system	上行性網様体賦活系
AVM	arteriovenous malformation	脳動静脈奇形
BAD	branch atheromatous disease	分枝アテローム血栓症/分枝アテローム硬化病
BBB	blood-brain barrier	血液脳関門
BDNF	brain-derived neurotrophic factor	脳由来神経栄養因子
CAA	cerebral amyloid angiopathy	脳アミロイドアンギオパチー
CAS	carotid artery stenting	頸動脈ステント留置術
CBD	corticobasal degeneration	大脳皮質基底核変性症
CBF	cerebral blood flow	脳血流
CEA	carotid endarterectomy	頸動脈内膜剥離術
CIMT	constraint induced movement therapy	CI療法
CMBs	cerebral microbleeds	脳微小出血
CPSS	Cincinnati Prehospital Stroke Scale	シンシナティ病院前脳卒中スケール
CPSP	central post-stroke pain	脳卒中後中枢性神経障害性疼痛
CRPS	complex regional pain syndrome	複合性局所疼痛症候群
DAPT	dual antiplatelet therapy	抗血小板剤二剤併用療法
DIC	disseminated intravascular coagulation syndrome	播腫性血管内凝固症候群
dAVF	dural arteriovenous fistula	硬膜動静脈瘻
DBS	deep brain stimulation	脳深部刺激療法
DVT	deep venous thrombosis	深部静脈血栓症
DWI	diffusion weighted imaging	拡散強調画像
DOAC	direct oral anticoagulant	直接経口抗凝固薬
EC-IC bypass	external carotid-Internal carotid artery bypass	浅側頭動脈-中大脳動脈吻合術
ELVO	emergent large vessel occlusion	超急性期大血管閉塞
ESD	early supported discharge	早期退院支援
FDP	fibrinogen degradation product	フィブリノゲン分解産物
FES	functional electrical stimulation	機能的電気刺激
FMA	Fugl-Meyer Assessment	フーゲル・マイヤー評価法
HSP	hemiplegic shoulder pain	疼痛障害
IE	infective endocarditis	感染性心内膜炎
IGT	impaired glucose tolerance	耐糖能異常
IVES	integrated volitional control electrical stimulator	随意運動介助型電気刺激装置
IMT	intima-media thickness	頸動脈内膜中膜複合体肥厚度
JSS	Japan Stroke Scale	脳卒中重症度スケール
LSA	lateral lenticulostriate artery	外側レンズ核線条体動脈
LTD	long-term depression	シナプス長期抑制
LTP	long-term potentiation	シナプス長期増強

MID	multi-infarct dementia	皮質性脳血管性認知症/多発梗塞性認知症
MLF	median lingitudinal fasciculus	内側縦束
MSC	motor cortex stimulation	大脳皮質電気刺激療法
NBTE	non-bacterial thromboendocarditis	非細菌性血栓性心膜炎
NG	Neurological Grade	神経学的重症度
NIHSS	National Institute of Health Stroke Scale	NIH脳卒中スケール
NINDS	National Institute of Neurological Disorders and Stroke	米国国立神経疾患・脳卒中研究所
NIRS	near-infrared spectroscopy	近赤外分光装置
NVAF	nonvalvular atrial fibrillation	非弁膜症性心房細動
NVU	neurovascular unit	神経・血管ユニット
PCSK 9	Proprotein Convertase Subtilisin/Kexin Type 9	ヒトプロ蛋白質転換酵素サブチリシン/ケキシン9型
PFO	patent foramen ovale	卵円孔開存
PPRF	paramedian pontine reticular formation	傍正中部橋網様体/側方注視中間中枢
PSD	post stroke depression	脳卒中後うつ病
PSV	peak systolic velocity	最大血流速度
PT-INR	prothrombin time international normalized ratio	プロトロンビン時間国際標準比
PWI	perfusion-weighted image	MR灌流画像
RCVS	reversible cerebral vasoconstriction syndrome	可逆性脳血管攣縮症候群
RI	reciprocal inhibition	脊髄相反性抑制
rTMS	repetitive transcranial magnetic stimulation	反復経頭蓋磁気刺激
rt-PA	recombinant tissue-type plasminogen activator	遺伝子組み換え組織プラスミノゲン・アクティベータ，アルテプラーゼ
SCU	stroke care unit	脳卒中ケアユニット
SIAS	Stroke Impairment Assessment Set	脳卒中機能障害評価法
SLTA	Standard Language Test of Aphasia	標準失語症検査
SU	stroke unit	脳卒中ユニット
SVO	small vessel occlusion	小血管閉塞
tACS	transcranial alternative current stimulation	経頭蓋交流電気刺激
tDCS	transcranial direct current stimulation	経頭蓋直流電気刺激
TENS	transcutaneous electrical nerve stimulation	経皮的電気刺激
TES	therapeutic electrical stimulation	治療的電気刺激
TIA	transient ischemic attack	一過性脳虚血発作
TMS	transcranial magnetic stimulation	経頭蓋磁気刺激
VaD	vascular dementia	血管性認知症
VPTA	Visual Perception Test for Agnosia	標準高次視知覚検査
VCI	vascular cognitive impairment	血管性認知障害

第1章

脳卒中の基本知識

脳卒中医療に関わる医療者が知っておきたい知識

ここでは本書のイントロダクションとして，脳卒中医療にかかわる医療者が知っておきたい知識として，脳卒中という病気の基本的な特徴をまとめておく（表1）．脳卒中医療にかかわる者は，自分が関係する分野や領域だけではなく，脳卒中という病気全体の特徴を理解したうえで患者のケアにあたることが大切である．

1. 脳卒中はある日突然やってくる

「卒中」という言葉は，突然何かに中（あた）るという意味で，脳卒中の最大の特徴は，ある日突然発症することである．それまで健康に暮らしていた人が，何の心の準備もないままに突然言葉が話せなくなったり，半身不随で歩けなくなったりと，まさにある瞬間から急に人生が変わってしまうことになる．医療者はこのような脳卒中の急激な発症様式が患者や家族に与える衝撃について理解しておく必要がある．

脳卒中はこのような発症様式から，交通事故と同様に偶然起こる事故とみなして脳血管事故といわれることもある．しかし，注意すべきは，脳卒中はある日突然発症するが，その原因はずっと以前から始まっており，潜在的に徐々にリスクが高まり，ついにある日発症するのであって，起こるべくして起こる病気であるということである．したがって，事前にその原因やリスクを知ることができれば，介入によって発症を予防することができる病気である．

2. 脳卒中の怖さは後遺症にある

ある日を境に突然人生を変えてしまう可能性のある脳卒中という病気は，患者にとって辛い病気

表1 脳卒中のおもな特徴

1. 脳卒中はある日突然やってくる
2. 脳卒中の怖さは後遺症にある
3. 脳卒中は全身の病気である
4. 脳卒中はいくつかの病型を含む多様性のある病気である
5. 脳卒中は障害される部位によって症候が異なる
6. 脳卒中は病期とそれに基づく医療連携が重要である
7. 脳卒中ではチーム医療が重要である
8. 脳卒中は生涯の病気である

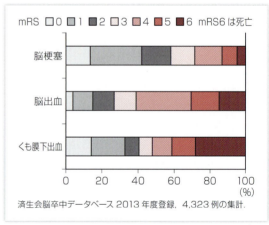

済生会脳卒中データベース2013年度登録，4,323例の集計．

図1 脳卒中入院例の退院時の転帰

であることは間違いないが，その一番の原因は後遺症である．それも永続的に残る可能性のある後遺症が問題である．図1は脳卒中入院例の退院時の転帰〔modified Rankin Scale；mRS，修正ランキンスケール（**side memo**）〕を病型別に調べたものである．日常生活が自立しているmRS：0～2の比率は，脳梗塞58.1％，脳出血26.8％，くも膜下出血40.5％であり，最も転帰良好の脳梗塞でも約4割の患者は退院時に日常生活に何らかの介護が必要な状態であることがわかる．したがって脳卒中の影響は患者だけでなく，介護にあたる家族にも及ぶ点は重要である．

心筋梗塞では同じ血管の病気でも日常生活動作（ADL）に影響するような後遺症は稀である．むしろ心筋梗塞では後遺症よりも生命予後が問題となるが，脳卒中は生命予後（死亡率）よりも後遺症が問題となる．脳卒中はまず予防が重要であり，また1度発症した場合は後遺症を可能な限り軽減するための急性期治療が重要となる．

3. 脳卒中は全身の病気である

脳卒中は脳だけの病気であると考えてはいけない．障害を受けたのは脳であっても，その原因や影響は全身に及ぶ．脳卒中患者の多くは高血圧，糖尿病，脂質異常症などの生活習慣病（危険因子）をもっており，これが全身の動脈硬化を引き起こし，結果として脳卒中を起こすわけである．したがって，脳卒中患者は脳だけでなく，動脈硬化が全身に及び，虚血性心疾患，末梢動脈疾患，腎疾患などを合併していることも多い．特に心疾患は脳卒中患者の生命予後を規定する重要な要因となる．脳卒中の中でも，特に脳梗塞は全身の病気との関係が深い．脳梗塞患者がリハビリテーション（以下，リハ）中に狭心症や心筋梗塞，不整脈などの心合併症を起こすことは日常診療の中でしばしば経験することである．脳卒中患者のケアにあたる者は，脳卒中だけでなく，危険因子や合併症をはじめとした全身性疾患，生活習慣病についての知識を身に付けておく必要がある．

4. 脳卒中はいくつかの病型を含む多様性のある病気である

脳卒中は1つの疾患ではなく，原因や病態が全く異なるいくつかの病型を包含する多様性がある点が大きな特徴である．同じ血管の病気である虚血性心疾患は，冠動脈が血栓性閉塞を起こして発症するという点で基本的に均一な病態の病気であるのに対し，脳卒中ではひと口に脳卒中といっても，脳梗塞，脳出血，くも膜下出血では原因も病態も（したがって治療法も予後も），全く異なる疾患といっても過言ではない．また，同じ脳梗塞でもラクナ梗塞，アテローム血栓性脳梗塞，心原性脳塞栓症などさまざまな病型があり，これも原因や病態は均一ではない．したがって，脳卒中についてのデータをみるときは，常にその対象の違い（すなわち，どのような病型の脳卒中を対象として多く含んでいるのか？）を考慮に入れないと理解を間違えることがある．

また，脳卒中では梗塞と出血という，相反する2つの病態が同時に起こることがある点が，特に治療の面で脳卒中診療を難しくする要因となることを知っておかねばならない．例えば，脳梗塞を予防するための抗血栓療法（ラクナ梗塞に対する抗血小板療法や心原性脳塞栓症に対する抗凝固療法など）が逆に脳出血を起こしやすくする点は実際の臨床の場面で重要である．

5. 脳卒中では障害される部位によって症候が異なる

脳卒中の多様性は病型の違いだけではなく，脳内のさまざまな部位に起こりうるという障害部位の違いもある．障害部位の違いは神経症候の違いを生じることは周知の事実である．したがって，脳卒中診療に携わる者は，病型別の症候の特徴の他に，障害部位別の症候の特徴も知っておかねばならない．脳卒中のケアにおいては，例えば，単に脳梗塞（アテローム血栓性脳梗塞）という診断だけでは不十分で，閉塞血管は？，梗塞に陥った領域は？，梗塞による神経症候は？，についての正しい情報が必要である．それらの情報は，急性期治療，再発予防の対策だけでなく，回復期リハ，退院後の社会生活や社会資源の利用などをどうするのかを考えるうえでも有用である．

---

side memo　修正ランキンスケール（modified Rankin Scale；mRS）

このスケールは脳卒中患者の機能回復の程度を評価するために開発されたもので，多くの臨床試験で使用されている．当初は5段階（RS）であったが，その後6段階に修正された（mRS）．「0」は全く症状がない状態，「5」が最も重度の障害で寝たきり状態である．臨床試験の転帰の評価では，mRSの0または1（症状はあっても明らかな障害はない状態），または0～2（症状はあっても日常生活は自立している状態）が転帰良好群とされることが多い．また死亡をmRS 6とすることもある．

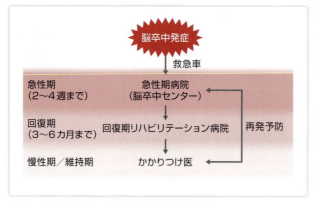

図2 脳卒中治療の流れと地域の医療連携

このような脳卒中が示す神経症候の多様性は，脳卒中診療の難しさの一因であるが，同時に脳卒中診療のおもしろさの1つであるともいえる．脳卒中医療に携わる者，医師はもちろんであるが，看護師，リハ療法士も脳の障害部位とその症状についてのある程度の知識をもっていることが望ましい．脳のある部位の障害によって生じる症候を知ることは，もともとその部位が担っていた機能を知ることにもつながるわけで，特に科学的探究心の強い医療者には興味が尽きない病気である．

6. 脳卒中は病期とそれに基づく医療連携が重要である

脳卒中診療では発症からの期間によって，急性期（発症から約2〜4週間まで），回復期（約3〜6カ月間まで），慢性期（それ以降）という病期に分けられる．脳卒中では病期によって主体となる治療やケアの方針が大きく異なるので，患者がどの病期にあるのかを理解したうえでケアにあたるべきである．

脳卒中の急性期医療は発症したときから始まる．脳卒中では早期治療が重要であり，特に最近の脳梗塞に対する血栓溶解療法や血栓回収療法の進歩により，急性期でも特に発症早期（約12時間以内）の治療が重要なので，最近ではこの時間帯を超急性期とよぶことが多い．

一般に急性期は脳卒中専門病院（脳卒中センターなど），回復期は回復期リハ病院，慢性（維持）期は在宅または施設での診療，ケアが一般的であり，治療の場の移動については地域においてシームレスな医療連携の体制ができていることが重要である．急性期はまず脳卒中の専門的治療が行える施設へ救急搬送する体制を整えることが必要であり，最近は地域（多くは二次医療圏）ごとに中核となる脳卒中センターが決められ，119番を受けて出動した救急隊が現場で脳卒中かどうかの判断を行い，脳卒中の疑いがあれば専門施設へ搬送するという体制が整えられていることが多い．しかし，脳卒中患者の予後を決めるものは急性期治療だけでなく，その後の回復期リハや慢性（維持）期のケアの良否も極めて重要であり，急性期以降の医療連携の仕組みを地域ごとに構築する必要がある（図2）．

脳卒中にかかわる医療者は，まず自分がどの病期の立場で仕事をしているのかを正しく認識することにより，自らが果たすべき役割を理解できるはずである．また，自分の立場だけではなく，脳卒中診療の全体の流れと各病期の特徴を理解することによって，患者や家族に対してより適切なアドバイスをすることができる．

7. 脳卒中ではチーム医療が重要である

脳卒中診療に携わったことがある者ならば，脳卒中ではいかにチーム医療が重要であるかを理解できるであろう．急性期病院の脳卒中診療の質を決めるものは，神の手をもった脳外科医や脳血管内治療医がいるかどうかではなく，医師，看護師，薬剤師，リハスタッフをはじめ，脳卒中患者にかかわるあらゆる職種の医療者によるチーム医療が効果的，効率的に行われているかどうかである．

チームの治療方針が明確になっていて，すべての関係者がそれを理解し，同じ方針のもとにケアを行っているかどうかは重要である．欧米ではこのような脳卒中についてのチーム医療を行う専門病棟をストロークユニット（stroke unit；SU）とよんでいる〔わが国におけるSCU（stroke care unit，脳卒中ケアユニット）は，病棟というよりも脳卒中の集中治療室の性格が強く，SUとはやや内容が異なる〕．多くの臨床試験によりSUに

表2 脳卒中の再発率

筆者	研究対象（都市, 国）	研究期間	対象者数	累積脳卒中再発率 30日	1年	5年	10年
Hata et al	Hisayama, Japan	1961-1993	410	—	12.8	35.3	51.3
Petty et al	Rochester, NY, USA	1975-1989	1,111	4.4	12.0	29.2	39.3
Burn et al	Oxfordshire, UK	1981-1986	675	—	13.2	29.5	—
Dhamoon et al	Northern Manhattan, NY, USA	1983-1988	655	1.5	7.7	18.3	—
Hardie et al	Perth, Australia	1989-1990	328	2.0	16.0	32.0	43.0
Salgado et al	Lisbon, Portugal	1990-1993	145	—	7.0	—	—
Rundek et al	Northern Manhattan, NY, USA	1990-1995	611	2.9	9.8	—	—
Kolominsky-Rabas et al	Erlangen, Germany	1994-1998	583	—	11.0	—	—
Mohan et al	South London, UK	1995-2004	2,874	1.1	7.1	16.2	24.5
Modrego et al	Bajo Aragon, Spain	1997-2001	425	2.1	9.5	26.0	—
Appelros et al	Orebro, Sweden	1999-2000	377	—	9.0	—	—
Coull et al	Oxfordshire, UK	2002-2003	87	15.0	—	—	—
Xu et al	Nanjing, China	2003-2006	834	5.5	20.6	—	—

脳卒中の再発率を報告した研究をまとめたもの．一番上段がわが国の久山町研究で，脳卒中の再発率として知られている1年間で10%，5年間で30%，10年間で50%という数字の元になった研究である．もちろん現在では治療の進歩により再発率は大幅に減少している．

おける治療は一般病棟における治療よりも転帰が良好であることが明らかになっている．この中で最も重要な要因はチーム医療と急性期リハの実践であり，脳卒中患者の回復への意欲も高まる効果が期待できる．また，脳卒中ではシームレスな医療連携による治療の場の移動が重要なので，転院や退院調整にあたる退院調整看護師，医療ソーシャルワーカー（MSW）などの連携スタッフもチーム医療の一員として今日では欠かすことができない存在である．

8. 脳卒中は生涯の病気である

脳卒中は後遺症が残りやすく，また再発のリスクも高い病気なので，治癒する病気ではなく，生涯続く病気であると考えるべきである．もちろん後遺症が残らず，また再発もなく一見すると治癒したようにみえることもあるが，一度脳卒中を起こした原因は継続していることが多いので，再発予防対策を講じないと再発率は極めて高い．久山町研究では脳卒中の再発率は5年で30%，10年で50%といわれている（もちろん再発率は病型によって異なる）（表2）．したがって決して油断せずに，生涯にわたって医学的な管理をしっかり行っていくことが大切である．また，後遺症がある場合はその後の社会生活に大きく影響するので，脳卒中の影響が生涯続くことはもちろんである．このような再発予防と後遺症の管理は多くはかかりつけ医の役割であり，脳卒中患者では自宅からアクセスのよい地域に信頼できるかかりつけ医をもつことが重要である（図2）．

医療者としては患者の精神面でのサポートにも気を配ると同時に，慢性期には介護福祉領域の重要性が高まり，ケアマネジャーやヘルパー，訪問看護師，訪問リハスタッフなど在宅医療の関係者との医療連携，医療・福祉連携の必要性も高まる．常日頃から脳卒中医療に携わる者はさまざまな関係者，関係施設との連携のネットワークづくりに注力する必要がある．

〈高木 誠〉

■文献

1) Mohan KM, et al：Risk and cumulative risk of stroke recurrence：a systematic review and meta-analysis. *Stroke* 42：1489-1494, 2011.

脳の構造と機能を理解する

1. 神経系の特徴（図1）

　神経組織では，それぞれの細胞が機能分化してそれぞれの役割を果たしているので，神経系のどこかが損傷すると，損傷した部位に特異的な症状が出現する．例えば，左大脳半球の運動性言語中枢が損傷すると，運動性失語になり発語が困難になる．

　また，それぞれの機能は系統化されているので，1つの神経症状は1つの部位ではなく，1つの系統の障害を示唆することになる．例えば，錐体路が内包後脚で損傷されても，放線冠で損傷されても，いずれの場合も，対側に錐体路症状〔痙性麻痺，腱反射亢進，Babinski（バビンスキー）反射陽性など〕を呈する．

　運動性失語や錐体路症状などの神経症状は，特定の部位（局所あるいは系統）と対応するので，神経症状のことを局所神経症状ともいう．したがって，神経学においては，病巣を診断するために，脳の構造と機能を正しく理解することが肝要である．

2. 大脳の構造と機能

　中枢神経系は神経細胞が集まっている灰白質と神経細胞間を連絡する軸索や髄鞘を多く含む白質の2つの組織に分けられる．大脳の灰白質には，大脳皮質，基底核（尾状核，被殻，淡蒼球），視床，視床下部があり，大脳皮質は，前頭葉，側頭葉，頭頂葉，後頭葉に分けられる．白質には，左右の大脳半球を結ぶ脳梁（corpus callosum）や，視覚路，錐体路，感覚路などの神経路がある．

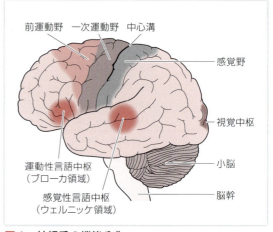

図1　神経系の機能分化
神経系は部位ごとに機能が分化している．

（1）高次脳機能

　人間のヒトたるゆえんは，人格，性格，情緒，判断力などの高度な機能をもつことにある．ヒトには見当識，記憶，計算，常識，抽象化，判断力などの知能があり，道具の使用を含めた複雑な行為が可能で，そして，さまざまな物を視覚，聴覚，触覚などで認知することが可能である．これらすべての高次脳機能は大脳皮質で営まれている．

　知能は大脳皮質全般の機能で局在を特定することは困難であり，大脳皮質のより広範な障害で認知機能低下（認知症）が発現する．ただし，視床内側，優位半球海馬，内包膝部などの特定の部位の脳梗塞で認知機能低下がみられることがある（strategic single infarct dementia）．

　大脳皮質や脳梁の障害により，多彩な行為障害，すなわち失行が発現する．失行とは，運動麻痺や運動失調がないのに，手足の動かし方や物の使い方がわからなくなる症状である．

　同様に，大脳皮質や脳梁の障害により，多彩な

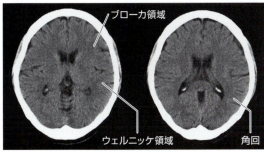

図2　頭部CT画像上の言語中枢と角回の位置

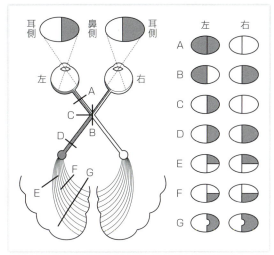

図3　視覚路と各障害部位での視野障害のパターン
A～Gの部位で視覚路が障害されると，灰色の部分の視野欠損が生じる．
B：両耳側半盲，D：右同名半盲，E：右上同名四分盲，G：右同名半盲（黄斑回避）

認知の障害，すなわち失認が発現する．失認とは，視覚，聴覚，触覚などの感覚そのものには異常がないのに，それぞれの感覚で物を認識できなくなる症状である．

(2) 言語機能

優位半球（大抵は左大脳半球）の前頭葉のarea 44，45がBroca（ブローカ）領域であり，ここに運動性言語中枢があり，発語の機能を司っている．優位半球の側頭葉のarea 22がWernicke（ウェルニッケ）領域であり，感覚性言語中枢があり，言語理解の機能を司っている．さらに，頭頂葉のarea 39，40の領域は，それぞれ，角回，縁上回といい，この部位に障害が起こると，身体部位の認知障害や，失行，失読，失書などが起こり，Gerstmann（ゲルストマン）症候群（失書，失算，手指失認，左右失認が主症状）として知られている．図2に頭部CT上のブローカ領域，ウェルニッケ領域，角回の位置を提示する．

3. 視覚路

眼球の網膜に映った像の情報は，図3に示した視覚路を経由して最終的に後頭葉のarea 17にある視覚中枢へ投射され，画像として視覚的に認識される．図3で示したそれぞれの部位の障害で多彩な視野障害が発現するので，視野障害のパターンを確認することで，視覚路での障害部位を推定することが可能になる．

4. 錐体路

皮質脊髄路，すなわち錐体路は，全身の筋肉の随意運動を司る神経路である．顔面筋や舌筋の運動を担っている神経路は皮質延髄路というが，皮質延髄路も概念的には錐体路に含まれる．厳密には，運動前野，補足運動野，頭頂葉からの神経軸索の一部も錐体路に含まれているが，錐体路が起始する一次運動野は，中心溝の前方に位置し，前頭葉の中心前回に存在する．

一次運動野は体部位局在を呈し，体の部位とそれを支配する脳の領域との間に対応関係がある．脳の部位に体部位局在の地図を描いたものをホムンクルス（図4）という．図4に示したように顔面や手の領域はより多くの神経細胞が関与しているので，口，舌，手は複雑な運動をすることが可能である．一方，体幹や下肢の筋肉に対応する領域は少ないので，体幹や下肢は大まかな運動しかできない．

錐体路の経路は，一次運動野から下行して放線冠を通り，内包を経由してさらに下行する．内包における錐体路は，内包後脚の中心から後方1/3の間に位置する．錐体路は内包後脚の後方半分へ徐々に移行し，線維は内包後脚を斜めに通過し，内包の尾側では，より後方に位置している．一次運動野での体部位局在は保たれていて，内包後脚の前後に顔面-上肢-下肢の線維が局在している．

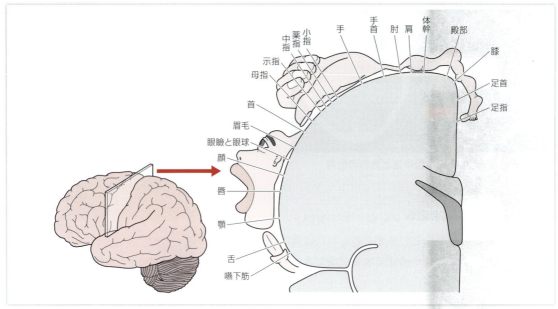

図4　中心前回の一次運動野における支配筋の局在（homunculus；ホムンクルス）

錐体路の線維は，延髄錐体に入る前に脳幹，すなわち中脳の大脳脚と橋底部を通過する．延髄錐体と脊髄の接合部では，皮質脊髄路の大半の線維は，対側へ交叉（錐体交叉）して脊髄の前外側部（側索）に位置する．しかしながら，ある程度の比率で交叉しないままの線維もある．これらの非交叉の線維は，前角の内側部にある運動神経に投射し，体幹の運動に関係する体軸筋や近位筋を支配している．図5に頭部MRI上での錐体路の位置を図示した．なお，錐体路はすべての部位で体部位局在が存在する．

5．小脳系

小脳は共同的な運動調節，平衡機能などを司っている．上・中・下小脳脚とよばれる3対の経路を介して，求心性および遠心性線維によって脳幹を経由して，脊髄や大脳皮質とつながっている．中小脳脚は，純粋に求心性線維のみで，下小脳脚はほとんどが求心性線維である．一方，上小脳脚はほとんどが遠心性線維である．小脳皮質は，末梢神経系（脊髄小脳路）あるいは中枢神経系（皮質小脳路）からの求心性入力を受けている．橋核は皮質小脳路の中継点となっている．小脳核は小脳

の遠心性線維の主要な起源である．遠心性小脳路は脳幹や脊髄へと下行し，大脳皮質へと上行する．小脳半球は同側の体半分に影響を及ぼすので，片側の小脳病変では，肢節運動失調の症状は同側に発現する．

6．錐体外路

錐体路および小脳系以外の運動機能を制御する系統を錐体外路といい，大脳皮質，大脳基底核（被殻，尾状核，淡蒼球），視床，視床下核，脳幹（黒質，赤核，網様体など），脊髄の間に線維連絡を形成して，多彩な錐体外路系の機能を司っている．「大脳皮質→線条体→淡蒼球→視床→大脳皮質→脊髄」が，錐体外路の主要経路である．

錐体外路の障害では，hyperkinetic（運動過多）な症状として不随意運動が，hypokinetic（運動減少）な症状として，筋強剛や動作緩慢が発現する．動作の開始や平衡機能も錐体外路が関与している．錐体外路系の代表的な疾患であるパーキンソン病では，黒質→線条体の神経路が障害され，安静時振戦，筋強剛，運動緩慢，平衡機能障害などのパーキンソン症状を呈する．

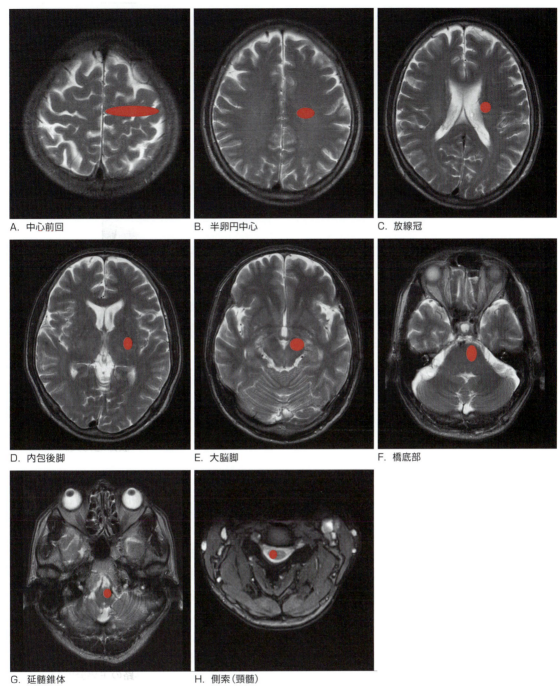

図5 頭部MRI画像上の錐体路の位置

7. 感覚路

感覚系には，内側毛帯系と脊髄視床路系という，機能的および解剖学的に全く別の2つの経路がある（図6）．

内側毛帯系は，深部感覚，すなわち位置覚と振動覚をおもに担っている．内側毛帯系の感覚線維は，後根から脊髄に進入後，同側の脊髄後索を延髄の尾側部まで上行し，後索核の神経細胞とシナプスを形成する．そして，対側へ交叉（毛帯交叉）し，内側毛帯を上行する．

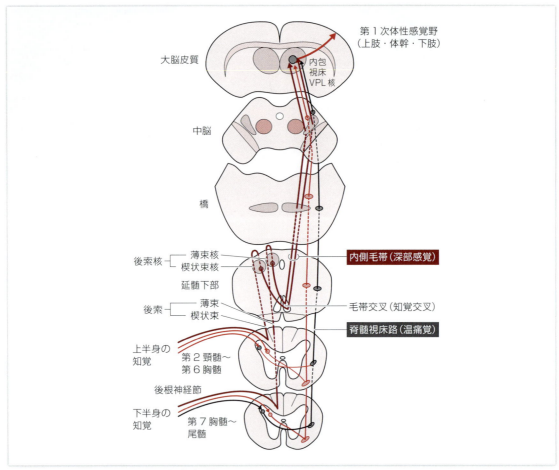

図6　感覚路（内側毛帯系と脊髄視床路系）

　脊髄視床路系は，表在感覚，すなわち痛覚と温度覚を担っている．末梢神経の感覚線維が後根から進入後，少し上行し，後角でシナプスを形成する．そこから対側へ交叉し，延髄まで上行する．脳幹では，脊髄視床路は被蓋背外側部（ひがい）に位置している．

　顔面の感覚は，三叉神経によって脳幹に伝わる．深部感覚を担う線維は，三叉神経主知覚核でシナプスを形成する．二次線維は対側へ交叉し，視床まで上行する．一方，表在感覚，すなわち痛覚や温度覚を担う線維は，橋に入ってすぐに下行性三叉神経根として尾側へ下行して，三叉神経脊髄路核でシナプスを形成する．三叉神経脊髄路核は，第2頸髄レベルまで下降する縦に長い構造を形成する．シナプスを形成後，神経線維は交叉して，第2の上行性三叉神経路として，視床まで上行する．

　そして，2つの上行性三叉神経路，脊髄視床路，内側毛帯は，脳の感覚の中継点である視床へ集まる．視床の後外側腹側核は，四肢や体幹からの体性感覚を受け取り，後内側腹側核は，顔面や口からの感覚入力を受け取る．視床において，口唇，指，足趾などの感覚を担う領域は不釣り合いに大きい．内側毛帯はおもに後腹側核に終わり，脊髄視床路は後核や髄板内核を含むより広範な領域でシナプスを形成する．

　視床から出た線維は，内包後脚，放線冠（こうかい）の視床皮質投射を経て，大脳皮質感覚野（中心後回）に到達する．大脳皮質感覚野の機能は感覚を識別することである．すなわち，空間的関係を評価したり認知したりすること，外界の物の類似点や相違点を評価すること，触られた点の正確な場所を判断すること，そして，触った物体を同定することなどである．一次運動野と同様に，大脳皮質感覚

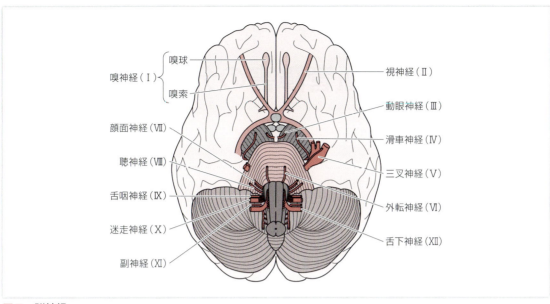

図7　脳神経

野には，体のさまざまな部位の感覚に対応する脳の局在（体部位局在）が定まっている．中心後回においても，口唇，指，足趾などの感覚を担う領域は不釣り合いに大きい．

8. 脳神経と脳幹

　脳幹からは12対の脳神経が出ている（図7）．嗅神経，視神経，動眼神経，滑車神経，三叉神経，外転神経，顔面神経，内耳神経（聴神経），舌咽神経，迷走神経，副神経，舌下神経である．脳神経には運動神経と感覚神経がある．ほとんどの運動神経は中枢性に両側性支配であるが，下顔面筋を支配する顔面神経と舌下神経は，中枢性に反対側からの支配を受け，神経核が存在するレベルより上の錐体路障害では，対側の片麻痺に加えて，下顔面筋麻痺や舌筋の麻痺が発現する．また，脳幹部において，錐体路と脳神経が近接する部位で脳梗塞などを発症すると，病巣側の脳神経麻痺と対側の錐体路障害を呈する（交代性片麻痺）．両側性の皮質延髄路の障害で偽性球麻痺が発現し，両側性の下位脳神経障害で球麻痺が発現する．

（高嶋修太郎）

■文献
1）後藤文男，天野隆弘：臨床のための神経機能解剖学，中外医学社，1992．
2）星野晴彦監訳：脳卒中症候群，メディカル・サイエンス・インターナショナル，2016．
3）高嶋修太郎，伊藤義彰編：必携脳卒中ハンドブック，改訂第3版，診断と治療社，2017．

脳血管障害の分類

　脳血管障害の分類は，米国National Institute of Neurological Disorders and Stroke（NINDS）による「NINDS-CVD-Ⅲ」（脳血管障害の分類 第3版）[1]がよく使われている．本項では臨床的に理解しやすいように脳血管障害を，①無症候性脳血管障害，②一過性脳虚血発作（transient cerebral ischemic attack；TIA），③脳卒中（stroke）の3つに分類する（図）．

　脳血管障害と脳卒中の用語は，特に区別することなく同じ意味で使われていることも多いが，厳密には少し内容が異なる．図からわかるように，脳血管障害のほうがより広い概念である．すなわち無症候性とTIAは脳血管障害の一病型ではあるが，脳卒中には含まれない．もちろんリハの対象となるのは，脳卒中である．

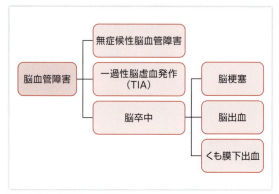

図　脳血管障害の分類

1. 無症候性脳血管障害

　臨床的に症候を呈さない脳血管障害で，画像検査などによって診断される．無症候性脳梗塞，無症候性脳出血および微小出血などの脳実質内病変の他に，無症候性の動脈閉塞，未破裂脳動脈瘤などの脳血管病変がある．

2. 一過性脳虚血発作（TIA）

　TIAは24時間以内に消失する脳局所症候で，虚血が原因で起こる．脳卒中（脳梗塞）との違いは症候の持続時間だけであり，24時間以内に症候が消失した場合はTIA，24時間以上続く場合は脳梗塞と診断される．この基準は，24時間以内に症状が消失する発作では病理学的に永続的な障害を残すことは少ないだろうという推測のもとに設定されている．

　しかし，その後のMRI拡散強調画像（DWI）の普及により，24時間以内に症候が消失してもDWIで新たな梗塞巣が出現する発作は稀ではないことが明らかとなっている．そこで最近では，TIAでもDWIで新鮮梗塞巣が確認された場合は「DWI陽性のTIA」と診断するように勧められている．DWI陽性のTIAは本格的な脳梗塞を起こすリスクが大きいため，臨床的に重要である（p38〜参照）．

3. 脳卒中

　脳卒中は脳梗塞，脳出血，くも膜下出血の3つに分類されるが，詳細は次項で解説する．

（髙木　誠）

■文献
1) NINDS：Classification of the Cerebrovascular Disease Ⅲ. *Stroke* 21：564-616, 1990.
2) Easton JD et al：Definition and evaluation of transient ischemic attack. *Stroke* 40：2276-2293, 2009.

脳卒中の分類と発症機序

脳卒中は一般的に図1のように分類される．脳梗塞は「虚血性脳卒中」，脳出血とくも膜下出血は「出血性脳卒中」といわれることがある．最近の急性期脳卒中入院例のうち，脳梗塞が約70〜80％，脳出血が20〜30％，くも膜下出血が5〜10％である．本項ではこの分類，①脳梗塞，②脳出血，③くも膜下出血に従って解説する．

1．脳梗塞

NINDS-CVD-Ⅲでは脳梗塞は発症機序，臨床病型，部位（領域）による症候によって分類されているが，本項では発症機序と臨床病型の分類について解説する（図2）．

1 発症機序による分類

脳梗塞とは，脳局所の血流障害により虚血領域の組織が壊死することである（side memo①）．脳梗塞は血流障害の機序によって，①血栓性，②塞栓性，③血行力学性に分類される．

（1）血栓性脳梗塞（脳血栓症）

脳を灌流する動脈の動脈硬化などによる狭窄が進行すると，最終的に病変部に血栓ができて動脈は閉塞する．その結果，灌流域の血流低下による脳梗塞が起こる．これが血栓性脳梗塞で，脳血栓症ともいわれる．

血栓性脳梗塞の大きさと広がりは灌流域の側副血行*の程度によって決まる．側副血行が良好であると，血栓により動脈が閉塞しても全く脳梗塞を生じないこともある（例えば無症候性の頸動脈閉塞など）．

（2）塞栓性脳梗塞（脳塞栓症）

脳塞栓症は，遠隔部位から血栓などの血管閉塞物質（栓子）が流れてきて脳動脈を閉塞することにより起こる脳梗塞である．

①心原性脳塞栓症

代表的な塞栓源は心臓で，心臓内にできた血栓が脳動脈を閉塞することによって起こる脳梗塞は「心原性脳塞栓症」といわれる（p16に後述）．稀に脂肪，空気，腫瘍組織など血栓以外の栓子が塞栓症を起こすこともある．

②動脈原性脳塞栓症

動脈内のアテローム硬化部位にできた血栓が末梢に流れて遠位の動脈を閉塞する現象は，血栓塞栓（thromboembolism），動脈から動脈への塞栓（artery to artery embolism）などとよばれ，それによって生じた脳梗塞は「動脈原性脳塞栓症」である．

代表的な動脈原性脳塞栓症の塞栓源は頸部頸動脈病変で，頸動脈のアテローム硬化巣（プラーク*）

側副血行：血管が閉塞して灌流域の血流が悪くなると，虚血周辺領域から助け舟となる血流が増加する．これを側副血行という．

プラーク（plaque）：プラークとは太い動脈のアテローム硬化性病変で，動脈の内膜が脂質の沈着や膠原線維などによって局所的に肥厚したもの．

---

side memo① 全脳虚血が起こる典型例

脳梗塞は脳の局所における虚血により起こる．これに対して全脳虚血が起こる典型的な場合は心停止である．心停止が数分間続くと大脳の神経細胞は死に至り，心拍動が再開しても意識が戻らない状態（いわゆる植物状態）となる．一過性の意識消失である失神も発症機序は急速な血圧低下による全脳虚血であるが，血圧低下の時間は短く程度も軽いので，通常は可逆性である．

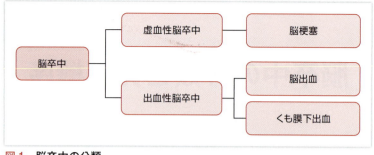

図1 脳卒中の分類

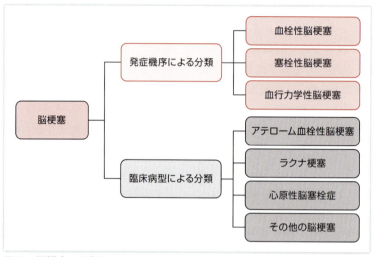

図2 脳梗塞の分類

にできた血栓（または稀にプラークの一部）が末梢の中大脳動脈の本幹または分枝を閉塞することが多い（**side memo②**）．

(3) 血行力学性脳梗塞

もともと動脈の高度狭窄や閉塞があり，灌流域の血流が悪くはなっているが，側副血行により梗塞を免れているような場合に，血圧低下などの血行力学的な要因が働いて梗塞を生じるものである．

血栓性脳梗塞と血行力学性脳梗塞との鑑別

血栓性脳梗塞と血行力学性脳梗塞はいずれも灌流域の血流低下により生じるもので，発症前の血管病変の有無や発症時の血圧の変化などが正確に把握されていない限り，両者を鑑別するのは困難なことが多い．そこで両者を合わせて「血流不全性（または低灌流性，低血流性）脳梗塞」としてまとめることもある．

2 臨床病型による分類

脳梗塞の病型は，①アテローム血栓性，②ラクナ，③心原性脳塞栓症，④その他，の4つに分けられる（**図3**）．急性期脳梗塞に占める三大病型の頻度はほぼ同じで，それぞれ病型が確定した脳梗塞の1/3〜1/4を占める．その他の脳梗塞の占める頻度は診断基準によっても異なるが，脳梗塞全

---

side memo②　奇異性脳塞栓症とは

通常，右心系（静脈系）に生じた血栓は脳動脈に塞栓を起こすことはない．それは右心系の血流は肺循環にトラップされるため，肺動脈に詰まり肺塞栓を起こすことはあっても左心系（動脈系）には流れ込まないためである．しかし，卵円孔開存や心房中隔欠損などの右左シャント性疾患があると，右心系（静脈系）に生じた血栓が左心系に流れて脳塞栓症を起こすことがある．これを奇異性脳塞栓症という．塞栓源不明の脳塞栓症，特に若年者の脳梗塞の原因として重要である．

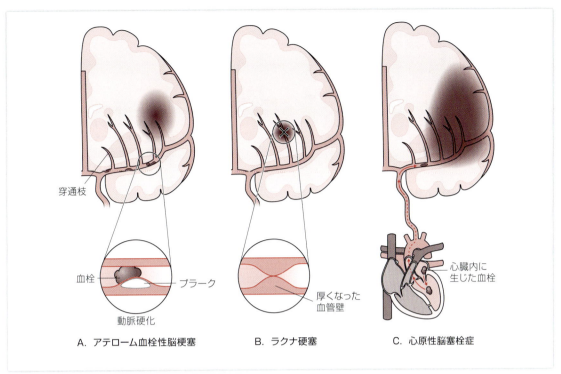

図3 脳梗塞の3つの臨床病型

体の20～30％程度とする報告が多い.

(1) アテローム血栓性脳梗塞

脳主幹動脈のアテローム硬化性狭窄（通常は50％以上），閉塞を基盤として起こる脳梗塞で，最終的に病変部に生じる血栓が発症の原因となることが多いので，アテローム血栓性脳梗塞といわれる.

血栓が形成される誘因はプラークの破綻が多く，破綻部にはまず血小板血栓が形成され，さらに血流が悪くなると大型のフィブリン血栓も形成されて最終的に頭蓋外や頭蓋内の脳表を走行する太い動脈は閉塞する．このような発症機序は急性心筋梗塞（急性冠症候群）や末梢動脈疾患でも同様であり，合わせて「アテローム血栓症」といわれることもある（図4）．アテローム血栓症はいずれも共通のリスク（高血圧，糖尿病，脂質異常症，喫煙など）によって起こるので，互いに合併することが多い.

アテローム血栓症の発症機序は上述の血栓性の機序とともに，病変部に生じる血小板血栓やフィブリン血栓が末梢に流れて遠位の動脈を閉塞する動脈原性脳塞栓症の機序も重要である.

アテローム血栓性の代表的な病変である頸部頸動脈病変を原因とするTIA，脳梗塞の発症機序を図5に示す．アテローム血栓性では本格的な発作の前にTIAまたは軽症脳梗塞が先行することが多いことが特徴であるが，おもに血小板血栓からなる微小塞栓が原因と考えられている.

アテローム血栓性の重症度は側副血行の発達の程度によっても異なるが，大きな動脈原性脳塞栓

---

side memo ③ 分枝アテローム硬化病

分枝アテローム硬化病（branch atheromatous disease：BAD）は穿通枝が主幹動脈から分岐する起始部近傍のアテローム硬化性病変で，BADによる脳梗塞は穿通枝を根元から閉塞するので大型の穿通枝領域梗塞となりやすい．脳梗塞の臨床病型としてはアテローム血栓性脳梗塞とラクナ梗塞の中間的な位置付けの脳梗塞である．テント下では脳底動脈の穿通枝である傍正中橋動脈，テント上では中大脳動脈穿通枝のレンズ核線条体動脈領域に生じやすい．わが国では急性期脳梗塞の約10％を占めるが，種々の治療に抵抗性に片麻痺が進行することが多いのが特徴である.

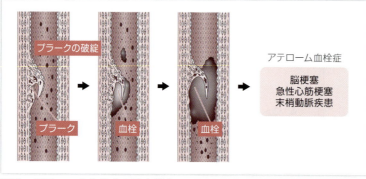

図4　アテローム血栓症の発症機序

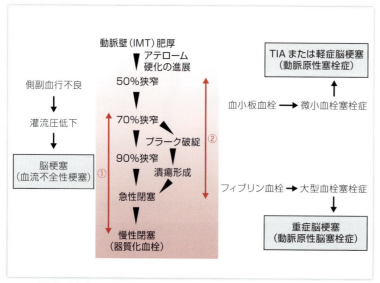

図5　頸動脈病変からのTIA，脳梗塞の発症機序

アテローム硬化によりできたプラークの表面が破綻すると，同部に血栓が形成される．その一部は末梢の動脈に塞栓（動脈原性脳塞栓症）を起こすとともに，最終的には動脈を閉塞する．

頸動脈病変が原因となる脳梗塞には，①血流不全が原因となる脳梗塞と，②動脈から動脈への塞栓が原因となる動脈原性脳塞栓症がある．①は狭窄度が70％を超え，頭蓋内の側副血行の発達が不良な場合に起こり，梗塞巣は境界領域に生じやすい．一般に重症度は軽症である．②は50％狭窄を超えると起こりやすくなるが，まずは血小板血栓からなる微小血栓塞栓が中心で，臨床的にはTIAまたは軽症脳梗塞が主体である．高度狭窄から急性閉塞に至る過程では大型のフィブリン血栓が形成され，重症の動脈原性脳塞栓症を起こすリスクが大きくなる．

症を生じると転帰不良となりやすい．

（2）ラクナ梗塞

アテローム血栓性が頭蓋外または頭蓋内の脳表を走行する太い動脈の血栓性閉塞が原因となるのに対し，ラクナ梗塞は穿通枝といわれる脳内の細い動脈の閉塞が原因である．主体となる血管病変は高血圧性血管病変である血管壊死または細動脈硬化である．ラクナ梗塞の発症機序に血栓がどの程度関与しているのかはアテローム血栓性ほど明確ではない．

「ラクナ」とは小さな空洞という意味であるが，穿通枝の閉塞により生じた梗塞巣（通常は長径15 mm以下）は時間が経つと小さな空洞として残るので，ラクナ梗塞といわれる．

ラクナ梗塞は小型なので1回の発作の予後は良好であることが多い．しかし症候性または無症候性脳梗塞を繰り返して多発性脳梗塞になると，嚥下障害，歩行障害，認知症などの原因となる．

（3）心原性脳塞栓症

心臓内に生じた血栓が脳に流れて脳動脈を閉塞することによって起こる脳梗塞である．塞栓による脳動脈の閉塞は突然起こることが特徴である．したがって症状は突発することが多く，また側副血行が生じる時間的余裕がないために閉塞部より末梢の灌流域の大部分が梗塞に陥り，大きな梗塞巣ができて重症化しやすい（図6）．

アテローム血栓性脳梗塞，ラクナ梗塞では脳梗塞が直接の死因となることは少ないが，心原性脳塞栓症では現在でも10％近い死亡率がある．死因の多くは脳浮腫，出血性梗塞などによる頭蓋内圧亢進とその結果である脳ヘルニアによる脳幹圧迫である．

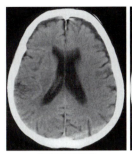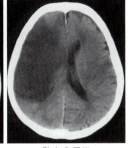

発症3時間後　　発症2日後

図6　心原性脳塞栓症のCT
68歳，女性．突発する意識障害，左片麻痺にて救急搬送された．心房細動を指摘されていたが放置．
発症3時間後のCTでは明らかな異常所見を指摘できないが，2日後には右中大脳動脈領域に広範な低吸収域を認め，右側脳室は著明に圧排されている．

治療上は脳組織が梗塞に陥る前にできるだけ早期に血流を再開させること，すなわち発症から閉塞血管の再灌流までの時間が重要である．血栓溶解療法や血栓回収療法などによる早期再灌流治療（p130～参照）の効果が最も期待される病型である．

心原性脳塞栓症の塞栓源として最も重要なものは高齢者にみられる非弁膜症性心房細動（nonvalvular atrial fibrillation；NVAF）で，原因の約7～8割を占める．その他，人工弁，心筋梗塞，拡張型心筋症，感染性心内膜炎なども塞栓源となり得る．

アテローム血栓性では病態の主役は血小板血栓であり，予防にはまず抗血小板薬が使われるが，NVAFにより左心房内に形成される血栓はフィブリン血栓であり，予防には抗凝固薬が選択される．

(4) その他の脳梗塞

その他の脳梗塞は厳密には以下の3つに分けられる．

① 前述の三大病型以外の特殊な原因による脳梗塞：もやもや病，動脈解離，悪性腫瘍に伴う脳梗塞〔トルソー（Trousseau）症候群〕など．
② 2つ以上の原因が並存して，原因を特定できない脳梗塞：例えば頸動脈の70％狭窄と心房細動を合併している症例など．
③ 明らかな原因が不明な脳梗塞（潜因性脳梗塞）．

潜因性脳梗塞

脳梗塞全体の20％弱を占めるが，その多くは「塞栓源不明の脳塞栓症（embolic stroke of undetermined source；ESUS）」の特徴をもっている．最近，そのような症例に長期間の心電図モニターを行うと3割近くに潜在性の発作性心房細動が見つかることが明らかとなっている．

2. 脳出血

脳出血は脳実質内の出血であり，原因の多くは高血圧性脳出血である．本項では脳出血を，①高血圧性と，②その他の原因による脳出血に分ける．

(1) 高血圧性脳出血

脳出血の約8割を占める．日本人は高血圧の有病率が高く，以前は脳出血が日本人の死因の第1位であった．その後，血圧の管理が改善され脳出血の発症率，死亡率は著明に減少したが，現在でも決して稀な疾患ではない．厳格な血圧管理により脳出血の発症を予防できる．

高血圧性脳出血の責任血管病変は穿通枝の血管壊死であり，ラクナ梗塞の一部と共通の病変である．好発部位は穿通枝の分布が密である被殻，視

---

side memo 4　微小出血とは

微小出血は無症候性脳血管障害の1つで，MRI T2*強調画像にて小さな低信号スポットとして描出される（図）．T2*強調画像の低信号はヘモジデリンの沈着による磁場の変化をとらえているもので，陳旧性の出血巣を意味する．穿通枝の高血圧性血管病変が原因で傷害部位から血液が染み出して形成されると考えられている．画像上は同時に多発性のラクナ梗塞や大脳白質病変，陳旧性脳出血などの高血圧性病変を合併することが多い．微小出血があると，その後に脳出血を発症するリスクが高い．

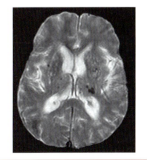

図　微小出血の画像所見（T2*強調画像）
両側の視床，基底核に小さな低信号スポットが多発している．

床，橋，小脳である．ラクナ梗塞の患者は他の脳梗塞よりも脳出血を発症するリスクが高い．特にラクナ梗塞の既往があり，再発予防のために抗血小板薬や抗凝固薬などの抗血栓薬を服用中の患者では十分な注意が必要である．最近の研究によれば高血圧性脳出血の約3割が何らかの抗血栓薬内服中に発症している．抗血小板薬の中では特にアスピリンが，また抗凝固薬の中ではワルファリンが日本人やアジア人では脳出血を起こしやすいことが明らかとなっている．

（2）非高血圧性脳出血

非高血圧性脳出血の原因としては，高齢者ではアミロイド血管症が，また若年者では脳血管奇形ともやもや病の頻度が高い．

アミロイド血管症は高齢者（特に80歳以上）の皮質，皮質下出血の原因として重要である．脳血管にアミロイドが沈着することにより血管壁が脆弱となり出血する．このアミロイドはアルツハイマー型認知症で脳内に沈着するアミロイドと同じもので，アミロイド血管症は認知症を伴うことも多い．再発を繰り返しやすいことが特徴である．

脳血管奇形には脳動静脈奇形（arteriovenous malformation；AVM），海綿状血管腫，静脈性血管腫などがあるが，いずれも脳出血の原因となることがある．脳血管奇形，もやもや病については該当項（p44，58）を参照のこと．

3．くも膜下出血

脳梗塞，脳出血は高血圧をはじめとした生活習慣病（危険因子）を基盤として発症することが多いのに対し，くも膜下出血はこれらのリスクがなくても発症することも珍しくなく，前二者とはかなり様相を異にする．

くも膜下出血の約80％は脳動脈瘤の破裂が原因で，次いで脳動脈解離，AVMなどが原因として重要である．

（1）脳動脈瘤破裂によるくも膜下出血

脳動脈瘤はもともと先天的に動脈壁の一部に脆弱部位があり，そこが年齢とともに徐々に拡張して動脈瘤を形成し，中年以降に破裂してくも膜下出血を起こす．脳動脈瘤ができやすい体質には遺伝性があり，両親や兄弟に脳動脈瘤やくも膜下出血の家族歴がある場合は動脈瘤がある確率が高い．

脳梗塞，脳出血は男性に多いが，くも膜下出血は女性に多い．40～50歳代の健康な女性から発症することも稀ではないが，疫学的にはくも膜下出血の危険因子として高血圧，喫煙，過度の飲酒が知られている．

脳動脈瘤破裂によるくも膜下出血は脳卒中の中で最も予後不良で，病院搬送例でも約30％の死亡率があり，生存者にも重篤な後遺症を残すことが多い．

（2）その他の原因によるくも膜下出血

脳動脈解離はわが国では頭蓋内椎骨動脈に最も多く，次いで前大脳動脈に多い（p56，103参照）．動脈解離による脳卒中の特徴は，動脈閉塞により脳梗塞を起こす場合と動脈瘤を形成してくも膜下出血を起こす場合の両方があることである．血管壁に流入した血液による解離が壁の外側に向かって進展すると解離性動脈瘤を形成して，くも膜下出血を起こしやすくなる．動脈解離は若年者に多く，好発年齢は40～50歳代である．

脳血管奇形の中ではAVMが若年者のくも膜下出血の原因となることが多い．特にてんかん発作の既往のあるくも膜下出血ではAVMの可能性が高い．

（高木　誠）

■文献
1) 荒木信夫・他：脳卒中ビジュアルテキスト，第4版，医学書院，2015．
2) 脳卒中学会脳卒中治療ガイドライン委員会編：脳卒中治療ガイドライン2015，協和企画，2015．

脳卒中の危険因子は何か

脳卒中には脳梗塞，脳出血，くも膜下出血が含まれ，それぞれに強い因果関係のある危険因子があるが，いずれも血管病変を基盤としており，共通の危険因子も多い（表1）[1]．また，危険因子の中には調整できるものとできないものがある[1]．脳卒中に関しては一次予防でも二次予防（再発予防）でも危険因子には変わりなく，そのコントロールと治療が必要である（表1，2）．

1. 調整することのできない危険因子

加齢や人種といった調整不可能な危険因子ではあるが，診断や治療を行ううえでリスクが高いことを知ることは有用である．

(1) 加齢/性別

加齢は脳梗塞および脳出血の最も強い危険因子である．ヨーロッパのMOnica Risk, Genetics, Archiving and Monograph（MORGAM）Projectの解析からは，加齢は致死性および非致死性脳卒中の危険率を男性で1年に9%，女性で10%増加させると算出されている[2]．もやもや病のような特殊な脳卒中やFabry（ファブリー）病のような遺伝性の血管疾患に伴う脳卒中では特有の発症年齢と関連がある．

(2) 人種/民族

久山町研究からはFramingham Studyと比べて，心筋梗塞と脳梗塞の発症率が全く異なり，日本人では脳梗塞の発症率が明らかに高いことが示されている．また，日本人では脳卒中の中でも脳出血の占める割合が高く，くも膜下出血の発症率も高い．日本人が出血性脳卒中のリスクが高い人種であることは，抗血栓療法を行うときに，欧米と同様のリスクと考えてよいか検討する必要がある．

(3) 家族歴/遺伝的要因

Fabry病のように遺伝子異常が特定されている脳梗塞に関連する疾患のみならず，家族歴があると脳卒中発症率が高い．くも膜下出血の家族歴がある場合，脳動脈瘤の罹患率が高いことから，未破裂脳動脈瘤を検索することは合理的ではある[3]．しかし，脳卒中の家族歴を有するからといって，危険率を予測するための網羅的な遺伝子検索によるリスクの評価は現在のところは確立されていない．

2. 確立されている調整可能な危険因子

(1) 高血圧

高血圧は脳卒中の調整可能な最大の危険因子であり，脳梗塞，脳出血ともにその発症率と強い関

表1 脳卒中の危険因子

調整不可能な危険因子	・加齢 ・性別	・人種/民族 ・家族歴/遺伝的要因
調整可能な危険因子	・高血圧 ・脂質異常症 ・糖尿病 ・喫煙 ・飲酒 ・心房細動	・その他の心疾患 ・無症候性頸動脈狭窄 ・運動不足 ・食事 ・肥満 ・炎症反応

(Meschia et al, 2014)[1]

表2 脳卒中の各病型と危険因子との関連

	脳梗塞	脳出血	くも膜下出血
高血圧	○	○	○
脂質異常	○	×	×
糖尿病	○	?	×
喫煙	○	○	○
飲酒	△	○	○
心房細動	○	×	×

○は関連あり，×は関連なし，△は大量のときのみ，?は未確定．

表3 「高血圧治療ガイドライン2019」による年齢・疾患別の降圧目標血圧

	診察室血圧	家庭血圧
75歳未満の成人 脳血管障害患者 　（両側頸動脈狭窄や脳主幹動脈閉塞なし） 冠動脈疾患患者 CKD患者（蛋白尿陽性） 糖尿病患者 抗血栓薬服用中	130/80mmHg未満	125/75mmHg未満
75歳以上の高齢者 脳血管障害患者 　（両側頸動脈狭窄や脳主幹動脈閉塞あり， 　　または未評価） CKD患者（蛋白尿陰性）	140/90mmHg未満	135/85mmHg未満

（日本高血圧学会，2019[4])を一部改変）

連がある．高血圧は未破裂脳動脈瘤の危険因子であり，くも膜下出血発症の危険因子でもある．MORGAM Projectからは，致死性および非致死性脳卒中は，平均血圧10mmHg上昇するごとに男性で28％，女性で25％のハザード比増加が示されている[2]．定期的な血圧測定と生活習慣の見直し，高血圧に対する薬物治療が勧められる．

「高血圧治療ガイドライン2019」で示された降圧目標を参考に加療する（表3)[4]．血圧が診察室では正常でも自宅では高い仮面高血圧はハイリスクとして診療する必要があり，家庭血圧の測定の重要性が指摘されている．家庭血圧の目標値は診察室血圧の−5mmHgが目安となる．血圧値については年齢や合併疾患によって目標値が異なる（表3）が，絶対血圧値のみでなく，血圧変動（side memo）についても注意する．外来受診血圧の変動が大きいと脳卒中発症率が高まることが示されており，血圧変動の少ない降圧薬としてカルシウム拮抗薬が推奨されている[5]．

(2) 脂質異常

高LDLコレステロール血症は脳梗塞発症の明らかな危険因子である．多数の冠状動脈疾患再発予防試験からは，心血管リスクの高い場合に，スタチンによる脂質異常治療が脳梗塞発症の予防にも有効であることが示されている．その一方，コホート研究からは低コレステロール血症では脳出血発症率が高いことが示され，薬物治療によるコレステロール低下治療が脳出血と関連するかが注目された．脳卒中二次予防であるSPARCL (Stroke Prevention by Aggressive Reduction in Cholesterol Levels) 試験ではスタチン投与群で脳出血の発症率が有意に増加したが，わが国で行われた脳梗塞二次予防であるJ-STARS (Japan Stroke Treatment Against Recurrent Stroke) 試験では脳出血増加は認められなかった．メタアナリシスからは，脂質異常症に対するスタチン治療によって頭蓋内出血が増えることは否定的であり，スタチン治療によって脳出血のリスクが上がることはないと考えられている．

脂質異常治療における治療目標値については，「動脈硬化性疾患予防ガイドライン2017年版」で糖尿病，慢性腎臓病，末梢動脈疾患，非心原性脳梗塞ではLDLコレステロール 120mg/dL未満が推奨されているが，この目標値は脳梗塞発症予防ではなく，冠動脈疾患発症予防を目安としたものである[6]．American College of Cardiologyからは，アテローム性心血管疾患を有する場合にはLDLコレステロールを50％以上低下させること，LDLコレステロール目標値として臨床背景により70または100mg/dLが目標値として示されている[7]が，日本人での目標値として適当かどうかは明確にはされていない．MEGA (Management of Elevated Cholesterol in the Primary Prevention Group of Adult Japanese) 試験やJ-STARS試験からは日本人において中等度のLDLコレステロール高値に対してもスタチン治療が脳卒中発

---

side memo　血圧変動

血圧日内変動も重要である．一般に夜間睡眠中は血圧が下がる（dipper）のが正常であるが，夜間血圧が昼間の血圧に比較して高くなる夜間昇圧型（riser）では心血管リスクが高い．24時間自由行動下血圧測定（ambulatory blood pressure monitoring；ABPM）によって評価が可能である．

症および再発予防に有効であることが示されている．特に高血圧，糖尿病など他の危険因子を有する場合や再発予防においては積極的なスタチン治療を考慮すべきである．スタチン治療によっても十分なLDLコレステロール低下が認められなかったり，家族性高コレステロール血症でLDLコレステロールが極端に高い場合には，PCSK 9*(proprotein convertase subtilisin-kexin type 9；ヒトプロ蛋白質転換酵素サブチリシン/ケキシン9型）阻害抗体による脂質異常治療が行えるようになった．PCSK 9治療薬によってLDLコレステロールは30 mg/dL程度まで下げられるようになり[8]，心血管疾患予防効果が期待されている．「脳卒中治療ガイドライン2015［追補2019］」ではスタチンの効果が不十分な場合には，エゼチミブやPCSK 9阻害薬の併用が勧められている[5]．今後，長期的な安全性と心血管イベントの発症予防効果をもとに，LDLコレステロールの目標値について検討される必要がある．

(3) 糖尿病

糖尿病は虚血性脳卒中の危険因子であり，相対危険率は1.8～6.0と報告されている[9]．しかし，血糖の厳格なコントロールによって心血管イベントが増加した報告があり，低血糖を惹起するような厳格なコントロールは推奨されない．合併症予防のためのHbA1cの目標値は7.0%未満とされている．また，認知機能やADLが低下していて重症低血糖が危惧される場合には8.0%未満が目標値として提言されている．糖尿病については，血糖管理ばかりでなく，合併する高血圧治療および脂質異常に対するスタチン治療が発症予防に明らかに有効であり，血圧と脂質異常についての厳格なコントロールが必要である．また糖尿病患者であっても脳梗塞の一次予防としてのアスピリン投与についての有効性は明らかにはされていない．

(4) 喫煙

喫煙は脳梗塞とくも膜下出血の危険因子である．脳出血についてもわが国の大規模コホート研究では男性では脳出血発症の危険因子であることが示されている．MORGAM Projectからは，致死性および非致死性脳卒中は，喫煙は男性で82%，女性で104%のハザード比増加が示されている[2]．メタアナリシスでは，喫煙者の脳梗塞のリスクは1.9倍，くも膜下出血のリスクは2.9倍とされている[10]．喫煙は禁煙することで危険因子がゼロとなる唯一の項目である．また，本人が吸わなくても周囲の喫煙による「受動喫煙」も脳卒中の危険因子であり，避ける必要がある．

(5) 飲酒

大量飲酒は脳卒中の危険因子である．少量飲酒は虚血性脳卒中については問題ないと考えられているが，脳出血についてはアルコール摂取量増加に伴いリスクが増加すると報告されている．くも膜下出血の危険因子として1週間に150 g以上*の飲酒が指摘されている．飲酒については大量でない「節酒」が推奨される．

(6) 心房細動

心原性脳塞栓症の明らかな危険因子であり，抗凝固薬による有効な予防法があることから，CHADS₂やCHA₂DS₂-VAScによる脳梗塞発症の危険性の把握と，HAS-BLEDなどによる出血のリスクを検討して抗凝固薬療法を行う必要がある（表4）．抗凝固薬として，DOAC（direct oral anticoagulant；直接経口抗凝固薬）はワルファリンよりも明らかに頭蓋内出血のリスクが低いことから，非弁膜症性心房細動に対しては，重篤な心原性脳塞栓症を予防するために，より安全で積極的な抗凝固療法ができるようになってきている[5]．

(7) その他の心血管疾患

心筋梗塞，心筋症，心弁膜症，卵円孔開存，心臓腫瘍，大動脈アテローム硬化症などは虚血性脳卒中の危険性が高まると考えられるが，それらに対する予防や対処は経験的なものしかなく，大規模な臨床試験は十分には行われていない[1]．有効で安全な一次予防は確立しておらず，二次予防においても抗血栓薬の選択は明確にされていないも

PCSK 9：PCSK 9は肝細胞より血中に分泌される蛋白質で，肝細胞表面のLDL受容体に結合する．PCSK 9の結合したLDL受容体は再利用されずに分解される．したがって，このPCSK 9を阻害すると，LDL受容体が分解されずに再利用されるようになり，LDLを大幅に下げることができる．

お酒の1単位（20 g）：日本酒1合／ビール中びん1本／ワイン1/4本／ウイスキーダブル1杯．

表4 非弁膜症性心房細動患者における塞栓症リスク（CHADS₂とCHA₂DS₂-VASc）と出血リスク（HAS-BLED）のスコア

	因子	CHADS₂ ポイント	CHA₂DS₂-VASc ポイント
C	心不全	1	1
H	高血圧	1	1
A	年齢（75歳以上）	1	2
D	糖尿病	1	1
S	脳梗塞/TIAの既往	2	2
V	血管疾患		1
A	年齢（75〜65歳以上）		1
Sc	女性		1

	因子	HAS-BLED ポイント
H	高血圧	1
A	腎・肝機能異常	1 or 2
S	脳卒中	1
B	出血	1
L	不安定なINRs	1
E	高齢者（65歳以上）	1
D	薬物，アルコール	1 or 2

のも多い．

(8) 無症候性頸動脈狭窄

頭蓋外の内頸動脈起始部50〜70％以上の狭窄例は脳梗塞発症の危険性が高まる．強力な脂質異常治療をはじめとした内科的治療の成績が向上しており，頸動脈内膜剥離術（CEA）や頸動脈ステント留置術（CAS）よりも発症率が低いことが示されている．動脈硬化の危険因子を厳格にコントロールすることが重要である．

(9) 運動不足

身体活動は脳卒中発症軽減と関連しており，AHA（American Heart Association）/ACCの心血管疾患発症予防のための推奨は，中等度から強い有酸素運動を週に3〜4回，40分/日である[11]．定期的な運動は血圧，脂質異常，糖代謝といった危険因子に好影響を与え，動脈硬化を予防し，脳卒中発症を抑制する．

(10) 食事

食塩減量とカリウム摂取を増やすことが勧められており，DASH（Dietary Approaches to Stop Hypertension）スタイルの食事は血圧を下げ，脳卒中の危険率を低下させる．

(11) 肥満

肥満者では脳卒中，特に虚血性脳卒中の発症率が増加する．減量は，高血圧，糖尿病，メタボリックシンドロームなどの危険因子の改善にも関与し，脳卒中の危険率を低下させる．

(12) 炎症反応

高感度CRPをはじめとした炎症マーカーは，血管炎症を反映しているとされ，脳梗塞発症の高リスクである[5]．禁煙や肥満治療，スタチン治療によって改善することが示されている．

この他に，これまで述べてきた危険因子と関連するメタボリックシンドロームや慢性腎臓病を脳卒中と関連する可能性がある危険因子として，さらには片頭痛，高ホモシステイン血症なども危険因子として取り上げる場合もある．また，臨床現場としては，経口避妊薬による血栓形成や抗血栓療法による出血傾向といった薬物が脳梗塞や脳出血のリスクとなることには注意が必要である．

（星野晴彦）

■文献

1) Meschia JF, et al：Guidelines for the primary prevention of stroke：a statement for healthcare professionals from the American Heart Association/American Stroke Association. *Stroke* 45：3754-3832, 2014.
2) Asplund K, et al：Relative risks for stroke by age, sex, and population based on follow-up of 18 European populations in the MORGAM Project. *Stroke* 40：2319-2326, 2009.
3) Thompson BG et al：Guidelines for the Management of Patients With Unruptured Intracranial Aneurysms：A Guideline for Healthcare Professionals From the American Heart Association/American Stroke Association. *Stroke* 46：2368-2400, 2015.
4) 日本高血圧学会高血圧治療ガイドライン作成委員会編：高血圧治療ガイドライン2019，ライフサイエンス出版，2019.
5) 日本脳卒中学会脳卒中ガイドライン[追補2019]委員会編：脳卒中治療ガイドライン2015[追補2019]．http://www.jsts.gr.jp/img/guideline2015_tuiho2019_10.pdf
6) 日本動脈硬化学会：動脈硬化性疾患予防ガイドライン2017年版，ナナオ企画，2017.
7) Writing C, et al：2016 ACC Expert Consensus Decision Pathway on the Role of Non-Statin Therapies for LDL-Cholesterol Lowering in the Management of Atherosclerotic Cardiovascular Disease Risk：A Report of the American College of Cardiology Task Force on Clinical Expert Consensus Documents. *J Am Coll Cardiol* 68：92-125, 2016.
8) Sabatine MS, et al：Evolocumab and Clinical Outcomes in Patients with Cardiovascular Disease. *N Engl J Med* 376：1713-1722, 2017.
9) Goldstein LB, et al：Guidelines for the primary prevention of stroke：a guideline for healthcare professionals from the American Heart Association/American Stroke Association. *Stroke* 42：517-584, 2011.
10) Shinton R, Beevers G：Meta-analysis of relation between cigarette smoking and stroke. *Bmj* 298：789-794, 1989.
11) Eckel RH, et al：2013 AHA/ACC guideline on lifestyle management to reduce cardiovascular risk：a report of the American College of Cardiology/American Heart Association Task Force on Practice Guidelines. *Circulation* 129：S76-99, 2014.

脳卒中の症状
―何で気づかれるか（FAST）

脳卒中は発症からいかに早く治療を開始できるかが，後遺症ならびに死亡率の軽減のために重要である．特に脳梗塞では発症4時間30分以内の遺伝子組換え組織型プラスミノゲン・アクティベータ（recombinant tissue-type plasminogen activator；rt-PA）の静脈内投与による血栓溶解療法に加え，発症6時間以内の経皮経管的脳血栓回収用機器を用いた血栓回収療法で劇的な後遺症の軽減が得られるようになった．

これらの超急性期治療を1人でも多くの患者に施行するためには，一般市民が脳卒中の症状に気づくことが重要となる．

1. 代表的な脳卒中の症状

約9,600名の脳卒中患者における発症時の症状をみると，片麻痺が49.3％と最多であり，構音障害および失語*といった言語障害42.4％，意識障害20.1％，半側空間無視*14.1％，感覚障害7.0％，頭痛6.8％となっている[1]．病型別にみると，脳梗塞および脳出血では片麻痺が約半数にみられており，次いで言語障害が4割以上に出現している．しかし，くも膜下出血は頭痛が47.5％と最多であり，次いで意識障害が41.7％と高く，言語障害は13.1％，片麻痺は9.5％と出現率が低い（図1）[1]．

また，脳出血においても意識障害は35.1％と高率にみられており，本症状は出血性脳卒中を疑う所見となるが，脳梗塞のうち心原性脳塞栓症においても31.4％に，アテローム血栓性脳梗塞でも12.8％に出現しており，比較的大きな脳障害であることを反映していると考えられる．

2. 一般市民における脳卒中の症状の理解

40～74歳を対象に，脳卒中5症状と偽選択肢5症状の10症状のうち，脳卒中と思われる症状をすべて選択させたASK（Acquisition of Stroke Knowledge Study）研究がある[2]．脳卒中に関する啓発活動前の調査では，言語障害および片麻痺または左右どちらか半身の感覚障害は8割以上と高率に脳卒中の症状として認識されていた．一方，突然の激しい頭痛は66％，脱力やめまいを伴わない歩行障害（失調*）は53％の正答率であり，一過性黒内障*などの視覚や視野に関する症状を選択したのはわずか15.7％と低かった．また，脊髄障害の症状である対麻痺または左右対称性の感覚障害の選択は約4割にもみられた（図2）[2]．

これらの報告からは，片麻痺，半身の感覚障害，言語障害，突然の激しい頭痛，失調は脳卒中

失語：話す，聞く，読む，書く，といったことができなくなる状態である．理解はできるが話すことが障害されるブローカ失語，話を理解できなくなるウェルニッケ失語，理解も発語もできなくなる全失語などがある（p244，421参照）．

半側空間無視：物体は見えているが無視してしまう状態で，患者が注意を向けているものの半分（多くは左側）に反応できず，食事の際に左側の食べ物のみ残してしまう，体の左半分をよくぶつけるといった症状を呈する（p252，426参照）．

失調：麻痺はないが四肢を上手に使えない四肢失調や，体のバランスが保てなくなる体幹失調がある．

一過性黒内障：片側の視力が急激に低下して回復する症状．内頸動脈に狭窄が存在することが多く，カーテンが上から降りてくるように視野が欠けていくことが多い．

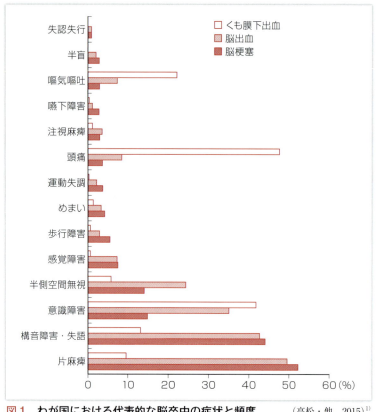

図1 わが国における代表的な脳卒中の症状と頻度　　　（高松・他，2015）[1]

の症状として認識されていることが示唆され、わが国の脳卒中初発症状とおおむね一致しているものの、誤った症状も脳卒中として認識されていることがうかがえる。

3. 脳卒中症状と救急要請─Act FAST

脳卒中を疑う簡易スケール（**side memo**）はいくつか存在するが、中でもイギリスのFAST（Face Arm Speech Time）が最も知られており、顔面麻痺、上肢麻痺、言語障害のいずれかがみられたら、すぐに発症時間を確認し、1秒でも早く専門病院へ受診を促す標語となっている。この顔、腕、言葉の異常を評価する別の簡易スケールにはCincinnati Prehospital Stroke Scale（CPSS）も知られており、どれか1つでも異常がある場合、脳卒中の確率は感度66％、特異度87％とされている[3]。このFASTやCPSSは一般市民による評価においても高い診断率が得られている。

一般市民が脳卒中を疑ったときに救急要請を行

---

side memo　**脳卒中を疑う簡易スケール**

脳卒中を疑う簡易スケールにはFASTやCPSSの他、顔面麻痺、手の麻痺、上肢麻痺の3項目に加え、年齢、痙攣の有無、症状の持続時間、発症前の運動機能、血糖値を評価するLos Angeles Prehospital Stroke Screen（LAPSS）が知られている。救急隊によるLAPSSを用いた脳卒中の診断率は、感度91％、特異度97％、陽性的中率86％、陰性的中率98％であり、診断正確性はLAPSSのほうがCPSSより高いものの、両者ともその有用性は同等であることが示されている。

一方、重症度評価はNational Institutes of Health Stroke Scale（NIHSS）が広く使用されているが、NIHSSを改訂したKurashiki Prehospital Stroke Scale（KPSS）やCPSSを改訂したMaria Prehospital Stroke Scale（MPSS、川崎・横浜）はrt-PA静注療法の適応を救急現場などで判断するのに有用とされている。KPSS 3～9点はNIHSS 5～22点である感度は84％、特異度は93％とされ、MPSSにおけるrt-PA静注療法施行率は0点が0％、1点が4.1％、2点が8.8％、3点が13.0％、4点が20.3％、5点の最重症が31.5％であり、3点以上は直ちに専門医療機関への搬送が推奨されている。

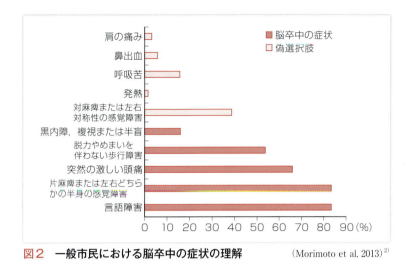

図2　一般市民における脳卒中の症状の理解　　　　（Morimoto et al, 2013)[2]

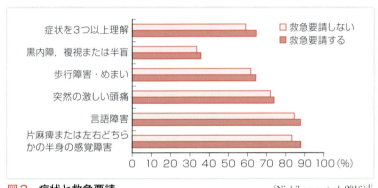

図3　症状と救急要請　　　　（Nishikawa et al, 2016)[4]

うかについてASK研究が解析している[4]．啓発活動前の調査では3,133例が救急要請を行うと回答したが，700例は救急要請を考えていなかった．脳卒中の症状の理解の差をみると，片麻痺，半身の感覚障害および言語障害は両者とも8割以上が選択したが，救急要請を行う群のほうが有意に高率であった．一方，視野・視覚異常は救急要請を行う群においても約3割と低率であった．しかし脳卒中の症状を3つ以上理解している率をみると，救急要請を行う群は64.5％であったのに対し，救急要請を行わない群は59.1％と前者で有意に高率であった（図3)[4]．

本結果からは片麻痺，半身の感覚障害および言語障害に加え，他の症状を1つでも脳卒中と理解することで救急要請率の向上が期待でき，FASTのより一層の市民啓発が必要であると考えられる．

（竹川英宏，飯塚賢太郎，平田幸一）

■文献
1) 高松和弘・他：脳卒中の病型別にみた初発神経症状の頻度．脳卒中データバンク2015（小林祥泰編），中山書店，2015, pp26-27.
2) Morimoto A, et al：Effects of intensive and moderate public education on knowledge of early stroke symptoms among a Japanese population：the Acquisition of Stroke Knowledge study. *Stroke* 44(10)：2829-2834, 2013.
3) Kothari RU, et al：Cincinnati Prehospital Stroke Scale：reproducibility and validity. *Ann Emerg Med* 33(4)：373-378, 1999.
4) Nishikawa T, et al：Effects of a Public Education Campaign on the Association Between Knowledge of Early Stroke Symptoms and Intention to Call an Ambulance at Stroke Onset：The Acquisition of Stroke Knowledge (ASK) Study. *J Epidemiol* 26(3)：115-122, 2016.

脳卒中の最近の疫学

　脳卒中は死に至る重篤な疾患であるとともに、たとえ死を免れても一度発症すると身体的、知能的機能障害により日常生活動作（activities of daily living；ADL）や生活の質（quality of life；QOL）を損なう恐れがあるため、健康寿命の観点からも重篤な疾患であるといえる。また、高齢化が一層加速するわが国において、"寝たきり、介護"の主原因である脳卒中の現状を把握し対策をとることが社会的にも重要である。本項ではわが国における脳卒中疫学の時代的変遷および現状について解説する。

1. わが国の脳卒中の現状

(1) 脳卒中による死亡率

　わが国における脳卒中の死亡率*は1970年頃から低下し、1995年に死因の明確化により一時上昇したものの、その後再び低下傾向にある。2015年の統計では、脳卒中は死亡原因の第4位、死亡率（人口10万対）89.4、死亡者数11万1,973人であり、依然、日本人の死因の上位を占める重要な疾患である（図1）。

(2) 脳卒中患者数

　2014年の厚生労働省の統計では、脳卒中の患者数は117万9千人であり、1996年から漸減している（図2）。

(3) 脳卒中の医療費

　2014年度の厚生労働省の国民医療費の内訳によると、医療費全体40兆8,071億円のうち脳卒中が約4.4％（1兆7,821億円）を占める。65歳以上に限ると、医療費全体（17兆6,797億円）の約8.1％（1兆4,271億円）となりより高度となる。

(4) 介護原因としての脳卒中

　2013年の国民生活基礎調査によると、脳卒中は寝たきり（要介護5）の原因第1位（34.5％）であり、要介護者全体の原因としても第1位（21.7％）である。

　2014年度の介護保険の総費用が約10兆円であることから、医療費と合わせて脳卒中による国民への財政的な負担は大きなものとなっている。

2. 脳梗塞の疫学

　2015年の厚生労働省調査によると、全脳卒中死亡のうち約6割（66,058人）が脳梗塞によるものであった。また、脳卒中患者数に関しては約4分の3（約86万人）を脳梗塞が占めた。全脳卒中における脳梗塞が占める割合は、近年横ばいから減少傾向で推移している（図2）。

　一般住民の観察研究である久山町研究（side memo①）によると[1]、脳梗塞の年齢調整後死亡率（対1,000人年）は、2000年代の集団において男性0.28、女性0.20であった。これは1960年代の集団の死亡率（男性2.49、女性1.79）と比較すると男女ともに大幅に減少しているが、1990年代以降その傾向は鈍化しており、特に男性では2000年代の集団において上昇に転じている（表）。

　一方、脳梗塞の年齢調整後発症率*（対1,000人

死亡率：分子を死亡数、分母を観察対象集団の観察期間の合計（人年）として割った値。死亡率（人口10万対）89.4は「人口10万人あたり年間89.4人の死亡」という意味となる。

発症率：罹患率ともいい、分子を疾病発生数、分母を観察対象集団の各人の観察期間の合計（人年）として割った値。

年代集団で上昇している（表）．

　脳梗塞は異なる発生機序により複数の病型に分けられる．久山町研究を2000年までの3集団（第1集団：1961～1973年，第2集団：1974～1986年，第3集団：1988～2000年）に分け脳梗塞の病型別頻度をみてみると[2]，第1集団では男女ともに細小血管障害により発生するラクナ梗塞の割合が最も大きかった．一方，第2，3集団と年代を追うごとに，男性ではラクナ梗塞の割合が低下し，アテローム血栓性脳梗塞や心原性脳塞栓症の割合が増加していた．女性においても，ラクナ梗塞の低下と心原性脳塞栓症の増加が認められた（図3）．

　2000年以降の病型別頻度の詳細なデータとして，福岡県の脳卒中基幹病院で実施されている多施設共同脳卒中臨床疫学研究である福岡脳卒中データベース（Fukuoka Stroke Registry；FSR）がある（side memo ②）．2007年6月～2016年6月の前向きデータベース虚血性脳卒中9,457例（一過性脳虚血発作を除く）の解析ではラクナ梗塞21％，アテローム血栓性脳梗塞18％，心原性脳塞栓症23％，分類不能例38％であった．分類不能例の内訳としては分枝アテローム血栓症（branch atheromatous disease；BAD）や大動脈原性塞栓症が多く，両者で約43％を占めていた（図4）．

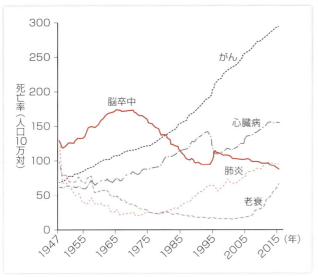

図1 おもな死因別にみた死亡率の年次推移（1947～2015年）
（厚生労働省：人口動態統計）

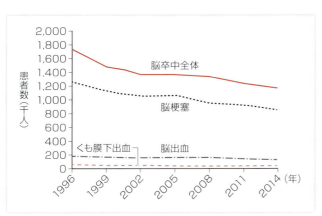

図2 脳卒中患者数の近年の年次推移（1996～2014年）
（厚生労働省：患者調査）

年）は，2000年代の集団において男性2.7，女性1.45であった．これは1960年代集団の脳梗塞発症率（男性9.50，女性5.31）と比較すると男性が約72％，女性が約73％減少しているが，どちらも近年は減少率が鈍化しており，男性では2000

　また，日本全国の基幹病院から10万人以上の症例が登録されている脳卒中データバンクの解析によると，1999年1月～2012年12月の全脳卒中107,336例において，三大病型の頻度はラクナ梗塞29％，アテローム血栓性脳梗塞31％，心原性

---

side memo ①　久山町研究とは

　久山町は，福岡市の東に隣接する人口約8,000人の比較的小さな町であり，住民の年齢，職業構成および栄養摂取状況は，1961年の調査開始時点から現在に至るまで日本全国の平均とほとんど変わりないという特徴がある．久山町研究は久山町の全住民（40歳以上）を対象に，1961年から九州大学第二内科が中心となり行ってきた生活習慣病（脳卒中，虚血性心疾患，悪性腫瘍，認知症など）に関するわが国を代表する一般住民コホート研究である．高受診率（80％），高剖検率（通算剖検率75％），高追跡率（99％以上）を誇り，数多くの成果をあげている．

表 脳卒中死亡率と発症率の時代的推移(久山町5集団,追跡7年,年齢調整)

A. 脳卒中死亡率

		1960年集団 (1961〜1968)	1970年集団 (1974〜1981)	1980年集団 (1983〜1990)	1990年集団 (1993〜2000)	2000年集団 (2002〜2009)	傾向性 P値
男性	全脳卒中	6.96	2.15*	1.70*	0.40*	0.61*	<0.001
	脳梗塞	2.49	1.32	1.24	0.09*	0.28*	<0.001
	脳出血	3.44	0.69*	0.34*	0.10*	0.11*	<0.001
	くも膜下出血	0.67	0.00	0.12	0.21	0.23	0.20
女性	全脳卒中	3.20	1.45	0.82*	0.85*	0.37*	<0.001
	脳梗塞	1.79	0.76	0.40*	0.34*	0.20*	<0.001
	脳出血	0.75	0.34	0.07	0.37	0.11	0.06
	くも膜下出血	0.53	0.35	0.35	0.15	0.06	0.02

死亡率:対1,000人年,*:p<0.05 vs 1960年集団

B. 脳卒中発症率

		1960年集団 (1961〜1968)	1970年集団 (1974〜1981)	1980年集団 (1983〜1990)	1990年集団 (1993〜2000)	2000年集団 (2002〜2009)	傾向性 P値
男性	全脳卒中	14.34	6.99*	5.45*	4.38*	4.22*	<0.001
	脳梗塞	9.50	5.61*	4.33*	2.51*	2.70*	<0.001
	脳出血	3.75	1.38	1.00	0.58	1.04	<0.001
	くも膜下出血	0.70	0.00	0.12	1.29	0.41	0.87
女性	全脳卒中	7.19	4.07*	4.29*	3.76*	2.12*	<0.001
	脳梗塞	5.31	2.87*	2.99*	2.75*	1.45*	<0.001
	脳出血	0.78	0.45	0.69	0.64	0.35	0.40
	くも膜下出血	0.84	0.72	0.60	0.37	0.32	0.05

発症率:対1,000人年,*:p<0.05 vs 1960年集団

(Hata et al, 2013[1]を改変)

脳塞栓症26%となっている.経年的にみると心原性脳塞栓症の割合が増加していた[3].

これらの変化の背景には脳梗塞発症の危険因子となる日本人の生活習慣病の変化が深くかかわっていると考えられる.年代ごとの生活習慣病の変化をみていくと(図5)[1],脳卒中最大の要因である高血圧症の罹患率が近年低下傾向となり,また降圧薬の普及により高血圧患者の血圧レベルも年々低下している(図6)[1].このことは細小動脈硬化によって生じるラクナ梗塞(や脳出血)の減少に寄与したものと考えられる.一方,近年,代謝性疾患である耐糖能異常(糖尿病とその予備群)や脂質異常症,肥満症の頻度が男女ともに上昇し,特に耐糖能異常の頻度上昇が際立っている.このことは頭蓋内や頸部主幹動脈の粥状硬化を基盤として発生するアテローム血栓性脳梗塞の割合が特に男性で増加している要因の1つと考えられる.また,加齢により心房細動の有病率が上昇することから,高齢化の加速によって心房細動を最大の原因として発症する心原性脳塞栓症の増加をもたらしていると考えられる[4].

3. 脳出血の疫学

2015年の厚生労働省の調査によると,全脳卒中のうち脳内出血による死亡は約3割(3万2,113

---

side memo 2 Fukuoka Stroke Registry (FSR)とは

Fukuoka Stroke Registry(FSR)は,九州大学第二内科(脳循環代謝研究室)とその関連6施設(国立病院機構九州医療センター,国立病院機構福岡東医療センター,福岡赤十字病院,製鉄記念八幡病院,九州労災病院,聖マリア病院)により,2007年9月より開始された脳卒中に関する多施設共同臨床疫学研究である.発症7日以内に入院した脳卒中症例を対象に,同意取得の後,臨床情報,血漿,ゲノムを採集するとともに,退院後の再発,死亡,ADLについての追跡調査を行っている.2017年3月時点で登録患者数は13,000例を超え,わが国を代表する脳卒中コホート研究となっている.

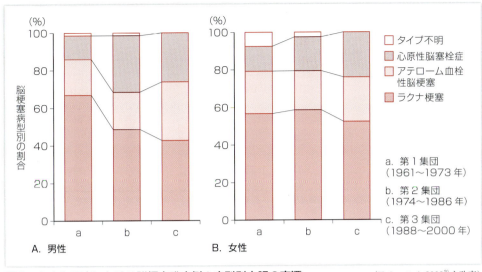

図3 久山町研究における脳梗塞発症例の病型別内訳の変遷　　　　（Kubo et al, 2008[2]）を改変）

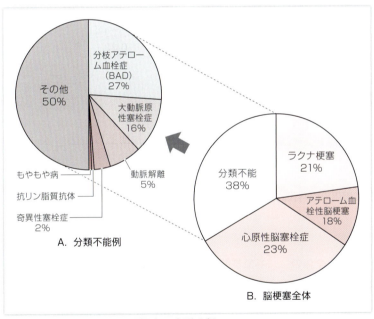

図4 FSRに登録された脳梗塞の病型分類

人）となっている．また，患者数は脳卒中全体の約1割（約13万8千人）であり，横ばいからやや低下傾向である（図2）．

久山町研究によると脳出血の年齢調整後死亡率は2000年代の集団において男性0.11，女性0.11であり，これは1960年代の集団での死亡率（男性3.44，女性0.75）と比較すると男性は約97％，女性でも約85％の高度な減少がみられている（表）．

脳出血の年齢調整後発症率（対1,000人年）は2000年代の集団において男性1.04，女性0.35である．これは1960年代の集団での脳出血発症率（男性3.75，女性0.78）と比較すると，男性で約72％，女性で55％の減少となっている（表）．脳出血の死亡率，発症率の減少は男女ともに観察されているが，男性でより顕著である．

脳出血の最大原因は高血圧症であり，脳卒中データバンク2015によると82.4％を高血圧性脳出血が占めている．高血圧症治療の普及が発症率，死亡率の著明な減少に寄与しているとすることに異論はない．

4. くも膜下出血の疫学

2015年の厚生労働省の調査によると，全脳卒中のうち，くも膜下出血による死亡は約1割（1万2,476人）であった．死亡数は近年，2005年の1万4,883人をピークにほぼ横ばいから微減で経過し

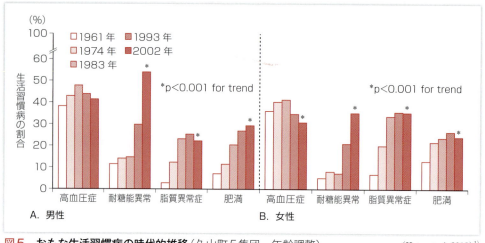

図5 おもな生活習慣病の時代的推移（久山町5集団，年齢調整） (Hata et al, 2013)[1]

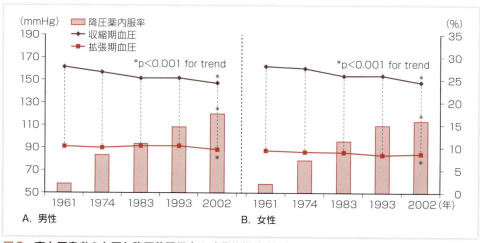

図6 高血圧患者の血圧と降圧薬服用率の時代的推移（久山町5集団，年齢調整）
(Hata et al, 2013)[1]

ている．また，患者数に関しては，脳卒中全体の約3％（約4万2千人）を占めていたが，その数は近年ほとんど変わっていない（図2）．久山町研究においては，くも膜下出血の年齢調整後死亡率は1960年代の集団と比較し男性で横ばい，女性では減少傾向ではあるが，有意な変化は認めていない（表）．

脳卒中の発症率，死亡率は，高血圧症治療の普及により減少傾向にあったが，食生活など生活習慣の変化によって糖尿病，脂質異常症など代謝性疾患を基盤とした動脈硬化性病態や高齢化に伴う心原性脳塞栓症が増加してくる可能性がある．従来の脳卒中予防治療に加え，時代の変化に応じた疾病対策が求められる．

（清原卓也，吾郷哲朗）

■文献

1) Hata J, et al：Secular trends in cardiovascular disease and its risk factors in japanese. *Circulation* 128：1198-1205, 2013.
2) Kubo M, et al：Secular trends in the incidence of and risk factors for ischemic stroke and its subtypes in Japanese population. *Circulation* 118：2672-2678, 2008.
3) 山口修平・他：脳卒中データバンクからみた最近の脳卒中の疫学的動向．脳卒中36：378-384, 2014.
4) 中村麻子・他：心原性脳塞栓症の実態 Fukuoka Stroke Registryから．脳梗塞と心房細動1：9-14, 2014.

脳梗塞の特徴

脳梗塞は，脳を栄養する血管が狭窄，閉塞することで脳組織が虚血に陥り，壊死を起こす疾患である．脳梗塞の中には，人間ドックなどで偶発的に発見されるような無症候性脳梗塞や慢性的に進行するような脳血管性認知症も含まれるが，一般的には症状が急激に発症する脳卒中としての脳梗塞を考える．

その特徴，病態に関しては，脳梗塞を各病型に分類したうえで理解するほうがその後の治療にもつながるが，本項では脳梗塞の各病型に共通する一般的な事項を述べたうえで，各病型についての特徴に関しても言及していく．

1. 脳梗塞全般に関しての基礎的な病態 —脳組織での虚血性変化

脳機能は脳血流による酸素とブドウ糖の絶え間ない供給により維持されており，脳血流が完全に途絶えると，脳波は10～12秒以内に平坦化し，2～5分以内に細胞内ATPは枯渇し，組織学的には15～30分以内に最初の虚血性変化が認められる[1]．したがって，脳は虚血に対して非常に脆弱な臓器であり，「脳血流の低下・途絶により脳梗塞が生じる」というのが基本的な病態である．しかしながら，その脳損傷メカニズムに関しては「血流の途絶による細胞死」という単純なものではなく，次に示すようなさまざまな病態が関与している（図1）．

(1) 虚血性脱分極

虚血による細胞内エネルギー減少の結果，細胞膜Na^+-K^+-ATPaseが抑制され，細胞膜電位*が

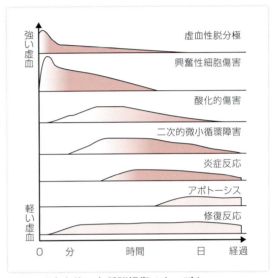

図1 脳虚血後の各種脳損傷メカニズム
（田中，2003[1]を改変）
脳虚血後では，時間の経過および虚血の程度（虚血部位による違い）によりさまざまな脳損傷メカニズムが生じている．

脱分極（陽性）方向に傾く．

(2) 興奮性細胞傷害

上述の脱分極の結果，細胞外グルタミン酸（興奮性アミノ酸の一種）濃度の上昇，これによる細胞内へのNa^+やCa^{2+}の流入，Na^+流入に伴う水分子の細胞内への流入（細胞障害性浮腫），細胞内Ca^{2+}濃度上昇による細胞傷害カスケードの惹起などが起こり，細胞傷害が進行する．

(3) 酸化的傷害

脳虚血時には，上述の細胞内Ca^{2+}濃度上昇などを含むさまざまなカスケードでフリーラジカル*が発生し，細胞傷害をきたす．

細胞膜電位：細胞の内外に存在する電位差．神経細胞では，細胞内エネルギー源であるATPを消費して作動するイオンポンプ（Na^+-K^+-ATPase, Ca^{2+}-ATPase）の働きにより，各イオンの細胞内外での濃度勾配（Na^+濃度：細胞内＜細胞外，K^+濃度：細胞内＞細胞外，Ca^{2+}濃度：細胞内＜細胞外）が維持され，細胞膜電位が-65mV〔細胞内が細胞外に対して負（陰性）の電位〕に保たれている．生理的神経細胞条件下では，神経細胞が興奮する際に細胞膜電位は陽性になる（＝脱分極）．

(4) 二次的微小循環障害

虚血に陥った脳血管では血管内皮傷害が生じ，内皮細胞の抗血栓作用の低下による血小板活性化，凝固亢進，フィブリン産生，白血球活性化が生じ，二次血栓が増大する．また，内皮傷害は血液脳関門*の破綻につながり，その結果，脳浮腫（血管原性浮腫）を増長させ血管内腔を圧迫し，脳血流のさらなる低下を招く．

(5) 炎症反応

虚血に陥った脳組織ではダメージ関連分子パターン（DAMPs）が放出され，浸潤した炎症細胞（マクロファージやTリンパ球）を活性化させることで炎症が惹起され，脳組織傷害を引き起こす[2]．

(6) アポトーシス

脳梗塞では，脳虚血によるエネルギー枯渇から生じる直接的な細胞死（壊死＝ネクローシス）の他に，細胞内の環境変化，ストレス上昇により細胞自らが能動的に「細胞死プログラム」を稼働させ死に至るアポトーシスも生じる．

(7) 内因性の修復反応

前述の炎症反応は，一方では損傷脳の修復機転の1つでもあると考えられている．

2. 脳梗塞の病態からみた脳梗塞急性期の治療戦略

脳梗塞急性期ではさまざまな治療が行われるが，その治療が脳梗塞のどの病態に対して施行されるかを理解することは，非常に重要である．以下に脳梗塞急性期での各治療と，それによって改善が見込まれる病態を述べる．

(1) 血栓溶解・回収療法

rt-PAなどの血栓溶解薬の投与やカテーテルによる血栓回収療法は，脳血管の閉塞を物理的に解除する脳梗塞の根本的な治療で，ischemic coreおよびischemic penumbra（ペナンブラ）領域（side memo①）（図2）の縮小や虚血程度の改善が見込まれる．虚血性の脳組織損傷は，脳血流レベル（虚血の程度）および虚血時間によって規定されるので，虚血程度が強くてもその時間が短ければ組織損傷は小さく済み，一方で軽い虚血でもその時間が継続すれば結果として組織損傷の部位は大きくなる．したがって，虚血性の脳組織損傷が不可逆的になる前に閉塞血管を可能な限り早く再開通させ，脳梗塞部位を最小限にとどめられれば，機能予後の改善につながると考えられる．脳組織損傷が不可逆性になるまでの時間やその領域は，血管閉塞部位での血流低下の程度や側副血行路などの発達によって規定され，個々の症例に応じて異なる．

(2) 抗血栓療法

脳梗塞急性期では血小板や凝固・線溶系の活性化が生じ，その病態に重要な影響を及ぼしている．これらの活性化を抑えるために，抗血小板薬や抗凝固薬といった抗血栓療法が行われる（side memo②）．脳梗塞急性期で抗血栓療法を施行する目的としては，マクロな視点から考えると脳梗塞の再発予防という側面が大きい．すなわち，アテローム性脳梗塞での粥腫（プラーク）形成部位での新たな血小板血栓形成や，心原性脳塞栓症における心内残存血栓による再梗塞を予防するためである．一方ミクロの視点からみると，前述の脳虚血時に起こる二次的微小循環障害の抑制・改善効果があげられ，penumbra領域の救済につながる可能性がある．

(3) 抗脳浮腫療法

脳梗塞急性期では，次の2つの脳浮腫の双方が発生しうる．

①**細胞障害性浮腫**：虚血後の代謝障害によりNa^+と水分子が細胞内へ流入して生じる細胞の腫脹による浮腫．

フリーラジカル：原子核の周囲に不対電子を有する化学的に不安定で反応性に富む分子，または原子団．脳虚血に関連するフリーラジカルとしては，スーパーオキサイド（O_2^-），一酸化窒素（NO），ハイドロキシラジカル（OH）などがあげられる．

血液脳関門（blood brain barrier；BBB）：脳血管内の血液と脳実質組織間の物質交換を制御し中枢神経系の恒常性維持を行う関門で，毛細血管内皮細胞，それを囲むペリサイト（周皮細胞），アストロサイトからなる．生理的条件下では内皮細胞が互いに密着結合してタイトジャンクションを構成しており，血液中の溶質は血管外に自由に移動できない状態となっている．

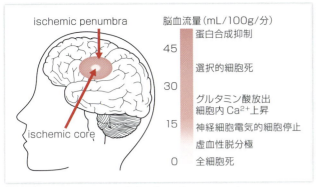

図2 Ischemic coreとischemic penumbra
（田中, 2003[1]を改変）
脳血流量低下の程度が強い虚血巣中心部をischemic core，脳血流量低下の程度が弱い虚血巣周辺部をischemic penumbraとよぶ．

②血管原性浮腫：脳虚血により血管内皮細胞が傷害され，脳血液関門が破綻することにより，血漿蛋白を含んだ水分が血管から漏出し脳組織の細胞間隙に貯留する浮腫．

脳浮腫が生じると，頭蓋内圧亢進を介しての脳血流低下や微小循環不全が起こり，脳虚血のますますの悪化を招くことが予想される．また広範囲な脳浮腫を呈する場合には，脳ヘルニアにより致命的になることもある．この脳浮腫に対する治療としては，グリセロールなどの高張溶液による治療が一般的であるが，後述する脳保護療法も抗脳浮腫効果を併せもっている．

(4) 脳保護療法

脳虚血後に起こる興奮性細胞傷害，酸化的傷害，炎症反応などの病態に対して，それらを抑制することで虚血後の脳組織損傷を少なくする治療である．従来まで多くの脳保護薬が研究され，実験動物（おもにげっ歯類）を用いた基礎研究ではその有効性が示されていたが，ヒトでの臨床試験ではそのほぼすべてにおいて効果が否定されてきた．ヒト（霊長類）と実験動物（おもにげっ歯類）における脳の構造的な差異（げっ歯類に比べ，ヒトでは白質が脳の中で多くを占める）や機能障害の評価方法などが影響していると考えられる．わが国においてはフリーラジカルの除去薬であるエダラボンが使用されているが，実臨床におけるその有効性に関して議論が継続されている．

(5) 再生医療

脳虚血後の脳損傷の病態においては内因性の修復反応も惹起される．この機序をうまく誘導，増幅することにより脳組織の修復が行われれば，機能回復につながる可能性があるが，現状では基礎研究の段階であり臨床的アプローチは行われていない．

(6) その他の一般的事項

①血圧管理

脳梗塞急性期では脳血流量を一定に保つ能力（脳循環自動調節能，図3）が失われるため，全身血圧を低下させると虚血領域の拡大，症状の進行を認める場合がある[3]．したがって脳梗塞急性期においては，収縮期血圧＞220mmHg，または拡張期血圧＞120mmHgの高血圧が持続する場合においてのみ，慎重に降圧を行う（血栓溶解療法を行う場合や大動脈解離，心筋梗塞，心不全，腎不全などを合併している場合を除く）[4]．

---

side memo ❶　Ischemic coreとischemic penumbra

脳虚血に陥った領域を理解するうえで，下記の2つの概念がある．
1) Ischemic core：血流低下が著しく，虚血発症直後の早期より脳組織が壊死に陥る領域．一般的には虚血中心部が該当する．
2) Ischemic penumbra：機能は障害されているが，側副血行路からの血流により脳血流がある程度維持され，細胞死には至っていない領域．虚血周辺部位が該当する．治療による脳血流回復によって救済可能な領域であるが，一方で血流の回復がない場合には時間の経過とともに前述のさまざまな脳梗塞後の病態が生じ，最終的には細胞死に至る．

脳梗塞の治療では，ischemic coreを小さくすることと，ischemic penumbra領域の細胞を細胞死に至る前に救済することが機能予後の改善につながると考えられ，それぞれの病態に応じた治療戦略が講じられる．

side memo ❷　脳梗塞急性期における血小板や凝固・線溶系の活性化

アテローム性脳梗塞急性期では血小板活性が，心原性脳塞栓症急性期では凝固亢進が主体となるが，この両者は互いに影響し合う一連の反応でもある．抗血小板薬と抗凝固薬のどちらを選択するかに関しては，その病型，病態をよく理解したうえで判断することが重要である．

表1 脳梗塞の各病型の比較

	アテローム血栓性脳梗塞	ラクナ梗塞	心原性脳塞栓症
発症状況	安静時	安静時	日中活動時
発症様式	緩徐発症, 進行性	進行性, 突然発症のどちらともありうる	突然発症
TIA*の先行	多い	ありうる	稀
神経症候	皮質症状を呈することあり	基本的に皮質症状は認めない	皮質症状や意識障害を呈しやすい
基礎疾患	高血圧, 脂質異常症, 糖尿病, 喫煙	高血圧	非弁膜症性心房細動などの心疾患
合併症	虚血性心疾患, 閉塞性動脈硬化症	脳白質病変, 脳微小出血	他臓器（腎臓, 心臓, 腸管, 四肢血管など）の塞栓症
診察すべき所見	頸動脈雑音		不整脈, 心雑音

*TIA：一過性脳虚血発作

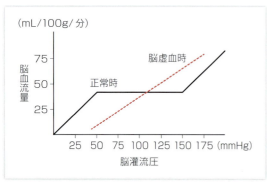

図3 脳循環自動調節能

正常時では, 脳灌流圧が変化しても脳血流量が一定に保たれるような脳循環自動調節能が働いているが, 脳虚血時にはこの自動調節能が破綻し, 脳灌流圧が低下すればそれに比例して脳血流量も低下する. したがって脳梗塞においては, 全身血圧低下や頭部挙上などの脳灌流圧が低下する状況が生じれば, 脳虚血が悪化する可能性がある.

(Bor-Seng-Shu et al, 2012[3]を改変)

②体位の制限

　脳循環自動調節能が失われた脳梗塞急性期において頭部を挙上すると, 全身血圧が低下した場合と同様に頭部への灌流圧が低下するため, 虚血領域が拡大する可能性がある. したがって, 脳主幹動脈の閉塞や高度狭窄がある場合には, 頭部挙上をさせず水平位を保つことが多い. 一方, 大梗塞などで頭蓋内圧が亢進している場合には, 頭位を15〜30度に挙上させ, 脳からの静脈灌流を増加させることで頭蓋内圧低下を狙うこともある.

③抗潰瘍薬の投与

　Cushing（クッシング）潰瘍*予防のために抗潰瘍薬を投与する.

3. 各病型の特徴・病態

　脳梗塞では病型によって治療方針が異なってくるため, 病型ごとの特徴, 病態を把握し, 適切な治療を行うことが重要である. ここでは下記の代表的な3つの病型に関して述べるとともに, その比較を表1に示す（発症機序に関してはp14〜, これ以外の特殊な病型についてはp12〜も参照されたい）.

1 アテローム血栓性脳梗塞の特徴・病態
（図4）

　脳・頸部主幹動脈のアテローム硬化性病変による狭窄, 閉塞の結果生じる脳梗塞である. 病変部位に血栓が生じて起こる血栓性閉塞, 血栓の一部が剥離しさらに末梢の血管を閉塞して生じる動脈原性塞栓, 狭窄病変に起因する灌流圧低下によって生じる血行力学性梗塞（分水嶺梗塞）の3つの病態が組み合わさって脳梗塞を生じる.

〈アテローム血栓性脳梗塞の特徴・病態〉

- 運動麻痺や感覚障害とともに, 意識障害や失語, 失行, 失認といった皮質症状も呈することがある.
- 抗血小板薬やアルガトロバン（抗凝固薬. 血小板血栓形成後に生じるフィブリン血栓の抑制）を使用することが多い. しかしながら, 治療にもかかわらず症状が進行する

Cushing潰瘍：（脳梗塞に限らず）中枢神経障害においては食道・胃・十二指腸潰瘍が発症しやすい. この中枢神経障害に合併する潰瘍をCushing潰瘍とよぶ.

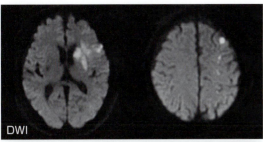
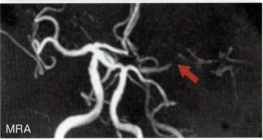

図4　アテローム血栓性脳梗塞のMRI画像所見
拡散強調画像（DWI）では，左中大脳動脈領域の基底核から皮質下にかけて急性期病変を認め（左上），大脳皮質においては前大脳動脈と中大脳動脈の境界領域に急性期梗塞（分水嶺梗塞）を認める（右上）．
MRAでは，左中大脳動脈水平部に高度狭窄病変を認め，これによる血栓性脳梗塞，また末梢の皮質領域においてはこの狭窄病変に起因する動脈原性梗塞または血行力学性梗塞を生じたと考えられる．

- ことがある（狭窄部位の血栓の増大や，動脈原性塞栓症の再発による）．
- アテローム硬化性病変による血管狭窄が基盤にあるため，降圧や頭部挙上により血行力学性梗塞・虚血が容易に生じやすい．
- 血管狭窄病変による慢性的な脳灌流圧低下を代償するために側副血行路が発達している症例もあり，その場合は主幹動脈が閉塞しても比較的小さな梗塞巣で済む場合もある（心原性脳塞栓症との違い）．
- アテローム硬化という共通した基盤をもつ冠動脈疾患や閉塞性動脈硬化症を合併していることも多い．

2　ラクナ梗塞の特徴・病態（図5）

頭蓋内主幹動脈から分岐する穿通枝が閉塞して起こる脳梗塞である．細動脈である穿通枝1本の閉塞で起こるため，径15mm以下の小梗塞を生じる．高血圧による細動脈硬化が病態の基盤であるが，細動脈硬化を生じた血管が閉塞すればラクナ梗塞を，破綻すれば脳出血（高血圧性脳出血）を生じる．したがって，ラクナ梗塞症例では脳微小出血を合併することや，同一患者にラクナ梗塞と脳出血の双方が発症することもある．

〈ラクナ梗塞の特徴・病態〉

- 運動麻痺，感覚障害，失調症状などを呈するが，脳深部の穿通枝の閉塞であるため，意識障害や失語，失行，失認といった皮質症状は原則呈さない．
- 症候性および無症候性のラクナ梗塞発症を繰り返し多発性脳梗塞になると，歩行障害（脳血管性パーキンソニズム）や認知症（脳血管性認知症）を呈することがある．
- 症状の進行や変動は少ないと考えられているが，それに当てはまらない症例もある〔capsular warning syndrome（**side memo ③**）など〕．
- 再発予防として抗血小板薬の投与が行われるが，前述のように病態的には脳出血発症の危険性もあり，出血性有害事象の多いアスピリンは治療の選択肢から外れることが多い（シロスタゾールやクロピドグレルを選択）．
- 血圧管理は，ラクナ梗塞自体の予防とともに高血圧性脳出血の予防という観点からも極めて重要である．

3　心原性脳塞栓症の特徴・病態（図6）

心臓由来の血栓，塞栓子が脳内血管に流入し閉塞するために生じる脳梗塞である．心臓由来の血栓，塞栓子が形成される基礎疾患を表2に示すが，その中でも非弁膜症性心房細動（nonvalvular atrial fibrillation；NVAF）が最多で7～8割を示す．

〈心原性脳塞栓症の特徴・病態〉

- アテローム血栓性脳梗塞と異なり，側副血行路の発達がない状態で血管が突然閉塞す

---

side memo ③　Capsular warning syndrome

Donnanら[5]が最初に提唱した概念で，同様の虚血発作を繰り返す内包（internal capsule）領域の単一穿通枝梗塞のことである．その病態としては，単一穿通枝内で繰り返す微小塞栓，穿通枝起始部での狭窄病変による血行力学的要素などが考えられているが，不明な点も多い．

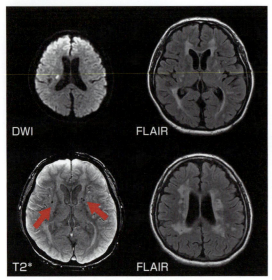

図5 ラクナ梗塞のMRI画像所見
拡散強調画像（DWI）では，右放線冠に7mm程度の比較的小さな急性期病変を認める．
FLAIR画像では陳旧性の多発ラクナ梗塞と白質病変を，T2*強調画像では基底核領域に脳微小出血を複数認める．

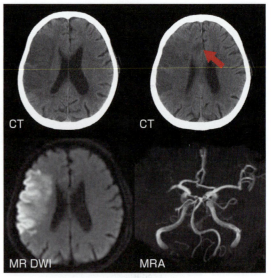

図6 心原性脳塞栓症の画像所見
心原性脳塞栓症では頭部CTにおいても，発症早期から急性期梗塞巣を比較的境界明瞭な低吸収域としてとらえることができる（左上：中大脳動脈領域梗塞）．また本症例においては，右前大脳動脈領域にも低吸収域を認め（右上の矢印），多血管領域にわたる梗塞であることから塞栓性機序が推測される．
MRの拡散強調画像（DWI）では，CTで認められた中大脳動脈領域の低吸収域と一致した急性期梗塞を認め，MRAでは右中大脳動脈水平部が途絶しており，同部位での塞栓性閉塞が起こったと考えられる．

表2 塞栓源となる心疾患

高危険性	中等度危険性
・機械弁 ・心房細動 ・洞不全症候群 ・4週間以内の心筋梗塞 ・拡張型心筋症 ・心房粘液腫 ・感染性心内膜炎 ・左心室の部分的壁運動異常 ・左房，左室血栓	・4週間より長く6カ月未満の心筋梗塞 ・うっ血性心不全 ・左心室瘤 ・心房粗動 ・生体弁 ・心房細動を伴わない僧帽弁狭窄症 ・僧帽弁逸脱症 ・僧帽弁輪石灰化 ・心房中隔欠損 ・卵円孔開存 ・心房中隔瘤 ・非細菌性心内膜炎

（福岡脳卒中データベース研究6)を改変）

るため，突発発症し，比較的大きな梗塞巣が生じやすい．
・脳梗塞発症後も心臓由来の血栓，塞栓子の脳血管への再流入により再梗塞を生じることもある．また脳以外の臓器の塞栓症（心筋梗塞，腎梗塞，腸管動脈閉塞，四肢血管閉塞）を合併することも多い．
・閉塞血管が再開通すると虚血により脆弱となった血管が破綻し，出血性梗塞に至ることがある．
・大きな梗塞，それによる脳浮腫，再梗塞，出血性梗塞などが生じるため，他の脳梗塞

病型より致命率が高い．また意識障害を呈しやすい．
・心内に形成される血栓の多くは，血流うっ滞のために生じるフィブリン血栓が主体であり，再発予防には抗凝固薬が選択される．
・心原性脳塞栓症発症早期では，再梗塞と出血性梗塞のどちらとも発症する可能性があるため，抗凝固薬を開始する時期に関しての一定の見解は定まっていない．

（大木宏一）

■文献
1) 田中耕太郎：脳血管障害の全て 脳梗塞 急性期の病態 虚血性脳組織損傷のメカニズム．神経内科 58：116-131, 2003.
2) 七田 崇・他：脳虚血後炎症における自然免疫の役割．脳卒中 35：114-120, 2013.
3) Bor-Seng-Shu E, et al：Cerebral hemodynamics：concepts of clinical importance. Arq Neuropsiquiatr 70：352-356, 2012.
4) 日本脳卒中学会脳卒中ガイドライン委員会編：脳卒中治療ガイドライン2015，協和企画，2015.
5) Donnan GA, et al：The capsular warning syndrome：pathogenesis and clinical features. Neurology 43：957-962, 1993.
6) 福岡脳卒中データベース研究：http://www.fukuoka-stroke.net/webguide/article/detail/category-id/3/category-detail-id/39/

一過性脳虚血発作（TIA）の特徴

　一過性脳虚血発作（transient ischemic attack；TIA）とは短時間（通常数分から30分以内，長くとも24時間以内）で局所神経症状を呈し，その後症状が完全に消失し，急性脳梗塞のないものである．症状は消失するが，脳MRI拡散強調画像（DWI）では約30％が新規虚血病変を示し，治療しなければTIAの約10％が1カ月以内に脳卒中を発症し，そのうち約半数は2日以内に発症するとされている．最近では，24時間以内に症状が消失しても新規虚血病変のみられる症例は脳梗塞と分類することが提唱されている．早期からの診断と治療開始が脳卒中発症予防に有効である[1]．

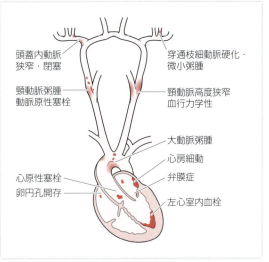

図1　一過性脳虚血発作の原因

1. 一過性脳虚血発作の原因

　TIAの原因は，脳梗塞と同様に，心原性，アテローム血栓性，ラクナの機序に分けられる（図1）．心房細動や心臓弁膜症が原因の場合は，TIAを前駆することなく重篤な脳梗塞を発症する場合が多いが，塞栓子が小さい場合や塞栓が自然溶解しやすい場合はTIAを生ずることになり，TIA全体の約15％は心原性TIAである．頸動脈狭窄などアテローム硬化病変が原因の場合は約15％を占め，同部位から遊離する微小塞栓が原因となることが多いが，脳への血流不全が原因の血行力学性TIA（side memo）となる場合もある．TIAの原因の約25％は脳穿通枝血管の閉塞によるラクナTIAである．TIAの約4割はその塞栓源や原因が不明である．

2. 一過性脳虚血発作の症状と診断

　TIAは典型的な症状と持続時間から診断される．TIAの典型的な症状は，片側の運動障害，視力・視野障害，言語障害である．

　内頸動脈系のTIAでは，片側の運動障害（脱力，麻痺，構音障害），片眼の視力消失（一過性黒内障），稀に一側の視野欠損（同名半盲），片側の感覚障害，言語障害（失語）を1つ以上呈する．

　椎骨脳底動脈系のTIAでは，左右または両方を含む運動障害，感覚障害，一側または両側の視野障害（同名半盲）を呈する．めまい，平衡障害，複視，嚥下障害，構音障害は特徴的であるが，こ

---

side memo　血行力学性TIAに特徴的な症状"limb shaking"

　一側内頸動脈系の閉塞や狭窄により患側脳半球の灌流圧が低下して生ずるTIAには"limb shaking"とよばれる特徴的な症状が存在する．通常，起立時や入浴後など脳灌流圧が低下した際に，反対側の上下肢がブルブル震え始め，座ったり臥位になることにより回復する．患側脳半球の一時的な血行動態の悪化がlimb shakingを生じていると考えられ，詳細な問診により診断が可能となる．

表 ABCD²スコア

A	Age：60歳以上 1点．	
B	Blood pressure：収縮期血圧140mmHg以上または拡張期血圧90mmHg以上 1点．	
C	Clinical feature：片側の麻痺 2点，言語障害（麻痺なし）1点，その他 0点．	
D	Duration：60分以上 2点，10～59分 1点，10分未満 0点．	
D	Diabates：糖尿病 1点．	

合計7点で2日以内の脳卒中発症リスク，低（3点以下）1.0％，中（4～5点）4.1％，高（6～7点）8.1％とされる．

（日本脳卒中学会，2015[1]）を改変）

れらの障害が単独で起こった場合は他の原因によることが多く，TIAとはみなさない．

TIAと鑑別すべき疾患としては失神，頭位性めまい，てんかん，片頭痛，一過性全健忘などがあげられる．失神は短時間の意識消失のみで心臓不整脈などの心原性失神，起立性低血圧などをまず考える．良性発作性頭位性めまいは頭位変換に伴い起こる通常短時間（1分以内）の回転性めまいであり，他の神経症状を伴わない．部分てんかんでは半身脱力，しびれを生ずることがあり鑑別を要する場合がある．原則としてTIAでは痙攣は起こらない．片頭痛の前兆では閃輝暗点が特徴的だが，TIAで閃輝暗点だけが症状のことは稀である．片頭痛では頭痛を伴わない閃輝暗点のみの発作の場合もあるので，注意が必要である．一過性全健忘は数時間以上続くことが多い一過性の記憶障害である．

TIA患者での脳卒中リスクはABCD²スコア（表）で評価されることが多い．

3．一過性脳虚血発作患者の診察，検査

まず血圧，不整脈の有無，心雑音，頸部血管雑音の有無などの一般身体所見を診察する．自覚症状は消失していても，不全片麻痺，構音障害，深部腱反射亢進などの神経症状が残存している場合があるので注意深く診察する．一般血液・尿検査，心電図，胸部X線写真，脳MRI（拡散強調画像，MR血管造影を含む）を実施する．

最近では，症状が消失しても新規虚血病変のみられる症例は脳梗塞と分類することが提唱されている．特に発症当日あるいは数日以内の症例であれば，同日中もしくは24時間以内にすべての検査を済ませる必要がある．

心臓不整脈，新規虚血病変，脳血管閉塞・狭窄が検出された場合は，原則的に緊急入院とし，精査，加療を行う．また，臨床的にはTIAと診断されても脳MRI，CT検査で脳出血であることが判明する場合もあるので，画像検査は必須である．

患者診察の一連の流れを図2に示す．

4．一過性脳虚血発作の治療

脳MRI拡散強調画像で新規虚血病変が検出されれば，脳梗塞に準じて治療を行う．心房細動，心臓弁膜症，心臓機械弁を基礎疾患に有する場合は，直ちに抗凝固療法を開始する．非心原性のTIAでは，抗血小板療法を開始する．高血圧を呈する症例では，降圧薬治療を開始する．脂質異常症を呈する症例では，スタチン投与を開始する．内頸動脈起始部狭窄が原因となったTIA症例では，その狭窄度が50％を超える場合には頸動脈内膜剥離術または頸動脈ステント留置術の適応を考慮する．TIAでは発症当日から検査，診断し，治療を開始すれば脳卒中の発症を約70％抑制することができる．

近年発表されたTIAに関する国際前向き登録研究では，発症7日以内にTIAまたは軽症脳梗塞で登録され十分な内科治療を受けた4,789例の最初の1カ月の脳卒中発症リスクは2.8％に低減していることが報告されている[2]．しかし，ABCD²スコアの4点以上の症例，複数の新規虚血病変のある症例，大血管に閉塞，狭窄のある症例では，依然として急性期の脳卒中再発が多く入院治療が必要である（図3）[2]．

発症1カ月以上経過すると脳卒中発症リスクは低下するので，抗血栓薬はできるだけ1剤として

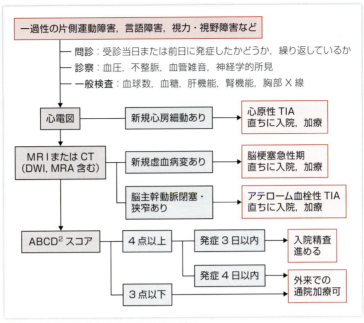

図2　一過性脳虚血発作患者診療の流れ

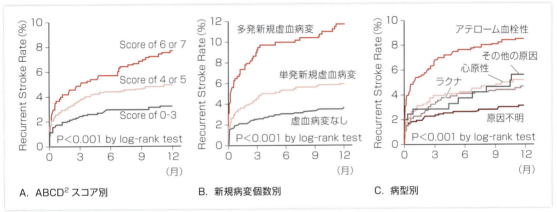

図3　一過性脳虚血発作または軽症脳梗塞患者の脳卒中再発リスク

（Amarenco et al, 2016）[2]

継続する．慢性期の抗血小板薬の2剤併用や抗凝固薬と抗血小板薬の併用は出血リスクを高めるので，できるだけ行わないようにする．TIAでは，同じアテローム血栓症として，虚血性心疾患や末梢動脈疾患を合併していることが多いことに注意する．禁煙の徹底，節酒，肥満の是正，適度な運動を心掛けるのも大切である．

（北川一夫）

■文献
1) 日本脳卒中学会脳卒中治療ガイドライン委員会編：脳卒中治療ガイドライン2015．協和企画，2015．
2) Amarenco P, et al：One-Year Risk of Stroke after Transient Ischemic Attack or Minor Stroke. N Engl J Med 374：1533-1542, 2016.

脳出血の特徴

　脳出血の大部分を占める高血圧性脳出血は，高血圧を背景として，脳内の微小血管の変性，壊死を起点として発生するとされる．そのため，高血圧の厳格な管理による出血発症の予防が最も重要であることに疑問の余地はなく，最近の降圧薬の進歩や食生活の改善もあり，発症率および死亡率は確実に減少傾向にある．

　厚生労働省の統計によれば，死因別死亡総数の推移は1975年には脳卒中が第1位であったが，2011年以降は肺炎に次いで第4位となり，現在も減少傾向にある（図1）．

　ただ，わが国の脳出血症例は脳卒中全体の25～30％を占め，依然として欧米諸国の比率（10％）より明らかに高く，看過できない疾患であることに変わりはない．

　また出血性脳血管疾患のうち，脳出血による死亡者数は3万2,113人（2015年）であり，くも膜下出血による1万2,467人を大きく上回っている（図2）．

　これはくも膜下出血とは異なり，ひとたび脳出血を発症すると，脳実質の損傷が瞬時に完成されてしまうことに起因していると思われる．そのために生命の危機はもちろん，脳卒中後の後遺症も重篤なものとなりやすい．

　他方，近年の特徴として，脳血管や冠動脈に対する血管内治療に関連したDAPT（dual antiplatelet therapy；抗血小板薬二剤併用療法）使用中の脳出血や心房細動による脳塞栓症予防のための直接経口抗凝固薬（direct oral anticoagulant；DOAC）使用下での脳出血といった症例が増加しており，DOACの休止や再開にかかわるリスクや外科的治療の可否といった問題以外にも，中和薬の有無など以前よりも複雑な問題を伴う症例が

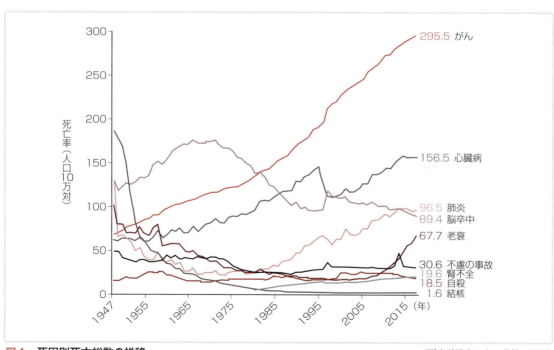

図1　死因別死亡総数の推移

（厚生労働省：人口動態, 2017）

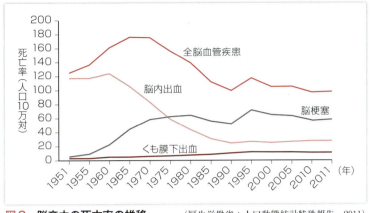

図2　脳卒中の死亡率の推移　　　(厚生労働省：人口動態統計特殊報告，2011)

増加している傾向にある．

加えて，高齢社会の広がりにより，目標血圧の設定，外科治療の適応，救命後の長期介護といった新たな問題を抱える脳出血症例も増えている．

脳出血の症状

脳出血時の症状は，「血腫による脳圧亢進症状（意識障害，頭痛，嘔気など）」と「血腫の局在による局所神経症状（麻痺，感覚障害，失語症，眼位異常，めまい，痙攣，半盲，瞳孔不同など）」とが合わさったものと考えられる．脳梗塞が既存の組織の壊死であるのに対して，脳出血は元来存在していなかった病変が急性に出現するために，脳圧亢進症状が強く（頭痛，嘔吐を呈する症例は脳出血で30％，脳梗塞で9％），より重症感が強い印象がある（麻痺症状を呈する率は脳梗塞と同程度だが，意識障害を呈する率は脳梗塞の2倍とされる）．

病因別の脳出血の特徴 (表1)

(1) 高血圧性脳出血 (図3)

脳出血全体の70％を占める．フィブリノイド変性，血管壊死により脆弱化した100～300μm径の穿通枝にできた微小動脈瘤（Charcot-Bouchard aneurysm）の破裂（あるいは瘤形成を介さず，血管壊死による直接的な破綻）によるといわれている．そのため穿通枝のリポヒアリノーシス（脂肪硝子変性）により血管閉塞を起こすことにより

表1　おもな脳出血の病因

1. 小血管病変
a) 高血圧性脳出血
b) 脳アミロイドアンギオパチー
2. 血管異常
c) 脳動脈瘤（脳動脈瘤あるいは感染性動脈瘤）
d) AVM（脳動静脈奇形）
e) 硬膜動静脈瘻
f) もやもや病
g) 海綿状血管腫
3. 凝固異常
h) 血液疾患（白血病・血友病），抗血栓療法
4. 二次性脳出血
i) 出血性梗塞
j) 静脈洞血栓症
k) 脳腫瘍由来
5. 外傷性
l) 外傷性脳内血腫

生じるラクナ梗塞と好発部位が重複することになる．高血圧性脳出血の特徴について表2に示す．

(2) 脳アミロイドアンギオパチー (CAA) (図4)

アミロイドーシス（全身性，限局性）のうち，限局性アミロイドーシスの一種．アルツハイマー病（Alzheimer's disease；AD）で有名なアミロイドβが脳軟膜血管の中膜，外膜などに沈着し，中膜裂孔や微小動脈瘤破裂を生じ，さまざまな大きさ（微小～脳葉）の出血を起こす．高齢で高血圧を伴わない出血例が多い．皮質の小梗塞や白質病変を起こすこともある．好発部位に関しては諸説あるが，前頭葉，頭頂葉，後頭葉に多い．

アミロイド前駆体蛋白（amyloid-β precursor protein；APP）の分解産物（Aβ42およびAβ40）

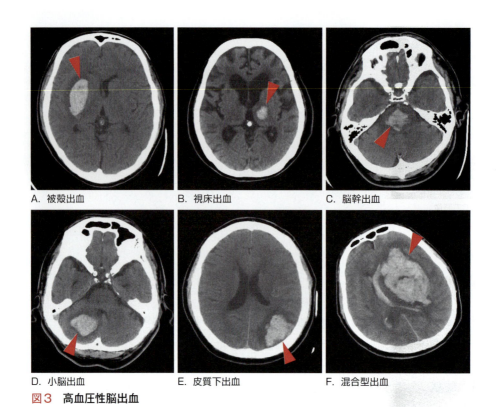

図3 高血圧性脳出血
A. 被殻出血　B. 視床出血　C. 脳幹出血
D. 小脳出血　E. 皮質下出血　F. 混合型出血

表2 高血圧性脳出血

	特徴	症状
被殻出血 (40%)	外側レンズ核線条体動脈 (lateral lenticulostriate artery；LSA) の破綻で起こる．脳内出血に占める割合は減少傾向にある．	片麻痺，眼位異常 (患側を向く共同偏視)
視床出血 (30%)	視床膝状体動脈や視床穿通動脈の破綻で起こる．60%の症例で脳室穿破を合併する．視床に限局する症例 (全体の10%) では感覚障害が主体だが，それ以上に波及する場合には，血腫が進展する方向 (脳室方向，内包方向，視床下部や中脳方向) により多彩な症状を合併する．	感覚障害，片麻痺，眼位異常 (鼻尖をにらむ眼位，患側を向く共同偏視，脳室穿破時にはときに健側を向く共同偏視)，(優位半球病変で) 失語 (thalamic aphasia)
脳幹出血 (10%)	全体の75%は橋に発生し (中脳や延髄は稀)，中心部橋出血 (両側に波及，傍正中枝の破綻で発症，重症の意識障害) と，部分的橋出血 (長周辺枝や短周辺枝の破綻による，網様体賦活系が保たれ，意識障害も少ない) とに分けられる．	意識障害，呼吸異常，眼症状 [眼位の正中固定，縮瞳，眼球沈下運動 (ocular bobbing)]
小脳出血 (5%)	40%に脳室穿破合併．典型的には上小脳動脈からの穿通枝から歯状核部に出血することが多い．稀に後下小脳動脈からの穿通枝由来の出血は小脳虫部に起こる．	頭痛，嘔気，めまい，小脳症状
皮質下出血 (15%)	高血圧を誘引として，他部位と同様に大脳皮質穿通枝に破綻が起こるとされる．頭頂葉，側頭葉，後頭葉に多い．皮質下出血の約半数の原因は高血圧といわれているが，出血源が判明していない症例も含まれ，異論もある．	頭痛，失語，半盲，痙攣発作

他に被殻と視床とにまたがる広範な出血を「混合型出血」として分類することもある．予後は不良．

のうち，Aβ42は凝集能が高く，老人斑を形成し，一方でAβ40は脳間質から血管内へ排泄される過程で血管壁に沈着すると考えられており，そのためアルツハイマー病との関連が強く，アルツハイマー病の80〜90%に脳アミロイドアンギオパチー (cerebral amyloid angiopathy；CAA) が認められるとされる．

画像診断としてはMRIのT2*やSWI (susceptibility-weighted image) において，基底核領域ではなく，皮質や皮質下に微小出血 (microbleeds)

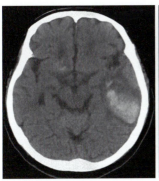
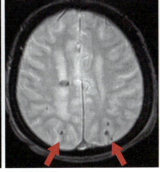
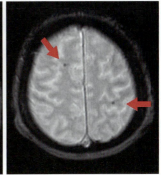

A. CT画像　　　B. T2*画像　　　C. T2*画像

図4　脳アミロイドアンギオパチー
左側頭葉の皮質下出血．高齢者．T2*（B，C）で皮質下に低信号域（low intensity signal）が散在する（矢印部分）．

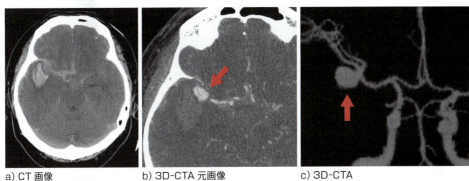

a) CT画像　　　b) 3D-CTA 元画像　　　c) 3D-CTA

A. 真性脳動脈瘤
　矢印部分に右中大脳動脈瘤を認め，その破裂に伴い，くも膜下出血とともに周辺に脳内血腫を併発している．

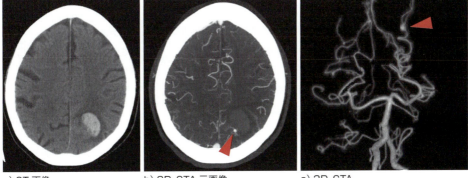

a) CT画像　　　b) 3D-CTA 元画像　　　c) 3D-CTA

B. 感染性動脈瘤
　矢頭部分に左後大脳動脈に発生した感染性動脈瘤を認め，その破裂により脳内血腫を生じている．

図5　脳動脈瘤

の多発所見を認めることが多い．

（3）脳動脈瘤（図5）

①脳動脈瘤

　一般的に脳動脈瘤はくも膜下出血の主因であり，脳底部のWillis（ウイリス）動脈輪に好発するが，その瘤の脆弱な部分が脳表面と近接している場合には，動脈瘤破裂によりくも膜下出血に合併する形で脳出血を起こすことがある．

②感染性動脈瘤

　感染性心内膜炎（infective endocarditis；IE）や髄膜炎に合併することが多い．感染性心内膜炎の約4〜15％に合併するといわれる．発生機序には諸説あるが，血中の感染性栓子（74％はグラム陽性球菌由来）による塞栓を端緒として，遠心性に血管壁へ炎症が波及し，約7日以内で動脈瘤が形成されるとされる．末梢の脳血管に発生するため

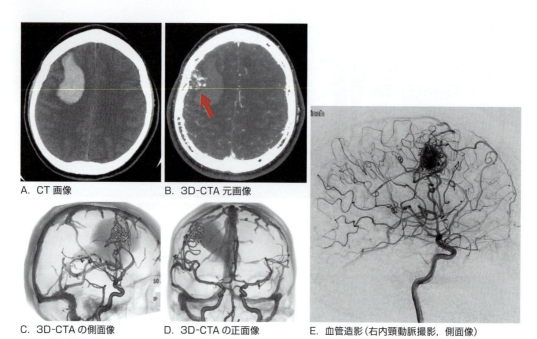

図6 脳動静脈奇形(AVM)
矢印部分に血腫に隣接するナイダスが確認される．

に，破裂した場合には脳出血として発症することが多い．中大脳動脈末梢に好発する(全体の64%)．

(4) 脳動静脈奇形(AVM)(図6)

脳実質内の拡張した動脈と静脈とが毛細血管を介さずに短絡して先天的な血管の集塊(ナイダス；nydus)を形成する．脳動静脈奇形(arteriovenous malformation；AVM)からの出血は出血性脳卒中全体の1～2%．年間出血率は未出血例で2.2%，出血例では4.5%とされる．治療指針を決めるうえで，Spetzler-Martin分類が頻用される(表3)[3]．出血の危険因子としては，出血の既往，深部局在，深部静脈のみへのドレナージ，(流入動脈やナイダス内の)動脈瘤の合併などがあげられている．

(5) 硬膜動静脈瘻(dural arteriovenous fistula；dAVF)(図7)

AVMと似て，動静脈が短絡しているが，そのシャント部の主座は硬膜にある．先天的に発生するという説と，静脈側の閉塞を端緒として後天的に発生するという説がある．横-S状静脈洞(60%)，海綿静脈洞(20%)，上矢状静脈洞に好発する．一般的には頭蓋内圧亢進症状や痙攣を起こし，特に脳表静脈への逆流がある場合には，年間8.1%のリスクで脳出血を発症するとされる．部

表3 Spetzler-Martin分類

	特徴	点数
大きさ	小(<3cm)	1
	中(3～6cm)	2
	大(>6cm)	3
周囲脳の機能的重要性	重要でない(non-eloquent)	0
	重要である(eloquent)	1
導出静脈の型	表在性のみ	0
	深在性	1

注：大きさ，周囲脳の機能的重要性，導出静脈の型の点数の合計点数をgradeとする．

(Spetzler et al, 1986)[3]

位別の症状としては，横-S状静脈洞AVFでは拍動性の耳鳴りが多く，海綿静脈洞AVFでは眼球突出や結膜充血などを呈する．静脈側の形態に基づくBorden分類(表4)[4]などが有名である．

(6) もやもや病(図8)

東洋人に多く，原因不明の両側の内頸動脈終末部の進行性閉塞と代償的な脳底部の異常血管網(もやもや血管)の発達が特徴である．15%の症例は家族内に発生する．脆弱なもやもや血管からの脳出血(基底核や視床の脳出血や脳室内出血)でも，乏血症状としての脳梗塞，一過性脳虚血発作(特に前頭葉の乏血が顕著)でも発症する．やや女性に多く，好発年齢としては5～9歳の小児期と

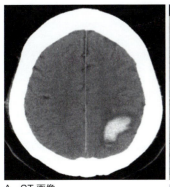
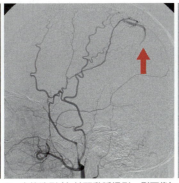
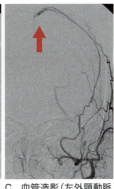

A. CT画像　　B. 血管造影（左外頸動脈撮影・側面像）　　C. 血管造影（左外頸動脈撮影・正面像）

矢印部分に外頸動脈から上矢状静脈洞部の硬膜動静脈瘻を介して皮質静脈へ逆流が認められ，それに起因した脳出血であると診断された．

図7　硬膜動静脈瘻（dAVF）

表4　Borden分類

	流入血管	流出血管	症状	経過
Type Ⅰ	硬膜動脈	静脈洞あるいは硬膜静脈へ直接流入．	拍動性耳鳴 雑音 脳神経症状 神経根症状	良性の経過． 自然寛解がありうる．
Type Ⅱ	硬膜動脈	静脈洞あるいは硬膜静脈へ直接流入し，脳表静脈への逆流を伴う．	拍動性耳鳴 雑音 脳神経症状 脳出血 脳圧亢進	神経症状の進行性悪化や脳出血を呈する．
Type Ⅲ	硬膜動脈	静脈洞や神経根の壁在性のシャントを介して静脈洞を介さずに脳表静脈へ流入．	局所の神経症状 痙攣 脳出血 脳圧亢進 脊髄症	神経症状の進行性悪化や脳出血を呈する．

（Borden et al, 1995）[4]

45〜49歳の成人期との二峰性のピークを有する．5〜10％の症例で脳動脈瘤を合併し，圧負荷のかかった脳底動脈系に動脈瘤が好発するとされる．

（7）海綿状血管腫（図9）

先天性血管奇形（AVM，毛細血管拡張症，海綿状血管腫，静脈性血管腫）の1つで，異常に拡張した洞様血管が集簇している．14〜30％の症例で静脈性血管腫を合併する．また，一部に家族性発生例が認められ，CCM（cerebral cavernous malformation）遺伝子の関与が指摘されている．多くはMRIなどで発見される無症候性病変であるが，痙攣や出血を起こすことがある．年間出血率は0.25〜4.5％とされ，出血の危険因子としては，出血の既往，症候性のもの，家族性，多発性，深在性（脳幹部や基底核部）病変，静脈性血管腫の合併などがあげられている．MRIのT2*やSWIにて明瞭に描出される．

（8）血液疾患（白血病，血友病），抗血栓療法

①白血病

白血病の5.3％に頭蓋内出血を認め，死亡率は87.5％と極めて予後不良である．原因病型としては，急性白血病と慢性白血病との間の脳出血発生率に差はないが，骨髄性白血病のほうがリンパ性白血病より高頻度といわれる．

②血友病

血友病には第Ⅷ因子欠乏による血友病Aと第Ⅸ因子欠乏による血友病Bとがあるが，血友病患者の1.9％に頭蓋内出血を認め，そのうち半数が非外傷性，残り半数が外傷性脳出血とされる．

③抗血栓療法

抗血栓療法には抗血小板療法と抗凝固療法があるが，抗血栓療法中の脳出血の発症率は，アスピ

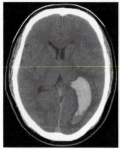 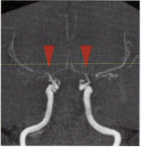 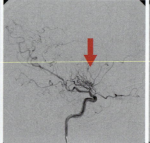 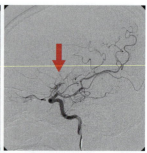

A. CT 画像　　B. MRA　　C. 血管造影（右外頸動脈撮影・側面像）　　D. 血管造影（左外頸動脈撮影・側面像）

図8　もやもや病
矢尻部分（B）で両側内頸動脈が重度の狭窄を呈しており，血管撮影（C, D）では矢印部分でもやもや血管の形成が認められる．もやもや病による脳室内出血と診断された．

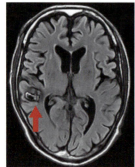 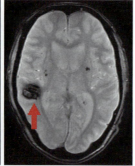

A. MRI FLAIR 画像　　B. MRI T2*画像

図9　海綿状血管腫
痙攣発作で発症．矢印部分で内部が不均一な画像所見を呈する海綿状血管腫を認める．

リンなどに代表される抗血小板療法で年0.2〜0.3％，ワルファリンに代表される抗凝固療法で年0.3〜0.6％とされる．

　日本人を対象とした抗血栓療法中の脳出血の発症率については，多施設前向き研究としてBAT研究（Bleeding with Antithrombic Therapy）が有名で，それによれば，抗血小板薬単剤で0.34％/年，抗血小板薬2剤併用で0.60％/年，ワルファリン単剤で0.62％/年，ワルファリンと抗血小板薬併用で0.96％/年といわれている．

　アスピリンとクロピドグレル併用は心血管および脳血管内治療後に頻用されるDAPTの組み合わせである．しかし，脳血管イベントの抑制効果という観点からは，この組み合わせはそれぞれの単独投与に比べて上乗せ効果に乏しいうえに，出血性合併症を増加させるとされる．また，アスピリンとワルファリンの併用はワルファリン単独より脳出血の頻度を2.6〜3.0倍増加するといわれる．

　DOACは相互作用のある薬剤や食品が少ない点や，PT-INRの厳格なモニタリングが不要とされている点で便利ではある．いずれもワルファリンより頭蓋内出血合併のリスクは低いとされ，総じてワルファリンに比して相対リスクを30〜70％軽減すると示されている．しかし，ひとたび脳出血を起こすと急性期死亡率や血腫拡大の頻度が増加すると報告されており，ダビガトランに対する中和薬（プリズバインド®）しか存在していない現状を考えると，抗血栓療法開始にあたってはリスク・ベネフィットを考慮した慎重な判断が求められる．

（9）出血性梗塞（図10）

　大部分は塞栓性脳梗塞後の閉塞血管の再開通によって，虚血壊死巣の脆弱な組織内に二次的に脳出血を合併することで起こる．梗塞発症後7日以内に発生することが多いが，急性期と亜急性期の二峰性に好発するともいわれる．出血は脳梗塞巣の範囲を越えて広がることはない．

（10）静脈洞血栓症（図11）

　感染（中耳炎や髄膜炎など），妊娠（妊娠末期や産褥期），経口避妊薬，外傷，手術，脳腫瘍，血液疾患（多血症やアンチトロンビンⅢ欠損症など）といった原因で静脈洞内に血栓を生じ，過剰な血液うっ滞により破綻した静脈から脳出血が起こる．多くは上矢状静脈洞に好発し，部位や程度により頭蓋内圧亢進症状，対麻痺，皮質盲などを呈する．その他，海綿静脈洞（眼球突出や眼球運動障害を起こす），横静脈洞およびS状静脈洞にも

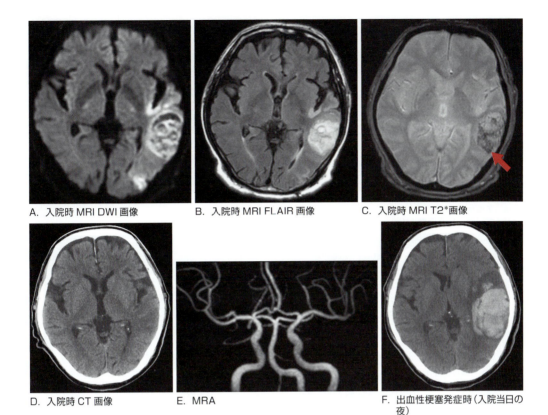

図10 出血性梗塞
脳塞栓症の症例．矢印部分に入院時点ですでに梗塞巣内に微小出血の兆しが認められる（C）．MRAでは閉塞血管は自然再開通している（E）．入院から12時間後に出血性梗塞へ転化した（F）．

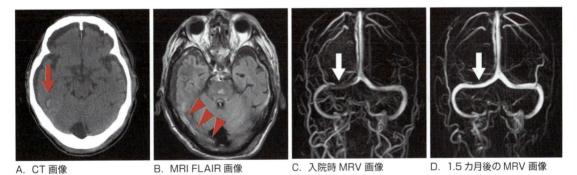

図11 静脈洞血栓症
右側頭葉に小出血を認める（A，色矢印部分）．FLAIRで右横静脈洞部に血栓の存在が疑われ（B，色矢尻部分），静脈洞血栓症による脳出血と診断された．ヘパリン・ワルファリンによる抗凝固療法にて横静脈洞の再開通がMRVで確認される（C・D，白矢印部分）．

発生する．

(11) 脳腫瘍由来（図12）

脳腫瘍由来の脳出血は全脳腫瘍の0.6〜14.6％といわれ，以下の疾患に関連し起こることが多い．

①下垂体腺腫

下垂体腺腫内部に出血・梗塞・出血性梗塞を合併した病態を「下垂体卒中」とよび，下垂体腺腫の7.3〜24.8％に合併するとされる．小さい病変まで入れるとかなりの高率で発生していると考えられる．組織型としてはプロラクチン産生腫瘍と非機能性腺腫に多い．

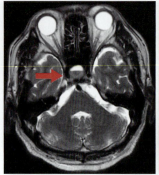 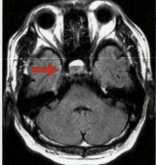 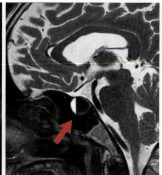

a) MRI T2*画像　　　b) MRI FLAIR 画像　　　c) MRI T2*矢状断画像

A. 下垂体卒中
矢印部分に鏡面像（ニボー；niveau）を呈する下垂体卒中の所見を認める．

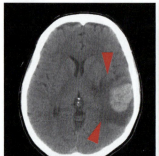 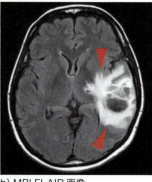 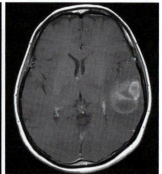

a) CT 画像　　　b) MRI FLAIR 画像　　　c) MRI 造影画像

B. 転移性脳腫瘍からの脳出血
通常の皮質下出血に比べると高度な周辺浮腫（a・b 矢尻部分）を呈する脳出血を認める．手術にて肺がんからの脳転移巣由来の出血と診断された．

図12　脳腫瘍由来の脳出血

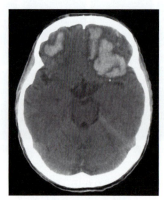

図13　外傷性脳内血腫
両側前頭葉に外傷による脳内血腫を認める．

②転移性脳腫瘍

　原発巣として悪性黒色腫，絨毛がん，腎細胞がん，肺がん，甲状腺がんに多い．

③神経膠腫

　膠芽腫や悪性乏突起膠腫に多い．

（12）外傷性脳内血腫（図13）

　外傷により脳実質内に発生した出血のうち，直径2〜3cm以上の塊状の出血となったものを外傷性脳内血腫とよび，多くは脳挫傷部に発生した小出血が増大融合して形成される．前頭葉，側頭葉に好発する．

（寺尾　聰）

■文献
1) 脳卒中学会脳卒中治療ガイドライン委員会編：脳卒中治療ガイドライン2015，協和企画，2015．
2) 北園孝成・他：最新臨床脳卒中学（下），日本臨床増刊号，日本臨牀社，2014．
3) Spetzler RF et al：A proposed grading system for arteriovenous malformations. J Neurosurg 65：476-483, 1986
4) Borden JA et al：A proposed classification for spinal and cranial dural arteriovenous fistulous malformations and implications for treatment. J Neurosurg 82：166-179, 1995

くも膜下出血の特徴

1. くも膜下出血とは

くも膜下出血とは，突然の強烈な頭痛や意識障害で発症する頭蓋内出血性病変である．死亡率が高いが，適切な治療により良好な経過をたどることもある．

髄膜は表面(頭蓋骨側)から，硬膜，くも膜，軟膜の順番で構成され，脳を覆っている．くも膜下出血は，脳実質の表面に付着する軟膜の上でくも膜の下の，いわゆるくも膜下腔に生じる出血(図1)を指す．多くは脳動脈瘤や動静脈奇形などが破裂することにより起こり，若年世代の突然死の原因の1つとして有名な疾患である．また，死亡せずとも重篤な後遺症を残すことがある一方で，治療，リハが奏功すれば社会復帰できる例も少なくなく，本疾患に対する理解や適切な対応の習得は医療従事者にとって非常に重要である．

2. くも膜下出血の発生頻度・原因

くも膜下腔は脳脊髄液で満たされ，脳動脈，脳静脈が走行する．脳動脈瘤は脳動脈の分岐部にできることが多く，実質的にくも膜下腔に存在するため，これが破裂するとくも膜下出血となる．くも膜下出血の発症率はわが国では人口10万人あたり年間20人前後といわれている[1]．

くも膜下出血の全体の80～90％が脳動脈瘤破裂を原因とする．次いで5％程度が脳動静脈奇形(AVM)を原因とする．数％で出血源が同定できないくも膜下出血があり，その中でも中脳周囲の出血に関しては再出血や重篤な症状をきたすことは少ないといわれる．

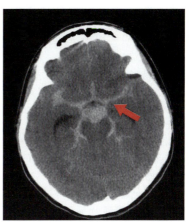

図1 典型的なくも膜下出血のCT画像
脳底槽(矢印)に高吸収域(くも膜下出血)を認めている．

3. 発症年齢

男性の場合，40～50歳代に発症のピークがあり，高齢男性のくも膜下出血の割合は比較的低い．一方，女性の場合，年齢とともに脳動脈瘤の破裂リスクは上昇[2]し，高齢女性のくも膜下出血は珍しくない．

若年世代(30歳代まで)でもくも膜下出血は認められる．若年世代の原因としては脳動脈瘤だけでなく，脳動静脈奇形の頻度が高いことが特徴である．男女比は約1：2で女性に多い[1]．

4. くも膜下出血発症の危険因子

脳動脈瘤破裂，脳動静脈奇形破裂の危険因子として次のようなものが知られている．

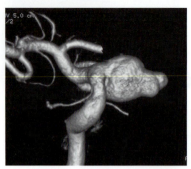

図2　囊状脳動脈瘤 3D DSA 画像

〈脳動脈瘤の破裂の危険因子〉

- 以前に他部位の脳動脈瘤が破裂している．
- くも膜下出血の家族歴．
- 高血圧，喫煙歴，大量のアルコール摂取．
- ブレブ（bleb，瘤からの突出部位）がある，不整形の瘤．
- 瘤のサイズが大きい（7mm以上）．
- 内頸動脈-後交通動脈分岐部瘤（IC-PC瘤），前交通動脈瘤（Acom瘤）．

〈脳動静脈奇形の破裂の危険因子〉

- ナイダス（nidus）内の動脈瘤

5．脳動脈瘤とは

　脳動脈瘤はおもに脳動脈の分岐部の壁が拡張，突出し，瘤状の形状を呈する病変を指す．脳動脈瘤の有病率は人口の2〜4％程度であり，脳動脈瘤を有する日本人の平均くも膜下出血発症率は年間0.9％前後である[3]．破裂脳動脈瘤の多くは囊状脳動脈瘤（図2）とよばれる血管の分岐部の中膜の先天的欠損により同部が瘤状に拡張するものである．数は多くないが，解離性動脈瘤とよばれる，血管壁の内弾性板が断裂し，中膜および外膜を越えて出血をきたすタイプの瘤もある．

表1　脳動脈瘤の好発部位と特徴

好発部位	特徴
前交通動脈	サイズが小さくても出血が起きる確率が高い．出血・治療後に高次脳機能障害，精神症状や下肢の麻痺を呈することが多い．
内頸動脈-後交通動脈分岐部	増大すると出血前に片側の動眼神経麻痺を生じることがある．高齢女性で破裂率が高い．
中大脳動脈	脳内血腫を生じ，片麻痺や失語症などを呈することがある．
椎骨動脈	日本人の破裂解離性脳動脈瘤では最も頻度が高い．解離の場合には，早期特に24時間以内の再出血率が高いことと，出血時により重症化しやすいという特徴がある．

　脳動脈瘤の部位によりくも膜下出血時の症状や経過には特徴がみられることがあるので（もちろん頭痛，嘔吐のみの症状で区別がつかない場合も少なくない），頭に入れておくと役に立つ（表1）．
　特殊な動脈瘤形成の原因として，細菌性心内膜炎などの感染に伴うものや腫瘍性のものも知られている．炎症，外傷などで本来あった血管壁が消失し，周囲の結合組織などに囲まれて瘤状の形状をしているタイプを「仮性動脈瘤」という．

6．脳動静脈奇形とは

　脳動静脈奇形（arteriovenous malformation；AVM）は先天的に脳内に発生する血管奇形で，ナイダスとよばれる動静脈が直接吻合する血管の塊を有し（図3），脆弱な部位が破綻し出血を生じうる．脳実質内（軟膜下）に存在するタイプもあるが，くも膜下腔にも顔を出していることも多く，おもに若年で脳出血やくも膜下出血を発症する．脳動静脈奇形の出血率は年間2〜3％といわれている（他項にて詳述，p44, 58）．

---

side memo ❶　外傷性くも膜下出血とは

　頭部外傷においても，くも膜下腔を走行する血管の損傷があればくも膜下出血を生じることがあり，これを外傷性くも膜下出血とよぶ．出血量によっては内因性のくも膜下出血と同様の注意点（血管攣縮，水頭症など），治療が必要なこともありうるが，基本的には脳動脈瘤が存在しないため再出血率が低く，手術が必要な例は少ない．脳卒中としては扱わないが，意識障害と頭部外傷が同時に発症したときなど，ときに内因性のくも膜下出血との判断に迷う場面もある．

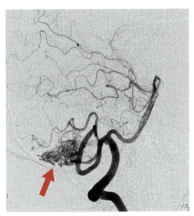

図3　脳動静脈奇形脳血管撮影像
矢印はナイダスを示す．

7．くも膜下出血の死亡率，死亡原因

　脳動脈瘤破裂に伴うくも膜下出血の死亡率は30％くらいといわれる．

　出血後，病院到着前に10％程度が死亡する．また初回破裂で死亡せずとも，再出血による死亡率も高い．再出血が起こるタイミングとしては，24時間以内（特に最初の6時間以内）が一番多く，未治療の場合には2〜3週間以内に再出血する確率は全体で約20％といわれる[4]．再出血を起こした場合の死亡率はさらに高くなるため，くも膜下出血の初期治療の最も重要な目的は再出血の予防である．

　出血時の直接の死亡原因としては，出血に伴う高度の脳圧亢進，呼吸停止が主であるが，出血直後の交感神経系の亢進により致死性の不整脈，たこつぼ型心筋症などにより心機能低下，心停止をきたすこともある．

　脳動脈瘤根治術により再出血予防がなされた後も，出血に伴う脳腫脹，脳血管攣縮による広範な脳梗塞，全身性の合併症により致命的となることがある．社会復帰の確率は3分の1前後である．

8．くも膜下出血の重症度分類

　くも膜下出血の予後は発症時の重症度に関連する．このため，古くから重症度を表すグレードが用いられ，代表的なものとしてWFNSグレード[5]およびHunt and Hess[6]（Hunt and Kosnik分類も同様）グレードの2つがある．WFNS（世界脳神経外科連合）グレード（表2）はGlasgow Coma Scale（GCS）および局所神経症状（失語症や麻痺など）によって5段階に分類する方法である．Hunt and Hessグレード（表3）も意識状態と神経所見から重症度を5段階に分類している．

　いずれの分類においても，グレード5は最重症であり，救命の確率は低く，治療対象とならないことが多い．グレード4は3以下と比べると明らかに予後が悪い．逆に，グレード1〜3は治療により良好な経過をたどる例も多く，グレード1〜2では社会復帰できる確率も高いので，積極的な治療が望まれる．

9．時期別の臨床症状と病態

　くも膜下出血の患者の病態を理解するうえでは，発症からの時間が非常に重要である．患者の状態を評価する際には，出血後の時間経過とそれまでの治療経過の両方を加味して総合的に判断するべきであるが，治療法としては超急性期手術が行われるのが一般的であるので，下記のように分けるとわかりやすい．

（1）超急性期：発症直後から出血源に対する手術が終了するまでの0〜2日程度

　出血に伴う症状は頭痛，意識障害，片麻痺，嘔吐，めまい，痙攣などである．

　出血時の症状として，頭痛は特に重要である．パターンとしては「突然に始まる極めて激しい頭痛」と表現される．「何となく」，「徐々に」痛くなる頭痛ではなく，「ある時点から急に始まる」頭痛である．多くは強い頭痛で「バットで殴られたような」，「経験したことのない」痛みといわれる．またくも膜下出血に伴う頭痛の場合，すぐに痛みが消失することは少なく，多くの場合数日以上続き，鎮痛薬でも効果の低い頭痛である場合が多い．頸部を弛緩するように指示し，仰臥位にて両手で患者の頭部を軽く挙上しても頸部に硬さを感じる場合がある．これを項部硬直といい，くも膜下腔に広がった血液の髄膜刺激症状である．頭痛とともに激しい嘔吐を呈する場合には，くも膜下

表2 WFNS グレード

グレード	GCSスコア	局所神経症状
1	15	なし
2	14〜13	なし
3	14〜13	あり
4	12〜7	不問
5	6〜3	不問

(Drake, 1988)[5]

表3 Hunt and Hess グレード

グレード1	無症状，軽度の頭痛や項部硬直のみ
グレード2	中等度から強度の頭痛，項部硬直，脳神経症状
グレード3	傾眠，錯乱，軽度の巣症状（麻痺など）
グレード4	昏迷状態，重度の麻痺
グレード5	深昏睡，除脳硬直，瀕死の状態

(Hunt et al, 1968)[6]

出血を含めた頭蓋内疾患を疑う必要がある．

意識障害の程度はさまざまであるが，激しい頭痛の後に急激に昏睡状態に陥ることがある．また，強い意識障害があっても徐々に（数分から数時間以内）回復してくることがあることも特徴として覚えておくべきである．出血に伴う急激な脳圧上昇で意識が障害されるが，再出血がなければ徐々に圧が低下してくるため意識が改善してくると考えられている．一方で，急性水頭症（**side memo②**）を併発する際には意識障害は改善せず，逆に時間経過とともに増悪することもある．

なお，くも膜下出血の予兆については**side memo③**を参照されたい．

くも膜下出血は脳梗塞，脳出血と並ぶ脳卒中の1つであるが，片麻痺の出現率は脳出血，脳梗塞と比べると低い．これは出血がおもにくも膜下腔に起こるため，びまん性に広がり，局所の脳損傷を起こす確率が低いからである．ただし，脳内血腫をつくるタイプのくも膜下出血，特に中大脳動脈瘤破裂では片麻痺を生じる例も認められる．

急激な脳圧の上昇に伴い，異常高血圧（収縮期血圧180mmHg以上）を認めることが多い．非常に脳圧が高い例では徐脈や不整脈を呈する場合もある．くも膜下出血の超急性期には瘤の止血が完成していないうえに，高血圧を伴うことが多く，再出血の原因となりうる．

また急激な脳圧亢進に伴い，カテコラミンの分泌が過度となり，これに伴う全身状態の変化を呈することがある．重症くも膜下出血で心機能の低下に伴う血圧低下，酸素飽和度の低下などがみられることがあるが，その原因としてたこつぼ型心筋症（カテコラミン心筋症）が知られている．酸素飽和度の低下，ピンク色泡沫痰などが認められ，神経原性肺水腫を生じていることもある．

(2) 脳血管攣縮期：発症後4〜14日

くも膜下出血に対する超急性期治療の後，2週間くらいの期間を急性期とよぶ．このうち，発症4〜14日前後の期間は脳血管が攣縮し，さまざま

---

side memo ❷　急性水頭症

くも膜下出血に関連して発症しうる水頭症には，急性水頭症と遅発性水頭症の2種類がある．急性水頭症は閉塞性水頭症ともよばれ，頭蓋内出血の急性期に血腫により脳脊髄液の灌流障害が生じ，急激に髄液が脳内に貯留，脳室が急激に拡大，脳圧が急上昇する病態を指す．一般的には，脳室内に血腫が充満した際に髄液の通過障害が起きて発生することが多く，くも膜下出血においても前交通動脈瘤破裂や脳底動脈瘤破裂などにより脳室内に血腫が多量に流入した場合に生じることが多い．また，脳室内の血腫は多くなくても，椎骨脳底動脈の解離性動脈瘤などで後頭蓋窩に多量の血腫が充満した際には第4脳室から脳槽への出口（ルシュカ孔，マジャンディ孔）が閉塞し，やはり急性水頭症を生じる．

急性水頭症が生じると，数時間単位で脳圧が上昇するため，緊急で髄液除去術，基本的には脳室ドレナージ手術が必要となる．症状としては急速に進行する意識障害および頭痛，嘔吐である．動脈瘤の再破裂などの際には意識レベルの低下は瞬時に起きるが，急性水頭症の場合には数時間単位で意識レベルの低下が起きてくる．

side memo ❸　くも膜下出血の予兆

多くの場合，くも膜下出血の予兆はなく，突然発症するが，一部で予兆があることがある．突然生じた比較的強い頭痛もその1つで，ごく軽度の出血，瘤の急激な増大などで頭痛を生じるものの，頭痛以外の症状がないため受診せず日常生活を継続している場合もある．また，瘤が急激に増大した際，瘤の圧迫による症状が一時的に出現することがある．有名なのが動眼神経麻痺である．内頸動脈−後交通動脈分岐部瘤で瘤の増大があると，動眼神経が圧迫され，片側の眼瞼下垂，複視，瞳孔不同などが生じうる．

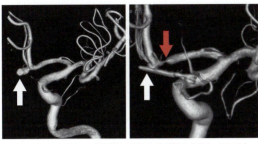

図4　クリッピング術後の脳血管攣縮（3D-CTA）
A. クリッピング術前．
B. 術後血管攣縮あり．色矢印：脳血管攣縮，白矢印：動脈瘤はクリップで消失している．

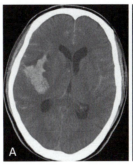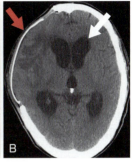

図5　遅発性水頭症のCT像
A. くも膜下出血発症時．
B. 遅発性水頭症（白矢印），外減圧（色矢印）もされている．

な神経症状を呈する．可逆的なこともあるが，脳梗塞症状として後遺することも多く，特に脳血管攣縮期として患者管理を行ううえで非常に重要な時期である．

脳血管攣縮（図4）とは，くも膜下出血発症後，4～14日くらいまでの時期に脳内血管が収縮し，脳血流の低下をきたす現象を指す．くも膜下腔に広がった血液が吸収される過程で生じるオキシヘモグロビンやエンドセリンなどの血管収縮物質などが原因と考えられている．脳血流の低下により神経細胞の酸素需要を満たせない場合に，虚血神経症状が出現する．症候性の血管攣縮は10～30％程度で認めるとされる．可逆性のこともあるが，不可逆性となると脳梗塞となる．

臨床症状としては，軽度の状態では頭痛，倦怠感，意欲・食欲の低下などの非特異的症状を呈するが，一定以上虚血が進行すると，局所神経脱落症状（片麻痺，構音障害，失語，視野障害など）および広範な脳血流低下症状（意識障害など）を呈することがある．症状の進行は早い場合には数時間で進行すること，また薬物や血管内治療により症状の進行を食い止めることができることなどの理由により，この時期の患者観察については意識状態から細かな神経症状に至るまで，注意深く行う必要がある．

くも膜下出血の急性期には電解質バランスの崩れ（低ナトリウム血症など）や栄養状態の悪化なども起こりやすい．これらは脳血管攣縮による症状の悪化を助長することになるので注意深い補正が必要である．他にも薬物や補液，ときに血管内治療を用いた積極的な血管攣縮対策が行われる（p143～参照）．

(3) 亜急性期～慢性期：発症14日目以降

脳血管攣縮期を過ぎると，脳血流が改善するため，臨床症状が改善ないし安定する．出血時のダメージによる脳損傷，血管攣縮による不可逆的な脳梗塞が原因となる神経症状は残存するが，脳血流の低下による可逆的な局所神経症状や全脳虚血症状は改善する．このため血管攣縮期終了時の神経症状により，機能回復，社会復帰に向けた計画を立案することが可能である（**side memo④**）．

ただし，この時期（発症後数週間から2～3カ月までの間）に10～20％くらいの患者では遅発性水頭症を生じ，回復の妨げになることがある．遅発性水頭症（図5）は，くも膜下腔に出血した血液やその析出物質により，くも膜顆粒からの脳脊髄

---

side memo ④　テルソン（Terson）症候群

重症のくも膜下出血患者の治療を行うとき，当初は意識障害が強く細かな神経所見の観察が困難であるが，治療が奏功し，意識状態が改善してくると「目が見えづらい」という訴えを聞くことがある．このような患者に対し眼科的診察を行うと，硝子体出血を認めることがあり，これをテルソン症候群とよぶ．くも膜下出血患者の数％に認められる．くも膜下出血による高度の脳圧亢進に伴い，網膜中心静脈圧が上昇し出血を引き起こすと考えられ，特に脳圧が高くなる重症くも膜下出血で起こりやすい．

硝子体出血の消退により自然に改善することも多く，経過観察が基本であるが，眼科的手術の対象になることもある．くも膜下出血の急性期から亜急性期にかけて明らかになる病態であり，看護，リハを行う者にとっても必要な知識である．

液の吸収が低下し，相対的に脳脊髄液が過剰となり，発症する．髄液流出路の閉塞ではないため，非閉塞性水頭症または交通性水頭症ともよばれる．一般に閉塞機転がなく，髄液の吸収障害に伴う水頭症を正常圧水頭症とよぶため，くも膜下出血後の遅発性水頭症も正常圧水頭症とよばれることがあるが，脳圧はやや高く正常ではないことが多い．

症状としては，歩行障害，失禁，高次脳機能障害といった正常圧水頭症の主症状を呈することが多いが，くも膜下出血，脳血管攣縮後で脳圧が高く，脳のダメージが残存している状態での水頭症であるため，意識レベルの低下，頭痛などの症状を伴うこともある．

脳室腹腔短絡術（V-Pシャント）にて症状の改善が期待できる病態であるため，的確な診断，観察が重要である．

〔秋山武紀〕

■文献
1) 日本脳卒中学会脳卒中ガイドライン委員会編：脳卒中治療ガイドライン2015．共和企画，2015．
2) Hishikawa T, et al：Risk of rupture of unruptured cerebral aneurysms in elderly patients. *Neurology* 85：1879-1885, 2015.
3) Morita A, et al：The natural course of unruptured cerebral aneurysms in a Japanese cohort. *N Engl J Med* 366：2474-2482, 2012.
4) Inagawa T, et al：Rebleeding of ruptured intracranial aneurysms in the acute stage. *Surg Neurol* 28：93-99, 1987.
5) Drake C：Report of World-Federation-of-Neurological-Surgeons Committee on a Universal Subarachnoid Hemorrhage Grading Scale. *J Neurosurg* 68：985-986, 1988.
6) Hunt WE, Hess RM：Surgical risk as related to time of intervention in the repair of intracranial aneurysms. *J Neurosurg* 28：14-20, 1968.

○ **Memo**

脳卒中の特殊な原因とその特徴

脳卒中は大きく分けて，脳梗塞と脳出血とくも膜下出血に分けられる．それらにおいてそれぞれ生じやすい一般的な原因が存在する．しかし，本項ではそれらのおもな原因以外の特殊な原因について概説する．それぞれの疾患の一般的な原因とその他の原因（特殊な原因）を**表**に示す．

表　脳卒中の原因

脳梗塞	ラクナ梗塞 アテローム血栓性脳梗塞 心原性脳塞栓 その他（①，②，③，④） 分類不能
脳出血	高血圧性脳出血 その他（④，⑤，⑥）
くも膜下出血	脳動脈瘤破裂 その他（②，⑤，⑦）

①シャント性疾患，②脳動脈解離．③血液凝固異常症，④もやもや病，⑤脳動静脈奇形，⑥アミロイドアンギオパチー，⑦可逆性脳血管攣縮症候群（RCVS）

1. 脳梗塞の特殊な原因

脳梗塞の三大原因として，高血圧によるラクナ梗塞，動脈硬化によるアテローム血栓性脳梗塞，心房細動による心原性脳塞栓があげられる．これらを除いた原因としては次がある．

①シャント性疾患
②脳動脈解離
③血液凝固異常症
　・先天性凝固異常症
　・悪性腫瘍に伴う血液凝固亢進による血栓症：Trousseau（トルーソー）症候群
　・高リン脂質抗体症候群
④血管奇形（特にもやもや病）

2. 脳出血の特殊な原因

脳出血の原因としては何といっても高血圧性脳出血であるが，若年層では血管奇形，DIC（播種性血管内凝固症候群；disseminated intravascular coagulation syndrome），高齢者ではアミロイドアンギオパチーがあがる．

④もやもや病
⑤脳動静脈奇形（AVM）
⑥アミロイドアンギオパチー

3. くも膜下出血の原因

くも膜下出血の原因の85％は脳動脈瘤破裂である[1]が，その他としては脳動脈解離や可逆性脳血管攣縮症候群（reversible cerebral vasconstriction syndrome；RCVS）などがあがる．

②脳動脈解離
⑦RCVS

以上の脳卒中の特殊な原因①〜⑦について概説する．

1 シャント性疾患

【病態】
動脈側と静脈側が左右短絡（シャント）を介してつながっており，いきんだり，静脈側の圧が一過性に亢進したときに，シャントを介して静脈側にできた血栓が脳血管（動脈側）に入り，血管を詰まらせることで生じる脳塞栓症である．卵円孔開存（patent foramen ovale；PFO）や肺動静脈瘻（**図1**）が有名である．一般剖検によるPFOの有病

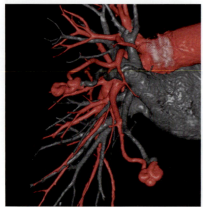
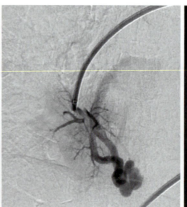
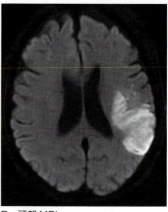

A. CT-angiography
　赤色：動脈，灰色：静脈．

B. 肺動脈造影検査

D. 頭部MRI
　DWIで新規脳梗塞を認める．

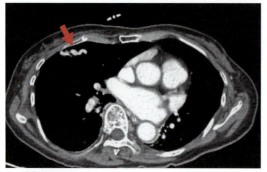

C. 造影胸部CT
　矢印：造影された動静脈瘻を示す．

図1　肺動静脈瘻に伴う脳梗塞の画像

率は26％との報告もあり[2]，4人に1人はPFOをもつ可能性がある．しかし，PFOがあるからといって必ずしも脳梗塞になるわけではない．

【診断】

通常，シャントの証明のみならず，静脈血栓の証明も要する．シャントの証明には経食道心臓超音波検査や造影肺CTと，静脈血栓の証明には下肢静脈超音波検査，血液凝固検査を行う．

【治療】

ワルファリンや直接経口抗凝固薬（direct oral anticoagulants；DOAC）の投与や，卵円孔閉鎖術，肺動静脈瘻塞栓術による根本的な治療も行われている．

2　脳動脈解離

【病態】

脳血管が裂けることで生じる脳卒中であり，血管の内腔が閉塞して脳梗塞を生じることも，血管外に破れてくも膜下出血を起こすことも，また頭痛のみで見つかることもある．特に若年性の脳梗塞の重要な要因である．脳血管は内膜，中膜，外膜の三層構造からなるが，内膜にある内弾性板の断裂によって，血管壁に血液が入り込み本来の内腔とは別の偽腔を形成したり，血管が拡張し脳動脈瘤を形成したりする．海外では頭蓋外の内頸動脈解離が多いが，日本人は頭蓋内の椎骨動脈解離が多い．解離の原因は不明であるが，線維筋性異形成やⅣ型Ehlers-Danlos（エーラース・ダンロス）症候群など結合織異常をもつ者に多いとの報告もある．その他は頸部の回転やカイロプラクティックなどにより軽微な外傷を有することもある．

【診断】

2003年の診断と治療の手引き[3]が用いられる．頭部MRI（図2A）と血管内腔を示すMRA（図2B），そして血管の外周を示すBPAS（basipallarel anatomical scanning）（図2C），CTangiography，脳血管撮影により血管壁在血腫の証明，動脈瘤の証明がなされる．

【治療】

虚血症状では確立された治療法はなく，抗血栓療法と血圧管理が行われている．くも膜下出血に関しては，手術での直達法によるラッピング術と，脳血管内治療による閉塞術が状況により選択され施行される．

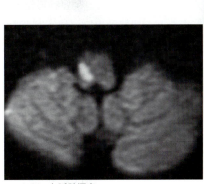
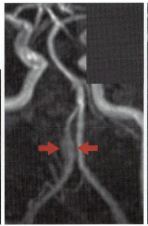
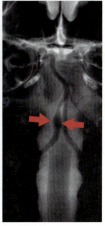

A. DWI 右延髄梗塞　　B. MRA　　C. BPAS

図2　右延髄梗塞を生じた椎骨動脈解離のMRI・MRA・BPAS画像

3 血液凝固異常症

(1) 先天性血栓性素因

【病態】

ヒトには出血したときに血液を固める凝固系と，それによってできた血栓を溶かす線溶系が存在する．その線溶系の凝固制御機構の中心的因子であるプロテインS（PS），プロテインC（PC），アンチトロンビンⅢ（ATⅢ）の3つのどれかが遺伝的に欠損したり活性が低下したりすると，血栓をつくりやすい状態になる．

【診断】

血液の凝固因子測定，FDP（fibrinogen degradation product；フィブリノゲン分解産物）やD-dimer，PS/PC/ATⅢの抗原量と活性値の測定．異常を認めた場合，遺伝子検査で確定診断となる．

【治療】

血栓症を生じやすい場合は抗凝固薬（ワルファリン，DOAC）の内服が有効である．

(2) 悪性腫瘍に伴うTrousseau症候群

【病態】

悪性腫瘍に伴って血液の凝固系が亢進した状態となり，静脈血栓や動脈血栓，塞栓を生じる病態．腺がんに合併することが多いといわれているが，卵巣がんやリンパ腫などでも生じることがあり，凝固能亢進の詳細なメカニズムは不明である[4]．必ずしも悪性腫瘍の末期状態に生じるのではなく，がんが発見される前に脳梗塞で見つかる場合もある．再発が多く（図3），活動度を低下させる要因となる．

【診断】

血液中のFDP，D-dimer測定，血小板減少やLDH上昇，preDIC様の血液所見を呈する．

【治療】

ヘパリンの静脈内投与もしくは皮下注射でかなりの脳梗塞の再発予防が可能である．しかし，悪性腫瘍からの出血の問題がある．また，経口の抗血栓薬は効果がない．

(3) 抗リン脂質抗体症候群（antiphospholipid syndrome；APS）

【病態】

血液中に抗リン脂質抗体という自己抗体が存在し，体のさまざまな部位の動脈や静脈に血栓をつくったり，流産を生じたりする．若年性脳梗塞の原因の1つである．SLE（全身性エリテマトーデス；systemic lupus erythematosus）などの膠原病など基礎疾患をもつAPSを二次性APSとし，原因不明の原発性APS（指定特定難病の1つ）と区別する．

【診断】

血液中の抗リン脂質抗体の測定．

【治療】

二次性APSに関してはステロイドなどを用いた基礎疾患の治療と抗血栓療法を併用し，原発性APSの場合は抗血栓療法を選択するが，確立さ

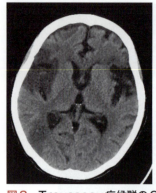

頭部CT上，3回の時相の違う梗塞を認める．精査にて進行性の肺腺がんを認めたTrousseau症候群の一例．

図3　Trousseau症候群のCT画像

れた治療法はない．

4 もやもや病（Willis動脈輪閉塞症）

【病態】

　原因不明で進行性の両側内頸動脈遠位部の閉塞症のこと．代償として発達した側副血行路の血管がもやもやと見えることが名前の由来であり，わが国で初めて報告されたアジアに多い難病である（わが国でも多い）．小児期は頭痛や痙攣，一過性の脳虚血発作や脳梗塞など虚血症状で発症し，成人では脳梗塞と脳出血が半々生じる．ある特定の遺伝子（RNF 213遺伝子）が感受性遺伝子として確認され，遺伝子多型のp.R4810Kを日本人患者の80～90％が有することがわかっている．ただし，日本人健常者の1～2％はこの遺伝子多型を有するため，さらなる誘因が加わると発症すると考えられている[5]．家族内発症も10～20％と多く，男性に比較し女性に2.5倍多い疾患である．

【診断】

　両側の内頸動脈の遠位部の進行性の閉塞の証明．脳血管撮影，MRI/MRACT-Angiography（図4）など．

【治療】

　症状が軽い場合は抗血小板薬などの内服で管理するが，脳梗塞，脳出血を生じた場合，急性期は血圧コントロールや脳浮腫対策など内科的治療を行い，慢性期に外科的血行再建術（浅側頭動脈-中大脳動脈吻合術など直接血行再建術と，側頭筋接着術などの間接的血行再建術がある）を施行することが有効とされている[6]．特に出血発症のもやもや病に対して，わが国で直接血行再建術の再出血予防効果をみたJAM Trial（randomized controlled trial）の結果から，特に後方型出血では頭蓋外内直接血行再建術を行うよう勧められた[7]．

5 脳動静脈奇形（AVM）

【病態】

　脳の血管は動脈から毛細血管になりさらに静脈につながることで，静脈側に動脈の圧がかからないようになっているが，生まれつき動脈から直接静脈につながってしまう異常な血管をもっている場合がある．この場合，吻合部に圧がかかり徐々に異常な血管が拡張し，頭痛，痙攣，脳出血（場合によってはくも膜下出血）を生じる疾患である．先天的な異常だが，胎児期に生じるもので，遺伝はしない．男性に多く，20～40歳代が好発年齢である．

【診断】

　頭部CTやMRI・MRAと，最終的には脳血管撮影検査で診断する．

【治療】

　開頭手術，放射線療法（ガンマナイフ：ただし，血管奇形が小さい場合に限る[8]），カテーテルによる塞栓術を選択もしくは併用する．痙攣を合併する場合は抗てんかん薬の内服を行う．

6 アミロイドアンギオパチー

【病態】

　脳血管の中にアミロイドβという蛋白質が脳の中小血管壁に沈着し，認知症や繰り返す皮質下出血の原因となる疾患．加齢に伴いアミロイドβが脳血管に沈着すると血管が脆弱化したり，フィブ

---

side memo　特殊な脳卒中の原因を疑う場合

通常は一般的な脳卒中の原因をまず考えるが，どのような場合に特殊な原因を疑うか．多くは若年性の発症や，基礎疾患として膠原病や悪性腫瘍の存在が疑われる場合，また高血圧や糖尿病，脂質異常症や心房細動などの危険因子が見当たらない場合に特殊な原因を疑う．通常，若年成人はリスクを有さないため，脳卒中を生じた場合には何らかの特殊な原因が存在すると疑うことになる．

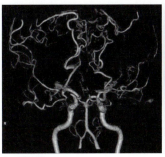 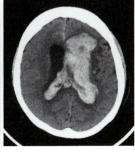 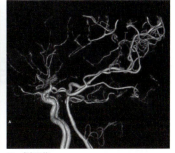

A. 正面像　　　　　　　　　　　　　　　　　　B. 側面像
　脳出血を起こしたもやもや病のCT画像

図4　脳出血を起こしたもやもや病のCT画像

リノイド壊死を生じたりして出血しやすくなる[9]．海外では家族性のアミロイドアンギオパチーの報告もある．

【診断】

確定診断は病理組織でアミロイドβの沈着を証明することだが，臨床症状と頭部MRIでの微小出血（特に大脳皮質下で多発）が診断に有用である．高血圧の既往がないのに皮質下出血を生じた高齢者は可能性が高いと考えられる．

【治療】

一般的な脳出血の治療に準ずる．確立された治療法はない．

7 可逆性脳血管攣縮症候群（reversible cerebral vasoconstriction syndrome；RCVS）

【病態】

激しい頭痛（雷鳴様頭痛）を伴い，脳血管の部分的，分節性の一過性狭窄と改善を主訴とする原因不明の疾患である．脳の血管緊張の調節機能の障害と考えられ，自律神経障害が原因ではないかと考えられているが病態は不明である．少量のくも膜下出血を30％前後に伴うことが多く[10]，特に円蓋部のくも膜下出血を伴うことが知られているが，手術の適応はない．

【診断】

脳血管の評価で攣縮を証明すること．

【治療】

カルシウム拮抗薬など血管拡張薬が投与されることが多いものの，確立された治療法はない．

（阿久津二夫）

■文献

1) van Gijn J, Rinkel GJ：Subarachnoid haemorrhage；diagnosis, causes and management. *Brain* 124（Pt 2）：249-278, 2001.
2) Homma S, Sacco RL：Patent foramen ovale and stroke. *Circulation* 112：1063-1072, 2005.
3) 高木　誠：脳動脈解離（Cerebral artery dissection）の診断と治療の手引き．若年者脳卒中診療の手引き　循環器病研究委託費12指-2若年世代の脳卒中の診断，治療，予防戦略に関する全国多施設共同研究（国立循環器病センター内科脳血管部門），2003, PP85-90.
4) 内山真一郎：トルーソー症候群．日内会誌97：1805-1808, 2008.
5) Liu W, et al：Identification of RNF213 as a susceptibility gene for moyamoya disease and its possible role in vascular development. *PloS One* 6（7）：e22542, 2011.
6) Miyamoto S, et al：Effects of external-intracranial bypass for patients with hemorrhagie moyamoya disease：results of the Japan adult moyamoya trial（JAM trial）. *Stroke* 45：1415-1421, 2014.
7) Takahashi JC, et al：Significance of the Hemorrhagic Site for Recurrent Bleeding：Prespecified Analysis in the Japan Adult Moyamoya Trial. *Stroke* 47：37-43, 2016.
8) 中山　敏・他：脳動静脈奇形に対するガンマナイフ治療の適応と限界．定位的放線治療 6：25-31，2002.
9) Attems J：Sporadic cerebral amyloid angiopathy.；pathology, clinical implications, and possible pathomechanisms. *Acta Neuropathol* 110：345-359, 2005.
10) Miller TR：RCVS, part 1：Epidemiology, Pathogenesis, and Clinical Course. *AJNR* 36：1392-1399, 2015.

障害部位とその症候

　神経症状の評価には，意識状態，高次脳機能，言語，脳神経，運動系，小脳系，反射，感覚系，起立・歩行，自律神経系と系統的に診察を行う必要がある．そのうえで障害部位を推察し，画像所見と照らし合わせるとともに，重症度も評価し，リハ計画と予後予測を考える．以下に各障害部位と出現する症候について概説する．

錐体路障害

　脳血管障害において随意運動の障害はおもに錐体路障害に起因している．錐体路は主として大脳中心前回の一次運動野から始まり，体部位局在ごとの線維ごとにまとまり，ひねりを加えながら回転するように放線冠，内包へ集束しながら下行し，中脳大脳脚，橋底部，延髄錐体を経て対側に移行（75～90％は対側の外側皮質脊髄路，10～25％は同側の前皮質脊髄路を下行）し，脊髄を下行して前角細胞と連絡する（図1）．錐体路が集束する放線冠では腹側より顔面，上肢，躯幹，下肢の線維が局在し，内包では顔面は膝部，上肢，躯幹，下肢は内包後脚を通過する．中脳大脳脚では大脳脚を三等分した中央部分を通過し，内側より顔面，上肢，躯幹，下肢の局在を呈する．橋底部では横橋線維が運動線維の間を横切るように走るため，各運動線維は分散し，延髄錐体で再び密に集束する（図1）．錐体路がどの領域で障害されるかにより，運動麻痺の症候に違いがみられるため，運動麻痺のパターンと錐体路の局在とを関連付けて評価することは，病巣の診断に有用である．

(1) 単麻痺

　上下肢のうち，一肢のみに麻痺が生じる状態である．図1に示すように一次運動野には体部位局在があり，大脳縦裂側から外側に向かって下肢，躯幹，上肢，手指，顔面の順に運動領域が存在（ホムンクルス；homunculus）（p7参照）し，一次運動野では各領域の皮質脊髄路が大きな面積を有しているため，皮質梗塞や皮質下の小梗塞では対側の単麻痺を生じることがある．特徴的な症候として，手に対応する中心前回（precentral gyrus）の小さな梗塞では対側の手の麻痺を生じることがある．手の運動部（precentral knob）の外側の障害では橈側の指の麻痺が生じ，precentral knobの内側の障害では尺側の指の麻痺が生じることが多い．

(2) 片麻痺

　中大脳動脈領域の広範囲の傷害ではすべての錐体路が障害されるため，顔面を含む対側の片麻痺を生じる．放線冠や内包，大脳脚，橋底部，延髄錐体では皮質からの線維が集束しているため，小さな梗塞でも対側の片麻痺を生じる．図1に示すように錐体路の体部位局在は各領域によって多少の違いがあるため，傷害の大きさと部位によって上肢と下肢の麻痺の強さに差が出てくることがある．

(3) 四肢麻痺

　脳底動脈血栓症や脳幹出血により両側の大脳脚や橋底部の錐体路が障害を受けると，四肢麻痺を生じる．

(4) 対麻痺

　両側の前大脳動脈領域の梗塞により下肢を支配する錐体路が両側性に障害を受けるため，両下肢の対麻痺を生じることがある．

錐体外路障害

　視床下部，視床，尾状核，被殻（大脳基底核ル

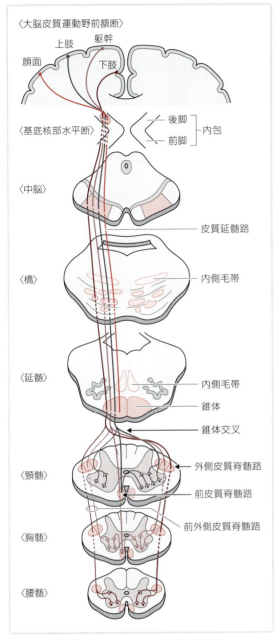

図1 錐体路の走行

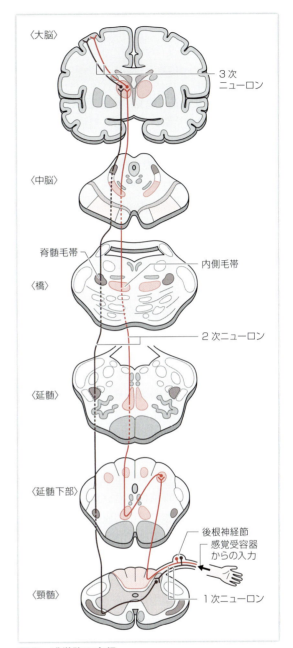

図2 感覚路の走行

ープの障害)の脳梗塞や脳出血により，対側にコレアやアテトーゼ，バリスムスなどの不随意運動が出現することがある．不随意運動症状の出現は急性期脳卒中の0.4〜1.3%で比較的稀である．

小脳障害

　小脳には機能局在があり，小脳虫部は体幹の平衡感覚に関与し，小脳半球は四肢の協調運動に関与し，片葉小葉は眼球運動の調節に関与している．よって，小脳虫部の障害では体幹の運動失調を生じ，起立・歩行時の運動失調が認められ，小脳半球の障害では同側の肢節運動失調と構音障害が認められる．歯状核に傷害が及ぶと企図振戦が顕著となる．

　近年，小脳は認知機能や情動に関与することが明らかとなり，小脳障害により遂行機能，視空間認知，言語機能，感情調節の異常を生じることが

あり，小脳性認知情動症候群といわれている．

感覚障害

　体性感覚は温痛覚，触覚の表在感覚と位置覚，振動覚の深部感覚に分けられる．温痛覚は後根神経から脊髄内に入り，すぐに交叉して対側の外側脊髄視床路を上行し，視床後外側腹側核（VPL）を経て中心後回の体性感覚野へ伝えられる．深部感覚は後根神経から脊髄内に入り，同側の後索を上行し，延髄で対側に交叉した後に内側毛帯を上行し，VPLを経て体性感覚野へ伝えられる（図2）．中心後回の体性感覚野，皮質下の障害では温痛覚障害，振動覚障害が軽度の一方で，位置覚障害，二点識別覚障害，皮膚書字覚障害，立体覚消失などの複合感覚障害が認められる．視床は感覚の中継中枢で，身体各部に対応する感覚機能の局在があり，VPLには四肢と躯幹，後内側腹側核（VPM）にはおもに顔面と舌の感覚局在がある（p207図2参照）．そのため傷害部位により半身感覚障害，手口感覚症候群，偽性根神経型感覚障害，視床痛が認められる．

　脳幹では内側毛帯，脊髄視床路，三叉神経路の解剖学的位置と傷害部位により感覚障害の出現パターンが決まる．中脳では中間腹部の内側から上行性三叉神経路，内側毛帯，脊髄視床路が外背側に向けて並んでいる．橋では背側部に内側から上行性三叉神経路，内側毛帯，脊髄視床路が近接して位置している．延髄では内側毛帯は内側に，脊髄視床路は外側に離れて位置しており，下行性三叉神経路は背外側に，上行性三叉神経路は腹内側に存在している．そのため解離性感覚障害を呈することが多く，傷害部位により図3[2)]に示すような感覚障害パターンを呈する．

大脳皮質・皮質下障害

　大脳皮質には機能局在があり，特定の大脳皮質，皮質下白質の障害により失語，失行，失認，視野障害など高次脳機能障害が生じる．以下に各領域の障害で生じる代表的な症候を記載する．

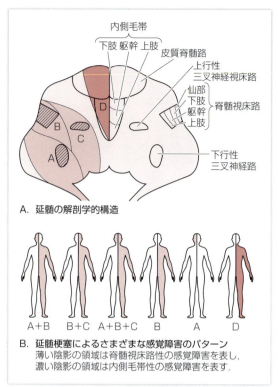

図3 延髄の解剖学的構造と延髄検査による感覚障害パターン
(Caplan et al, 2016)[2)]

(1) 前頭葉（図4A）

　前頭葉は中心溝より前方部分で，前頭連合野，高次運動野，一次運動野に分かれる．前頭連合野の障害により意欲の低下，注意障害，脱抑制，思考・判断力の低下，易怒性，情動失禁などが生じる．優位半球のBroca（ブローカ）野（下前頭回）は発語，書字などの運動性言語に関与しているため，その障害により運動性失語が生じる．高次運動野の運動前野の障害では外界からの情報を引き金としての適切な一連の運動準備ができなくなる．補足運動野の障害では自発的な運動の開始や発語の不能が生じる．前頭眼野の障害では傷害側への共同偏視を生じる．

(2) 側頭葉（図4B）

　側頭葉はSylvius（シルビウス）裂より下方部分で，一次聴覚野，聴覚周辺野，側頭連合野，Wernicke（ウェルニッケ）野に分かれる．一次聴覚野では耳からの聴覚情報を音として認識し，聴覚周辺野では何の音かを解釈する．よって，両側の一次聴覚野の障害では皮質聾が生じ，おもに右

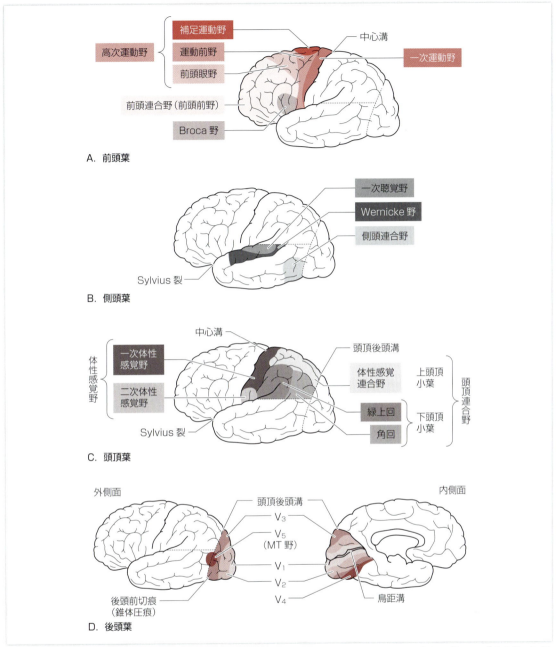

図4　大脳皮質の機能局在

(尾上・他, 2017[3])を参考に作成)

側の聴覚周辺野の障害では聞こえている音が何の音であるかわからなくなる（環境音失認）．側頭連合野は視覚認知と聴覚認知の機能があり，左側の障害では物体失認を，右側の障害では相貌失認を生じる．優位半球のWernicke野は言語理解の機能があり，その障害により感覚性失語が生じる．

(3) 頭頂葉（図4C）

　頭頂葉は中心溝の後方，頭頂後頭溝の前方，Sylvius裂の上方で，体性感覚野，頭頂連合野（体性感覚連合野，縁上回，角回）に分かれる．優位半球の角回の障害では手指失認，左右失認，失算，失書の四徴を呈し，Gerstmann（ゲルストマン）症候群という．他に失読や観念性失行（使い慣れている道具の使用や手順が正しく行えない）

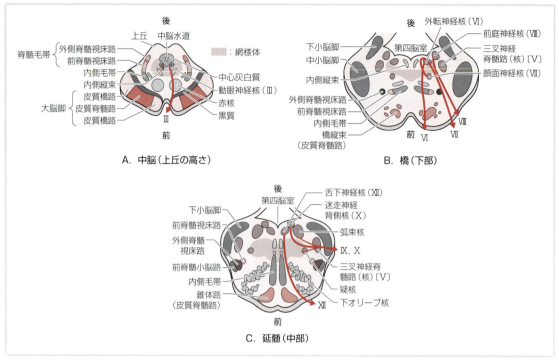

図5 脳幹の断面図 （尾上・他，2017[3]）を参考に作成）

が生じる．右側頭頂葉後方（上頭頂小葉＋下頭頂小葉）の障害では左側半分を無視する半側空間無視や更衣がうまくできない着衣失行を生じる．また，頭頂葉後方（上頭頂小葉＋下頭頂小葉）の障害では，自分の身体を認知できない身体失認，三次元の構成ができない構成失行を生じる．左縁上回の障害では，指示されたジェスチャーができない観念運動失行を生じる．

(4) 後頭葉（図4D）

後頭葉は側頭葉と頭頂後頭溝の後方で，一次視覚野から五次視覚野に分かれ，二次から五次視覚野を視覚前野とよぶ．一次視覚野の障害により病変と対側の同名半盲を生じる．視覚前野では一次運動野から受け取った視覚情報を処理・統合し，物体の認識や空間認知を行うため，その障害では物体失認や相貌失認，色彩失認，視覚性運動盲（動いているものを認識できず，すべて静止して見える）が生じる．

脳幹障害

脳幹には意識にかかわる網様体，第Ⅲ～Ⅻ脳神経の核，皮質脊髄路（錐体路），内側毛帯，脊髄視床路，小脳と連絡する小脳脚，脊髄小脳路，錐体外路系の核である赤核，黒質，オリーブ核などが狭い領域に配置されている．これらの位置関係を把握することにより，症状から傷害部位を推測することが可能になる（図5）．

（田口芳治）

■文献

1) 荒木信夫・他：脳卒中ビジュアルテキスト，第4版，医学書院，2015．
2) Caplan LR, et al 著，星野晴彦監訳：脳卒中症候群，メディカル・サイエンス・インターナショナル，2016．
3) 尾上尚志・他監：病気がみえる 脳・神経，第2版，メディックメディア，2017．

脳卒中を罹患した患者・家族が直面すること

　脳卒中患者の治療を担う医療者の使命は、脳のダメージを最小限にとどめ、再発を予防し、機能回復を図り、社会復帰を支援し、家族をサポートすることである。治療にあたって、患者・家族が直面する問題について理解し、その視点から考えることは、患者・家族とのよりよいコミュニケーションを生み、患者・家族の不安を軽減し、医療者が患者・家族が抱えている問題に注意を向け、患者・家族の生活の質（QOL）を向上することにつながっていく。

　残念ながら、脳卒中を巡る医療環境はその実現に不利な状況にある。まず、急性期、回復期、生活（維持）期で、脳卒中医療を担う医療者が変わっていくため、患者・家族に関する全体像を把握しにくい。また、多職種が治療に関与するために、それぞれの情報を共有する必要がある。入院中はチームカンファレンスや、それぞれの記録を読むことによって実現できるが、退院後は地域のさまざまな事業所（病院、診療所、薬局、訪問看護ステーション、デイケア、デイサービス、居宅介護支援事業所、居宅サービス事業所など）のさまざまな職種（医師、看護師、薬剤師、理学療法士、作業療法士、言語聴覚士、ヘルパー、ケアマネジャーなど）が関与するため、指示書、報告書のやり取りやファックスや電話での連携が必要になる。

　本項では、医師、患者、家族それぞれの視点から、脳卒中後に患者・家族が直面することについて述べる。それぞれの立場からみた「脳卒中後の生活・人生」とその違いを把握し、治療とサポートに役立てていただければ幸いである。

1. 医師の立場から──急性期から生活（維持）期（図1）

1 発症から急性期まで

　脳卒中は突然発症し、原則、即入院となり、数週間から数カ月の入院治療を要するので、患者は突然、仕事や生活を断ち切られる。例えば自営業を1人で営んでいる方の場合、これは経営上の危機を意味する。家族も同様で、発症時に傍に居合わせたら一緒に救急車に乗り込み、そうでない場合は病院に突然呼び出され、その後はほぼ毎日病院通いの生活が続き、発症時点から生活（人生）の軌道修正を迫られる。

　診察、検査を受け、脳卒中と診断されると、診断と病状、治療方針の説明を受け、侵襲的な検査や治療について同意書に署名を求められる。超急性期の治療は時間との闘いなので、即断を求められる。他の家族に相談できない場合も多く、判断を求められた家族にとっては大きなストレスになる。発症後しばらくたってから家族の方に伺うと、あまりに急に多くの説明を受けたので、説明内容をよく覚えていないという方も少なくない。

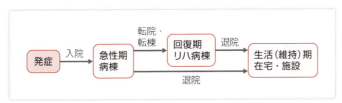

図1　脳卒中発症から生活（維持）期までの経過

軽症の場合は急性期病院から直接自宅退院となるが，さらに集中的なリハが必要な場合は，回復期リハ病棟に転院となる．また急性期とは別の病院へ転院になる場合が多く，家族は複数の転院先候補を示され，選択を迫られる．実際に病院へ見学に行き，転院先が決まったら，家族が紹介状を持って入院申し込みへ行く．

回復期リハ病棟は発症後2カ月以内でないと入院できないが，感染症の合併や意識障害など病状によっては回復期リハ病棟に転院できない場合がある．その場合は療養病床（長期にわたり療養を必要とする患者をおもに対象とする病床）や障害者病棟（厚生労働大臣が定める重度の障害者や難病患者などをおもに対象とする病棟）への転院や，生活（維持）期の施設（介護老人保健施設や介護特別養護老人ホーム）へ入所となる．

回復期リハ病棟に転院できないということは，集中的リハを受ける機会がなくなるということを意味するので，それを受け止めること自体が患者・家族にとってはつらい．候補となる転院先のリストを渡されるが，それぞれの病院や施設の違いを理解することは難しいうえに，限られた時間の中で家族が転院・入所先を決めなければならない．

2 回復期

回復期リハ病棟では，1日最長6時間の訓練を受ける．患者にとって，大変忙しい毎日を送ることになる．入院期間の上限が150日（高次脳機能障害がある場合は180日）と定められており，その時点で自宅退院が困難な場合は，生活（維持）期の施設への入所となる．自宅に退院する場合は，退院までに必要に応じて住宅改造も行う．自治体によっては，発症3カ月を過ぎた時点で身体障害者手帳の申請が可能なので，該当する場合は入院中に家族がその手続きを行う．

3 生活（維持）期

退院したその瞬間から，バリアフリーに近い病院での生活から，バリアだらけの自宅生活への適応が待っている．移動，食事，排泄，入浴，着衣，薬の内服などの日常生活動作をこなしていかなければならない．後遺症をもちながら日常生活を取り戻すために，患者・家族は試行錯誤を重ねることになる．また，再発予防や後遺症，合併症の治療のために定期的通院（あるいは訪問診療）を開始し，必要に応じて，通所・通院リハや訪問リハの手配が必要になる．さらに職場復帰を目指す場合は，仕事内容や通勤手段について職場の理解を得なければならない．

収入の減少や医療費，介護費の負担などの経済的問題も解決しなければならない．また，家族が介護負担により自身の健康を損ねたり，うつ病になることもあり，注意が必要である．

（中山博文）

2．患者の立場から

脳卒中になって，患者・家族が一番最初に思い知らされることは何であろうか．これまで全く脳卒中に関する知識，意識がなかったことに愕然とするのである．がんはがん対策基本法があるおかげで，世の中に情報が溢れ，マスメディアもニュースやドラマ，記事などでがんを取り上げるため，市民には一定の知識がある．しかし脳卒中はそうした法律がないためか，情報量ががんに比べると極端に少なく，市民は病名を知っている程度である．また，自分だけは脳卒中にならないと思い込んでいる人も多く，発症すると本人・家族ともにいわば放心状態になる．

発症後，入院した患者はくも膜下出血を除き，頭や身体に痛みがないケースが多いため，そのうちよくなるだろうと楽観的に過ごす．一方，家族は，医師からとにかく悲観的な話ばかり伝えられ，途方に暮れる．そして家族は病院の帰り道に本屋へ立ち寄り，「脳卒中は治る」などのフレーズの書籍がないか探し回るが，妥当な書籍は探せない．インターネットで検索しても同様である．さらに一家の大黒柱が脳卒中になった場合は，家族は，入院が長引いたり重度の後遺症が残ったりした場合などの出費，住宅ローンの返済，子どもの教育費などの毎月の出費に頭を悩ませ，大黒柱の収入減少，失業リスクの不安感に押し潰されそうになる．つまり脳卒中は，家族の生活を奪う一

表1　患者が直面するおもなこと

時間	患者が直面するおもなこと
発症時	①麻痺が起きても，知識，経験がなく何が起きたかわからない．そのうち治るだろうと考え，様子見をして救急車を呼ばない．これが重症化の原因であり，特に家族は悔やむことになる．
入院時	①患者は麻痺が治らないので不安感を持ち始める．一方，家族は医師から厳しい病状を告げられ，不安感を抱え込む． ②患者はどうしてこんなことになったのかと自問自答して自分を追い込む．
リハビリテーション時	①病院は患者に，脳卒中の仕組み，リハを行う理由を教えない． ②患者は筋トレと誤解し，一生懸命取り組むも，すぐには回復せず心の中では焦る．医療スタッフは患者にリハを行うよう話すが，「指示」に聞こえ，やらされ感いっぱいの被害者意識を持ち始める．
退院時	①服薬について医療スタッフは患者に「指示」するが，なぜ薬を飲むのかという理由を教える「指導」をしないため，患者は聞き流す． ②見舞客からの言葉「退院ですね，おめでとう．頑張ってください」に対して，言葉が出てこない．果たしてどのように頑張ればよいのか，わからない． ③患者は退院後も，看護師のように話を聞いてくれる人がほしくなる．
退院後	①自宅に帰ると，病院とは違い，部屋の中に物が多く，つまずくことが増えて，不安感が増す． ②できないことがたくさんあることに気づき，リハ効果を疑うようになる． ③毎日，薬を飲み続けても麻痺がよくならず，服薬を止めて再発してしまう．
復職時	①会話などがスムーズではないため，うまく振る舞えるのかと不安になる． ②上司，仲間に脳卒中の知識がないため，患者への何気ないひと言に心を病む． ③職場で今までできたことがなぜかできず，人に言えず1人悩む．

大事なのである．

表1に患者本人が，発症時から，退院，社会復帰までの間に直面することについて，時間を追ってまとめた．この中で特に大事と思うポイントを述べたい．

(1) リハビリテーションと退院後の服薬について

患者は罹患前にはなぜ手足や指が普通に動いていたのかを知らない．このため手足を「鍛えれば治る」と勝手に誤解し，筋トレに励むが回復せず，心の中で失望していく．したがって，患者には脳卒中の仕組みを教えて，なぜリハをすれば回復するのかを教え，理解させるべきである．また服薬についても同時に教えることが大事である．筆者ならばこう伝える．

「脳は神経を通じて身体に指示を出しています．仮に左足であれば脳内で担当している部分（仮称：Aエリア）から指示を出して左足を動かしています．ところが，脳卒中でAエリアへの血液が途絶えると，血液に含まれている酸素，栄養分が途絶えてAエリアが壊死してしまいます．すると酸素が不足した金魚と同じようにアップアップ状態になり，担当している左足に指示が出せなくなることで左足の麻痺が起きます．ところで人間の脳は8割使っていないので，Aエリアで行っていたことを脳内の血流が豊かな他のエリアに教え込み，再度左足を動かせるようにすることもできます．これがリハです．いわば脳内でバイパスをつくるようなものです．具体的には，リハスタッフがあなた（患者）の左足を動かして，脳に新しい動かし方はこうだよと繰り返し教え込むことで，左足が動くようになります．ですから，退院後も定期的にリハを続けないと麻痺は改善しません．また麻痺を治す飲み薬はありません．退院後に飲む薬は再発予防薬ですから，リハとともに服薬は継続してください」

(2) 復職のために大切なこと

市民は脳卒中について教育されていない．このため患者が職場に復帰するときに，上司や仲間の発する何気ない言葉が患者を傷つけてしまうことがある．筆者は上司などが「患者に言ってはいけない4フレーズ」とよんで次の点を注意喚起している．

①まだ治らないのですか．
②薬を毎日飲んでいるのに，まだよくならないのですか．
③もう少しよくなるまで休んだらいかがですか．

④飛行機や電車で長距離移動すると再発するから止めてください．

　実際には，このような言葉は普通に使われているが，これらの言葉が直接ではなく，ひそひそと語られていると知ったとき，患者の気持ちはさらに傷つけられる．これらの言葉は，広く市民に脳卒中に関する教育がなされていないための無知から生じており，上司や仲間を責めることはできない．しかしわれわれはこれを防がなければいけない．

　このためにお勧めしたい策がある．まずは患者退院時に，病院から上司，職場の仲間に対して脳卒中の仕組み，リハの重要性などを教育する機会を設ける．さらに，その場で職場に復帰する患者ができること，仕事として難しいことを伝え，座席の位置なども考慮するなど，職場へスムーズに復帰してもらえるよう具体的な打ち合わせの機会をつくってはいかがであろうか．患者は大変な思いをして，体力を消耗して通勤してくるわけで，その後職場に戻ってからの患者の動線などを上司や同僚が事前に確認するなど，「患者が直面する厳しいステージ」を上司や同僚が体感して，患者目線を大切にすることが重要である．

〔川勝弘之〕

3．失語症者の家族の立場から

（1）失語症者の家族の実情

　大脳の言語中枢の損傷で起こる失語症のタイプはさまざまで，発話，書字，読解，聴解，計算などの言語の側面それぞれに障害が起きる（p244～参照）．症状は複合し，重症度も千差万別である．失語症のある人（以下，失語症者）の90％は脳卒中が原因といわれる．

　失語症者への治療やリハは実践されているが，突然，否応なく介護者となった家族に対する支援は行われていない．家族の多くは家人が発症した瞬間から意識不明時，入院中，在宅生活と，すべての過程で失語症の実態の説明もないまま，不安を抱えて過ごしている．

　失語症者の支援を考えると同時に，家族が安心して失語症者と向き合える環境づくりが必要である．

　失語症者は働き盛りの男性が多く，家族は経済的支柱を失い，ライフスタイルの変化を求められる．家のローン，生活費，子どもの学費支払いなど，多くの書類や身体障害者手帳，障害者年金などの手続きに追われる（図2）[2]．

　失語症の症状は家族にもわかりにくく，失語症者の思いの理解や話をわかりやすく伝えること，また本人が苛立ち落胆しているときの対応の仕方なども模索しながら生活をする．日常の身体介護も負担が大きい（図3，4）[2]．

　さらに，子どもの日常生活（介護負担などによる社会活動の制限など）や教育などに問題が発生し，深刻化する（図2）．障害および障害者に関する教育が行われていないわが国では，学校教育にあっては失語症のような見えない障害を理解することは極めて困難である．コミュニケーションの障害で子どもと意思を通じ合わせることが難しくなるなど，親子関係が疎遠になる場合も多く，失語症者は親の役割を十分に果たせないと感じることも多い．

　人は言語を使って交流し生活する．失語症になると，家庭，学校，会社，地域社会参加などに大きな障壁ができる．言葉が不自由になると，いつの間にか周囲の人は遠ざかり，判断力や記憶力もなくなったと誤解されることも多々ある．

　言語という人間固有の音声による信号の操作にかかわる脳機能の障害で起こる失語症は，情報処理能力に影響を及ぼすため，社会生活の多くの場面で困難を生じる．現在，社会一般では単純作業は機械化され，コミュニケーション能力やコンピューターを駆使する能力をもつことが，人としての高い価値を有すると評価を受ける傾向にある．基本となる言語機能操作能力が困難になると社会的役割を失い，失語症者は人として価値が低いとみなされていると感じる．

　日本失語症協議会の調査[2]では，失語症者の多くは1人での病院の受診は困難と回答する．交通手段利用の難しさもあるが，問題は医師など専門職の失語症への正しい理解がなく，失語症者の対応に配慮が欠けていることである．失語症者は医療スタッフに体調などを詳説できない．医師など

(八島・他, 2013)[2)]

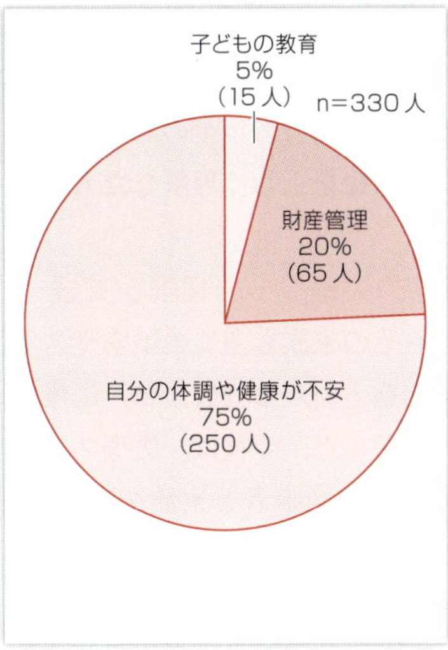

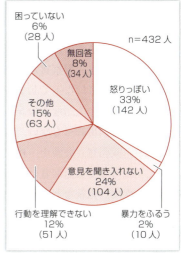

図2 家族の感じているストレスと不安：家族運営面

(八島・他, 2013)[2)]

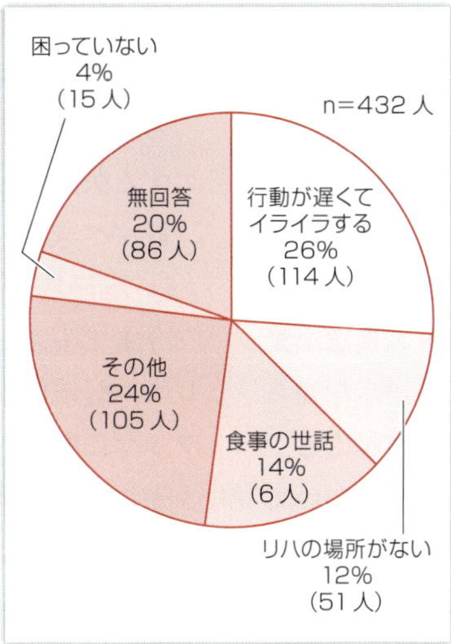

図3 家族の感じているストレスと不安：失語以外の身体症状

(八島・他, 2013)[2)]

図4 家族の感じているストレスと不安：感情や認知

表2 失語症者の家族のストレス

- 感情的に不安定な本人への対処に困惑
- 自分の時間がないストレス
- 自分の体調も将来も不安
- 生活のすべてを自分だけで背負うプレッシャー　など

(八島・他, 2013)[2)]

の説明が理解できず，わからない点を質問することすら難しく，うなずいてわかったふりをすることさえある．

失語症者の家族は経済的問題を抱えることも多く，介護と日常生活の責任すべてを一身に引き受け，失語症者との日常的な意思疎通も難しく，誰にも相談できず，肉体的，精神的に大きな負担とストレスを感じながらの生活を強いられる（図2～4，表2[2)]）．医師など医療スタッフは，当事者の症状ばかりに注意を向け，家族の困惑，混乱とストレスには関心が向かいにくい．家族にはほとんど配慮がなく，家族が介護者であることは当然という見方をすることもあり，すべての失語症者の家族は大きな負担と疑問を感じる．

このような背景もあり，脳血管障害の後遺症の中でも特に失語症者とその家族には，うつ病の罹患，家庭崩壊（離婚，別居）などの相談や若者が自死に至ったという情報も失語症者とその家族の会である日本失語症協議会の事務局に入ってくる．

(2) 失語症者家族の思い
（質問調査より抜粋）(図4)[2)]

①失語症者は日常的に会話はない，笑顔もない，無表情，無言で，家族が話しかけても理解している様子がない．本人も意思を伝えられないことに苛立つ．意思を汲み取れない家族は精神的に追い詰められる．当事者の発症以来，睡眠薬と安定剤が不可欠となった．

②失語症者は言葉が出ないと苛立ち，すぐ手が出る．暴力を受ける前に逃げて，鎮まる頃に帰宅する．

③失語症者は何回か発話を繰り返し，周囲が理解できないと「もういい！」と諦める．自力で発話しようとしている本人の言葉を遮ってしまい後悔する．

④家族の非常事態時，失語症者は救急車など緊急連絡が困難．

⑤民生委員は災害時に，要介護者と家族は避難所へ行かず自宅にとどまるように言う，「3日後には救助に来るから」と．見捨てられたように感じた．

⑥「奥さん（介護者）が倒れたらご主人（失語症者）大変ね」と他人が言う．私は介護ロボットではないと叫びたい．

⑦夫の話す言葉が他の人に正しく伝わるか不安で，1人で外出させられない．失語症者の夫は実際には交通事故の被害者なのに，証言ができずにいたところ，警察官が健常者の言い分を聞き入れ，加害者になってしまったことがある．

⑧裁判や事件時，失語症者の証言は無効で，意思疎通支援者利用許可もない．遺言書も真意を疑われる．裁判官，弁護士，検事も失語症を知らず，司法の場で失語症者の人権侵害が起こる．

⑨銀行，保険，相続などの諸手続きで，出向いて説明を受け，説明に従いさまざまな事柄の自署記入などを求められる．失語症者には困難だが，家族代行の容認もない．失語症者の家族はこれら財産などの保持も困難．

⑩病院の医師や看護師なども失語症への理解がなく，本人への問診も十分ではない．診療を受けるうえでの不安が大きい．

⑪失語症の身体障害者手帳等級は2種3級・4級のみ．失語症者の生活上の困難（IADL）は他の身体機能障害より大きく，等級は障害の重さに比して軽く，等級範囲が狭い．失語症者は復・就職率も他の障害に比して低く生活困窮者が多いにもかかわらず，障害者年金が妥当な認定等級ではない．失語症者と家族が当たり前の生活を送ること，生存権が脅かされている．

⑫身体障害者手帳申請の際の診断書を作成する判定医に言語障害失語症の理解がない医師もいる．身体障害者手帳や障害者年金の取得に関係する医師などは失語症を正しく理解した人を配置すべきだ．

（3）脳卒中後遺症の失語症への理解と支援

　今まで失語症者もその家族も多くの不安やストレス，経済的困窮を抱えながら社会全体，医療スタッフに顧みられなかった．今後は，医療スタッフが失語症を理解し，失語症者と家族を支援し，失語症発症後には障害の改善以外にも解決すべき課題がたくさんあることも理解するなど，家族が医療スタッフとともに模索できる時代が来ることを強く願う．障害をもって生きる第二の人生を生き甲斐のあるものとして過ごすことができるように，障害のある人と暮らすことを家族が幸せと感じられるように，助言，支援することもまた医療スタッフの役割と確信する．

（園田尚美）

■文献
1) 中山博文：脳卒中になったその日から開く本，保健同人社，2009，p13.
2) 八島三男・他：失語症の人の生活のしづらさに関する調査報告書，日本失語症協議会，2013.

○ Memo

第2章

脳卒中の診断

急性期の診断はどのように行われるか

米国National Institute of Neurological Disorders and Stroke（NINDS）の脳血管障害の分類第3版（1990）[1]によれば，脳梗塞はアテローム血栓性脳梗塞，ラクナ梗塞，心原性脳塞栓症，およびその他の脳梗塞の4つに分けられる．わが国では，従来ラクナ梗塞が最も多かったが，降圧薬の普及とともに減少し，近年生活スタイルの欧米化とともにアテローム血栓性脳梗塞が増加した．また最近では，高齢化による心房細動有病率の上昇に伴い心原性脳塞栓症が増加しており，3病型の割合は拮抗している．

近年，脳卒中の治療は大きく変化しており，特に超急性期脳梗塞に関しては，発症4.5時間以内の血栓溶解療法とともに，発症6時間以内の脳主幹動脈閉塞に対する血管内血栓回収療法のエビデンスが示された．脳出血では，従来の減圧療法および開頭血腫除去術の他に，定位的血腫吸引術や神経内視鏡下血腫除去術が行われるようになった．また，脳動脈瘤破裂によるくも膜下出血では，脳循環改善，開頭クリッピング術の他，血管内コイル塞栓術も積極的に行われるようになった．

このため，要領よく問診および神経学的診察を施行し，迅速に頭部CTあるいはMRIを行って虚血性か出血性かを診断し，虚血性であれば病型と閉塞部位の同定まで行う必要が出てきた．本項では，脳卒中急性期診断の流れを，血管内治療が行われるようになった最近の動向をふまえて概説する．

1. 病院前（プレホスピタル）における脳卒中診断

救急医療において脳卒中患者が専門病院に迅速に搬送されるためには，普段から市民が脳卒中の初発症状を熟知している必要がある．そのため，日本脳卒中協会では，脳卒中を疑う兆候として，次の5つをあげ，市民啓発活動を行っている．

〈脳卒中を疑う兆候〉

> ① 片側の上下肢および顔面（あるいはその一部）の筋力低下，感覚障害
> ② 構音障害，失語（発語あるいは言語理解の障害）
> ③ 運動失調
> ④ 単眼の視力障害，複視，半盲
> ⑤ 激しい頭痛

また，米国では脳卒中救急搬送のトリアージ手段として，シンシナティ病院前脳卒中スケール（Cincinnati Prehospital Stroke Scale；CPSS）[2]が用いられている．これは，「顔面のゆがみ」，「上肢の挙上困難」，「言語障害」という3つの兆候をチェックするもので，3兆候のうち1つでもあれば，脳卒中である可能性は72％であるという．また，頭痛および嘔吐は出血性脳卒中を疑う症状であるが，「これまでに経験したことがない激しい頭痛が突然発症」した場合，くも膜下出血を考慮する．

上記の所見などにより，発症時に脳卒中が強く疑われた場合，脳卒中専門医がいる医療機関に患者を速やかに搬送することが重要である．

2. 救急疾患としての超急性期脳梗塞

「脳卒中治療ガイドライン2015〔追補2019〕」[3,4]では，発症4.5時間以内のすべての病型の脳梗塞に対して，遺伝子組換え組織プラスミノゲンアクティベータ（rt-PA）であるアルテプラーゼの静脈内投与の適応があり，rt-PA静注療法が無効あるいは非適応の発症8時間以内の脳梗塞に対しては，血栓回収機器による血管内治療の追加を考慮

する[3,4]．最近，前方脳主幹動脈の閉塞に対するステント型血栓回収器（ステントリトリーバー）を用いた血栓回収療法のエビデンスが蓄積され，米国脳卒中協会（AHA）のガイドライン[5]では，発症6時間以内の早期CT虚血変化でペナンブラ（**side memo**①）が大きい（ASPECTS*≧6），内頸動脈あるいは中大脳動脈水平部（M1）の閉塞に対しては，rt-PA静注療法が無効または非適応の場合，血管内血栓回収療法を推奨している（図1）．したがって，超急性期脳卒中では，まず虚血性か出血性かの鑑別が，次に発症24時間以内

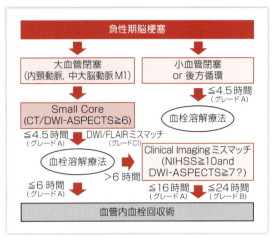

図1　超急性期脳梗塞の治療のパラダイム
（日本脳卒中学会，2019[4]，Powers et al, 2018[5]より作成）

> **ASPECTS（Alberta Stroke Program Early CT Score）[7]**
> ：中大脳動脈領域の脳梗塞において，ペナンブラの大きさを評価する方法で，基底核-視床レベルおよび側脳室レベルのMCA領域，計10カ所の早期CT虚血変化の有無により減点法で評価する（10点満点）．一般に，ASPECTS 8点以上では予後良好であり，4点以下ではたとえ再開通が得られても予後不良とされる．また，わが国ではMRI拡散強調画像（DWI）が汎用されているため，早期CT虚血変化の代わりにDWIにおける高信号域の有無を用いるASPECTS-DWIが用いられることが多く，深部白質（放線冠）を加えた11点満点で評価される．

米国脳卒中協会（AHA）のガイドライン2018，およびわが国の「脳卒中治療ガイドライン2015［追補2019］」では，超急性期大血管閉塞（emergent large vessel occlusion：ELVO）のうち，前方循環の内頸動脈および中大脳動脈M1閉塞では，虚血中心部が小さくASPECTSが6点以上で，かつ発症4.5時間以内の場合，まずrt-PAによる血栓溶解療法が適応となる（グレードA）．しかし，血栓溶解療法が無効で発症6時間以内の場合，血管内血栓除去術の適応がある（グレードA）．しかし，Clinical Imagingミスマッチ（例えば，NIHSS＞10で，かつDWI-ASPECTS≧7）が存在する場合，このタイムウインドウは16時間（グレードA）から24時間（グレードB）まで延長される．同様に，DWI/FLAIRミスマッチ（ペナンブラ）があれば，血栓溶解療法を考慮してもよい（グレードC1）．一方，小血管閉塞（small vessel occlusion：SVO）や後方循環（椎骨動脈，脳底動脈）の梗塞では血栓溶解療法が優先されるが，最近では血管内治療が行われることも多い．

---

side memo ① ペナンブラ（penumbra）

脳血管が閉塞した場合，虚血中心部（core）は直ちに壊死に陥るが，その周囲のある程度残存血流のある部位は，電気的な活動は停止しているものの梗塞には至っておらず，血流が再開通すれば回復する可能性がある．このような虚血に陥ってはいるものの，いまだ組織学的変化を呈していない部位を，月食でみられる「半陰影」になぞらえて「ペナンブラ」とよぶ（図A，B[6]）．MRI灌流強調画像（PWI）（あるいは脳血流画像）が得られれば，PWI/DWIミスマッチとしてペナンブラを同定することが可能である．

図A　虚血中心部とペナンブラ
虚血中心部では，神経細胞は直ちにエネルギー不全のため虚血性脱分極を生じ，脳組織は拡散強調画像（DWI）で高信号を呈する（厳密にはDWIが高信号であっても，可逆的な部分が存在する）．しかし，その周囲にはペナンブラが存在し，血行再建術の治療ターゲットとなる．理論的には，血流が再開通しなければ，梗塞巣は虚血域値に向かって時間経過とともに徐々に拡大し，ペナンブラは遂には消失する．

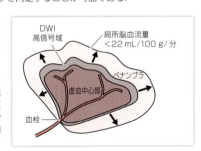

図B　残存脳血流量と虚血持続時間による脳組織変化
Jonesらのサルの局所脳虚血実験によれば，残存脳血流量が低下している虚血中心部では短時間で脳梗塞に陥るが，比較的脳血流が保たれている虚血辺縁部では脳梗塞に至るまでに数時間を要する．電気的活動が消失する局所脳血流量22mL/100g/分以下の脳組織で，いまだ脳梗塞に至っていない部分がペナンブラである．
（Jones et al, 1981）[6]

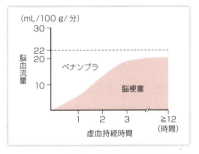

```
問診および診察
  ・現病歴：発症状況と経過              ・家族歴
  ・既往歴：高血圧症，糖尿病，脂質異常症，心   ・一般身体所見：バイタルサイン，心音など
   房細動などの心疾患，喫煙，飲酒，内服薬    ・神経学的所見：意識レベル，麻痺など

初期スクリーニング検査
  ・血液生化学検査：血糖，HbA1c，LDL など    ・頭部 CT あるいは MRI（MRA）
  ・凝固系検査：PT，APTT，D-dimer など     ・CT アンギオグラフィー（CTA）
  ・心不全マーカー：BNP，NT-proBNP        ・経胸壁心エコー（TTE）
  ・胸部 X 線検査                     ・頸動脈エコー
  ・12 誘導心電図                     ・ホルター心電図

脳卒中精密検査
  ・特殊な血液検査：膠原病，抗リン脂質抗体，  ・経食道心エコー（TEE）
   凝固系検査（ATⅢ，プロテイン S・C など）   ・経頭蓋ドプラ検査（TCD）
  ・（腺がん）腫瘍マーカー：CEA，CA19-9 など  ・胸腹部骨盤 CT
  ・髄液検査                       ・消化管検査：胃内視鏡，大腸内視鏡
  ・遺伝病検査（酵素活性，遺伝子検査）       ・長時間心電図モニター（装着型，植込み型）
  ・下肢静脈エコー
```

図2 診断の進め方

の超急性期脳梗塞では，病型診断とともに画像あるいは症状による閉塞部位の同定が重要となる．

3．脳梗塞患者の病歴および症状の把握

前述のように，突発する局所神経症状を呈した場合，患者は脳卒中専門医療機関に搬送されるが，その後の診断の進め方を図2に示す．まず，バイタルサインのチェックを行った後，本人，あるいは意識障害がある患者では家族・同僚から，手短に病歴を聴取する．発症経過が突発的なのか，階段状の悪化なのかは，病型を判断するうえで重要なポイントとなる．脳卒中の家族歴の聴取は，遺伝性疾患の除外のために必要である他，修正不能な危険因子としても重要である．

また，できるだけ短時間に要領よく診察を行う．一般身体所見では，心大血管疾患の除外のために，血圧の左右差，心音のチェックは重要である．神経学的所見では，意識障害，麻痺，感覚障害などの他，大脳皮質症状の有無などにより，虚血性か，出血性か，虚血性とすれば脳主幹動脈の閉塞なのか，穿通枝閉塞なのかを大まかに診断する．大脳皮質症状を有する場合，脳主幹動脈閉塞と考えられるため，血管内血栓回収療法の適応となる可能性がある．さらに，脳梗塞でrt-PAを投与する場合，NIH脳卒中スケール（NIHSS）を評価する必要がある．

4．頭部画像および初期スクリーニング検査

次に，速やかに頭部CTあるいはMRIを撮像し，脳梗塞であれば早期CT虚血変化あるいはDWI上の高信号域のみられる範囲により虚血中心部の大きさを推定し，MRAで閉塞血管を同定する．しかし，発症直後の脳梗塞や一過性脳虚血発作（TIA）では異常が認められないことも多く，脳梗塞と紛らわしい病態（"stroke mimics"）を注意深く除外する必要がある（表）．心原性脳塞栓症と非心原性脳梗塞では治療法が異なるため，順次検査を行い，できるだけ早期に脳梗塞病型を診断する．特に，分枝アテローム硬化病（branch atheromatous disease；BAD）では進行性脳卒中をきたしやすいため，注意が必要である．

一般的な初期スクリーニング検査として，血液生化学検査（血糖，HbA1c，LDLなど），凝固系検査（PT，APTT，D-dimerなど），胸部X線検査，12誘導心電図などをチェックする．特に，胸部X線検査で大動脈弓の開大がみられれば，大動脈解離を除外するために造影胸部CTを施行する．

心原性脳塞栓症が疑われれば，経胸壁心エコー

表　脳梗塞と紛らわしい病態（stroke mimics）

病態	鑑別のポイント
Todd（トッド）麻痺	痙攣の有無，意識レベル低下 麻痺側への共同偏視・頸部捻転（向反発作）
絞扼性神経障害	居眠りや泥酔後に気づかれることが多い 上下肢ともに障害されることは稀 伸展筋と屈曲筋で差が認められる 特徴的な神経支配領域に一致した感覚障害
頸髄（硬膜外）血腫	外傷・咳嗽・いきみが誘因になることがある 頸部・肩痛を伴う（要問診） 左右差のある四肢麻痺 脳神経領域の症状欠如（口角下垂なし） 膀胱直腸障害
消化管出血（重症貧血）	低血圧，頻脈，胃痛，タール便，眼瞼結膜
左心不全，心タンポナーデ	低血圧，胸部X線，心電図，心エコー
敗血症	発熱，悪寒戦慄，チアノーゼ 白血球増多，CRP，プロカルシトニン CVA tenderness，検尿（腎盂腎炎）
MELAS（ミトコンドリア脳筋症）	側頭・頭頂葉の血管支配と一致しない病変 糖尿病，乳酸アシドーシス，頭痛，家族歴

（TTE）で弁膜症，心拡大，心機能，心腔内血栓の有無などをチェックし，12誘導心電図で不整脈が検出できなければ，ホルター心電図を行って発作性心房細動（PAF）を除外する．また，心不全マーカーであるBNPやNT-proBNPの測定も病型診断に有用であることがある．アテローム血栓性脳梗塞の場合，頸動脈エコーやCTアンギオグラフィー（CTA）あるいはMRAで狭窄部位の同定を行い（図3），プラークの性状や壁在潰瘍の有無などをチェックする（図4）．これらを行っても，塞栓源が不明の脳梗塞をESUS（**side memo ②**）とよぶ．

5．脳梗塞の精密検査

さらに，前述の初期スクリーニング検査を行っても脳梗塞の原因が明らかでない場合，さらに精密な検査が必要となる．血液検査では，全身性エリテマトーデス（SLE）などの種々の膠原病の疾患マーカー，血管炎マーカー（p-ANCAなど），抗リン脂質抗体〔ループスアンチコアグラント，抗カルジオリピン抗体，抗β2-グリコプロテイン（GP）Ⅰ抗体など〕，ATⅢ，プロテインS，プロテインC活性などの凝固線溶系にかかわる因子を

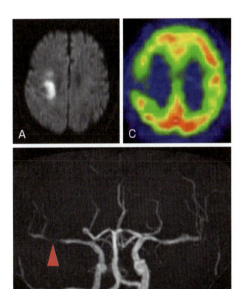

図3　血行力学性脳梗塞
63歳，女性．左上肢の筋力低下と感覚障害が進行．MRI（DWI）で右大脳深部白質に高信号域（A），MRAで右M1狭窄（B矢頭）を認め，脳血流シンチグラフィーで右前頭葉に血流低下部位（C）を認めた．

検査する．原発性中枢神経系血管炎では，髄液検査や脳生検が必要となることもある．単一遺伝子異常による疾患が疑われた場合，酵素活性測定

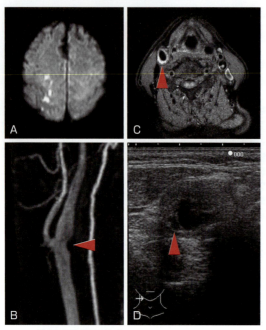

図4 動脈原性脳塞栓症
74歳，男性．左上肢単麻痺で発症し，頭部MRI（DWI）で右前頭葉から頭頂葉にかけての分水嶺領域に連続する複数の高信号域を認め（A），造影頸動脈MRAでは頸動脈分岐部に狭窄部を認めた（B）．頸動脈MRI（black blood法）では，脂肪抑制T1強調画像で右頸動脈壁が高信号に描出され（C），頸動脈エコーでは壁内に低信号エコーを認め（D），不安定プラークの存在が示唆された．

（ファブリー病におけるαガラクトシダーゼ活性など），遺伝子検査（CADASILにおけるNotch3遺伝子変異など）が必要である．

また，原因不明の凝固能亢進や下肢静脈エコーで下肢静脈血栓症を認めた場合，Trousseau（トルソー）症候群（**side memo③**）を疑い，各種腫瘍マーカー（CEA，CA19-9，CA125など）の測定，胸腹部骨盤CT，胃内視鏡，大腸鏡，ガリウムシンチ，PETなどを施行して悪性腫瘍の検索を行う．経食道心エコー（TEE）で，非細菌性血栓性心内膜炎（NBTE）＊や大動脈壁在血栓の検索を行うことも重要である．経頭蓋ドプラ検査（TCD）

> **非細菌性血栓性心内膜炎**：非細菌性血栓性心内膜炎（non-bacterial thromboendocarditis；NBTE）は，全身性エリテマトーデス，抗リン脂質抗体症候群などの膠原病によるLibman-Sacks（リップマン・ザックス）心内膜炎の他，悪性疾患の悪液質や終末期にみられることが多いことから，"cachectic（marantic）endocarditis（悪液質性心内膜炎）"あるいは"terminal endocarditis（終末期心内膜炎）"ともよばれる．大動脈弁や僧帽弁などに血栓性疣贅を形成し，心原性脳塞栓症の原因となる．

---

side memo ② ESUS（embolic stroke of undetermined source）

塞栓源不明の脳塞栓症を指す．具体的には，①ラクナ梗塞（CTで1.5cm以下の皮質下梗塞）でない，②責任となる頭蓋内・外主幹動脈に50％以上の狭窄がない，③心房細動や心腔内血栓などの心原性脳塞栓症を強く示唆する心疾患を欠く，④脳梗塞をきたす他の特異的疾患がないものをいう（**表**）[8]．従来，抗血小板薬で加療されることが多かったが，現在，直接経口抗凝固薬（DOAC）の有効性を検討する治験が行われている．

表 塞栓源不明の脳塞栓症（ESUS）の診断基準

1. CTまたはMRIでラクナ梗塞でない病巣の検出．
   ラクナ梗塞とは，発症24〜48時間経過した時点で，CTで15mm以下，DWIで20mm以下の皮質下梗塞を指す．
2. 虚血病巣を灌流する頭蓋内・外の血管に50％以上の狭窄性病変がない．
3. 高リスク塞栓源となる心疾患がない．
   永続性あるいは発作性心房細動，持続性心房粗動，心腔内血栓，置換弁，心房粘液腫あるいは他の心臓腫瘍，僧帽弁狭窄症，発症4週間未満の心筋梗塞，30％未満の左室駆出率，弁疣贅，感染性心内膜炎．
4. 脳梗塞をきたす他の特異的な疾患がない．
   血管炎，動脈解離，片頭痛/血管攣縮，薬物不正使用．

（Hart et al, 2014）[8]

side memo ③ Trousseau（トルソー）症候群

1865年，Trousseauは，胃がん患者に認められた遊走性血栓性静脈炎を初めて記載したが，「胆がん患者の胸部や上肢の表在静脈にみられる反復性・遊走性血栓症」をTrousseau（トルソー）症候群とよぶ．最近では，「悪性腫瘍に合併する凝固能亢進状態とそれに伴う血栓性静脈炎，あるいは脳梗塞を含む全身性動脈血栓症」と理解される．脳は組織トロンボプラスチンが豊富で血栓症を生じやすく，非細菌性血栓性心内膜炎（NBTE）による心原性脳塞栓症の標的臓器となりやすい．

その発症機序としては，末期のがん患者では，脱水，過粘稠症候群による低灌流状態，活動性低下に伴う静脈血栓症，免疫力低下に伴う細菌性塞栓，腫瘍塞栓，抗がん剤による血管炎などにより血栓症を発症しやすいこと，また組織因子の曝露やシステイン・プロテアーゼの放出により外因系凝固カスケードが活性化されることが考えられる．さらに，本疾患は腺がん患者に多いことから，血中に放出されたムチンが，直接プロトロンビンを活性化したり，セレクチンを介して血小板，単球，および血管内皮間の相互の接着を促進することが推定されている．

では，頭蓋内血管の血流速度測定や微小血栓のモニタリングなどが可能である．心原性脳塞栓症が疑われるが，通常のホルター心電図でPAFが検出されない場合，最近では装着型あるいは植込み型の長時間心電図モニター（Reveal LINQ®など）が使用されることがある．

6. 脳実質内出血の診断

脳出血の約80％は高血圧性とされ，フィブリノイド壊死を生じた穿通枝動脈の微小動脈瘤が破綻することにより生じる．好発部位として，被殻（外側型）および視床（内側型）が多いが，橋，小脳にもみられる．二次性のものとしては，脳動静脈奇形（AVM）・海綿状血管腫などの脳血管奇形，もやもや病，外傷，脳腫瘍，出血性素因（白血病，凝固線溶系異常），アミロイド血管症，薬剤性（抗血小板薬，抗凝固薬，感冒薬に含まれるフェニルプロパノールアミン）などがある．特に最近では，高齢者のアミロイド血管症による皮質下出血が増加しており，脳葉型出血の原因となる．

頭部CTあるいはMRIで，脳実質内出血が認められた場合，出血部位，血腫量，進展方向，脳室内穿破の有無などを評価し，高血圧性か，二次性のものかを鑑別する．MRIでは，赤血球ヘモグロビン（ヘム鉄）の経時的変化により，血腫の中心部と周囲で信号が複雑に変化するため，発症時期を推定することが可能である．また，T2*WIで脳微小出血（CMBs）の有無を確認することができ，基底核CMBsは高血圧の既往を反映し，皮質下CMBsはアミロイド血管症と関連が深いと考えられている．

7. くも膜下出血の診断

くも膜下出血は，外傷を除けば脳動脈瘤の破裂が最も多いが，若年者では脳動静脈奇形の破綻や可逆性脳血管攣縮症候群（RCVS）などによる場合もある．典型例では，突然発症するこれまで経験したことがない激しい頭痛（雷鳴頭痛）がみられ，髄膜刺激徴候（項部硬直，ケルニッヒ徴候など）を呈する．また，脳動脈瘤は，内頚動脈-後交通動脈分岐部，前交通動脈，中大脳動脈分岐部，脳底動脈終末部の順に多く認められ，破裂した部位により動眼神経麻痺（散瞳を伴うことが多い），片麻痺，意識障害，痙攣など，さまざまな症状をきたす．

頭部CT所見は，典型的には脳槽の形をした星型鋳型状の高信号を呈するが，中大脳動脈分岐部動脈瘤の破裂などの場合，脳実質内に穿破して脳出血との鑑別が困難な場合もある．Minor leakの場合，CTでは高信号とならないため，本疾患を強く疑わせる経過や症状がある場合，MRI（FLAIR）で脳実質表面の高信号を確認する必要がある．また，腰椎穿刺を施行して血性髄液（キサントクロミー）の有無をチェックする．脳動脈瘤の診断には，脳血管造影の他，3D-CT血管撮影，MRAが有用である．

〈野川　茂〉

■文献

1) NINDS：Classification of cerebrovascular diseases III. *Stroke* 21：637-676, 1990.
2) Kothari RU, et al：Cincinnati Prehospital Stroke Scale：reproducibility and validity. *Ann Emerg Med* 33：373-378, 1999.
3) 日本脳卒中学会脳卒中ガイドライン委員会：脳卒中治療ガイドライン2015．協和企画，2015.
4) 日本脳卒中学会脳卒中ガイドライン［追補2019］委員会編：脳卒中治療ガイドライン2015［追補2019］．協和企画，2019.
5) Powers WJ, et al：2018 Guidelines for the Early Management of Patients With Acute Ischemic Stroke：A Guideline for Healthcare Professionals From the American Heart Association/American Stroke Association. *Stroke* 49：e46-e99, 2018.
6) Jones TH, et al：Thresholds of focal cerebral ischemia in awake monkeys. *J Neurosurg* 54：773-782, 1981.
7) Pexman JH, et al：Use of the Alberta Stroke Program Early CT Score（ASPECTS）for assessing CT scans in patients with acute stroke. *AJNR Am J Neuroradiol* 22：1534-1542, 2001.
8) Hart RG, et al：Embolic strokes of undetermined source：the case for a new clinical construct. *Lancet Neurol* 13：429-438, 2014.

問診・診察

　問診すなわち病歴の聴取と身体所見の診察は，医療機関に到着した患者をみる最初のステップである．脳卒中か否か，脳卒中であるとすればどの病型なのかをそこで見積もる〔脳卒中の分類と発症機序の項（p13~）参照〕（図1）．要領よく身体所見を確認し，可能な範囲で病巣や障害高位を診断する．血栓溶解療法の適応も考えられる際には，必要な検査を優先的に実施する中で行うことになる．病態を見極めるには，探索的な働きかけと網羅的な診察とを使い分けることが有効で，得られた所見を統合して診断に至る（**side memo①**）．病型診断には画像検査が必須であるが，得られた病巣の情報を基に問診や診察所見と突き合わせ，病態や成因を推察することになる．立ち止まって振り返り，臨床症状を考えてみることも重要である．日々の経過観察においても身体所見の診察は必須であり，予後予測や病状変化の把握に有用である．

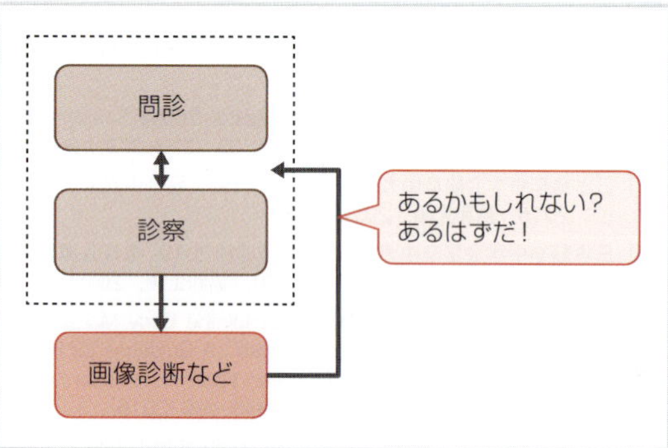

〈脳卒中診断における問診・診察の目的別階層〉

①脳卒中か否かの診断
②脳卒中病型の診断
③病態・成因の推察
④重症度の把握と合併症の評価

1. 問診

　受診に至った症状の詳細について尋ね，その経過をはっきりさせる．病歴の聴取には，患者の自然な訴えを「聞く」ことに加え，必要な情報を「聞き出す」ことが重要である．自発的な訴えの表出を妨げないようにしつつも，適度な間合いで問いかけながら，推察する病態に特徴的な病歴や否定的な病歴の有無を確認する．患者が自発的に発する言葉の意味するところは，ときにより医療者の考えている内容と異なることもある．例えば，「手がしびれる」という訴えにおいても，「しびれ」が知覚低下なのか，異常感覚なのか，また，力が入りにくいことを指すのか，さらには，手だけなのか，前腕や上腕までも含むのかなど，その事実を確認する必要がある．

図1　診察時の所見探索の流れ
見当を付け所見を探すとともに，逆に画像所見などから起こりうる症状を確認し，経時的にも振り返り検討していくことが病態の把握につながる．

---

side memo①　探索的診察手順と網羅的診察手順

　診察の進め方は人それぞれだが，大きく分けて探索的手順と網羅的手順があり，その場の状況によって使い分けられている．例えば，悪心，回転性のめまいとふらつきを主訴に来院した患者にWallenberg（ワレンベルグ）症候群の可能性を疑い，片側の失調の有無や温痛覚障害，Horner（ホルネル）症候の有無を探す（side memo⑤を参照）ような進め方は探索的といえる．神経学的検査チャートに則って1つひとつ系統的に確認する方法は網羅的である．探索的手順はスピーディーだが，一本槍で見落としがないかどうかの振り返りが必要であり，網羅的手順には時間がかかり，一時結論を保留する忍耐を要する．

表1　脳卒中の主要症状，初発神経症状の病型別頻度

脳出血	くも膜下出血	心原性脳塞栓	アテローム血栓性脳梗塞	ラクナ梗塞
片麻痺 (52.8)	頭痛 (47.5)	片麻痺 (52.8)	片麻痺 (53.1)	片麻痺 (53.7)
意識障害 (35.4)	意識障害 (41.7)	失語 (35.5)	構音障害 (21.7)	構音障害 (34.2)
失語 (26.0)	嘔気嘔吐 (22.0)	意識障害 (31.4)	失語 (16.3)	感覚障害 (11.8)
半側無視 (24.2)	失語 (12.3)	半側無視 (31.1)	意識障害 (12.5)	失語 (3.4)
構音障害 (18.6)	半側無視 (5.7)	構音障害 (18.1)	半側無視 (12.6)	めまい (2.8)

脳出血14,602例，くも膜下出血5,344例，心原性脳塞栓20,134例，アテローム血栓性脳梗塞19,485例，ラクナ梗塞22,675例の初発神経症状の頻度，上位5症状を提示．
（ ）内は各病型中で占める割合を百分率で示した数字．

(小林・他, 2015[1], p27を一部改変)

脳卒中の「卒」は「にわかに」，「中」は「当たる，損なう」という意味をもっており，その言葉が示すように，急な発症で，一側性の運動麻痺，一側性の知覚障害，呂律が回りにくい感じや言葉の障害，意識障害やめまい，激しい頭痛や嘔吐などをきたす場合に脳卒中の可能性が疑われる（表1）．突然の激しい頭痛と嘔吐での発症は「くも膜下出血」が疑われ，急性の発症で高血圧を伴い数時間内に進行する麻痺や意識障害は「脳出血の可能性」を，一過性の前駆症状があり巣徴候が明らかな場合は「虚血性脳血管障害」が疑われる．しかし，病歴のみで病型まで鑑別できるわけではなく，その診断にはCTやMRIなどの画像検査を必要とする．てんかんや低血糖，敗血症などでも類似の発症様式をたどることがあり，脳卒中類似病態（stroke mimics）の除外診断のためにも，既往歴や家族歴，生活習慣なども含めた問診の意義は大きい（**side memo ②**）．

以下，主要症状について述べる．

(1) 意識障害

急に反応が悪くなり崩折れる，朝起きてこず呼びかけても反応がない，部屋で倒れていたなどの状況で発見されることが多い．本人からの病歴の聴取は難しいため，状況を知る人の証言が重要である．運動性失語などが意識障害と見誤られる場合もある．痙攣発作の有無や糖尿病治療歴はまず確認する必要があり，てんかんや低血糖，肝性脳症，CO_2ナルコーシスや薬物中毒，脳炎や心因性反応など脳卒中以外の多岐にわたる病態を想定しつつ情報を集める必要がある（**side memo ③**）．

(2) 頭痛，嘔吐

発症時刻のはっきりとした突然の激しい頭痛と嘔気は，くも膜下出血の可能性を疑わせる．また，くも膜下出血の頭痛は発症時が最悪である．脳出血でも比較的大きなものでは，頭痛や嘔気を伴うことが少なくない．

虚血性脳血管障害においては，頭痛を伴うことは比較的稀だが，後頭蓋窩の梗塞ではときに認め

---

side memo ②　高齢社会での問診

80歳代，90歳代，さらには100歳代と高齢になるにつれ，現在活性化している問題点よりも，既往歴にあげられる病気の数のほうが上回ってくる．肺がん，胃がん，胆石の手術をし，脊柱管狭窄症や胃潰瘍や狭心症の既往も有し，なおかつこのたび脳卒中が疑われ受診に至るといった具合である．しかも，これまでの受療状況や現在服用中の薬剤，ここ最近の日常生活動作（ADL）の状況など，本人に尋ねただけでは曖昧なことも少なくない．救急の連絡があった際には，お薬手帳も一緒に持って来てもらうようお願いをしたり，最近の状態のわかる人や治療方針について相談や意思決定のできる人に付いて来てもらうように念を押すことも意外と重要である．

side memo ③　AIUEO-TIPS

意識障害の原因は多岐にわたる．主要な要因，Alcohol（アルコール中毒），Insulin（インスリン，低血糖/高血糖），Uremia（尿毒症），Encephalopathy（脳症），Opiates（麻薬），Trauma（外傷），Infection（感染症），Poisoning（中毒），Seizure（てんかん）の頭文字を取って，AIUEO-TIPSアイウエオチップスと覚える方法が紹介されている（p199参照）．

られる．

動脈解離を伴う場合には，障害部位近傍の疼痛を生ずることが多く，椎骨動脈解離の際の後頸部痛など特徴的な痛みを呈する．

（3）運動麻痺

食事中に箸が使いにくくなった，お茶腕が傾く，腕の力が入りにくく思うようにならない，朝1人で寝床から起き上がれなかった，足に力が入らず転んでしまった，よだれが垂れてしまうなどは，運動麻痺を示唆する症状である．問診では，できるだけ患者の言葉で発症時の状況を含めて記録しておくのがよい．機能障害の評価にも通じ，具体的な記録があれば比較も容易である．歩行障害を主訴とする場合には，一側の症状なのかどうかを確認する必要がある．

（4）感覚障害

感覚が鈍い，一枚皮を被ったよう，砂を踏むような違和感，ビリビリする，チカチカするなど，感覚障害の訴えは多様である．発症時は知覚低下で，その後，不快感やつらい痛みに変化していくこともある．何となくふらつくという訴えが，下肢の位置覚の障害で生ずることもある．

（5）めまい（side memo ④）

回転性めまいと浮動性めまいに大別される．しかし，その性状は一連のめまい発作の中でも変化することが多く，病態の鑑別において決定的な意義には乏しい．内容の注釈を交え，患者の表現をまずは忠実に記録しておくと判断を誤りにくい．問診においては，かつて同様の症状をきたしたことがあるかどうか，めまいの起こり方や誘因の有無，持続時間，随伴症状について聞き出すことが重要である．耳鳴りや難聴を伴い，めまいと一致して増悪する際には内耳性のものの可能性が高い．キーンという耳鳴りは高音域の障害が，ブーンという耳鳴りは低音域の障害が疑われる．誘因のあるめまいや繰り返すめまいの多くは末梢性であるが，運動障害や感覚障害などの他の徴候を伴う場合には中枢性の可能性が強く疑われる．

（6）言葉の障害など

舌が滑らかでなく呂律が回りにくい，言葉自体がなかなか出てこない，どもったり訳のわからない言葉を口にするなど，言葉の障害は本人の訴えとして明らかな場合もあれば，家族や友人の指摘で初めて気付かれる場合もある．いつ頃からどのようにおかしいのか接触者の話も加え具体的な事例で聴取するとよい．

2．診察

診察では，身体所見を調べることによって，問診で聴取した訴えの客観的裏付けを得る．患者の主観的訴えを医学用語へ変換し，その程度や重症度を評価することになる．

問診と診察は救急外来などにおいては並行して行われることが多く，具合の悪いところを尋ねながら，脈を触れ，手足を動かしてもらい，必要に応じて横になったり体の向きを変えたりしながらみていくことになる．

血栓溶解療法の適応となりうる症例などの緊急を要する場合には，問診と診察を手際よく行い，必要な評価を優先して実施する．時間的な余裕があれば，系統的な神経学的診察を加えていくことになる．神経学的検査チャート（例：診療報酬「神経学的検査」別紙様式19）を用いると，見落としなくひと通りの診察が可能である．

1 一般身体診察

血圧の上昇は，特に出血性脳卒中の場合には緊

---

side memo ④ めまいにまつわる用語

dissiness：浮動性めまい．頭部ふらふら感，漠然としためまい感を含めた広義のめまい．
vertigo：回転性めまい．自分があるいは周囲が回転するような感覚や，一定方向に引き込まれるような感覚を呈するもの．
presyncope：失神寸前の状態．気が遠くなるような感じ．
syncope：失神．全般脳虚血に伴う一過性の短時間の意識消失発作で通常短時間で完全に回復する．姿勢の保持はできず転倒に至る．
unsteadiness：不安定感．座ったり，立ったり，歩いたりしているときに生じる安定しない感じで，特定の方向性をもたないもの．
directional pulsion：方向性突進現象．座ったり，立ったり，歩いたりしているときに生じる不安定感だが，特定の方向に傾き倒れるような傾向のあるもの．

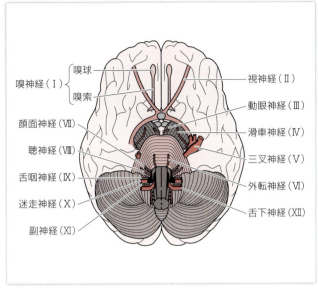

図2 脳神経　〔本書p11図7（髙嶋）を再掲〕

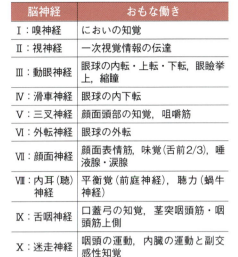

表2　12の脳神経とそのおもな働き

脳神経	おもな働き
Ⅰ：嗅神経	においの知覚
Ⅱ：視神経	一次視覚情報の伝達
Ⅲ：動眼神経	眼球の内転・上転・下転，眼瞼挙上，縮瞳
Ⅳ：滑車神経	眼球の内下転
Ⅴ：三叉神経	顔面頭部の知覚，咀嚼筋
Ⅵ：外転神経	眼球の外転
Ⅶ：顔面神経	顔面表情筋，味覚（舌前2/3），唾液腺・涙腺
Ⅷ：内耳（聴）神経	平衡覚（前庭神経），聴力（蝸牛神経）
Ⅸ：舌咽神経	口蓋弓の知覚，茎突咽頭筋・咽頭筋上側
Ⅹ：迷走神経	咽頭の運動，内臓の運動と副交感性知覚
Ⅺ：副神経	僧帽筋，胸鎖乳突筋
Ⅻ：舌下神経	舌の運動

急の対応を要する点で重要であり，著しい高血圧を呈する場合には診断を急ぐ必要がある．心房細動などの不整脈の有無，眼窩や頸部の血管雑音，甲状腺腫の有無などについてはまず確認しておきたい．意識障害を呈する場合には，重篤な内科的疾患が隠れている可能性も念頭に置いて診察を行う．

2　神経学的診察

麻痺の有無や程度をみることは，脳卒中の診断において真っ先に確認すべき事項である．局在診断においては，症候の特徴を大まかに対比して把握するだけでも病巣を絞り込むことができる．例えば，中心溝を境に前方は運動とその遂行にかかわる出力機能が，後方は知覚と認識にかかわる入力機能が集約されている．左半球（優位半球）は言語にかかわり，右半球（劣位半球）は空間の認識にかかわる．脳幹腹側（底部）には錐体路が走り，脳幹背側（被蓋）には脳神経核が存在する．感じているしびれは内側毛帯系のしびれか脊髄視床路の問題かなど，身体所見の概要をつかみ，解剖学的知識と対照してさらに探索してみることで，その分布や障害の性質を想像することができる．

(1) 意識

Japan Coma Scale（JCS）やGlasgow Coma Scale（GCS）を用いて意識のレベルを評価する．意識障害の程度と関連を有する他の所見，呼吸状態や瞳孔，脳幹反射の有無，四肢の筋緊張や病的反射についても合わせて注意を払いたい．

(2) 脳神経（図2，表2）

脳神経12対は，若い番号ほど前方上方から，後になるほど後方下方から頭蓋に出入りする．Ⅰ，Ⅱは大脳内で終点を迎える．Ⅲ，Ⅳは中脳へ，Ⅴ，Ⅵ，Ⅶ，Ⅷは橋へ，Ⅸ，Ⅹ，Ⅺ，Ⅻは延髄へと進入し，それぞれの神経核と連絡している．脳幹を灌流する動脈は，椎骨動脈遠位部や脳底動脈から左右に分枝し，正中寄りを抜け内側を灌流する枝と，外側を周り小脳に至る枝に分かれる．そのため，虚血性病変では，内側型，外側型あるいは被蓋限局型とまとまりをもった部分が障害され，高位と合わせて一定の症候群としてとらえられることが多い．

①視野の障害：Ⅱ

半盲は皮質症状の中では，失語，半側無視に次いで高頻度である．被検者と対面し，鏡像的に片目を被い異なる視野に指を提示して見えるかどうか尋ねたり，眼前で側方から手刀を振って瞬目の具合を観察する（Slash Test）などの方法で見極め

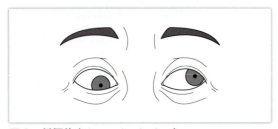
図3 斜偏倚(skew deviation)

ることができる．
②眼球運動障害など：Ⅲ，Ⅳ，Ⅴ

　自然な状態で，眼位は正中か，一眼球の偏倚や両眼とも一側に偏るような共同偏視はないかについて留意する．瞳孔や眼裂の左右差についても合わせて観察する．さらに，頭を動かさずに眼だけで指標を追視してもらい眼球運動の異常や眼振の有無を調べる．

　テント上の比較的大きな病巣では，病巣側への共同偏視(側方へ向かう両眼の持続性偏倚)を認めることが多い．てんかん発作などで病巣が刺激性に働く場合や脳幹の破壊性病変では病巣と反対側を向く共同偏視を生じる場合もあり，麻痺などとの組み合わせで病巣を推察する．両眼とも内下方を向く垂直性共同偏視は，視床出血などで認められることが多い．一側の眼が内下方に，他方の眼は外上方に偏倚する斜偏倚(skew deviation，図3)は中枢性病変の可能性を示唆する所見である．

　水平性の眼球共同運動は，大脳からの線維連絡を受けた橋の側方注視中間中枢(傍正中部橋網様体；paramedian pontine reticular formation；PPRF)の働きにより調整されている．PPRFからは隣接する同側外転神経核へ向かう線維と，対側の内側縦束(median lingitudinal fasciculus；MLF)を上行して動眼神経核に向かう線維が出て，外転神経核と動眼神経核は結ばれており，右眼が右を向けば左眼も右を向くような共同の動きが図られている．これら核間の連絡の障害により，MLF症候群やone and half症候群とよばれる特徴的な水平性共同運動の障害(核間性眼球運動障害)＊を生ずる．

　核性あるいは核下性に眼球運動にかかわる神経が障害された場合には，支配する外眼筋の麻痺により，単眼の眼位の異常と眼球運動障害を認める．
③顔面麻痺など：Ⅶ

　額の皺寄せ，眼輪筋収縮による閉眼の具合で上部顔面筋の麻痺を，口を横に広げる際の口角挙上の可否や左右差で下部顔面筋の麻痺の有無をみることができる．末梢性の高度麻痺では兎眼を呈し，軽度では閉眼時の睫毛の隠れ具合が左右で異なるため麻痺側では睫毛が露出する(睫毛徴候陽性)．上部顔面筋を支配する神経核の核上性支配は両側性で，下部顔面筋では対側大脳半球からの一側性支配である．そのため，中枢性障害による一側核上性障害では，上部顔筋の麻痺は目立たず，下部顔筋の麻痺のみを呈する．末梢性顔面神経麻痺であるベル麻痺では，一側上下顔面筋の麻痺を呈し，さらに舌前2/3の味覚障害，聴覚過敏，涙分泌の異常などを伴うことが多い．
④平衡覚・聴覚の障害：Ⅷ

　めまいで初発する急性前庭症候群(acute vestibular syndrome)の場合には，中枢性であってもCT/MRIで発症当初は陽性所見の得られない場合があり，脳神経異常や運動失調などの身体所見を見逃さないようにしなければならない．

　末梢性のめまいか中枢性のめまいかの鑑別には，運動失調の有無や他の随伴神経症状の確認とともに，眼振の性状，前庭眼反射異常の有無，斜偏倚などの眼位の異常に注目する．一方向性の眼振と片側の前庭眼反射の障害は前庭神経炎を，頭位により方向を変える交代性眼振や回旋性眼振は良性発作性頭位めまいを示唆し，垂直性眼振や顕著な回旋性眼振，斜偏倚の存在は中枢性の可能性を示唆する．

核間性眼球運動障害
MLF症候群：MLFの障害によって生ずる非共同性注視麻痺．病巣と反対側を注視したときに，病巣側の眼の内転障害と対側の外転時の眼振を呈する．輻輳は保たれる．

One and half症候群：一側のMLFとPPRFの障害で生ずる．水平性の眼球共同運動の際に，病巣側の眼球は左右どちらへも動かず，対側の眼球は外転のみでき，外転時に眼振を呈する．輻輳は保たれる．

⑤構音・嚥下障害など：Ⅸ，Ⅹ，Ⅻ

Ⅸ，Ⅹは複合して構音・嚥下機能にかかわっている．軟口蓋の動きで運動枝の機能を，咽頭反射で知覚を含めた反射弓の状況を確認する．Ⅻは核上性支配も対側の片側優位であり，片側の障害で舌の運動に異常を呈するが，核性・核下性障害の場合のほうが呈舌時の舌の偏倚は顕著である．一側性障害では呈舌により麻痺のある側に舌は偏倚するが，核上性では麻痺の対側に，核下性では麻痺の同側に病巣がある．

(3) 運動

麻痺，筋力低下の有無，深部腱反射の亢進や低下，病的反射の有無などについてチェックする．大脳皮質の病変によって上肢のみあるいは下肢のみの単麻痺を生ずることもあるが，脳卒中では，通常は左右どちらかの片麻痺を生ずる．また一般に，下肢よりも上肢に，近位側よりも遠位側に麻痺の程度は強いことが多い．両側視床や脳幹で左右に広がりをもった大きな病巣では，意識障害を伴って四肢麻痺を呈する場合もある．脳卒中を繰り返す例では，両側性の片麻痺を生じていることがあり，病歴や筋緊張などと対照し新旧を推察することも求められる．

(4) 感覚

指先や脱脂綿，筆の穂などで軽く触れることで触覚を，爪ようじなどの先の尖ったもので痛覚を，温水や冷水を入れた試験管や冷たい金属などで温度覚を検査する．振動覚はC128音叉を振動させ関節や骨にあてがい，振動がわかるかどうかや振動が止まったら知らせるように告げて判断する．関節位置覚は，手指や足趾を側面から軽くつまんで上あるいは下に移動させ，その移動の向きを問うことによって確かめる．

体性感覚を伝える経路には，内側毛帯系と脊髄視床路系があり，内側毛帯系は筋肉関節などの固有感覚，振動覚，触覚・触知覚を，脊髄視床路は温度覚と痛覚を担っている．延髄では内側毛帯系は内側正中の腹側寄りにあり，外側を走る脊髄視床路とは離れているため，それぞれ単独の障害を呈することが多い．橋レベルになると内側毛帯も被蓋に移り，脊髄視床路と横一線となり中脳では2経路は隣接並行して走行し視床へ向かう．大脳皮質下の脳卒中や視床の後腹側核を含む脳卒中では，対側の片側感覚障害が主体である．頭頂葉皮質の脳卒中においては，温痛覚や振動覚などの減弱に加えて，部位失認や皮膚書字覚の障害，立体覚消失などの識別感覚障害の発現が特徴的である．大脳皮質感覚野は，感覚を識別する機能を主としているためと考えられる．

(5) 運動失調

運動失調をみるためには，患者の動きを観察する必要がある．脳卒中における運動失調は，一般に小脳変性疾患で認められるほど顕著なものではなく，運動時の注意深い観察により明らかになる

---

side memo ⑤　Wallenberg（ワレンベルグ）症候群

延髄外側部症候群ともいわれ，椎骨動脈遠位あるいは後下小脳動脈の閉塞による．バリエーションはあるが，病巣の同側には，顔面温痛覚低下，角膜反射低下，ホルネル症候群，軟口蓋・咽喉頭の麻痺，小脳性運動失調を，病巣の対側には体幹，上下肢の温痛覚低下をきたす（図）．

1：三叉神経脊髄路核
2：三叉神経脊髄路
3：前庭神経内側核
4：迷走神経背側核
5：副楔状束核
6：下小脳脚
7：脊髄視床路
8：内側毛帯
9：錐体路
ASA：前脊髄動脈
PICA：後下小脳動脈
VA：椎骨動脈．

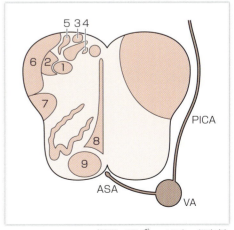

図　ワレンベルグ症候群の病巣

（星野，2016[2]，p444を一部改変）

ものであることが多い．歩行，肢節運動，体幹運動，言語，眼球運動など実際に体を動かしてもらってその動きの中で，運動の正確性あるいは協調性の障害としてとらえることができる．問診の中での話し言葉・構音の観察，指鼻指試験，踵膝試験，指標追視による眼球運動の観察は重要である．

中下位脳幹外側の障害では，小脳脚と被蓋背外側に位置する脊髄視床路とは同時に障害されやすく，同側の失調と対側の温痛覚障害という組み合わせを呈することが少なくない．

内包や橋底部，前大脳動脈領域脳表のラクナ梗塞で，片側の失調性要素をもった麻痺（運動失調不全片麻痺；ataxic hemiparesis）を生ずることがある．感覚徴候を伴えば視床病変が示唆され，構音障害が目立つ場合は橋病変が，下肢優位の脱力は前頭葉病変の可能性が疑われる．

(6) 失語，半側無視
①失語

問いかけに対して努力様だが言葉の表出は難しく非流暢で，しかし言語了解は比較的保たれている「運動性失語」と，むしろ多弁に応答があり流暢だが，単語や文法の構成はおかしく言語了解にも障害が強い「感覚性失語」に大別される．さらに広い病巣では，運動性失語と感覚性失語の両者を呈し，自発言語は非流暢で言語了解も障害された「全失語」となる．失語症類型のさらなる鑑別には，流暢さ，言語了解というカテゴリーに加え，物品呼称，復唱，読み，書きを加えた6つのカテゴリーの評価が必要である〔失語の項（p244～）参照〕．

②半側無視

視線を一方向に向け，反対側を見ようとせず，歩ける場合は注意の向く一方向に寄っていったり，反対側の肩をぶつけたりする．通常は右半球の病変によって生じ，右方向ばかりを向き左を無視し，急性期には左片麻痺の否認（病態失認；anosognosia）を伴うことも多い．眼前に置いた線分や聴診器のチューブを二等分するように命ずると，二等分位置は大きく右へ偏倚する．視覚で顕著だが，体性感覚や聴覚なども含んだ多感覚性の障害であり，二点同時刺激では病巣の反対側を無視することで知ることができる．皮質に病巣が存在する場合は，頭頂葉下部の障害でみられることが多い〔失認の項（p251～）参照〕．

（山形真吾）

■文献
1) 小林祥泰・他：脳卒中データバンク2015，中山書店，2015．
2) 星野晴彦監訳：脳卒中症候群，メディカル・サイエンス・インターナショナル，2016．

○ Memo

脳画像診断
1．CT，MRI

　脳卒中診療において，computed tomography（CT）やmagnetic resonance imaging（MRI）装置を用いた脳画像診断は不可欠である．脳CT，MRI検査の役割は，超急性期（現在は発症後4.5時間以内）の脳梗塞に対するrt-PA（recombinant tissue-type plasminogen activator；遺伝子組み換え組織プラスミノゲン・アクティベータ，アルテプラーゼ）静注療法が認可されて以降，大きく変貌した．それは，本治療の適応判定に際して，短時間のうちに脳出血や広範な早期虚血変化の有無を評価しなければならなくなったからである[1]．

　CT/MRI装置を用いた脳画像検査法は，頭蓋内病変を評価するためのCT/MRI，頭頸部の血管病変を評価するための3次元CT血管造影（3 dimensional CT angiography；3D-CTA）/MR angiography（MRA），脳循環動態を評価するためのCT/MR perfusion（灌流画像）などに分類される．本項では，各検査法でわかることや特徴（長所，短所）について述べる．

1．頭蓋内病変の評価

1 CT

　頭部単純CTは利便性が高く，脳卒中診療において重要な初期画像診断法であり，特に脳出血の検出に威力を発揮する．CT上，脳梗塞は低吸収域（黒色），脳出血は高吸収域（白色）に描出される（図1）．CTには，①検査時間が短い，②容易に断層像が得られる，という長所がある一方で，①放射線被曝がある，②骨のアーチファクトのために脳幹や小脳の病変がわかりにくい，③脳梗塞に対する感度がMRIと比べて低い，などの短所がある．特に，脳梗塞の超急性期（発症数時間以内）はその微細な変化の判定が難しい．

　早期CT所見（early CT signs）として，脳実質にみられる早期虚血変化である，レンズ核の不明瞭化，島皮質の不明瞭化，皮髄境界の不鮮明化，脳溝の消失（図2A）が知られているが，その判断には熟練が必要であり読影者間一致率や再現性などの問題がある[2]．rt-PA静注療法の適正治療指針では，頭部CTでの広範な早期虚血変化は禁忌とされている[1]．広範な早期虚血変化がある場合は，rt-PA静注療法の効果が期待できないばかりか，致命的な脳出血をきたす危険性が高いからである．脳血管内にみられる早期CT所見として，血管内の新しい血栓が高吸収の中大脳動脈（MCA）所見（hyperdense MCA sign）や中大脳動脈閉塞所見（MCA "dot" sign）として認められることがある（図2B）．

2 MRI

　MRIは，利便性こそCTに劣るものの，脳卒中の診断に必要な多くの情報をもたらす．わが国ではCTとともにMRIの普及率は高い．MRI拡散強調画像（DWI）*の新鮮梗塞検出能はCTをはるかに上回り，MRAによって脳主幹動脈の閉塞も確認できるため，rt-PA静注療法の適応決定にMRIを用いている施設も多い（図3）．

　MRIでは，複数のシーケンスを撮像することにより脳梗塞に関する詳細な情報を得ることができる（図4）．よく用いられる撮像シーケンスは，T1強調画像（T1W），T2強調画像（T2W），fluid-attenuated inversion recovery（FLAIR）画像，T2

> **MRI拡散強調画像（DWI）**：DWIは，脳虚血組織内の水拡散運動の低下を画像化し，高い感度と特異度で梗塞巣を発症早期より鮮明に高信号として描出するため，急性期脳梗塞巣の検出に優れている．

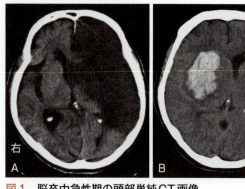

図1 脳卒中急性期の頭部単純CT画像

A. 脳梗塞：左中大脳動脈領域全域に低吸収域（黒色）がみられる．
B. 脳出血：右被殻に高吸収域（白色）がみられる．

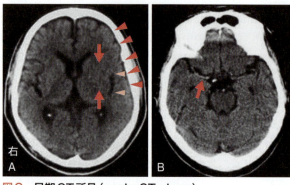

図2 早期CT所見（early CT signs）

A. 早期虚血変化：レンズ核の不明瞭化（➡），島皮質の不明瞭化（▶），皮髄境界の不鮮明化および脳溝の消失（▶）．
B. Hyperdense MCA sign：右中大脳動脈主幹部が高吸収を呈している（➡）．

スター強調画像（$T2^*W$）である．T1Wでは，水分が多い部分が黒く（脳室は黒色），脳が灰色，脂肪が白く見え，解剖的な構造がわかりやすい．T2Wは，T1Wの白黒を反転させたような画像で，水分が多い部分が白く見え（脳室は白色），多くの病巣が高信号で描出されるため，病巣の検出に有用である．FLAIRは，基本的には水の信号を抑制したT2強調風の画像（脳室は黒色）であり，脳室と隣接した病巣が明瞭に描出される．発症数時間以内の急性期脳出血は，通常のT1WやT2Wでは非特異的所見を呈することが多く，MRIの診断能はCTに比して劣ると考えられていた．しかし，磁化率効果に最も鋭敏な撮像法である$T2^*W$を用いれば急性期血腫は明瞭な低信号を呈するため，最近ではMRIのみで急性期血腫を除外することが可能と考えられるようになった[3]．

MRIは，骨のアーチファクトのためにCTでは評価が難しい脳幹や小脳の病変検出に優れており，またCTではわかりにくい非常に小さな梗塞巣が検出されることも多い．一方で，①体内に心臓ペースメーカー（最近はMRI対応のものもある）などの金属が入っていると検査ができない，②撮影時間が長い，③安静が保てない（体動によるアーチファクトによって画像が不鮮明になる）場合や閉所恐怖症があると検査が難しい，などの短所がある．

2. 頭頸部血管病変の評価

1 3D-CTA

造影剤の静脈内注入により血管のコントラストを増強させ，血管の3次元表示を行う3D-CTAでは，頭頸部血管の狭窄，閉塞や脳動脈瘤などを同定することができる（図5）．3D-CTAには，①検査時間が短い，②脳血管の立体像や軸位像が簡単に得られる，③骨など他の組織との同時表示ができる，④石灰化を描出できる，などの長所がある．また，乱流や遅延した血流の影響を受けることなく，血管内腔の解剖学的形態をとらえるこ

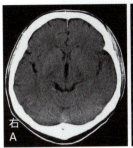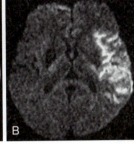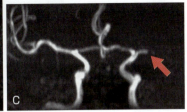

図3 超急性期脳梗塞（左中大脳動脈閉塞）例の頭部CT（A），MRI-DWI（B），MRA（C）画像

A. CT：左中大脳動脈（MCA）領域に早期虚血変化を認めるが，慣れないと判定が難しい．
B. MRI-DWI：左MCA領域に明らかな高信号領域を認める．
C. MRA：左MCAが近位部で閉塞している．

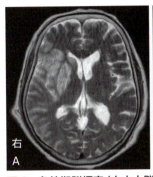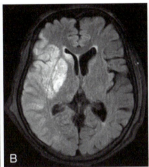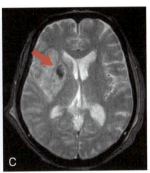

図4 急性期脳梗塞（右中大脳動脈領域の前方部梗塞）例の頭部MRI画像

A. T2強調画像：梗塞巣が高信号を呈している．
B. FLAIR画像：梗塞巣が高信号を呈している．
C. T2*強調画像：梗塞巣内の一部（右基底核）に低信号を認め，出血性梗塞と考える．

とが可能であり，MRAよりも動脈の閉塞や狭窄について正確な評価ができる．しかし，3D-CTAにも，①放射線被曝がある，②造影剤を使用しなければならない，③血流速度に影響されないため静脈系の描出にも優れるが，静脈系の重なりのためかえって繁雑な画像になる，④全周性の石灰化がある場合や頭蓋底部での血管評価が難しい，などの短所がある[4]．

2 MRA

MRAは，頭頸部血管の狭窄，閉塞や脳動脈瘤などを評価する際，①カテーテルや造影剤を使用せずに，②非侵襲的に，③短時間に多方向の血管投射画像が得られるという長所をもつ．脳動脈狭窄性病変の診断には，撮像時間が短く，比較的速い流速の血流を描出するのに適しているという点から3次元time-of-flight（3D-TOF）法が広く用いられている（図6）．MRAは実際の血管形態そのものを描出する脳血管造影検査とは異なり，"血流"を画像化したものであり，独特のアーチファクトを生じるため，読影に際してその特徴を

十分知っておく必要がある．狭窄部または正常例での屈曲，蛇行部や血管分岐部では乱流や流速の変化が生じ，血流の信号が低下するため狭窄度が過大評価される傾向がある[5]．

3．脳灌流画像

最近，造影剤を用いた脳循環検査であるCT灌流画像（CT perfusion；CTP）やMR灌流画像（perfusion-weighted image；PWI）を用いて，虚血性ペナンブラ*を推定することが試みられている．いずれも，造影剤急速注入後の組織信号強度の経時的変化を追跡することで各種脳血流パラメータを算出する．CTPは，単純CT検査に引き続いて施行可能であり，単純CTでは識別できない超急

> **虚血性ペナンブラ**：脳動脈が急性閉塞した場合，不可逆的な虚血中心（虚血コア）の周辺部分には，虚血による神経機能障害はみられるもののいまだ細胞死に至っておらず，血流再開によって救済可能な可逆的障害レベルの領域が存在する．この領域は虚血性ペナンブラとよばれ，脳梗塞超急性期治療のターゲットとなる．

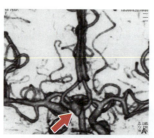

図5 3D-CTA画像
前交通動脈瘤を認める．

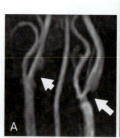

図6 MRA画像
A．頸部MRA：両側内頸動脈起始部に狭窄を認める．
B．頭蓋内MRA：右中大脳動脈に狭窄を認める．

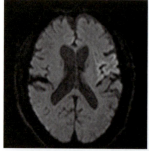

A．MRI拡散強調像（DWI）

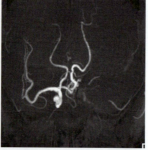

B．MRA

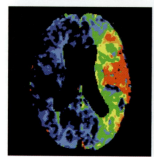

C．MR灌流画像のTmax画像

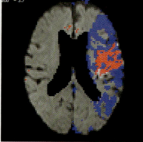

D．Diffusion-perfusion mismatch

図7 Diffusion-perfusion ミスマッチ

A．左前頭葉弁蓋部に高信号を認める．
B．左内頸動脈（ICA）高度狭窄により，左ICAおよび左中大脳動脈（MCA）の描出が不良である．
C．左MCA領域広汎の灌流障害を認める．
D．Tmax＞6秒の灌流障害領域を虚血領域（青），DWIでの高信号域（赤）を虚血コアとしてdiffusion-perfusionミスマッチ領域が定義される．
※最近ではTmaxを灌流異常域の定義に用いることが増えており，Tmax＞6秒という基準が多施設共同研究などで用いられている[6]．

性期の灌流異常域の範囲，分布，程度を簡便にかつ短時間で判定できる．MRIでは，PWIにおける灌流障害領域のうちDWI上の病巣を認めないdiffusion-perfusion ミスマッチ領域が虚血性ペナンブラに相当すると考えられている（図7）．

脳梗塞急性期治療の進歩とともに，脳卒中診療におけるCT，MRIによる画像診断の役割はますます重要になってきている．今後のさらなる画像診断技術の進歩が期待される．

（上原敏志）

■文献

1) 日本脳卒中学会医療向上・社会保険委員会rt-PA（アルテプラーゼ）静注療法指針部会：rt-PA（アルテプラーゼ）静注療法適正治療指針．脳卒中27：327-354，2005．
2) Wardlaw JM, Mielke O：Early signs of brain infarction at CT：observer reliability and outcome after thrombolytic treatment-systematic review. *Radiology* 235：444-453, 2005.
3) Kidwell CS, et al：Comparison of MRI and CT for detection of acute intracerebral hemorrhage. *JAMA* 292：1823-1830, 2004.
4) 佐々木真理：3D CT angiography（CTA）．日本臨牀64増刊号：323-326, 2006．
5) Uehara T, et al：Detection of occlusive lesions in intracranial arteries by three-dimensional time-of-flight magnetic resonance angiography. *Cerebrovasc Dis* 4：365-370, 1994.
6) 工藤與亮：MR灌流画像（MR perfusion）．日本臨牀72増刊号：538-543, 2014．

脳画像診断
2. SPECT

脳血流 single photon emission computed tomography（SPECT）検査は，脳の機能検査の1つである．アイソトープで標識された脳血流トレーサーを静注し脳血流（cerebral blood flow；CBF）情報を得る．現在，統計解析手法を応用した自動解析ソフトでの評価が一般化している．本項ではSPECTに用いるトレーサーの特徴を紹介したうえで，脳梗塞の急性期と慢性期のそれぞれにおけるSPECTの意義について概説する．

1. SPECTに用いる脳血流トレーサー

(1) IMP（N-isopropyl-p-^{123}I-iodo amphetamine）

^{123}I-IMPは静注後，まず肺に取り込まれる．その後，動脈血中に放出され，初回循環で90％以上が脳組織内に取り込まれる．トレーサー取り込み量はCBFとの直線性に優れ，定量評価の正確性も高い．後述する脳血管反応性の評価には最も適した製剤であるが，標識済み注射液として供給されるため緊急検査には不向きである．時間が経過するにつれIMPは脳組織から洗い出されるので，脳血流の評価には，投与15分後の早期像を用いる．

(2) HM-PAO（^{99m}Tc-d, l-hexamethyl-propyleneamine oxime）

^{99m}Tc-HM-PAOは脳への取り込み後，速やかに脂溶性から水溶性化合物へ代謝され，投与から1～2分で定常状態となる．静注時点の脳血流が長く保持されるので，先にトレーサーを投与しておき，治療介入後にSPECTを行うことも可能である．標識キットで供給され，検査準備時間も短いため，急性期の検査に適している．

(3) ECD（^{99m}Tc-ethyl-cysteinate dimer）

^{99m}Tc-ECDは投与後，脳内エステラーゼの作用で水溶性化合物へ代謝され，脳組織にとどまる．標識キットで供給され，HM-PAOより高画質のSPECTが得られるとされるが，脳血流情報に加えて，エステラーゼ酵素活性も反映した初見として読影する必要がある．実際，亜急性期の贅沢灌流症候群（luxury perfusion syndrome）の時期は，実際のCBFは増加しているにもかかわらず，ECDの取り込みはみられないので注意が必要である．

2. 脳虚血急性期におけるCBF変化

Positron emission tomography（PET）を用いた検討から，健常成人のCBF平均値は44.4±6.5mL/100g/分とされている．脳血管に急性閉塞が生じた場合，脳の虚血閾値は10～15mL/100g/分と推定され，対側比による定性評価をまとめると40～60％が梗塞に陥るか否かの閾値と考えられる（表）[1]．一方，虚血組織が不可逆性の障害を被るまでには，虚血の程度に加え虚血持続時間が関与することはいうまでもない．発症6時間以内のSPECTによる検討（図1）によると，発症から4.5時間までは，血流低下の程度に応じて梗塞に陥るまでの所要時間は異なっており，より早期の再開通療法の重要性が示されている[2]．

塞栓性閉塞では内在性線溶活性による自然再開通が生じ，劇的に症候が改善する例（spectacular shrinking deficit*）が12％程度あり，こういった例では局所CBF上昇，すなわちearly post-ischemic hyperperfusionが観察される．

表　脳梗塞急性期における脳虚血閾値

報告者（年）	トレーサー	症例数	脳梗塞病型	評価時間(hr)	虚血閾値
Shimosegawa (1994)	HMPAO	31 (含RT)	CE, LAA	1.5〜5.7	60%，140%<
Ueda (1992)	HMPAO	20 (含RT)	CE, LAA	<7.5	35% for ICH
Ueda (1994)	HMPAO	30 (含RT)	CE, LAA	2〜12	35% for ICH 55% for infarction
Berrouschot (1998)	ECD	82	MCA stroke, TIA	<6	70%
Watanabe (1999)	ECD	20	CE	1〜12	20 mL/100g/min
Mahagne (2000)	ECD	24	MCA stroke	4〜12	40%
Ogasawara (2000)	ECD	28 (含RT)	MCA embolism	3〜6	55%
Iseda (2002)	ECD	19 (含RT)	MCA閉塞	2.5〜8	34〜50% (≤3hr) 50% (>3hr)
Hirano (2005)	HMPAO	53	MCA embolism	0.8〜6	30〜60% (≤1hr) 60% (>1hr)

RT：reperfusion therapy，CE：cardioembolism，LAA：large artery atherosclerosis，ICH：intracranial hemorrhage.

(Oku et al, 2010)[1]

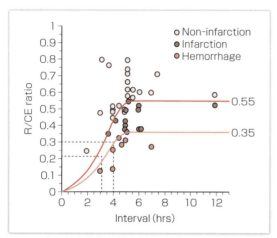

図1　残存脳血流値と脳血管再開通療法の効果の関係
対小脳比で評価した脳血流値と，脳血管再開通治療後の組織転帰との関係を示す．発症から4.5時間までは，残存脳血流値に応じて脳梗塞(infarction)，出血性梗塞(hemorrhage)に至るまでの所要時間が異なっている．
〔植田敏浩教授（聖マリアンナ医科大学東横病院）の厚意により掲載〕

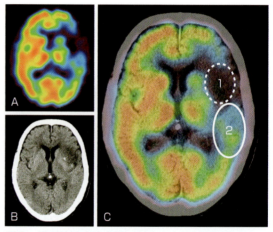

図2　局所線溶療法を行った左中大脳動脈塞栓症
発症5時間で左中大脳動脈塞栓症に局所線溶療法を実施した症例．
発症4時間のSPECT(HM-PAO)では左中大脳動脈領域の血流低下を認める(A)．24時間後のCT(B)で，梗塞は左島回から前頭葉に限局していた．治療前SPECTと治療後CTを重ね合わせて検討する(C)と，対側比<40%の領域(1)は梗塞に陥っていたが，40〜60%の領域(2)は血行再建によって救済されていた．

3．脳梗塞急性期

発症4.5時間以内のrt-PA静注療法の適応を検討する際には，検査は必要最低限に絞り，迅速に治療を開始する．この状況ではSPECTを実施すべきではないと明記されている．

4.5時間を超えての急性血行再建の適応判断には，脳血流評価が役立つ．もしSPECTを用いるとすれば，時間的制約から定量評価にこだわらず，定性評価で判断することになる（図2）．一般に対側比60%以下のCBF低下部位が最終梗塞体積を予測し，40%以下の領域はその時点の虚血コ

> Spectacular shrinking deficit：脳塞栓症において，二次的線溶亢進や血圧の影響で塞栓子が移動したり，断片化したりして，閉塞した血管が再開通することがある．梗塞が完成する前に再灌流が生じると，完全に正常状態に復する場合があり，これをspectacular shrinking deficitとよぶ．

ア*に合致する[3]．しかしながら，血栓回収療法のエビデンスが確立した現在，急性期の脳血流評価の主力は，CTあるいはMRIを用いた灌流画像評価に移行している．

2015年に報告された急性期血栓回収療法に関するHERMES共同研究グループ*の中で，灌流画像を症例選択基準に加えているのは，EXTEND-IA，SWIFT PRIMEの2試験である．いずれもRAPID®という全自動解析ソフトを導入し，target mismatchを見極めることで，他のRAPID®を用いない試験と比べ一段と良好な治療成績を得ている[4]．

4．脳梗塞慢性期

慢性期に血行再建術を行う場合は，SPECTによる脳血流検査はその適応を決定するうえで重要である．

(1) 頸動脈内膜剥離術（CEA）・頸動脈ステント留置術（CAS）

頸動脈内膜剥離術（carotid endarterectomy；CEA）および頸動脈ステント留置術（carotid artery stenting；CAS）は，「脳卒中治療ガイドライン2015」に明記された基準にのっとって適応が検討される．ガイドラインでは狭窄率と症状の有無が記載され，CBF減少の有無は判断基準とはなっていない．これはCEAおよびCASの主目的が，CBFの増加よりも，狭窄部からの塞栓性機序による脳梗塞（artery to artery embolism）を予防することにあるためである．しかし，合併症として注意すべき病態として過灌流症候群（hyperperfusion syndrome）がある（図3）．これは「頭痛や痙攣，片麻痺などを伴い，CBFが術前の2倍になる症候群」と定義されており，頻度は少ないものの死亡原因となりうる重篤な病態である．

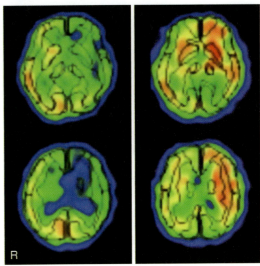

A．CEA前　　　B．CEA後

図3　頸動脈内膜剥離術後に生じた過灌流現象
71歳，男性，左内頸動脈狭窄（90％）によるアテローム血栓性脳梗塞．発症2週間目に左頸動脈に対し頸動脈内膜剥離術（CEA）を施行．術前のSPECT（A）にて左大脳半球の血流低下があり，術後5日目のSPECT（B）では左基底核から大脳皮質に血流増加を認めた．静脈麻酔を用いて鎮静下に全身管理を行い，脳出血や痙攣を発症することなく経過した．

この症候群の発生を予期できる唯一の方法は，術前の^{123}I-IMP SPECTでアセタゾラミド負荷による血管反応性低下を検出することである[5]．すでに代償性の血管拡張をきたしている症例（図4）では，血管拡張術後の脳灌流圧の急激な上昇に対応できず本症候群を生じやすい．過灌流の危険性が高い症例では，周術期から血圧を厳格に管理し，静脈麻酔で脳代謝を落として予防を図る．

(2) 浅側頭動脈-中大脳動脈吻合術（EC-IC bypass）

浅側頭動脈-中大脳動脈吻合術（external carotid-Internal carotid artery bypass；EC-IC bypass）とは，頭皮の栄養血管である浅側頭動脈を頭蓋内の中大脳動脈に吻合してCBFを増加させ，

虚血コアとペナンブラ：脳梗塞によって血管が詰まってしまうと，その部分の血流が滞り，供給が断たれた結果，脳細胞は壊死に至る．すでに壊死に陥った部位は「虚血コア」，その周辺にあってかろうじて細胞死を免れている部分を「ペナンブラ」とよぶ．

HERMES共同研究グループ：おもにステント型デバイスを用いた血栓回収療法の有効性を示した，2015年に論文発表された5つの臨床試験の総称である．Highly Effective Reperfusion evaluated in Multiple Endovascular Stroke trialsの頭文字であると同時に，ESCAPE，REVASCAT，MR CLEAN，EXTEND-IA，SWIFT PRIMEの頭文字も意図している．

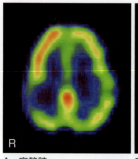 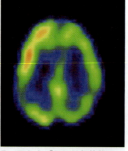

A. 安静時　　　B. アセタゾラミド負荷後

図4 左内頸動脈狭窄症のアセタゾラミド負荷SPECT

左内頸動脈狭窄（90％）による塞栓性梗塞をきたした症例．右頭頂葉に陳旧性脳梗塞を有する．安静時（A）より左内頸動脈灌流域に血流低下があり，同部はアセタゾラミド負荷後（B）にも血流増加がみられない．

脳虚血発作を防ぐ手術である．1985年の国際共同研究では効果を否定されたが，重度のCBF低下がある症例のみを対象としてJapanese EC-IC bypass trial（JET）studyがわが国で実施された．内頸動脈系の閉塞性脳血管障害による脳虚血発作から3週間以上経過し，CTあるいはMRI上，一血管支配領域にわたる広範な脳梗塞巣を認めない症例のうち，^{123}I-IMP SPECT検査において患側のCBFが正常値の80％未満，かつアセタゾラミド負荷時のCBF増加が10％未満の症例が対象とされた（図5）[6]．この結果，EC-IC bypassは内科単独治療群より有意に脳梗塞を予防した[6]．現在，慢性期の血行再建の適応はJETで採用されたこの脳血流の基準にのっとって決定されている．

なお，脳血管反応性の検査薬として用いられるアセタゾラミドは，添付文書上の効能，効果には，本検査への使用についての記載はない．すなわち「使用禁忌」ではないが，いわゆる「適応外使用」に相当する．アセタゾラミドには急性心不全や肺水腫といった重篤な副作用も報告されており，本検査は日本脳卒中学会他，関連4学会が発表した「アセタゾラミド（ダイアモックス注射用）適正使用指針」にのっとり[7]，必要性を吟味し十分な説明と同意のうえで行うよう求められる．

（平野照之）

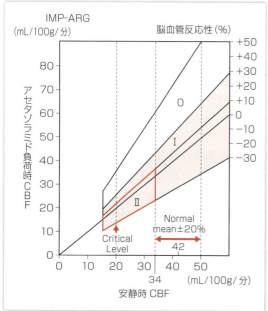

図5 アセタゾラミド負荷SPECTによる脳血管反応性評価

横軸に安静時CBF，縦軸にアセタゾラミド負荷時のCBFを記録する．
Stage 0：正常の脳血管反応性を有する症例（30％以上の脳血流増加）．
Stage I：脳血管反応性が低下（脳血流増加 10〜30％）し，脳血流が正常または軽度低下（安静時CBF≧80％）している症例．
Stage II：脳血管反応性が消失（脳血流増加≦10％）し，脳血流が低下（安静時CBF≧80％）している症例．
血行力学性脳虚血stage IIに該当する症例が，EC-IC bypass術の適応とされる．

（JET study group, 2002）[6]

■文献

1) Oku N, et al：Nuclear neuroimaging in acute and subacute ischemic stroke. Ann Nucl Med 24：629-638, 2010.
2) Ueda T, et al：Outcome in acute stroke with successful intra-arterial thrombolysis and predictive value of initial single-photon emission-computed tomography. J Cerebral Blood Flow Metab 19：99-108, 1999.
3) Hirano T, et al：Prediction of the final infarct volume within 6 h of stroke using single photon emission computed tomography with technetium-99m hexamethyl-propylene amine oxime. Cerebrovasc Dis 11：119-127, 2001.
4) Warach SJ, et al：Acute stroke imaging research roadmap III. Imaging selection and outcomes in acute stroke reperfusion clinical trials. Stroke 47：1389-1398, 2016.
5) Ogasawara K, et al：Prediction and monitoring of cerebral hyperperfusion after carotid endarterectomy by using single-photon emission computed tomography scanning. J Neurosurg 99：504-510, 2003.
6) JET study group：Japanese EC-IC Bypass Trial（JET Study）中間解析結果（第二報）．脳卒中の外科30：434-437, 2002.
7) 日本脳卒中学会・他：アセタゾラミド（ダイアモックス注射用）適正使用指針．2015年：http://www.jsts.gr.jp/img/acetazolamide.pdf（2017年5月8日閲覧）

脳画像診断
3. 超音波検査（頸動脈，経頭蓋など）

頸動脈超音波（エコー）の特徴は，簡便に行うことができ，視覚的に血管の形状や内部構造，ドプラ波形による血流の評価を行うことが可能なことである．

これらの特徴より，脳卒中の診断での超音波検査の役割は大きく分けて以下のようなものがある．
①動脈硬化の評価，②頸動脈狭窄症に対する治療戦略を考えるうえでの評価，③頸動脈狭窄症に対する周術期評価，④脳梗塞急性期の病型分類と発症機序の評価，⑤脳血管障害を呈する各種病態の把握などがあげられる．

1. 動脈硬化の評価

まず，動脈硬化の評価の1つとして，頸動脈内膜中膜複合体肥厚度（intima-media thickness；IMT）の測定がある．

頸動脈IMTは，Bモードエコーにおいて，血管内腔面にある低輝度と高輝度の2層として観察される．IMTの測定は，頸動脈を長軸で描出し，遠位壁で拡張期末期に測定し，1.0mm以下を正常値として，1.1mm以上を肥厚ありと定義する（図1）．

次に，1.1mm以上のIMTを含んだ部位をプラークと定義し，測定する．プラーク測定は，総頸動脈，総頸動脈分岐部，内頸動脈においてそれぞれ測定し，長軸だけではなく，短軸でも観察し測定するのが望ましい．

プラーク観察は，大きさだけではなく，性状評価も重要である．プラークの性状評価にはプラーク輝度による分類として，高輝度，等輝度，低輝度プラークがある[1]（図2）．

プラークの構成成分として，低輝度プラークは粥腫（じゅくしゅ）や血腫，等輝度プラークは線維成分，高輝度プラークは石灰化成分と関連しているといわれて

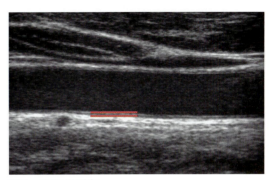

図1　IMTの測定
色の横線間をIMTとし，測定する．

いる．特に低輝度プラークは不安定プラークとされており，脳塞栓症を引き起こす可能性が高いものとして重要である．輝度による分類以外にも，潰瘍性病変や可動性プラーク（図3）は同様に，塞栓リスクが高いとされている[2]．

2. 頸動脈狭窄病変の評価

頸動脈狭窄病変の評価は，頸動脈エコーにおいて最も重要な評価の1つである．頸動脈狭窄病変が50％以上の狭窄は，特に症候性の場合は内膜剥離術やSTENT術の適応対象になるため，正確な測定が要求される．

狭窄度の測定方法としては，NASCET法，ECST法，面積測定法の3つの方法と，狭窄部位では血流速度が上昇することから，最大血流速度（peak systolic velocity；PSV）の測定も重要である（図4）．頸動脈エコーでの狭窄評価は最大血流速度が世界的にはゴールドスタンダードで，その他の評価法はエビデンスがほとんどないことを理解しておく必要がある．

狭窄率は，面積測定法＞ECST法＞NASCET法の順で大きい値となり，可能であれば，3つの

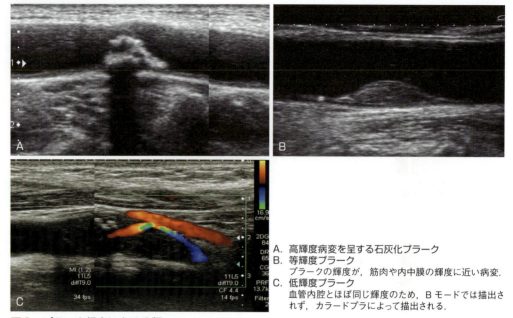

A. 高輝度病変を呈する石灰化プラーク
B. 等輝度プラーク
   プラークの輝度が，筋肉や内中膜の輝度に近い病変．
C. 低輝度プラーク
   血管内腔とほぼ同じ輝度のため，Bモードでは描出されず，カラードプラによって描出される．

図2　プラーク輝度による分類

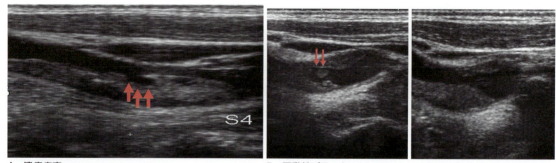

A. 潰瘍病変
   矢印で示した部位に潰瘍性病変を認める．定義上は2mm以上の陥凹を潰瘍病変とする．
B. 可動性プラーク
   矢印で示された病変は拍動とともに可動しており，数日後に消失していた．

図3　その他の不安定プラーク

測定法で記載するのが望ましい．

また，最大流速速度との関連は，150cm/秒以上でNASCET法の50％狭窄，200cm/秒以上で70％狭窄とされており，石灰化病変のため正確な狭窄率が測定困難の場合，代わりの測定方法として有用である．

頸動脈内膜剥離術の適応は，症候性狭窄では70％とされており，また，無症候性中等度ないし軽度狭窄においても，不安定プラークや潰瘍形成がある場合，頸動脈内膜剥離術を考慮してもよいとされているが，内科治療の進歩により発症率は極めて低くなりつつあるので，侵襲的治療の適応は慎重に判断する必要がある．

3．頸動脈狭窄症に対する周術期評価

頸動脈エコーはまた，頸動脈内膜剥離術（CEA）やSTENT術後の評価判定でも用いられる[3]．術後の再狭窄病変やSTENT内にできるプラーク病変の検出は，頸動脈エコーが最も適した検査方法であり，術後の管理において重要となってくる[4]（図5）．

急性期脳梗塞患者における頸動脈エコーの役割は，脳梗塞の病態を把握するための血流評価である．

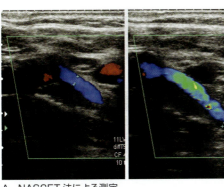
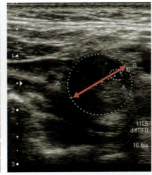

A. NASCET法による測定
狭窄部位と内頸動脈の遠位端との内腔の比として測定する．

B. ECST測定法（短軸像での測定）
狭窄部位での内腔と血管腔の比として計算する．「(A−B/A)×100」．

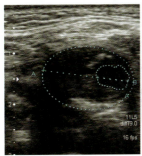
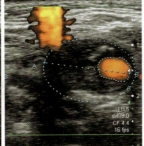
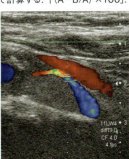

C. 面積による測定（短軸像）
狭窄部位の内腔面積と血管面積の比として計算．

D. PSVによる測定法

図4　狭窄度の測定法

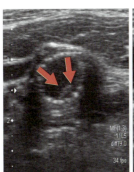
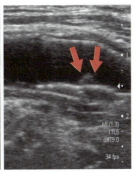
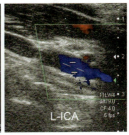

図5　STENT内プラーク
STENT術後のエコーにおいて，STENT内腔に突出したプラークを認めた．

図6　遠位部で閉塞した内頸動脈
内頸動脈起始部では血流を認めているが，血流波形にて拡張期血流を認めず，遠位部閉塞と診断した．

4. その他

　超急性期の心原性脳塞栓症はアルテプラーゼ（rt-PA）による血栓溶解療法や血栓回収療法の適応であり，迅速で正確な診断が必要である．頸動脈閉塞をきたした場合，総頸動脈の血流パターンにより，遠位部閉塞を検出することが可能である（図6）．
　また，椎骨動脈の測定では，血流パターンをみることで，観察部位より遠位の情報を得ることができる．
　具体的な症例を示すと，椎骨解離をきたした症例において，解離を起こした椎骨動脈が継時的に変化する経過を，頸動脈エコーによる血流パターン解析により，日々非侵襲的に観察することが可能であった（図7）．
　経頭蓋超音波検査は，側頭骨からのアプローチにより，頭蓋内血管である中大脳動脈や後大脳動脈を観察することが可能である（図8）．
　脳梗塞以外の病態においても診断価値がある．

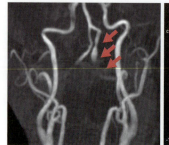
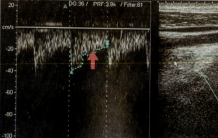

A. 脳梗塞発症直後

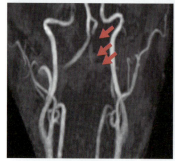
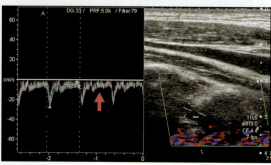

矢印で示した病変が1週間後に狭窄の進行を認めている．エコーによる椎骨動脈の血流波形では，拡張期血流の低下を認めている．

B. 脳梗塞発症1週間後

図7　椎骨動脈解離（椎骨動脈解離病変の1週間後の変化）

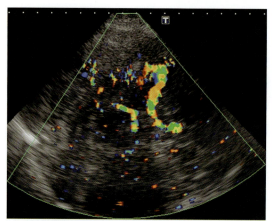

図8　経頭蓋カラードプラ法（TCCFI）による頭蓋内主幹動脈の観察

中大脳動脈，後大脳動脈，前大脳動脈を観察することが可能である．

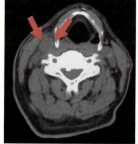

右頸部痛で発症した症例のMRI像．右総頸動脈の拡張と内膜の肥厚が確認される．同部位は，頸部エコーにおいても，肥厚した内中膜病変として確認された．

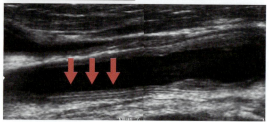

図9　頸動脈瘤

頸部痛を主訴とする頸動脈瘤（carotydinia）の症例において，臨床経過の改善とともに，エコー所見も改善した例を示す（図9）．

以上のように，臨床における頸動脈エコーの役割は多種にわたり，脳梗塞急性期から慢性期における管理において重要な役割を果たしている．頸動脈エコーによる血流や形態を評価することで，一層病態を把握することが可能と考えられる．

（玄　富翰，長束一行）

■文献

1) JM De Bray, et al：Consensus concerning the morphology and the risk of carotid plaques. *Cerebrovasc Dis* 7：289-296, 1997.
2) Handa N, et al：Ischemic stroke events and carotid atherosclerosis. Results of the Osaka Follow-up Study for Ultrasonographic Assessment of Carotid Atherosclerosis (the OSACA Study). *Stroke* 26：1781-1786, 1995.
3) von Reutern GM, et al：Grading carotid stenosis using ultrasonic methods. *Stroke* 43：916-921, 2012.
4) Setacci C, et al：Grading carotid intrastent restenosis：a 6-year follow-up study. *Stroke* 39：1189-1196, 2008.

病型別の画像所見

本項では病型別に分類された脳梗塞，および脳出血とくも膜下出血を頭部CTとMRIの画像所見（side memo ①）を中心に解説する．特に脳梗塞の臨床病型分類（side memo ②）は，急性期から回復期にかけてのリハや再発予防治療を含めた治療全般の選択に大きく関連するため極めて重要である．しかし正確な診断は頭部画像検査のみでなく，危険因子などの患者背景から発症時の様子，一般身体所見と神経所見，頭部以外の各種検査結果などに基づき総合的に行うものであることに十分注意する必要がある．

1. 脳梗塞

1 アテローム血栓性脳梗塞（図2～4）

アテローム血栓性脳梗塞の診断基準では，「発症した梗塞巣に関連する頸部動脈または脳動脈に動脈硬化性病変がある」という考え方が重要である．つまり，画像上で脳梗塞がどの動脈の支配領域に位置しているかという基礎知識が必須である．頭部断層画像における頸部～脳動脈の支配領域を図1に示す．

また，アテローム血栓性脳梗塞の発症機序（side memo ③）を理解するためには，各脳動脈はもともと相互のネットワーク（動脈吻合）を形成していること，そこを経由する側副血行がうまく働けば灌流圧*が低下した領域の血流を補えること，境界領域には分水嶺*というもともと灌流圧の低い部位があること，という脳循環の仕組みを考慮する必要がある．

〈アテローム血栓性脳梗塞の画像診断のポイント〉

- 梗塞は動脈硬化性病変がある動脈の支配領域に生じる．
- 複数の動脈支配領域に同時多発梗塞が生じた場合は別の病型を考える．

灌流圧：脳動脈内の血圧のこと．全身血圧が下降しても一定範囲での脳動脈圧は保たれる仕組みがあるが，高度狭窄部よりも末梢の部分などは灌流圧が低下する．局所灌流圧の重度低下によって生じる脳梗塞が血行力学性脳梗塞である．

分水嶺領域：分水嶺とは河川の源流域を分け隔てる山地のことだが，ここでは複数の動脈灌流域の境界部を指す．心臓からの圧勾配が最も低くなる部位に当たるため，灌流圧が低下した場合に血行力学性脳梗塞が生じやすい．また，小さい塞栓子は洗い流されずに分水嶺領域にとどまりやすいため，塞栓性梗塞も生じることが多いといわれている．

---

side memo ① 頭部CT検査と頭部MRI検査の臨床における位置付け

CTの診断能力は急性期出血性病変以外でMRIに勝るところは少なく，MRIには血管の情報が得られるという最大の利点もある．しかし，撮像時間の短さや普及度からみてまずCT所見ありきという医療現場も多いことから，本項ではなるべくCT画像所見を提示し，MRI画像所見による補足が必要な場合にはこれを併せて提示するという構成にする．

side memo ② 脳梗塞の分類

脳梗塞は発症機序，臨床病型，症状と部位などによって分類されており（NINDS-CVD-Ⅲ），臨床病型による分類ではアテローム血栓性脳梗塞，心原性脳塞栓症，ラクナ梗塞の3病型と「その他の脳梗塞」に分ける．また，3病型以外を「他の原因による脳梗塞」および「原因不明の脳梗塞」とする分類（TOAST分類，SSS-TOAST分類）も臨床上有用である[1]．診断基準などの詳細は他項（p72～）に譲る．

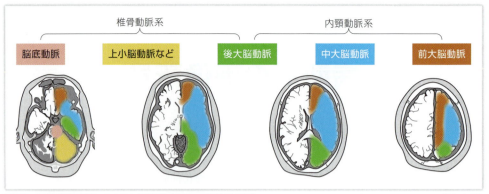

図1 頭部断層像における各脳動脈支配領域の概略
前，中，後大脳動脈の境界領域が分水嶺に当たる．

（Weinrich et al, 1995[2]）を改変）

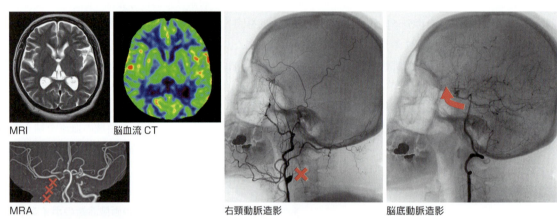

図2 内頸動脈が完全閉塞しても脳梗塞が生じていない症例
49歳，女性．MRIで脳実質の異常は全くみられないが，MRAで右内頸動脈の血流信号は消失している．脳血管造影検査で右内頸動脈は閉塞しているが，脳底動脈からの豊富な側副血行が確認できる．脳血流CT検査でも血流の左右差を認めない．

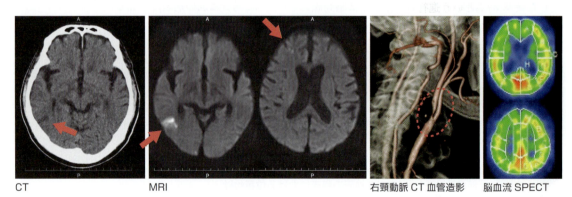

図3 内頸動脈の高度狭窄による血行力学性脳梗塞
79歳，男性．CT，MRIでは右中大脳動脈と前および後大脳動脈との分水嶺領域に脳梗塞がみられる．CT血管造影で右内頸動脈の高度狭窄が確認され，脳血流SPECT検査では完成梗塞部よりも広い範囲での血流低下が確認できる．

side memo 3　アテローム血栓性脳梗塞の発症機序

脳梗塞の発症機序による分類がアテローム血栓性脳梗塞の発症機序にもそのまま当てはまる．血栓性，塞栓性（動脈原性），血行力学性という3つの機序の厳密な区別は臨床上難しいが，動脈硬化を基盤としたさまざまな病態がみられる点がアテローム血栓性脳梗塞の特徴でもある．

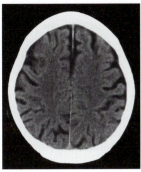 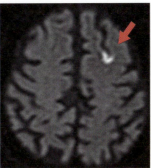 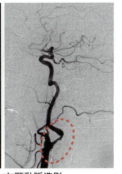

CT　　　　　　　　　MRI　　　　　　　　左頸動脈造影

81歳，男性．左内頸動脈起始部に生じた動脈硬化性プラークが破綻して塞栓子*となり，末梢動脈を閉塞した．CTではわかりづらく，MRIで確認される梗塞の部位は分水嶺領域に近いが，血管造影でみると灌流圧低下をきたすような高度狭窄病変ではない点が血行力学性脳梗塞と異なるポイントである．

図4　中大脳動脈皮質枝領域の動脈原性脳梗塞

- 動脈硬化は段階的に進行するため，動脈が閉塞しても側副血行路が活用されて支配領域全体の梗塞にはならないことが多い．
- 脳の側からみれば塞栓症である動脈原性脳塞栓もアテローム血栓性脳梗塞に含まれる．
- 各脳動脈の支配領域や分水嶺領域の理解が必要である．

2　心原性脳塞栓症（図5～7）

心原性脳塞栓症は，心臓という最上流から流れてきた塞栓子である血栓が脳動脈を閉塞する機序（side memo④）である．血栓が分割されて飛んでくれば，同時に複数の脳動脈領域の梗塞やさらには全身の動脈に虚血が生じることもある．

狭窄から閉塞という進行過程を経ずに突然発症するため側副血行路が有効に機能しがたく，動脈の支配領域に一致した比較的広い範囲の梗塞が生じることが多い．動脈の解剖学的特徴から大脳皮質を含む梗塞になることが多く，脳浮腫による圧排や頭蓋内圧亢進，出血性梗塞（side memo⑤）への変化が臨床上の問題となることも多い．

神経症状が突発する心原性脳塞栓症では画像診断も発症後早期に施行されることが多い．発症直後のCTでは明らかな異常所見はほとんどみられないが，早期のCT所見やその後の変化，MRI所見との比較などが研究されている（side memo⑥）．

> **塞栓子（または栓子）**：血流に乗って流れ，末梢部（下流）の動脈を閉塞する異物のこと．ほとんどが血栓で，心房細動による心原性脳塞栓症の場合は心腔内で形成されたフィブリン血栓が多いが，破綻した動脈硬化性プラークからの塞栓子は血小板血栓が多い．他に脂肪滴，コレステロール結晶，空気などが塞栓子になることもある．

side memo④　病型分類における心原性脳塞栓症

side memo②にあげた脳梗塞の臨床病型分類ではさまざまな心血管疾患が心原性脳塞栓症の原因としてあげられているが，実臨床で一番問題になるのは心房細動に伴って形成された左房内血栓による塞栓症で，梗塞の大きさや重症度，画像上の特徴も他の塞栓源とは異なることが多い．本項では心房細動に起因する心原性脳塞栓症をおもに取り上げ，それ以外は「他の原因による脳梗塞」（p101）で述べる．

side memo⑤　出血性梗塞

心原性脳塞栓症に多くみられる所見として出血性梗塞への変化がある．これは閉塞を起こした塞栓子（血栓）が一定時間後に自然溶解（線溶）し，すでに血管壁が破綻した患部への血流が再開して脳実質内に溢流する，出血と梗塞が混在した状態を示す．

side memo⑥　急性期再開通療法と早期CT所見

神経症状が突発する心原性脳塞栓症は血栓溶解（rt-PA静注）療法や血栓回収療法という急性期再開通療法の主要な対象疾患である．治療開始までの一刻を争う状況ではCTのみによる診断を優先することがガイドラインで示されており，発症早期の虚血による所見（early CT sign）や閉塞動脈内の血栓を示す小さい高吸収域（hyperdense MCA sign, MCA dot sign）などを読み取ることが大切である．

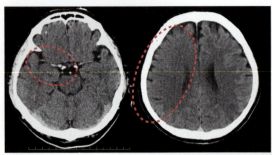
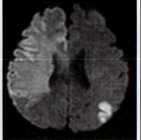
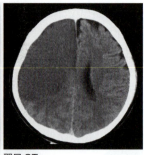

発症直後 CT　　　　　　　　　　　　　　　　　MRI　　　　　　　　翌日 CT

図5　心房細動により右中大脳動脈領域と左後大脳動脈に生じた心原性脳塞栓症
50歳，男性．発症直後のCTではhyperdense MCA signとearly CT signがわかる程度だが，MRI拡散強調画像*ではすでに梗塞領域がはっきりみられる．翌日にはCTでも浮腫を伴う梗塞領域が明瞭になる．

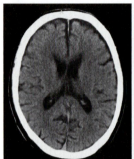
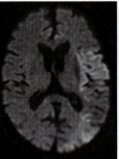
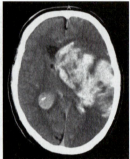
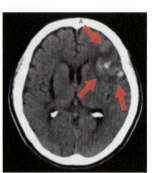

発症1時間後 CT　　　　発症1時間後 MRI　　　発症12時間後 CT　　　　　　CT

図6　広範な梗塞を生じさせた心原性脳塞栓症
79歳，男性．左内頸動脈の分枝である左中大脳動脈と左後大脳動脈の領域全体に広範な梗塞を生じさせた心原性脳塞栓症．発症1時間後のCTでは明らかな変化はみられないが，MRI拡散強調画像ではすでに広範な虚血が確認できる．発症12時間後には著明な浮腫性変化と出血性梗塞への変化が加わって非常に重篤な状態に至った．

図7　出血性梗塞を示す心原性脳塞栓症
68歳，男性．発症当日のCTですでに梗塞の低吸収域に出血の高吸収域が混在した出血性梗塞になっている．

〈心原性脳塞栓症の画像診断のポイント〉

- 動脈支配領域に一致した梗塞で，同時多発の場合もある．
- 心房細動に起因する場合は大脳皮質を含んだ比較的大きな梗塞になることが多い．
- 発症後に浮腫性変化や出血性梗塞への変化をきたして重篤になることがある．
- 発症直後のCTでは梗塞所見がわかりにくい場合が多いが，早期CT所見も重要である．
- 血管画像をみると閉塞部の再開通像が確認されることがある．

3　ラクナ梗塞（図8, 10〜12）

ラクナ梗塞診断の最大のポイントは，穿通枝（side memo⑦）の閉塞により血管走行に沿ってできる小さい（最大径15〜20mm以下）梗塞であるという点である．穿通枝領域以外の梗塞は小さくてもラクナ梗塞とはいわない．図9に各動脈から分岐した穿通枝が分布する領域を示す．

ラクナ梗塞の特徴は，同じく穿通枝の高血圧による変化を基盤とする高血圧性脳出血との関係である．特に血圧管理が悪い症例においてラクナ梗塞と脳出血が共存することは珍しくない．また，経時的に再発しやすいこともラクナ梗塞の特徴である．

ラクナ梗塞は小さい病変であるためCTによる急性期の診断は難しいが，MRIは発症早期から小さい梗塞巣を診断可能である．さらに部位に応

拡散強調画像：MRIの撮像法（シーケンス）の1つで，脳組織内の水分を鋭敏に検出して高吸収域（画像上白色）で示すことから，発症早期の脳梗塞の診断に優れている．

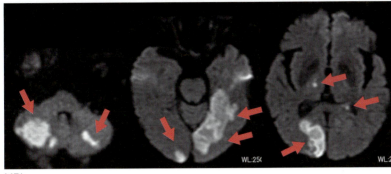 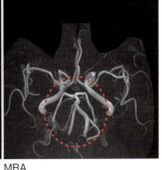

MRI　　　　　　　　　　　　　　　　　　　　　　MRA

図8　脳底動脈領域の心原性脳塞栓症
73歳，男性．多くの場合，脳底動脈先端から両側の小脳動脈，後大脳動脈，視床穿通枝などが分岐するため，1カ所の閉塞でも多部位にわたる梗塞が形成されることがある（top of basilar syndrome）．MRA撮像時にはすでに閉塞部の再開通がみられる．

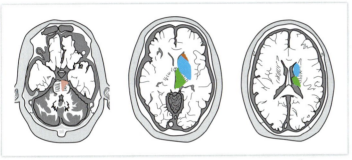

色分けは図1に対応する．

図9　各動脈からの穿通枝が分布する領域（Weinrich et al, 1995[2]）を改変）

じて冠状断や矢状断*を撮像すると，穿通枝の走行に沿った梗塞の形状がわかりやすく描出される．
〈ラクナ梗塞の画像診断のポイント〉（図10〜12）

- 大脳基底核，視床，脳幹部などの穿通枝領域のみに生じる小さい梗塞である．
- 小さい病変であるためCTでの診断は難し

く，同時多発の可能性は少ない．
- 高血圧性脳出血を含めた陳旧性病変が併存することもある．

4　他の原因による脳梗塞

(1) 分枝アテローム硬化病（BAD）（図13，14）

前述の3病型以外で比較的よくみる疾患に分枝アテローム硬化病（branch atheromatous disease；BAD）がある．これは穿通枝が分岐する元の主幹動脈に動脈硬化性変化があるため穿通枝が根元から閉塞するタイプの穿通枝梗塞で，ラクナ梗塞とアテローム血栓性脳梗塞の中間的な病態であると

冠状断，矢状断：基本的な頭部CT，MRIの断層像は頭部を水平に近い平面で切った軸位断であるが，MRIでは前額面に平行させて切った冠状断や，頭部の中心を左右対称に切った矢状断の画像を撮像することができる．

side memo 7　穿通枝とラクナ梗塞の関係

穿通枝は脳深部を穿って通る細い（径0.1〜0.5mm程度）動脈で大脳基底核，視床，脳幹部など神経伝導路として重要な部位に分布し，その細さから高血圧の影響を受けやすい．臨床的に，ラクナ梗塞とは穿通枝自体が高血圧などの影響で閉塞する機序に限られることが多く，分岐のもとになる主幹動脈の動脈硬化性病変に伴う穿通枝の虚血は分枝アテローム硬化病（BAD）など他の病型として判断される．また，穿通枝は主幹動脈から直角に近い角度で分岐するため塞栓子が流入しにくく，一部の穿通枝を除いて塞栓性閉塞が起こる可能性は少ないが，この場合もラクナ梗塞には分類されない．

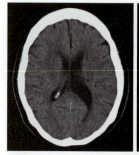
図10 大脳基底核のラクナ梗塞

74歳,女性.右中大脳動脈から分岐する穿通枝の閉塞による大脳基底核のラクナ梗塞.発症当初のCTではわかりにくいが,MRI拡散強調画像では明らかで,冠状断層像をみると穿通枝の走行に沿った梗塞が描出される.

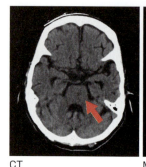
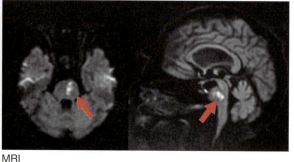
図11 脳幹部のラクナ梗塞

79歳,女性.脳底動脈から分岐する穿通枝の閉塞が脳幹底部(腹側)左側にラクナ梗塞を形成している.MRIで矢状断層像をみると,血管走行に沿った梗塞が描出される.

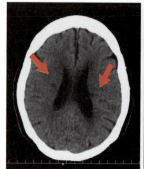
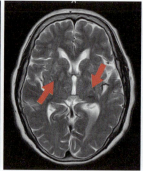
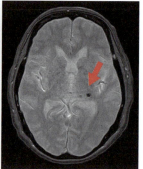
図12 陳旧性病巣を伴うラクナ梗塞

78歳,女性,CTでは両側被殻に小さい低吸収域が点在するが,MRIで拡散強調画像をみると新しい梗塞は右側の1つだけである.断面を変えたMRI T2強調画像では穿通枝領域に多発病巣がみられるが,T2*強調画像*を撮像するとその中に陳旧性出血巣が混在することが明らかになる.

いえる.ラクナ梗塞と比較すると虚血の始まりが根元寄りであることから,中大脳動脈の穿通枝梗塞では長さ20mm以上のもの,脳底動脈の穿通枝梗塞では脳幹底部に接したものをBADと判定することが多い.しかし,ラクナ梗塞との鑑別は非常に難しく,臨床上はほぼ同列に扱われている.

(2) 奇異性脳塞栓症(図15, 16)

心腔を通過した塞栓子が末梢動脈を閉塞する点では心原性脳塞栓症の1つであるが,ここでは他の原因によるものに分類する.おもに下肢深部静脈に形成された静脈血栓が右心系にとどまらずシャント*を通じて動脈系の塞栓症を起こすもので,

T2*強調画像:MRIの撮像法の1つで,ヘモグロビンに含まれる微小な鉄の存在を検出できることから,陳旧性のものを含む出血性病変を低信号域(画像上黒点)で分別することができる.

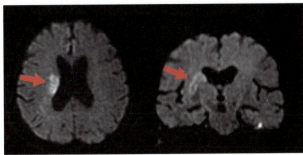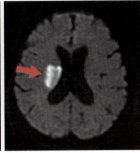

発症日 MRI　　　　　　　　　　　　　　　　翌日 MRI

図13　大脳基底核のBAD

74歳，女性．発症時のMRIで梗塞の長径と長さが20mmを超えている．翌日に神経症状が悪化し，梗塞巣も拡大した．自験例の検討では，梗塞の拡大は水平方向に加えて分枝入口方向に伸展することが多い．

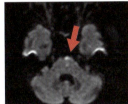

発症当日 MRI　　　　5日後 MRI

図14　脳幹部のBAD
88歳，女性．
入院当初から梗塞が脳幹底部に接しており，翌日より神経症状が悪化した．5日後のMRIで梗塞巣が拡大している．

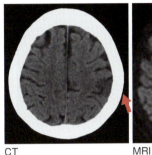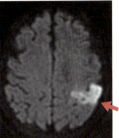

CT　　　　　　　　　　　　MRI

図16　肺動静脈瘻に伴う脳梗塞
74歳，女性．心房細動や卵円孔開存はなく，胸部CTで右肺中葉に肺動静脈瘻が確認され，そのシャントを介した奇異性脳塞栓症と診断された．

(3) 感染性心内膜炎による脳塞栓症（図17）

感染性心内膜炎により心臓弁が破壊されると，血栓と菌塊が混在した塞栓子が塞栓症を生じさせることがある．心房細動による心原性脳塞栓症や奇異性脳塞栓症などよりも同時多発する梗塞の数が多く，さらに短期間での再発も珍しくない．汚染された塞栓子が到達した動脈壁を破壊して脳動脈瘤が形成されることもある．

(4) 大動脈原性脳塞栓症（図18）

上行大動脈や弓部などに形成された動脈硬化性プラークが不安定になって剥がれ脳動脈の塞栓症を起こすもので，画像上は他の塞栓性脳梗塞，特に奇異性脳塞栓症と鑑別が付けがたいため，詳細な検査が必要になる．

(5) 動脈解離に伴う脳梗塞（図19）

椎骨脳底動脈や前大脳動脈にできやすいとされる動脈解離に伴って病変部より末梢に脳梗塞が生じる．近年の研究では解離による内腔の直接的な閉塞よりも，解離部の血流障害で形成される血栓が末梢動脈を塞栓性に閉塞することが多いとされ

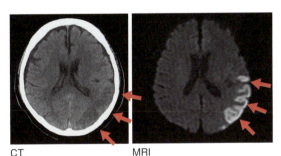

CT　　　　　　　　　MRI

図15　卵円孔開存に伴う脳梗塞
66歳，男性．心房細動はみられず，経食道心臓超音波検査で卵円孔開存が確認されたため，奇異性脳塞栓症と診断された．下肢静脈血栓があり，脳塞栓症とほぼ同時に肺血栓塞栓症も発症した．

原因検索が非常に難しい場合もある．心房細動による心原性脳塞栓症と同じ発症機転であるが，塞栓子が比較的小さいため梗塞範囲も狭いことが多い．

> **シャント**：肺や末梢の毛細血管を経由せずに，動脈系と静脈系をつないでしまう正常でない血流ルート．特に右左シャントといわれる静脈系から動脈系への逆流が問題で，最も多い卵円孔開存などでは何らかの誘因で生じた右左シャント流に乗った静脈血栓が動脈塞栓を発症させる．

103

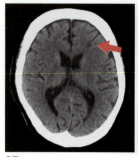
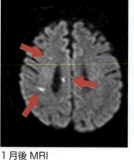

図17　感染性心内膜炎に伴う多発梗塞

64歳，女性．感染性心内膜炎で僧帽弁に感染性疣贅が形成され，そこから飛んだ塞栓子が小さい梗塞を多発させた．治療中の1カ月後の検査で同じような梗塞が増加している．

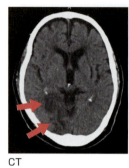
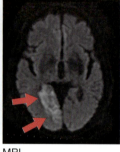
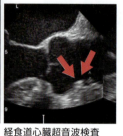

図18　大動脈プラークからの塞栓による脳梗塞

65歳，男性．心房細動や頸動脈プラークは確認されず，経食道心臓超音波検査で卵円孔開存はないが大動脈弓部の不安定プラークが確認されたため，大動脈原性脳塞栓症と診断した．

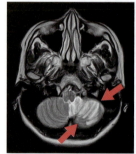
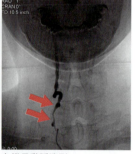

図19　動脈解離に伴う小脳梗塞
36歳，女性．右椎骨動脈起始部の解離に伴う多発脳梗塞．解離部が塞栓源となって末梢の分枝を閉塞したものと診断される．

ている．梗塞部の情報しか得られない単純CTでの診断は非常に難しく，MRAや血管造影検査などが必須となる．

(6) 悪性腫瘍に伴う脳梗塞（図20）

ある程度進行した悪性腫瘍により全身性の血栓症が起こりやすいとされ，脳梗塞を生じることがある．動脈系にも静脈系にも血栓が生じ，脳動脈内での血栓形成，心臓弁表面または心腔内の血栓による塞栓症，静脈血栓からの奇異性塞栓症など

さまざまな病態を引き起こす．同時多発や短期間での再発も珍しくない．提唱者の名をとってトルソー（Trousseau）症候群とよばれる．

2. 脳出血

1 高血圧性脳出血（図21～25）

脳出血の原因の多くを占める高血圧性脳出血は穿通枝の血管壊死により生じる．したがって，好発部位はラクナ梗塞と同じく穿通枝が分布する大脳基底核，視床，脳幹部などで，ラクナ梗塞と併存することも珍しくない．厳重な管理を行っても発症後24時間頃までは出血巣の拡大が起こりやすく，脳室内出血などによる閉塞性水頭症*を併発することもある．

閉塞性水頭症：側脳室の脈絡叢で産生された脳脊髄液は第三脳室，中脳水道，第四脳室を通ってくも膜下腔に至り，くも膜顆粒の静脈に吸収されるという循環が行われている．脳室内出血や血腫の圧迫で経路が閉塞されると，うっ滞した髄液で脳室拡大から頭蓋内圧亢進状態に至る．

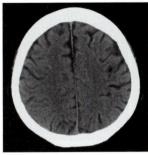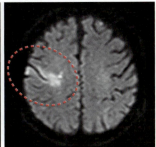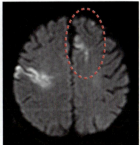

発症当日 CT　　発症当日 MRI　　6 日後 MRI

66 歳,男性.進行した胃がんと肺がんの患者にみられた皮質梗塞.
6 日後の再検査では梗塞巣が増えており,トルソー症候群と診断された.

図20　進行がん患者にみられた脳梗塞

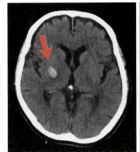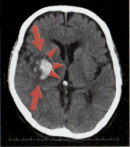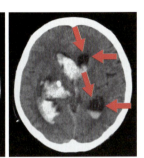

発症直後 CT　　翌日 CT　　　　　　発症直後 CT　　水頭症悪化後 CT

図21　大脳基底核の高血圧性脳出血
53 歳,男性.発症直後の血腫は 24 時間後に拡大して周囲組織の圧迫を示している.

図22　水頭症を合併した視床の高血圧性脳出血
54 歳,男性.発症直後から脳室内出血を伴っており,中脳水道を閉塞して閉塞性水頭症を生じ両側脳室が拡大している.

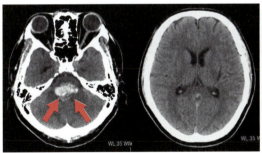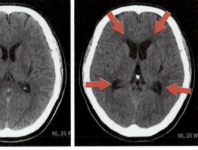

発症直後 CT　　　　　　　　　　　水頭症出現後 CT

31 歳,男性.脳室内出血がなくても脳幹部の血腫そのものによる中脳水道の圧迫から閉塞性水頭症を生じて,両側脳室が拡大している.

図23　脳幹部の高血圧性脳出血

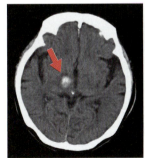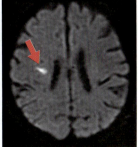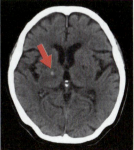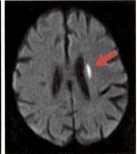

脳出血発症時 CT　　半年後 MRI　　2 年後 CT　　2 年後 MRI

図24　穿通枝の脳出血とラクナ梗塞を繰り返す症例
65 歳,男性.右視床の高血圧性脳出血発症の半年後に右被殻のラクナ梗塞が発症し,2 年後には右基底核の脳出血と左被殻のラクナ梗塞がほぼ同時に発症した症例.いずれも穿通枝領域の病変である両疾患の関係を示している.

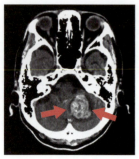

図25 小脳の高血圧性脳出血（CT）

71歳，男性．小脳には穿通枝はないが高血圧性出血がよくみられる．しかし，動脈瘤破裂や血管腫などによる出血も多く，鑑別が難しいこともある．本症例は高血圧歴と2カ月前の基底脳出血の既往から高血圧性と診断された．

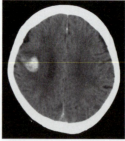
CT
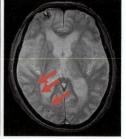
MRI T2*強調画像

図26 アミロイド血管症による皮質下出血

85歳，女性．MRI T2*強調画像では右側頭葉皮質下などの他部位に微小出血を表す低信号域が点在している．皮質下出血が再発することが多い．

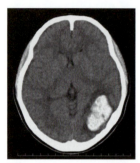
CT

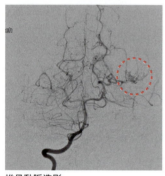
椎骨動脈造影

図27 脳動静脈奇形による皮質下の脳出血

18歳，女性．脳血管造影で左後大脳動脈皮質枝の血管奇形が確認される．

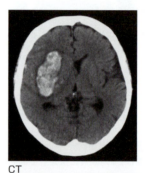
CT

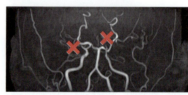
MRA

図28 もやもや病による基底核付近の脳出血

52歳，女性．MRAで両側内頸動脈末端の閉塞が確認され，もやもや血管が破綻した出血と診断される．

〈高血圧性脳出血の画像診断のポイント〉

- 穿通枝の破綻による出血なので，出血源のほとんどは穿通枝分布域にある．
- ラクナ梗塞とは表裏一体で併存も珍しくない．
- 発症後24時間程度は血腫拡大がみられるので画像経過観察が必要である．

2 非高血圧性脳出血（図26〜28）

穿通枝を出血源とする高血圧性脳出血と異なり，アミロイド血管症や脳血管奇形など高血圧以外の原因による脳出血は大脳皮質下など穿通枝分布域と異なる部位に生じることが多い．しかし，もやもや病による出血は基底核付近も多く，大きな血腫では出血源がわからなくなることも珍しくない．再発予防に外科治療が選択されることもあるため，正確な診断が必要である．

〈非高血圧性脳出血の画像診断のポイント〉

- 穿通枝分布域以外の皮質下などにある出血では高血圧以外の原因を疑う．
- 高齢者ではアミロイド血管症による皮質下出血が多い．
- 若年者で高血圧歴に乏しい場合は脳血管奇形などによる出血を疑う．

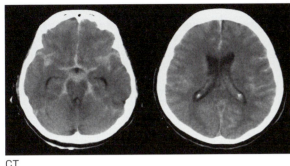

CT　　　　　　　　　　　造影血管 CT
図29 脳動脈瘤破裂によるくも膜下出血

63歳，女性．左中大脳動脈の大きさ10mm弱の動脈瘤破裂によるくも膜下出血．広い範囲のくも膜下腔が血液で満たされている．発症直後の造影CTで動脈瘤が確認できた．

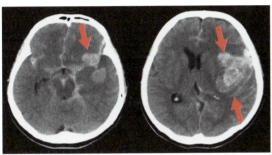 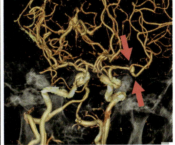

CT　　　　　　　　　　　造影血管 CT
図30 脳実質内出血を伴うくも膜下出血

57歳，女性．左中大脳動脈の大きさ7mmの動脈瘤破裂によるくも膜下出血．破裂部からの強い血流が近傍の脳実質内にまで血腫を形成している．

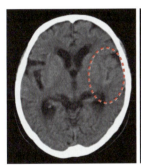 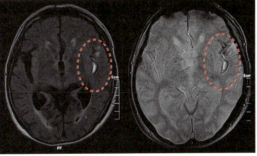 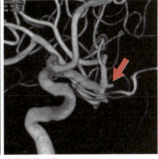

CT　　　　　　　MRI　　　　　　　　　　　造影血管 CT
図31 CTによる診断が難しい軽微なくも膜下出血
79歳，女性．左中大脳動脈の大きさ3mm以下の小さい動脈瘤破裂によるくも膜下出血．CTではごくわずかな高吸収域だけで，同部のMRI画像から限局したくも膜下出血と診断された．検査を繰り返した末に瘤がみつかった．

3. くも膜下出血

1 脳動脈瘤破裂による出血（図29～31）

脳の表面を覆う軟膜とくも膜の間をくも膜下腔といい，脳主幹動脈や皮質枝はこの空間を走行する．ここにできた動脈瘤が破裂するとくも膜下出血が生じるが，重篤な場合には脳実質内や脳室内に直接血腫が及ぶこともある．急性期に造影検査などで動脈瘤を診断し外科的処置を行うことが多いが，破裂した動脈瘤が確認できないこともある．

2 その他の原因によるくも膜下出血

脳動脈瘤破裂以外にも動脈解離，動静脈奇形などがくも膜下出血の原因となるが，特に動脈解離によるものは急性期の原因診断が難しいことが多い．

〈くも膜下出血の画像診断のポイント〉

- くも膜下出血は一般にCTがMRIよりも診断しやすいが，軽微な出血ではMRIのシーケンスを活用して確定できることもある．
- 動脈瘤破裂によるくも膜下出血でも脳実質内に血腫が形成されることがある．

（丸山路之）

■文献
1) 豊田一則・他：潜因性脳梗塞と塞栓源不明脳塞栓症：わが国における臨床的意義と潜在性心房細動検出の重要性．脳卒中 38：77-85, 2016.
2) Weinrich W, Kretschmann HJ：画像診断のための脳解剖と機能系（久留 裕，真柳佳昭訳），医学書院，1995.
3) 高木 誠：Branch atheromatous disease. Annual Review 神経 2006（柳澤信夫・他編），中外医学社，2006, pp119-128.

Column 脳卒中と鑑別の必要な疾患

　脳卒中の診断における最も重要なポイントは，脳および脳血管の構造と矛盾しない局所神経症状（巣症状）が急性に発症するという点である．例えば意識障害があると脳の異常，すなわち脳卒中と考えられがちであるが，巣症状を欠く意識障害の原因が脳卒中であることは稀であり，この点を理解すれば循環器疾患，代謝疾患などによる失神発作や神経変性疾患などと脳卒中を鑑別することは難しくない（図1）．

　一方，慢性硬膜下血腫や一部のてんかん発作などははっきりした巣症状を比較的急性に発症することがあり，画像診断や他の検査結果なしに正しい診断を行うことが難しい場合もある．特にてんかんは多様な発作タイプを呈し，逆に脳卒中発症直後に症候性てんかんを合併することもあるため，詳細な検討が必要である（図2，3）．

（丸山路之）

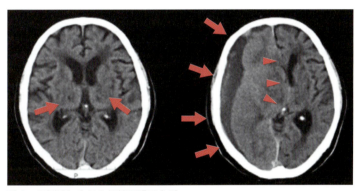

図1　転倒後に生じた慢性硬膜下血腫
86歳，男性．X月9日，1カ月前からの歩行障害を主訴に受診したときのCT（左）では多発性ラクナ梗塞がみられただけである．その後同月16日に転倒し，26日頃から左手足の麻痺が出現して，30日に受診したときのCT（右）では，硬膜下血腫による著明な圧排と中心線変位が確認された．

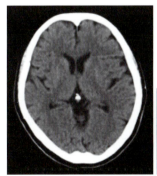

図2　脳卒中様の症状を呈したてんかん
70歳，女性．意識障害や痙攣を伴わない一過性の左麻痺を何回も呈したため，一過性脳虚血発作あるいは脳梗塞を疑ったが，CT，MRI，MRA，その他脳血管検査で異常を示さないことから，単純部分てんかん発作を考えて抗てんかん薬を投与したところ発作は消失した．

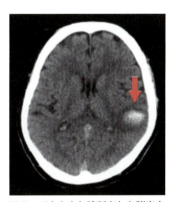

図3　てんかんと診断された脳出血
53歳，男性．意識障害と痙攣で救急搬送されたため当初てんかん発作と診断したが，CTで左皮質の脳出血による症候性てんかんと確定診断した．

脳画像診断の進歩
―脳梗塞超急性期の実践的MRI撮像法

1. 脳梗塞超急性期のMRI

　画像診断は検査施行時点での形態情報を最も客観的に記録し，その再現性が高いことから，中枢神経領域の救急症例において必須の検査法である．CTは，頭蓋内出血や重症頭部外傷の診断に有用で，出血急性期の診断のgold standardとなる．一方MRIは，中枢神経領域においては腫瘍性病変，脱髄病変，代謝性疾患，変性疾患などあらゆる中枢神経疾患の診断に有用で，脳梗塞超急性期の診断においてもCTよりも感度，特異度とも高く，必須の検査法である．適切な治療法の選択および迅速な開始のためにも，ストローク・ユニット（stroke unit；SU）においては，緊急でMRIが施行できる体制および機器整備が必要である．

〈脳梗塞超急性期における画像診断の役割〉

> ①出血急性期の除外
> ②病期診断
> ③局在診断
> ④病態診断

　多くの施設では出血の除外診断のために第1にCTを施行するが，MRIでも超急性期の出血を診断することは可能で，画像診断に精通した専門医が常勤する施設においては，経過から脳梗塞超急性期の可能性が高ければMRIを第1に施行してもよい．

　脳梗塞超急性期の診断において，CTと比較してMRIの有用性は，①拡散強調画像において脳虚血による組織障害を最も早期に確実に診断できること，および②造影剤を用いなくても，主幹部や皮質枝近位側の閉塞を診断できることである．

　脳梗塞の病態は血栓溶解療法や血栓回収療法の適応を考えるうえで，塞栓部位と合わせて，①主幹部から皮質枝近位側の閉塞による梗塞病態，いわゆるlarge artery diseaseと，②主幹部や皮質には閉塞はなく，皮質枝末梢もしくは脳実質内の穿通枝での閉塞による梗塞病態，いわゆるsmall artery diseaseに分類される．①には心原性脳塞栓症，アテローム血栓性脳梗塞，血行力学的な境界領域梗塞があり，②にはラクナ梗塞，アテローム血栓性分枝粥腫型梗塞，皮質枝末梢への動脈原性塞栓性梗塞（動脈原性でも塞栓子が比較的大きく，中枢側近位側に閉塞をきたした場合は①に分類される）がある．①の発症早期では，再灌流療法によって治療可能な領域（treatable ischemic penumbra）が存在する可能性がある．

2. 脳梗塞超急性期のMRI撮像プロトコル

（1）拡散強調画像（DWI）

　拡散強調画像（diffusion weighted imaging；DWI）では，脳梗塞超急性期の非可逆的な組織障害をCTよりも早期に確実に検出することができる．虚血の最も強い部位（虚血中心）から拡散異常（高信号を呈する）を生じ，経時的に最終梗塞に向かって増大していく．特に心原性脳塞栓症では近位側に凝固血栓による塞栓を突然に生じるため，側副血行の発達が不良で，発症30分程度から拡散異常が出現する可能性がある．一方，虚血強度の弱いラクナ梗塞やアテローム血栓性分枝粥腫型梗塞では拡散異常の出現までさらに時間を要するが，CTよりも確実な診断が可能である．

（2）FLAIRおよびSWI（もしくはT2*強調画像）による動脈閉塞の診断

　FLAIRでは，皮質枝閉塞が高信号として描出

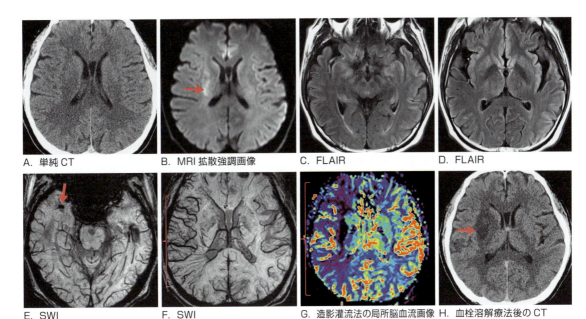

図　心原性脳塞栓症の症例（A・HはCT，B～GはMRI）

症例：50歳代，男性．突然発症の左片麻痺．発症2時間．

単純CT（A）では右大脳半球に異常低吸収域は認めない．灰白質/白質コントラストも保たれている．その直後に施行されたMRI拡散強調画像（B）では，右基底核領域，右中大脳動脈M1から分岐する外側線条体動脈領域に，高信号病変が認められる．脳梗塞超急性期の非可逆的な左房性浮腫である．

FLAIR（C, D）では，右中大脳動脈皮質枝にintraarterial signalが認められる．SWI（E）では，右中大脳動脈M1に限局性の低信号域が認められ，塞栓子がある．右中大脳動脈M1の心原性塞栓性閉塞に伴う，右中大脳動脈皮質枝領域全体の低灌流状態と診断される（large artery infarction）．SWI（F）では低灌流状態である右中大脳動脈皮質枝領域から還流する皮質静脈および髄質静脈の低信号が増強しており，静脈内のデオキシヘモグロビン濃度の上昇，すなわち貧困灌流状態の所見である．拡散異常は外側線条体動脈領域に限局しており，皮質枝領域にはdiffusion perfusion mismatchが存在することがわかる．造影灌流法による局所脳血流画像（G）では，右中大脳動脈外側線条体動脈領域および皮質枝領域全体にわたる脳血流量の著明な低下が認められる．

これらの所見から，血栓溶解療法および血栓塞栓回収療法の適応となる所見である．ただし，局所脳血流量の低下が著明なことから，再開通に伴う出血性梗塞のリスクもある．本症例では経静脈性の血栓溶解療法が施行され，NIHSSが8点から1点に改善が認められた．血栓溶解療法翌日のCT（H）では，初回拡散強調画像で高信号を呈した基底核領域は最終梗塞に陥り，皮質枝領域末梢の一部も限局性の最終梗塞に陥ったが，皮質枝領域のミスマッチ領域の大部分は梗塞には至らなかった．

される（FLAIR intraarterial signal）．またSWI（susceptibility-weighted imaging）（もしくはT2*強調画像）では，皮質枝近位側の塞栓子や血栓が低信号として描出される（susceptibility sign，T2*強調画像よりもSWIのほうが検出率が高い）．これらの所見が認められれば，large artery diseaseと診断ができる．MRAでも動脈閉塞の診断および側副血行路の発達の程度の診断が可能であるが，MRAのみでは急性閉塞と慢性閉塞の鑑別ができないことから，FLAIRやSWIと合わせて診断を行う．またSWIでは，脳虚血による貧困灌流状態を検出することが可能である．

（3）造影灌流画像

Large artery diseaseでdiffusion perfusion mismatchの可能性がある症例では，造影灌流画像を施行して，局所脳血液量や局所脳血流量を評価する．

3．脳出血超急性期のMRI所見

脳梗塞は低灌流により正常組織が徐々に壊死していく状態であり，拡散強調画像でも異常所見は経時的に徐々に出現するが，脳出血は異物であるので，発症直後から異常信号を呈する．

〈MRIにおける診断のポイント〉

①病変の分布が動脈支配と一致しない．
②発症直後にもかかわらずT2*強調画像でも異常信号を呈する．
③発症直後のオキシヘモグロビンはT2*強調画像で中程度信号（水分含有量の増加を反映），拡散強調画像で高信号（粘稠度の増加を反映する）を呈する．また拡散強調画像では，早期に辺縁部よりデオキシヘモグロビンによる低信号が出現する．

ただし，脳出血超急性期にMR診断にはある程度の熟練が必要であり，確実な診断ができないときは，必ずCTを施行する必要がある．

4. 血栓溶解療法や塞栓溶解療法が禁忌となる病態

(1) 大動脈解離に合併する脳梗塞

上行大動脈に解離を生じるStanford A型大動脈解離では，解離が右腕頭動脈〜右総頸動脈，左総頸動脈に進展することで，脳梗塞を合併することがあるが，血栓溶解療法，塞栓溶解療法は禁忌となる．これら主幹動脈への解離進展により灌流圧の低下をきたし，血行力学的な梗塞をきたす．また完全閉塞をきたすと，心原性脳塞栓症のような大きな塞栓性梗塞を合併する．また，偽腔や真腔に生じた血栓の遊離により，微小塞栓を形成することもある．

典型的な大動脈解離では，高血圧と突然発症の激しい胸背部痛をきたすが，高齢者や糖尿病を有する症例では胸部症状が極めて軽微もしくは無痛性のこともある．救急外来では腹痛を主訴に来院することもある．また，脳梗塞による意識障害や失語症で患者自身が痛みを訴えられないことがある．

少しでも大動脈解離の疑いがあるときは，治療開始前にCTにより診断する必要がある（造影CTが必須であるが，単純CTのみでもintimal flapが検出できることもある）．少なくとも，胸部単純写真のみでは大動脈解離を除外診断することはできない．

(2) 進行性の悪性腫瘍に合併する脳梗塞

悪性腫瘍に合併した脳梗塞では，血栓溶解療法は禁忌となる．したがって，既往歴の確認やD-dimerのチェックが必要である．悪性腫瘍合併脳梗塞の病態としては，全身凝固能の亢進に伴い，画像診断では複数の動脈支配に梗塞（拡散強調像高信号）が多発し，一元的には，両側性または，前方循環系および後方循環系など複数血管支配域にほぼ同時期発症の多発性梗塞をきたす．ただし，1区域性で，心原性脳塞栓症と鑑別が難しいこともある．また，進行性の悪性腫瘍が存在する限り，脳梗塞を再発することがある．

(3) 感染性心内膜炎に合併する多発性脳梗塞

感染性心内膜炎は非細菌性血栓性心内膜炎に感染による菌血症が合併して，心内膜および弁膜の血栓に菌塊が付着し，感染性疣腫を形成する病態である．この感染性疣腫が遊離して脳梗塞を合併することがある．感染性心内膜炎に合併した脳梗塞に対する治療法，特に血栓回収療法を施行するかどうかはまだ議論があるところであるが，病初期から適切な感染性心内膜炎の治療が施行されなければ，心不全を合併して致死的となることがある．近年では，長期にわたるカテーテル留置により院内もしくは療養施設で発症例が増加している．

感染性心内膜炎を合併する脳梗塞のパターンとしては，①感染性疣腫の剥離による塞栓性梗塞，②敗血症に伴う異常による穿通枝梗塞，③弁膜の感染性疣腫に伴う心不全による血行力学的な脳梗塞や低酸素脳症があり，さまざまな病態を呈する．

（井田正博）

■文献

1) 青木茂樹，他編：よくわかる脳MRI，第3版，学研メディカル秀潤社，2012．
2) 井田正博：ここまでわかる頭部救急のCT・MRI，メディカル・サイエンス・インターナショナル，2013．
3) 井田正博，他編：すぐ役立つ救急のCT・MRI，改訂第2版，学研メディカル秀潤社，2018．

第3章

脳卒中の治療

脳卒中治療の進歩

　2015年6月に日本脳卒中学会脳卒中ガイドライン委員会編集の「脳卒中治療ガイドライン2015」[1]（以下，「ガイドライン2015」）が刊行された．また，2017年9月に「ガイドライン2015」の［追補2017］[2]，2019年10月に［追補2019］[3]が発表されている．［追補2017］，［追補2019］は日本脳卒中学会のホームページに掲載されているので，参照いただきたい．本項では「ガイドライン2015」のおもな改訂点とガイドライン発表後のトピックスを中心に，最近の脳卒中（特に脳梗塞）治療の進歩についてまとめる．ここではリハ治療の進歩については取り上げないので，別項を参照いただきたい．

1．脳梗塞超急性期の再灌流

（1）rt-PA静注療法

　rt-PA（アルテプラーゼ）静注療法の治療可能時間は当初は発症3時間以内であったが，諸外国のガイドラインにならい，わが国でも2012年から4.5時間以内に延長された．ただし，本療法の効果は発症からの時間が短いほど大きいことが明らかとなっており，4.5時間以内といっても可能な限り早期に治療を開始することが重要である．また，4.5時間を超えると逆にrt-PA治療群のほうが転帰不良となるので，治療を行うべきではないとされる．治療にあたっては日本脳卒中学会による「静注血栓溶解（rt-PA）療法適正治療指針 第3版」（2019年3月）を遵守することが重要である．

　わが国ではrt-PA静注療法の用量は国際標準用量（0.9mg/kg）の2/3の量が承認されている（0.6mg/kg）．しかし，この低用量が国際標準用量と同等の効果を有するのかについては十分に検討されていなかった．2016年に発表された両用量を比較したENCHANTED trialでは，低用量群（0.6mg/kg）は標準用量群（0.9mg/kg）に比べ，主要評価項目である90日後の予後不良例がやや多かったが，症候性脳出血の頻度は有意に少ないという結果であった[4]．90日後の両群間の修正ランキンスケール（mRS）の分布に明らかな有意差はなく（図1）[4]．また，わが国では諸外国よりも脳出血のリスクが高いことを考えると，0.6mg/kgの用量が好ましいと考えられる．

（2）血管内治療による血栓回収療法

　脳卒中治療における近年の最もホットな話題は，血管内治療による血栓回収療法の有効性であろう．2015年に内頸動脈または中大脳動脈などの脳主幹動脈閉塞例に対する血栓回収療法の有効性を証明する研究結果が次々と発表され，国際的に大きな注目を浴びた．

　図2[5]はrt-PA静注療法単独の標準治療群とrt-PA静注療法に加え超急性期に血栓回収を行った血管内治療群の治療成績を比較した5つのランダム化比較試験のメタ解析である．90日後のmRS：0〜1の転帰良好群の比率は，血管内治療群26.9%，コントロール群12.9%で，血管内治療群のほうが明らかに転帰が良好であった（p＜0.0001）．血栓回収療法の治療成績の向上は使用されたデバイス（回収機器）の進歩によるところが大きく，これら良好な治療成績が得られた5つの試験では従来のコイル型（メルシー；Merci®），吸引型（ペナンブラ；Penumbra®）ではなく，近年主流となったステント型〔ソリティア（Solitaire®）またはトレボ（Trevo®）〕リトリーバーを用いた点が特徴である．通常，rt-PA静注療法単独では30%程度の再開通率であるが，ステントリトリーバーを用いた血栓回収療法では80%近い高い再開通率が報告されており[5]，良好な成績を示した最大の理由と考え

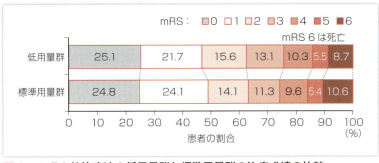

図1　rt-PA静注療法の低用量群と標準用量群の治療成績の比較
(Anderson et al, 2016)[4]

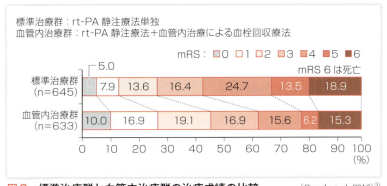

図2　標準治療群と血管内治療群の治療成績の比較
(Goyal et al, 2016)[5]

られている．

　わが国では2018年3月に日本脳卒中学会，日本脳神経外科学会，日本脳神経血管内治療学会の3学会が合同でランダム化比較試験の結果をふまえた「経皮経管的脳血栓回収用機器適正使用指針 第3版」を発表しているので参照いただきたい（日本脳卒中学会ホームページに掲載）．発症6時間以内の内頸動脈または中大脳動脈M1部閉塞が最もエビデンスレベルが高い．6時間を超える例に対する適応は上記指針を参照のこと．

2. 脳梗塞急性期の抗血小板療法

　「ガイドライン2015」では，急性期脳梗塞または一過性脳虚血発作（transient ischemic attack；TIA）に対してアスピリン単剤よりもアスピリン＋クロピドグレルの併用療法（抗血小板薬二剤併用療法；dual antiplatelet therapy；DAPT）の有効性が高いことを証明したCHANCE（Clopidogrel in High-Risk Patients with Acute Nondisabling Cerebrovascular Events）試験の結果（図3）[6]をふまえて非心原性脳梗塞，TIAの急性期治療としてDAPTがグレードBで推奨されている．CHANCE試験では発症後24時間以内に抗血小板療法が開始され，アスピリン単剤群では90日までアスピリン単剤投与，アスピリン＋クロピドグレル併用群では発症後21日間アスピリンとクロピドグレルを併用，その後は90日までクロピドグレル単剤投与を行った．90日間の脳梗塞再発率または発症率はDAPT群で有意に低く，その差はすでに治療開始後7日以内に明らかとなっている．すなわち発症後できるだけ早期に強力な抗血小板療法を開始することの重要性が明らかとなった．

　クロピドグレルは肝臓の薬物代謝酵素によって活性型に代謝されるが，この代謝酵素の活性には遺伝子多型があり，活性が弱い遺伝子型酵素をもつものではクロピドグレルの効果は少ないとされている．チカグレロルはクロピドグレルと同様のADP受容体拮抗薬であるが，クロピドグレルのような代謝の影響は受けない利点がある．CHANCE試験とほぼ同様の対象とデザインで行われたアス

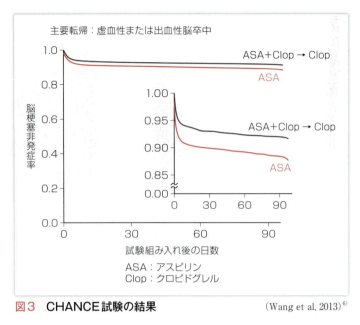

図3 CHANCE試験の結果 (Wang et al, 2013)[6]

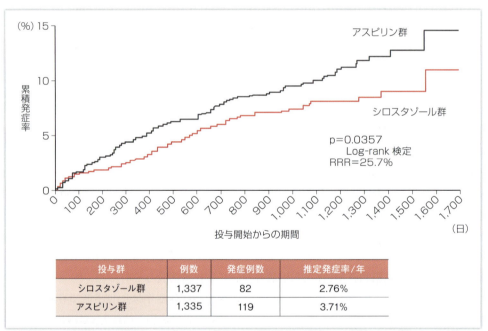

図4 CSPS II試験の成績
主要評価項目：脳卒中（脳梗塞再発，脳出血，くも膜下出血）の発症 (Shinohara et al, 2010)[8]

ピリンとチカグレロルのランダム化比較試験では，アスピリンとほぼ同等の脳梗塞予防効果が確認されている（SOCRATES試験）[7]．その後の解析では脳梗塞の中でもアテローム血栓性脳梗塞の症例ではチカグレロル群がアスピリン群よりも有意に脳梗塞再発予防効果が大きかった．ただし，わが国ではチカグレロルは脳梗塞の予防薬としては現在未承認である．

3．脳梗塞慢性期の抗血小板療法

非心原性脳梗塞の慢性期の再発予防に抗血小板療法が有効であることは古くから確立されている．慢性期に推奨される抗血小板薬は「ガイドライン2015」ではシロスタゾール，クロピドグレル，アスピリンの3剤がグレードA，チクロピジ

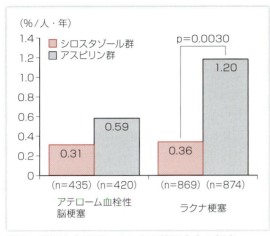

図5 脳梗塞病型別にみた出血性脳卒中の頻度
(Shinohara et al, 2010)[8]

ンがグレードBとされている．シロスタゾールは前版（2009）ではグレードBであったが，今回グレードAとなったのは，前版の発刊以後に発表された日本人における脳梗塞二次予防試験であるCSPS Ⅱ試験においてアスピリンに比べ有意に脳卒中の発症率を抑制することが明らかになったからである（図4）[8]．ただし，シロスタゾール群で有意に抑制された病型は脳梗塞ではなく脳出血であった．逆にいうと，アスピリン群で有意に脳出血発症率が高かったということができる．この点はこれまでの日本人やアジア人を対象としてアスピリンを用いた臨床試験で共通に認められる事実である．CSPS Ⅱではアスピリン群における脳出血発症率は，特にラクナ梗塞において有意に高かった（図5）[8]．

上述したように，急性期にはDAPTの有効性が証明され，「ガイドライン2015」でも推奨されているが，慢性期の再発予防を目的とした長期（1年以上）にわたるDAPTは脳出血を含めた出血性合併症を増加させるので推奨されず，むしろグレードDで行わないように勧められている．特にラクナ梗塞例では慢性期の強力な抗血小板療法の継続は脳出血発症のリスクが高くなるので注意が必要である．

抗血小板療法を含め，抗血栓療法中は血圧の管理が重要であり，通常の140/90mmHg未満よりも低いレベル（130/80mmHg）を降圧目標とすることが勧められている（グレードC1）．病型別では上述したように，ラクナ梗塞例では脳出血発症のリスクが高いので，目標は低めにすることが望ましい．

4. 直接経口抗凝固薬（DOAC）による心原性脳塞栓症の予防

非弁膜症性心房細動（NVAF）を原因とする心原性脳塞栓症の発症予防（一次予防と二次予防）には抗血小板療法は無効であり，抗凝固療法が必要である．最近までこの目的で使うことができる経口抗凝固薬にはワルファリンしかなかったが，近年，ワルファリンよりも使いやすく，安全性の高い直接経口抗凝固薬（DOAC）が相次いで導入された．現在わが国では，抗トロンビン薬のダビガトラン，抗Xa薬のリバーロキサバン，アピキサバン，エドキサバンの計4種類のDOACが使

side memo ① Best Medical Treatment（BMT）

最近，脳卒中の領域でも"Best Medical Treatment"という言葉が使用されることが多くなってきた．それはおもに脳卒中の予防の分野で，脳卒中（特に脳梗塞）の発症（一次予防），または再発を予防（二次予防）するための最良（最善）の治療法という意味で使われている．おもな治療法としては抗血小板療法，降圧療法〔特にACE阻害薬（アンジオテンシン変換酵素阻害薬）またはARB（アンジオテンシンⅡ受容体拮抗薬）〕，脂質低下療法（スタチン）などの進歩があげられ，これらの治療法を組み合わせることによって脳梗塞発症率，再発率の大幅な減少が期待できるようになった．例えば無症候性頸動脈狭窄症では，以前は内膜剝離術（CEA）やステント留置術（CAS）が勧められたが，最近はBMTの進歩により内科的治療だけで十分な発症率の減少が得られるようになったため，侵襲的な治療法が行われることは少なくなりつつある．

side memo ② PCSK 9と心血管イベントの予防

近年，LDLコレステロールを強力に低下させる作用をもつ抗PCSK 9モノクローナル抗体が，家族性抗コレステロール血症例をはじめとした心血管イベントハイリスク例に対する予防薬として注目されている．わが国でも2016年にアリロクマブが承認された．スタチン単独で十分な効果が得られない例に対して，2週間に1回の皮下注で投与され，約60％のLDL低下作用がある．今後はわが国でも心血管イベント予防効果の検証が期待される．

用可能である．

　心原性脳塞栓症の既往がある場合の二次予防には抗凝固療法は必須であるが，最近ではCHADS₂スコア(p21参照)が1点の一次予防でもDOACもしくはワルファリンによる抗凝固療法が推奨されている．DOACの塞栓症発症予防効果はワルファリンとほぼ同様であるが，ワルファリンと比べ出血性脳卒中の発症率が大幅に低いことが大きな特徴である．特に日本人を含むアジア人ではワルファリンによる出血性脳卒中の発症率が欧米人に比し高いことが知られているので，通常はDAOCを第一選択とすべきである．ただし，DOAC 4剤の優劣の差は少なく，どの薬剤を選択すべきかについての明確な指針はない(詳細はp152～，176～を参照)．NVAF以外のリウマチ性弁膜症，機械人工弁の患者ではDOACの効果についてのエビデンスは乏しいので，ワルファリンが第一選択となる(グレードA)．最近発表された塞栓源不明の脳塞栓症(ESUS)におけるDOACとアスピリンの効果を比較した臨床試験ではDOACの有効性は検証できなかった[9]．

5．脳梗塞の発症予防と危険因子の管理　―病型別の血圧と脂質の管理

　最近は脳卒中の予防のための内科的治療にも大きな進歩がみられている(**side memo①**)．

　脳卒中の一次予防のための高血圧の管理は，後期高齢者の降圧目標が「高血圧治療ガイドライン2014」(日本高血圧学会)にならって「ガイドライン2015」でも150/90mmHg未満という緩い目標値に変更された．しかし，2015年に収縮期血圧の標準治療群(平均136.2mmHg)と強化治療群(平均121.4mmHg)の転帰を比較した大規模なランダム化比較試験(SPRINT試験)の結果が発表され話題となっている．SPRINT試験の結果は一次評価項目(心筋梗塞，急性冠症候群，脳卒中，心不全，心血管死のいずれかの発症)や二次評価項目の1つである「すべての原因による死亡」が強化治療群で明らかに低率であったことで，あらためて強化治療の必要性が強調されている[10]．

　以前から脳梗塞の予防(一次予防と二次予防)に脂質異常症治療薬であるスタチン(HMG-CoA還元酵素阻害薬)が有効であることは欧米人を対象とした臨床試験で証明されていたが，日本人では脳梗塞再発予防のエビデンスは存在しなかった．しかし，「ガイドライン2015」発刊後に日本人を対象とした重要な臨床試験の成績が発表された．それはJ-STARSというプラバスタチンを用いてスタチンの脳卒中二次予防効果を検証した試験である[11]．その結果によるとプラバスタチン群と対照群の間の脳梗塞全体の再発率に差はなかったが，プラバスタチン群(10mg/日)ではアテローム血栓性脳梗塞の発症率が有意に低かった．これはスタチンの通常量が日本人においてもアテローム硬化を原因とする脳梗塞再発を予防するという事実を確認できた点で大きな意義がある．最近話題になっている抗PCSK 9モノクローナル抗体については**side memo②**を参照いただきたい．

　　　　　　　　　　　　　　　　　　(髙木　誠)

■文献

1) 日本脳卒中学会脳卒中ガイドライン委員会編集：脳卒中治療ガイドライン2015，協和企画，2015．
2) 日本脳卒中学会脳卒中ガイドライン[追補2017]委員会編：脳卒中治療ガイドライン2015[追補2017]，協和企画，2017．
3) 日本脳卒中学会脳卒中ガイドライン[追補2019]委員会：脳卒中治療ガイドライン2015[追補2019]：http://www.jsts.gr.jp/img/guideline2015_tuiho2019_10.pdf
4) Anderson CS, et al：Low-dose versus standard-dose intravenous alteplase in acute ischemic stroke. *N Engl J Med* 374：2313-2323, 2016.
5) Goyal M, et al：Endovascular thrombectomy after large-vessel ischaemic stroke：a meta-analysis of individual patient data from five randomized trials. *Lancet* 387：1723-1731, 2016.
6) Wang Y, et al：Clopidogrel with aspirin in minor stroke or transient ischemic attack. *N Engl J Med* 369：11-19, 2013.
7) Johnston SC, et al：Ticagrelor versus Aspirin in Acute Stroke or Transient Ischemic Attack. *N Engl J Med* 375(1)：35-43, 2016.
8) Shinohara Y, et al：Cilostazol for prevention of secondary stroke (CSPS 2)：an aspirin-controlled, double-blind, randomised non-inferiority trial. *Lancet Neurol* 9：959-968, 2010.
9) Hart RG, et al：Rivaroxaban for Stroke Prevention after Embolic Stroke of Undetermined Source. *N Engl J Med* 378(23)：2191-2201, 2018.
10) The SPRINT Research Group：A Randomized trial of intensive versus standard blood-pressure control. *N Engl J Med* 373：2103-2016, 2015.
11) Hosomi N, et al：The Japan statin treatment against recurrent study (J-STARS)：A multicenter, randomized, open-label, parallel-group study. *Ebio Medicine* 2：1071-1078, 2015.

脳卒中治療ガイドライン2015

日本脳卒中学会が中心となり6年ぶりに「脳卒中治療ガイドライン2015」(以下,「ガイドライン2015」)が改訂された.この「ガイドライン2015」はさまざまな脳卒中の病型に対し,現在,急性期から慢性期にかけて幅広く行われている治療法を取り上げ,それらの推奨度を示している.本項ではこのガイドラインのうち新たに策定された部分を中心にエッセンスを概説する.

1. 脳卒中一般

脳卒中の管理は脳梗塞,脳出血などの病型や病態に合わせて行うのが一般的であるが,一方で軽症な脳卒中や新旧さまざまな脳卒中が合併した状態では,共通した管理方法もある.

(1) 脳卒中急性期の血圧管理

- 脳梗塞:原則として降圧しない.(変更なし)
- 高血圧性脳出血:可及的速やかに降圧する.(後述)
- 軽症脳卒中で神経症状が安定している症例:発症前から降圧薬を使用している場合は,24時間以降に降圧薬の再開を考慮してもよい.(新規推奨)

軽症脳卒中への根拠として,COSSACS研究[1]において,発症48時間以内の軽症脳卒中患者に対して,発症前からの降圧療法を継続しても有害事象は増加せず,2週間以内の死亡や心血管イベントなども変わらなかった報告が取り上げられている.

(2) 脳卒中急性期の栄養管理

- 速やかに栄養状態を評価する.
- 低栄養患者ではカロリーや蛋白質の補給が勧められる.
- 栄養状態が良好な患者ではルーチンに栄養補給する必要はない.
- 7日以降の亜急性期で嚥下障害のある場合には経腸栄養を開始する.その方法には,早期には経鼻胃管,28日以降には胃瘻の造設を考慮してよい.

これはFOOD試験Part2[2]にて,亜急性期には経鼻胃管のほうが胃瘻よりも消化管出血リスクが有意に高いが,機能予後は経鼻胃管のほうがよい傾向がみられたことに基づく.またメタ解析[3]により,慢性期には死亡率に有意差はなかったものの,胃瘻のほうが経管栄養の失敗率および消化管の出血率が低かったことがその根拠とされた.

(3) 脳卒中慢性期の血圧管理

一方,慢性期の血圧管理については,「日本高血圧治療ガイドライン2014」との整合性を考慮し,一般的な降圧目標として140/90 mmHgの推奨,後期高齢者の降圧目標の150/90 mmHgが明記され,「脳卒中治療ガイドライン2009」(以下,「ガイドライン2009」)にあった若年・中年者の目標値は削除された.また,降圧薬の選択として,血圧変動性の観点からはカルシウム拮抗薬が推奨された.

また,慢性期の非弁膜症性心房細動(NVAF)では,「CHADS$_2$スコア2点以上の場合,新規経口抗凝固薬またはワルファリンによる抗凝固療法の実施」を推奨している.さらに,CHADS$_2$スコア1点の患者に対しては,RE-LY試験[4]およびARISTOTLE試験[5]の結果から,「ダビガトランおよびアピキサバンが推奨されるが,他の新規経口抗凝固薬の考慮も認め」ている.また,ワルファリン不適のNVAF患者を対象としたアピキサバンとアスピリンの有効性と安全性を検討したAVERROES試験[6]でアピキサバンが有意に脳卒中および全身塞栓症を減少させたことから,「ワ

ルファリンの代替としてはアピキサバン」が推奨され，アスピリン投与の推奨文は削除された．

（4）脳卒中慢性期の炎症マーカー

また，慢性期の炎症マーカーが新たに取り上げられ，高感度CRPは血管炎症を反映し脳梗塞の独立した危険因子であるため，「頸動脈の動脈硬化や無症候性脳梗塞などを認めアテローム血栓症リスクの高い患者では，高感度CRP濃度の測定」が推奨された．そして「高感度CRPが高値の場合は生活習慣の改善，ならびにスタチン投与」が推奨された．根拠として，LDLコレステロールが正常で高感度CRP濃度が2mg/L以上の17,802例を対象にロスバスタチンまたはプラセボが投与されたJUPITER-CRP研究[7]にて，ロスバスタチン群で有意に心血管イベントが低下したことが取り上げられた．

2．脳梗塞・一過性脳虚血発作（TIA）

（1）脳梗塞と一過性脳虚血発作の急性期の治療

まず，急性期治療の新ガイドラインを示す．

- 脳梗塞急性期4.5時間以内ではrt-PA静注による血栓溶解療法が勧められる．
- 発症から6時間以内では脳血栓回収機器による血管内治療を考慮する（ミスマッチ症例は24時間以内）．
- 心原性脳塞栓症以外の脳梗塞または一過性脳虚血発作（TIA）にはアスピリンとクロピドグレルの短期併用が推奨される．
- 脳浮腫には高張グリセロール投与がグレードC1で推奨される．

（2）脳梗塞急性期の血栓溶解療法

脳梗塞急性期の血栓溶解療法では，ECASS Ⅲ[8]の結果をふまえて，「4.5時間以内のrt-PA（アルテプラーゼ）静注療法」が強く推奨された．特に，4.5時間以内であっても少しでも早い治療開始が好ましいことが明記された．

また脳血栓回収機器による血管内治療については，「ガイドライン2015」改訂後に5つの大規模試験にて有効性が確立した．これらの試験では，①内頸動脈または中大脳動脈M1の閉塞，②梗塞巣が限局している，③約6時間以内，④ステントリトリーバーを用いる，が満たされる場合に血管内治療が予後を有意に改善することが示された．AHA/ASAではこの結果をふまえたガイドライン[9]が出され，わが国でも「経皮経管的脳血栓回収用機器適正使用指針 第2版」が公開された．

また，CHANCE試験[10]の結果をふまえて心原性脳塞栓症以外の脳梗塞またはTIAに対するアスピリンとクロピドグレルの短期併用がグレードBで新たに推奨された．

（3）一過性脳虚血発作の治療

次に，一過性脳虚血発作（TIA）についての変更点を示す．

- 発症後4時間以内，$ABCD_2$スコア4点以上，繰り返すTIA，MRI拡散強調画像での新規病巣，責任病変が強く疑われる血管病変・心房細動の合併例では速やかな治療を考慮する．
- アテローム血栓症によるTIA急性期では，アスピリンとクロピドグレルの短期併用が推奨される．

「ガイドライン2015」ではTIA急性期のアスピリンとクロピドグレルの短期併用について，脳梗塞の項目と同様に取り上げて推奨されている．当然のことではあるが，この推奨文はアテローム血栓症が疑われるTIAに限られることに注意する必要がある．

一方，「ガイドライン2009」で取り上げられていた心原性脳塞栓症によるTIAに対する治療については「ガイドライン2015」では削除されているが，実臨床ではヘパリンならびにその後のワルファリン療法の導入あるいは直接経口抗凝固薬（DOAC）の導入が行われている．

（4）脳梗塞慢性期の再発予防

次に，脳梗塞慢性期の再発予防についてのガイドラインの変更点を概説する．

- 高血圧：一般的には140/90mmHg未満が推奨されるが，ラクナ梗塞ならびに抗血栓薬内服例では130/80mmHg未満を目指す．
- 糖尿病：血圧，血糖のコントロールに加え，ピオグリタゾンがグレードC1で推奨される．
- NVAFによる脳梗塞やTIAの再発予防に，DOACによる抗凝固療法がワルファリンよ

りも勧められる．
- 非心原性脳梗塞の再発予防のための抗血小板療法では，アスピリン，クロピドグレルに新たにシロスタゾールが加えられた．

古典的ラクナ梗塞は細動脈硬化症によって起こるとされ，ラクナ梗塞既往の患者では脳出血の合併が高いことが知られており，厳格な血圧コントロールが好ましいことはこれまでにも知られていた．「ガイドライン2015」ではラクナ梗塞に対するより厳格な降圧のエビデンスとしてSPS 3試験[11]があげられているが，SPS 3試験は降圧療法（厳格vs標準）と抗血小板薬（単剤vs 2剤）の2要因についての2×2の試験であり，全症例がアスピリンか，アスピリン＋クロピドグレルを内服している．したがって，単純にラクナ梗塞既往患者における厳格な血圧管理の重要性を示したものではないことに注意する．

糖尿病に対してピオグリタゾンによる糖尿病の治療が脳梗塞の再発予防効果があるとしたエビデンスはサブ解析であった[12]ことから，グレードがC1に降格された．

NVAFによる脳梗塞やTIAの再発予防にワルファリンと同様に，DOACによる抗凝固療法が勧められた．さらに，DOACは総じてワルファリンに比較して脳梗塞の再発予防効果は同等か少し優れている一方，頭蓋内出血の合併症が圧倒的に少ないことから，DOACをまず選択することがグレードBで推奨された．

非心原性脳梗塞の再発予防のための抗血小板療法では，CSPS Ⅱ試験[13]の結果をふまえて，シロスタゾールがグレードAで推奨されるようになった．

この他，手術時の抗血小板薬の継続について，出血時の対処が容易な場合は抗血小板薬の継続が強く推奨された．また出血リスクの高い処置については，抗血小板薬を中止し脱水回避，輸液，ヘパリン投与などを適宜考慮することが推奨された．

また，NVAFによる心原性脳塞栓症の予防に，ACTIVE W試験[14]の結果から，ワルファリンやDOACの代わりとしてアスピリンとクロピドグレルの併用療法は行っても，抗凝固薬を上回る追加予防効果はなく，勧めてはならない（グレードD）とされた．

3．脳出血

脳出血急性期のガイドライン変更点を記す．

- できるだけ早期に収縮期血圧を140mmHg未満に降下させ，7日間維持する．
- 降圧薬としては，カルシウム（Ca）拮抗薬あるいは硝酸薬の微量点滴が推奨される．
- 高血圧性脳出血では皮質下出血，被殻出血，小脳出血および水頭症をきたした視床出血で手術適応を考慮すべきである．（変更なし）
- DOAC投与中の脳出血への対処として，内服後早期であれば経口活性炭による薬剤の吸収抑制，プロトロンビン複合体の投与（保険適応外）を考慮する．

高血圧性脳出血の急性期血圧管理としてはINTERACT 2試験[15]の結果をふまえて，脳出血急性期の血圧はできるだけ早期に収縮期血圧を140mmHg未満に降下させ，7日間維持することが強く推奨された．「ガイドライン2009」では降圧の重要性は認められていたものの，降圧目標が「少なくとも180mmHg未満」とされていた．急激な降圧は血腫周辺の脳組織に虚血をきたすことが動物実験から懸念されていたが，INTERACT 2試験では主要評価項目ではなかったが機能予後を改善する効果が認められ，厳格な降圧の重要性が評価された．

降圧薬の選択については，Ca拮抗薬あるいは硝酸薬の微量点滴が新たにグレードBで推奨された．このうちニカルジピンは，かつて動物実験や少数の臨床結果から，脳血管拡張作用が脳圧を亢進して予後不良となることが懸念され，脳出血急性期での使用は禁忌とされていた．近年，これらのエビデンスが見直され，明らかな障害を示したものはなく，欧米では標準的にニカルジピンが使用されていることから，薬剤の禁忌事項から脳出血が外された．「ガイドライン2015」ではあえてニカルジピンを取り上げ推奨するに至っているが，やはりCa拮抗薬や硝酸薬は脳圧亢進時には症状を増悪させる可能性があり，こうした場合には従来通り脳血管拡張作用の少ないジルチアゼムを考慮すべきと思われる．

高血圧性脳出血の手術適応については大きな変更はなく，皮質下出血，被殻出血，小脳出血および水頭症をきたした視床出血での手術適応を考慮すべきとされている．また成人の脳室内出血では，血腫除去を目的に血栓溶解薬の脳室内投与を考慮してもよいことがグレードC1で加筆されたが，保険適応はない．

抗血栓療法に伴う脳出血では，DOAC投与中の脳出血への対処として，内服後早期であれば経口活性炭による薬剤の吸収抑制，腎機能障害患者でダビガトラン内服症例であれば血液透析，プロトロンビン複合体の投与（保険適応外）がグレードC1で推奨された．ガイドライン発表後にダビガトランは中和薬が使用可能となっており，脳出血時には第一に推奨される．DOAC投与中では脳出血の血腫拡大が少ないことが報告されており，プロトロンビン複合体をあえて投与することの有益性は慎重に判断する必要がある．また，活性炭の内服も，脳出血をきたすのは薬剤が吸収されてピークに達する頃であることが推測され，有効性には疑問が残る．

4. くも膜下出血

動脈瘤の治療法として，脳血管内治療の進歩に伴い，開頭クリッピングと血管内治療の選択が必要となっている．血管内治療は長期成績についてのデータが集積されてきており，補助手段を用いて高い塞栓率を目指すことが推奨されている．

またスパズム予防に，動脈瘤の処置後には塩酸ファスジルやオザグレルナトリウムの投与がグレードAに格上げして推奨された．

5. 無症候性脳血管障害

- 無症候性脳梗塞に対する抗血小板療法はむしろ行うべきではない．
- 無症候性大脳白質病変に対しスタチンは考慮してもよい．
- 無症候性脳出血，微小出血（microbleeds）は症候性脳出血の危険因子であり，抗血栓療法は慎重に行う．

無症候性脳梗塞に対する抗血小板療法はむしろ行うべきではないとしてグレードC2に降格された．以前からアスピリンは高リスク群では脳卒中を予防するが，低リスク群では予防効果はなく，むしろ脳出血を有意に増加させると示されており，エビデンスを見直した結果，グレードが変更された．

大脳白質病変に対してスタチンが白質病変の進行を抑制したというROCAS試験[16]の結果に基づいて，グレードBで推奨された．今後は臨床症状が有意に改善するかを検討する必要がある．

無症候性脳出血，微小出血（microbleeds）は，症候性脳出血の危険因子であることが明記され，これらを合併した場合，抗血栓療法は慎重に行うことが推奨された．一方，微小出血はrt-PA静注による血栓溶解療法の禁忌とはならないことが記載されたが，慎重に行うべきであることに変わりはない．

6. その他の脳血管障害

- 奇異性脳塞栓症（卵円孔開存を含む）では，深部静脈血栓症（DVT）の再発予防にワルファリンとならんでエドキサバンによる抗凝固療法が勧められる．
- Trousseau（トルソー）症候群の治療法として抗凝固療法が推奨される．
- Fabry（ファブリー）病による脳梗塞の予防に酵素補充療法が推奨される．

奇異性脳塞栓症（卵円孔開存を含む）では，深部静脈血栓症の再発予防にワルファリンとならんでエドキサバンによる抗凝固療法が勧められるようになった．特に出血性合併症が懸念される場合には出血リスクの低いエドキサバンが勧められる．

凝固亢進状態では，初めてTrousseau症候群が取り上げられ，治療法として抗凝固療法が推奨された．

遺伝性脳血管障害のうち，CADASILやCARASILにおける脳梗塞の予防には慎重に抗血小板薬を考慮することが推奨された．

7. リハビリテーション

　リハについては，生活（維持）期リハに関してメタ解析が増え推奨グレードも高くなった．また，ボツリヌス療法，中枢性疼痛，嚥下障害などに対する論文が多数追加された．

（伊藤義彰）

■文献

1) Robinson TG, et al：Effects of antihypertensive treatment after acute stroke in the Continue or Stop Post-Stroke Antihypertensives Collaborative Study（COSSACS）: a prospective, randomised, open, blinded-endpoint trial. Lancet Neurol 9：767-775, 2010.
2) Dennis MS, et al：Effect of timing and method of enteral tube feeding for dysphagic stroke patients（FOOD）: a multicentre randomised controlled trial. Lancet 365：764-772, 2005.
3) Geeganage C, et al：Interventions for dysphagia and nutritional support in acute and subacute stroke. Cochrane Database Syst Rev 10：CD000323, 2012.
4) Connolly SJ, et al：Dabigatran versus warfarin in patients with atrial fibrillation. N Engl J Med 361：1139-1151, 2009.
5) Granger CB, et al：Apixaban versus warfarin in patients with atrial fibrillation. N Engl J Med 365：981-992, 2011.
6) Diener HC, et al：Apixaban versus aspirin in patients with atrial fibrillation and previous stroke or transient ischaemic attack : a predefined subgroup analysis from AVERROES, a randomised trial. Lancet Neurol 11：225-231, 2012.
7) Everett BM, et al：Rosuvastatin in the prevention of stroke among men and women with elevated levels of C-reactive protein : justification for the Use of Statins in Prevention : an Intervention Trial Evaluating Rosuvastatin（JUPITER）. Circulation 121：143-150, 2010.
8) Hacke W, et al：Thrombolysis with alteplase 3 to 4.5 hours after acute ischemic stroke. N Engl J Med 359：1317-1329, 2008.
9) Powers WJ, et al：2015 AHA/ASA Focused Update of the 2013 Guidelines for the Early Management of Patients With Acute Ischemic Stroke Regarding Endovascular Treatment : A Guideline for Healthcare Professionals From the American Heart Association/American Stroke Association. Stroke 46：3020-3035, 2015.
10) Wang Y, et al：Clopidogrel with aspirin in acute minor stroke or transient ischemic attack. N Engl J Med 369：11-19, 2013.
11) Benavente OR, et al：Blood-pressure targets in patients with recent lacunar stroke : the SPS3 randomised trial. Lancet 382：507-515, 2013.
12) Wilcox R, et al：Effects of pioglitazone in patients with type 2 diabetes with or without previous stroke : results from PROactive（PROspective pioglitAzone Clinical Trial In macroVascular Events 04）. Stroke 38：865-873, 2007.
13) Shinohara Y, et al：Cilostazol for prevention of secondary stroke（CSPS 2）: an aspirin-controlled, double-blind, randomised non-inferiority trial. Lancet Neurol 9：959-968, 2010.
14) Investigators AWGotA, et al：Clopidogrel plus aspirin versus oral anticoagulation for atrial fibrillation in the Atrial fibrillation Clopidogrel Trial with Irbesartan for prevention of Vascular Events（ACTIVE W）: a randomised controlled trial. Lancet 367：1903-1912, 2006.
15) Anderson CS, et al：Rapid blood-pressure lowering in patients with acute intracerebral hemorrhage. N Engl J Med 368：2355-2365, 2013.
16) Mok VC, et al：Effects of statins on the progression of cerebral white matter lesion : Post hoc analysis of the ROCAS（Regression of Cerebral Artery Stenosis）study. J Neurol 256：750-757, 2009.

○ Memo

急性期の全身管理と合併症の治療
─SCU，SUで行われる治療

　脳卒中急性期は，脳卒中急性期治療病棟(stroke care unit；SCU）あるいは脳卒中治療専門病棟（stroke unit；SU）において入院治療を行うのが望ましい．その最大のメリットは，脳卒中患者を包括的に治療できるところにある．すなわち，SCUやSUでは脳卒中そのものに対する治療に加えて，合併症の予防とその早期発見および治療を行えるため，患者の予後改善に優れた効果を発揮できる．本項ではおもに「脳卒中治療ガイドライン2015」（以下，「ガイドライン2015」）の内容に従って，脳梗塞と脳出血の急性期における全身管理および合併症の治療について解説する．

1. 全身管理

　急性期には血圧や脈拍，体温，呼吸状態，栄養状態などのバイタルサインを頻回に観察し，全身状態の安定化，異常の早期発見に努めなければならない．以下に，脳卒中急性期で重要な項目について述べる．

（1）血圧管理

　脳梗塞急性期では，収縮期血圧220mmHg以上または拡張期血圧120mmHg以上のときは降圧治療を行うように勧められている．特に経静脈的血栓溶解療法を行う場合は，収縮期血圧を185mmHg以下，拡張期血圧を110mmHg以下に降圧すべきとされている．脳出血の場合はできるだけ早期から収縮期血圧を140mmHg未満にするよう，より厳格な降圧が推奨されている．

　一方，降圧する際の安全な下限については具体的な数値が示されていない．米国脳卒中協会（ASA）のガイドラインでは，発症後24時間以内は15％程度の降圧が推奨されている．また，ラクナ梗塞など脳主幹動脈に有意な狭窄をもたない穿通枝動脈領域の脳梗塞症例では早期から降圧しても予後に影響を及ぼさず[1]，軽症脳卒中患者に対しても有害事象の増加は認められなかったという報告もある[2]．ただし，脳卒中発症前に長期にわたって高血圧状態が放置されていた患者では「脳循環自動調節能」（①）が通常より高血圧側にシフトしていると考えられるため，血圧は高めに保つ必要がある（図1）[3]．また，脳主幹動脈に高度狭窄がある症例では「脳循環代謝予備能」（②）が低下していると考えられるため，同様に血圧は高めに保つことが望ましい．さらに，脳卒中急性期には自律神経機能が障害されていることも多い．「起立性低血圧」（③）などもしばしば認められるため，ギャッジアップや立ち上がりなどの急激な体位変換による血圧低下には注意が必要である．

　脳梗塞，脳出血とも異常高血圧に対する治療は，カルシウム（Ca）拮抗薬の点滴投与が基本である．発症前より降圧薬を内服していた症例は早期からそれを再開してもよい．全身状態が安定してきた時点で，必要に応じてアンジオテンシンⅡ受容体拮抗薬（ARB）あるいはCa拮抗薬の内服を開始する．

①脳循環自動調節能（図1）[3]

　頸動脈における圧受容体を通じた交感神経の活動や脳血管壁にある自律神経の活動などで血管の拡張収縮を調節することにより，全身血圧が変動しても脳血流量は一定に保たれるようになっている．脳循環自動調節能とはこのように，脳血液循環を安定させる仕組みのことをいう．正常では平均血圧50～150mmHgの間で脳血流は一定に保たれる．

②脳循環代謝予備能（図2）[4]

　動脈狭窄など何らかの原因で血液脳灌流圧が低下した場合は，脳循環自動調節能の働きにより脳

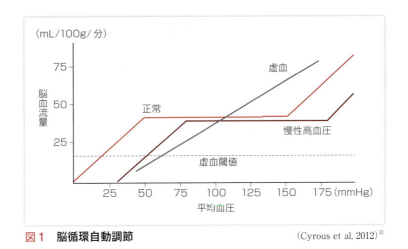

図1　脳循環自動調節　　　　　　　　　　　(Cyrous et al, 2012)[3]

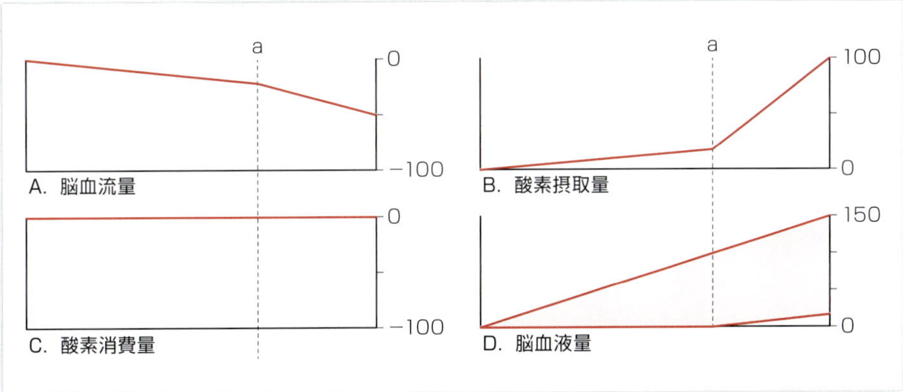

図2　脳循環代謝予備能
各縦軸は変化率（％），横軸は血液脳灌流圧（大→小）　　(Gotta, 2016)[4]

血管が拡張され，低下した灌流圧を維持するための脳血液量増加がもたらされる．さらに灌流圧が低下してくると（a点より右側に進むと），脳組織の酸素摂取率が上昇する．脳循環代謝予備能とはこのように，脳への血液灌流が低下しても，神経細胞が虚血に陥らないようにするための仕組みのことをいう．

③起立性低血圧

通常，安静臥床から立位に移行した際は重力に従って静脈還流が下半身に片寄り，心拍出量が減少して血圧が低下する．しかし，動脈の圧受容器反射により交感神経活動が活性化され，その結果として末梢血管抵抗が上昇し心拍出量も増加するため，血圧低下は防ぐことができる．一方で，自律神経機能が低下している場合や心機能が低下している場合，循環血漿量が減少している場合などには，この反射が弱くなり速やかな血圧上昇がもたらされなくなる．起立性低血圧とはこのように，体位変換による血圧低下を防げなくなった状態をいう．

収縮期血圧が20mmHg以上または拡張期血圧が10mmHg以上低下するときに診断される．ふらつきや立ちくらみ，眼前暗黒感，四肢しびれ感などがみられる．血圧低下が高度であるときは失神することもある．

（2）脈拍管理

脳卒中急性期には血圧管理と同時に脈拍管理も必要である．特に心原性脳塞栓症では，その原因として心房細動などの不整脈がしばしば合併しているため，継続的な観察が勧められる．塞栓源不明の脳塞栓症では，入院時は洞調律であっても後から一過性心房細動や頻脈発作が出現する場合が

あり，心電図モニターなどによる観察を行わなければならない[5]．ホルター心電図による24時間連続記録検査を行うのもよい．重症脳出血では頭蓋内圧亢進により徐脈となる場合がある．高度の頻脈や徐脈は血行動態の悪化につながるため，速やかな改善が必要である．

脈拍異常時にはまず血圧管理をしっかり行わなければならない．そのうえで，頻脈発作に対しては，Ca拮抗薬であるジルチアゼムの点滴やジギタリスの投与を行う．徐脈に対しては，その誘因を検索し速やかに対処する必要がある．

(3) 体温管理

脳卒中による中枢性高熱は予後不良要因になるため，クーリングや解熱薬などで体温を低下させる必要がある．ただし，重症の橋出血による高熱は治療抵抗性である．また，発熱はしばしば肺炎や尿路感染症などの初期症状となる．脳卒中急性期には合併症予防，早期治療の観点からも定期的な体温観察は重要である．

いわゆる低体温療法は脳梗塞急性期の治療としては一般的でないため，積極的には行われていない．

(4) 呼吸管理

脳卒中急性期に意識障害がある場合は舌根沈下など上気道閉塞による呼吸障害がみられる．また，脳浮腫による脳幹部圧迫，頭蓋内圧亢進による自律神経障害などさまざまな原因で呼吸障害が出現する．そのため，「パルスオキシメータ」などを用いて酸素飽和度のモニタリングを行うことは呼吸障害の早期発見に有用である．米国脳卒中協会のガイドラインでは，酸素飽和度を94％以上に維持することが勧められている．

呼吸障害が認められたときはまず，気道確保が重要である．状況に応じて喀痰などの異物除去，舌根沈下を防ぐエアウェイ挿入，酸素投与などを速やかに行う．脳卒中そのものによる呼吸中枢麻痺や脳ヘルニアによる呼吸障害は予後不良である．しかし，延髄梗塞で呼吸障害が起きる場合は回復することも多いため，人工呼吸器装着など適切な呼吸管理が必要である[6]．

パルスオキシメータ

非侵襲的に動脈血の酸素飽和度（SpO_2）を測定する装置である．経皮的に赤色光と赤外光を当てて，その吸光度から動脈血に含まれるヘモグロビンの何％が酸素と結合しているかを算出し，SpO_2として表示している．指先に装着するだけで簡易に測定でき，リアルタイムにSpO_2の変化と脈拍数を観察できる．

(5) 栄養管理・血糖管理

脳卒中急性期の低栄養状態は予後不良要因となるため，入院時より栄養状態を適切に評価することは重要である．経口摂取が可能な症例は食形態を制限しなくてもよいが，麻痺や意識障害により経口摂取困難な症例は経鼻胃管による経管栄養を開始することが勧められている．急性期から言語聴覚士による嚥下機能評価も勧められる．

低血糖や高血糖の是正も重要である．高血糖に対しては，一般的にはインスリン皮下注射によるスライディング法が用いられている．また，このときには電解質バランスにも注意が必要である．意識状態の変容や冷汗，生あくびなどの異常所見を観察することが低血糖発作や電解質異常の早期発見につながる．異常が疑われたときは速やかに血液検査を行う．

2. 合併症治療

脳卒中急性期における合併症として，全身状態不良に起因するものや脳梗塞急性期治療に伴うものなどがあげられる．本項では予後に影響を与えるものを中心に述べる．

(1) 消化管出血

脳卒中急性期には消化管出血が生じやすい．特に頭蓋内圧亢進を生じるような脳出血や脳梗塞の場合には，「Cushing（クッシング）潰瘍」とよばれる胃十二指腸粘膜出血性病変を生じることがある．一般的に胃潰瘍の既往，アスピリンなど非ステロイド抗炎症薬（NSAIDs）の内服，高齢などが胃潰瘍発生率の上昇要因と報告されている[7]．さらに脳梗塞では抗血栓薬投与も行われるため，これも消化管出血のリスクとなる[8]．

消化管粘膜病変からの出血を予防するため，ヒスタミンH_2受容体拮抗薬やプロトンポンプ阻害薬，カリウムイオン競合型酸阻害薬などの投与が

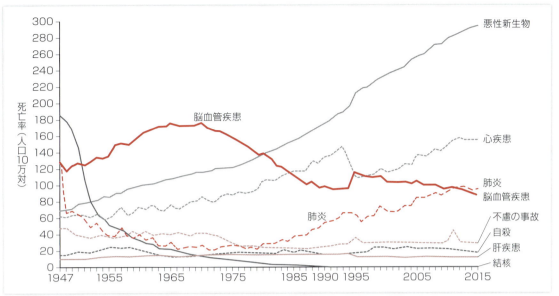

図3　わが国における死因別にみた死亡率の変遷　（厚生労働省：平成27年人口動態統計月報年計（概数）の概況, 2015）
人口10万人に対する死亡人数

推奨される．吐血やタール便がみられたときには消化管出血を疑い，速やかに内視鏡検査を行う必要がある．

クッシング潰瘍

頭蓋内圧亢進や中枢神経の障害により迷走神経活動が高まる．その結果，消化管粘膜の血流が低下し酸分泌が亢進するため，胃や十二指腸に潰瘍が形成される．このように，脳卒中をはじめとする中枢神経系の疾患が誘因となって生じる消化管潰瘍のことをクッシング潰瘍という．

(2) 肺炎

脳卒中急性期には嚥下障害や意識障害のため誤嚥性肺炎が生じやすくなる．また，高齢であることも肺炎のリスクを高める．実際，近年では肺炎による死亡数が脳卒中による死亡数を上回っている（図3）．脳卒中に対する治療そのものが向上してきているため，慢性期に限らず急性期であっても合併症としての肺炎への対処，治療が重要になっているといえる．

嚥下障害と誤嚥性肺炎の間には密接な関係があるため，急性期から嚥下機能を評価して，摂食方法を検討するなど積極的に介入することが望ましい．また，高齢かつ長期臥床は不顕性肺炎のリスクともなるため，ギャッジアップや早期離床を進めるのも誤嚥性肺炎予防には有効である．ただし血圧管理の項（p124）でも述べたが，体位変換を伴う離床の際には血圧変動に注意しなければならない．

口腔ケアは誤嚥性肺炎予防の基本として積極的に行ったほうがよい．また，降圧薬であるアンジオテンシン変換酵素（ACE）阻害薬や抗血小板薬であるシロスタゾールなどは咳反射や嚥下反射を促すと「ガイドライン2015」にも記載されており，状況に応じてその投与を検討する価値がある．

治療は，原因菌の同定を行いながら速やかに抗菌薬の投与，酸素投与などを開始する．

(3) 深部静脈血栓症（DVT），肺塞栓症

脳卒中急性期には「深部静脈血栓症（DVT）」（①）および「肺塞栓症」（②）の合併が問題になることがある．特に重症の運動麻痺を有する症例でその頻度が高い．最近の報告では，肺塞栓症の発生率は脳梗塞で0.25％，脳出血で0.94％，くも膜下出血で0.59％となっており，脳卒中全体としては0.41％で過去の報告と比較しても大きく変わっていない[9]．一般的に脳出血急性期では抗血栓薬を投与しないため，深部静脈血栓症および肺塞栓症のリスクは脳梗塞より高い．

肺塞栓症は適切な治療を行っても死亡率が高い

表　Wellsスコア（DVT用）

臨床的特徴	点数
活動性の癌（6カ月以内治療や緩和的治療を含む）	1
完全麻痺，不全麻痺あるいは最近のギプス装着による固定	1
臥床安静3日以上または12週以内の全身あるいは部分麻酔を伴う手術	1
下肢深部静脈分布に沿った圧痛	1
下肢全体の腫脹	1
腓腹部（脛骨粗面の10cm下方）の左右差＞3cm	1
症状のある下肢の圧痕性浮腫	1
表在静脈の側副血行路の発達（静脈瘤ではない）	1
DVTの既往	1
DVTと同じくらい可能性のある他の診断がある	−2

低確率：0
中確率：1〜2
高確率：≧3

（Wells et al, 2006[10], 日本循環器学会, 2018[11]）

ため，その原因となる深部静脈血栓症の予防，早期発見・治療が最善の方策である．無症候性の場合も多いが，臨床所見として下肢熱感や疼痛，腫脹などが認められた場合にその存在を疑う．Wellsスコアを用いるのもよいとされている（表）[10,11]．血液検査におけるDダイマーの上昇をみることも，特異度は低いが感度は高い深部静脈血栓症の検出方法である[11]．もし深部静脈血栓症が疑われたときには，速やかに下肢エコーや造影CT検査を行わなければならない．予防対策として，下肢の間欠的空気圧迫法が「ガイドライン2015」で推奨されている．両下腿への弾性ストッキング着用はエビデンスがないため使用しないほうがよいとされている．

治療は，抗凝固薬投与が基本である．しかしこの治療は出血性合併症のリスクを上昇させるため，適応症例は慎重に判断しなければならない．ヘパリン投与の場合はAPTT値をコントロールの1.5〜2.5倍になるように調節する．ワルファリン内服の場合はINR値が2.0〜3.0となるように調節する．近年では直接経口抗凝固薬（DOAC）もよく用いられるようになってきているが，この際も薬剤添付文書に従って適切な投与法，投与量にしなければならない．また，下肢深部静脈血栓症を認めた症例では，肺塞栓症予防を目的として下大静脈フィルターの挿入を検討してもよい．

①深部静脈血栓症（DVT）

　腸骨静脈，大腿静脈，ヒラメ筋静脈などの深部静脈に血栓ができる病態をいう．長期臥床や悪性腫瘍，経口避妊薬内服，血栓性素因など血液の過凝固状態が存在すると，静脈の一部に血栓が形成されやすくなる．一度血栓が形成されると，次第に中枢側へ向かって成長していくこともある．症状として下肢の疼痛や腫脹などがみられるが，2/3以上が無症候性といわれている．発生頻度については，1カ月以内の脳卒中急性期で約60％との報告がある[12]．

②肺塞栓症

　深部静脈から遊離した血栓が肺動脈を閉塞する病態をいう．無症候性の場合もあるが，突然の呼吸困難，胸痛，頻呼吸などの症状を伴うときは，約50％がショック状態になり，そのうち60％（全体の約30％）が死亡する，非常に重篤な場合もある[13]．安静解除直後の歩行，排便排尿時，体位変換時に発生することが多い．症候性の肺塞栓症患者の約50〜80％に深部静脈血栓症が認められるとの記述がある（「肺血栓塞栓症/深部静脈血栓症（静脈血栓塞栓症）予防ガイドライン」）．

(4) 尿路感染症

　重症脳卒中の場合は運動麻痺によりトイレ介助が行いにくくなるため，また陰部汚染を防ぐため，しばしば留置カテーテルによる持続導尿が行われる．しかし一方で，留置カテーテルが尿路感染症の誘因にもなる．自排尿可能な場合はできる限りトイレ誘導や定期的おむつチェックなどで対応するべきである．また，脱水などによる尿量の減少も尿路感染症のリスクを高める．飲水量や輸液量に注意を払うことは，尿路感染症予防の観点からも重要である．排尿障害は尿路感染のリスクを増加させる．排尿障害の原因として，一般的には前立腺肥大など下部尿路の問題であることが多いが，脳卒中急性期ではその中枢神経障害がもとになる「神経因性膀胱」もしばしば認められる．早期から排尿障害の有無を評価し，留置カテーテルによる持続導尿は最小期間にとどめ，できる限り速やかに間欠的導尿へ移行するべきである．排尿障害のタイプを鑑別して適切に治療することは，尿路感染症予防にもつながる．

尿臭異常，混濁尿，尿量減少などの異常所見に注意することが尿路感染症の早期発見につながる．もし尿路感染症が疑われたときには，原因菌の同定を行うと同時に，軽症であれば飲水量増加や外液輸液などにより尿量を増やすことで対応する．熱発，炎症反応上昇などがみられる尿路感染症では，抗菌薬投与を行い，排尿障害を伴う症例には導尿も積極的に行う．

神経因性膀胱

膀胱の活動を維持する中枢から末梢にかけての神経系に何らかの異常が生じ，下部尿路機能が障害された病態をいう．通常，膀胱の蓄尿・排尿機能は，大脳から視床下部，仙髄排尿中枢までの中枢神経系の支配と，腰部交感神経と副交感神経の関与する末梢神経系の支配により調節されている．このため，中枢神経系あるいは末梢神経系いずれが障害されても，蓄尿機能や排尿機能に異常が生じてしまう．特に脳卒中など高位中枢神経が障害された場合は，排尿抑制が効かず失禁してしまう無抑制性膀胱のタイプが多い．

（中瀬泰然）

■文献

1) Yamamoto Y, et al：Intensive blood pressure-lowering treatment in patients with acute lacunar infarction. *J Stroke Cerebrovasc Dis* 22：1273-1278, 2013.
2) Robinson TG, et al：Effects of antihypertensive treatment after acute stroke in the Continue or Stop Post-Stroke Antihypertensives Collaborative Study (COSSACS)：a prospective, randomised, open, blinded-endpoint trial. *Lancet Neurol* 9：767-775, 2010.
3) Cyrous A, et al：*Expert Rev Neurother* 12：915-928, 2012.
4) Gotta J：Stroke：Pathophysiology, Diagnosis, and Management, 6th ed, Elsevier, 2016.
5) Hart RG, et al：Embolic strokes of undetermined source：the case for a new clinical construct. *Lancet Neurol* 13：429-438, 2014.
6) 中瀬泰然：人工呼吸器管理が必要だった延髄外側症候群．脳卒中症候学 症例編―診療の深みを理解する（田川晧一，他編），西村書店，2016, pp220-222.
7) Wolfe MM, et al：Gastrointestinal toxicity of nonsteroidal antiinflammatory drugs. *N Engl J Med* 340：1888-1899, 1999.
8) Hallas J, et al：Use of single and combined antithrombotic therapy and risk of serious upper gastrointestinal bleeding：population based case-control study. *BMJ* 333：726, 2006.
9) 岡田 健，他：脳卒中後の肺塞栓症．脳卒中 35：5-11, 2013.
10) Wells PS, et al：Does this patient have deep vein thrombosis? *JAMA* 295：199-207, 2006.
11) 日本循環器学会・他：肺血栓塞栓症および深部静脈血栓症の診断，治療，予防に関するガイドライン（2017年改訂版）．2018：http://www.j-circ.or.jp/guideline/pdf/JCS2017_ito_h.pdf.
12) 山田典一：わが国の内科領域における静脈血栓塞栓症の現状．*Ther Res* 24：618-620, 2003.
13) Ota M, et al：Prognostic significance of early diagnosis in acute pulmonary thromboembolism with circulatory failure. *Heart Vessels* 17：7-11, 2002.

脳梗塞の急性期治療

脳動脈の閉塞，狭窄による神経細胞の不可逆的変化（脳梗塞）の程度と大きさは，脳血流低下の程度と持続時間により決まる．脳血流低下，機能障害をきたしているが，血流の再灌流により回復する可能性のある梗塞周辺部位を「ペナンブラ（penumbra：不完全虚血部位）」（図1）と定義する．ペナンブラは急性期治療のターゲットである．

急性期脳梗塞の治療は表1の通りであり，1〜4についてそれぞれ概説する．治療の詳細については別項を参照いただきたい．

1. 脳血管再灌流療法

脳血管再灌流療法とは，閉塞した血管を再開通し，脳組織へ血流を再灌流させることでペナンブラが梗塞に変化することを防ぐ治療である．表1の脳梗塞急性期の治療1〜4の中で患者転帰に最も影響を与える治療法である．

rt-PA（アルテプラーゼ）静注療法（2005年に臨床実施が認可），血管内治療（2010年に臨床使用が認可）の登場によって，脳梗塞急性期治療は劇的な進化を遂げている．脳血管再灌流療法は，「急性期脳梗塞例は寝かせておく」という暗黒の時代の扉を開けた画期的な治療法である．

（1）rt-PA静注療法（図2）[3]

rt-PA静注療法とは，プラスミノーゲンを活性化し，血栓を溶解し閉塞血管の再灌流を促進する．その結果，ペナンブラが梗塞に至らず，神経症状の悪化防止と改善が期待できる．認可当初は「rt-PA静注療法は脳梗塞発症3時間以内に開始する」取り決めであったが，新たな介入試験（European Cooperative Acute Study Ⅲ，2012年）の結果を受けて，わが国においてはrt-PA静注療法を実施可能な症例はすべての病型の発症4.5

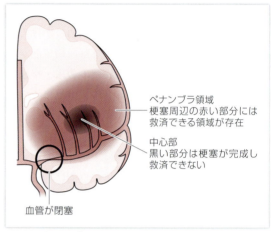

図1　ペナンブラ

表1　脳梗塞の急性期治療

1. 脳血管再灌流療法：rt-PA静注療法，血管内治療
2. 脳梗塞の進展・再発の予防治療：抗血栓療法；抗血小板薬，抗凝固薬
3. 脳組織の二次的な障害を抑える治療：脳浮腫治療薬，脳保護薬，開頭減圧術など
4. 急性期リハビリテーション

時間以内の脳梗塞となった．

（2）血管内治療

①Merciリトリーバー®（メルシーリトリーバー，2010年より使用可能）（図3）

らせんループ型コイルに血栓を絡ませて抜き取るデバイスである．くも膜下出血などの出血性合併症が生じやすい点に注意が必要である．

②Penumbraシステム®（ペナンブラシステム，2011年より使用可能）（図4）

Penumbraシステム®とは，吸引ポンプを用いて血栓をカテーテルから吸引するデバイスである．

③Solitaire®（ソリティア），Trevo®（トレボ）（ともに2014年より使用可能）（図5）

Solitaire®およびTrevo®は，ステントに血栓を

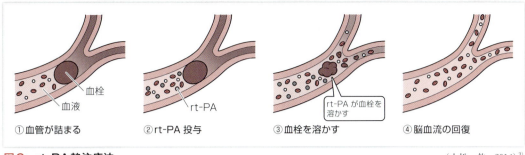

図2 rt-PA静注療法 (小松・他, 2014)[3]

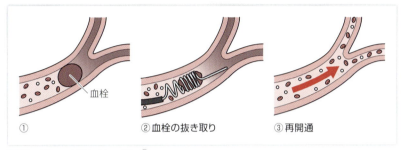

図3 Merciリトリーバー®

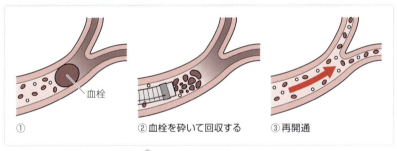

図4 Penumbraシステム®

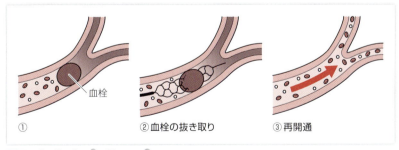

図5 Solitaire®, Trevo®

絡ませて抜き取るデバイスである．

　これら脳血管再灌流療法は，発症からできるだけ早期に治療を完了する，いわゆる「時間との勝負」がカギである．脳梗塞に陥ると，神経細胞は1秒間に3万個ずつ死滅する．したがって，詰まった血管を1秒でも早く再開通し，ペナンブラを救済することが重要である．脳梗塞が完成した後に遅れて閉塞血管を再開通した場合には，死滅した神経細胞は再生しない．むしろ死滅した神経細

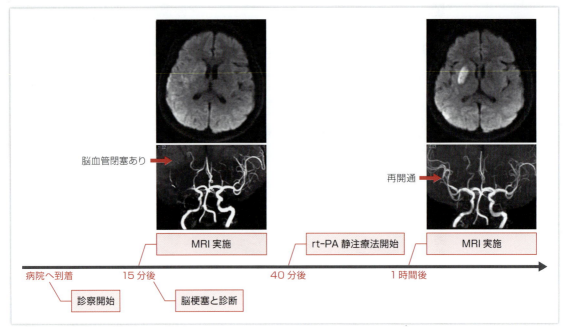

図6 rt-PA静注療法の流れ　　　　　　　　　　　　　　　　　　　（日本脳卒中協会・他，2012[4]）を改変）

胞，脳組織に急速に血液を流し込むことにより出血を発症し（出血性梗塞），神経症状は悪化する．以上より，脳梗塞発症後はできる限り早く治療を開始する（rt-PA静注療法は発症から4.5時間以内，血管内治療は6時間以内）．

脳卒中専門病院は，24時間・365日体制で救急患者を受け入れる．急性期脳梗塞患者の来院から60分以内に治療を実施できるよう診療体制を整備する．急性期脳梗塞疑いの患者の搬送の連絡を受けた時点で，血液検査，画像検査，心電図など診療に必要な準備を整え，患者の到着後に遅滞なく円滑に診療を実施する（図6）．

脳卒中初期対応を行う救急医，脳卒中診療担当医（神経内科医，脳神経外科医）は，①放射線部，血管撮影室，検査部，ICU，SCU（stroke care unit）などさまざまな医療関係者や部門に連絡をしながら，②診察，検査結果の確認，③本人，その家族への結果説明ならびに治療の同意を得て，④最終診療方針を決定するなど，多くの業務を同時進行で行う．これらの業務を正確かつ迅速に行う脳卒中診療担当医の負担が大きいことが課題である．筆者らの施設では，救急部と脳卒中診療担当医との連携を高めるため合同カンファレンスを定期的に行い，脳血管再灌流療法の対象となる患者が来院した場合の診療業務手続き（脳血管再灌流療法フローチャート，図7）の検証と見直しを行っている．

また，来院から再灌流療法開始までの時間をできる限り短縮するために，①脳卒中専門看護師による院内脳梗塞救急診療支援（脳卒中コーディネート看護師）の導入，②脳卒中初期対応に関する院内教育，③ICTアプリケーション（JOIN®）を実施している．

これらの治療を安全かつ効果的に実践し，患者をより早期から社会復帰させるために，多職種からなるチーム医療（stroke unit；SU）（図8）が重要となる．SUでは，脳卒中発症急性期からリハを開始し，誤嚥性肺炎と深部静脈血栓症の発症を予防，さらに早期社会復帰を目指し，さまざまな支援を行う．欧米ではSUを展開することで入院期間が短縮し，医療費も軽減することが示されている．

2．脳梗塞の進展・再発の予防治療

脳梗塞の進展・再発の予防治療（抗血栓療法）は，抗血小板薬と抗凝固薬に分けられる（表2）．投与方法はそれぞれに経口投与と経静脈投与があ

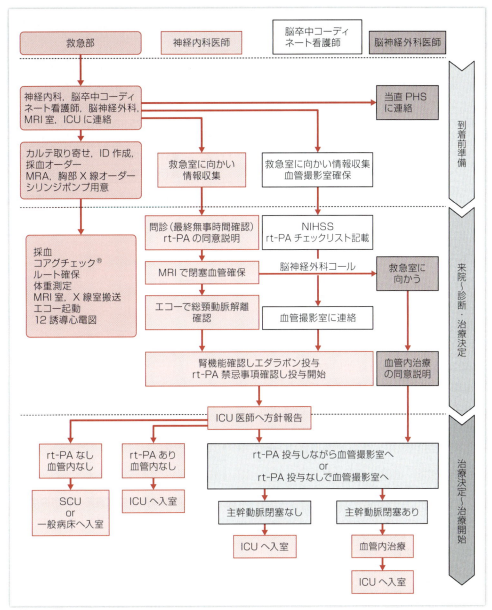

図7 当院における脳血管再灌流療法フローチャート　　　（東京慈恵会医科大学附属病院）

る．いずれも脳梗塞の病型分類から適応を検討し治療する．病型別の抗血栓療法を以下に示す．
(1) 抗血小板薬
・発症48時間以内にアスピリン160〜300 mg/日の経口投与を行う．
・発症5日以内の心原性脳塞栓症を除く脳梗塞に対しては，オザグレルナトリウムの経静脈投与を考慮するが，他の抗血栓療法との併用下における有効性や安全性は不明である．
・新たな介入試験（Cilostazol in Acute Ischemic

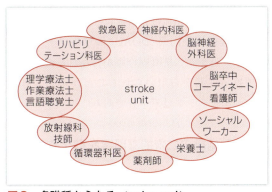

図8　多職種からなる stroke unit
（日本脳卒中協会・他，2012[4]）を一部改変）

表2 脳梗塞急性期の抗血栓療法

	薬剤名	投与方法	心原性脳塞栓症	アテローム血栓性脳梗塞	ラクナ梗塞
抗血小板薬	アスピリン	経口	効果不明	発症48時間以内160〜300mg/日	
	オザグレルナトリウム	経静脈	適応なし	発症5日以内160mg/日	
	シロスタゾール	経口	適応なし	発症48時間以内200mg/日	
抗血小板薬併用療法	アスピリン＋クロピドグレル	経口	適応なし	初回，アスピリン75〜300mg＋クロピドグレル300mg 2日目以降，アスピリン75mg＋クロピドグレル75mg	
抗凝固薬	アルガトロバン	経静脈	適応なし	進行性の場合	進行性の場合
	ヘパリンナトリウム	経静脈	適応あり	進行性の場合	進行性の場合
	経口抗凝固薬（ワルファリン，DOAC）	経口	適応あり	適応なし	適応なし

Stroke Trial，2011年）の結果を受けて，発症48時間以内の心原性脳塞栓症以外の脳梗塞に対して，シロスタゾール200mg/日の経口投与を考慮する．

・クロピドグレルは75mg/日の通常用量では効果発現までに5〜7日かかるといわれており，脳梗塞急性期における効果は示されていない．

・新たな介入試験（Clopidogrel in High-Risk Patients with Acute Nondisabling Cerebrovascular Events，2013年）が，発症24時間以内の軽症脳梗塞においてアスピリンとクロピドグレル併用療法が脳梗塞再発を抑制することを証明した．ただし，クロピドグレル投与初期増量（300mg/日）はわが国における保険適用外処方であることに留意する．

（2）抗凝固薬

・アルガトロバンはトロンビンの凝固活性を阻害する．発症48時間以内で病変最大径が1.5cmを超す非心原性脳塞栓症に対して使用する．

・ヘパリンは発症48時間以内の脳梗塞に対して考慮するが，出血性合併症に注意する．

・直接経口抗凝固薬（DOAC）はワルファリンと異なり速やかに抗凝固作用が得られるため，脳梗塞急性期から用いられることが増えてきたが，エビデンスは不十分である．

3. 脳組織の二次的な障害を抑える治療

（1）脳浮腫治療薬

脳梗塞を発症して神経細胞が壊死すると，発症数時間後から浮腫を起こし，脳梗塞周囲の正常な細胞を圧迫する．これを抑えるのが脳浮腫治療薬である．心原性脳塞栓症やアテローム血栓性脳梗塞のような頭蓋内圧亢進を伴う大きな脳梗塞の急性期に，高張グリセロール（10％）の静脈内投与を検討する．

（2）脳保護薬

脳虚血，脳梗塞により生じるフリーラジカルが神経細胞を障害する．フリーラジカル消去薬であるエダラボンが脳梗塞後の機能障害を改善する（図9）．すべての病型の脳梗塞急性期脳保護療法として，発症24時間以内のエダラボンの投与が推奨される．エダラボンにより急性腎不全を生じることがあるため，腎機能障害のある症例への使用は慎重に行う．

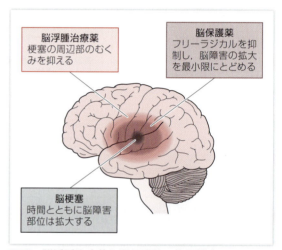

図9 脳浮腫治療薬と脳保護薬の作用機序
（日本脳卒中協会・他，2012[4]を改変）

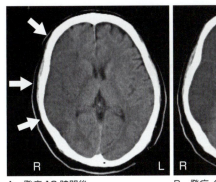
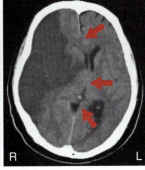
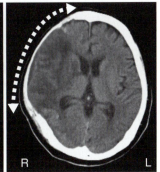

A. 発症12時間後　　B. 発症48時間後（開頭減圧術直前）　　C. 開頭減圧術10日後

図10　開頭減圧術によって軽減した脳浮腫

（日本脳卒中協会, 2012）[4]

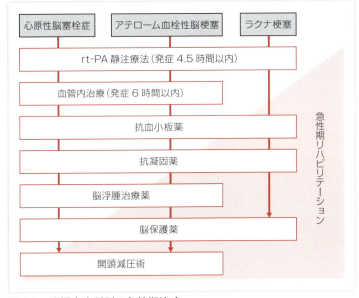

図11　脳梗塞病型別の急性期治療

（3）開頭減圧術

広範な大脳半球梗塞や小脳梗塞の浮腫により脳幹部を圧迫し，生命に危険を及ぼす際に行う（図10）[4]．脳浮腫治療薬と比較し，確実かつ長時間，頭蓋内圧を減少する．ただし，脳幹障害が不可逆的になると手術効果が得られない．意識レベルが深昏睡に至る前に行う．

4．急性期リハビリテーション（図11）

日常生活向上と社会復帰を図るために，座位，立位，装具を用いた歩行訓練などを発症早期から積極的に行う．SUなどの組織化された場でチームによる集中的なリハを行うことが重要である．

脳梗塞急性期治療は多くの治療法を併用して行うことが多く，それぞれの治療法の特徴を理解し病型別に使用することが重要である．

（小松鉄平，井口保之）

■文献

1) 日本脳卒中学会脳卒中ガイドライン委員会：脳卒中治療ガイドライン2015．協和企画，2015．
2) 日本脳卒中学会脳卒中ガイドライン［追補2017］委員会編：脳卒中治療ガイドライン2015［追補2017］，協和企画，2017．
3) 小松鉄平，他：血栓溶解（rt-PA）療法．Brain Nurs 30：390-392, 2014．
4) 日本脳卒中協会，循環器病研究振興財団監修：インフォームドコンセントのための図説シリーズ　脳梗塞の予防と再発防止，第3版，医薬ジャーナル社，2012, pp46-51．

脳出血の急性期治療

脳出血の多くは高血圧が原因であり，発症後，止血するまでの数時間は血腫が増大しうる．脳出血の病態は，出血部位での組織破壊による神経脱落症状（局所神経症状）と血腫形成および周囲の脳浮腫，あるいは水頭症による頭蓋内圧亢進である．頭蓋内圧亢進が進行すると脳ヘルニアを引き起こす（図1）．

脳出血部位と血腫量，神経学的重症度（Neurological Grade；NG）（表）[2]により治療ガイドラインが確立している（脳卒中治療ガイドライン2015）．脳卒中疑いの患者が来院した場合，直ちに頭部CT検査を行う．CTにて出血と診断されれば急性期治療を開始する．CTより先にMRIを行う施設もある．脳画像診断のCT，MRIの項（p85～）を参照されたい．CT，MRIにて出血部位や大きさ，血腫量が把握できる．

来院時に高血圧を呈することが多く，速やかな降圧治療が必要となる．降圧薬（ニカルジピンなど）を持続点滴し，収縮期圧を140mmHg前後まで低下させる（ATACH試験）．止血薬である抗プラスミン薬を投与してもよい．神経脱落症状としては，運動麻痺，感覚障害，失語，視野障害，失調，めまい，記憶力低下などの局所神経症状が出現する．

血腫量が多く頭蓋内圧亢進をきたすと頭痛，嘔吐が出現し，さらに脳幹へ圧迫が波及すると脳幹網様体の障害により意識障害が出現する．意識障害により呼吸障害が出現した症例では，気道確保や人工呼吸器管理が必要となる．瞳孔不同，片側瞳孔散大が出現すれば，切迫する脳ヘルニア（鉤ヘルニア）が進行している徴候である．頭蓋内圧亢進に対して，浸透圧利尿薬の高張グリセリン点滴，急速に脳圧を下げる場合にはマンニトールの点滴を行う．15～30°のヘッドアップも頭蓋内圧を下げる効果がある．

抗凝固薬のワルファリン内服患者は凝固系の異常（INR延長）を認めるため，ビタミンK（ケイツー®）の投与や新鮮凍結血漿（fresh frozen plasma；FFP）を投与する必要がある．2017年9月から，ワルファリン中和薬であるプロトロンビン複合体製剤「ケイセントラ®」が販売され静注可能となった．DOAC（直接経口抗凝固薬）内服患者に

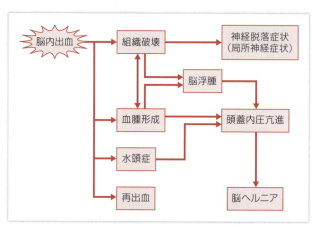

図1　脳出血によって発生する病態と血腫の影響

（坪川，1994[1]を一部改変）

表　高血圧性脳出血の神経学的重症度分類

Neurological Grade (NG)	Criteria	Japan Coma Scale (JCS)
1	意識清明または混濁	0または1
2	傾眠	Ⅱ-10
3	混迷	Ⅱ-20, 30
4a	半昏睡（脳ヘルニア徴候なし）	Ⅲ-100
4b	半昏睡（脳ヘルニア徴候あり）	Ⅲ-200
5	深昏睡	Ⅲ-300

脳ヘルニア徴候：
1）一側または両側瞳孔散大および対光反射消失
2）一側または両側除皮質または除脳硬直

（金谷・他, 1978）[2]

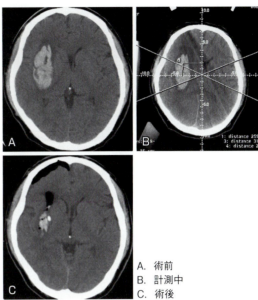

A. 術前
B. 計測中
C. 術後

図3　被殻出血, CT定位的血腫吸引術（CT）

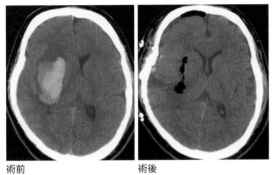

術前　　　　　術後

図2　被殻出血, 開頭血腫除去術（CT）

対してもFFPを投与する．2016年よりダビガトランエテキシラートメタンスルホン酸塩（プラザキサ®）の中和薬としてイダルシズマブ（プリズバインド®静注薬）が販売されている．

　脳出血発症3～6時間後にフォローのCT検査を行う．次に出血部位別の治療および手術について説明する．

1．出血部位別の治療

(1) 被殻出血

　CTでの血腫量（縦×横×高さcm÷2）が31mL以上で，神経学的重症度（NG）(表)が2から4bまでが手術適応となる．血腫が小さくNG 1の場合はグリセリンの点滴による保存治療となる．

　術式は，開頭血腫除去術（図2），CT定位的血腫吸引術（図3），内視鏡下血腫除去術がある．開頭血腫除去術では，血腫を除去するとともに出血源であるレンズ核線条体動脈（穿通枝）の止血を行う．CT定位的血腫吸引術では，血腫吸引後に血腫腔内にドレーンを留置し，残存血腫に対して術後ウロキナーゼを投与することが有効である．

　同じ血腫量でも若年者と高齢者では脳萎縮の有無により頭蓋内圧亢進症状が異なり，若年者ほど頭痛，吐き気が強い．NG 5の重症例でJCS（Japan Come Scale）Ⅲ-300，両側の瞳孔散大，呼吸障害例では手術による機能回復が期待できないため，手術の対象外となる．

(2) 皮質下出血

　CTにて血腫の外側が脳表から深さ1cm以下に存在し，頭痛，嘔吐などの頭蓋内圧亢進症状や運動麻痺，感覚障害，視野障害，失語など局所神経症状を呈している場合に，開頭血腫除去術を行う．若年者で高血圧の既往がない場合は，脳動静脈奇形（AVM）から出血することがあるため，3D CTAかMRIを行う必要がある．高齢者の場合は脳アミロイドアンギオパチーによる皮質下出血がある（図4）．

(3) 視床出血

　血腫が内包の内側であるため，血腫が大きくても開頭術の適応はない．CT定位的血腫吸引術を行うか，血腫が脳室内へ穿破して急性水頭症を認

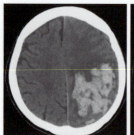 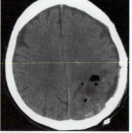

術前　　　　　術後

図4　皮質下出血（脳アミロイドアンギオパチー），開頭血腫除去術（CT）

病理組織診断にて脳アミロイドアンギオパチーと診断された．

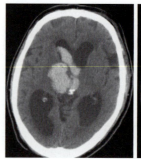 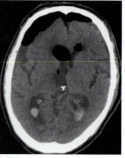

術前　　　　　術後

図5　視床出血・脳室穿破，内視鏡下血腫除去術（CT）

める症例は穿頭脳室ドレナージ術あるいは内視鏡下に脳室内血腫除去術＋ドレナージ術を行う（図5）．内視鏡下に脳室穿破部から視床内血腫が除去できる場合もある．

（4）小脳出血

後頭部痛，回転性めまい，繰り返す嘔吐を認め，CTで血腫径が3cm以上の場合に，後頭下開頭血腫除去術あるいは内視鏡下血腫除去術の適応がある（図6）．経時的に出血が拡大し脳幹を圧迫すると，急速に意識低下を認める場合がある．小脳出血による圧迫によって第四脳室が閉塞し急性水頭症をきたした場合は脳室ドレナージ術を行う．

（5）脳幹出血

脳幹には呼吸中枢や脳幹網様体があり，出血により脳幹自体の損傷となるため，血腫除去の適応はない．脳幹出血のうち脳室内穿破による急性水頭症に対しては脳室ドレナージ術を行う場合がある．

（6）混合型出血

視床出血と被殻出血が混合した非常に大きな出血である．運動麻痺，有意半球では失語の他に高度な意識障害を認めるため，開頭による緊急血腫除去術の適応となる．骨弁を除去する外減圧を追加する場合もある．脳ヘルニアが進行して，昏睡でJCS Ⅲ-300，瞳孔散大しておりマンニトールを急速投与しても瞳孔所見が回復しない症例では，機能回復が期待できないため手術の適応外である．

（7）尾状核出血

「脳卒中治療ガイドライン2015」には分類されていないが，被殻出血に準じて大きな血腫（31mL以上）で，開頭血腫除去術あるいは内視鏡下に血腫除去術を行う．尾状核出血は脳室穿破しやすく急性水頭症となる場合がある．内視鏡下に脳室内血腫除去術あるいは脳室ドレナージ術を行う（図7）．

（8）脳出血の脳室内穿破

視床出血，尾状核出血，混合型出血（視床と被殻）などで近傍の脳室内に血腫が穿破する．脳室内血腫量が多い場合や急性水頭症を認める場合には，内視鏡下に血腫除去術あるいは脳室ドレナージ術を行う．

（9）脳動静脈奇形（AVM）破裂による脳出血

皮質下出血で3D CTA，MRIにてAVMを認めた場合には，AVMの再破裂を防ぐために脳血管撮影を行い，シアノアクリレート系薬剤（n-butyl-2-cyanoacrylate；NBCA）あるいはOnyx™（オニキス），プラチナ製コイルを使用してAVM塞栓術を行う．その後，開頭によってAVM摘出と血腫除去術を行う（図8）．

（10）脳内出血合併くも膜下出血

中大脳動脈瘤の破裂ではくも膜下出血に巨大な脳内出血を伴う症例がある．頭蓋内圧亢進による脳ヘルニアを回避するために，緊急で開頭動脈瘤クリッピングおよび血腫除去術が必要となる（図9）．

（11）脳腫瘍からの出血

腫瘍内出血で発症する場合があるため，造影CT，造影MRIなどで腫瘍本体を確認する．転移性脳腫瘍（図10），神経膠芽腫（図11），下垂体腺腫で脳出血を合併しやすい．下垂体腺腫からの

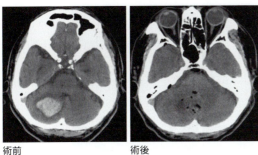

術前　　　　　術後
図6　小脳出血，内視鏡下血腫除去術（CT）

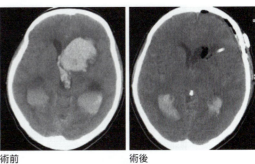

術前　　　　　術後
図7　尾状核出血・脳室穿破，開頭血腫除去＋脳室ドレナージ術（CT）

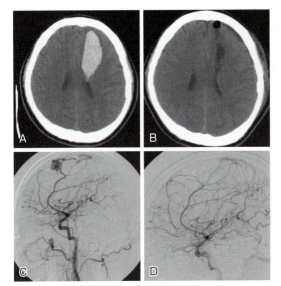

図8　皮質下出血・AVM，コイル塞栓＋開頭血腫除去＋AVM摘出術（CT，脳アンギオ）
A. 術前
B. 術後
C. 塞栓術前
D. 塞栓術後

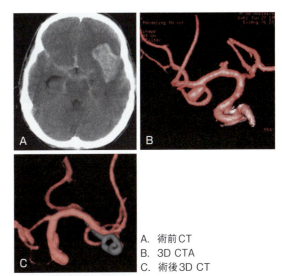

A. 術前CT
B. 3D CTA
C. 術後3D CT

図9　脳内血腫合併くも膜下出血，開頭クリッピング＋血腫除去術

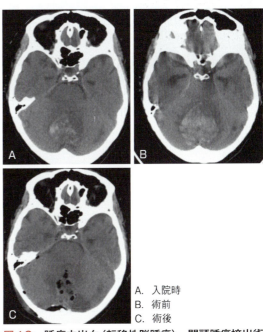

A. 入院時
B. 術前
C. 術後

図10　腫瘍内出血（転移性脳腫瘍），開頭腫瘍摘出術（CT）

出血は下垂体卒中とよばれ，突然の頭痛，視力低下，視野障害，動眼神経麻痺をきたす．発症早期（1週間以内）に内視鏡下経鼻的に腺腫摘出およびトルコ鞍内の血腫除去術を行う．転移性脳腫瘍，神経膠芽腫による腫瘍内出血に対しては，開頭により血腫を含めて腫瘍の摘出を行う．

（12）出血性脳梗塞

心房細動による内頸動脈や中大脳動脈塞栓症例で血行再開通により出血性脳梗塞をきたした場合には，血腫による圧迫に加えて脳梗塞による浮腫が広範囲となる．血腫が大きい場合は開頭血腫除去術を行い，さらに脳浮腫も強い症例には骨弁を

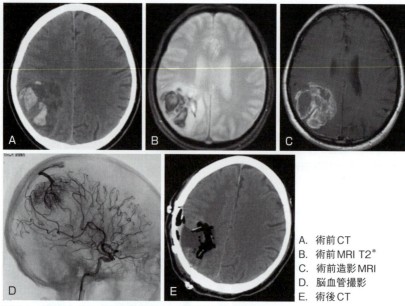

A. 術前CT
B. 術前MRI T2*
C. 術前造影MRI
D. 脳血管撮影
E. 術後CT

図11　腫瘍内出血（神経膠芽腫），開頭腫瘍摘出術

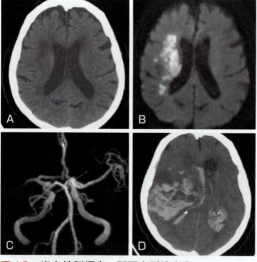

図12　出血性脳梗塞，開頭血腫除去術
A. 脳梗塞発症時CT
B. MRI（DWI）
C. MRA
D. 出血性脳梗塞CT

外す外減圧を行う場合がある（図12）．

(13) 抗凝固薬（ワルファリン，DOAC）内服の場合

手術の有無にかかわらず，止血目的にワルファリンによる凝固異常（PT-INR）を1.35以下に正常化する必要があるため，ビタミンK（ケイツー®）およびFFPを投与する．PT-INRが2以上の症例に対しては，ワルファリンの中和薬であるプロトロンビン複合体製剤「ケイセントラ®」が静注可能である．DOAC投与例にはFFPを投与する．出血部位別に「脳卒中治療ガイドライン2015」に沿って行う．

(14) 慢性腎不全（CKD）患者の脳出血

慢性腎不全（CKD）は脳出血の危険因子である．浸透圧利尿薬である高張グリセリンの効果が期待できないため，血腫量が多く頭蓋内圧亢進を認める症例では開頭血腫除去術，内視鏡下血腫除去術，CT定位的血腫除去術を行う．

2. 手術

(1) 開頭血腫除去術

被殻出血，皮質下出血，小脳出血の場合に行われる．血腫が大きく，脳ヘルニア兆候が認められる場合に緊急手術として行う．全身麻酔下に頭皮を切開し，骨弁形成，硬膜切開した後，脳表を露出させ脳の一部を切開して血腫に達する．経皮質到達法と経シルビウス裂到達法がある．手術侵襲が大きいが，手術用顕微鏡を用いるため出血源となった血管（穿通枝動脈）をみつけて止血することが可能である．

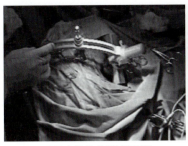 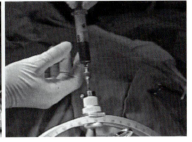

図13 CT定位的血腫吸引術

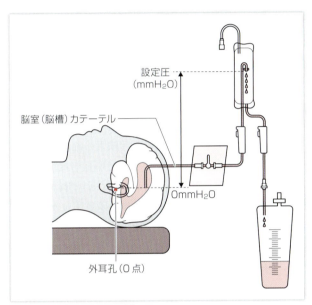

図14 脳室ドレナージ術

の脳室穿破，小脳出血に適応がある．全身麻酔下で前頭部あるいは後頭部を穿頭し，透明シースを挿入し神経内視鏡にて血腫を吸引除去する．術中の再出血に対して凝固止血可能であり，手術侵襲が少ない利点がある．

(4) 脳室ドレナージ術（図14）

視床出血の脳室穿破や脳室内出血，小脳出血などによる急性水頭症に対して行う．局所麻酔下に穿頭し，拡大した側脳室前角，あるいは後角に対して脳室穿刺針を用いて穿刺し，脳室内にドレーンチューブを留置し，血腫の排出および頭蓋内圧のコントロールを行う．

3. 予後

脳出血の死亡率は全体で約15％，術前に脳ヘルニアを起こしている場合は約50％である．脳ヘルニアを起こしていなければ生命予後はよいが，術後も運動麻痺や失語症，高次脳機能障害などの神経脱落症状が残存するため，機能回復目的のリハを行う．

（淺田英穂）

(2) CT定位的血腫吸引術（図13）

中等量以上の血腫（被殻出血，視床出血など）に適応がある．止血が完成した後，数日以内に行う．頭部をCT定位的脳手術装置（駒井式）のフレーム（ヘッドリング）に固定し，CTを行い血腫の位置を計測する．手術室にて頭蓋骨に穴を開け（穿頭術），目標とする血腫部位に正確に穿刺針を挿入し，血腫を吸引除去する．局所麻酔でも可能で手術侵襲は少ないが，術中に再出血を起こした場合には開頭術と比べて止血が困難である．血腫腔内にドレーンを留置して，手術後にウロキナーゼを注入して残存血腫を溶解して排出する場合がある．

(3) 内視鏡下血腫除去術

中等量以上の被殻出血，脳室内出血，視床出血

■文献

1) 坪川孝志：現代の脳神経外科学，金原出版，1994．
2) 金谷春之，他：高血圧性脳内出血における新しいneurological gradingおよびCTによる血腫分類とその予後について．脳卒中の外科研会講集7：256-273，1978．
3) 厚東篤生，他：脳卒中ビジュアルテキスト，第3版，医学書院，2008，pp184-185．
4) 高木 誠・他：実践脳卒中ケア．JJNスペシャル72：102-107，2002．

くも膜下出血の急性期治療

　くも膜下出血に対する急性期治療に関しては，3つの病態を踏まえる必要がある．すなわち，①再出血，②脳血管攣縮，③水頭症である．脳動脈瘤破裂によるくも膜下出血の病態の時間経過とそれぞれの病態に対する治療を図1に示す．このうち，最も重要な治療ポイントは，再出血の防止である．図2はくも膜下出血の急性期治療の流れであるが，以下この流れに沿って解説する．

1. 再出血予防の治療

　再出血が起こると，脳損傷が追加され，重度の後遺症または致死的となる可能性が高くなる．そこでまず行う治療は，降圧薬による厳格な血圧コントロールを含む全身管理である．これには鎮痛および鎮静も含まれる．重症例では，交感神経系緊張による心肺合併症（心室性不整脈，タコつぼ心筋症，神経原性肺水腫など，いずれも著しい心肺機能低下をみる）が起こることがあり，その際はそれらの治療を優先する．静脈麻酔下に，気管内挿管および人工呼吸器を要する場合もある．再出血による急変に備えて，集中治療室（ICU）に準じた管理とし，強い刺激（大きな音や過度に明るい光など）のない環境を用意する．血圧管理は，降圧薬の持続点滴静注により，収縮期血圧140mmHg以下にコントロールする．ただし重症例では，過度な降圧が脳虚血を招くため，慎重な降圧治療が必要となる．

　次に，くも膜下出血の原因検索のため，3D-CT Angiography（3D-CTA）または脳血管撮影の検査を行い，脳血管病変を評価する．いずれも造影剤を使用するため，事前に腎機能をチェックする．

　くも膜下出血の原因の約8割は脳動脈瘤であるため，以下，脳動脈瘤破裂によるくも膜下出血の治療について解説する．

　ここまでの降圧治療は一時的な再出血予防であり，根治的な再出血予防としての治療が必要である．その治療法が，「開頭クリッピング術」または「血管内コイル塞栓術」である．患者の状態と脳動脈瘤の所見（発生部位や形状，大きさなど）から治療法を決定する．発症後72時間以内に破裂脳動脈瘤の処置を行うことが推奨されている．

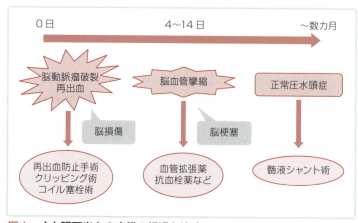

図1　くも膜下出血の病態の経過と治療

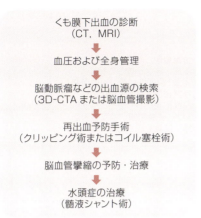

図2 くも膜下出血の急性期治療の流れ

表　くも膜下出血重症度分類

A. Hunt and Hess grade

Grade I	無症状か，最小限の頭痛および軽度の項部硬直をみる
Grade II	中等度から強度の頭痛，項部硬直をみるが，脳神経麻痺以外の神経学的失調はみられない
Grade III	傾眠状態，錯乱状態，または軽度の巣症状を示すもの
Grade IV	昏迷状態で，中等度から重篤な片麻痺があり，早期除脳硬直および自律神経障害を伴うこともある
Grade V	深昏睡状態で除脳硬直を示し，瀕死の様相を示すもの

(Hunt et al, 1968)[2]

B. WFNS grade

Grade	GCS score	主要な局所神経症状（失語あるいは片麻痺）
I	15	なし
II	14～13	なし
III	14～13	あり
IV	12～7	有無は不問
V	6～3	有無は不問

(Report of World Federation of Neurological Surgeons Committee on a Universal Subarachnoid Hemorrhage Grading Scale, 1988)[3]

重症でない例（Grade I～III），比較的重症例（Grade IV），最重症例（Grade V）に分類する．重症でない例では発症早期（72時間以内）に再出血予防手術を行う．比較的重症例では，手術適応の有無を検討する．最重症例では，状態改善の見込みがない限り手術適応はない．

なお，患者重症度により，手術適応の有無を決定する（表）[2,3]．

(1) 開頭クリッピング術（図3）

脳動脈瘤の頸部（ネック）をチタン製クリップで挟み，瘤内への血流を遮断することで出血を予防する．動脈瘤を外側から治療する方法である．全身麻酔による開頭術で，手術用顕微鏡を用いる．

(2) 血管内コイル塞栓術（図4）

大腿動脈からカテーテルを挿入し，血管内から動脈瘤内にプラチナ製コイルを挿入充填することで，瘤内を血栓化させ瘤内への血流を遮断する．動脈瘤を内側から治療する方法である．全身麻酔，血栓形成予防のためのヘパリン投与，カテーテルと造影剤，血管撮影装置を用いる．

ここで理解しておくべきことは，上記の脳動脈瘤処置の意義が再出血予防のみにあるということである．したがって，例えば術前に意識障害のある患者は，術後も同様に意識障害が遷延し，また，動脈瘤の処置が直接的に術前の運動麻痺を回復させることはない．手術の意義は，再出血による致命的な脳損傷を回避することであり，破裂時にすでに起こった脳のダメージを手術により回復させることはできない．

2．脳血管攣縮の治療

再出血予防処置後からは，脳血管攣縮予防の治療へ移行する．脳血管攣縮は，くも膜下出血発症後の4～14日目に出現し，局所的脳血流低下による脳梗塞を合併するため（図5），血管拡張薬や血小板凝集阻害薬の点滴投与を連日行う．意識障害や運動麻痺，失語症などが出現し症候性となったときは，カテーテルを用いた血管内治療による血管拡張薬の動脈注入療法や，攣縮に陥った脳主幹動脈をバルーン付きカテーテルで拡張させる血管形成術，血液中の酸素濃度を高める高気圧酸素療法などを追加し，輸液増量や昇圧薬の投与を検討する．

3．水頭症の治療

最後に水頭症の治療について述べる．くも膜下出血とは，脳動脈瘤の破裂によりくも膜下腔内に血腫が充満する状態である．くも膜下腔と脳室には脳脊髄液が存在しそれぞれ交通しており，1日

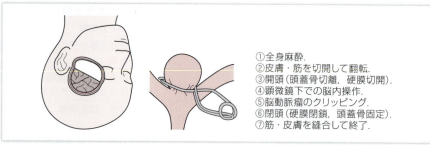

図3 開頭クリッピング術

①全身麻酔．
②皮膚・筋を切開して翻転．
③開頭（頭蓋骨切離，硬膜切開）．
④顕微鏡下での脳内操作．
⑤脳動脈瘤のクリッピング．
⑥閉頭（硬膜閉鎖，頭蓋骨固定）．
⑦筋・皮膚を縫合して終了．

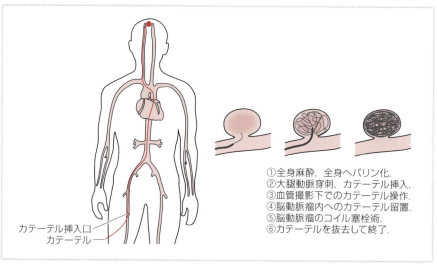

図4 血管内コイル塞栓術

①全身麻酔，全身ヘパリン化．
②大腿動脈穿刺，カテーテル挿入．
③血管撮影下でのカテーテル操作．
④脳動脈瘤内へのカテーテル留置．
⑤脳動脈瘤のコイル塞栓術．
⑥カテーテルを抜去して終了．

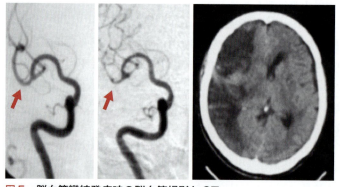

図5 脳血管攣縮発症時の脳血管撮影とCT

400 mL程度の髄液が産生吸収されると考えられている．したがって，くも膜下出血では髄液に血液が混じることで，髄液吸収の障害が起こりうる．髄液循環の障害から脳室内に髄液の異常貯留をきたした状態が水頭症である．多くは，交通性水頭症とよばれる髄液交通路には異常はないものの，吸収障害が原因となる正常圧水頭症として発症する．歩行障害，尿失禁，認知障害が3主徴であるが，しばしば進行性の意識障害や活動性の低下などの症状でみつかることがある．

治療は髄液シャント（短絡）術であり，これにより髄液の吸収場所を腹膜へ変換することで髄液循環を正常化させる．腰椎部くも膜下腔と腹膜をつなぐ「腰椎-腹腔シャント（L-Pシャント）」，ま

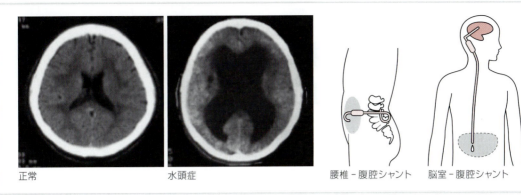

図6 髄液シャント術

たは脳室と腹膜をつなぐ「脳室-腹腔シャント（V-Pシャント）」がある（図6）．いずれもシャントチューブを皮下に通すことでシャントシステムを体内に埋没する．なお，チューブの途中に圧変換器（シャント圧バルブ）を連結留置することで，術後に髄液流量調節を行うことができる．

4. くも膜下出血の予後

一般的に脳動脈瘤によるくも膜下出血の予後は，良好45％，軽〜中等度後遺症10％，重度後遺症10％，死亡35％といわれる．

以下，済生会熊本病院での治療成績を参照する．2001年10月〜2015年12月の期間で，検査により脳動脈瘤破裂と診断できた1,197名について（非外傷性くも膜下出血症例全体の77％，男29％，女71％，平均年齢64歳），再破裂予防の手術は，開頭クリッピング術978件（84％），血管内コイル塞栓術66件（6％）が行われた．当院退院時の患者予後は，良好41％，軽度後遺症15％，中等度後遺症24％，重度後遺症6％，死亡14％であった．

今後は，患者の高齢化が進み，くも膜下出血の好発年齢も高齢化することを考えると，予後不良群が増加することが予想される．

〈牟田大助，西　徹〉

■文献

1) 日本脳卒中学会脳卒中ガイドライン委員会編：脳卒中治療ガイドライン2015，協和企画，2015．
2) Hunt WE, Hess RM：Surgical risk as related to time of intervention in the repair of intracranial aneurysms. J Neurosurg 28：14-20, 1968.
3) Report of World Federation of Neurological Surgeons Committee on a Universal Subarachnoid Hemorrhage Grading Scale. J Neurosurg 68：985-986, 1988

抗血栓療法
1. 血栓溶解薬

脳卒中医療にパラダイムシフトをもたらした急性期脳梗塞に対する遺伝子組み換え組織プラスミノゲン・アクティベータ（rt-PA, アルテプラーゼ）静注療法は最初1996年に米国で承認された．わが国では9年遅れた2005年から保険適用となり，現在では発症4.5時間以内の脳梗塞に対する標準治療となった．rt-PA静注療法は有効性と安全性が確立した最も重要な急性期脳卒中治療の1つである．本項では，rt-PA静注療法を理解するために重要なペナンブラ (penumbra) の概念，同療法の歴史，現在のエビデンス，今後の展望について概説する．

1. 脳梗塞とペナンブラ

わが国では脳梗塞罹患者数は年間12万人以上と推定され，全死亡原因の約10％（第3位）を占め，介護を要する5人に1人の原因疾患（第1位）であり，重要な国民病である．脳梗塞は，血栓などで脳の血管が閉塞し，脳細胞へ十分な酸素やエネルギーの供給ができなくなることで片麻痺や言語障害など神経脱落症状を呈する病気であり，脳細胞は時間の経過とともに壊死する．しかし，脳梗塞を発症した直後には，時間経過とともにすでに壊死に陥った脳組織の周辺にペナンブラとよばれる領域がある（図1）．脳梗塞発症から超早期（数時間以内）は血管閉塞により脳血流が低下して麻痺などの神経脱落症候が出現していても，ペナンブラ領域では脳細胞は完全に壊死していない．閉塞血管の早期再開通によって脳血流は回復し脳細胞を救済可能であり，その機能も可逆的に回復しうる．つまり，発症早期にrt-PA静注療法で閉塞血管の血栓を溶解し再開通させることで，壊死組織の拡大を防ぎ，神経脱落症候が改善する可能性がある．

rt-PAの作用機序としては，フィブリンに結合したプラスミノゲンをプラスミンに変換し，プラスミンがフィブリンを分解して血栓を溶解することで血管を再開通させる（図2）．注意すべき最も臨床上重要な副作用，合併症は頭蓋内出血である．血流再開により虚血で障害された血管が破綻しやすくなり，出血が起こりうる．頭蓋内出血により神経症候増悪や死亡の可能性が高まる．rt-PA静注療法では日本脳卒中学会による「静注血栓溶解 (rt-PA) 療法 適正治療指針 第3版」(2019年3月)（以下，「適正治療指針 第3版」）を遵守し，出血性合併症に注意しながら治療を行う．

2. rt-PA静注療法の歴史

わが国では2002年から発症3時間以内の虚血性脳血管障害患者に対するrt-PA静注療法の第Ⅲ相試験（単一用量オープン試験）であるJapan Alteplase Clinical Trial (J-ACT) が実施された (0.6 mg/kg)[1]．その結果，発症3カ月の日常生活完全自立である転帰良好例〔modified Rankin Scale (mRS) 0-1〕は37.0％で，死亡率は9.7％，早期の症候性頭蓋内出血は5.8％であった．この結果は最初に米国で有効性が示されたNINDS試験[2]での，rt-PA (0.9 mg/kg) 静注療法の臨床的有効性および安全性（転帰良好39.0％，死亡率17.0％，早期の症候性頭蓋内出血6.4％）と同等であり，2005年10月に発症3時間以内の虚血性脳血管障害急性期が保険適用となった．

2008年に治療開始可能時間を発症後4.5時間まで延長することを目的としたEuropean Coorative Acute Stroke Study (ECASS) Ⅲの結果が報告された[3]．発症4.5時間以内の虚血性脳血管障害に

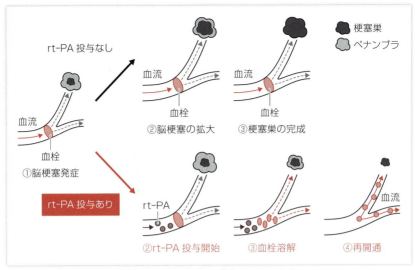

図1 脳梗塞急性期の病巣とrt-PA投与の有無

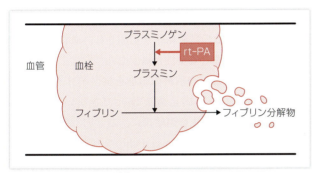

図2 rt-PAの作用機序

おいても，rt-PA静注療法が偽薬群に比べて，3カ月後の転帰良好例が有意に多く，死亡率に差はなかった[4]．ECASS Ⅲの結果と諸外国の発症4.5時間までの治療開始可能時間延長状況を受けて，わが国でも2012年8月に治療開始可能時間が発症4.5時間まで延長された．

以上のような変遷をたどり，現在の「脳卒中治療ガイドライン2015」において，「遺伝子組み換え組織プラスミノゲン・アクティベータ（rt-PA，アルテプラーゼ）の静脈内投与は発症から4.5時間以内に治療可能な虚血性脳血管障害で慎重に適応判断された患者に対して強く勧められる（グレードA）」とされている．この効果は発症から治療開始までの時間が遅れるほど日常生活完全自立となる可能性は低下するため（図3）[4]．治療開始時間内であっても，速やかにrt-PA静注療法を開始するべきであると言及されており，この時間短縮には救急搬送から院内救急体制を整えることが重要である．

3. rt-PA投与の実際

前述したように本療法の対象は発症4.5時間以内の虚血性脳血管障害患者である．対象となりうる患者の来院情報を入手した時点で発症時間もしくは最終未発症時間を確認し，来院後速やかに診察と検査を行い，「適正治療指針 第3版」のチェックリストで適応外項目および慎重投与項目を確認したうえで，最終的な投与適応を決定する（図4）[5]．一項目でも適応外に該当すれば，本治療を行うことは推奨されない．慎重投与項目とは，投与を考慮してもよいが，副作用などが出現しやすく，かつ良好な転帰も必ずしも期待できない条件である．このような項目を有する症例では，治療担当医が治療を行う利益が不利益よりも勝っていると判断し，患者ないし代諾者への十分な説明により同意を得た場合に限り，治療する．

rt-PAの投与方法としては0.6mg/kg（欧米諸国用量である0.9mg/kgの2/3用量）の10%を急速静注，残りを1時間かけて静脈内投与する．投与中から投与終了24時間以内は頭蓋内脳出血を起こす可能性が比較的高く，「適正治療指針 第2版」に準じて血圧などのバイタルサイン測定を行

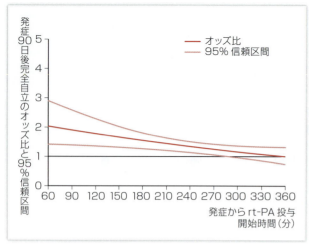

図3 rt-PA投与開始時間と発症90日後の転帰の関係
(Lees et al, 2010)[4]

い，神経症状増悪に注意しながら慎重に観察する．治療指針を遵守しない場合は症候性頭蓋内出血の危険性を増大させるため，治療指針を熟読して本治療を実施する．

4. 実際の医療現場での投与成績

rt-PA静注療法が認可された後に，国内10施設でrt-PA静注療法を受けた患者を対象としたSAMURAI rt-PA registryと市販後全例使用成績調査であるJapan post-Marketing Alteplase Registration Study (J-MARS) の結果が報告された．SAMURAI rt-PA registryでは600例を登録した．この研究では症候性頭蓋内出血は3.8％で，3カ月間に7.2％が死亡したが，発症前に完全自立 (mRS≦1) の患者では，発症3カ月後に37％が完全自立 (mRS≦1) した[6]．J-MARSでは，7,492例が解析された[7]．症候性頭蓋内出血は3.5％，3カ月以内の死亡は13.1％で，発症前に完全自立 (mRS≦1) の患者では，3カ月後の完全自立33％で，死亡17％であった．これらの結果はSITS-MOST (欧州)[8]，Canadian Alteplase for Stroke Effectiveness Study (CASE) (カナダ)[9]，Standard Treatment with Alteplase to Reverse Stroke (STARS) (米国)[10] などの海外研究と同様であった[11]．

5. 主幹脳動脈閉塞に対する血管内治療の追加

重症な虚血性脳血管障害患者，特に主幹動脈（大血管）に血栓が閉塞した症例ではrt-PA静注療法により血栓が溶解しにくく，再開通率が低いため転帰良好例は少ない．近年，主幹動脈閉塞症例にカテーテルによる血栓回収を追加する血管内治療が確立してきた．2014年10月に最初Multicenter Randomized Clinical Trial if Endovascular Treatment for Acute Ischemic Stroke in the Netherlands (MRCLEAN) の結果が発表され，rt-PA静注療法におもにステント型リトリーバーによる血管内治療を追加することによる転帰改善が証明された[12]．2015年には複数の試験結果が追加され，血管内治療追加の有効性と安全性が確立した[13-15]．主幹動脈閉塞例では血管内治療の追加を検討すべきであり，自施設で血管内治療を施行できない場合にはrt-PA静注療法を開始後に，血管内治療が可能な施設に転送するdrip and shipなどを検討する．

6. 適応の拡大

近年さらなる適応拡大を目指して，脳灌流画像によるペナンブラ評価もしくはFLAIR画像を用いて，発症時刻不明の脳梗塞患者の発症時刻推定による対象選択を行い，rt-PA静注療法の有効性，安全性を検討した臨床試験が国内外で行われた．海外で行われたWAKE UP試験では，起床時発症もしくは発症時刻不明脳梗塞でFLAIR陰性であった症例を対象とし，rt-PA投与群 (0.9mg/kg) とプラセボ群で転帰を比較した結果，3カ月後の転帰良好例はrt-PA投与群で有意に多かった (53.3％ vs 41.8％)[15]．そのため，「適正治療指針　第3版」では，「発症時刻が不明なときでも，頭部MRI拡散強調画像の虚血変性変化がFLAIR画像で明瞭でない場合には発症4.5時間以内の可能性が高い．このような症例に静注血栓溶解療法を行うことを，考慮してもよい」との推奨が加わり，「脳卒中治療ガイドライン2015［追

適応外（禁忌）

項目	あり	なし
発症〜治療開始時刻 4.5 時間超	□	□
※発症時刻（最終未発症確認時刻）[　：　]　※治療開始（予定）時刻[　：　]		
既往歴		
非外傷性頭蓋内出血	□	□
1 カ月以内の脳梗塞（一過性脳虚血発作を含まない）	□	□
3 カ月以内の重篤な頭部脊髄の外傷あるいは手術	□	□
21 日以内の消化管あるいは尿路出血	□	□
14 日以内の大手術あるいは頭部以外の重篤な外傷	□	□
治療薬の過敏症	□	□
臨床所見		
くも膜下出血（疑）	□	□
急性大動脈解離の合併	□	□
出血の合併（頭蓋内，消化管，尿路，後腹膜，喀血）	□	□
収縮期血圧（降圧療法後も 185mmHg 以上）	□	□
拡張期血圧（降圧療法後も 110mmHg 以上）	□	□
重篤な肝障害	□	□
急性膵炎	□	□
血液所見		
血糖異常（<50mg/dL，または>400mg/dL）	□	□
血小板 100,000/mm^3 以下	□	□
血液所見：抗凝固療法中ないし凝固異常症において		
RT-INR>1.7	□	□
aPTT の延長（前値の 1.5 倍［目安として約 40 秒］を超える）	□	□
CT/MR 所見		
広汎な早期虚血性変化	□	□
圧排所見（正中構造偏位）	□	□

慎重投与（適応の可能性を慎重に検討する）

項目	あり	なし
年齢　81 歳以上	□	□
既往歴		
10 日以内の生検・外傷	□	□
10 日以内の分娩・流早産	□	□
1 カ月以上経過した脳梗塞（とくに糖尿病合併例）	□	□
3 カ月以内の心筋梗塞	□	□
蛋白製剤アレルギー	□	□
神経症候		
NIHSS値 26 以上	□	□
軽症	□	□
症候の急速な軽症化	□	□
痙攣（既往歴などからてんかんの可能性が高ければ適応外）	□	□
臨床所見		
脳動脈瘤・頭蓋内腫瘍・脳動静脈奇形・もやもや病	□	□
胸部大動脈瘤	□	□
消化管潰瘍・憩室炎，大腸炎	□	□
活動性結核	□	□
糖尿病性出血性網膜症・出血性眼症	□	□
血栓溶解薬，抗血栓薬投与中（とくに経口抗凝固薬投与中）	□	□
※抗 Xa 薬やダビガトランの服薬患者への本治療の有効性と安全性は確立しておらず，治療の適否を慎重に判断せねばならない		
月経期間中	□	□
重篤な腎障害	□	□
コントロール不良の糖尿病	□	□
感染性心内膜炎	□	□

<注意事項>
1. 一項目でも「適応外」に該当すれば実施しない．
2. 一項目でも「慎重投与」に該当すれば，適応の可否を慎重に検討し，治療を実施する場合は患者本人・家族に正確に説明し同意を得る必要がある．
3. 「慎重投与」のうち，下線をつけた 4 項目に該当する患者に対して発症 3 時間以降に投与する場合は，個々の症例ごとに適応の可否を慎重に検討する必要がある．

図4 アルテプラーゼ静注療法のチェックリスト

(日本脳卒中学会，2012)[5]

補2019］」でも同様の内容が追加された．わが国での臨床試験では2014年より起床時発症もしくは発症時刻不明脳梗塞でFLAIR陰性症例を対象としたTHAWS試験が行われ，WAKE UP試験の報告を受けて131例で試験が終了しており，その試験結果の報告が待たれる[16]．

7．今後の展望

いまだ全急性期脳梗塞に対するrt-PA静注療法の施行率は5〜6%と高くない．これからも一般市民レベルでの脳梗塞発症時の対応，病院前搬送，来院後救急対応などを各地域や各病院レベルで詳

細に検討し改善策を講じることにより，rt-PA静注療法施行率を向上させることが課題であろう．

またrt-PA静注療法の問題点として，治療効果の限界や神経毒性，フィブリン特異性が高くない点などが指摘されている．この問題点を解決できる可能性がある薬剤の脳梗塞への適応が検討されている．テネクテプラーゼに関しては臨床成績を調査するThe Norwegian Tenecteplase Stroke Trial（NOR-TEST）試験が現在行われている[17]．一方で，デスモテプラーゼは第Ⅲ相試験で十分な有効性を示すことができず，製造販売企業が開発を断念した．

わが国でもrt-PA静注療法が急性期虚血性脳血管障害の標準治療となった．rt-PA静注療法の副作用を最小限に維持しながら，治療の恩恵をより多くの患者に提供すべく施行率向上，適応拡大に向けた検討を行うことが今後の重要課題であろう．

（和田晋一，古賀政利）

■文献

1) Yamaguchi T, et al：Alteplase at 0.6mg/kg for acute ischemic stroke within 3 hours of onset：Japan Alteplase Clinical Trial (J-ACT)．*Stroke* 37：1810-1815, 2006.
2) National Institute of Neurological Disorders and Stroke rt-PA Stroke Study Group：Tissue plasminogen activator for acute ischemic stroke．*N Engl J Med* 333：1581-1587, 1995.
3) Hacke W, et al：Thrombolysis with alteplase 3 to 4.5 hours after acute ischemic stroke．*N Engl J Med* 359：1317-1329, 2008.
4) Lees KR, et al：Time to treatment with intravenous alteplase and outcome in stroke：an updated pooled analysis of ECASS, ATLANTIS, NINDS, and EPITHET trials．*Lancet* 375：1695-1703, 2010.
5) 日本脳卒中学会脳卒中医療向上・社会保険委員会rt-PA（アルテプラーゼ）静注療法指針改訂部会：静注血栓溶解（rt-PA）療法適正治療指針 第3版．脳卒中41：205-246, 2019.
6) Toyoda K, et al：Routine use of intravenous low-dose recombinant tissue plasminogen activator in Japanese patients：general outcomes and prognostic factors from the SAMURAI register．*Stroke* 40：3591-3595, 2009.
7) Nakagawara J, et al：Thrombolysis with 0.6mg/kg intravenous alteplase for acute ischemic stroke in routine clinical practice：the Japan post-Marketing Alteplase Registration Study (J-MARS)．*Stroke* 41：1984-1989, 2010.
8) Wahlgren N, et al：Thrombolysis with alteplase for acute ischaemic stroke in the Safe Implementation of Thrombolysis in Stroke-Monitoring Study (SITS-MOST)：an observational study．*Lancet* 369：275-282, 2007.
9) Hill MD, et al：Thrombolysis for acute ischemic stroke：results of the Canadian Alteplase for Stroke Effectiveness Study．*CMAJ* 172：1307-1312, 2005.
10) Albers GW, et al：Intravenous tissue-type plasminogen activator for treatment of acute stroke：the Standard Treatment with Alteplase to Reverse Stroke (STARS) study．*JAMA* 283：1145-1150, 2000.
11) 古賀政利：t-PA静注療法．脳梗塞と心房細動1：37-42, 2014.
12) Fransen PS, et al：MR CLEAN, a multicenter randomized clinical trial of endovascular treatment for acute ischemic stroke in the Netherlands：study protocol for a randomized controlled trial．*Trials* 15：343, 2014.
13) Goyal M, et al：Randomized assessment of rapid endovascular treatment of ischemic stroke．*N Engl J Med* 372：1019-1030, 2015.
14) Campbell BC, et al：Endovascular therapy for ischemic stroke with perfusion-imaging selection．*N Engl J Med* 372：1009-1018, 2015.
15) Thomalla G, et al：MRI-Guided Thrombolysis for Stroke with Unknown Time of onset．*N Engl J Med* 379：611-622, 2018.
16) Koga M, et al：THrombolysis for Acute Wake-up and unclear-onset Strokes with alteplase at 0.6mg/kg (THAWS) Trial．*Int J Stroke* 9：1117-1124, 2014.
17) Logallo N, et al：The Norwegian tenecteplase stroke trial (NOR-TEST)：randomised controlled trial of tenecteplase vs. alteplase in acute ischaemic stroke．*BMC Neurol* 14：106, 2014.

抗血栓療法
2. 抗凝固薬，抗血小板薬

脳梗塞の発症予防には「血液をサラサラにする」薬剤が必要不可欠である．しかし，サラサラにする薬剤なら何でもよいというわけではなく，脳梗塞の病型によって薬剤の選定，投与量の決定をきめ細かく行う必要がある．本項では，脳梗塞二次予防（再発予防）のための抗血栓療法について解説する．

1. 血栓は1種類じゃない

脳梗塞は血管の中に血栓が生じ，それが大小の脳動脈を塞ぐことで発症する．血液は通常血管の中では固まらず，外傷などで血管外に血液が漏れ出した場合に血管の傷口と即座に反応，凝固し止血する合理的なシステムになっている．血液は複雑なプロセスを経て凝固する．特に凝固因子とよばれる多くの蛋白質が次々にドミノ倒しのように活性化を続け，最終的に「かさぶた」ができあがることになる．

血栓症とは生理的には，血管内で凝固しないはずの血液が血管の中で血栓をつくることにより起こり，2つの発症機序が想定されている．これは川の中でどこに砂利が溜まるかを想像すると理解しやすい．川の上流は水流が速いので，岩場の隙間などに強い渦が生じ，砂利が溜まりやすい．本流部分では流れの勢いに負けて砂利は下流に押し流されてしまう．一方，下流では緩やかな流れの中で，川底や堤防など流れが遅くなる場所でゆっくりと砂利が堆積していく．これがそのまま血管の2つの環境，動脈（速い血流）と静脈（遅い血流）で再現される．動脈では動脈硬化などで内腔が狭くなった場所や血管が枝分かれする場所など血流が渦を起こす（乱流）場所で血栓ができやすい．静脈では圧迫や逆流防止弁の場所など血流が停滞

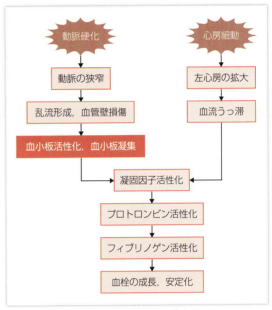

図1 脳梗塞における血栓形成の流れ

する場所に血栓がつくられる．血流が強く渦を巻くと血液中の血小板が強く刺激されてお互いがくっ付き合い，それを契機に各種凝固因子が順番に反応して血栓が形成され，成長していく．逆に遅い血流下では乱流は起こらないために血小板は活性化されず，凝固因子だけが活性化して血栓がつくられると考えられている．血栓が完成する最終段階は同一であるものの，動脈の血栓と静脈の血栓では血栓形成の契機となる血小板活性化の程度が大きく異なるのである（図1）．

2. 血栓からみた脳梗塞サブタイプ

これまでの項で，脳梗塞には3つの病型があることを学んだ（p12, 13～，31～を参照）．各病型により，血管を塞ぐ血栓の成分が異なっていることがわかっている．

（1）アテローム血栓性脳梗塞

アテローム血栓性脳梗塞は，頭蓋内外の太い動脈の動脈硬化に起因する狭窄が基盤にあり，その場所で乱流が起こることで血栓が形成される典型的な動脈の血栓症である．この場合，前述したように強い血小板活性化が存在していると想定される．血小板は損傷を受けた血管壁に付着しやすいため，動脈硬化の強い症例では血小板の血管壁への凝集がより起こりやすくなる．

（2）心原性脳塞栓症

心原性脳塞栓症はさまざまな心疾患を基盤に発症するが，近年は基礎心疾患の大半が心房細動という不整脈である．心房細動が起こると心臓の左心房が細かく痙攣を起こすため，十分な収縮が起こらず徐々に拡大し，球形の洞窟のような状態になる．出口には僧帽弁があるため，左心房では血流が断続的に堰き止められる状況となる．これは静脈での血液停滞とほとんど同じ環境である．したがって，左心房で形成される血栓は静脈血栓と類似の血栓となり，その一部が脳の動脈に流れ込んで閉塞することになる．心原性脳塞栓症は静脈血栓が動脈を塞ぐという，ミスマッチな脳梗塞なのである．

（3）ラクナ梗塞

第三の病型はラクナ梗塞である．脳の細い動脈の動脈硬化を基盤として，脳の深部に小さい脳梗塞が生じる．血管が詰まる状況はさまざまで，小さい動脈血栓がかかわることもあれば，血管自体が「潰れて」閉塞する場合も多いとされ，必ずしも血栓が主役をなすわけではない．

このように，脳梗塞の病型によって動脈を詰める血栓は動脈血栓だけでなく，静脈血栓であったり，血栓がかかわらない場合もあることを理解しておく必要がある．同じ「梗塞」でも，心筋梗塞はほぼ均一な動脈血栓でまとめられるが，脳梗塞はそれとは全く異なる「症候群」なのである．

3．抗凝固薬と抗血小板薬

血液をサラサラにする抗血栓薬には上述した2種の血栓に対応して，抗凝固薬と抗血小板薬が開発されている．抗凝固薬は直接凝固因子を阻害するため静脈血栓に，抗血小板薬は血小板が活躍する動脈血栓の抑制に効果を発揮する．結果として抗凝固薬は心原性脳塞栓症に，抗血小板薬は動脈硬化を基盤とするアテローム血栓性脳梗塞およびラクナ梗塞の大半に適応があることになる．ただし，動脈硬化性脳梗塞でも血栓の成長には凝固因子の活性化が重要な役割を果たすので，症例によっては抗凝固薬が有効な可能性も想定される．逆に心原性脳塞栓症に抗血小板薬を投与しても，血小板はそもそも活性化していないので，凝固因子の活性化を食い止めることはできない．

1 抗凝固薬

経口抗凝固薬は現在2種，5つの薬剤が使用可能である（表1）．

（1）ワルファリン

ワルファリンは半世紀以上もの間，強力なそして唯一の抗凝固薬として全世界で使用され続けてきた．主要な凝固因子の合成にはビタミンKが必要であり，ワルファリンは体内でビタミンKの作用を妨害して肝臓でのビタミンK依存性凝固因子の産生を阻害することにより抗凝固作用を発揮する．つまり，ワルファリンが効いている状態では，凝固因子は体内で欠乏状態になる．直接凝固因子に作用しないため作用発現は凝固因子の欠乏を待つ必要があり，数日を要することになる．逆に投与を中止しても，凝固能の復活は凝固因子の新たな産生を待つほかなく投与中止から一昼夜はかかる．「ゆっくり効いて，ゆっくり切れる」典型的な薬剤であり，一度定常状態となればその効果は長時間持続し，1回くらい飲み忘れても効果はあまり弱まらない．

さらにワルファリンの効果には大きな個人差がある．1錠で効き過ぎる人もいれば，10錠飲んでもまだ効かない人もいる．そのため，プロトロンビン時間国際標準比（prothrombin time international normalized ratio；PT-INR）という世界統一の凝固検査を目安として，個々人の投与量を決定する必要がある．いったん投与量が決まっても，食事内容や体調によって作用が変動するため，外来のたびに採血を行って投与量の微調整が必要となり，管理が非常に厄介な薬剤としても知

表1 経口抗凝固薬一覧

種類	ビタミンK拮抗型経口抗凝固薬（VKA）	直接経口抗凝固薬（DOAC）			
作用機序	肝臓でのビタミンKを原料とする凝固因子の産生を阻害する	特定の凝固因子の作用を選択的に阻害する			
作用点		トロンビン（活性化凝固第Ⅱ因子）	活性化凝固第X因子		
一般名	ワルファリン	ダビガトラン	リバーロキサバン	アピキサバン	エドキサバン
商品名	ワーファリン®	プラザキサ®	イグザレルト®	エリキュース®	リクシアナ®
適応	血栓症全般	・非弁膜症性心房細動からの脳梗塞予防	・非弁膜症性心房細動からの脳梗塞予防 ・深部静脈血栓症	・非弁膜症性心房細動からの脳梗塞予防 ・深部静脈血栓症	・非弁膜症性心房細動からの脳梗塞予防 ・深部静脈血栓症（整形外科周術期を含む）
内服回数	1日1回	1日2回	1日1回	1日2回	1日1回
1回投与量	PT-INRにより個人調整 一般的には1～10mg	150mgまたは110mg	15mg（10mg*）	5mg（2.5mg*）	60mg（30mg*）
半減期	約2日	約半日			
中和薬	プロトロンビン複合体（PCC）	イダルシズマブ	開発中		
食事制限	ビタミンK摂取制限あり	ほとんどなし			
粉砕	散剤あり	カプセルのため不可能	散剤あり	非推奨	非推奨

*各薬剤の基準により減量した場合.

られている．世界的に非弁膜症性（=僧帽弁狭窄症ではない）心房細動症例ではPT-INRを2.0～3.0の間に保つことが推奨されているが，わが国のガイドラインのみ70歳以上では1.6～2.6とやや弱くすることが明記されている．

ワルファリンのもう1つの短所はさまざまな相互作用である．ビタミンKを阻害する作用機序なので，食事からのビタミンK摂取量の影響を直接受ける．納豆やクロレラなど大量のビタミンK含有食品を摂るとたちまち効果が著しく低下してしまうため，日常的にビタミンKの摂取制限をしなければならない．ビタミンKは人体に不可欠なビタミンであり，極端な摂取制限をすると骨粗鬆症や動脈の石灰化促進などの弊害も起きてしまう．極端な含有量のもののみを禁止し，あまり厳しく制限せずに個々人の食生活に合わせて担当医が管理すればよい．食事以上に注意が必要なのは薬剤との相互作用である．ワルファリンほど相互作用が山ほどある薬剤も珍しい．処方する医師，調剤する薬剤師は常にワルファリンの相互作用に注意を払わねばならない．

ワルファリン内服中に出血合併症が起こった場合には，効果消失までに時間がかかりしばしば致命的になる．特に脳出血を起こした場合，血腫がもともと大きいうえにどんどん拡大して手がつけられなくなることが多い．日本人を含めたアジア人は白人よりワルファリン関連脳出血の頻度が数倍高いことが知られているので，なおさら注意が必要である．ビタミンKを大量に補充しても凝固因子ができあがるまでのタイムラグが解消できない．これまで有効な中和薬がなかったが，最近，凝固因子を急速に補充するプロトロンビン複合体（第Ⅸ因子複合体ともよばれる）製剤が使用可能となった．この製剤であればワルファリンの効果を一気に消失させることができる．

(2) DOAC（直接経口抗凝固薬）

もう1種の抗凝固薬はDOAC（direct oral anti-coagulant；直接経口抗凝固薬）とよばれる．ワルファリンが凝固因子の産生を阻害するのに対して，DOACは特定の凝固因子の作用を直接阻害することにより凝固因子活性化の連なりを停止させることで抗凝固作用を発揮する．凝固因子は通常どおり血液中に存在したままである．作用は迅速で，初回投与の数時間後には抗凝固作用が完成

表2　経口抗血小板薬一覧

種類一般名	アスピリン	チエノピリジン系 チクロピジン	チエノピリジン系 クロピドグレル	シロスタゾール
商品名（代表薬）	バイアスピリン®	パナルジン®	プラビックス®	プレタール®
内服回数	1日1回	1日1回	1日1回	1日2回
作用の可逆性	不可逆性	不可逆性	不可逆性	可逆性
阻害機序	サイクロオキシゲナーゼ1（COX-1）阻害	ADP受容体阻害	ADP受容体阻害	ホスホジエステラーゼ3（PDE3）阻害
注意すべき合併症	胃腸障害・消化管出血 頭蓋内出血	肝障害 血球減少症	肝障害 血球減少症	頭痛 動悸・頻脈 心不全増悪
特徴的な薬効	急性期での有効性 抗炎症作用 がん発症抑制	冠動脈疾患，ステント留置例でデータ豊富 副作用発現率が少ない		血管拡張作用 出血抑制作用 脂質代謝改善作用

する．現在DOACは4剤発売されているが，いずれの薬剤も半減期は半日程度とワルファリンと比較してとても短いので，1回飲み忘れると効果が一気に消失してしまう．こちらは「すぐ効いて，すぐ切れる」抗凝固薬といえる．さらにワルファリンのような食事，薬剤の相互作用はほとんどなく，個人差も少ないので投与量の微調整が不要で，固定用量で投与できることが大きな長所である．ただし血中濃度が上昇しやすい症例に関しては，各DOACで減量基準または推奨が公表されており，基準に該当する症例は定められた減量を行うことが必要である．DOACのもう1つの大きな長所は安全性で，ワルファリンと比較して出血合併症が非常に少なく，起こしたとしても軽症例が多い．ワルファリンと異なり必要以上に出血を警戒する必要がなく，しっかりとした投与量を出すことができる．逆にDOAC最大の難点は効果が短いために毎日きちんと内服し続けることが必要で，患者には不用意な中断は即座に脳梗塞を誘発する危険があることをあらかじめ説明しておくことが大切である．

（3）アルガトロバン，ヘパリン

急性期に用いる静注用の抗凝固薬にはアルガトロバンとヘパリンがある．アルガトロバンは静注版のDOACでダビガトラン同様，トロンビンの可逆的拮抗作用をもつ．開発の経緯からDOACとは異なり，心原性脳塞栓性ではなく，動脈硬化性，特にアテローム血栓性脳梗塞急性期に用いられる．使用は発症48時間以内の症例に限定されており，当初の48時間は持続静注で，以後の120時間（5日間）は朝晩2回の投与となる．深刻な副作用はなく安心して投与できる薬剤であるが，投与期間が1週間に限定されており，その先の治療戦略を考えながら使用する必要がある．

ヘパリンはワルファリン同様，抗凝固薬としての歴史が長く，しばしば用いられる薬剤である．わが国では心原性脳塞栓症急性期にしばしば用いられているが，欧米では急性期の使用に関しては否定的な見解がほとんどである．ただし，わが国でのヘパリン使用は心臓内でできた血栓の退縮を目的としたものであり，欧米よりもずっと少ない用量であることも留意しなければならない．

2 抗血小板薬

抗血小板薬はわが国では3種4剤が使用可能である（表2）．

（1）アスピリン

世界で最も有名な薬剤の1つであるアスピリンは本来解熱鎮痛薬であるが，少量（小児用に相当する80～100mg）では抗血小板作用を発揮する．作用は不可逆性であり，2週間程度持続する．また作用発現までには数時間を要するので，すぐに効かせたい場合には300mg前後を初回に投与する．最大の長所は極めて安価で，ほかの抗血小板薬と遜色ない効果を発揮することである．反面，日本人では消化管粘膜障害が高頻度に認められ

る．高齢者では腹痛などの自覚症状に乏しいので注意が必要である．プロトンポンプ阻害薬などの抗潰瘍薬を併用するとよい．また，わが国では他の抗血小板薬より頭蓋内出血の頻度が高いことが指摘されており，血圧が高い症例や無症候性を含めた脳出血の既往のある症例では慎重に対応すべきである．

(2) チクロピジン，クロピドグレル

チクロピジンとクロピドグレルは同じチエノピリジン系に分類される血小板ADP（アデノシン二リン酸）受容体阻害薬である．クロピドグレルはチクロピジンの改良型に相当する．アスピリン同様に不可逆性の抗血小板作用をもつ．副作用としては内服初期に肝機能障害と血球減少が問題となる．その頻度はクロピドグレルで低いが，開始直後は慎重な経過観察が欠かせない．世界的には心臓領域で汎用されており，長期内服でも副作用は少なく安心して使用できる．クロピドグレルそのものは肝臓で2回の代謝を経てから活性型となり効果を発揮する．そのため効果発現までにはやはり数時間を要するため，アスピリン同様すぐに効果を出したい場合には，最初に300～600mgを内服することが推奨されている．また，わが国ではクロピドグレルの代謝が弱い体質の人の割合が多いことがわかっており，効果が弱まる「耐性」の存在が注目されている．

心臓領域ではその他のADP受容体阻害薬としてプラスグレルとチカグレロルがわが国でも使用可能であるが，いずれの薬剤も脳梗塞の保険適用がない．

(3) シロスタゾール

シロスタゾールはホスホジエステラーゼ阻害薬で，アスピリン，チエノピリジン系とは異なり半減期が短く作用は可逆的で，効果発現，消失はおおむね48時間とされている．アスピリンと効果はほぼ同等ながら，頭蓋内出血をはじめとした出血合併症が少なく出血しにくい薬剤と考えられるが，薬効である血管拡張作用に伴う頭痛や動悸などが起こりやすく，飲み続けられない人も一定割合存在する．頻脈はほぼ必発で，リハ実施の際に問題となる可能性があるが，自覚がなく常時120/分以上でなければ神経質になる必要はない．DOAC同様，飲み忘れには注意しなければならない．

(4) オザグレル

静注用の抗血小板薬としては，トロンボキサンA_2合成阻害薬であるオザグレルがわが国では使用可能である．アルガトロバンと同様，動脈硬化性脳梗塞に保険適用があり，発症5日以内の症例に最長2週間，朝夕2回の点滴静注ができる．大きな副作用もなく使用できるが，どの程度の期間継続するのが妥当なのかの検討に乏しく，漫然と点滴を続けることは，症状が安定した症例ではリハの妨げにもなるので，経口薬に速やかに変更すべきと筆者は考えている．

4．抗血栓薬の併用に十分注意

抗凝固薬であれ抗血小板薬であれ，2種以上の抗血栓薬を併用すれば出血リスクが高まることは自明の理である．わが国の検討では，抗血小板薬の2剤併用は抗血小板薬1剤の1.5倍出血が多く，その率はワルファリン単独の抗凝固療法とほぼ同等，抗血小板薬とワルファリンの併用はワルファリン単独の1.5倍の出血合併症が発症することが明らかとなっている[2]．抗血栓薬を併用する場合には細心の注意を払って実施し，併用期間は必要最低限にすることが肝要である．近年，動脈硬化性脳梗塞の急性期または一過性脳虚血発作にアスピリンとクロピドグレルの併用療法（dual antiplatelet therapy；DAPT）の有用性が報告された[3]．この研究でのDAPTの期間は3週間であり，その後は単剤に切り替えている．脳梗塞急性期は血栓傾向が強いことが推測されるので一定期間の抗血栓療法の強化は合理的であるが，病状が安定した1カ月以降まで漫然と継続することは出血合併症だけを増やすため厳に慎まなければならない．つまり，抗血栓薬の併用は回復期リハ病棟に入院した直後までは許容されるが，その後は減薬しなければならないことを意味している．急性期病院からの投薬をそのまま踏襲するだけでは危険なのである．

5. 出血合併症への対応

抗血栓薬はあらゆる出血の際の止血を遅らせるという宿命をもっている．これは薬効自体が裏目に出た結果であり，副作用ではない．患者は「薬の副作用」という言葉に敏感であり「副作用が出ればすぐに内服を中止するのが当然」と早合点してしまう．抗血栓薬を内服しているということは血栓症のリスクがあるということであり，むやみに抗血栓薬を中止して効果を消してしまえば，すぐさま脳梗塞などの血栓症を引き起こしかねない．極端にいえば，抗血栓薬を飲んでいて青あざができるのは効いている証拠なのであって，決して副作用ではない．多少の出血であれば，抗血栓薬は中止するほうがリスクが高いことを医療関係者はすべからく認識しておいていただきたい．これは抜歯や内視鏡検査などの軽度の出血を伴う検査，処置でも同様で，現在は抜歯や白内障などの出血状況が目視できる表面的な処置，手術や観察のみの内視鏡検査などでは抗血栓薬は内服したまま実施するのが基本であるが，そのことをいまだに理解していない医師，歯科医師がいることは残念なことである．

（長尾毅彦）

■文献

1) 長尾毅彦, 他：血液・凝血学的診断. 日内会誌 98：1249-1254, 2009.
2) Toyoda K, et al：Blood pressure levels and bleeding events during antithrombotic therapy：the Bleeding with Antithrombotic Therapy (BAT) Study. *Stroke* 41：1440-1444, 2010.
3) Wang Y, et al：Clopidogrel with aspirin in acute minor stroke or transient ischemic attack. *N Engl J Med* 369：11-19, 2013.

その他の薬物療法
（脳浮腫治療薬，脳保護薬など）

脳卒中では，虚血性脳損傷（脳梗塞など），出血性脳損傷（脳出血など）に続発する病態カスケードが，虚血・再開通，出血とその進展，頭蓋内圧と脳浮腫，脳循環不全と脳血管床での機能不全，神経細胞死や代謝障害などが時間経過を追って進展するため，複雑な病態を呈する．Neurovascular unit（神経・血管ユニット；NVU）の破綻と機能保護，あるいは再生医療の観点から，新たな治療オプションが検討されてきた背景がある．薬物治療として，抗脳浮腫薬と脳保護薬は，アルテプラーゼ（rt-PA）静注療法などによる血行再建前後のNVU保護の観点からもあらためて注目されてきた経緯がある．

1. 抗脳浮腫薬

虚血性・出血性脳卒中では，いずれの場合にも脳損傷に続発して脳浮腫を認め，脳卒中の病態生理を考えるうえで重要である．脳浮腫のおもな病態機序としては，血管性浮腫（vasogenic edema）と細胞障害性浮腫（cytotoxic edema）が代表的である．

血管性浮腫は，脳血管障害による血液脳関門（blood-brain barrier；BBB）の破綻により生じ，細胞障害性浮腫は，脳循環代謝障害による神経細胞などのエネルギー代謝障害により生じる．脳血管障害は，頭蓋骨で囲まれた半閉鎖系（semi-closed system）で起こる病態であり，脳実質組織，血管床，脳脊髄液を主たるコンパートメントとする〔"モンロー・ケリー・ドクトリン"（Monroe-Kellie doctrine）〕ことから，梗塞巣や血腫とともに脳浮腫の存在によって，頭蓋内圧亢進をきたすことで，正常組織に二次的障害をきたしうる点で重要である．血管性浮腫は，血管内皮などのintegrity（統合性）が障害され，血管透過性が上昇することで血液成分が移動して進展する．

一方，細胞障害性浮腫は，脳血管障害の結果，虚血に陥った組織で，エネルギー代謝障害をきたし，ナトリウム（Na）ポンプや各種イオンチャネル，トランスポーターなど（特にATP依存性の過程）が障害され，細胞体積制御（cell volume regulation）が不能になる結果生じることが知られる．

果糖添加グリセリン溶液などの抗脳浮腫治療は，脳浮腫の病態機序の中で修正可能な病態への介入として古くから注目され汎用されてきた．脳腫瘍に関連して起こる脳浮腫では，ステロイド投与なども病態制御で重要であるが，脳卒中に関連する脳浮腫ではその有用性は認められていない．近年，脳卒中急性期でのER（emergency room）での持続脳波モニタリングなどから，非痙攣性てんかん重積や低酸素，電解質異常，体温異常などに関連した代謝性脳症も，介入可能な病態として注目されている．

(1) 脳梗塞急性期における抗脳浮腫治療

「脳卒中治療ガイドライン2015」[1]でも，高張グリセロール（10％）の静脈内投与は心原性脳塞栓症，アテローム血栓性脳梗塞のような頭蓋内圧亢進を伴う大きな脳梗塞の急性期に推奨されている．投与量は年齢，重症度によるが10～12mL/kgを数回に分けて与えることが多い．

グリセロールの静脈内投与は脳浮腫を改善し，脳血流量を増加させ，脳代謝を改善させるとされている．グリセロールは頭蓋内圧亢進を伴う大きな脳梗塞での救命に有効である．6試験，454例でのメタアナリシスではグリセロールは発症後14日以内の死亡を有意に減少させたが，発症1年後の死亡は有意に減少させず，機能予後に関する

効果は明らかでなかったとされる[3]．マンニトール（20％）も，脳梗塞の急性期に使用することを考慮してもよいが，十分な検討はなされていないためエビデンスはないとされている[4]．

(2) 高血圧性脳出血における脳浮腫・頭蓋内圧亢進の管理

「脳卒中治療ガイドライン 2015」[1]では，高張グリセロール静脈内投与は，頭蓋内圧亢進を伴う大きな脳出血の急性期にも推奨されている．マンニトール投与が脳出血の急性期に有効とする明確な根拠はないが，進行性に頭蓋内圧が亢進した場合やmass effect（圧排効果）に随伴して臨床所見が増悪した場合には，考慮してもよいとされている．

脳腫瘍などに伴う脳浮腫で有用性が知られる副腎皮質ホルモンは，脳出血急性期に有効とする明確なエビデンスはないとされる．

脳出血でも，高張グリセロールの静脈内投与は脳浮腫を改善し，脳代謝を改善させる．本薬剤は頭蓋内圧亢進を伴う大きな脳出血での救命に有効であるとするわが国の報告[5,6]がある．

一方，小規模な研究ではあるが欧米ではrandomized controlled trial（RCT）を用いて，脳出血急性期には高張グリセロールにより有意な効果を認めなかったとする報告[7]もあり，高張グリセロールの脳出血症例に対する評価は必ずしも世界で一致しているとはいえないことにも注意を要する．脳出血急性期のマンニトール投与をプラセボと比較したRCTでは，1カ月後の死亡率，3カ月後の機能評価のいずれにおいても効果を認めなかったとされ，メタアナリシスでもマンニトールの有効性は認められなかった[8]．なお臨床現場では，開頭血腫除去術を控えた状態で，高張液を使用する場合も少なくない．

(3) 抗脳浮腫薬—使用時に注意すべきこと

高張液負荷の観点から，心不全，腎不全などの増悪リスクがあること，高張グリセロール（フルクトース加グリセリン生理食塩水）が，禁忌となる基礎疾患や病態（成人発症型高シトルリン血症など）があることといった点にも配慮が必要である．

高齢者や複数の基礎疾患，合併症をもった脳卒中症例では，脳神経系のみならず，全身の診察を

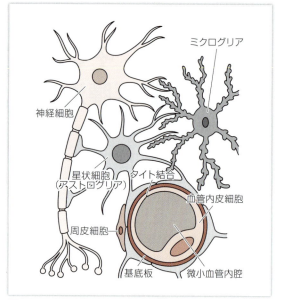

図　neurovascular unit

十分に行い，心不全をはじめとする循環器系病態や糖尿病などの代謝性病態を含めた慎重な評価を怠らず，治療オプションのメリット，デメリットを，個々の症例で時間経過もふまえて判断することが重要である．

(4) Neurovascular unit（神経・血管ユニット；NVU）（図）

神経系の活動と代謝，脳血流のカップリングとして知られる生理現象は，従来から脳循環代謝の領域で，基本的な研究テーマとして追及されてきた．NVUは，脳卒中の病態生理をより深く理解し，新たな治療の進歩をふまえた概念として，あらためて脳実質と血管系の重要な関係に着目し，2001年にNIHでのStroke Progress Research Groupにおいて提唱された経緯がある．脳卒中の病態生理，治療戦略を検討するうえでの，有用な枠組みとしてNVUが注目されてきた．

血管系，特に毛細血管レベルにおけるおもな構成要素は，血管内皮細胞，周辺細胞であり，神経活動の主体である神経細胞（ニューロン）とは，アストログリアなどの細胞種を介して存在している．神経細胞を中心とする神経系の活動を支える場としてニューロン，グリア，血管系と細胞外マトリックスで構成される機能単位をNVUとすることで，脳血管障害をNVUの障害とその保護の

視点から病態生理をとらえ直す有用性が注目されてきた．NVUは，ニューロン，ニューロンに血液を供給する微小血管（microvessel），それらを支持する細胞群からなる．脳の微小血管は，血液脳関門を形成する血管内皮，基底膜マトリックス，血管周囲を取りまくアストログリアのエンドフィート（end feet）から構成される．ミクログリアと周辺細胞（pericyte）もNVUの形成に関与する．ニューロンと血管は，アストログリアを介して物質交換や情報伝達を行っていることが明らかにされてきた．脳虚血や脳浮腫，出血性梗塞（hemorrhagic transformation）などの病態もNVUにおける病態生理が明らかにされ，治療介入の可能性が検証されつつある．

脳保護療法は，NVU保護の観点からも臨床，基礎に及ぶ広範な研究の蓄積がなされてきたが，臨床現場で実用化されるに至ったものはまだ限られている現況である．

2．脳保護薬

潜水中のアザラシや冬眠中のリスの中には，ヒトや霊長類などでは高度の脳虚血レベルに相当する脳循環の状態から障害なく回復することが知られており，虚血耐性機序を追求する観点からも注目されてきた歴史がある．

虚血耐性現象や冬眠動物での脳保護などからも，理論的にも基礎研究レベルからも脳保護療法に関連する検討が集積され，興奮性アミノ酸による細胞死抑制や，虚血再灌流などでのフリーラジカルなどの活性分子種をターゲットとした抗酸化薬などに期待が集まった．抗酸化薬の中でも，NXY-059が第Ⅲ相国際多施設共同試験で有効性が報告され期待されたが，症例数を増やして実施された再試験で有効性が確認されず，開発中止となった経緯がある．

わが国の臨床現場で実際に使用されているものには，エダラボンがある．「脳卒中治療ガイドライン2015［追補2017］」[2]でも，脳保護作用が期待されるエダラボンは脳梗塞（血栓症・塞栓症）患者の治療法として推奨されている．

脳保護作用が期待される薬剤について，脳梗塞急性期の治療として用いることを正当化するに足る臨床的根拠は，現在のところエダラボンに関するわが国からの報告のみである．

エダラボンの静脈内投与は，国内第Ⅲ相試験において，脳梗塞急性期（発症72時間以内）患者の予後改善に有効性が示され，層別解析でより有効性が高かった発症24時間以内の脳梗塞患者の治療法として，わが国での使用が認可された[10]．市販後調査にて，感染症の合併，高度な意識障害（Japan Coma Scale 100以上）の存在，脱水状態では，致命的な転帰をたどったり，腎機能障害や肝機能障害，血液障害など複数の臓器障害が同時に発現したりする症例が報告されており，投与中の腎機能，肝機能，血液検査の頻回な実施が必要とされている．

臨床現場では，特に腎機能の評価と配慮の重要性が強調されている．

その他の薬物療法

抗脳浮腫薬，脳保護薬の他に，脳梗塞急性期の血液希釈療法，フィブリノゲン低下療法なども，微小循環やヘモレオロジーなどの観点から歴史的に検討されてきたが，エビデンスレベルの高い臨床研究はまだない現状である．

（後藤 淳）

■文献

1) 日本脳卒中学会脳卒中ガイドライン委員会編：脳卒中治療ガイドライン2015，協和企画，2015．
2) 日本脳卒中学会脳卒中ガイドライン［追補2017］委員会編：脳卒中治療ガイドライン2015［追補2017］，2017：http:www.jsts.gr.jp/img/guideline2015_tuiho2017.pdf
3) Righetti E, et al：Glycerol for acute stroke. *Cochrane Database Syst Rev*（2）：CD000096, 2004.
4) Bereczki D, et al：Cochrane report：A systematic review of mannitol therapy for acute ischemic stroke and cerebral parenchymal hemorrhage. *Stroke* 31：2719-2722, 2000.
5) 福内靖男，他：高張グリセロール静脈内投与による神経疾患の治療―Ⅰ．10％（W/V）グリセロール加生理食塩液（CG-A2P）の臨床効果について．臨と研 55：929-937, 1978．
6) 後藤文男，他：高張グリセロール静脈内投与による神経疾患の治療―Ⅱ．10％（W/V）グリセロール，5％（W/V）フラクトース加生理食塩水（CG-A30）の臨床効果について．臨と研 55：2327-2335, 1978．
7) Yu YL, et al：Treatment of acute cerebral hemorrhage with intravenous glycerol. A double-blind, placebo-controlled, randomized trial. *Stroke* 23：967-971, 1992.
8) Misra UK, et al：Mannitol in intracerebral hemorrhage：a randomized controlled study. *J Neurol Sci* 234：41-45, 2005.

9) del Zoppo G : Stroke and neurovascular protection. *N Engl J Med* 354 : 553-555, 2006.
10) Iadecola C : The Neurovascular Unit Coming of Age : A Journey through Neurovascular Coupling in Health and Disease. *Neuron* 27 : 17-42, 2017.
11) Edaravone Acute Infarction Group : Effect of a novel free radical scavenger, edaravone (MCI-186), on acute brain infarction. Randomized, placebo-controlled, double-blind study at multicenters. *Cerebrovasc Dis* 15 : 222-229, 2003
12) Shinohara Y, et al : Edaravone (radical scavenger) versus sodium ozagrel (antiplatelet agent) in acute noncardioembolic ischemic stroke (EDOTrial). *Cerebrovasc Dis* 27 : 485-492, 2009.
13) Lees KR, et al : NXY-059 for acute ischemic stroke. *N Engl J Med* 354 : 588-600, 2006.
14) Shuaib A, et al : NXY-059 for the treatment of acute ischemic stroke. *N Engl J Med* 357 : 562-571, 2007.
15) Diener HC, et al : Lubeluzole in acute ischemic stroke treatment. A double-blind study with an 8-hour inclusion window comparing a 10-mg daily dose of lubeluzole with placebo. *Stroke* 31 : 2543-2551, 2000.
16) Tazaki Y, et al : Treatment of acute cerebral infarction with a choline precursor in a multicenter double-blind placebocontrolled study. *Stroke* 19 : 211-216, 1988.

Memo

外科治療

脳卒中(脳梗塞，くも膜下出血，脳出血)に対する外科治療は，発症後早期に行われる急性期手術と，発症から1〜2カ月後に行われる慢性期手術に大別される．本項では代表的な術式ごとに方法や手術の目的あるいは対象となる疾患を解説する．なお，手術の適応については，各疾患の項目あるいは「脳卒中治療ガイドライン2015」[1〜8]を参照されたい．

1．急性期手術

(1) 開頭血腫除去術[1]（図1）（side memo①）

脳を保護している皮膚，筋肉，頭蓋骨，硬膜を開けて脳を露出（開頭）し，たまった血腫を取り除く手術である．原因にかかわらず，出血性脳卒中の症例で，血腫が頭蓋内の圧力を高めて脳幹を

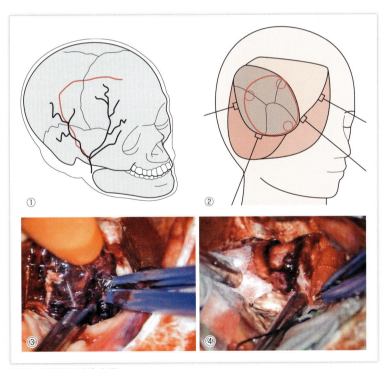

① 皮膚切開は毛髪に隠れるようにデザインする．
② 皮弁と筋肉を翻転して頭蓋骨を露出し，開頭部位をデザインする．
③ 脳内の血腫に到達して顕微鏡下に吸引除去する．
④ ほぼ血腫の除去が終わった段階．白い正常な脳が見える．

図1　開頭血腫除去術

side memo① 高血圧性脳出血の手術適応

過去に行われた多くの解析の結果からは，脳内出血に対する外科的治療の果たす役割はあるが，どの患者グループに有効であるかという点がいまだ不明確である．視床出血と脳幹出血に対する外科治療の効果は確認されていない．一方，近年，定位的血腫除去術と神経内視鏡手術を代表とする低侵襲手術の内科的治療，あるいは開頭手術に対する有効性は，20〜80歳，GCS≧9，血腫量25〜40mL，発症から72時間以内の治療開始といったグループで証明されている[1]．

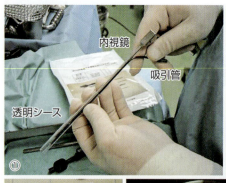
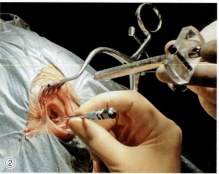
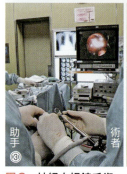
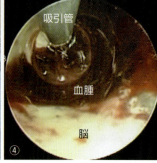
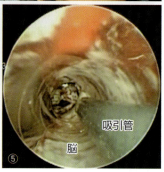

①透明シースに内視鏡と吸引管を挿入している様子.
②穿頭部位から脳室穿刺針を挿入し,血腫の位置を確認した後に透明シースを挿入する.脳室穿刺針と透明シースのサイズの違いに注意.
③手術の風景.助手が透明シースを把持し,術者が内視鏡と吸引管を操作するスタイル.内視鏡の映像をモニターで確認しながら血腫を吸引除去する.
④透明なシースから白い正常脳と赤黒い血腫の境界が確認できる.
⑤血腫の除去がほぼ終わった段階.白い正常な脳が見える.

図2　神経内視鏡手術

圧迫している場合や神経局所症状が出現している場合に行われる.手術用顕微鏡下に血腫と脳の境界面を観察しながら,確実に血腫だけを取り除き,正常な脳を温存し,また出血の原因となった血管を直接見ながら確実な止血もできる.また,出血の原因によっては,脳動脈瘤根治術,脳腫瘍摘出術などを同時に行える利点もある.しかし,後述する定位的血腫除去術や神経内視鏡手術よりも患者への侵襲は大きいため,開頭のメリットを生かせる症例を選択する必要がある.

(2) 定位的血腫除去術[1]

止血が完成した高血圧性脳出血に対し,以下の手順で行われる.

①定位的手術用に作成された金属フレームを頭部に装着する.
②CTを撮影し,血腫の中心を座標(X軸,Y軸,Z軸)として計算する.
③手術室に移動し,皮膚を3cm程度切開し,頭蓋骨に直径1.5cm程度の穴を開け,この穴から狙った座標へ細い管を挿入して血腫を吸引する.
④血腫腔にドレーンを挿入して閉頭する.

局所麻酔で施行可能であり,開頭術よりもより早く減圧ができるうえに低侵襲であるという利点があり,高齢者にも適応となる反面,止血ができないこと,すべての血腫を取り除くことが難しいこと,などが欠点である.術後の血腫残存に対し,血腫腔に挿入したドレーンから血栓溶解薬を注入して血腫吸引を追加で行う場合がある.

(3) 神経内視鏡手術[1]（図2）

原則として高血圧性脳出血に対して行われる.皮膚を3cm程度切開し,頭蓋骨に直径1.5cm程度の穴を開け,この穴から内視鏡と吸引管を挿入して,内視鏡で血腫と脳の境界面を観察しながら血腫を除去する手術である.透明シースを使用することで,適度な術野を維持しつつ血腫と脳の境界を確認しながら確実な血腫除去ができるうえに,出血源の血管を凝固止血することも可能な,開頭術と定位的手術の両者の利点を併せもった手術法である.ただし,術中に患者が動くと危険なため,全身麻酔で行うことが望ましい.また,稀に止血困難な症例や,術後再出血をきたす症例もあり,常に開頭手術へ移行できる体制を整えておく必要がある.

(4) 開頭外減圧療法[2]（図3）（side memo②）

脳卒中によって脳浮腫が生じて頭蓋内の圧力が高まることが予想される場合や,すでに高まって

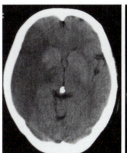 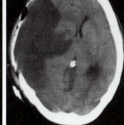 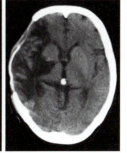

A. 発症24時間後　　B. 外減圧後　　C. 慢性期

図3 右中大脳動脈閉塞で広範囲の脳梗塞を生じて開頭減圧療法を行った患者の単純頭部CT

A. 黒い影が脳梗塞の範囲．右中大脳動脈の支配領域がほぼすべて脳梗塞になっている．広範囲なので，頭蓋内圧を外へ逃がすために開頭外減圧術を行う方針とした．
B. 外減圧術後の単純頭部CTでは正中偏位が生じているが，浮腫を生じた脳が頭蓋骨を外した部位から外へはみ出している．
C. 手術から1カ月後の単純頭部CTでは，脳梗塞に陥った部位が萎縮し，正中偏位も消失した．この後，頭蓋形成術を行った．

いる場合に，意図的に頭蓋骨を一部外したまま手術創部を閉じることで，内にこもっていた圧力を頭蓋外へ逃がす手術である．外減圧術ともよばれる．症例によっては骨弁だけではなく，硬膜も開放する必要がある．脳内血腫を伴う重症くも膜下出血や一側大脳半球に及ぶ広範囲の脳梗塞あるいは小脳梗塞で，その後の浮腫が強くなることが予想される場合には適応となる．慢性期に頭蓋内環境が安定し，患者の全身状態が許せば，欠損した頭蓋骨を自家骨あるいは人工骨で補塡する頭蓋形成術を行う．

(5) 脳室ドレナージ術

血腫あるいは脳浮腫によって急激に脳脊髄液の循環や吸収が障害された結果生じる急性水頭症に対し，緊急処置として，皮膚を3cm程度切開し，頭蓋骨に開けた直径1.5cm程度の穴から側脳室にドレーンを挿入し，脳脊髄液を体外に排除する手術である．局所麻酔でも施行が可能であり，侵襲性は低い．脳室内血腫が多い場合は，内視鏡下に血腫除去を行ったうえでドレーンを留置することもある．急性期血腫除去術を勧めるだけの根拠がない視床出血や橋出血でも，脳室拡大が強い場合には脳室ドレナージが考慮されることがある[1]．水頭症が改善されるまでドレーンは持続留置されるが，長期にわたる場合は髄膜炎や脳炎といった感染性合併症が懸念される．

(6) 開頭脳動脈瘤根治術[3]（図4～6）

脳動脈瘤破裂はくも膜下出血の原因として最も多く，再出血率および再出血による死亡率も高いため，早期（発症72時間以内）に脳動脈瘤の根治術を行うことが望ましい．ただし，患者の状態あるいは動脈瘤の部位や性状によっては慢性期まで待機する症例もある．外科的治療による脳動脈瘤根治には，動脈瘤頸部を専用のクリップで閉鎖するネッククリッピング術が選択される．この際，動脈瘤の根治性を高めるためには，正常の母血管と動脈瘤頸部の境界を正確に閉鎖させることが望ましいが，クリッピングの結果，母血管や分枝血管あるいは頸部周辺から分岐する穿通枝の狭窄や閉塞を招くと，術後虚血性合併症を生じる．動脈瘤の破裂点は多くの場合先端であることから，合併症を回避する目的で，出血点は完全に閉鎖したうえで，一部頸部を残存させたクリッピングを行う場合もある．合併症を回避するためには術中の脳機能モニタリングや血管造影が有用である．また，複雑な形状の脳動脈瘤は単一のクリップで処理することに固執せず，複数のクリップを用いることも考慮する（図4，5）．

一方，解離性脳動脈瘤*や血栓化・巨大脳動脈瘤*のように，通常のクリッピングでは安全かつ

---

side memo ②　脳梗塞急性期における開頭外減圧療法の有効性

急速に進行する脳浮腫によって死の転帰をきたす悪性中大脳動脈梗塞に対する開頭外減圧療法の効果については，欧州で行われた3つの大規模比較試験のプール解析で，発症48時間以内の硬膜形成を伴う外減圧術は，患者の1年後の生命予後と機能予後を改善することが示された．ただし，機能予後の改善には死亡が減った分，要介護の患者を増やした側面もある[2]．

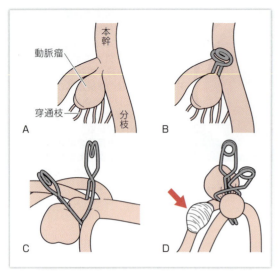

A. 脳動脈瘤と周囲の関係.
B. 動脈瘤頸部をクリップで閉鎖しているが，本幹，分岐が狭くならないように，また裏側の穿通枝を一緒に閉じないようなクリッピングを行う必要がある.
C. 複雑な動脈瘤頸部の場合には，複数個のクリップを組み合わせて完全な閉塞（根治性）を目指す.
D. 動脈本幹が動脈瘤化したため，動脈瘤だけにクリップをかけられない場合には動脈瘤壁を補強する動脈瘤被包術（矢印）を行う場合がある.

図4 動脈瘤頸部を専用のクリップで閉鎖するネッククリッピング術

確実な処理ができない場合は，必要に応じてバイパスを併用しながら動脈瘤の両端で血流を遮断するトラッピング術を行う場合がある（図6）．クリッピング，トラッピングいずれも困難な場合は，動脈瘤壁を補強する動脈瘤被包術（コーティング術，ラッピング術）を行う場合もあるが，この方法では動脈瘤内に血流が残存するため再出血を生じる可能性は残る（図4D）．

なお，近年発達が目覚ましい血管内治療による脳動脈瘤コイル塞栓術は低侵襲であり，状態が悪い患者，高齢者，開頭ではアクセスが難しい症例のみならず，くも膜下出血全般に治療適応が広がっている．

（7）脳腫瘍摘出術[4]（図7）（side memo③）

下垂体卒中*による強い視力・視野障害や意識障害を認める場合，あるいは転移性脳腫瘍や神経膠芽腫などに合併した脳出血において，腫瘍および血腫が大きくて圧排効果がみられる場合，外科的治療を考慮してもよいとされる．下垂体病変は経蝶形骨洞アプローチで手術顕微鏡下あるいは内視鏡下に摘出される場合が多いのに対し，脳に発生した腫瘍は開頭による摘出が多い．可能な限り全摘出するのが望ましいが，新たな神経脱落症状が生じない程度にとどめる必要があり，出血によ

解離性脳動脈瘤：正常な脳の動脈は内側から内弾性板，中膜，外膜と3層の壁でできているが，内弾性板に裂け目ができて中膜の中に血液が流れ込み（解離），その結果，薄くなった壁が膨らんで動脈瘤になったものを解離性脳動脈瘤という．破裂すればくも膜下出血となる．

血栓化・巨大脳動脈瘤：通常の動脈瘤の形成パターンとは異なり，動脈瘤の壁に血栓が形成され，動脈壁の栄養血管から出血を繰り返すことで増大する動脈瘤を血栓化動脈瘤という．このうち最大径25 mm以上のものを巨大血栓化脳動脈瘤とよぶ．破裂による出血だけではなく，内部の血栓による脳梗塞の原因にもなりうるが，通常のクリッピングやコイル塞栓術で治療することが困難で，バイパスなどの工夫をしても治療成績はいまだ満足できるレベルには達していない．

下垂体卒中：下垂体に生じた腫瘍の内部で出血が起こり，視神経を圧迫するために，突然の頭痛と視力・視野障害を起こす病態．脳卒中の発症に似ていることから下垂体卒中とよばれる．

side memo③ 脳腫瘍からの脳出血

転移性脳腫瘍のほうが，原発性脳腫瘍よりも出血を伴いやすい．悪性黒色腫，絨毛がん，肺がん，腎細胞がん，甲状腺がんで発症しやすい．原発性脳腫瘍では下垂体腺腫，膠芽腫が出血発症しやすい．転移性脳腫瘍から出血を生じた場合の手術適応は，脳以外の他臓器でがんが制御されているかなど，原疾患の状況によっても変わるので，他科との連携が重要である[4]．

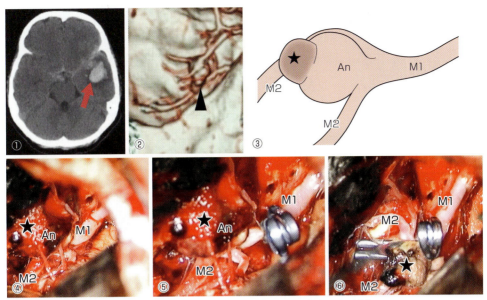

図5　左中大脳動脈が破裂し脳内血腫を伴ったくも膜下出血を生じた症例
①頭部単純CT画像．脳内血腫（矢印）を伴ったくも膜下出血を認める．
②やや形が不整な左中大脳動脈瘤（矢頭）を認める．
③手術中の予想図．Anが動脈瘤で★の破裂点は脳に埋まっていると予測．
④M1を確認する．動脈瘤（An）が脳に埋まっている．破裂点を覆う血腫が見える．一部M2が見えるが，もう1本のM2は動脈瘤の裏で隠れて見えない．
⑤M1に一時遮断クリップをかけて，動脈瘤の血流を止めてから脳に埋まった動脈瘤を掘り起こす．
⑥2本のM2を確認し，M1とM2が狭くならないように，また穿通枝をクリップで一緒に挟まないように注意して動脈瘤頸部にクリップをかけた．

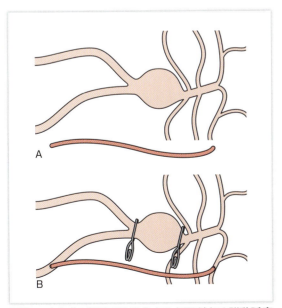

図6　バイパス併用で治療をする必要がある脳動脈瘤
A．動脈本幹が動脈瘤化したため，動脈瘤だけにクリップをかけられない．動脈瘤のサイズが大きく，被包術では治療効果が得られない．動脈瘤の前後で血流を止めるトラッピング術では，脳血流も止まってしまう．
B．脳血流を維持する目的で，グラフトになる血管でバイパスをする．その後トラッピング術を行うことで脳虚血を回避して動脈瘤の治療が完遂できる．

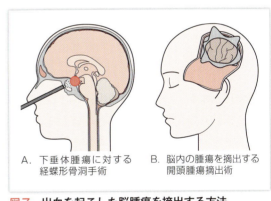

A．下垂体腫瘍に対する経蝶形骨洞手術　　B．脳内の腫瘍を摘出する開頭腫瘍摘出術

図7　出血を起こした脳腫瘍を摘出する方法

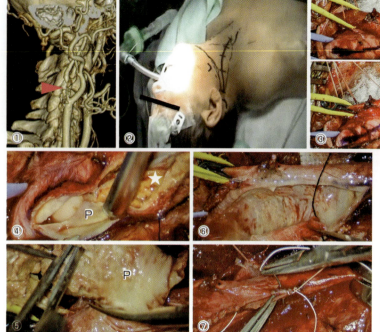

図8　頸動脈狭窄症に対する頸動脈内膜剥離術

①右頸部頸動脈に高度狭窄を認めた.
②胸鎖乳突筋の前縁に沿って皮膚切開を行う.
③頸動脈を露出して切開予定線を描く（上）.
　血管を切開する前に血流を遮断したところ（下）.
④プラーク（P）を中膜から剥離していく. 脂質が多い粥状のプラーク（☆）.
⑤プラーク（P）を一塊にして除去していく.
⑥プラークの除去が終わったところ. 正常な中膜が見えている.
⑦縫合を行っているところ.

る後遺症以上に神経症状を悪化させてはならない.

2. 慢性期手術

(1) 脳室-腹腔（V-P）シャント術，腰部くも膜下腔-腹腔（L-P）シャント術

正常圧水頭症[*]に対し，頭蓋内に貯留した脳脊髄液を側脳室あるいは腰部くも膜下腔から，腹腔に導く管（シャント）を体内に留置する手術である. 近年は，特別な装置で脳脊髄液の流量を調節できる圧可変式バルブを用いる症例が多い.

(2) 頸動脈内膜剥離術（CEA）[5]（図8）

脳梗塞の原因が頸部頸動脈の高度狭窄症であった場合，脳梗塞の再発を予防するために，抗血小板療法を含む最良の内科的治療に加えて，全身麻酔下に頸部を斜切開あるいは横切開して頸動脈を露出し，血流を遮断した後，頸動脈を切開して狭窄の原因となっている病的な内膜とプラーク（p13参照）を中膜から剥離切除する手術を考慮する. 血流遮断中は脳虚血に陥る可能性があるため，術中に脳機能をモニタリングしながら必要に応じて，内シャントを挿入し，脳血流を維持しながら手術を行う. 病変の摘出が終了したら，切除部の断端をきれいにトリミングしてから切開した動脈を縫合する. なお，近年発達が目覚ましい血管内治療による頸動脈ステント留置術は低侵襲であり，頸動脈内膜剥離術の危険因子をもつ症例に対して適応となる.

(3) EC-IC バイパス（頭蓋外-頭蓋内）バイパス[6]（図9）

血行力学性脳梗塞（p14参照）の再発を予防するために，症候性内頸動脈および中大脳動脈閉塞，狭窄症を対象とし，一定の適応を満たした症例[6]に限り，外頸動脈の分枝である浅側頭動脈（頭蓋外動脈）を皮下から採取し，手術顕微鏡下に脳表の（ときに脳深部の）中大脳動脈（頭蓋内動脈）と吻合する手術が勧められる. 浅側頭動脈には前頭枝と頭頂枝の2本があるが，1本のみを用いるシ

> **正常圧水頭症**：くも膜下出血あるいは脳室内血腫によって，慢性的に脳脊髄液の循環あるいは吸収が障害されて生じる，頭蓋内圧が高くならない水頭症のこと. 急性水頭症とは異なり，頭蓋内圧亢進症状（頭痛，嘔気や意識障害，うっ血乳頭）はみられないが，認知障害，歩行障害，尿失禁の三徴が生じる.

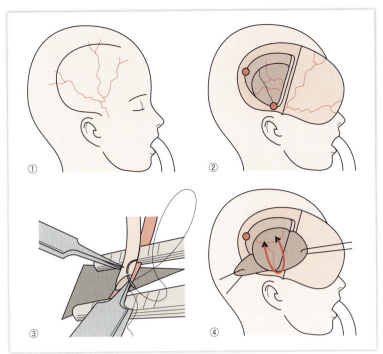

①皮弁に浅側頭動脈の2本の枝が入るように皮膚切開をデザインした．
②皮弁を翻転し，浅側頭動脈の2本の枝を剝離．筋肉を切開し，開頭を行う．
③浅側頭動脈を脳表の中大脳動脈の枝と端側吻合する．
④2本の浅側頭動脈を使用したダブルバイパスが完成した．

図9　EC-ICバイパス術

ングルバイパスと2本とも用いるダブルバイパスがある．虚血発症のもやもや病（p58参照）でも行われる他，出血発症のもやもや病においても，EC-ICバイパスを行うことを考慮してもよい[7]．

(4) 脳動静脈奇形（AVM）摘出術[8]（図10）

出血発症の脳動静脈奇形（AVM）*の再出血予防を目的として摘出する手術である．開頭して手術用顕微鏡下に，流入動脈を1本1本剝離して凝固切断しながらAVMに入る血流を順次減らし，丁寧に周囲の脳と剝離を進め，最後には，AVMが周囲の脳からすべて剝離されて，導出静脈1本だけでつながる状態にしてから摘出する．AVMからの再出血率は高く，特に深部局在，深部静脈への流出，脳動脈瘤の合併例では早期に外科的治療が勧められる．しかし，Spetzler-Martin分類*（side memo④）のグレードが高いほど手術の難易度も上がるため，急性期には血腫除去術のみを行い，患者の状態が安定した慢性期に，十分に治

脳動静脈奇形（arteriovenous malformation；AVM）：AVMとは，脳血管が形成される妊娠初期の胎児の異常により，毛細血管がつくられずに動脈と静脈が直接つながってしまった先天性の疾患である．毛細血管がないので，本来は血管が細かく広がって分散される動脈血液が，非常に速い血流のままナイダス（nidus）とよばれる異常な血管の塊を介して高い圧力のまま直接静脈に流れ込んでいる．正常血管に比べて壁が弱く破綻しやすいため，脳出血，くも膜下出血を起こして死亡または重い後遺症を生じる場合がある．

Spetzler-Martin分類：AVMを大きさ，周囲の脳の機能的重要性，導出静脈の型の3項目で評価して点数を付け，手術の難易度を評価する分類．大きさは3cm未満の小サイズに1点，3〜6cmの中サイズに2点，6cmを超える大サイズに3点をそれぞれ与え，周囲の脳の機能的重要性は，重要でない場合に0点，重要である場合に1点を与え，導出静脈の型は表在性のみならば0点，深在性の場合は1点を与える．合計点数（最低点は1点，最高点は5点）を出してグレードとする．side memo④も参照．

---

side memo ④　脳動静脈奇形（AVM）摘出術の難易度と治療成績

AVMの外科的切除術による神経学的後遺障害は，Spetzler-Martin分類のグレード1で0〜8％，グレード2で5〜36％，グレード3で16〜32％，グレード4で22〜65％，グレード5で17〜33％とされる．グレード4，5であっても，出血例では手術を勧める報告もあるが，動脈瘤合併例では動脈瘤のみを治療することが推奨されている[8]．

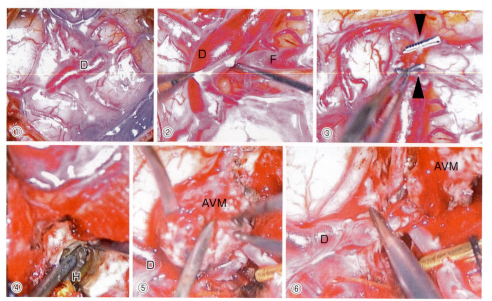

図10　出血発症した脳動静脈奇形の摘出術
①開頭が終わったところ．脳動静脈奇形が脳表のくも膜の下に見える．赤く見えるのが動脈血を受けている導出静脈(D)．
②徹底した脳溝の開放を行い，導出静脈(D)と流入動脈(F)を剥離する．
③流入動脈を専用のクリップで1本1本遮断してから切断する．
④血腫腔(H)に到達．古い血腫が見える．ここが脳動静脈奇形の底面に当たる．
⑤病変(AVM)を周囲の白質から剥離していく．流入動脈がすべて処理されたため，①で赤かった導出静脈が青くなっているのがわかる(D)．
⑥導出静脈(D)だけでつながっている状態にして，これを凝固切断する．

療戦略を考慮したうえでAVMの摘出術を行う場合もある．また，病巣の奥から流入してくる動脈に関しては，手術の早い段階で凝固切断が困難であるため，摘出術に先立って血管内手術による塞栓術を行い，病巣を縮小させてから摘出術を行う場合や，大きなサイズの病変では摘出術を複数回に分けて段階的に行う場合もある．

最後に，本項は脳卒中に対する外科的治療を中心に述べたが，術前から術後にかけての周術期管理(正しい適応の決定，必要十分な術前検査と結果の解析，術後合併症としての脳梗塞や脳出血を起こさないような術後の全身管理)が重要な意味をもつことはいうまでもない．

(堀口　崇)

■文献
1) 日本脳卒中学会脳卒中ガイドライン委員会：高血圧性脳出血の手術適応—開頭手術，神経内視鏡手術．脳卒中治療ガイドライン2015，協和企画，2015，pp155-159．
2) 日本脳卒中学会脳卒中ガイドライン委員会：脳梗塞急性期—開頭外減圧療法．脳卒中治療ガイドライン2015，協和企画，2015，p66．
3) 日本脳卒中学会脳卒中ガイドライン委員会：脳動脈瘤—外科的治療—外科的治療の種類と方法．脳卒中治療ガイドライン2015，協和企画，2015，pp195-196．
4) 日本脳卒中学会脳卒中ガイドライン委員会：高血圧以外の原因による脳出血の治療—脳腫瘍に合併した脳出血．脳卒中治療ガイドライン2015，協和企画，2015，p172．
5) 日本脳卒中学会脳卒中ガイドライン委員会：脳梗塞慢性期—頸動脈内膜剥離術(carotid endarterectomy：CEA)．脳卒中治療ガイドライン2015，協和企画，2015，pp127-130．
6) 日本脳卒中学会脳卒中ガイドライン委員会：脳梗塞慢性期—EC-ICバイパス．脳卒中治療ガイドライン2015，協和企画，2015，pp135-136．
7) 日本脳卒中学会脳卒中ガイドライン委員会：もやもや病(Willis動脈輪閉塞症)—もやもや病(Willis動脈輪閉塞症)の出血発症例に対する治療．脳卒中治療ガイドライン2015，協和企画，2015，pp248-249．
8) 日本脳卒中学会脳卒中ガイドライン委員会：高血圧以外の原因による脳出血の治療—脳動静脈奇形．脳卒中治療ガイドライン2015，協和企画，2015，pp160-164．

血管内治療

血管内治療とは，マイクロカテーテルとよばれる細い管を脳内の動脈あるいは静脈に挿入して，X線の透視像を見ながら，血管内から病変を治療する方法である．従来の開頭法による手術では治療困難であったさまざまな疾患が，この新しい方法によって治療可能となってきた．

その手技は，通常は局所麻酔下に大腿動脈，上腕動脈を穿刺して，脳血管撮影検査と同じ手技でカテーテルを脳内の血管にまで進めて治療を行う．本治療は，通常は局所麻酔下で施行され，開頭手術と比べて侵襲が少ないため，高齢者であっても施行可能であり，入院期間の短縮にも効果的である．しかし透視下で行う手技であるため，脳血管の損傷などの合併症によって重大な後遺症を生じる危険性がある．

1. 血管内治療の分類と対象疾患

血管の中からカテーテルを用いて血管病変を治療する血管内治療は，狭窄，閉塞した血管を拡張させる血行再建術と，脳動脈瘤や異常血管を閉塞させる塞栓術の2つに分類される．以下にその対象となる疾患を示す．

〈血行再建術の対象疾患〉

①急性期脳梗塞に対する再開通療法：急性期の脳主幹動脈閉塞に対する血栓回収療法，経皮的脳血管拡張術，ステント留置術．
②脳血管狭窄に対する血管拡張術：頸動脈狭窄，頭蓋内動脈狭窄（内頸動脈，中大脳動脈，椎骨動脈，脳底動脈など）に対する経皮的脳血管拡張術およびステント留置術．
③くも膜下出血後の脳血管攣縮に対する血管拡張薬の動脈内注入，または経皮的脳血管拡張術．

〈塞栓術の対象疾患〉

①脳動脈瘤：未破裂脳動脈瘤，破裂脳動脈瘤（くも膜下出血）．
②脳・脊髄動静脈奇形（AVM）．
③脳・脊髄硬膜動静脈瘻．
④外傷性頸動脈海綿静脈洞瘻．
⑤脳腫瘍：栄養血管塞栓術．
⑥頭頸部腫瘍，血管奇形などに対する塞栓術．

2. 急性期脳梗塞に対する再開通療法

突然に脳血管が閉塞して半身麻痺や言語障害などの症状が出現する脳梗塞は，近年，超早期の再開通療法が進んでいる．わが国では2005年より発症から3時間以内の脳梗塞に対しては，rt-PA（アルテプラーゼ）静注療法が施行されてきた．2012年には発症4.5時間まで適応が拡大されたが，本療法は適応時間が短く，脳主幹動脈閉塞に対しての再開通率は低いことが問題点であった．そこでrt-PA静注療法に加えて，カテーテルを用いた血栓回収デバイスによる再開通療法（血栓回収療法）が急速に進歩し，その有用性が証明された．本治療の目的は，急性期脳梗塞の神経症状が早期に回復し，長期的なリハをすることなく自宅へ退院できるような患者を少しでも増やすことである．

(1) 血管回収療法の手技とデバイス

従来から施行されていたのは，マイクロカテーテルを脳内の閉塞血管に挿入して，血栓溶解薬を動脈内注入する方法であった．しかし，再開通率が低いことや出血性合併症を助長することが問題点とされた．

わが国では2010年に初めてMerci（メルシー）リトリーバー®という血栓回収デバイスが認可された．その後2011年に吸引タイプのPenumbra

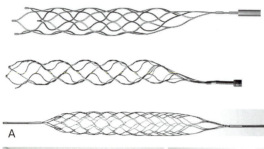
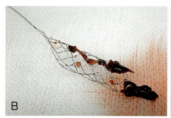
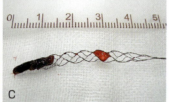

図1　血栓回収用デバイス

A. 3種類のステントリトリーバー：Solitaire®（上段），Trevo XP®（中段），Revive®（下段）．
B. Solitaire®と回収した血栓．
C. Trevo XP®と回収した血栓．

（ペナンブラ）システム®が認可された．これは広径で柔軟性の高い再灌流カテーテルに専用の吸引ポンプをつないで血栓を吸引して再開通させるものである．さらに2014年には，血栓を直接つかんで回収するステントタイプの血栓回収デバイス（ステントリトリーバー）が認可された（図1，2）．ステントリトリーバー（3種類が認可済み）とペナンブラシステム®は現在広く使用されているデバイスである．

(2) 血栓回収療法のエビデンス

2015年以降，ステントタイプの血栓回収デバイス（ステントリトリーバー）を用いた脳主幹動脈閉塞に対する血管内治療とrt-PA静注療法との国際共同ランダム化比較試験の結果が次々と発表され，すべて血管内治療群のほうが治療成績は良好であった．そのうち，5試験のメタ解析（1,287例）[1]では，血栓回収療法群の再開通率は71％で，90日後の転帰を有意に改善させた（46％ vs 26.5％，オッズ比：2.71）．一方，症候性頭蓋内出血（4.4％）や死亡率には差はなかった．

(3) 血栓回収療法の現状

本治療は，発症から再開通までの時間が早いほど，また再開通率が高いほど最終転帰が良好であることが証明されている．メタ解析では，発症から再開通までの時間と転帰良好例の割合をみると，4時間以内で60.7％，5時間以内で57.1％，6時間以内で53.4％，7時間以内で49.8％であった．

治療成績の向上のためには，患者が病院へ到着後，できる限り早く治療を開始する必要がある．そのためには，救急外来，看護師，臨床検査技師，放射線技師，その他すべてのスタッフと医師との連携が重要である．米国のガイドラインでは，「来院から動脈穿刺まで60分以内，画像から動脈穿刺まで30分以内，来院から再開通まで90分以内」が推奨されている．2017年9月には，「脳卒中治療ガイドライン2015」が改訂され，本治療はグレードAで推奨されるものとなった（**side memo①**）．

一方，血栓回収療法の適応となる救急患者を，できる限り早く緊急治療ができる適切な病院へ搬送してもらうためには救急隊との連携が必須であ

---

side memo①　「脳卒中治療ガイドライン2015［追補2019］」1-8 脳動脈：血管内再開通療法[2]

①前方循環系の主幹脳動脈（内頸動脈または中大脳動脈M1部）閉塞と診断され，画像診断などに基づく治療適応判定がなされた急性期脳梗塞に対し，rt-PA静注療法を含む内科治療に追加して，発症6時間以内にステントリトリーバー（グレードA）または血栓吸引カテーテル（グレードB）を用いた血管内治療（機械的血栓回収療法）を開始することが勧められる．
②発症後6時間以内であっても，治療開始および再開通までの時間が早いほど良好な転帰が期待できる．このため，患者が来院した後，少しでも早く血管内治療（機械的血栓回収療法）を行うことが勧められる（グレードA）．

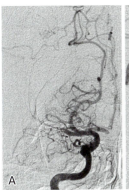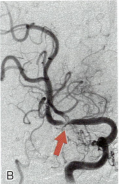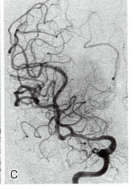

A. 左中大脳動脈が完全閉塞.
B. 閉塞部位でステントリトリーバーを展開すると，血流の再開を認める.
C. ステントリトリーバーを回収すると，完全開通が得られた.

図2 急性期脳梗塞（心原性脳塞栓症）に対する血栓回収療法

る．本治療を24時間体制で施行できる施設はいまだ少なく，地域ごとにある程度患者を集約していく必要がある．また，初期対応病院で急性期の脳主幹動脈閉塞と診断された後，本治療の施行可能施設への転送搬送を行うことを「drip and ship」とよび，各地で実施例が増加している．

3. 脳血管狭窄に対する血管拡張術

1 頸動脈狭窄に対するステント留置術

(1) 頸動脈ステント留置術（CAS）のエビデンス

頸動脈狭窄に対するステント治療は，外科的治療（頸動脈内膜剥離術；CEA）のハイリスク群に対する有用性がランダム化比較試験にて証明されて，2008年にわが国においても保険適用となった．その対象は50％以上の症候性病変と80％以上の無症候性病変であった．2010年には，症候性50％以上および無症候性60％以上の通常リスクの頸動脈狭窄に対するランダム化比較試験（CREST試験）[3]の結果が発表された．主要複合エンドポイント（術後30日までの脳卒中，死亡，心筋梗塞，および30日以降から4年までの同側脳

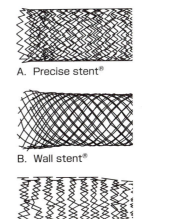

図3 頸動脈ステント
3種類の形状の異なるステントが認可されている．

卒中）は，CAS群では7.4％，CEA群では6.8％と有意な差はなかった．

(2) 頸動脈ステント留置術の適応

現時点での本治療の適応は，外科的治療がハイリスクな，症候性50％以上，無症候性80％以上の頸部頸動脈狭窄で，頸動脈ステント留置術が実施可能なものである（図3）．外科的手術のハイリスクとは，重症心臓疾患，重篤な呼吸器疾患，対

---

side memo 2 ペナンブラとその画像診断

脳主幹動脈閉塞に対する血栓回収療法を行うとき，画像診断によって治療の適応を決定することは重要である．「ペナンブラ（penumbra）」とは，血流の再開によって救済の可能性のある脳組織のことであり，ペナンブラを有する患者が本治療の適応となる．その診断には，MR灌流画像やCT灌流画像という造影剤を用いて脳血流量などを測定する検査が用いられる．発症時間が不明な症例においてはこれらの画像は有用性が高い．

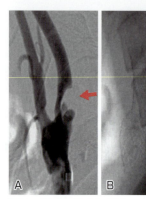
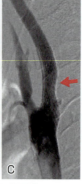

図4　頸動脈狭窄に対するステント留置術
A. 治療前，高度狭窄を認める（矢印）．
B. ステント留置直後．
C. 治療後，狭窄は改善．

2 頭蓋内動脈狭窄に対する経皮的血管拡張術

　頭蓋内動脈狭窄は脳梗塞発症の重大な原因の1つであり，日本人に多い．症候性の頭蓋内動脈狭窄は，内科的治療を行っても再発率が高く，高度狭窄や再発を繰り返す症例には血管拡張術が考慮される．わが国では従来，頭蓋内血管専用のバルーンカテーテルを用いて血管拡張術が行われてきたが，2014年に頭蓋内血管専用の自己拡張型ステント（Wingspan® stent）が認可され，ステント留置術が施行されるようになった．

(1) 血管拡張術のエビデンス

　2011年に症候性の頭蓋内動脈狭窄に対する血管拡張術（ステントおよびバルーン拡張）と積極的内科的治療のランダム化比較試験の結果が報告された[4]．これは70％以上の高度狭窄に対してWingspan® stentを用いた研究であった．その結果，1カ月以内の周術期合併症はステント群（14.7％）のほうが内科的治療群（5.8％）より多く，有用性は証明されなかった．ステント群の合併症の原因として，デリバリーシステムの問題と急性期症例が含まれていたことが問題とされた．一方，治療後4年の長期成績では，30日以降の新たな脳梗塞の発症は両群ともに10％であり差はなかった．

(2) 血管拡張術の適応

　一般的には，内頸動脈，中大脳動脈主幹部，椎骨動脈，脳底動脈の症候性の高度狭窄（70％以上）が血管拡張術の適応となる．特に内科的治療に抵抗性で再発を繰り返す場合がよい適応である（図5）．

　さらにわが国におけるステント留置術の適応は，①バルーンによる血管形成術時に生じた血管解離，急性閉塞または切迫閉塞に対する緊急処置，②他に有効な治療がないと判断される血管形成術後の再治療，とされた．

側頸動脈閉塞，頸部手術・放射線治療の既往，内膜剥離術後の再狭窄などがあげられる．ただし，ハイリスクの基準は施設や術者によって基準が異なっている．実際にはMRIや超音波検査によるプラーク診断や治療を想定したアクセスルートの検討など，個々の患者に応じた治療選択が行われている．

(3) 頸動脈ステント留置術の方法と合併症

　通常は局所麻酔にて大腿動脈穿刺で行う．本治療の重大な合併症の1つに遠位塞栓による脳梗塞がある．そこで狭窄部位の遠位の内頸動脈には，拡張時に破綻するデブリス（プラークの破片や血栓）が脳内へ流れるのを予防する遠位塞栓予防機材が必要である．バルーンタイプで一時的に血流遮断させるものや，フィルタータイプで血流遮断なく手技を遂行できるものがある．拡張前に本機材を留置後，バルーンによる前拡張，ステント留置，後拡張を行うのが基本である（図4）．ステントは自己拡張タイプのものが3種類認可されている．

---

side memo ③　過灌流症候群

　過灌流症候群とは，頸動脈狭窄に対する外科的治療やステント留置術後に，頭痛，痙攣，脳内出血などを生じる病態である．その成因は，頸動脈の高度狭窄によって慢性的に虚血にさらされた脳血管で自動調節能の障害が生じ，急激な血管拡張による血流の増加に耐え切れずに，毛細血管の透過性の亢進，脳浮腫，脳内出血などが出現するものである．発症時期は術直後から2週間後くらいまでとされる．その予防には，術後の鎮静と血圧管理が重要である．

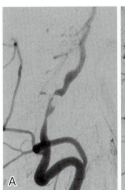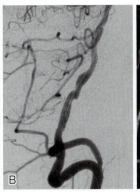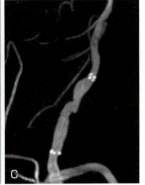

A. 左椎骨動脈に高度狭窄を認める．
B. Wingspan® stent留置によって拡張が得られた．
C. Stentの上端と下端を示す（長さ20mm）．

図5 頭蓋内椎骨動脈狭窄に対するステント留置術

(3) 血管拡張術の方法と合併症

通常は局所麻酔下に大腿動脈穿刺で行う．合併症として，末梢塞栓による脳梗塞，血管解離とそれに伴う急性閉塞，穿通枝の閉塞による脳梗塞，ガイドワイヤーなどによる血管穿孔（脳出血やくも膜下出血），ステント内血栓症，過灌流症候群（**side memo**③）などがある．

4．脳動脈瘤に対する塞栓術

脳動脈瘤は脳内の血管の一部が膨らんで瘤状になったもので，破裂するとくも膜下出血を生じる．血管内治療による塞栓術とは，脳動脈瘤の内部にコイルを留置して閉塞させる治療であり，くも膜下出血を発症した破裂脳動脈瘤に対する治療と未破裂脳動脈瘤に分けられる．血管内治療による瘤内塞栓術は，開頭クリッピング術と同様に出血および再出血予防に有効である．

(1) 塞栓術の方法

通常は全身麻酔下に行う．マイクロカテーテルを瘤内に誘導して，プラチナコイルを瘤内に密に詰めて血栓化させて閉塞させる．コイルの形状はヘリカルタイプや3次元に形成されたものもある（図6）．長さは10mmから30cm超まであり，動脈瘤の大きさや形状に合わせてさまざまな選択ができる．瘤のネックが広径の場合には，瘤内のコイルを親動脈に逸脱させないように，バルーンカテーテルや動脈瘤塞栓支援用のステントを用いて塞栓させる．さらに最近では，瘤内と親動脈の血流を切り離す作用（整流効果）を目的とした目の

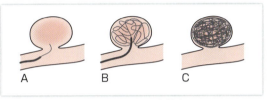

図6 脳動脈瘤に対するコイル塞栓術　　　（Stryker社）
A. 脳動脈瘤内にマイクロカテーテルを挿入．
B. 3次元に形成されたプラチナコイルを瘤内に挿入．
C. できる限り密にコイルを挿入して瘤内を閉塞させて終了．

細かいステント（flow diverter device）が一部の大型瘤に対して使用可能となった．

(2) 塞栓術の適応

動脈瘤のネックに対する長径の比が大きいほど塞栓術に適している．また，椎骨・脳底動脈の動脈瘤は，深部にありクリッピング術にて到達が困難であるため，塞栓術のほうが有用性は高い．一方，小さすぎたり（3mm以下），大きすぎる（20mm以上）瘤は難易度が高い．また血栓化動脈瘤や細菌性動脈瘤も塞栓術に適さない．

(3) 破裂脳動脈瘤に対する塞栓術（図7）

欧米における大規模試験にて，破裂脳動脈瘤患者において開頭クリッピング術より瘤内塞栓術の成績のほうが良好であると報告された[5]．これはクリッピング術と塞栓術のいずれも可能と判断された破裂脳動脈瘤を対象としたランダム化比較試験で，1年後の死亡あるいは自立不能はクリッピング術30.9％，塞栓術23.5％と後者が有意に成績良好であった．また，術後7年間の累積死亡率も塞栓術のほうが低かったが，再出血率は塞栓術のほうが高かった．

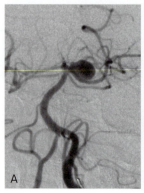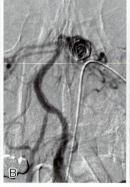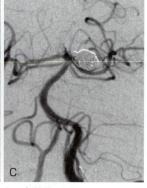

A. 脳底動脈先端部に径10 mmの脳動脈瘤を認める．
B. 1本目のコイルを挿入し，瘤内にフレイミングを行う．
C. 徐々に短径のコイルを挿入して瘤内を完全に閉塞した．

図7 くも膜下出血を生じた破裂脳動脈瘤に対するコイル塞栓術

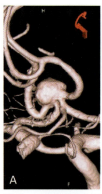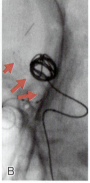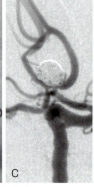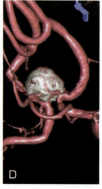

A. 前交通動脈に径12mmの脳動脈瘤を認める．
B. ネックが広径なため，ステントを留置した後にコイルを挿入．
C. コイルを追加して完全に瘤内を塞栓．
D. 3D撮影にて瘤内と周囲の血管を確認．

図8 未破裂脳動脈瘤に対するコイル塞栓術

　一方，わが国では，脳血管内治療の専門医およびその施設がいまだ少なく，治療の選択としてクリッピング術が選択される割合のほうが高い．2013年の日本脳神経外科学会のデータでは塞栓術は破裂脳動脈瘤手術の約30％であるが，その割合は徐々に増加している．

(4) 未破裂脳動脈瘤に対する塞栓術（図8）

　偶然に発見された未破裂脳動脈瘤が破裂する危険性は，その大きさ，形，血管によってさまざまであるが，小さなものではおおよそ年間0.7～1.0％程度と考えられている．脳動脈瘤が破裂しやすい因子は次のようなものである．①脳梗塞や複視，急激な頭痛の悪化など動脈瘤に起因する症候をきたした場合（症候性），②女性，③多発性，④くも膜下出血の既往，⑤喫煙，高血圧，片頭痛の既往，⑥不規則な瘤の形状・ブレブの存在，⑦ドーム/ネック比が大きい・サイズ比（母血管に対する動脈瘤のサイズの比）の大きい瘤．外科的治療およびコイル塞栓術はともにリスクを伴う治療であり，治療の適応は患者と相談のうえ，慎重に決定する必要がある．

（植田敏浩）

■文献

1) Goyal M, et al：Endovascular thrombectomy after large-vessel ischaemic stroke：a meta-analysis of individual patient data from five randomised trials. Lancet 387：1723-1731, 2016.
2) 日本脳卒中学会脳卒中ガイドライン［追補2019］委員会編：脳卒中治療ガイドライン2015［追補2019］，協和企画，2019.
3) Brott TG, et al：Stenting versus endarterectomy for treatment of carotid-artery stenosis. N Engl J Med 36：11-23, 2010.
4) Chimowitz MI, et al：Stenting versus aggressive medical therapy for intracranial arterial stenosis. N Engl J Med 365：993-1003, 2011.
5) Molyneux A, et al：International Subarachnoid Aneurysm Trial (ISAT) of neurosurgical clipping versus endovascular coiling in 2143 patients with ruptured intracranial aneurysms：a randomised trial. Lancet 360：1267-1274, 2002.

再発予防
—危険因子の管理と抗血栓療法

　脳梗塞の再発予防には，臨床病型に合わせた抗血栓療法が選択される．非心原性脳梗塞であるラクナ梗塞とアテローム血栓性脳梗塞には抗血小板療法，心原性脳塞栓症には抗凝固療法が行われる．さらに高血圧，脂質異常症，糖尿病といった危険因子の管理は極めて重要な治療である．

　抗血小板薬は，アスピリンとチクロピジンが広く使用されてきたが，2003年にシロスタゾールが脳梗塞再発予防へ適応が拡大され，その後，クロピドグレルが再発予防薬として認可され，現在複数の抗血小板薬の使い分けが必要となっている．

　抗凝固薬に関しては，ワルファリンが唯一の再発予防薬であったが，2011年に「非弁膜症性心房細動患者における虚血性脳卒中および全身性塞栓症の発症抑制」を効能・効果としてトロンビン直接阻害薬が承認されて以来，毎年新たな第Xa因子阻害薬が順次臨床の場に登場してきている．このようにわが国における脳梗塞診療は著しく変貌を遂げており，2015年6月には6年ぶりに脳卒中治療ガイドラインが改訂されている（2017年9月に追補が公開）．「脳卒中治療ガイドライン2015［追補2017］」から抜粋した慢性期における各臨床病型別の抗血栓療法と危険因子管理の推奨グレードを表1にまとめて示す．

1．抗血栓療法

1 脳梗塞の病態と治療法・治療薬の選択

　脳梗塞再発予防としての抗血栓療法は，各臨床

表1　脳梗塞慢性期の病型別の治療法選択と推奨グレード

慢性期治療		維持量（1日量）	アテローム血栓性脳梗塞	ラクナ梗塞	心原性脳塞栓症
抗凝固療法	ワルファリン	2〜5mg*	—	—	B
	ダビガトラン	220mg or 300mg	—	—	B
	リバーロキサバン	15mg	—	—	B
	アピキサバン	10mg	—	—	B
	エドキサバン	60mg	—	—	B
抗血小板療法	シロスタゾール	200mg	A	A	—
	クロピドグレル	75mg	A	A	—
	アスピリン	75〜150mg	A	A	—
	チクロピジン	200mg	B	B	—
高血圧	降圧療法	高血圧患者では降圧療法が推奨される　（グレードA）			
脂質異常症	脂質管理	高用量スタチン系薬剤は脳梗塞の再発予防に勧められる（グレードB） 低用量スタチン系薬剤にEPA製剤の併用が脳卒中再発予防に勧められる（グレードB）			
糖尿病	血糖管理	血糖コントロールを考慮してもよい（グレードC1） インスリン抵抗性改善薬のピオグリタゾンによる糖尿病治療を考慮してもよい（グレードC1）			

*注）ワルファリンはPT-INRで2.0〜3.0を目標に用量を調節するが，70歳以上の患者は1.6〜2.6の範囲にコントロールする．
〈推奨のグレード〉
A：行うよう強く勧められる．
B：行うよう勧められる．
C1：行うことを考慮してもよいが，十分なエビデンスがない．
C2：エビデンスがないので，勧められない．
D：行わないよう勧められる．

（日本脳卒中学会，2017[2]）を改変）

病型と病態に則して抗凝固療法や抗血小板療法を選択する．動脈のような血流の速い血管系でhigh shear rate（高ずり速度）下に形成される血栓は，血小板活性化に伴う血小板血栓であり，一次血栓とよばれる．一方，心房細動状態での血流が不安定化している心房内のように静脈系に類似したlow shear rate（低ずり速度）下に形成される血栓は，凝固系の活性化によるフィブリンを主体とした血栓であり，二次血栓とよばれる．アテローム血栓性脳梗塞とラクナ梗塞では，動脈硬化が発症基盤となり，そこに形成される血小板血栓により発症する．また，心原性脳塞栓症では，非弁膜症性心房細動などの心疾患を原因として，心臓内にできたフィブリン血栓が脳動脈へ飛来して発症する．

このような各臨床病型での異なる血栓形成の病態に基づいて，治療薬が選択される．抗血小板薬は，血小板機能亢進による動脈での血小板血栓の形成を抑えることによりアテローム血栓性脳梗塞とラクナ梗塞の再発を予防する目的で使用される．一方で，抗凝固薬は，凝固機能亢進による心臓内でのフィブリン血栓の形成を抑えることにより，心原性脳塞栓症を予防する目的で使用される．

2 抗血小板療法
　—非心原性脳梗塞の再発予防

非心原性脳梗塞であるアテローム血栓性脳梗塞，ラクナ梗塞の再発予防には抗血小板薬であるアスピリン75〜150 mg/日，クロピドグレル75 mg/日，シロスタゾール200 mg/日，またはチクロピジン200 mg/日を投与する．「脳卒中治療ガイドライン2015［追補2017］」での各薬剤の推奨グレードは，シロスタゾール，クロピドグレル，およびアスピリンはグレードA，チクロピジンはグレードBである．

(1) 抗血小板薬の選択

2010年に日本人の脳梗塞患者の脳卒中再発予防におけるシロスタゾールの有用性をアスピリンと比較検討した大規模臨床試験CSPS（Cilostazol Stroke Prevention Study）Ⅱの結果が発表されている．シロスタゾールはアスピリンに比して脳卒中再発率が有意に低く，特に出血リスクが有意に低いことが証明された．さらに，臨床病型別の脳出血合併に関するサブ解析が行われ，ラクナ梗塞ではアテローム血栓性脳梗塞に比べアスピリン投与群での脳内出血発症が高頻度であった．一方でシロスタゾールは，ラクナ梗塞での脳内出血合併がアスピリン投与群に比して有意に抑制されていることが明らかにされている．

細動脈硬化を基盤として発症するラクナ梗塞では，無症候性脳微小出血（cerebral microbleeds；CMBs）を伴うことが多いという病態がある（図1）．そのため，脳出血合併の抑制という観点からは，ラクナ梗塞ではアスピリンよりは，シロスタゾールの使用が勧められる．また，アテローム血栓性脳梗塞では，クロピドグレルまたはシロスタゾールを選択することが勧められる．

また，抗血小板薬の併用に関しては，クロピドグレルとアスピリンの急性期の有用性は示されているが，慢性期にかけての長期間の併用は単剤投与より頭蓋内出血の合併が有意に増加するということも明らかにされている．

(2) 高血圧，糖尿病を有する場合

さらに，非心原性脳梗塞患者に対する抗血小板療法において，症候性脳出血の合併を抑えるためには，抗血小板薬の長期にわたる併用は極力避けるとともに，高血圧の厳格な管理が大切である．高血圧の管理目標値は，わが国での臨床研究結果から130/81 mmHg未満にコントロールすることが勧められている．また，糖尿病を有する場合には糖尿病非合併患者より，再発リスクが明らかに高くなる．シロスタゾールは糖尿病合併患者においても，非合併例と変わらない再発抑制効果を有するため，糖尿病合併例にはシロスタゾールの使用が有効である．

3 抗凝固療法
　—心原性脳塞栓症の再発予防

心原性脳塞栓症の再発予防薬は長年にわたり，ビタミンK拮抗薬のワルファリンが唯一の経口抗凝固薬であった．しかし，ワルファリンは用量の調整が難しい場合が意外と多く，出血合併症のリスクもあり，ビタミンK含有の食物制限や薬剤相互作用も多くみられる．このような問題点を

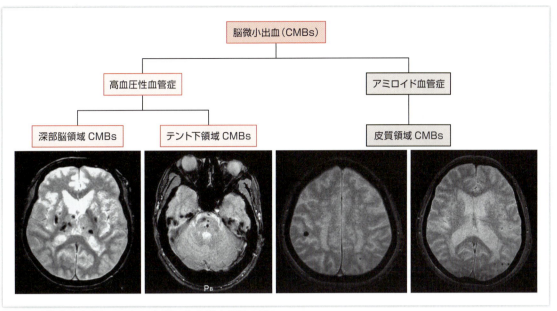

図1　脳微小出血（CMBs）の病態による発症部位の違い
脳微小出血（CMBs）は，血管からの血液の漏出や微量な出血がヘモジデリンの血管周囲腔での沈着病変として，MRIのグラディエントエコーを用いたT2*強調画像により低信号域として検出される．その病態により発症部位が異なり，高血圧性血管症では深部脳領域またはテント下領域，アミロイド血管症では皮質領域に低信号領域として検出される．

解決するために新たな作用機序の経口抗凝固薬として，2011年以降にトロンビン直接阻害薬（ダビガトラン）と第Xa因子阻害薬（リバーロキサバン，アピキサバン，エドキサバン）が次々に臨床現場へ登場してきている．これらの薬剤は，NOAC（non-vitamin K antagonist oral anticoagulant）と総称されてきたが，現在ではDOAC（direct oral anticoagulant）という名称が国際血栓止血学会から提唱されている．

「脳卒中治療ガイドライン2015」では，ダビガトラン，リバーロキサバン，アピキサバン，エドキサバン，ないしワルファリンが心原性脳塞栓症再発予防においてグレードBで推奨されている．抗凝固療法中の頭蓋内出血をはじめとする出血合併症に関しては，ワルファリンに比較してすべてのDOACで有意に少ないので，再発予防における抗凝固薬では，DOACをまず考慮するように勧められている（グレードB）．

抗凝固薬の選択

抗凝固療法を行ううえでは，出血合併をいかに抑えるかが重要であり，そのためにも出血関連因子として，75歳以上の高齢，50kg以下の低体重，クレアチニンクリアランス（CCr）*50mL/分以下の腎機能障害，抗血小板薬の併用が注目されている．それゆえ，DOAC使用に際しては，出血合併の抑制を目的として，腎機能，年齢，体重を考慮して各薬剤の選択と用量調節をすることが重要である（表2）．

特に腎機能障害の診断は抗凝固薬の選択上必須であり，CCrを計算して評価する．ダビガトランではCCrが30mL/分未満，リバーロキサバン，アピキサバン，およびエドキサバンではCCrが15mL/分未満で使用禁忌である．CCr 15mL/分未満の場合の抗凝固薬は，ワルファリンを選択する．CCr 50mL/分未満ではリバーロキサバンは減量，ダビガトランとエドキサバンでは低用量の選択が必要である．アピキサバンでの減量基準は，年齢80歳以上，体重60kg未満，血清クレアチニン1.5mg/dL以上の3項目中2項目を有する場合は減量の対象となる．CCrを基にして各薬剤の特色をふまえた内容による使い分けの私見を図2に示したので参照していただきたい．

> **クレアチニンクリアランス（CCr）**：血中クレアチニン（CCr）がどれだけ尿中に排泄されるかを血中および尿中CCrを測定し，一定の計算式から算出された値で腎機能を調べる検査のこと．

表2 DOAC使用時の用量選択基準

		投与量	医薬品情報の記載	具体的な減量基準
ダビガトラン	通常用量	150mg×2回	必要に応じて，110mg×2回投与に減量を考慮．	なし
	低用量	110mg×2回		
	減量用量	110mg×2回		
リバーロキサバン	通常用量	食後15mg×1回	腎機能の程度に応じて，10mg×1回投与に減量．	CCr＜50
	低用量	なし		
	減量用量	食後10mg×1回		
アピキサバン	通常用量	5mg×2回	年齢，体重，腎機能に応じて，2.5mg×2回投与に減量．	以下の2つ以上を有する患者 ①80歳以上 ②体重60kg以下 ③血清クレアチニン1.5mg/dL以上
	低用量	なし		
	減量用量	2.5mg×2回		
エドキサバン	通常用量	60mg×1回	体重60kg以下は，30mg×1回の低用量． 腎機能，併用薬に応じて，30mg×1回に減量．	CCr＜50
	低用量	30mg×1回		
	減量用量	30mg×1回		

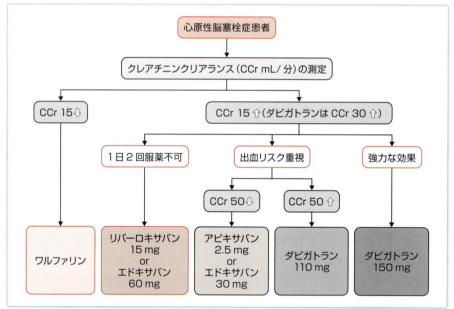

図2 心原性脳塞栓症患者におけるクレアチニンクリアランス値による抗凝固薬の使い分け
心原性脳塞栓症患者においてクレアチニンクリアランス（CCr）を計算し，抗凝固療法の至適治療（optimal medical therapy）を示した．CCrが15mL/分（ダビガトランは30mL/分）未満では，DOACは禁忌となるため，ワルファリンを使用する．
CCrが15mL/分（ダビガトランは30mL/分）以上では，DOACの特性を考慮した使い分けをする．強力な有効性を期待する場合は，ダビガトラン150mgを考慮する．出血リスクの回避を重視した場合，CCrが50mL/分以上ではダビガトラン110mg，CCrが50mL/分未満では，アピキサバン2.5mgまたはエドキサバン30mgを考慮する．
1日2回の服薬が不可能な場合は，リバーロキサバン15mgまたはエドキサバン60mgを考慮する．

脳梗塞の発症抑制に関して有意差を示しているのは，ダビガトラン150mg×2がDOACの中で唯一であり，強力な脳梗塞抑制効果を期待する場合の第一選択となる．ただし，ダビガトランではdyspepsia（ディスペプシア）をきたす場合があり，服薬継続が困難な場合は，他のDOACまたはワルファリンに切り替えを行う．出血合併リスクの回避を重視した場合には，CCr 50mL/分以上で

はダビガトラン110 mg×2，CCr 50 mL/分未満ではアピキサバン2.5 mg×2またはエドキサバン30 mg×1を考慮する．1日2回の服薬が不可能な場合は，リバーロキサバン15 mg×1またはエドキサバン60 mg×1を考慮する．

心原性脳塞栓症の中での特殊な病態として深部静脈血栓症（DVT）を塞栓源として，卵円孔開存などの右左シャントを介して発症する奇異性脳塞栓症の再発予防に対しては，従来はワルファリンしか適応がなかったが，DOACの中でもDVTに対して適応のあるエドキサバンとリバーロキサバンが使用可能である．

4 抗血栓薬併用と出血リスク，および血圧管理

抗血小板薬併用は，単剤投与に比較して使用期間が長期になるほど頭蓋内出血合併の危険度が有意に増加することが，いくつかの臨床研究の結果から明らかにされている．

わが国で行われた多施設共同試験のBAT研究において，1年間の脳卒中既往を有する患者での脳出血発症率は，抗血小板薬単剤群よりも併用群において倍増し，併用群はワルファリン投与群とほぼ同等であり，ワルファリンと抗血小板薬併用群が最も出血発症率が高くなることが明らかにされている[4]．さらに，抗血栓薬内服加療中では血圧上昇が脳出血発症と強く関連し，血圧130/81 mmHg以上で脳出血発症のリスクが高くなることが示されている．このことから，抗血栓薬内服加療中の血圧コントロールは，130/80 mmHg未満を目標値とすることが推奨されている．

2．危険因子の管理

高血圧，脂質異常症，糖尿病といった危険因子の管理は，脳梗塞再発予防において極めて重要な治療である．

(1) 高血圧

「脳卒中治療ガイドライン2015」では，脳梗塞の再発予防において降圧療法がグレードAで推奨されている．「高血圧治療ガイドライン2014」は2014年に改訂され（日本高血圧学会，2014），慢性期脳梗塞の降圧目標は血圧140/90 mmHg未満が推奨され，治療開始後1～3カ月かけて徐々に降圧することが重要であるとされている．実際の血圧レベルは，慢性期であっても脳循環の自動調節能*の障害が持続しているといわれており，過度の降圧は脳血流の低下をきたし精神症状や認知症が悪化する危険性が高いため，高齢者や動脈硬化の強い症例（両側内頸動脈狭窄，脳主幹動脈閉塞）は若干高めにコントロールする．一方，ラクナ梗塞や抗血栓薬服薬中の場合は，血圧130/80 mmHg未満を目標とすることが勧められている．脳出血とくも膜下出血では，140/90 mmHg未満を最終目標値としているが，可能であれば130/85 mmHg未満を目指すことが勧められている．「高血圧治療ガイドライン2014」では，家庭血圧が重要視されており，脳血管障害患者は135/85 mmHg未満を目安にコントロールする．

(2) 脂質異常症

2006年にストロングスタチンによる脳卒中再発予防効果を検討したStroke Prevention by Aggressive Reduction of Cholesterol Levels（SPARCL）研究の結果が報告された[5]．アトルバスタチン80 mg/日投与群はプラセボ群に比べて16%（p=0.03）の脳卒中再発抑制効果を認め，脂質低下療法の有効性が示された．その結果，「脳卒中治療ガイドライン2015」では高用量のスタチン系薬剤は脳梗塞再発予防に有効であることがグレードBで推奨されている．わが国においてはイコサペント酸エチル（EPA，エパデール®）大規模臨床試験Japan EPA Lipid Intervention Study（JELIS）が行われ，スタチン単独群に比べ，EPA+スタチン併用群が脂質異常症合併の脳卒中再発を20%有意に抑制することが明らかにされている．その結果，「脳卒中治療ガイドライン2015」上では低用量スタチン系薬剤で脂質異常症を治療中の患者において，EPA製剤の併用が脳卒中再発予防に有効であることがグレードBで推奨されている．

自動調節能：脳血管では，ある一定の範囲での血圧の変動に伴い，血管が収縮・拡張して脳血流を一定に保とうとする働きがあり，これを自動調節能（autoregulation）という．

2015年にわが国で行われた多施設共同ランダム化比較試験であるJ-STARS研究の結果が報告され，スタチンがアテローム血栓性脳梗塞の再発を有意に低下させることが明らかとなっている[6]．

(3) 糖尿病

これまでに脳梗塞における耐糖能異常（impaired glucose tolerance；IGT）を含めた糖代謝異常およびインスリン抵抗性*の関与の詳細はわかっていなかった．糖尿病が未診断の脳梗塞患者に対し，75g経口ブドウ糖負荷試験（75gOGTT）を実施し，新規に診断される糖代謝異常の頻度とインスリン抵抗性の評価を行い，新規糖代謝異常は62.8％と予想以上に高率であることが報告されている．さらにアテローム血栓性脳梗塞での糖代謝異常の合併は88.2％と最も多く，かつインスリン抵抗性を有する頻度が高い．脳梗塞患者において糖代謝異常およびインスリン抵抗性が潜んでいる頻度は予想以上に高率であり，脳卒中リスク評価におけるインスリン抵抗性の診断の重要性がAHA/ASAの「脳卒中一次予防のガイドライン」において示されている．

糖尿病治療は，食事療法（カロリー制限）と運動療法を行い，効果がなければ薬物療法を行う．インスリンの高値は動脈硬化を促進するため，血清インスリンレベルも下げるように努力する．しかし再発予防に対する血糖のコントロールの明確なエビデンスは存在せず，「脳卒中治療ガイドライン2015」上でも，血糖のコントロールは推奨されるが，脳卒中再発が予防可能か十分なエビデンスがないといったグレードC1の推奨レベルにとどまっている．

2005年にインスリン抵抗性改善薬であるピオグリタゾンの心血管疾患の既往のある2型糖尿病患者を対象とした無作為化，二重盲検，プラセボ対照大規模試験であるPROactive（PROspective pioglitAzone Clinical Trial In macroVascular Events）の結果が発表された．さらに2007年には，脳卒中患者に対する再発抑制を検討したサブグループ解析（PROactive-Stroke）が発表され，脳卒中再発抑制効果が示された．ピオグリタゾン群ではプラセボ群と比較して脳卒中の再発リスクが，47％の有意な低下（p＝0.008）が認められた．その累積イベント発症率は，追跡開始後6カ月という早期にすでに両群間に差がみられている点も，注目に値する結果である．ガイドライン上では脳梗塞の再発予防において，インスリン抵抗性改善薬のピオグリタゾンによる糖尿病治療は，考慮してもよいといったグレードC1で推奨されている．

（卜部貴夫）

> **インスリン抵抗性**：インスリンに対する感受性が低下し，血中のインスリン濃度に見合ったインスリンの作用が得られなくなった状態をいう．

■文献

1) 日本脳卒中学会脳卒中ガイドライン委員会編：脳卒中治療ガイドライン2015．協和企画，2015．
2) 日本脳卒中学会脳卒中ガイドライン[追補2017]委員会編：脳卒中治療ガイドライン2015[追補2017]，協和企画，2017．
3) 卜部貴夫：脳脊髄血管障害．神経内科ハンドブック―鑑別診断と治療（水野美邦編），第5版，医学書院，2016，pp588-679．
4) Toyoda K, et al：Blood Pressure Levels and Bleeding Events During Antithrombotic Therapy The Bleeding With Antithrombotic Therapy (BAT) Study. Stroke 41：1440-1444, 2010.
5) Amarenco P, et al：High-dose atorvastatin after stroke or transient ischemic attack. N Engl J Med 355：549-559, 2006.
6) Hosomi N, et al：The Japan Statin Treatment Against Recurrent Stroke (J-STARS)：A Multicenter, Randomized, Open-label, Parallel-group Study. E Bio Medicine 2：1071-1078, 2015.

脳卒中に伴うてんかん発作への対応

1. 脳卒中後てんかんの分類と診断

　超高齢社会の到来とともに高齢者のてんかん患者も増加し，60歳以上の有病率は1.5%との報告もある．てんかんの原因疾患として脳卒中は重要であり，特に高齢者においては最多原因である．

　てんかんと診断するためには，2005年のILAE（International League Against Epilepsy；国際抗てんかん連盟）の定義によると「24時間以上の間隔で，2回以上の発作が認められる場合」とされていたが，2014年には実用的臨床定義として，「1回の非誘発性（または反射性）発作が生じた場合，その後10年間にわたる発作の再発率が，2回の非誘発性発作後の一般的な再発率（60％以上）と同程度と考えられる場合」にもてんかんと診断できるように変更された．

　脳卒中後のてんかん発作は，脳卒中発症後2週間以内に生じる早期発作（early seizure）と2週間以降に生じる遅発発作（late seizure）に大別される．遅発発作は再発する頻度が高く，54～66％がてんかんに移行するという報告もある．

　脳卒中の中では，くも膜下出血＞脳出血＞脳梗塞の順にてんかん発症の危険性が高いとされている．また，大脳皮質を含む病変や広範な病変においても危険性は高く，脳卒中の発症年齢が若いほどてんかんが発症しやすいと報告されている．

2. 脳卒中後てんかんの症状

　てんかんは大きく分けると全般発作と部分発作に分類できるが，脳卒中後てんかんは基本的に部分発作である．部分発作は，単純部分発作，複雑部分発作，二次性全般化発作に分類することができる．

　単純部分発作では意識は保たれているものの，一部の四肢が痙攣する発作が代表的である．複雑部分発作は意識障害を伴う発作で，急に動作を停止したり，凝視するなどの症状が認められる他，口をもぐもぐさせたり，意味のない動きを繰り返すなどの自動症を呈する．二次性全般化発作は単純部分発作や複雑部分発作から始まり，その後，強直間代発作などに全般化していく発作である．

　てんかんといえば，痙攣発作が頭に浮かびやすいが，高齢者てんかんでは側頭葉てんかんが最多であり，側頭葉てんかんの典型的症状は複雑部分発作であることから，非痙攣性のてんかんに関しても理解しておく必要がある．

3. 脳卒中後てんかんの治療

(1) 予防投与

　脳卒中後てんかんを予防するために抗てんかん薬の投与を行うべきかどうかについては，現在のところ明確なエビデンスは認められていない．このため，「脳卒中治療ガイドライン2015」においても，「脳卒中後痙攣の予防に関する抗てんかん薬の有用性は確立していない（グレードC1）」とされている．

(2) 抗てんかん薬の選択

　新規発症てんかんに対する抗てんかん薬の選択に関しては，「てんかん診療ガイドライン2018」において，発作型ごとに選択薬が示されている（表1）．

　薬物選択に際しては年齢，性別，抗てんかん薬の副作用，薬物代謝の個人差などを考慮する必要がある．

　現在，わが国で使用できる抗てんかん薬は，

表1　てんかんの薬剤選択

A. 部分発作

第一選択薬	CBZ, LTG, LEV, ZNS, TPM
第二選択薬	PHT, VPA, CLB, CZP, PB, GBP, PMP, LCM

B. 強直間代発作，間代発作

第一選択薬	VPA（妊娠可能年齢女性は除く）
第二選択薬	LTG, LEV, TPM, ZNS, CLB, PB, PHT, PMP

C. 欠伸発作

第一選択薬	VPA, ESM
第二選択薬	LTG

D. ミオクロニー発作

第一選択薬	VPA, CZP
第二選択薬	LEV, TPM, PIR, PB, CLB

E. 強直発作，脱力発作

第一選択薬	VPA
第二選択薬	LTG, LEV, TPM

CBZ：カルバマゼピン，PHT：フェニトイン，ZNS：ゾニサミド，VPA：バルプロ酸，LTG：ラモトリギン，LEV：レベチラセタム，TPM：トピラマート，ESM：エトスクシミド，CZP：クロナゼパム，PB：フェノバルビタール，CLB：クロバザム，GBP：ガバペンチン，PMP：ペランパネル，LCM：ラコサミド，PIR：ピラセタム　　　（日本神経学会，2018[2]）を改変）

1912年に開発されたフェノバルビタールのような古い薬剤から，2006年以降はガバペンチン，トピラマート，ラモトリギン，レベチラセタムなどが相次いで登場し，2016年にはラコサミドやペランパネルも使用可能となった．

脳卒中後てんかんは，基本的に部分発作と考えてよく，部分発作の選択薬から患者個々において選択していく必要がある．

抗てんかん薬は投与する際には副作用に注意する必要がある．表2におもな副作用を示したが，ふらつきや眠気などを呈する薬剤も多く，リハの妨げとなることもある．

（3）てんかん重積状態とその対応

2015年のILAEの定義によると，てんかん重積状態とは「発作停止機構の破綻あるいは発作を引き起こす状態が異常に遷延する状態」と提唱された．

脳卒中後てんかん重積は10％以下の頻度で発生し，脳卒中後に痙攣重積を起こすと死亡率が3倍になるとの報告もある．このため，てんかん重

表2　おもな抗てんかん薬の副作用

薬剤名	特異体質による副作用	用量依存性副作用	長期服用に伴う副作用
カルバマゼピン	皮疹，肝障害，汎血球減少，血小板減少，SJS，TEN，DIHS	複視，眼振，めまい，運動失調，眠気，嘔気，低Na血症，心伝導系障害・心不全，認知機能低下，聴覚異常	骨粗鬆症
クロナゼパム クロバザム	稀	眠気，失調，行動障害，流涎	
エトスクシミド	皮疹，汎血球減少	眠気，行動異常	
ガバペンチン	稀	めまい，運動失調，眠気，ミオクローヌス	体重増加
ラモトリギン	皮疹，肝障害，汎血球減少，血小板減少，SJS，TEN，DIHS	眠気，めまい，複視，興奮	
レベチラセタム	稀	眠気，行動異常，不機嫌	
フェノバルビタール	皮疹，肝障害，汎血球減少，血小板減少，SJS，TEN，DIHS	めまい，運動失調，眠気，認知機能低下	骨粗鬆症
フェニトイン	皮疹，肝障害，汎血球減少，血小板減少，SJS，TEN，DIHS	複視，眼振，めまい，運動失調，眠気，末梢神経障害，心伝導系障害・心不全，固定姿勢保持困難	小脳萎縮，多毛，歯肉増殖，骨粗鬆症
バルプロ酸	膵炎，肝障害	血小板減少，振戦，低Na血症，アンモニアの増加，パーキンソン症候群	体重増加，脱毛，骨粗鬆症
トピラマート	稀	食欲不振，精神症状，眠気，言語症状，代謝性アシドーシス，発汗減少	尿路結石，体重減少
ゾニサミド	稀	食欲不振，精神症状，眠気，言語症状，代謝性アシドーシス，発汗減少，認知機能低下	尿路結石

SJS：Stevens-Johnson症候群，DIHS：drug-induced hypersensitivity syndrome（薬剤性過敏性症候群），TEN：toxic epidermal necrolysis（中毒性表皮壊死剥離症）　　　（日本神経学会，2018[2]）を改変）

積に対する対応を熟知することは重要である．

痙攣性てんかん重積状態に関しては，痙攣発作が5分以上持続する場合を早期てんかん重積状態，ベンゾジアゼピン系薬剤を投与しても発作が頓挫せず30分以上持続する場合を確定したてんかん重積状態，抗てんかん薬の点滴・静注などでも頓挫せず60～120分以上持続する場合を難治てんかん重積状態と分類されており，それぞれのステージに対して治療法が示されている．

それぞれのステージに対する治療の概略を示すと，早期てんかん重積状態の患者に対しては，まず速やかに静脈確保を行い，血糖60 mg/dL以下の場合には塩酸チアミンおよびブドウ糖の静注を先行させる．血糖60 mg/dL以上であれば，ジアゼパム5～10 mgを5 mg/分で静注する．静脈確保が困難な際には，ジアゼパムの注腸投与やミダゾラムの鼻腔・口腔内もしくは筋注投与を考慮する．確定したてんかん重積状態の患者に対しては，気道確保，酸素投与，循環モニタリングを行うとともに，薬剤の選択肢として，ホスフェニトイン22.5 mg/kg，フェノバルビタール15～20 mg/kg，ミダゾラム0.1～0.3 mg/kg，レベチラセタム1,000～3,000 mgの静注が示されている．ホスフェニトインはフェニトインの前駆物質で，体内でフェニトインに変化し発作を抑制する．フェニトイン注射では血管の刺激に伴う痛みなどがみられるが，ホスフェニトインは血管痛が軽度である．難治てんかん重積状態の患者に対しては，ミダゾラム，プロポフォール，チオペンタール，チアミナールなどの持続投与が示されているが，その際には人工呼吸器による呼吸管理が必要となる．

（荒川千晶）

■文献

1) 日本脳卒中学会脳卒中治療ガイドライン委員会：脳卒中治療ガイドライン2015．協和企画，2015．
2) 日本神経学会てんかん診療ガイドライン作成委員会：てんかん診療ガイドライン2018．医学書院，2018．

脳卒中に対する再生医療

脳卒中患者に対しても幹細胞を使った再生医療が世界中で進められている．本項ではその過去，現在および今後の展望について概説する．

1．過去の再生医療の失敗

脳梗塞患者に対する脳への局所神経幹細胞移植は，1998年に米国ピッツバーグ大学においてヒト奇形腫由来の神経幹細胞様細胞移植が行われ，次に1999年に米国ハーバード大学において胎児ブタ由来神経幹細胞移植が行われたが，どちらも治療効果は明らかではなく臨床試験は中止となった．これらの臨床試験では，神経幹細胞移植は当然治療効果を有するであろうという単純な予測をもとに実施されたため，失敗したと考えられている．

2．再生医療の現況

脳梗塞後においても，創傷の治癒過程と類似した治癒再生過程が存在し，①脳卒中発症直後から2～3日間の炎症期（＝急性期），②発症後2週間程度の増殖期（＝亜急性期），③その後に続く成熟期（＝慢性期）のそれぞれが，再生医療開発のターゲットとなっている[1]（図）．炎症期に対しては，米国では脳梗塞発症後24～36時間以内の患者を対象に，免疫制御をターゲットにしたヒト間葉系幹細胞の静脈内投与の臨床試験が進められており，わが国においても2017年度に治験が開始された．また筆者らの研究グループは増殖期の血管再生促進をターゲットにしたヒト自己骨髄単核球細胞（造血幹細胞）の静脈内投与の臨床試験を進めており，有望な結果を得ている[2]．さらに，成熟期の神経栄養因子の補充を目的にした他家神

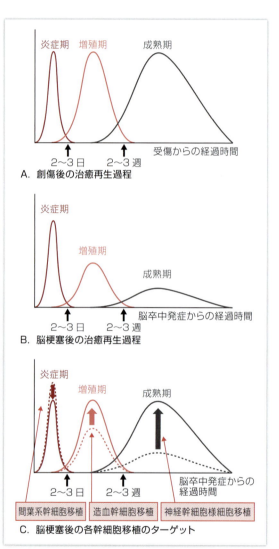

図　創傷および脳梗塞後の再生メカニズム

創傷後の治癒再生過程（A）と同様に，脳梗塞後の治癒再生過程（B）にも炎症期，増殖期，成熟期が存在し，間葉系幹細胞による炎症期の制御，造血幹細胞による増殖期の活性化，および神経幹細胞様細胞による成熟期での栄養因子の補充をターゲットにした再生医療開発が世界中で進められている（C）．

（Kasahara et al, 2016[1]を改変）

経幹細胞様細胞の脳局所移植は，ヒト間葉系細胞にNotch遺伝子を導入することにより作成した神経幹細胞様細胞（米国）やヒト中絶胎児由来神経幹細胞様細胞（英国）などの細胞で実施されており，それぞれ有望な結果が示されている．

3．今後の展望

脳梗塞後の治癒再生過程に関する病態の理解が進むにつれ，各病期をターゲットにした細胞治療が続々と始まっており，すべての病期に最適な細胞を投与し相乗効果を期待した治療法開発や，細胞の作用機序を薬剤や抗体医薬品に置き換えた治療法などが開発されつつある．今後は研究開発競争がより一層加速されるものと考えられており，脳梗塞後の神経機能再生促進治療におけるブレークスルーが出現する可能性が期待されている．

（田口明彦）

■文献

1) Kasahara Y, Taguchi A：Cell therapy against cerebral stroke, Houkin K,et al (eds), Springer nature, Berlin, 2016, pp135-146.
2) Taguchi A, et al：Intravenous Autologous Bone Marrow Mononuclear Cell Transplantation for Stroke：Phase1/2a Clinical Trial in a Homogeneous Group of Stroke Patients. *Stem Cells Dev* 24：2207-2218, 2015.

第4章

脳卒中リハビリテーションにおける障害の評価

障害・問題点の評価はどのように行われるか

1. 障害・問題点の評価の目的

障害・問題点の評価は，リハ医療体系の中で，最も重要なものである．

図1のようにリハ医療は進んでいくが，変化する患者の状態を定期的に評価し，処方と治療内容を検討することにより，効果的かつ短期間でのゴール達成と社会復帰につながる．

他科の診療において行われている評価は，いわゆる計測することができるものが多い．計測とは，標準化されたものと比較して，その程度を決め，定量化することである．しかしながらリハ医療において純粋に計測できるものは限られ，リハ医療特有の評価が必要となる．

リハ医学・医療では，従来の臨床医学における疾患の診断と治療に加え，そこから派生するさまざまな障害に対応することが必要である．WHO (World Health Organization；世界保健機関)は1980年，国際障害分類(International Classification of Impairment, Disability and Handicap；ICIDH)を発表した．2001年，さらに健常部分を含めて健康状態をより包括的に記述するという考えから，国際生活機能分類(International Classification of Functioning, Disability and Health；ICF)が採択

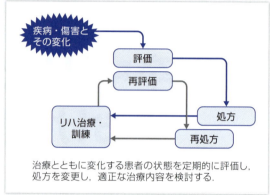

図1　リハビリテーション医療の進め方

され，現在用いられている．

①国際疾病分類(ICD)

疾病および関連保健問題の国際統計分類(International Statistical Classification of Diseases and Related Health Problems；ICD)とは，死因や疾病*の国際的な統計基準としてWHOによって公表された分類で，ICDが通常用いられる．死因や疾病の統計などに関する情報の国際的な比較や，医療機関における診療記録の管理などに活用される．

②国際生活機能分類(ICF)(図2)

ICFは人間の生活機能と障害の理解を深めることを目的とし，そのレベルに対して次の5つが重要な役割を果たしていることを示している．

疾病：身体の中の組織でのダメージ，異常な加齢で，病気と同義である．診断がなされれば，臨床症状を呈する病理である．疾病は医療処置のターゲットであり，医師が診断し，できる限りそれを治療する．
環境因子：個人が生活し，人生を送っている物的な環境や社会的環境，人々の社会的な態度による環境を構成する因子．
個人因子：個人の人生や生活の特別な背景であり，健康状態や健康状況以外のその人の特徴からなる．
機能障害：疾病により喪失，または異常によって生じる生命レベルの障害で，精神的，身体的，外貌学的障害を指す．
活動制限：個人レベルの障害で，機能障害から生じる患者個人の能力，活動の低下をいう．ADL障害，コミュニケーション障害などである．
参加制約：社会レベルの障害で，機能障害，活動制限の結果として，個人が何らかの生活，人生場面にかかわるときに，その参加を営むうえでの不利益を指す．

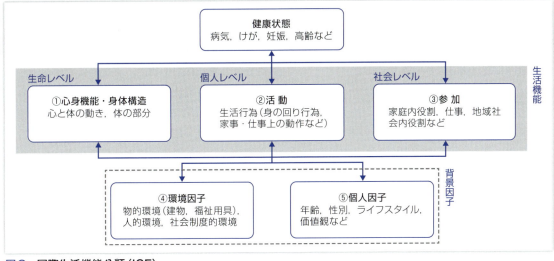

図2 国際生活機能分類（ICF）

①心身機能・身体構造
②活動
③参加
④環境因子*
⑤個人因子*

　ICIDHが身体機能の障害による生活機能の障害（社会的不利）を分類するという考え方が中心であったのに対し，ICFは④環境因子と⑤個人因子の観点を加え，環境（例えば，バリアフリー）を評価できるように構成されている．以上により障害を3つのレベルに分けて，それに影響する環境因子や個人因子を評価することにより，リハ医学・医療における評価の実践，問題点の把握ができる．

①機能障害（impairment）*
②活動制限（disability）*
③参加制約（handicap）*

2. 診察のポイント

　評価の前に，医療者はまず，目の前にいる患者の診察を行う．基本的には面接および評価，さらに診察という流れになる．

〈リハ科診察のポイント〉

　疾病や外傷などにより，どのような機能障害，活動制限，参加制約の問題が生じ，変化してきたのかを，できる限り時間と経過を正確に把握する．

① いつから，どのようなきっかけで，「症状や疾病」，「生活や活動の制限，いわゆる障害」が出現し，どのような経過であったのか？
② その後，いつ，どのような経過で「生活や活動」に変化が生じたのか？
③ あるいは，何かをきっかけとして，生活や活動に変化が生じなかったのか？
④ 今回のイベントの直前の生活はどのようになされていたのか？

〈診察〉

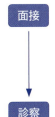

面接
- 信頼関係の確立．
- 問診などによる現病歴，併存疾患，既往症，薬物などの聴取．
- 家族歴，社会歴，職業歴，生活環境や家族状況の聴取．

診察
- 病室や診察室だけでなく，さまざまな環境や状況で，動作などを，できれば何回も観察する．

　診察により，患者がもつ問題点を「機能障害」，「活動制限」，「参加制約」の3つのレベルに分け，カルテに記載する．

　問題点の詳細な把握にはさまざまな評価法が用いられているが，問題点を詳細に評価することで，患者に生じているさまざまな障害や，ADL上，生活上の問題点を総合的に把握できる．さらに問題の重要性を把握したうえで，リハ医学・医療における治療方針やその効果などが評価できることとなる．

3. 評価に必要な視点

評価の目的は図3に示す通りである.

1 評価法とは

評価法は，評価を実施するための手段であり，その目的に見合ったものを用いることが重要である．また評価法を十分に理解し，その価値を最大限に活用すべきである．それぞれの評価法には，その背景や何を取り出そうとしているかの視点がある．その視点から評価対象をどのようにとらえ，評価するのかが決まる．また，その結果を適切に解釈し，介入への効果をより客観的にみることができる．

〈評価法の選択に際してのポイント〉

- 評価する目的に鑑みる．
- 使用機器の有無，尺度，方法（観察，調査，計測）などの手段を見極める．
- 評価法それぞれの利点，欠点を知っておく．簡便であれば使用は容易だが，詳細な評価とはならない．
- 標準化された評価法を用いる．

評価法が備えるべき条件としては，安全であること，努力対効果が大きいことなどがあげられる．

評価の目的

評価の目的はすなわち何を把握したいかということである．ADLの評価法を例にあげると，自立度を把握する，介護量を把握するなどである．

①対象者

- それぞれの評価法には評価可能な対象者が定められている．対象と異なる人に用いても，その評価結果に信頼性，妥当性は保障されていない．評価法を選択する際は，その対象者を確認する必要がある．
- 特定の疾患や症状をもつ人，あるいは特定の年齢の人を対象として開発されたものから，より広い視点から対象を定めているものまでさまざまである．

②評価者の資格

評価の実施に際し，医療者ならば比較的容易に用いることができる簡易な評価法もあるが，手順を知るだけでは不十分なものが多い．

評価法の理論的背景に関する知識がなければ，評価に必要な機器や物品，実施場所などを正しく判断できない可能性がある．また，結果を誤って解釈してしまうこともある．そのため，評価者（実施者）はその評価法に十分に精通していることが望ましい．評価法によっては講習会などが開かれているので利用されたい．

2 評価の標準化

標準化とは，対象者，評価する環境，道具，施行手順，採点基準，結果の解釈基準などが明示されたマニュアルがあること，信頼性と妥当性の検証がなされていることなどである．

評価にかかわるさまざまな要因（遂行すべき課題，使用される道具，施行手順，環境，評価者など）を正しく設置（準備）しなければ評価結果に影響を及ぼす．この影響は，評価の目的である変化をみることや予後予測において妨げとなる．そのため，評価を行う際は，影響すると考えられる因子を取り除き，一定の状況下で評価できるようにコントロールする．繰り返し評価した際には安定した結果が得られるような評価法を用いなければならない．

また，標準化の1つである信頼性は測定に先行する条件でもある．評価の信頼性は，結果の正確さにつながるもので，複数回の評価時にどれだけばらつきがあるかの指標である．信頼性とは検者内信頼性，検者間信頼性，内的整合性などを，妥当性とは内容妥当性，基準関連妥当性，構成概念妥当性などを適切に備えていることである．

一方，特定の施設内のみで独自に用いられている評価法もある．以前はこのような標準化がなされていない"施設内での評価法"を用いることが多い傾向があったが，図3に示す特徴から徐々に用いられなくなってきている．こうした施設内の評価法は客観的な指標として用いられるか疑問であり，医療連携が求められている今日，施設間での共通言語とならない評価法は意味をもたなくなってきている．

評価の目的	施設内評価の特徴
・患者・対象となる人をさまざまな視点から理解する． ・疾患の診断・診察から問題点の把握を行い，リハプログラムの立案，治療手段の成果や有効性，経過をモニターする． ・他職種や他施設・機関との情報のやりとりに利用する． ・資料として保存，管理に用いる．	・評価手順，状況設定が曖昧で，一定の状況下で評価できないことが多い． ・実施手順や評価基準などがマニュアル化されていても，信頼性や妥当性が未検証． ↓ 地域や国レベルの共通言語として利用できない．

評価の標準化が重要！

標準化：
・評価対象者，評価する環境，道具，実施手順などのマニュアルがある．
・信頼性と妥当性が明示されている．

図3 評価の目的と標準化

3 評価結果の読み取り方

　目的に合った評価法を用いることによって，知りたい情報を得ることができるが，評価法には利点および限界があり，それを十分に理解したうえで評価結果を判断することが重要である．1つの評価法によってすべてを網羅できるわけではなく，またそれぞれの評価は影響を及ぼしている．

　以上の観点をふまえて評価し，総合的に判断し，その後の方針を立てるために役立てていくことが重要である．

4．障害・問題点の評価はなぜ重要か

　評価法の標準化，つまり共通言語の標準化を図り，多施設共同研究を行うことが必要である．診療においても，標準化された評価を用いることで，施設間の連携がスムーズになる．そのためには，標準化された評価法がリハプログラムやその質，有効性を体系的，定量的に評価するうえで重要となる．

（正門由久）

■文献
1) 日本リハビリテーション医学会（監訳）：ICFコアセット 臨床実践のためのマニュアル，医歯薬出版，2015．
2) 木村彰男，他編：リハビリテーションレジデントマニュアル，第3版，医学書院，2010．
3) 正門由久編著：リハビリテーション評価ポケットマニュアル，医歯薬出版，2011．
4) 正門由久：診察のポイント．もう悩まない！100症例から学ぶリハビリテーション評価のコツ（里宇明元・他編），MB Medical Rehab（増刊号）163：4-8，2013．

Column 観察の重要性

●観察のポイント

評価は，標準化された評価法に従って行うことが望ましい．しかし，最初から患者の問題をすべて把握することは難しい．このため，まずは患者の動作，行動を観察することが重要であり，問題点の把握につながる．

特に外来患者では，日常生活で実際に患者が行っている（している）動作やADLは外来でのそれらと異なることがある．診察時に動作をよく観察することは，その後のリハ評価にもつながる．

人が行う日常生活や歩行はほとんどが無意識に行われているが，そのために問題点が自然な形で表れる場合が多い．無意識下に行われているこのような動作には，高次脳機能，運動・感覚などさまざまな機能障害に生じる問題が総合的な結果として表れていると考えられ，通常の診察とは異なる側面が発見できる可能性がある．このため，日常生活のさまざまな場面における行動・活動を観察することは，さまざまな側面による評価につながり，患者の全体像を知ることに役立つ．外来場面でそれをみることは難しいかもしれないが，問診，視診，触診などによる観察によって，どの点を重点的に診察するべきなのかがわかってくる．

●観察の方法

患者が診察室にどのように入室してくるか，観察はそこから始まる．歩行にぎこちない動作があれば，どのような疾患が考えられるか，何が歩行に問題であるのかがわかる．また円背，側弯など筋骨格系の問題も視診によって明らかになる．車椅子であれば，常時使用しているのか，病院内で移動のために使用しているのか，自分用のものなどをチェックする．

リハ医学は運動しにくさ（dysmobility）を扱うため，動作がどのように障害されているのか，さらにその動作がどう代償されているのかを観察することが必要である．できれば自然な動作での観察が望ましい．医療者が検査として，「歩いてください」とあらためて言うときよりも，入室や退室前後の歩行場面で，どこに問題があるのかがわかる場合がある．つまり，患者の自然な動作からどこを診察すべきなのかがわかる．

疾病ばかりではなく，どこに機能障害があるか，どの機能障害が能力低下に影響しているのかなどの重要な問題も観察から推測される．

（正門由久）

総合評価

脳卒中は障害部位によって多彩な症状を呈するので，それに伴って生じる機能障害には，チーム医療による多面的リハアプローチが必要となる．特に，急性期リハにおいては，病巣の拡大や再発予防のための医学的なリスク管理が求められる．リハ診療を行ううえで，カルテから事前に得ておくべき情報を表1にまとめた．

脳卒中ユニット（SU）のある病院では，毎日行われているカンファレンスにリハ医やリハスタッフが積極的に参加して，患者の一般情報，既往歴の他，心電図，頭部CT，MRI，MRA，脳血管造影検査などの画像情報を確認する．これによって，脳の機能解剖と照らし合わせて，起こりうる片麻痺，知覚障害，嚥下障害，高次脳機能障害などを予想してからリハ診察を行えば，短時間で効率的な診察が可能となる．また，離床のタイミングや再発のリスクを主治医と相談したうえで，的確なリハ処方を行う必要がある．

脳卒中の機能障害を総合的に判断する指標として汎用されている方法を表2に示す．本項では，それぞれの評価法の特徴について述べる．

1. The modified Rankin Scale (mRS)

The modified Rankin Scale（mRS）は，1957年にRankin[1]により考案され，1988年にVan Swieten[2]らによって改訂された，日常生活自立度の7段階の重症度分類である．

Rankinは障害の程度を"症候はあっても明らかな障害はない（Grade 1）"～"重度の障害（Grade 5）"の5段階で分類したが，mRSではこれに，"全く症候がない（Grade 0）"と"死亡（Grade 6）"の2段階が追加された（表3）[3,4,5,6]．順序尺度であるが，比較試験のエンドポイントとして，"自立しているか否か（Grade 0～2）"といった帰結についての相対リスクの算出によく用いられる．mRSは高い検者間信頼性，再現性がある[7]．妥当性については，病巣部位，体積，病型によってmRSの重症度が異なることが示されている[8]．簡便であり，かつ優れた特性を有する評価尺度として，mRSは無作為化比較試験をはじめ，多くの臨床試験における代表的な帰結尺度として世界で広く用いられている．

表1 リハビリテーション処方に必要なカルテからの情報
- 脳卒中の病因，病型と損傷部位
- 神経学的障害の種類と程度およびその経過
- 併存疾患の種類と程度
- 合併症と全身状態
- 脳卒中発症前の健康状態と社会的背景

表2 脳卒中の障害の総合評価法
1. the modified Rankin Scale (mRS)
2. Fugl-Meyer Assessment
3. National Institute of Health Stroke Scale (NIHSS)
4. 脳卒中重症度スケール (JSS)
5. Stroke Impairment Assessment Set (SIAS)

2. Fugl-Meyer Assessment (FMA)

Fugl-Meyer Assessment（FMA；フーゲル・マイヤー評価法）[9]は，1975年にスウェーデンのFugl-Meyerによって開発された機能障害の評価法である．脳卒中の総合評価法としては世界で初めての評価法であった．

上肢運動機能66点，下肢運動機能34点，バランス14点，感覚24点，関節可動域・疼痛88点からなり，総合点226点満点，運動機能は100点満点で採点する．Fugl-Meyer Assessmentは，検者間信頼性も高く，わずかな機能回復にも感度が高いため，世界的に汎用されている．

表3 日本版modified Rankin Scale (mRS)

mRS		参考にすべき点
0	全く症候がない	自覚症状および他覚徴候がともにない状態である
1	症候はあっても明らかな障害はない：日常の勤めや活動は行える	自覚症状および他覚徴候はあるが，発症以前から行っていた仕事や活動に制限はない状態である
2	軽度の障害：発症以前の活動がすべて行えるわけではないが，自分の身の回りのことは介助なしに行える	発症以前から行っていた仕事や活動に制限はあるが，日常生活は自立している状態である
3	中等度の障害：何らかの介助を必要とするが，歩行は介助なしに行える	買い物や公共交通機関を利用した外出などには介助*を必要とするが，通常歩行#，食事，身だしなみの維持，トイレなどには介助*を必要としない状態である
4	中等度から重度の障害：歩行や身体的要求には介助が必要である	通常歩行#，食事，身だしなみの維持，トイレなどには介助*を必要とするが，持続的な介護は必要としない状態である
5	重度の障害：寝たきり，失禁状態，常に介護と見守りを必要とする	常に誰かの介助*を必要とする状態である
6	死亡	

*：介助とは手助け，言葉による指示および見守りを意味する．
#：歩行はおもに平地での歩行について測定する．なお，歩行のための補助具（杖，歩行器）の使用は介助には含めない．
(van Swieten et al, 1988[3], 篠原・他, 2007[4], Shinohara et al, 2006[5], 日本脳卒中学会, 2015[6])

3. National Institutes of Health Stroke Scale (NIHSS)

National Institutes of Health Stroke Scale (NIHSS)[10]は，1989年にBrottらによってその有効性が報告されて以来，臨床現場，臨床研究でよく用いられている．1994年改訂版は，脳卒中患者の急性期医療における神経所見の変化を客観的に評価するスケールとして，広く用いられている．

評価項目は15項目から構成され，意識レベル，注視，視野，顔面神経，上肢運動，下肢運動，運動失調，感覚，言語，構音障害，消去/無視を0点から2～4点で評価する（表4）[11]．各項目ともに点数が高いほど重症度も高くなり，最大で42点となるように設定されている．NIHSSは，発症早期の重症度の総合的評価として適している．NIHSSの特徴は，11観察事項，15種類の評価項目で一通りの神経学的観察が可能であり，ベッドサイドで簡単に点数算出が可能なことから，脳卒中患者の病態を客観的に評価することができる検査である．しかし，椎骨・脳底動脈系の神経症状（めまい，嚥下障害など）の評価が不十分であること，右大脳半球と左大脳半球で同程度の損傷範囲でも，点数が大きく異なること，などの問題点も指摘されている．

脳梗塞の治療法であるrt-PA（アルテプラーゼ）静注療法は2005年から健康保険診療が可能となったが，NIHSSで5～15点が積極的適応，NIHSSで23点以上は慎重投与の対象となる．また，rt-PA静注中の1時間は15分ごと，その後は投与開始から7時間（投与後6時間）は30分ごと，その後24時間までは1時間ごとにNIHSSを施行するように管理指針が出されている．

4. 脳卒中重症度スケール (Japan Stroke Scale; JSS)

わが国においては，1994年に日本脳卒中学会Stroke Score委員会によって脳卒中重症度スケール（Japan Stroke Scale；JSS）の開発が着手され，1997年に発表された[12]．また，2001年には英文で開発の詳細が紹介された[13]．

評価項目は，意識，言語，無視，視野欠損または半盲，眼球運動障害，瞳孔異常，顔面麻痺，足底反射，感覚系，運動系（手，腕，下肢）について，それぞれがA，B，Cの3段階で評価され，重み付けされた数値が割り振られている（図）．最終的には定数項である14.71を減じて合計点を算出する．開発段階から計量心理学的な特性に配慮されてデザインされている．各項目の重み付けκ係数は0.83と報告されている．わが国での臨

表4 NIHSS

1a.	意識水準	□0：完全覚醒　□1：簡単な刺激で覚醒 □2：繰り返し刺激，強い刺激で覚醒　□3：完全に無反応
1b.	意識障害_質問 (今月の月名および年齢)	□0：両方正解　□1：片方正解　□2：両方不正解
1c.	意識障害_従命 (開閉眼，「手を握る・開く」)	□0：両方正解　□1：片方正解　□2：両方不可能
2.	最良の注視	□0：正常　□1：部分的注視視野　□2：完全注視麻痺
3.	視野	□0：視野欠損なし　□1：部分的半盲　□2：完全半盲　□3：両側性半盲
4.	顔面麻痺	□0：正常　□1：軽度の麻痺　□2：部分的麻痺　□3：完全麻痺
5.	上肢の運動（右） *仰臥位のときは45度右上肢 □9：切断，関節癒合	□0：90度*を10秒保持可能（下垂なし） □1：90度*を保持できるが，10秒以内に下垂 □2：90度*の挙上または保持ができない □3：重力に抗して動かない □4：全く動きがみられない
	上肢の運動（左） *仰臥位のときは45度左上肢 □9：切断，関節癒合	□0：90度*を10秒保持可能（下垂なし） □1：90度*を保持できるが，10秒以内に下垂 □2：90度*の挙上または保持ができない □3：重力に抗して動かない □4：全く動きがみられない
6.	下肢の運動（右） □9：切断，関節癒合	□0：30度を5秒間保持できる（下垂なし） □1：30度を保持できるが，5秒以内に下垂 □2：重力に抗して動きがみられる □3：重力に抗して動かない □4：全く動きがみられない
	下肢の運動（左） □9：切断，関節癒合	□0：30度を5秒間保持できる（下垂なし） □1：30度を保持できるが，5秒以内に下垂 □2：重力に抗して動きがみられる □3：重力に抗して動かない □4：全く動きがみられない
7.	運動失調 □9：切断，関節癒合	□0：なし　□1：1肢　□2：2肢
8.	感覚	□0：障害なし　□1：軽度から中等度　□2：重度から完全
9.	最良の言語	□0：失語なし　□1：軽度から中等度　□2：重度の失語　□3：無言，全失語
10.	構音障害 □9：挿管または身体的障壁	□0：正常　□1：軽度から中等度　□2：重度
11.	消去現象と注意障害	□0：異常なし □1：視覚，触覚，聴覚，視空間，または自己身体に対する不注意，あるいは1つの感覚様式で2点同時刺激に対する消去現象 □2：重度の半側不注意あるいは2つ以上の感覚様式に対する半側不注意

(Lyden et al, 1994)[11]

床データを基に作成された指標であり，急性期の使用を目的としているので，意識障害の占める比重が高いという特徴がある．

5. Stroke Impairment Assessment Set (SIAS)

1989年7月に米国ニューヨーク州バッファローにおいて，脳卒中患者の機能評価基準とリハの質を向上するためのTask Forceが結成された[14]（Buffalo Symposium）．このTask Forceでは，機能障害の評価法として，運動，感覚，言語などを5あるいは3ポイント法で詳細に評価すべきであることなどが勧告された．この基本概念に基づいて，Stroke Impairment Assessment Set (SIAS) が誕生した[15]．

SIASは，脳卒中の機能障害を定量化するための総合評価セットで，運動機能，筋緊張，感覚機能，関節可動域，疼痛，体幹機能，視空間認知，言語機能，非麻痺側機能の9種類の機能障害に分類される22項目（表5）[16]からなり，各項目とも3

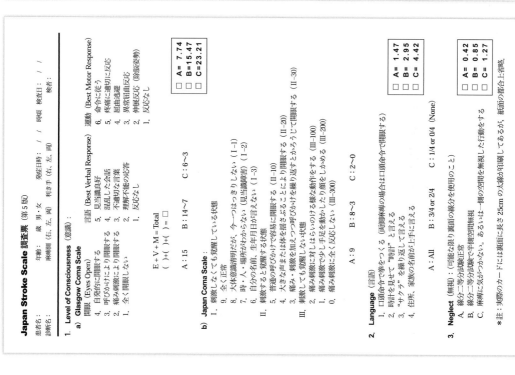

図　脳卒中重症度スケール（JSS）

あるいは5点満点で評価するもので，その後，信頼性，妥当性の検証がなされた[17,18]．

例えば，運動機能では，上下肢それぞれ，近位筋・遠位筋のMMTに準じて，0〜3点の4段階で評価する．また，軽度のぎこちなさがあれば4点，健側と変わらなければ5点としている．SIASの特徴は，脳卒中による障害を網羅していること，簡便で外来，ベッドサイドあるいは訓練室などどこでも施行できること，評価に必要な道具は打腱器，握力計，メジャーのみで特別な道具を必要としないこと，施行時間が10分弱で可能なこと，などがあげられる．さらに，SIASの特徴は，非麻痺側機能評価をも含む点である．脳卒中の"非麻痺側"は，"健側とはいえない"という事実

表5　Stroke Impairment Assessment Set（SIAS）

運動機能

1) 上肢近位（knee-mouth test）
   座位において患肢の手部を対側膝（大腿）上より挙上し，手部を口まで運ぶ．この際，肩は90°まで外転させる．そして膝上まで戻す．
   これを3回繰り返す．肩，肘関節に拘縮が存在する場合は可動域内での運動をもって課題可能と判断する．
   0：全く動かない．
   1：肩のわずかな動きがあるが手部が乳頭に届かない．
   2：肩肘の共同運動があるが手部が口に届かない．
   3：課題可能．中等度のあるいは著明なぎこちなさあり．
   4：課題可能．軽度のぎこちなさあり．
   5：健側と変わらず，正常．

2) 上肢遠位（finger-function test）
   手指の分離運動を，母指〜小指の順に屈曲，小指〜母指の順に伸展することにより行う．
   0：全く動かない．
   1：1A：わずかな動きがある．または集団屈曲可能．
   　　1B：集団伸展が可能．
   　　1C：分離運動が一部可能．
   2：全指の分離運動可能なるも屈曲伸展が不十分である．
   3：課題可能（全指の分離運動が十分な屈曲伸展を伴って可能）．中等度のあるいは著明なぎこちなさあり．
   4：課題可能．軽度のぎこちなさあり．
   5：健側と変わらず，正常．

3) 下肢近位（股）（hip-flexion test）
   座位にて股関節を90°より最大屈曲させる．3回行う．必要ならば座位保持のための介助をして構わない．
   0：全く動かない．
   1：大腿にわずかな動きがあるが足部は床から離れない．
   2：股関節の屈曲運動あり，足部は床より離れるが十分ではない．
   3〜5：knee-mouth testの定義と同一．

4) 下肢近位（膝）（knee-extension test）
   座位にて膝関節を90°屈曲位から十分伸展（-10°程度まで）させる．3回行う．必要ならば座位保持のための介助をして構わない．
   0：全く動かない．
   1：下腿にわずかな動きがあるが足部は床から離れない．
   2：膝関節の伸展運動あり，足部は床より離れるが，十分ではない．
   3〜5：knee-mouth testの定義と同一．

5) 下肢遠位（foot-pat test）
   座位または臥位，座位は介助しても可．踵部を床につけたまま，足部の背屈運動を協調しながら背屈・底屈を3回繰り返し，その後なるべく早く背屈を繰り返す．
   0：全く動かない．
   1：わずかな背屈運動があるが前足部は床から離れない．
   2：背屈運動あり，足部は床より離れるが十分ではない．
   3〜5：knee-mouth testの定義と同一．

筋緊張

6) 上肢筋緊張 U/E muscle tone
   肘関節を他動的に伸展屈曲させ，筋緊張の状態を評価する．
   0：上肢の筋緊張が著明に亢進している．
   1：1A：上肢の筋緊張が中等度（はっきりと）亢進している．
   　　1B：他動的筋緊張の低下．
   2：上肢の筋緊張が軽度（わずかに）亢進している．

   3：正常，健側と対称的．

7) 下肢筋緊張 L/E muscle tone
   膝関節の他動的伸展屈曲により評価する．
   6の「上肢」を「下肢」に読み替える．

8) 上肢健反射 U/E DTR（biceps or triceps）
   0：bicepsあるいはtriceps反射が著明に亢進している．あるいは容易にclonus（肘，手関節）が誘発される．
   1：1A：bicepsあるいはtriceps反射が中等度（はっきりと）に亢進している．
   　　1B：bicepsあるいはtriceps反射がほぼ消失している．
   2：bicepsあるいはtriceps反射が軽度（わずかに）亢進．
   3：bicepsあるいはtriceps反射とも正常．健側と対称的．

9) 下肢反射 L/E DTR（PTR or ATR）
   0, 1B, 2, 3：biceps, tricepsをPTR, ATRと読み替える．
   1：1A：PTRあるいはATR反射が中等度（はっきりと）に亢進している．unsustained clonusを認める．

感覚

10) 上肢触覚 U/E light touch（手掌）
    0：強い皮膚刺激もわからない．
    1：重度あるいは中等度低下．
    2：軽度低下，あるいは主観的低下，または異常感覚あり．
    3：正常．

11) 下肢触覚 L/E light touch（足底）
    0〜3：上肢触覚の定義と同一．

12) 上肢位置覚 U/E position（母指or示指）
    指を他動的に運動させる．
    0：全可動域の動きもわからない．
    1：全可動域の運動なら方向がわかる．
    2：ROMの1割以上の動きなら方向がわかる．
    3：ROMの1割未満の動きでも方向がわかる．

13) 下肢位置覚 L/E position（母趾）
    趾を他動的に運動させる．
    0：全可動域の動きもわからない．
    1：全可動域の運動なら方向がわかる．
    2：ROMの5割以上の動きなら方向がわかる．
    3：ROMの5割未満の動きでも方向がわかる．

関節可動域，疼痛

14) 上肢関節可動域 U/E ROM
    他動的肩関節外転を行う．
    0：60°以下．
    1：90°以下．
    2：150°以下．
    3：150°以上．

15) 下肢関節可動域 L/E ROM
    膝伸展位にて他動域足関節背屈を行う．
    0：−10°以下．
    1：0°以下．
    2：10°以下．
    3：10°以上．

16) 疼痛 pain
    脳卒中に由来する疼痛の評価を行う．既往としての整形外科的（腰痛など），内科的（胆石など）疼痛は含めない．また過度でない拘縮伸長時のみの痛みも含めない．
    0：睡眠を妨げるほどの著しい疼痛．
    1：中等度の疼痛．
    2：加療を要しない程度の軽度の疼痛．
    3：疼痛の問題がない．

つづく

つづき

体幹機能
17) 垂直性 verticality test 　0：座位がとれない. 　1：静的座位にて側方性の姿勢異常があり，指摘・指示にても修正されず，介助を要する. 　2：静的座位にて側方性の姿勢異常（傾で15°以上）があるが，指示にてほぼ垂直位に修正・維持可能である. 　3：静的座位は正常. 18) 腹筋 abdominal MMT 　車椅子または椅子に座り，殿部を前にずらし，体幹を45°後方へ傾け，背もたれによりかかる．大腿部が水平になるように検者が押さえ，体幹を垂直位まで起き上がらせる．検者が抵抗を加える場合には，胸骨上部を押さえること. 　0：垂直位まで起き上がれない. 　1：抵抗を加えなければ起き上がれる. 　2：軽度の抵抗に抗して起き上がれる. 　3：強い抵抗に抗して起き上がれる.

高次脳機能
19) 視空間認知 visuo-spatial deficit 　50cmのテープを眼前約50cmに提示し，中央を健側指で示させる．2回行い，中央よりのずれの大きい値を採用する. 　0：15cm以上.

　1：5cm以上.
　2：3cm以上.
　3：3cm未満.
20) 言語 speech
　失語症に関して評価する．構音障害はこの項目には含めない.
　0：全失語症．全くコミュニケーションがとれない.
　1：1A：重度感覚性失語症（重度混合性失語症も含む）.
　　　1B：重度運動性失語症.
　2：軽度失語症.
　3：失語症なし.

健側機能
21) 握力 gripstrength 　座位で握力計の握り幅を約5cmにして計測する．健側の具体的kg数を記載すること．参考として. 　0：握力0kg. 　1：握力10kg以下. 　2：握力10〜20kg. 　3：握力25kg以上. 22) 健側大腿四頭筋力 quadriceps MMT 　座位における健側膝伸展筋力を評価する. 　0：重力に抗しない. 　1：中等度に筋力低下. 　2：わずかな筋力低下. 　3：正常.

（道免和久，2012[16]，pp140-143）

や，"ADLや歩行能力に非麻痺側機能が重要である"というこれまでの知見をいかして，評価の中に上下肢の非麻痺側機能項目が含まれている．

　以上のような背景で現在のSIASが開発された．SIASを用いることにより，脳卒中の機能障害を正しく把握できるだけでなく，その分析を重ねることにより，機能障害の構造，疾患自体との関係，能力低下との関係など，さまざまな事実が明らかになっていくものと思われる．

（高橋秀寿）

■文献

1) Rankin J：Cerebral vascular accidents in patients over the age of 60. Ⅱ. Prognosis. Scott Med J 2：200-215, 1957.
2) Van Swieten J, et al：Interobserver agreement for the assessment of handicap in stroke patients. Stroke 19：604-607, 1988.
3) van Swieten JC, et al：Interobserver agreement for the assessment of handicap in stroke patients. Stroke 19：604-607, 1988.
4) 篠原幸人・他：mRS信頼性研究グループ．modified Rankin Scaleの信頼性に関する研究－日本語版判定基準書および問診表の紹介．脳卒中29：6-13, 2007.
5) Shinohara Y, et al：Modified Rankin Scale with expanded guidance scheme and interview questionnaire：Interrater agreement and reproducibility of assessment. Cerevrovasc Dis 21：271-278, 2006.
6) 日本脳卒中学会脳卒中ガイドライン委員会編：脳卒中治療ガイドライン2015．共和企画，2015.
7) Wilson T, et al：Reliability of the modified Rankin Scale across multiple raters：benefits of a structured interview. Stroke 36：777-781, 2005.
8) Banks JL, et al：Outcomes validity and reliability of the modified Rankin Scale：implications for stroke clinical trials. Stroke 38：1091-1096, 2007.
9) Fugl-Meyer AR, et al：The post-stroke hemiplegic patient. 1. a method for evaluation of physical performance. Scand J Rehabil Med 7：13-31, 1975.
10) Brott T, et al：Measurements of acute cerebral infarction：a clinical examination scale. Stroke 20：964-970, 1989.
11) Lyden P, et al：Improved reliability of the NIH Stroke Scale using video training. NINDS TPA Stroke Study Group. Stroke 25：2220-2226, 1994.
12) 日本脳卒中学会Stroke Scale委員会：日本脳卒中学会・脳卒中重症度スケール（急性期）Japan Stroke Scale（JSS）．脳卒中19：1-5, 1997.
13) Gotoh F, et al：Development of a novel, weighted, Quntifiable Stroke Scale：Japan Stroke Scale. Stroke 32：1800-1807, 2001.
14) Symposium recommendations for methodology in stroke outcome research. Task Force on Stroke Impairment, Task Force on Stroke Disability, and Task Force on Stroke Handicap. Stroke 21（suppl）：Ⅱ 68-73, 1990.
15) Chino N, et al：Stroke Impairment Assessment Set（SIAS）：a new evaluation instrument for stroke patients. Jpn J Rehab Med 31：119-125, 1994.
16) 道免和久：付録1 SIAS定義まとめ（簡易版）．脳卒中の機能評価―SIASとFIM　基礎編（千野直一・他編），金原出版，2012.
17) 道免和久：脳卒中片麻痺患者の機能評価法Stroke Impairment Assessment Set（SIAS）の信頼性および妥当性の検討（1）：麻痺側運動機能，筋緊張，腱反射，健側機能．リハ医学32：113-122, 1995.
18) 園田茂：脳卒中片麻痺患者の機能評価法Stroke Impairment Assessment Set（SIAS）の信頼性および妥当性の検討（2）：体幹，高次脳機能，感覚項目，帰結予測．リハ医学32：123-132, 1995.

意識障害

意識障害という用語は一般的には清明度（意識混濁），広がり（意識狭窄），質（意識変容）としてとらえたり，精神医学的な意識障害の概念（図1）[1]や覚醒（脳幹機能）と認知（大脳機能）に分けて説明されることが多く，その病態，原因などもさまざまある．

本項では意識障害の原因，分類，評価と脳卒中との関係について概説する．

1. 意識障害の原因

(1) 病態生理

意識障害の病態としてMoruzziおよびMagounによる脳幹網様体賦活系の概念[2]が確立され，それ以降，上行性網様体賦活系（ascending reticular activating system：ARAS）（図2）[3]が大脳皮質に働きかけ意識水準維持につながると考えられている．臨床場面でも脳幹病変，両側大脳半球の病変でも意識障害は生じるが，それ以外に大脳のびまん性損傷や機能低下による意識障害も認める．

(2) 意識障害の鑑別

意識障害の原因検索に際し，わが国ではしばしばCarpenterによるアイウエオチップス（AIUEO TIPS）（表1）が鑑別として使われるが，その中で脳の直接損傷（一次脳損傷）による項目はE（encephalopathy）とT（trauma）であり，意識障害の原因疾患として中枢神経系以外の鑑別が重要となる．

2. 意識障害に関する用語の整理 ─意識障害の分類

(1) 時間による分類

意識障害の症状出現時間が分単位など短時間で

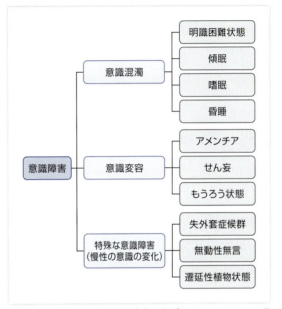

図1　精神医学的な意識障害の概念　　（川嵜，2013）[1]

一過性のものを意識消失や失神とよび，さまざまな原因で生じる（表2，3）[4]．ただし，一過性脳虚血発作などの脳血管障害として生じることは稀である．

意識障害が長期間遷延する場合は植物状態とよばれる．

(2) 意識混濁の重症度による分類

意識障害の重症度を表すには通常はGCS（p201に後述）など数字による順序尺度が使われるが，古くは名義尺度で表現されることもある．

重症度の高いものから順に，「昏睡（coma, deep coma）」，「半昏睡（semicoma）」，「昏迷（stupor, drowsiness）」，「傾眠（somnolence）」，「意識不鮮明（confusion）」と表現され，意識障害がない状態を「意識清明（alert）」としている．それぞれの分類は痛みや声かけによる刺激への反応により鑑別される．

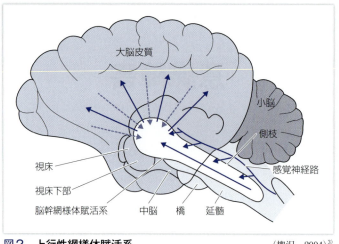

図2 上行性網様体賦活系　　　　　　　　　　　　　　　　（柳沢, 2004）[3)]

表1　AIUEO TIPS

A	alcoholism	急性アルコール中毒，ビタミンB₁欠乏症（Wernicke脳症）
I	insulin	低血糖，糖尿病性ケトアシドーシス，高浸透圧性昏睡
U	uremia	尿毒症
E	encephalopathy	肝性脳症，高血圧性脳症
	endocrinopathy	甲状腺クリーゼ，甲状腺機能低下，副甲状腺クリーゼ，急性副腎不全
	electrolytes	ナトリウム，カリウム，カルシウム，マグネシウムの異常
O	opiate/overdose	麻薬，薬物中毒
	O₂ & CO₂	低酸素血症，一酸化炭素中毒，高炭酸ガス血症
T	trauma	脳外傷（脳挫傷，急性硬膜下血腫，びまん性軸索損傷など）
	tumor	脳腫瘍
	temperature	低体温，高体温
I	infection	頭蓋内感染症（髄膜炎，脳炎，脳膿瘍），敗血症，重症肺炎
P	psychiatric	精神疾患（転換障害など）
	syncope	失神（不整脈など）
	seizure	てんかん
S	stroke	脳卒中，胸部大動脈解離，椎骨脳底動脈解離
	shock	ショック
	senile	老年（脳循環不全，脱水，感染，心不全）

表2　失神の分類

1. 起立性低血圧による失神
   ① 原発性自律神経障害
   　　純型自律神経失調症，多系統萎縮，自律神経障害を伴うParkinson病，レビー小体型認知症
   ② 続発性自律神経障害
   　　糖尿病，アミロイドーシス，尿毒症，脊髄損傷
   ③ 薬剤性
   　　アルコール，血管拡張薬，利尿薬，フェノチアジン，抗うつ薬
   ④ 循環血液量減少
   　　出血，下痢，嘔吐など
2. 反射性（神経調節性）失神
   ① 血管迷走神経性失神
   　（1）感情ストレス（恐怖，疼痛，侵襲的器具の使用，採血など）
   　（2）起立負荷
   ② 状況失神
   　（1）咳嗽，くしゃみ
   　（2）消化器系（嚥下，排便，内臓痛）
   　（3）排尿（排尿後）
   　（4）運動後
   　（5）食後
   　（6）その他（笑う，金管楽器吹奏，重量挙げ）
   ③ 頸動脈洞症候群
   ④ 非定型（明瞭な誘因がない/発症が非定型）
3. 心原性（心血管性）失神
   ① 不整脈（一次的要因として）
   　（1）徐脈性：洞機能不全（徐脈頻脈症候群を含む），房室伝導系障害，ペースメーカ機能不全
   　（2）頻脈性：上室性，心室性（特発性，器質的心疾患やチャネル病に続発）
   　（3）薬剤誘発性の徐脈，頻脈
   ② 器質的疾患
   　（1）心疾患：弁膜症，急性心筋梗塞/虚血，肥大型心筋症，心臓腫瘍（心房粘液腫，腫瘍など），心膜疾患（タンポナーデ），先天的冠動脈異常，人工弁機能不全
   　（2）その他：肺塞栓症，急性大動脈解離，肺高血圧

〔日本循環器学会, 2012[4)]（Task Force for the Diagnosis and Management of Syncope, 2009[5)]より引用改変）より〕

表3 失神と鑑別を要する意識障害の原因

1. 意識消失（完全～不完全）をきたすが，脳全体の低灌流を伴わないもの
   ① てんかん
   ② 代謝性疾患（低血糖，低酸素血症，低二酸化炭素血症を伴う過呼吸）
   ③ 中毒
   ④ 椎骨脳底動脈系の一過性脳虚血発作
2. 意識消失を伴わないもの
   ① 脱力発作（cataplexy）
   ② 転倒発作（drop attacks）
   ③ 転倒
   ④ 機能性（心因性）
   ⑤ 頸動脈起源の一過性脳虚血発作

〔日本循環器学会，2012[4]（Task Force for the Diagnosis and Management of Syncope, 2009[5]，Blanc, 2005[6]）より〕

表4 GCS（Glasgow Coma Scale）

		スコア
1. 開眼 (E：eye opening)	自発的に開眼	4
	呼びかけにより開眼	3
	痛み刺激により開眼	2
	なし	1
2. 最良言語反応 (V：best verbal response)	見当識あり	5
	混乱した会話	4
	不適当な発語	3
	理解不明の音声	2
	なし	1
3. 最良運動反応 (M：best motor response)	命令に応じて可	6
	疼痛部へ	5
	逃避反応として	4
	異常な屈曲運動	3
	伸展反応（除脳姿勢）	2
	なし	1

正常ではE，V，Mの合計が15点，深昏睡では3点となる．

(Teasdale et al, 1974)[7]

(3) 意識変容による分類

意識が混濁し，落ち着きがなく混乱して幻覚・錯覚がみられ，失見当識を起こしている状態である「せん妄（delirium）」*や，意識が狭まり場当たり的には行動できても判断や思考が障害されその状況は後に健忘となっている朦朧状態（twilight state）」などがある．病棟場面でよくみられる不穏も，せん妄が原因となっていることを考慮すれば意識障害の一種と考えられる．

(4) その他の意識障害

大脳皮質機能が障害されているが，脳幹の自律神経機能が温存されている状態である「植物状態（persistent vegetative state）」*，精神活動を示す行動や自発的な運動は観察されないが，睡眠・覚醒サイクルが保持されている状態である「無動性無言（akinetic mutism）」，脳幹を含む脳機能すべてが不可逆的に機能喪失した状態である「脳死（brain death）」などがある．

なお，外界に対する遠心路の遮断により，四肢や下位脳神経が麻痺している状態である「閉じ込め症候群（locked-in syndrome）」は意識障害を認めないとされる．

3. 意識障害の評価

(1) GCS（Glasgow Coma Scale）（表4）[7]

脳卒中の重症度分類において項目の中にGCSを含めるものもあり，それらが手術適応などにかかわることもある．例えば，「脳卒中治療ガイドライン2015」では，脳梗塞急性期の開頭外減圧術や高血圧性脳出血の手術適応，WFNS分類に基づくくも膜下出血における手術適応などがあげられる[8]．

なお小児における評価では，成人を基準とした評価では困難な場合もあり，小児用に改訂したものを使用している施設もある（表5）[9]．

(2) JCS（Japan Coma Scale）（表6）[10]

評価，記載がわかりやすく，わが国で広く使用されているが，軽症例では必ずしもその数値と重症度が一致するとは限らず，また国際比較が困難などの問題点も認める．

せん妄：DWM-IV-TRでの診断基準では，①意識障害があること，②記憶障害や失見当識といった認知の変化を伴うこと，③短時間で進行し，1日のうちでも変動する特徴をもつことが提示されている．さらに，④この障害が，一般身体疾患の直接的な生理学的結果により引き起こされたという証拠が診断に必要とされる．

植物状態：①自力移動が不可能，②自力摂食が不可能，③糞・尿失禁，④声を出しても意味のある発語が全く不可能，⑤簡単な命令にはかろうじて応じることもできるが，ほとんど意思疎通は不可能，⑥眼球は動いていても認識することはできない，が条件（日本脳神経外科学会，1976）で，失外套状態ともいわれる．慢性期での状態として使用されることが多く，3カ月以上この状態が続いた場合，遷延性意識障害と診断される．

表5 GCS 乳児・小児版

判定基準	乳児	小児	スコア
開眼	自発的に	自発的に	4
	言葉をかけることによって	言葉をかけることによって	3
	痛みによってのみ	痛みによってのみ	2
	開眼なし	開眼なし	1
言語反応	喉を鳴らしたり片言を話す	見当識があり，適切	5
	怒って泣き叫ぶ	混乱した会話	4
	痛みに対して泣き叫ぶ	不適切な言葉	3
	痛みに対してうめき声を上げる	理解できない声	2
	反応なし	反応なし	1
運動反応	自発的に目的をもって動く	命令に従う	6
	触ると手足を引っ込める	疼痛刺激の位置がわかる	5
	痛みに対して手足を引っ込める	痛みに対して手足を引っ込める	4
	痛みに対して異常屈曲を示す	痛みに対して異常屈曲を示す	3
	痛みに対して異常伸展を示す	痛みに対して異常伸展を示す	2
	反応なし	反応なし	1

合計が12以下なら高度の頭部外傷が示唆される．
8以下なら挿管と人工呼吸が必要である．
6以下なら頭蓋内圧モニタリングが必要と考えられる．

(石崎・他，2014)[9]

表6 JCS (Japan Coma Scale)

Ⅲ．刺激をしても覚醒しない状態（3桁の点数で表現）(deep coma, coma, semicoma)
300．痛み刺激に全く反応しない
200．痛み刺激で少し手足を動かしたり顔をしかめる
100．痛み刺激に対し，払いのけるような動作をする
Ⅱ．刺激すると覚醒する状態（2桁の点数で表現）(stupor, lethargy, hypersomnia, somnolence, drowsiness)
30．痛み刺激を加えつつ呼びかけを繰り返すと辛うじて開眼する
20．大きな声または体を揺さぶることにより開眼する
10．普通の呼びかけで容易に開眼する
Ⅰ．刺激しないでも覚醒している状態（1桁の点数で表現）(delirium, confusion, senselessness)
3．自分の名前，生年月日が言えない
2．見当識障害がある
1．意識清明とはいえない

注　R：Restlessness（不穏），I：Incontinence（失禁），A：Apallic stateまたはAkinetic mutism

例えば，30Rまたは30 不穏とか，20Iまたは20 失禁として表す．

(太田・他，1975)[10]

表7 ECS (Emergency Come Scale)

Ⅰ桁　覚醒している（自発的な開眼，発語，または合目的な動作をみる）
1．見当識あり
2．見当識なしまたは発語なし
Ⅱ桁　覚醒できる（刺激による開眼，発語または従命をみる）
10．呼びかけにより
20．痛み刺激により
Ⅲ桁　覚醒しない（痛み刺激でも開眼・発語および従命なく運動反応のみをみる）
100L．痛みの部位に四肢を持っていく，払いのける
100W．引っ込める（脇を開けて）または顔をしかめる
200F．屈曲する（脇を閉めて）
200E．伸展する
300．動きが全くない

(日本神経救急学会，2004)[11]

(3) ECS (Emergency Coma Scale)（表7）[11]

JCS同様に3桁で表現されるが，JCSに比べⅠ桁，Ⅱ桁はそれぞれ2段階と少なく，Ⅲ桁は5段階と多くに分けられているのが特徴である．また，JCSやGCSとの比較については，図3[12]が参考になる．

(4) FOUR (Full Outline of UnResponsiveness) score

開眼，運動に加え，脳幹反射，呼吸状態の4項目をそれぞれ0～4点の5段階で点数を付けるもので，16点満点で，深昏睡状態は0点となる．

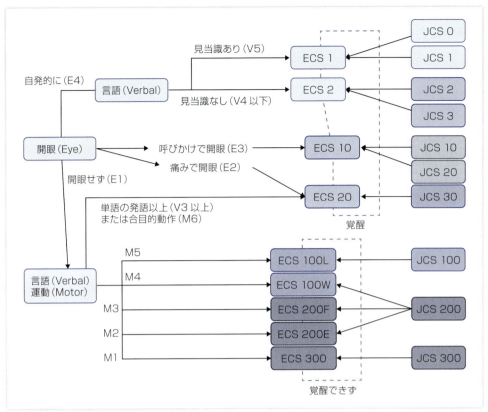

図3 ECSとJCS，GCSとの比較　　　　　　　　　　　　　　　　　　　　（髙橋・他，2015）[12]

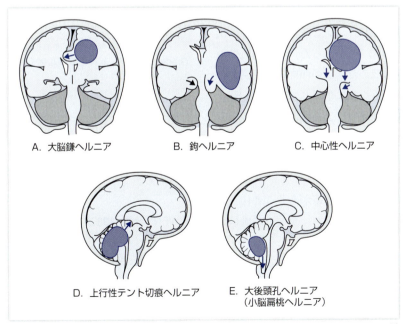

図4 脳ヘルニアのメカニズム　　　　　　　　　　　　　　　　　　　　（間瀬・他，2006）[13]

4. 脳卒中における意識障害

(1) 脳卒中における意識障害の原因
①一次病変による影響
　脳梗塞や脳出血に伴い脳幹部や広範な大脳病変を認めた際に意識障害を伴うが，大脳の片側性病変であっても，既往に対側の病変を認めた場合や，diaschisis（ディアスキシス）*による影響などで意識障害を伴うものがある．

②二次病変による影響
　頭蓋内圧亢進（脳浮腫，水頭症，脳出血など）に伴う脳ヘルニア（図4）[13]や呼吸機能障害（低酸素状態），電解質異常〔脱水，SIADH（抗利尿ホルモン分泌異常症候群）に伴う血清Na異常〕，痙攣重積などで二次的に脳機能の低下を生じ，意識障害につながることがある．そのため脳卒中に対する診断治療では，発症当初から脳卒中自体の鑑別診断に加え，非脳血管障害や全身状態にも配慮した対応が求められる．

(2) 意識障害を認めやすい脳卒中
①脳卒中病型別の意識障害発症頻度（脳卒中データバンク2015より）[12]
　脳卒中全体における神経症状発症頻度では，意識障害は片麻痺（49.3％），構音障害（23.5％）に次いで認め，全体の20.1％であった．特に出血性の病型で多い傾向を認めた．この傾向は病型別での入院時神経症状の重症度に類似していた（表8）．

②脳卒中スケールの違いによる意識障害への重み付け
　脳卒中スケールとして使用されるNHISSやJSSにおいても意識レベルに関する項目がある．また，その後の項目でも意識障害があることにより適切な評価が困難なものもあり，重症度評価において重要な項目である．

Diaschisis（ディアスキシス）：突然発症した中枢神経系の局在損傷により，その病巣と神経線維により機能的に連絡された部位で一過性に機能障害が生じるという概念．
一側大脳半球障害に伴う対側大脳半球，病巣側の視床，対側の小脳半球など．

表8　脳卒中病態別での意識障害の発現頻度

ラクナ梗塞	2.7％
アテローム血栓性脳梗塞	12.5％
心原性脳塞栓症	31.4％（片麻痺52.8％，失語35.5％に次いで多い）
高血圧性脳出血	35.4％（片麻痺に次いで多い）
くも膜下出血	41.7％（頭痛47.5％に次いで多い）

出血で発症した脳動脈解離では51.7％に意識障害を認めた（頭痛は50.7％）．

表9　脳出血，くも膜下出血での重症度分類
A. 高血圧性脳出血の神経学的重症度

grade	基準	Ⅲ-3方式
1	意識清明あるいは錯乱	0または1
2	傾眠	Ⅱ-1
3	昏迷	Ⅱ-2，Ⅱ-3
4a	半昏睡（*脳ヘルニア徴候なし）	Ⅲ-1，Ⅲ-2
4b	半昏睡（*脳ヘルニア徴候あり）	Ⅲ-2
5	深昏睡	Ⅲ-3

*脳ヘルニア徴候：
ⅰ）一側あるいは両側の瞳孔散大（＞5mm）と対光反射消失
ⅱ）一側あるいは両側の除皮質硬直または除脳硬直

（金谷・他，1978）[15]

B. Hunt and Kosnik分類とWFNS分類
a) Hunt and Kosnik分類（1974）

Grade 0	未破裂の動脈がん
Grade Ⅰ	無症状か，最小限の頭痛および軽度の頭部硬直をみる
Grade Ⅰa	急性の髄膜あるいは脳症状をみないが，固定した神経学的失調のあるもの
Grade Ⅱ	中等度から強度の頭痛．項部硬直をみるが，脳神経麻痺以外の神経学的失調はみられない
Grade Ⅲ	傾眠状態．錯乱状態．または軽度の巣症状を示すもの
Grade Ⅳ	昏迷状態で，中等度から重篤な片麻痺があり，早期除脳硬直および自律神経障害を伴うこともある
Grade Ⅴ	深昏睡状態で除脳硬直を示し，瀕死の様相を示すもの

（Hunt et al, 1974）[16]

b) WFNS分類（1983）

Grade	GCS score	主要な局所神経症状（失語あるいは片麻痺）
Ⅰ	15	なし
Ⅱ	14～13	なし
Ⅲ	14～13	あり
Ⅳ	12～7	有無は不問
Ⅴ	6～3	有無は不問

（Report of World Federation of Neurological Surgeons Committee on a Universal Subarachnoid Hemorrhage Grading Scale, 1988）[17]

③意識障害と脳卒中重症度・治療適応

重症度分類に関しては，脳外傷ではGCSでの分類（GCS14〜15：軽症，9〜13：中等症，3〜8：重症）がよく使われるが，脳卒中においても脳出血やくも膜下出血などは意識障害を加味した重症度分類（表9）[15-17]が使われる．また脳出血（被殻出血・小脳出血）では，意識障害が重度な群では保存的治療に比して手術群で脳卒中重症度スケール（JSS）の改善が高いため，手術適応などの判断にも重要となる．ただし，意識レベルが深昏睡（JCS 300）での血腫除去は科学的根拠がなく，グレードC2（勧められない）とされている[8]．

（片桐伯真）

■文献

1) 川嵜弘詔，他：脳血管障害とせん妄．臨精医42：313-326，2013．
2) Moruzzi G, Magoun HW：Brain stem reticular formation and activation of the EEG. Electroencephalogr Clin Neurophysiol 1：455-473, 1949.
3) 柳沢信夫：意識障害．神経内科学書（豊倉康夫・他編），第2版，朝倉書店，2004，pp44-58．
4) 日本循環器学会，他：失神の診断・治療ガイドライン（2012年改訂版），2012：http://www.j-circ.or.jp/guideline/pdf/JCS2012_inoue_h.pdf
5) Task Force for the Diagnosis and Management of Syncope, et al：Guidelines for the diagnosis and management of syncope (version 2009). Eur Heart J 30：2631-2671, 2009.
6) Blanc JJ, et al：Prospective evaluation of an educational programme for physicians involved in the management of syncope. Europace 7：400-406, 2005.
7) Teasdale G, Jennett B：Assessment of coma and impaired consciousness. A practical scale. Lancet 2：81-84, 1974.
8) 日本脳卒中学会脳卒中ガイドライン委員会編：脳卒中ガイドライン2015．協和企画，2015．
9) 石崎竜司，他：小児の意識障害スケール．小児の脳神39：250-253，2014．
10) 太田富雄，他：急性期意識障害の新しいgradingとその表現法．第3回脳卒中の外科研究会講演集，1975，pp61-69．
11) 日本神経救急学会ECS検討委員会：新しい意識障害評価法ECSの開発─日本神経救急学会ECS検討委員会報告2003．日神救急会誌17：66-68，2004．
12) 髙橋千晶，他：急性意識障害．日神救急会誌27：4-8，2015．
13) 間瀬光人，他：脳ヘルニアに伴う諸兆候．日臨64：432-435，2006．
14) 小林祥泰編：脳卒中データバンク2015．中山書店，2015．
15) 金谷春之，他：高血圧性脳出血における新しいNeurological Grading oyobiCTによる血腫分類とその予後について．高血圧性脳出血の外科Ⅲ，第7回脳卒中の外科研究会，1978，pp265-270．
16) Hunt WE, Kosnik EJ：Timing and perioperative care in intracranial aneurysm surgery. Clin Neruosurg 21：79-89, 1974.
17) Report of World Federation of Neurological Surgeons Committee on a Universal Subarachnoid Hemorrhage Grading Scale. J Neurosurg 68：985-986, 1988.
18) 阿部康二：意識障害の成因・メカニズムと鑑別診断．Geriatr Med 51：753-756，2013．
19) 太田富雄：重症度診断 意識障害スケール3-3-9度方式と今後の展開．日臨64：242-247，2006．
20) 石崎竜司，他：外傷 小児の意識障害スケール．小児の脳神39：250-253，2014．

感覚障害

　リハの命題はdysmobility，すなわち運動，行為の障害に置かれていて，感覚，特に体性感覚は軽視されがちである．その評価においても主観的側面を有するがゆえにとらえにくく，定量性にも欠けるという問題がある．しかし，感覚障害は運動障害と並んで重要な症候であり，運動制御や身体認知と絡んで，重要な問題を含んでいる．「感覚のない手は麻痺がなくても使えない」といわれてきたゆえんである．

　まず，体性感覚の分類であるが，外受容感覚，自己固有感覚，侵害受容感覚と便宜的に分けられる．外受容感覚には皮膚表面に由来する表在覚があり，自己固有感覚には筋，腱，関節など皮下に由来する深部覚がある．神経学的には，表在覚として痛覚，触覚，圧覚，温覚，冷覚があり，深部覚として関節位置覚（関節運動覚）もしくは運動覚，振動覚（骨部）があげられる．侵害受容感覚は，通常の痛覚とは異なる部位に傷害を与えるような刺激に対する受容器で，神経によって伝えられ，生体防御の意味合いが含まれる．ちなみにBabinski（バビンスキー）反射も侵害受容に対する反応と解釈されている[1]．

　一方，体性感覚は伝導路を上行するにしたがって中枢で統合され，特徴的な情報の抽出がなされる．複数の体性感覚の統合過程で起こる感覚を複合感覚といい，皮膚の2点弁別，触覚定位，立体覚などがある．これらは皮質覚ともよばれていたが，決して大脳皮質だけがこれを担うわけではない．もちろん，表在覚や深部覚が高度に障害されている状態では複合感覚障害の有無を評価することはできない．

1. 体性感覚の伝導路

　体性感覚の障害は，末梢神経・中枢神経上行路のいずれの傷害でも起こりうる．感覚障害のメカニズムを理解するうえで感覚上行路の解剖は重要となる．手足の感覚は後根から入り視床に至るが，その間は「後索-内側毛帯系」と「脊髄視床路系」の2つに大別される（図1）．前者は深部覚と弁別の高い触圧覚の経路で，入力した後根と同側の脊髄後索に端を発し，延髄で交叉し内側毛帯を上行し，主として視床腹側基底核群の後外側腹側核（VPL）と後内側腹側核（VPM）に到達する．一方，後者には2つの経路がある．その1つは温痛覚の経路であるが，後根と同じ髄節の脊髄で交叉して対側の外側脊髄視床路を上行し視床に至る発生学上新しい経路で，もう1つは古い経路の前脊髄視床路で，非識別性の触圧覚を担う．これも同髄節の脊髄で，交叉，上行して視床に到達する．脊髄視床路系は視床の腹側基底核群以外に後核群あるいは網様体や視床髄板内核群にも結合する．

　なお，顔面の感覚は三叉神経を経由する．顔面の温痛覚は，三叉神経脊髄路として頸髄上部まで下降して三叉神経脊髄路核でニューロンを変え，交叉して対側の腹側三叉神経視床路を上行して，主として視床のVPMから大脳皮質に投影する．顔面の識別性触覚は橋中部の三叉神経主感覚核でニューロンを変え，大部分は交叉して対側の内側毛帯を，一部は交叉せず背側三叉神経視床路を上行して，多くがVPMへ到達する．

　視床の腹側基底核群（図2）では体部位再現性（somatotopy）があるのに対し，後核群の後部では体部位再現性がなく，かつ同側身体感覚の情報も含んでいるとされる．一方，視床から大脳皮質

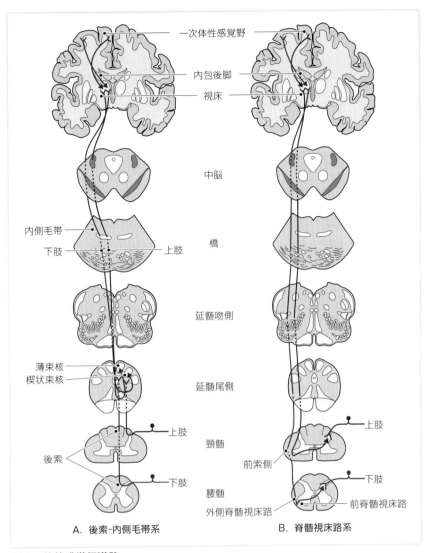

図1 体性感覚伝導路
後索-内側毛帯系（A）は深部覚と弁別の高い触圧覚を担っている．脊髄視床路系（B）には温痛覚を担う外側脊髄視床路と非識別性の触圧覚を担う前脊髄視床路の2つの経路がある．

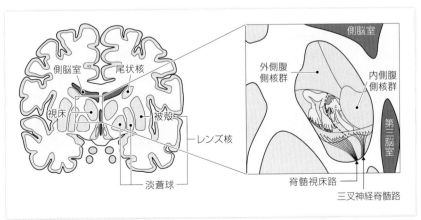

図2 視床の体部位再現性（somatotopy）
手と口の受容野は大きく，かつ近接している．

への経路としては，腹側基底核群からはおもに中心後回に位置する一次体性感覚野へ，後核群からおもに二次体性感覚野へ，髄板内核群からは網様体賦活系とともに辺縁系や前頭葉を含めた両側大脳皮質の広い範囲へ投射される．一次体性感覚野の体部位再現性については，一次運動野と同様に顔と手の領域が大きく，それらを中心溝に沿って外下方に向けた逆立ちこびと (homunculus；ホムンクルス)(p7参照) の形に配列している．なお，一次体性感覚野からは頭頂連合野や一次運動野へも投射されていて，聴覚や視覚など感覚種を超えた情報統合に関連すると想像できる．

2. 感覚障害の評価

感覚は主観的体験であり，その障害を質的，量的に詳細をとらえることは難しい．軽度の意識障害のある場合や無視がある場合は変動しやすく，重度の意識障害や失語症，認知症例では評価できない．なお，患者は好んで「しびれ」という表現で表在覚障害を訴えるが，これは客観的に表在覚を含め感覚障害ととらえられないこともある．稀に運動麻痺をしびれと表現していることもあるので注意しなければならない．

(1) 表在覚

触覚，痛覚，温度覚などの表在覚は，毛筆先，針先，氷などで皮膚を刺激して評価する．健側と比較して何%くらいの低下なのかを答えてもらう．なお，触覚の定量的評価として，種々の太さのプラスチック繊維で皮膚に触れてその閾値を調べるSemmes-Weinstein Monofilament Test (SWT) があるが，おもに末梢神経障害に適用される．表在覚は，例えば触覚では触覚鈍麻 (hypesthesia) から触覚脱失 (anesthesia) まであるが，逆に触覚過敏 (hyperesthesia) を伴う障害もある．一方，ピリピリといった異常感覚に対してはそれが自発性であればdysesthesia，刺激に誘発されたものであればparesthesiaと区別することもある．

(2) 深部覚

関節位置覚 (運動覚) は，閉眼下で手指あるいは足趾の側面を軽く検者の指でつまみ，他動的に微動させて，被検者に動きの有無とその方向を当てさせる．10回動かして何回正解するかで定量化する．

なお，軽い深部覚障害には上肢では母指探し試験 (Thumb Localizing Test) が用いられる．両上肢伸展させた状態で検者は被検者上肢 (固定肢) の手を持ち固定する．そのうえで，被検者は固定されていない手 (運動肢) の母指と示指で固定肢の母指をつまんでもらう．検者は運動肢の手をいろいろに動かし，まずは開眼で，そして本試験では閉眼でつままである．健常な場合は，直線的に速やかにつまむことができるが，固定肢に関節位置覚障害があればつまむことができない．障害度は3段階に分けられ，「軽度 (Ⅰ度)」は修正して目標に達することができる，「中等度 (Ⅱ度)」は偶然に手や他指に当たるとそこからたどり着くことができる，そして「重度 (Ⅲ度)」では探るのみでようやく前腕にたどり着く程度の場合である．振動覚は音叉を骨が皮下に直接触れる部分に当て，身体の左右を比較して評価する．

深部覚障害を主とした重度の感覚障害例では，初期には患肢が自分の手足でないように感じる半身喪失感を訴えることがある．重度の感覚障害に重度の麻痺を伴う場合には，麻痺している手足が動くように感じたり，自分の意思とは関係なく動いたり，他人の手足のように感じたりする．身体失認に位置付けられる症状である．

(3) 複合感覚

①2点弁別覚 (two-point discrimination；2PD)

コンパスなどを用いて皮膚上で2点を触れ，その距離を短くしていったときの最小閾値としての距離を調べる．指先や口唇は数mmで判別可能であるのに対して，背中などでは5cm以上にもなる．

②皮膚描写認知

手掌に数字や図形をマッチ棒などで描いて，何を書いたか当ててもらい，左右の正答率を比較して評価する．

③感覚消去現象 (extinction phenomenon)

身体の左右対称の2点を，同時に同じ強さで刺激したときの左右差を調べる．片側性に感覚減少あるいは消失がある場合を異常と判断する．また，同側肢での離れた2点で評価する．

④触覚定位

身体の1点に触覚刺激を加え，その部位を口頭もしくは指で示してもらう．なお，手指失認には手指の空間的定位以外に言語的の認知の要素が加わるので，触覚定位とは区別される．

⑤立体覚

閉眼で硬貨や消しゴムなどの日常生活用品に触れさせて，物品名を答えてもらう．単に物品の3次元形態情報だけではなく，素材（素材覚）や重量感（重量覚）などの感覚情報を基に何であるかを言い当ててもらう．

(4) 体性感覚誘発電位検査

感覚，特に深部覚を客観的に調べる方法として体性感覚誘発電位検査がある．末梢神経や皮膚を多数回電気刺激して，頭皮上から電位を加算記録する検査である．正中神経の手関節部刺激では，刺激後14msecの電位は脳幹部内側毛帯系，18msecの電位は視床皮質路，20msecは第一次体性感覚野由来と考えられ[2]，電位の消失や遅延で障害部位が同定できる．意識障害や失語症でコミュニケーション不能な場合や，ヒステリー性のてんかん症状に対して有用な検査である．

3. 脳卒中による感覚障害

前述したように感覚の種類によって伝導路が異なるため，病巣部位によってさまざまな障害像を呈する．

(1) 半身感覚障害

第一次体性感覚野の皮質，放線冠，視床，脳幹病変でみられ，病巣の対側半身が障害される．脳幹では痛覚，温度覚がおもに障害される「脊髄視床路型」と，位置覚が障害され温度覚が保たれる「内側毛帯型」がある．

(2) 交叉性片側性感覚障害

脳幹，脊髄の障害で生じる．ある神経レベルを境に，口側，尾側で感覚障害側が相対する．代表的なものとして，延髄外側症候群〔Wallenberg（ワレンベルグ）syndrome〕がある．三叉神経脊髄路および核と脊髄視床路が障害されるため，同側顔面の温度覚・痛覚障害と対側の体幹および上下肢の温度覚・痛覚障害が起こる．

(3) 解離性感覚障害

延髄，橋では身体の深部覚の伝導路である内側毛帯と温痛覚の伝導路である脊髄視床路は離れて位置するため同時に障害されることはなく，解離性感覚障害を呈することが多い．例えば，脳底動脈の傍正中枝，椎骨動脈の分枝（前脊髄動脈）の閉塞では内側毛帯が障害され，対側の深部覚が障害されるが，脊髄視床路は障害されないので温痛覚は保たれる．

(4) 視床病変特有の感覚障害

視床のVPLとVPMは感覚の中継中枢であり，感覚機能上重要な部位である．そのため，視床の障害でさまざまな障害様式を呈する．

①手口感覚症候群（cheiro-oral syndrome）

VPLとVPMの境界部病巣で出現しやすく，病巣対側の手と同側の口を取り囲む領域の自覚的しびれを伴う感覚障害である．VPL核とVPM核の体部位再現性で口，舌と手が近い位置に配列していることに起因する[3]（図2）．

②視床症候群（Dejerine-Roussy syndrome）

VPL，VPMの高度な障害では病巣対側の半身の全感覚障害や強い自発痛，しびれを生じる．感覚性運動失調症や不随意運動を伴うこともある．一方，視床，特にVPLの小さな限局性傷害の場合でも，視床痛とよばれる自発痛を生じる．前脊髄視床路系の障害が軽微であるのに対して，外側脊髄視床路終末が高度に障害された場合に惹起される前脊髄視床路系の異常興奮が原因とされる．一般に感覚障害部位の刺激閾値は高くなっているが，閾値を超えると，それ自体は軽い刺激であっても不快で著しい痛みとなる．これはヒペルパチー（hyperpathia）とよばれる．

(5) 中心後回病変による感覚障害

MRIの頭頂部横断面やや後方で左右対称に深く短くえぐれた溝が帯状溝縁部であるが，そこから脳回1つ分の前方で逆Ω様の形をした溝が中心溝となる．中心後回は中心前回よりも幅が狭いことも中心溝判別に参考となる．

中心後回が一次体性感覚野に相当するが，この部位は中心前回とともに脳塞栓症で障害されやすく，手に限局する障害を起こすことが多い（図3）．超急性期では感覚種別の障害が見いだされるが，

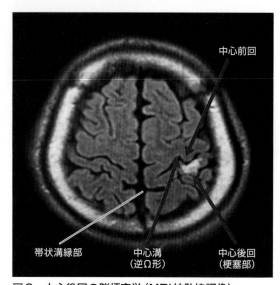

図3 中心後回の脳梗塞巣(MRI拡散協調像)
病巣を中心後回に認める例では手に限局して感覚障害が出現する．

間もなく皮質性の感覚障害が前景となる．小さな中心後回病巣では感覚障害は改善しやすいが，脳卒中片麻痺にlearned nonuseという概念[4]があるように，感覚障害でも障害肢を使うこと，すなわち皮膚刺激があれば回復につながる可能性がある[5]．

4．感覚障害に伴う能力低下と予後

感覚障害は歩行を含めたADLへ運動麻痺と同様に影響する．視床傷害などで深部覚を中心に感覚障害が起これば，感覚性失調症を生じ，ときに は不随運動を伴い，まさに運動障害を生じる．また，前述したように深部覚の障害は身体失認につながり，患者は患側の手足に傷を負っても気にしなかったり，手足をわざと乱暴に扱ったりすることもあるので，障害を理解するうえで患者に問いかけて確認すべき症状でもある．

一方，体性感覚は他の感覚にも統合過程で影響を与える．視覚野の障害で生じる視覚性運動失調では，視覚性情報と体性感覚情報との頭頂葉角回における感覚情報統合不全による運動障害とも考えられている[6]．

一方，感覚障害は軽症であっても視床の小さな病巣で視床痛を惹起すればADL全般が阻害されることもある．視床痛は脳卒中発症後，数週を経て明らかになることもあって，リハの阻害因子にもなることも認識する必要がある．

〈安部 佑，岡島康友〉

■文献

1) Walshe FMR : The physiological significance of the reflex phenomena in spastic paralysis of the lower limbs. *Brain* 37 : 269-336, 1914.
2) 山田 徹，栢森良二：体性感覚誘発電位．その臨床応用，西村書店，1986．
3) 宮川洋輔，後藤文男：知覚障害―その診断の進め方，特に中枢におけるsensory segmental laminationの重要性．臨と研 54 : 122-128, 1977.
4) Taub E, et al : Constraint-induced movement therapy : A new family of techniques with broad application to physical rehabilitation. *J Rehabil Research Development* 36 : 1-21, 1999.
5) Jenkins WM, et al : Functional reorganization of primary somatosensory cortex in adult owl monkeys after behaviorally controlled tactile stimulation. *J Neurophysiol* 63 : 82-104, 1990.
6) 平山惠造：運動失調．神経症候学Ⅱ，2版，文光堂，2010, pp578-583.

片麻痺

1. 脳卒中による運動障害

　脳卒中により生じる運動障害は，手足の麻痺，運動失調，錐体外路症状など多彩であるが，最も一般的なものは手や足の麻痺である．脱力程度の軽度の麻痺から，随意運動が全く不能といった重度の麻痺までその程度はさまざまである．

　中枢から末梢に随意運動の指示を伝える神経連絡路である錐体路は延髄レベルで左右交差（錐体交差）するので，一般的に一側性大脳半球病変では反対側上下肢の麻痺（片麻痺）が生じる（右大脳半球病変による左片麻痺など）．重度の片麻痺は"hemiplegia"，不全片麻痺は"hemiparesis"と表記される．片麻痺は，神経内科医や脳外科医の間では「へんまひ」と読まれることもあるが，リハビリテーション医学では「かたまひ」と読むのが一般的である．

　ときに前大脳動脈領域の病変により対側一側下肢のみの麻痺が生じ（右前大脳動脈領域の病変で左下肢麻痺など），中心前回皮質の限局病変で対側一側上肢の麻痺，いわゆる単麻痺（monoplegia）が生じることもある（表1）．

　脳卒中により生じうる運動機能障害としては，片麻痺に代表される手足の麻痺の他，運動失調（p83, 216〜参照）や姿勢反射障害，パーキンソン症候群などがある．脳卒中による片麻痺は筋緊張の亢進を伴うことが多いため（痙性片麻痺），急性期から回復期に適切なリハが行われないと関節拘縮が生じる．また，感覚障害（p206〜参照）の中で深部感覚が障害されると，運動失調に似た失調症状（感覚性失調）を生じ，視覚情報が不足した状況（例えば，閉眼，被りシャツの着替え，暗いところでの移動など）では手足のコントロールが困難となり，転倒のリスクが増す．

2. 運動麻痺の種類

　一般的に運動麻痺は大きく2種類に分類される．
①中枢性麻痺（上位運動ニューロン障害）
②末梢性麻痺（下位運動ニューロン障害）

　臨床的には，大脳から脊髄前角細胞に乗り換え

表1　脳卒中発症部位による運動麻痺のパターン

運動麻痺の種類	障害部位	障害像
片麻痺 hemiplegia	①一側大脳半球，内包後脚，中脳大脳脚，橋皮質脊髄路など ②錐体交差後の延髄錐体	①病変と反対側の上下肢の麻痺 ②病変と同側の上下肢の麻痺
単麻痺 monoplegia	①一側前大脳動脈領域 ②中心前回皮質限局病変	①病変と反体側の下肢の麻痺 ②病変と反体側の上肢（手指）の麻痺
両片麻痺 （四肢麻痺） bilateral hemiplegia (tetraplegia)	①片麻痺を生じる病変が両側大脳半球に生じた場合（多くは再発性） ②橋や延髄左右腹側部に及ぶ病変	ともに両側上下肢に麻痺が生じる．左右の麻痺の程度は異なる場合もある．

表2　中枢性麻痺と末梢性麻痺の違い

	中枢性麻痺（上位運動ニューロン障害）	末梢性麻痺（下位運動ニューロン障害）
病変部位	大脳〜脊髄（前角細胞の直前まで）	脊髄前角細胞〜末梢神経〜筋
筋緊張	亢進	減弱〜消失
深部腱反射	亢進	減弱〜消失
病的反射	＋	−
筋萎縮	−（廃用性筋萎縮は生じうる）	＋＋
線維束攣縮	−	＋

表3　連合反応

1. **対側性連合反応（contralateral associated reaction）**
   上肢（対称性）
   ①健側の屈曲 → 患側の屈曲
   ②健側の伸展 → 患側の伸展
   下肢（内外転・内外旋は対称性＝Raimiste phenomenon, 屈曲・伸展は相反性）
   ①健側の内転 → 患側の内転（内旋）
   ②健側の外転 → 患側の外転（外旋）
   ③健側の屈曲 → 患側の伸展
   ④健側の伸展 → 患側の屈曲

2. **同側性連合反応（homolateral associated reaction）**
   ①上肢の屈曲 → 下肢の屈曲
   ②下肢の伸展 → 上肢の伸展　など

表4　原始的共同運動（primitive synergy）

A. 上肢

	屈曲共同運動	伸展共同運動
肩甲帯	挙上・後退	前方突出
肩関節	屈曲・外転・外旋	伸展・内転・内旋
肘関節	屈曲	伸展
前腕	回外	回内
手関節	掌屈	背屈
手指	屈曲	伸展

B. 下肢

	屈曲共同運動	伸展共同運動
股関節	屈曲・外転・外旋	伸展・内転・内旋
膝関節	屈曲	伸展
足関節	背屈・外返し	底屈・内返し
足指	伸展	屈曲

るまでの遠心性運動神経が中枢神経，脊髄前角細胞から手足に至る運動神経が末梢神経と区別される．脳卒中は中枢性麻痺を生じる代表的な疾患である．表2に示すように，中枢性麻痺と末梢性麻痺の臨床症状は大きく異なる．特に筋緊張に関しては著しい差異があり，末梢性麻痺は筋緊張が減弱〜消失する「弛緩性麻痺」であるのに対し，中枢性麻痺では痙縮（spasticity）（p218〜参照）とよばれる筋緊張の亢進状態を合併する．このため，脳卒中で生じる麻痺のほとんどが「痙性麻痺」となる．しかしながら中枢性麻痺がすべて痙性麻痺になるわけではなく，重度片麻痺を生じる病態の一部では，初期に弛緩性片麻痺を生じ時間経過とともに痙性が増強してくる症例もある．

3. 片麻痺の特徴

(1) 連合反応

連合反応（associated reaction）は連合運動（associated movement）ともいわれ，随意運動ができない状態でも非麻痺肢の運動に伴って麻痺肢に動きがみられる動き（反応）をいう（表3）．特に下肢にみられる内外転の連合反応はRaimiste phenomenon（レイミステ現象）といわれる．

(2) 共同運動と分離運動

末梢性麻痺は弛緩性であり筋緊張の亢進は伴わないため，麻痺の機能的な評価は筋力測定〔Manual Muscle Test（MMT）や筋力計など〕が主となる．それに対し片麻痺などの中枢性麻痺は，痙縮などの筋緊張亢進を伴うと同時に，軽い麻痺では運動指示に対応して各関節を個別に動かす機能（分離運動）の障害が生じる．重度〜中等度の麻痺では，上肢や下肢の随意運動に際して各関節が個別に動かせないだけでなく，特徴的な上肢や下肢の複合的な動き（共同運動；synergic movement）が観察される．この共同運動は上下肢ともそれぞれ屈曲共同運動，伸展共同運動パターンがある（表4）．ヒトでは上肢は屈曲共同運動，下肢では伸展共同運動が優位となり，Wernicke-Mann（ウェルニッケ・マン）肢位を呈する（図1）（p221参照）．麻痺の回復に伴い，共同運動パターンから分離運動への改善がより多くみられるようになる．

(3) 麻痺の回復——一次障害と二次障害

脳卒中による片麻痺は，一次的な障害と二次的な障害により出現する．一次的な障害とは，梗塞

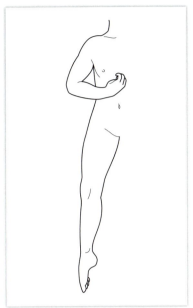

上肢は屈曲共同運動パターン，下肢は伸展共同運動パターンが優位．

図1　Wernicke-Mann肢位

や出血病変が錐体路などの運動にかかわる神経を直接巻き込んだものであり，一次障害によるダメージが強いほど残存する片麻痺も重度となる傾向がある．一次障害の回復は，残存神経機能の興奮性の変化，大脳皮質間のネットワークの興奮性の変化，シナプス伝達効率の改善などにより生じうる．そのため，一次障害の回復には数カ月単位の時間が必要となる．

　二次的な障害とは，おもに脳卒中急性期に生じる状態で，病変周囲の浮腫や出血自体による物理的な圧迫によって運動神経障害が生じている状態であり，浮腫の軽減や血腫の吸収などに伴い，片麻痺などの神経症状が数日から数週単位で急速に軽減しうる．脳卒中急性期においては程度の差はあるものの多くの症例で一次的・二次的障害の両方の病態が混在しており，回復の過程だけでなくそのスピード，程度は症例により異なる．

4. 片麻痺の機能評価

1　機能評価法

　現在，わが国で使用されている片麻痺の代表的な機能評価法を以下に示す．

(1) Brunnstrom stage（ブルンストローム・ステージ，Brs）(表5)

　最重度の麻痺から軽度の麻痺まで，上肢，手指，下肢の3部位に分けて，各6段階で分類している．大まかな流れは以下の通りである．

> Brs.Ⅰ：完全麻痺（弛緩性）
> Brs.Ⅱ：連合反応や不随意な共同運動の出現
> Brs.Ⅲ：随意的な共同運動の出現
> Brs.Ⅳ：分離運動の出現
> Brs.Ⅴ：分離運動の改善
> Brs.Ⅵ：分離運動の完成

　すべての麻痺がstageⅠ→Ⅵという道筋をたどるわけではなく，stageⅠ→Ⅱで止まる症例もあればstageⅣ→Ⅵ，stageⅡ→Ⅴなど，症例ごとに発症直後の状態と最終状態が異なる．

(2) Fugl-Meyer Assessment（FMA；フーゲル・マイヤー評価法）

　Brunnstrom stageを基にした上下肢運動機能評価の他に，バランス，感覚，関節可動域(ROM)，疼痛評価項目が加わっており，国際的に広く用いられている評価法である(p193参照)．

(3) 脳卒中機能障害評価法（Stroke Impairment Assessment Set；SIAS）

　わが国で開発された評価法で，麻痺側上下肢機能の他に，体幹や視空間認知や言語機能，非麻痺側機能の評価が加わっている(p195参照)．

　「脳卒中治療ガイドライン2015」では，Brunnstrom stageは運動麻痺評価法，FMAとSIASは総合評価法と位置付けられている．

2　片麻痺が軽度の場合

　完全麻痺や共同運動パターンを呈する片麻痺は同定しやすいが，分離運動が比較的良好な軽い片麻痺は見逃されやすい．脳卒中による麻痺は重度から軽度に回復してくると，先に述べたように共同運動パターンから分離運動パターンに改善し，さらに軽度の麻痺では非麻痺側に比べて分離運動スピードが遅いことと軽度の筋力低下のみがみられるようになる．

　以下に軽度の麻痺の診察方法を示す．

表5　Brunnstrom stage

A. 上肢

stageⅠ	随意運動なし（弛緩性麻痺）
stageⅡ	不随意な共同運動と痙縮の出現
stageⅢ	随意的な共同運動，痙縮増強
stageⅣ	共同運動から逸脱した動き（分離運動）の出現．①手を腰の後方に動かす，②肘伸展位で上肢を前方水平まで上げる，③肘90°屈曲位で前腕回内・回外
stageⅤ	分離運動が可能となる．痙縮は軽減．①肘伸展位で上肢を横水平まで上げる，②肘伸展位で上肢を前方頭上へ上げる，③肘伸展位の前腕回内・回外
stageⅥ	各関節の分離運動が自由にできる

B. 手指

stageⅠ	弛緩性麻痺（完全麻痺）
stageⅡ	指屈曲が随意的にわずかに可能かほとんど不可能
stageⅢ	指の随意集団屈曲可能，鉤形握り可能．指の随意伸展は不能だが反射により可能な場合もある
stageⅣ	横つまみ可能，母指の動きで開きが可能．指伸展は半ば随意的にわずかに可能
stageⅤ	対向つまみ可能，円柱握り，球形握り可能だが，下手で実用性が少ない
stageⅥ	すべてのつまみ方が上手に可能，随意的な指伸展が完全に可能，指の分離運動も可能だが健側より多少拙劣

C. 下肢

stageⅠ	随意性なし（弛緩性麻痺）
stageⅡ	下肢のわずかな随意運動
stageⅢ	座位・立位で股・膝・足の屈曲可能
stageⅣ	座位で足を床ですべらせて，膝屈曲が90°以上可能，座位で踵を床から離さず足関節背屈が可能
stageⅤ	立位・股伸展位で膝屈曲が可能．立位・膝伸展位で，患側足部を少し前方に出して足関節背屈が可能
stageⅥ	立位で股関節の外転が，骨盤の挙上による範囲以上に可能，座位で，内・外側ハムストリングの交互収縮により下腿の内・外旋が可能（足関節の内返し・外返しを伴う）

(Brunnstrom, 1970)[1]

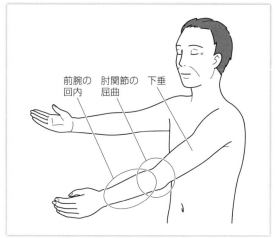

図2　上肢バレー徴候（Barré sign）
麻痺側（左上肢）では上肢の下垂，肘関節の屈曲，前腕の回内がみられる．

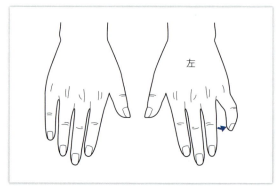

図3　第5指徴候（digiti quinti sign）
麻痺側（左手）の第5指が外転する．

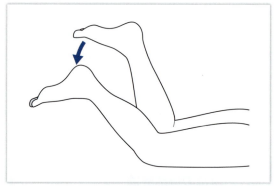

図4　下肢バレー徴候（Barré Leg sign）
麻痺側（右下肢）の下腿が下垂する．

(1) 上肢バレー徴候（Barré sign）（図2）

肘伸展位で両手を前に伸ばし，手掌を上に向けてもらう．両眼を閉じて手の位置を動かさないよう指示する．麻痺のある患者では，障害側の上肢の下垂，肘関節の屈曲，前腕の回内などがみられる．

(2) 第5指徴候（digiti quinti sign）（図3）

手掌を下に向け，上肢を水平に挙上し保持するよう指示すると，麻痺側の小指が外転する．

(3) 下肢バレー徴候（Barré Leg sign）（図4）

腹臥位で両膝関節を90°屈曲し，その肢位を保持してもらうと麻痺側下腿が下垂する．膝関節屈

曲角度を浅くすると，より軽度の麻痺を検出できる．

(4) Mingazzini試験（図5）

背臥位で股関節と膝関節をそれぞれ90°屈曲した位置で保持してもらうと，麻痺側下肢が下垂する．

（羽田康司）

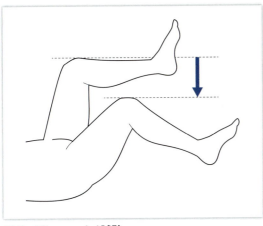

図5 Mingazzini試験
麻痺側（右）の下肢が下垂する．

■文献

1) Brunnstrom S：Movement Therapy in Hemiplegia. Harper & Row Publishers, New York, 1970.

運動失調

1. 脳卒中により生じる運動失調

　運動失調(ataxia)とは，明らかな麻痺や筋力低下がないのに円滑な四肢の動き(歩行や上肢使用)，座位や立位保持が困難な状態をいう．脳卒中に伴い生じる運動失調は，①小脳性(小脳自体に病変が存在する場合と，小脳への求心路や小脳からの遠心路の障害によるもの)，②感覚障害性(四肢の深部感覚障害によるもの)，③前庭性(内耳と遠心路の障害によるもの)の3種類に大別される．一般的に，麻痺がない(四肢の分離運動は可能)のに，立位，歩行が困難な場合には運動失調が生じていることが多い．

2. 運動失調の症状と診察方法

　脳卒中により生じることの多い小脳性と感覚障害性の運動失調について解説する．

1 小脳性の運動失調(cerebellar ataxia, cerebellar incoordination)

(1) 小脳半球障害によるもの

　交差性に症状が出現する大脳半球障害と異なり，小脳半球障害では病変と同側の四肢に失調症状が出現しうる(表1，2)．後述する深部感覚性運動失調では視覚情報があると運動失調症状が軽減するが，それとは異なり，小脳性運動失調では開閉眼で運動失調症状に変化はみられない．

①測定障害(dysmetria)(表2)

　患者の顔面前に保持した検者の人差し指と患者の鼻を交互に指で触るよう指示する〔指鼻指試験(finger-nose finger test)〕(図1)．これらの試験の際，正常であればターゲットの指と鼻の間をス

表1　錐体路障害と小脳性失調症の障害学

	大脳半球障害 (上位運動ニューロン障害)	小脳障害
麻痺	あり	なし(軽度の筋力低下は生じうる)
生じる運動障害	痙性(片)麻痺	運動失調
病巣と四肢の症状	反対側 (右大脳半球で左片麻痺)	同側 (右小脳半球で右上下肢の失調症)※小脳虫部の障害で体幹失調
筋緊張	亢進	低下しうる

表2　小脳半球障害により生じる失調症状

	測定障害 dysmetria	変換運動障害 disdiadochkinesis	運動分解 decomposition
検査方法	指鼻指試験，指鼻試験	手回内・回外試験	指鼻指試験，踵膝試験
病変と症状の出る四肢	同側(右小脳半球で右上下肢)		
開閉眼による変化	なし		

ムーズに行き来し，踵で膝に正確に触れてスムーズに脛を滑らせることができるはずだが，異常の場合はともにターゲットにうまく触れることができず(測定障害；dysmetria)，目標を行き過ぎてしまったり(運動過大；hypermetria)，目標に届かなかったりする(運動過少；hypometria)．

②変換運動障害(disdiadochkinesis)

　両肘を曲げた状態で前腕を素早く回内・回外させた際に(手回内・回外試験；pronation-spination test)，運動失調がある側では周期が遅く不規則になる．

③運動分解(decomposition)

　先に述べた指鼻指試験や，下肢では，仰臥位の

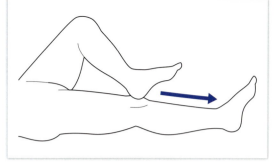

図2　踵膝試験（heel-knee test）

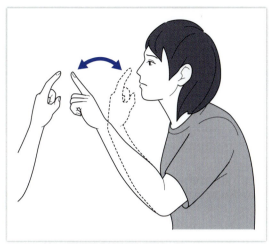

図1　指鼻指試験（finger-nose finger test）

状態で一方の膝を曲げて踵を反対側の膝の上に乗せ，脛に沿ってまっすぐ踵を滑らせる〔踵膝試験（heel-knee test）〕（図2）などの際，運動失調患者では測定障害だけでなく，ターゲットをとらえようとする指先の軌跡が上下左右に揺れて一定しない．これはこの試験動作の実行に必要な肩関節と肘関節の屈曲・伸展の際の協調運動がうまくいかないためであり，運動分解（decomposition）とよばれる．

この他，小脳半球の障害では同側性の軽度の筋力低下，眼振，構音障害，企図振戦が生じうる．小脳だけでなく，上小脳脚からの遠心性線維が交差性に通過する視床の病変でも失調症状は生じうる．Ataxic hemiparesisとよばれる運動失調と片麻痺の合併もしばしばみられる．

> ロンベルグ徴候：開眼閉脚位で直立した状態では動揺はないが，閉眼させた途端に身体の動揺が増して立位を保てなくなる状態をロンベルグ徴候陽性という．閉眼により身体の動揺が増すが立位を保っていられる状態ではロンベルグ徴候は陰性と判断されるが，動揺が増した旨の記載は必要である．

（2）小脳虫部障害によるもの

体幹の運動失調を生じ，座位や立位でのバランス保持が困難となる立位や歩行の際には開脚位置（wide base）となり，つぎ足歩行（tandem gait）は困難となる．

（3）片葉小節葉障害によるもの

片葉小節葉は前庭小脳ともよばれ，前庭器官からの入力により眼球運動の協調性を保っている．この部位の障害では既述の四肢や体幹の運動失調症状は生じず，めまいや眼球運動障害が生じる．

2　深部感覚障害性の運動失調

感覚神経のうち，手足の位置覚や振動覚，運動覚などが中枢神経に伝わらずに運動失調が生じる．視覚情報が欠落すると運動失調症状が明らかとなるので，閉眼により運動失調が出現し，ロンベルグ徴候（Romberg sign）*が陽性となる．脊髄後索の障害だけでなく，深部感覚の脳幹での連絡路である内側毛帯や感覚神経中継路である視床障害でも出現しうる．

（羽田康司）

■文献

1) 田崎義昭，斎藤佳雄：ベッドサイドの神経の診かた，改訂18版，南山堂，2016．

痙縮

1. 痙縮とは

痙縮（spasticity）は，相動性筋伸張反射（phasic stretch reflex）が病的に亢進した状態と定義される．つまり，「関節を動かして筋を伸ばすときに，筋緊張の高まりのためにある範囲で他動運動が困難になる」ということである．痙縮は，麻痺や腱反射の亢進，病的反射の出現と並んで，錐体路障害の一症状とされている（表1）．特に慢性期脳卒中の患者では錐体外路障害とされる固縮（rigidity）とともに認められ，痙固縮（rigidospasticity）とよばれる状態になることも多い．

2. 筋緊張（muscle tone）の診察

例えば，肘関節の屈曲・伸展に関する筋緊張を調べる場合には，患者の上腕腹側の上腕二頭筋腱に検者の親指を，上腕背側の上腕三頭筋腱に示指・中指を置き，その3本の指で軽く上腕を挟み，患者に脱力を指示した状態で患者の肘関節の屈曲伸展を反復する（図）．反復スピードに変化を付けた場合，早く動かすほど他動運動への抵抗が強くなるのが痙縮の特徴であり，また他動運動の開始時に感じた抵抗が運動の途中で急に減少する特徴があり，折りたたみナイフ現象（clasp-knife phenomenon）とよばれる．

一方，固縮には歯車様固縮（cogwheel rigidity）と鉛管様固縮（lead pipe rigidity）があり，筋を伸展した最中に「コンコンコン」という筋緊張の亢進と減弱が繰り返されることによる特有の振動を触れるものを「歯車様固縮」という．「鉛管様固縮」では他動運動に対する抵抗がみられるが，痙縮とは異なり抵抗感は最初から最後まで一様である

表1 錐体路障害と錐体外路障害の症状の違い

	錐体路障害	錐体外路障害
運動症状	（痙性）麻痺	不随意運動
筋緊張	痙縮 （折りたたみナイフ現象） 腱反射亢進 クローヌス	固縮 （歯車様，鉛管様）
病的反射	＋（Babinski反射など）	－

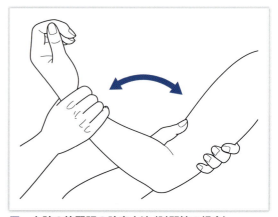

図　上肢の筋緊張の診察方法（肘関節の場合）

表2 痙縮と固縮の違い

	痙縮（spasticity）	固縮（rigidity）	
症状	折りたたみナイフ現象	歯車様固縮	鉛管様固縮
抵抗変化	早い動きで抵抗が増す （速度依存性）	一様 （速度非依存性）	
伸張反射	相同性（phasic）	持続性（tonic）	
原因	特有な病態	錐体路障害	錐体外路障害

（表2）．臨床上は痙縮と固縮の両方が混在している場合もあり，痙固縮（rigospasticity）とよばれる．

3. 痙縮の評価法

痙縮の臨床的な評価法で最も一般的で広く使用されているのがModified Ashworth Scale（MAS）である．もともと多発性硬化症患者の痙縮を0〜4の5段階で評価するスケールであったが，その後，評価項目に1+が加えられ6段階評価スケールとなった（表3）．

4. その他の痙縮評価

痙縮の定量的な臨床神経生理学的評価としてH波とF波がある．ともに（筋〜）末梢神経〜脊髄〜末梢神経〜筋というループで誘発される．

打腱器による腱反射は，次のような反射弓により誘発されるが，H波は電気刺激により直接②に刺激が入り，以降は腱反射と全く同じループで刺激が伝達され誘発される．

①腱叩打
②筋が伸張され，筋紡錘からIa感覚神経へのインパルス
③脊髄前角細胞へ単シナプス連絡
④α運動ニューロンにインパルス
⑤筋収縮

一方，F波は次のような経路をたどり誘発される．
①α運動ニューロンを電気刺激し，刺激が末梢神経軸索を逆行
②前角細胞が興奮
③α運動ニューロンをインパルスが順行
④筋収縮

ともに反射にかかわる末梢神経の状態や脊髄前角細胞の興奮性変化により反応が出るまでの時間（潜時）や反応の大きさ（振幅），F波の場合は出現率が変化する．しかしこれらの反応は個人差が大きく，各個人の痙縮変化をとらえるのには適しているが，他者と比較する相対的な評価には向かない．

（羽田康司）

表3　Modified Ashworth Scale（MAS）

Grade	
0	筋緊張の亢進がない．
1	軽度の筋緊張亢進，可動域の終わりにわずかな抵抗感がある．
1+	軽度の筋緊張亢進，可動域の1/2以下でわずかな抵抗感がある．
2	筋緊張は亢進し全可動域で抵抗感があるが，他動運動は容易である．
3	筋緊張は著明に亢進し，他動運動は困難である．
4	拘縮状態で他動的に動かすことができない．

(Bohannon, 1987)[1]

■文献

1) Bohannon RW, Smith MB：Interrater reliability of a modified Ashworth scale of muscle spasticity. *Phys Ther* 67（2）：206-207, 1987.
2) 田崎義昭，斎藤佳雄：ベッドサイドの神経の診かた，改訂18版，南山堂，2016.
3) 千野直一編：現代リハビリテーション医学，改訂第4版，金原出版，2017.

拘縮

1. 拘縮とは

　関節可動域（range of motion；ROM）制限の原因は，拘縮（contracture）と強直（ankylosis）に大別される．

　拘縮は，皮膚，骨格筋，靱帯，関節包などの関節周囲の軟部組織の器質的な変化により，短縮や伸張性の低下をきたし，ROMが制限された状態である．Hoffaの分類（表）[1]では，皮膚性拘縮（熱傷後拘縮など），結合組織性拘縮〔Dupuytren（デュピュイトラン）拘縮など〕，筋性拘縮〔Volkmann（フォルクマン）拘縮など〕，神経性拘縮，関節性拘縮の5つに分類される．神経性拘縮は，反射性拘縮，痙性拘縮（脳卒中や脳性麻痺による拘縮など），弛緩性拘縮（末梢神経麻痺による拘縮など）に細分される．Hoffaの分類の問題点は，重複している場合が存在することである．痙性拘縮は筋緊張亢進や筋緊張不均衡のため，特異な肢位となる拘縮が生じる．一般に，前腕回内位，股関節内転屈曲位，足関節底屈位が多い．Halarら[2]は，拘縮の原因分類として，関節性，軟部組織性，筋性に分類している．

　関節構成体（骨，軟骨，関節包，靱帯）の変化によるROM制限は強直とよばれる．結合組織によって関節面が癒合した線維性強直と，骨組織で結合され骨梁の連続性がみられる骨性強直がある．関節包や靱帯を除外して，骨や軟骨の癒着によるROM制限だけを強直とする定義もある．拘縮の一部は，強直と区別するのが困難な場合が存在する．

　博田[3]は，臨床的に拘縮を「治療者が治療可能

表　Hoffaによる拘縮の分類

皮膚性拘縮	熱傷後や皮膚挫創後に皮膚が壊死を起こして，瘢痕治癒後に発生する瘢痕拘縮．熱傷はⅢ度，Ⅱ度の真皮深層熱傷で生じることが多い．
結合組織性拘縮	皮下組織，靱帯，腱，腱膜などおもに結合組織によって構成される組織に起因する拘縮．筋膜の拘縮もこれに含まれる． Dupuytren拘縮：手掌腱膜が癒着，瘢痕化し手指の屈曲拘縮が発生する．
筋性拘縮	骨格筋（筋線維）の短縮や萎縮が原因で起こる拘縮．関節が特定の肢位で長期間固定されたことで起こる．筋膜などの変化も生じるため，結合組織性拘縮も合併していることが多い． 筋肉内注射による後遺症である拘縮も含む． Volkmann拘縮：ギプス固定などで骨格筋の阻血が起因で起こる．
神経性拘縮	神経疾患に由来する拘縮． 反射性拘縮：強い疼痛により，反射的に筋スパズムが起こり，疼痛から逃れるため逃避肢位が長期間続く場合に発生する． 痙性拘縮：痙性麻痺を伴う中枢神経疾患では，筋緊張亢進のため拘縮が発生する． 弛緩性拘縮：末梢神経障害では，回復過程における拮抗筋と主動作筋の筋力アンバランスにより弛緩性麻痺性拘縮が発生する．
関節性拘縮	関節構成体に属する滑膜，関節包，関節内靱帯などに由来する拘縮．

（安藤，1994[1]を改変）

な関節包・靱帯・筋・腱などの短縮」としており，半田[4]はさらに「軟部組織の変化により何らかのROMが制限された状態で，それが原因で基本動作やADLに支障をきたすが，保存的治療で回復が認められる状態」ととらえている．一方強直は，「関節面が結合織性癒着と骨性癒着によりROMが制限された状態で，それが原因でADLに支障をきたしており，保存的治療で回復の可能性が全く認められない状態」としている[4]．

高齢であること，麻痺や痙縮，浮腫，痛みなどの症状が強いほど，拘縮が生じやすく進行しやすい[5]．一般に拘縮の進行とADLの低下は関連する．

2. 拘縮のメカニズム

骨格筋と関節包の変化が，拘縮の責任病巣になっている可能性が高い．皮膚も一部関与している[5]．組織内にコラーゲン含有量が増加すると，組織の伸張性が低下する．この現象を一般に線維化（fibrosis）とよぶ．骨格筋が不動状態に陥ると，筋内膜のコラーゲン線維が増加して可動性が減少し，伸張性低下が起こる．このメカニズムが骨格筋由来の拘縮の原因と考えられる[5]．

関節包内では，滑膜におけるコラーゲン線維の増生（線維化の発生）と，隣接部位との癒着が生じる．これが関節包由来の拘縮のメカニズムと考えられる[5]．骨格筋，関節包，皮膚においてコラーゲン線維の増生に伴う線維化の発生が共通して認められており，拘縮の発生，進行のメカニズムに深く関与している．

3. 脳卒中患者にみられる拘縮

脳卒中患者にみられる拘縮には，①不動（immobilization）により関節軟部組織が短縮することにより生じるもの，②筋緊張の異常亢進によるもの（痙性拘縮），③誤った使用や訓練により生じるもの，④循環障害による浮腫のため関節軟部組織の柔軟性が低下するために生じるものがある．③の原因には，三角巾やアームスリングの長期使用，移乗時の肩関節の傷害などがあり，④としては脳卒中発症後の手指の浮腫などがあげられる．

脳卒中片麻痺では，上肢では屈曲優位，下肢では伸展優位の拘縮によるWernicke-Mann（ウェルニッケ・マン）肢位*をとることが多いが，これは痙性拘縮が主体で生じる．上肢は肩関節内転，肘関節の屈曲，前腕の回内位，手・指関節の屈曲，下肢は股関節の伸展・外旋，膝関節伸展，足部の内反尖足位をとる．関節拘縮は，痛みがあるため動かさないこと（不使用；disuse）により，ROM制限がさらに増悪する悪循環をとることがある．

脳卒中患者では，非麻痺側にもROM制限があり，麻痺側は非麻痺側より制限角度は大きい．麻痺側において制限角度が大きい関節は，足関節，股関節，手関節，肩関節であり，膝関節，肘関節，前腕では制限が比較的小さい（図1）．麻痺が重度であるほど上下肢の制限角度が大きい傾向がある．肩関節亜脱臼のある患者では，肩関節と手関節の制限角度が大きい[6]．

Shimadaら[7]の報告によれば，脳卒中片麻痺患者で最も拘縮頻度が高い関節は肩関節で，足関節，手指と続く．一般に上肢のほうが下肢よりも拘縮の程度は大きい（図2）．随意的な動きの喪失による不動が，拘縮の進行に一番大きな要因となるが，痙縮，疼痛，関節の浮腫も要因として考えられる．

4. 拘縮の評価

(1) 関節可動域（ROM）検査

拘縮の評価で最も重要な評価法は関節可動域（ROM）検査である．痛みや皮膚，関節などの状態観察，X線所見（関節包の石灰化，異所性骨化，

Wernicke-Mann肢位：脳卒中片麻痺にしばしば認められる拘縮の型であり，上肢は肘関節を屈曲，前腕を回内，手関節・手指を屈曲し，下肢は股関節を伸展・外旋，膝関節を伸展し，足部は内反尖足位を呈する（p213図1参照）．脳幹より上の外側皮質脊髄路の損傷で痙縮が強いほど，この肢位が誘発される．先行性姿勢制御を誘発する皮質－網様体脊髄路の活動が，この肢位の発現に関与するともいわれている．

Karl Wernickeはドイツの神経学者，Ludwig Mannはポーランドの神経学者である．

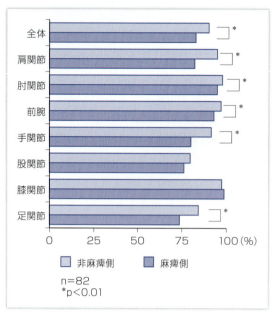

図1 非麻痺側と麻痺側における実測角度が参考可動域に占める割合

(小泉・他, 2008)[6]

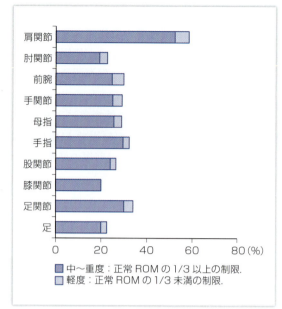

図2 脳卒中患者における拘縮の割合

(Shimada et al, 1994)[7]

変形など，拘縮と強直との鑑別にも有用）も重要である．

わが国においてROMの表示および測定法は長い間不統一であったが，1961年頃より日本整形外科学会と日本リハビリテーション医学会が連携して評価法の検討が開始された．ROMの表示法は，米国の整形外科学会の方式（基本肢位を0°と表示する）[8]に準じ，1974年に両学会の合同委員会での検討後，評価法が決定され発表された[9]．その後問題点が指摘されたため修正後，1995年に現在も使用されている改訂版[10]が公示された．

（2）測定方法

①測定法における基本肢位は，ほぼ静止直立位の解剖学的肢位に一致する．しかし，肩関節水平屈曲・伸展は肩関節外転90°の肢位，肩関節外旋・内旋は肩関節外転0°で肘関節90°屈曲位，前腕の回外・回内は手掌面が矢状面にある肢位，股関節外旋・内旋は股関節屈曲90°で膝関節屈曲90°の肢位をそれぞれ基本肢位とする．ROMは原則として他動運動による測定値で表記し，一般に5°刻みで測定する．

②多関節筋が関与する場合，原則としてその影響を除いて測定する．例えば股関節屈曲の測定時には，膝関節におけるハムストリングスの影響を除外するため，膝関節屈曲位でハムストリングスを緩めた肢位で評価する．足関節伸展（背屈）の測定時には，膝関節における下腿三頭筋の影響を除外するため，膝関節屈曲位で評価する．

③ROMの測定はおもに角度計を用いて行う．基本軸と移動軸の交点を角度計の中心に合わせる．手指，足指では原則として背側に角度計を当てる．

（3）測定値の表示および判定

①ROMの測定値は，基本肢位を0°として表示する．

　股関節の角度が屈曲20°から70°の場合，屈曲70°，伸展−20°または屈曲20〜70°と表記する．自動運動を用いて測定する場合は，その測定値を「（ ）」で囲んで表示するか，「自動」などと明記する．測定する関節に拘縮がある場合は考慮して表示する．例えば，拘縮20°などと付記する．

②関節のROMは年齢，性別，個人差が影響するため，正常可動域角度ではなく，参考可動域角度を基準に判定する．

　ROMの異常を判定する場合は，健側上下肢のROM，参考可動域，（附）ROMの参考値一覧表，年齢，性別，測定部位，測定方法などを十

分考慮して判定する必要がある．

(4) 測定時の注意点

①患者をリラックスさせ，筋緊張や痙縮などの影響をできるだけ避け測定する．測定時は，関節をゆっくり動かし，痛みや痙縮を誘発しないようにする．代償運動をできるだけ防ぐため，固定，安定性は重要である．測定時に肢位が不安定な場合，測定者以外の人の協力を得て測定する[11]．

②他動的にROMを測定するとき，最終可動域での感じ(end feel)を確認し，状態を推測する[11]．End feelには，衝突感(軟部組織，骨)，筋スパズム(早い筋スパズム，遅い筋スパズム)，関節包の伸張感(軟らかい，硬い)などが存在する．

③障害側だけでなく，必ず健側のROMも測定し比較する．必要に応じて他動運動だけでなく，自動運動でも評価して比較する．他動運動による可動域測定値は，一般に自動運動の測定値よりも大きい．

④ROMの初期評価は不動や発症後少なくとも1週目に行う．また，その後1週間に1回は評価を実施する[4]．片麻痺患者の肩関節のROM評価では，疼痛との関係を把握しながら行う．

（猪飼哲夫）

■文献

1) 安藤徳彦：関節拘縮の発生機序．リハビリテーション基礎医学(上田 敏・他編)，第2版，医学書院，1994，pp213-222.
2) Halar EM, et al：Physiological and functional changes, prevention, and tratment. In：Physical Medicine and Rehabilitation, Delisa JA, et al (eds), Lippincott Williams & Wilkins, Philadelphia, 2005, p1452.
3) 博田節夫：関節拘縮．整形外科Mook55，金原出版，1988，pp23-35.
4) 半田一登：拘縮の評価．拘縮の予防と治療(奈良 勲，浜村明徳編)，第2版，医学書院，2008，pp55-65.
5) 沖田 実・他：関節可動域制限に対する理学療法．可動域制限の発生メカニズム．理学療法29：9-16, 2012.
6) 小泉幸毅・他：拘縮の実態．拘縮の予防と治療(奈良 勲，浜村明徳編)，第2版，医学書院，2008，pp1-17.
7) Shimada T, et al：Factors affecting development of contracture in hemiplegic patients. Bull Allied Med Sci Kobe 10：37-44, 1994.
8) American Academy of Orthopaedic Surgeons：Joint motion-method of measuring and recording. American Academy of Orthopaedic Surgeons, Illinois, 1965.
9) 日本整形外科学会身体障害委員会，日x本リハビリテーション医学会評価基準委員会：関節可動域表示ならびに測定法．リハ医学11：127-132, 1974.
10) 日本整形外科学会身体障害委員会，日本リハビリテーション医学会評価基準委員会：関節可動域表示ならびに測定法(平成7年2月改訂)．日整会誌69：106-116, 1995.
11) 武富由雄：機能障害/Range of Motion (ROM)．臨床評価指標入門—適用と解釈のポイント(内山 靖・他編)，協同医書出版社，2003，pp31-45.

○ **Memo**

肩の問題を含む疼痛
―亜脱臼，疼痛，肩手症候群など

脳卒中後に生じる片麻痺側のさまざまな痛みは，リハを阻害し，ADLやQOLに大きな負の影響を与える障害である．中でも片麻痺側肩に生じる疼痛障害（hemiplegic shoulder pain；HSP）や脳卒中後中枢性神経障害性疼痛（central post-stroke pain；CPSP）は，急性期や回復期，生活（維持）期を問わず発症し，リハや看護，介護などのあらゆる場面において対処に難渋することの多い障害である．しかしその病態は，これまで多くの研究や報告が行われているにもかかわらず不明な点が多く，確固とした診断法や治療法は確立されていない．このような現状においても，われわれは目の前にいるHSPやCPSPを合併した脳卒中患者に対して，可能な限りの身体機能改善やADL，QOL向上を目指して治療やリハを確実に行う責務がある．脳卒中後の疼痛を合併した障害に対する理解を深めることは不可欠であり，その障害と評価などについて概説する．

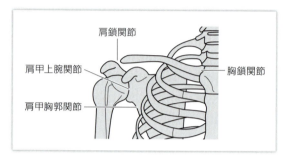

図1　肩関節複合体を構成する関節

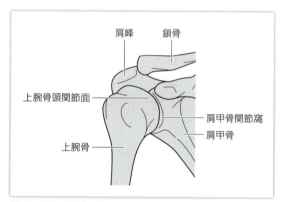

図2　肩甲上腕関節の骨格的構造

1．脳卒中後の肩の疼痛と障害

1 肩の解剖と機能

肩関節とは，単に上腕骨と肩甲骨で構成される肩甲上腕関節のみで形成されているのではなく，鎖骨や胸骨から成る肩鎖関節や胸鎖関節，胸郭と肩甲骨から成る肩甲胸郭関節という複数の解剖学的関節によって構成される複合体である（図1）．ADLにおいて，上肢や手指などによって行われる生活動作を根本的に支える基礎となる部位であり，非常に広範囲に可動，運動できるように構成されているが，そのことは安定性や強度を犠牲として得られた特性といえる．

肩関節複合体の中心的要素は肩甲上腕関節である（図2）．上腕骨頭と肩甲骨関節窩で構成された球関節であるが，関節窩の部分が小さく，上腕骨頭が大きい不安定な構造をしており非常に弱い関節である．関節窩関節面は上腕骨頭関節面の約1/3を覆うに過ぎず，成人では上腕骨頭縦径は関節窩縦径の約1.9倍に相当する．肩甲上腕関節は関節包により覆われ，少量の関節液で満たされた陰圧状態を保っている（図3）．しかし関節包や周囲の靱帯はいずれも強くはなく，関節窩に対して上腕骨頭の位置を保持する役割はおもに肩関節周囲の筋肉が担っている．特に回旋筋腱板とよばれる深部筋腱複合体は，上方から棘上筋，前方から肩甲下筋，後方から棘下筋と小円筋により構成さ

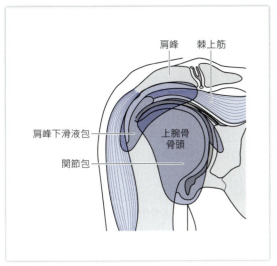

図3 肩関節包と肩峰下滑液包

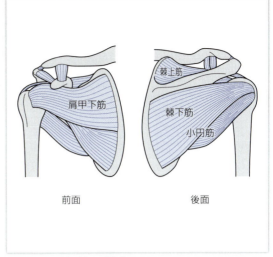

図4 回旋筋腱板の構造

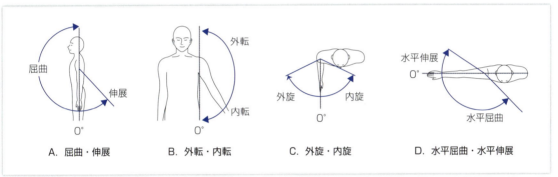

図5 肩関節の運動

(日本リハビリテーション医学会，1995)[1]

れ，直接的に肩甲上腕関節を包み込むように存在している(図4)．中でも上腕骨頭と肩峰の間を走行する棘上筋は，解剖学的にも肩関節運動に際して挟まれること(インピンジメント)により損傷や断裂を起こしやすく，破擦や衝突を緩和するために肩峰下滑液包が存在する(図3)．

2 肩関節の運動

肩関節の運動は，屈曲と伸展，外転と内転，外旋と内旋，水平屈曲と水平伸展である(図5)[1]．それぞれの主動作筋を表に示す．

3 脳卒中後の肩の障害の原因

脳卒中後に生じる麻痺側肩のおもな障害は，①疼痛(HSP)と可動域制限，②肩の亜脱臼，③肩手症候群(shoulder-hand syndrome)などである．

表 肩関節運動の主動作筋

三角筋	前部	屈曲
	中部	外転
	後部	伸展
棘上筋		外転，外旋
棘下筋		外旋
小円筋		外旋
大円筋		内転，内旋
肩甲下筋		内旋

(1) 疼痛と可動域制限

疼痛(HSP)は，最も一般的な脳卒中後の障害の1つであり，疫学的には脳卒中発症後の1週間で約17％，急性期から回復期で22〜44％，生活(維持)期においては約40〜50％と報告されている[2,3]．

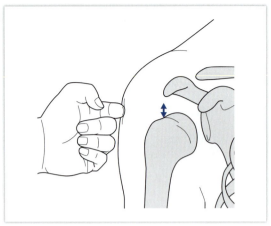

図6　肩関節亜脱臼　　　　　　　　　　(越智,　2014)[4]

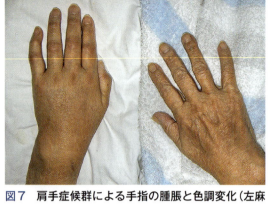

図7　肩手症候群による手指の腫脹と色調変化（左麻痺側）

病態に関しては，回旋筋腱板損傷や肩峰下滑液包炎，上腕二頭筋長頭腱炎などの軟部組織損傷，亜脱臼などの骨格変位など多様な要因が指摘されているが，いずれにしても解剖学や病理学的にすべての肩痛を説明するには至っておらず，複数の要因が複合的に関与した状態と考えられている．

そのため，HSPの管理に関しては，発症の予防から治療に至るまでポジショニングや装具の使用，関節可動域訓練，電気刺激，鎮痛薬やステロイドの内服，ステロイドの肩関節注射など多種多様な方法が提案されているが，いずれの方法においても一定の有効性は報告されているものの，すべてに有効な治療法や他の治療法より明らかに優れた治療法は示されていない．

(2) 亜脱臼

肩関節亜脱臼は，肩峰下端と上腕骨頭間に一横指以上の開きがある場合に臨床的診断となり，X線上では肩峰骨頭間距離を測定する（図6）[4]．脳卒中後の麻痺側肩亜脱臼の発症率は，文献により大きな差はあるものの，約17～81％といわれている[5]．肩関節は，非常に広い可動性と実用性を得るために安定性を犠牲とした構造的脆弱性を有していることは前述したが，特に上腕骨の下方への亜脱臼を予防するうえでは棘上筋が重要である．これまで伝統的に三角巾の使用が行われてきたが，疼痛の軽減や肩手症候群の予防への有用性が示唆される一方で，発症後の治療的効果や機能改善への効果は十分に実証されていない．

(3) 肩手症候群

肩手症候群は複合性局所疼痛症候群（complex regional pain syndrome；CRPS）ともいわれ，肩関節の強い疼痛だけでなく，肘関節や手部にまで至る上肢全体の疼痛や可動域制限，手指の発赤や腫脹，疼痛（図7）を特徴とする病態である．脳卒中麻痺側上肢だけでなく，骨折後や手術後，外傷後，ときには特に誘因なく自然発症する場合もある．そのため，交感神経などの自律神経系の障害や筋肉や軟部組織などの筋骨格系の微小損傷の関与を示唆する報告もあるが，その病態については不明な点が多い．報告にもよるが，脳卒中後の肩手症候群の発症は12～48％ともいわれ，一般的によく経験する障害である[6]．強い痛みによりリハにおける阻害因子となることも多いが，いずれの患者に対しても有効な一般的な治療法は確立されておらず，難渋する場合も多い．

4　評価と診断

一般的な肩障害においても，構成要素の複雑さからなかなか的確な診断に至らない場合もあるが，脳卒中後の肩障害においては，麻痺や失語症などの障害によって評価や検査，診断がさらに困難となる場合も多い．病歴や症状，画像所見などを参考としながら，ときには薬物治療やリハによる改善を判断材料として総合的に評価，診断する必要がある．

(1) 疼痛の評価

安静時痛や夜間痛，動作時痛の有無を評価す

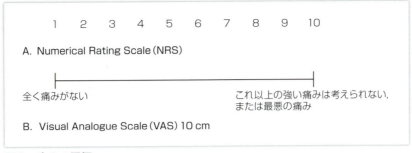

図8 痛みの評価

る．動作時痛に対しては痛みが誘発される肩関節運動の種類や，有痛弧サインなどのインピンジメントサインの有無も確認する．疼痛の定量的な評価としては，NRS（Numeric Rating Scale）やVAS（Visual Analogue Scale）を用いることもあり（図8），治療経過における効果判定にも有用である．

(2) 関節可動域測定

いずれの障害においても，関節可動域（range of motion：ROM）については屈曲，外転，内外旋を中心として自動，他動ともにすべての運動方向に制限を認める場合が多い．早期に拘縮を生じやすいことや治療経過を判断するために，初期評価だけでなく経時的に繰り返し評価を行うことが重要である．

(3) 単純X線

関節面の評価，脱臼の有無，腱板損傷の評価，石灰沈着などを確認する．脳卒中後の肩障害に対する意義としては，変形性肩関節症や石灰沈着性腱板炎，肩腱板断裂，骨腫瘍などの脳卒中に直接的に起因しない器質的な疾患を除外することも含まれる．肩手症候群（CRPS）の長期経過においては骨萎縮を認めることがある．

(4) MRI

単純X線よりさらに精密な軟部組織，骨関節の評価が必要な場合に行う．HSPに関しては，前述したように軟部組織損傷を含めた複合的な要因が示唆されており，実際に腱板疎部や上腕二頭筋長頭腱周囲，肩峰下滑液包などにT2高信号を認めることも多い．

(5) 超音波検査

非侵襲的な簡便さと動的な評価が行えるため，最近は超音波検査を行うことも多い．腱板や上腕二頭筋長頭腱などの評価が主体であり，浮腫や変性を認める場合がある．

脳卒中後の麻痺側肩障害に対する評価や診断においては，特異的な検査や評価法はないため，今後の研究や開発が待たれる．

2. 脳卒中後中枢性神経障害性疼痛（CPSP）

1 痛みの原因

脳卒中後に発症する中枢性神経障害性疼痛（CPSP）は，脳卒中後の約8～11％に発症すると報告される難治性の痛みによる障害である[7]．脊髄視床路および視床から大脳皮質への投射路のいずれかの部位の損傷で生じ，神経の異常興奮や下降性抑制系の障害などの要因が示唆されている．視床出血に伴う疼痛に関しては特に視床痛とよばれることもある．

2 評価と診断

CPSPの診断において特異的な検査はない．

CPSPを発症しうる神経損傷（脳卒中）の存在を確認し，疼痛の性質と部位が解剖学的神経支配に一致することで診断を行う．CPSPに特徴的な痛みとしては，「灼けるような」，「ピーンと走るような」，「ヒリヒリするような」などの表現がよく用いられ，「むずがゆさ」やアロディニアなどの感覚異常，痛覚過敏を認めることもある[8]．疼痛の定量的な評価としては，前述したVASやNRSを用いることもあり，治療効果の判定にも有用である．

実際の治療は別項で解説されるが(p389〜参照)，CPSPに対する一般的な消炎鎮痛薬の使用は無効な場合が多く，現在のところ有効性を示す治療法は非常に限られている．

脳卒中後に生じるさまざまな疼痛はリハ治療を妨げ，ADLやQOLの向上を阻害するだけではなく，不眠や意欲低下の原因となり，ときにはうつ的な精神状態へと追い込んでいく．脳卒中発症後の早期から生じうる合併症であり，急性期リハなどによってできるだけ予防に努めることが重要ではあるが，病態が十分に解明されてはおらず発症しうる場合も多い．治療者や介助者がこの障害を十分に理解し，観察や診察を注意深く継続的に行うことによって，疼痛や身体の変化を可能な限り早期に察知し，適切な治療につなげることが重要である．

（荒川英樹，中村 健）

■文献

1) 日本リハビリテーション医学会評価基準委員会：関節可動域表示ならびに測定法．リハ医学32：208-217，1995.
2) Nadler M, Pauls M：Shoulder orthoses for the prevention and reduction of hemiplegic shoulder pain and subluxation：systematic review. Clin Rehabil 31(4)：444-453, 2017.
3) Huang YC, et al：Effects of Kinesio taping for stroke patients with hemiplegic shoulder pain：A double-blind, randomized, placebo-controlled study. J Rehabil Med 6(49)：208-215, 2017.
4) 越智文雄：脳卒中片麻痺における肩の痛み―その予防とリハビリテーション．臨床リハ23：950-957，2014.
5) Linn SL, et al：Prevention of shoulder subluxation after stroke with electrical stimulation. Stroke 30：963-968, 1999.
6) Lisa JA, Gans BM (ed)：Physical Medicine and Rehabilitation, Principles and Practice, 4th ed, Lippincott Williams & Wilkins, Philadelphia, 2007, pp1655-1676.
7) Kumar G, Soni CR：Central post-stroke pain：Current evidence. J Neurol Sci 284：10-17, 2009.
8) 日本ペインクリニック学会：神経障害性疼痛薬物療法ガイドライン，真興交易医書出版部，2011.

○ Memo

歩行障害

歩行障害は，脳卒中後に生じる問題の中でも介助負担の増大に影響を与える重要な障害の1つである．歩行障害は単に歩行ができるかどうかだけでなく，仮に歩行が可能であったとしても移動効率の低下や行動範囲の縮小を防ぐ必要がある．このため，歩行障害に対して，適正な評価と治療を実施することは日常生活機能を高めるうえで重要である．

歩行障害は痙縮，筋力低下，感覚障害などのさまざまな病態によって複合的な影響を受ける．複雑に関連する種々の機能障害の中から適切に問題点を抽出するには，歩行運動についての知識と観察における習熟を必要とする．

1. 歩行の中枢制御

脳卒中後の歩行障害は中枢神経の損傷により生じる病態である．歩行の中枢制御は多くの領域が多層的にかかわることにより行われる．このため，大脳皮質が損傷を受けた場合でも，小脳，脳幹，脊髄が損傷を受けなければ歩行に必要な筋活動出力は維持される．

(1) 脊髄

脊髄には歩行中の筋活動パターン生成にかかわるcentral pattern generator（CPG）が存在する．CPGは外部からの感覚入力によらずに周期的な活動を発生させることができるが，そのリズムやパターンは上位中枢からの命令や感覚からの情報に基づいて調整される．

(2) 脳幹－小脳

中脳や小脳には歩行誘発野が存在し，CPGが発生する周期的な活動を制御する．

(3) 大脳皮質

大脳皮質は視覚などの入力を受け，障害物回避

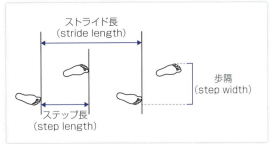

図1　ステップとストライド

などの外乱に対して，適切な歩行運動の調整を行っている．

2. 歩行の基本

(1) ステップとストライド（図1）

歩行は左右の足部が順に接地して，同じ運動を交互に繰り返す．足部の接地から反対側の足部の接地までをステップといい，もう一度同じ足部が接地するまでの間の動作をストライドという．ステップの際の両足部の進行方向上での距離をステップ長，ストライドにおける片足の接地位置間の距離をストライド長という．また両側の足部の横方向の距離を歩隔といい，単位時間内のステップの数を歩行率（cadence；ケイデンス）という．

(2) 歩行周期（図2）

足部が接地し，もう一度同じ側の足部が接地するまでの時間を歩行周期という．歩行周期は2つに分けられ，下肢が地面に着いている時期を立脚期，足が地面から離れている時期を遊脚期とよぶ．また，立脚期には，両下肢が地面に接地している両脚立脚期と片足のみが地面に接地している単脚立脚期がある．歩行周期時間を100％とすると，一般的には歩行周期の60％が立脚期，40％が遊脚期に相当し，両脚立脚期が10％，単脚立

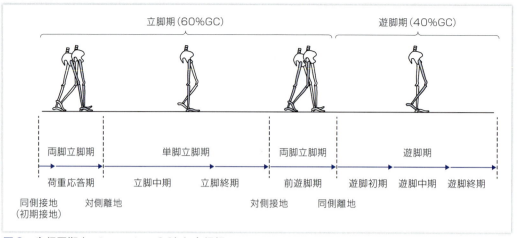

図2 歩行周期(gait cycle；GC)と歩行相

脚期が40％程度の時間となる．当該時点の歩行周期時間における割合を％歩行周期という．

(3) 歩行相

歩行周期は，いくつかの位相に区分することができる．まず対象とする下肢が地面に着く瞬間を初期接地といい，歩行周期はこの時点を起点として考えることが多い．初期接地後，反対の下肢が離れるまで(最初の両脚立脚期)の時期を荷重応答期という．次いで，単脚立脚期の中で，対象側の踵が離れるまでの時期を立脚中期，踵が離れてから反対側の下肢が着地するまでの時期を立脚終期という．その後，反対側の下肢が地面に着いてから，対象側が地面から離れるまでの時期を前遊脚期とよぶ．さらにその後の遊脚期を3つに分割して，それぞれ遊脚初期，遊脚中期，遊脚終期とよんでいる．

3．歩行の力学

(1) 歩行と倒立振子(図3)

歩行においては，周期的に重心の加減速や上下動が繰り返される．この際の重心移動により運動エネルギーと位置エネルギーが周期的に変換され，倒立振子様の運動を形成する[1]．したがって，歩行運動は重心の加減速と上下動の適切性が重要な要素となる．

(2) 重心の加減速と空間的対称性

物理的に歩行の加速と減速を決定する床反力の水平分力は，身体重心に対する足圧中心の位置で決定する(図4)．足圧中心が身体重心より前方にあるときには減速，後方にあるときは加速に作用する．これらの距離はだいたいステップ長に近似することから，ステップ長に左右差がある歩行では重心の加減速が非対称になっているとみなすことができる．脳卒中後の歩行では，麻痺側と非麻痺側でステップ長に差が生じることが多い．このような現象は脳卒中後の歩行の特徴である空間的非対称性の1つであり，ステップ距離対称性(step length symmetry)とよばれる．

(3) 重心の上下動と時間的対称性

物理的に，重心の上昇は床反力の垂直分力により行われる．垂直分力は荷重応答期で作用し，その結果として立脚中期に重心は上方へ運動する(図5)．十分な上方への床反力が得られた場合に

---

side memo ❶ 身体のポイント

・身体重心，質量中心(center of gravity；COG，center of mass)：身体質量分布の中心位置であり，身体全体の重心位置のこと．一般に体重心とよばれる．
・足圧中心(center of pressure；COP)：外部から直接的に作用する力の中心位置であり，立位では接地している足の圧力中心となる．床反力作用点ともよばれる．
・床反力(ground reaction force)：足圧中心に対して床から加わる力であり，水平分力，鉛直分力，左右分力に分けられる．

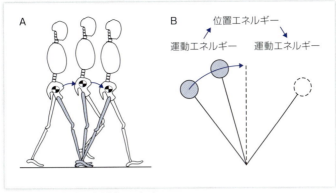

図3　歩行（A）と倒立振子（B）

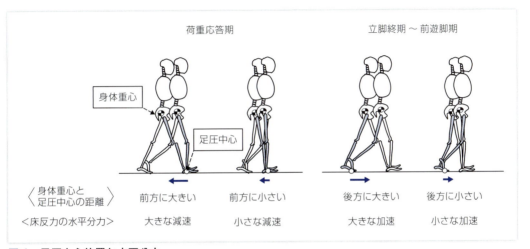

図4　足圧中心位置と水平分力

は単脚立脚時間は増加し，不十分であれば減少する．脳卒中後の歩行では麻痺側の単脚立脚時間（非麻痺側の遊脚時間）が減少することが多い．このような現象は脳卒中後の歩行の特徴である時間的非対称性の1つであり，遊脚時間対称性（swing time asymmetry）とよばれる．

4．脳卒中後の歩行パターンの類型

(1) 片麻痺歩行の特徴

脳卒中後の片麻痺歩行の特徴は左右対称性の低下である．歩行の非対称性はブルンストロームステージ（Brunnstrom Stage）や痙性麻痺の程度と関連し[2-4]，重心の適切な周期性運動が失われていることを示唆している．特に遊脚時間対称性は歩行速度と関連し[4]，活動レベルの問題を引き起こす．

歩行中の関節運動の特徴は，主に膝関節の運動に表れる[5]．臨床的によく観察される跛行には以下のようなものがある．

〈跛行〉（図6）

①膝屈曲歩行（buckling knee pattern）：
　立脚期に膝の過剰な屈曲が生じる歩行．膝屈曲位となるために重心の上方移動が起こらないことが多い．
②膝反張歩行（extension thrust knee patternもしくはrecurvatum knee pattern）：
　立脚期に膝関節が過剰に伸展する歩行．足部接地に引き続いて過伸展が起こる場合や，単脚立脚期に過伸展が起こる場合もある．
③膝固定歩行（stiff knee pattern）：
　遊脚期にも十分な膝屈曲が得られない歩行．膝屈曲が起こらないために遊脚期のクリアランスが得られず，骨盤の引き上げや股関節外転などで代償することがある．

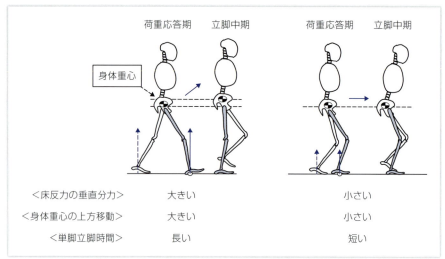

図5 重心の上下運動と床反力垂直分力

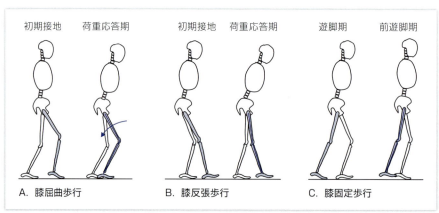

図6 膝関節運動と片麻痺歩行

(2) 失調性歩行の特徴

小脳に問題が生じた場合には，失調歩行とよばれる病態が生じる．失調歩行は酩酊歩行ともよばれ，歩行周期時間の拡大，両脚立脚時間の増加，歩隔の拡大などが生じるが，片麻痺歩行のような定型的な歩行パターンはなく，1歩ごとに大きくばらつくことが特徴である．特に，ステップ長や歩行周期などのばらつきが激しく，その変動係数（標準偏差を平均で割ったもの）は失調症状の重症度と相関する[6]．

(3) 小刻み歩行の特徴

基底核に問題が生じてパーキンソニズムを合併した場合の歩行は，すくみ足や小刻み歩行を呈する．歩行速度の低下，歩幅の狭小化，両脚支持時間の歩行周期に占める割合の増加が生じ，体幹の回旋運動が失われる特徴がある[7]．特に歩幅の狭小化が顕著な特徴であり[8]，これに伴って歩行中に生じる関節運動範囲はすべて小さくなる．

5．歩行の定性評価

(1) 歩行の自立度評価

脳卒中後患者において急性期や重症例では歩行運動そのものができない場合が多い．したがって，その患者の歩行の自立度から評価する必要がある．歩行の自立度に対する評価としてはFunctional Ambulation Category (FAC) (**side memo②**) やFunctional Independence Measure (FIM)＊の移動項目が行われる．

(2) 総合的歩行評価

総合的な歩行の転倒リスクや安定性の評価としてDynamic Gait Index（DGI）[*9]やFunctional Gait Assessment（FGA）[*10]が知られている．両指標とも歩行に関連する運動課題（平地歩行や方向転換など）の様子から「0点（重度障害）」～「3点（正常）」で採点する．

(3) 観察的歩行評価

脳卒中後患者における歩行の特徴を観察的に点数化して評価する手法は観察的歩行評価（Observational Gait Assessments；OGA）と総称される．OGAには，Gait Assessment and Intervention Tool（GAIT）[*11]，Wisconsin Gait Scale（WGS）[*12]などさまざまな指標がある．

6. 歩行の定量評価

(1) 歩行速度評価

脳卒中後患者における歩行速度は日常生活の活動範囲を決定付ける重要な評価である．一般に歩行速度は快適歩行速度*と最大歩行速度*に分けられ，10m歩行テスト*や6分間歩行テスト*などにより評価する．特に快適歩行速度は日常生活における屋内もしくは屋外の歩行自立状況とよく関連する[13]．また，さまざまな環境および条件下で移動速度を計測する総合評価としてはEmory Functional Ambulation Profile（E-FAP）*が知られている[14]．

〈歩行速度と日常移動能力の目安（speed dependent classification）〉[13]

> 屋内歩行者（household ambulator）：歩行速度が0.4m/s以下．
> 制限付き屋外歩行者（limited community ambulator）：歩行速度が0.4～0.8m/s．
> 屋外歩行者（community ambulator）：歩行速度が0.8m/s以上．

(2) 歩行の運動学的評価

歩行運動を定量的に測定するにはさまざまな測定技術が用いられる．関節角度などの運動学的特徴の計測には三次元歩行解析（3Dimensional Gait Analysis；3DGA）*が用いられ，歩行中の各関節運動や歩行中の身体重心の運動が測定される．これに加えて運動力学的特徴を算出するためには床反力計*が必要であり，3DGAと組み合わせることにより関節で発揮する力（関節トルク）や足圧中心を算出できる．さらに，歩行中の各筋の活

Functional Independence Measure（FIM）の移動項目：日常生活機能を「1点（全介助）」～「7点（完全自立）」の7段階で評価する．このうちの移動能力評価は歩行機能の自立度評価として使用できる．

Dynamic Gait Index（DGI）：①平地歩行，②歩行時の速度変化，③歩行時の頭部の水平方向への回旋，④歩行時の頭部の垂直方向への回旋，⑤ピボットターン，⑥障害物のまたぎ越え，⑦障害物を避ける，⑧階段の昇段，の8項目からなる．

Functional Gait Assessment（FGA）：DGIより高い歩行能力をもつ者も対象とする評価法である．DGIから「障害物を避ける」項目を削除し，新たに⑦狭路歩行，⑧後方への歩行，⑨閉眼歩行を追加して評価する．

Gait Assessment and Intervention Tool（GAIT）：神経学的障害を有する者を対象とした歩行障害の評価であり，3セクションの31項目で構成される．4項目は上肢と体幹，14項目が立脚期の下肢と体幹，13項目が遊脚期の下肢と体幹に関するものであり，項目により「0（正常）」～「3点（最大逸脱）」で評価される．

Wisconsin Gait Scale（WGS）：脳卒中後片麻痺患者の歩行の評価である．テストは14項目からなる．そのうち12項目は「1（正常）」～「3（病的）」の3段階で評価する．

---

side memo ❷ Functional Ambulation Category（FAC）

対象者の歩行能力を介助量と歩行環境によって分類し，「0（歩行不能）」～「5（完全自立）」の6段階で評価する．
5. 不整地，階段，斜面でも自立して歩行可能．
4. 平地にて自立して歩行可能．
3. 口頭指示または監視が必要．
2. 常にまたはときどき（軽く触れる程度の）介助が必要．
1. 常に1人の介助が必要．
0. 歩行不能か2人以上の介助が必要．

動特性を明確にするために筋電図*測定が行われることもある．

7. 行動範囲指標

「参加」の観点から考えると，実際の日常生活での歩行状態を知ることも重要である．活動量や生活空間の大きさについては，定量的には万歩計や活動量計*，半定量的にはLife Space Assessment*15)により評価することができる．

8. 片麻痺歩行の観察点

(1) 体幹の運動の観察

Locomotor Unit*と比較して，Passenger Unit*の運動は歩行時の加減速の状態を示す．例えば，物体の中心に向かって力を加えたとすると，その物体に回転は生じないが，中心から外れた場合にはその物体に回転運動が生じることになる．歩行中の床反力ベクトルも同様に，身体重心に向かっている場合にはPassenger Unitに回転運動は生じないが，身体重心から外れることで回転運動を生じさせることになる．したがって減速が大きい場合，Passenger Unitは前方回転し，加速が強い場合には後方回転することになる．このようにPassenger Unitの観察は床反力の水平方向分力の大きさを推測するうえで役立つ（図7）．

(2) 股関節の運動の観察

股関節の屈曲伸展方向の運動の大きさはステップ長と関連するため，床反力の水平方向分力に影響する．したがって，屈曲方向が大きければ減速され，伸展方向が大きければ加速される．特に立脚終期における股関節伸展角度の大きさは歩行速度と関連する．また，前額面上の外転角度の増大は片麻痺歩行の特徴の1つであり，遊脚期のクリアランスの低下を意味する．

(3) 膝関節の運動の観察

膝関節運動は片麻痺歩行の特徴的な観察点であり，立脚期に過剰な屈曲や伸展がみられる．また遊脚期に適切な膝の屈曲運動が生じない場合には，クリアランスを保つために骨盤の引き上げや外転歩行の原因となる．

(4) 足関節の運動の観察

足関節運動は接地状態の特性を示す．特に足部

快適歩行速度：本人が自由に速度を決定したときの歩行速度．

最大歩行速度：最大に努力して速度を上げた場合の歩行速度．

10m歩行テスト（10m Walking Test；10MWT）：10mの歩行路を設定し，両端部に2～3mの補助路を設定して，ラインを引き，足がスタートラインを横切った瞬間から再び足がゴールラインを横切るまでの時間を測定する．このとき，同時に歩数を計ることで，ストライド長や歩行率の近似値を測定することができる．

6分間歩行テスト（6minute Walking Test；6MWT）：30mの歩行路において，できるだけ早く歩行させその距離を計測し，6分間歩行距離として歩行能力を評価する．

Emory Functional Ambulation Profile（E-FAP）：パフォーマンスの総合指標であり，①通常の床面上での歩行，②カーペット上での歩行，③TUG，④障害物，および⑤階段の5つの条件における移動の合計時間を評価する．

三次元歩行解析（3DGA）：複数の観測点の位置計測を行い，身体モデルに当てはめて，関節角度やCOG位置を算出することができる．多くの場合，赤外線カメラなどを用いた光学式計測装置が用いられる．

床反力計：床面に加わる力を力覚センサーで測定することにより，反作用として体に加わる三次元方向の力を算出し，COPの位置や床反力の大きさを算出する．

筋電図：歩行時の筋の活動状態を定量的に計測する目的で用いられる．一般的に表面筋電図が用いられ，歩行時の筋活動の大きさや活動するタイミングなどを測定することができる．

活動量計：万歩計や加速度計などから1日の歩数や運動量を計測することで1日の活動量を評価する．

Life Space Assessment：直近の4週間における日常生活での移動状況を5つの移動レベル（屋内，敷地内，近隣，町内，町外）に分けて，それぞれについて頻度（1回/週以下，1～3回/週，4～6回/週，毎日）と介助量（人的介助や介助用具の有無）を記載する評価である．

Locomotor Unit：骨盤と下肢からなる部分を意味し，歩行運動を形成する．

Passenger Unit：骨盤とそれより上部の体幹，頭部および上肢からなり，直接的には歩行運動に関与しない部分を意味する．

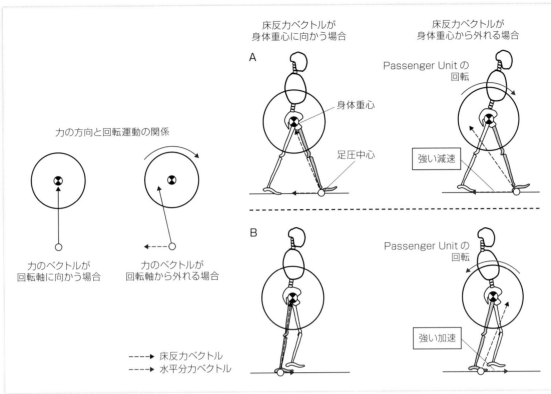

図7　Passenger Unitと床反力・水平分力

の内反が生じると立脚期が不安定となるため，立脚時間の短縮が生じることが多い．また，荷重に伴い足指が屈曲する場合もある．

（大畑光司）

■文献

1) Cavagna G, et al：External work in walking. *J Appl Physiol* 18：1-9, 1963.
2) Brandstater ME, et al：Hemiplegic gait：analysis of temporal variables. *Arch Phys Med Rehabil* 64：583-587, 1983.
3) Patterson KK, et al：Gait asymmetry in community-ambulating stroke survivors. *Arch Phys Med Rehabil* 89：304-310, 2008.
4) Hsu AL, et al：Analysis of impairments influencing gait velocity and asymmetry of hemiplegic patients after mild to moderate stroke. *Arch Phys Med Rehabil* 84：1185-1193, 2003.
5) De Quervain IA, et al：Gait pattern in the early recovery period after stroke. *J Bone Joint Surg Am* 78：1506-1514, 1996.
6) Serrao M, et al：Gait pattern in inherited cerebellar ataxias. *Cerebellum* 11：194-211, 2012.
7) Morris ME, et al：The biomechanics and motor control of gait in Parkinson disease. *Clin Biomech* (*Bristol, Avon*) 16：459-470, 2001.
8) Murray MP, et al：Walking patterns of men with Parkinsonism. *Amer J Phys Med* 57：278-294, 1978.
9) Shumway-Cook A, Woollacott M：Motor control. Theory and practical applications, Williams & Wilkins, Baltimore, 1995.
10) Wrisley DM, et al：Reliability, internal consistency, and validity of data obtained with the functional gait assessment. *Phys Ther* 84：906-918, 2004.
11) Daly JJ, et al：Development and testing of the Gait Assessment and Intervention Tool (G.A.I.T.)：a measure of coordinated gait components. *Neurosci Methods* 178：334-339, 2009.
12) Rodriquez AA, et al：Gait training efficacy using a home-based practice model in chronic hemiplegia. *Arch Phys Med Rehabil* 77：801-805, 1996.
13) Perry J, et al：Classification of walking handicap in the stroke population. *Stroke* 26：982-989, 1995.
14) Wolf SL, et al：Establishing the reliability and validity of measurements of walking time using the Emory Functional Ambulation Profile. *Phys Ther* 79：1122-1133, 1999.
15) Peel C, et al：Assessing mobility in older adults：the UAB Study of Aging Life-Space Assessment. *Phys Ther* 85：1008-1119, 2005.

ADL障害

1. 日常生活動作（活動）とは

　日常生活動作（活動）は，activities of daily living の日本語訳であり，ADLとよばれている．日本リハビリテーション医学会では，ADLを「ひとりの人間が独立して生活するために行う基本的な，しかも各人ともに共通に毎日繰り返される一連の身体動作群をいう．この動作群は，食事・排泄等の各動作（目的動作）に分類され，各動作は，さらにその目的を実施するための細目動作に分類される．リハビリテーションの過程やゴール決定にあたって，これらの動作は健常者と量的・質的に比較され，記録される」と定義している[1]．すなわち，ADLは食事をする，歯を磨く，着替えをするなどの日常生活を営むために欠かすことのできない動作を意味する．

2. ADL評価法

(1) 開発の歴史

　ADL評価は，疾患の特異性を離れ，日常生活それぞれの項目（食事，更衣，移動，入浴など）の自立度を評価するものである．ADL評価尺度として，脳卒中分野で広く用いられてきた最も古いものとしては，1950年代に開発されたRankin Scaleがある．これは，脳卒中患者の予後を発症後の介助の程度にもとづいて，5段階に分類して予測するものである．それを一部手直しし，6段階にしたmodified Rankin Scale（mRS）[2]は現在も，脳卒中を対象とした臨床試験などでは，機能予後の評価スケールとして用いられている．

　60年代から70年代になると，標準化された評価尺度としてKatz index of ADL, Barthel index（バーセル指数；BI）[3], Kenny Self Care Evaluation, Pulses profileなどの評価法が相次いで発表された．BIは現在でも簡便なADL評価法として使用されているが，評定尺度が粗いことや，項目の中で身体的なADLは含まれていても認知面が配慮されていないなどの欠点がある．

　そのような状況の中，米国ではリハビリテーション医学会が中心となって，1983年に医学的リハのための統一的データシステムを開発することを目的とした作業部会が発足し，Functional Independence Measure（機能的自立度評価法；FIM）[4]が開発された．1987年には米国のリハ関連施設の大部分を網羅する大規模なデータベースであるUDS（Uniform Data System）がスタートした．UDSはFIMを中核として，障害者の年齢，性，居住状況，障害の原因疾患，経過，入院時および退院時の能力低下に関するデータを集積している．

　現在，FIM第3版は多くの国々で用いられ，国際標準のADL評価尺度となっている．

(2) 脳卒中治療ガイドラインの提言・評価法使用動向調査

　「脳卒中治療ガイドライン2015」[5]によると，リハを行うにあたり，脳卒中の病態，合併症・偶発症，機能障害，能力低下（おもにADL），社会的不利を可能な限り標準化された尺度で評価することが勧められると提言され，信頼性や妥当性に優れ，世界的にも汎用されているADL評価尺度として，FIMおよびBIがあげられている．

　また，日本リハビリテーション医学会評価・用語委員会による国内外のリハ関連雑誌で使用されている評価法の動向調査[6]では，2013年の「脳血管障害・その他脳疾患」に関する論文で使用された評価法の総数は延べ335件であった．このう

ち，ADL評価法として抽出されたのは，FIM 23件，BI 10件，mRS 6件であった．

3．ADL評価の目的

ADL評価を行うことで，患者の各ADL動作がどの程度自立しているのか，介護が必要なのかを定量化することが可能となり，リハ治療の計画を立てる際に役立つ．

ADL評価尺度を用いることで，ADLの改善度を定量化することが可能となり，リハ治療の効果判定に用いることができる．さらには，多変量分析などの統計解析を行うことで，入院時のADLから退院時のADL，在院日数，転帰を予測することが可能である．

また，標準化されたADL評価法を用いることで，国内外の施設の多職種スタッフとの情報交換を行う際の共通言語となる．わが国における脳卒中や大腿骨頸部骨折などの地域連携パスにおいても，多施設間，多職種間の共通言語としてADLの記載が必須となっている．

医療経済的な側面においても，ADL改善度を定量化することで，医療費の適正使用を行う際の重要な情報となる．わが国では，疾患別リハ料として，廃用症候群リハ料を算定する際には，FIMやBIの点数により算定要件が規定されている．

4．ADLを評価する際の注意点

ADL評価をする際には，研修会への参加や評価マニュアルを熟読したうえで，実際に評価を行うなどして，正確に評価できるようトレーニングを積む必要がある．トレーニングの一環として，同一患者を複数の評価者で評価し，検者間信頼性を検証することは有益である．

評価場面がリハ訓練室，病棟，家庭かによって環境や介助者が異なったり，評価者がリハ専門職，看護師もしくは家族かによっても，ADL評価法の点数に相違が出やすいので，評価法の点数の相違にも注意をする必要がある．

また，評価方法を問診やアンケートにより聞き取る場合と，実際に患者が行っているADL動作を観察して評価する場合とでは相違が生じやすいので，評価方法を統一することも重要である．

5．代表的なADL評価法

(1) FIM

①FIMの特徴

FIMは大項目2（運動項目と認知項目），中項目6（セルフケア，排泄コントロール，移乗，移動，コミュニケーション，社会的認知），小項目18から構成され，これらの項目を共通の採点基準（1～7点）で評価する（表1）[7,8]．したがって，運動13項目の合計点（運動FIM）は13～91点，認知5項目の合計点（認知FIM）は5～35点になる．運動FIM合計点と認知FIM合計点を足し合わせたFIM総得点（18～126点）も用いられるが，運動FIM合計点と認知FIM合計点は別々に扱われることが多い．

FIMは介護量（burden of care）の測定を目的とし，「しているADL」を評価する．すなわち患者に動作をさせて採点するのではなく，日常生活では実際にどのように行っているかを観察などによって採点する．評価尺度は既存のADL評価法よりも詳細であるが，各項目の最高点と最低点および評定尺度の基準が統一されているので，評価しやすい．

②計量心理学的特性

FIMは高い信頼性・妥当性が報告され[5]，特に信頼性に関しては，11研究のメタアナリシスにおいても担保されている[9]．

③FIM使用にあたっての注意

FIMはUDSの中核をなすADL評価法であり，米国ではversionが更新されているが，FIM第3版日本語版[7]を学術使用するのであれば，知的財産上の問題は発生しない．

④教育システム・作成者利用者関係

FIMの採点に資格は必要ない．基本原則や評価方法を理解する必要があるが，特別な訓練は必要ない．FIMを理解するには，手引書を利用したり[7,8]，全国の主要な都市で定期的に開催されているFIM講習会に参加したりする方法がある．

表1　Functional Independence Measure（機能的自立度評価法；FIM）

A．評価項目

運動項目	セルフケア	食事 整容 清拭 更衣・上半身 更衣・下半身 トイレ動作
	排泄コントロール	排尿管理 排便管理
	移乗	ベッド・椅子・車椅子 トイレ 浴槽・シャワー
	移動	歩行/車椅子 階段
認知項目	コミュニケーション	理解 表出
	社会的認知	社会的交流 問題解決 記憶

B．採点基準

介助者不要
　7点：完全自立
　6点：修正自立
介助者必要
　5点：監視・準備
　4点：最小介助
　3点：中等度介助
　2点：最大介助
　1点：全介助

(慶應義塾大学医学部リハビリテーション科，1991)[7]

⑤ FIM利得・効率

　リハの効果を示す臨床指標としては，FIM利得（退院時FIM点数−入院時FIM点数）やFIM効率（1日あたりのFIM利得＝FIM利得/入院日数）が用いられる．

⑥ 国際比較

　FIMによって初めて国内はもとより，海外での脳卒中患者のリハに関する動向を共通の基盤で比較することが可能となったが，FIMの項目難易度には文化による相違が認められるため，国際比較をする場合，注意が必要である[13]．今後，脳卒中リハにおける国際的なデータベースの構築や予後予測，治療効果判定などに関する国際比較研究も可能になっていくことが期待される．

(2) Barthel index (BI)

　評価項目は10項目から構成され，評定尺度は自立，部分介助，介助の3段階でそれぞれの項目に5点から15点の配点がなされ，すべて自立であれば総得点は100点，すべて介助であれば0点となる（表2）[3,5]．BIは高い信頼性，妥当性が報告され[5]，国内外においてADL評価法として数多くの研究に用いられてきた．現在でも簡便なADL評価法として汎用されている．

(3) modified Rankin Scale (mRS)

　評定尺度は，グレード0（全く症候がない）〜5（寝たきり）の6段階（死亡も含めると7段階）で評価する（表3）[2,10,11]．信頼性やFIMやBIとの妥当性に関する検証もなされており[5,10]，機能予後の評価尺度として，脳卒中に関する治療試験などの臨床研究において世界的に用いられている．日本語版の問診票も開発され[10]，簡便に採点可能であるが，反面，評価者の解釈に影響されやすく，詳細なADLの状況を評価することは難しい．

6．手段的ADL

(1) 手段的ADLとは

　手段的ADL（instrumental ADL；IADL）とは，ADLを基本とし，日常生活，在宅生活に関連した応用的な幅広い動作を評価するものである．具体的な評価項目としては，電話の使用，買い物，食事の支度，家事，洗濯，移動・外出，服薬の管理，金銭の管理などで構成され，在宅生活での自立的な生活能力を評価する．ADLがヒトが自立して生活するための基本的な身体的動作を指しているのに対し，IADLはより応用的な動作や社会的自立が必要な活動を指す．

表2 Barthel Index（バーセル指数；BI）

	自立	部分介助	介助	内容
1. 食事	10	5	0	食べ物を取って口に入れるまで．自己装着の装具・自助具は減点せず，普通の時間内でなければならない．きざむ必要があれば部分介助．
2. 椅子ベッド移乗	15	10 5	0	ベッドから起き上がることも含める．部分介助の10点は最小介助または監視の場合．5点は起き上がって座れるが移れない．
3. 整容	5	0	0	洗顔，整髪，髭剃り，歯磨きを含む．手すりは減点せず，差し込み便器なら空にしてきれいにできて10点．
4. トイレ動作	10	5	0	乗り移り，服の上下，拭く，流す．
5. 入浴	5	0	0	浴槽，シャワーまたはスポンジバス．
6. 平地歩行	15	10 5	0	基準は50ヤード（46メートル）．義肢・装具・杖，車輪なし歩行器はよいが，車輪の歩行器は不可．10点は軽介助，監視の場合．5点は歩けないが車椅子操作可能．
7. 階段	10	5	0	手すり，杖を使ってもよいが，杖は持ち歩けなければならない．
8. 更衣	10	5	0	靴紐，ファスナーも含める．
9. 排便コントロール	10	5	0	失敗しないかどうかと，坐薬や浣腸を自分で管理できるか．5点は坐薬・浣腸の介助か，時々の失敗．
10. 排尿コントロール	10	5	0	失敗しないかどうかと，集尿器を自分で管理できるか．5点は時々の失敗または集尿器の介助．

(Mahoney et al, 1965)[3]

表3 日本版 modified Rankin Scale（mRS）

	modified Rankin Scale	参考にすべき点
0	全く症候がない	自覚症状および他覚徴候がともにない状態である
1	症候はあっても明らかな障害はない：日常の勤めや活動は行える	自覚症状および他覚徴候はあるが，発症以前から行っていた仕事や活動に制限はない状態である
2	軽度の障害：発症以前の活動がすべて行えるわけではないが，自分の身の回りのことは介助なしに行える	発症以前から行っていた仕事や活動に制限はあるが，日常生活は自立している状態である
3	中等度の障害：何らかの介助を必要とするが，歩行は介助なしに行える	買い物や公共交通機関を利用した外出などには介助*を必要とするが，通常歩行†，食事，身だしなみの維持，トイレなどには介助*を必要としない状態である
4	中等度から重度の障害：歩行や身体的要求には介助が必要である	通常歩行†，食事，身だしなみの維持，トイレなどには介助*を必要とするが，持続的な介護は必要としない状態である
5	重度の障害：寝たきり，失禁状態，常に介護と見守りを必要とする	常に誰かの介助*を必要とする状態である
6	死亡	

*介助とは，手助け，言葉による指示および見守りを意味する．
†歩行はおもに平地での歩行について判定する．なお，歩行のための補助具（杖，歩行器）の使用は介助には含めない．

(van Swieten et al, 1988[2]，篠原・他, 2007[10]，Shinohara et al, 2006[11]）

(2) LawtonらのIADL評価法

IADLについては，重要な項目が年齢，性別，生活環境（家庭内での役割，家屋の状態，生活スタイル）などによって異なるため，国際的に統一した評価スケールの開発は難しい．1960年代に開発されたLawtonら[12]のIADL評価法は，その後に開発された評価法の基礎となっている．

電話の使用，買い物，食事の支度，家事，洗濯，移動手段，服薬の管理，財産管理の8項目から構成される[12,13]．男女間で評価項目（質問内容）が異なる点が特徴的であるが，生活様式は時代とともに開発された時期とは変化してきており，性差を勘案することは妥当ではないとの意見もある．

(3) Frenchay Activities Index（FAI）

食事の用意，食事の片づけ，洗濯，掃除や整頓，力仕事，買い物，外出，屋外歩行，趣味，交

```
※普段の生活の様子に関する15の質問に対して，最も近い回答を選びその番号（0，1，2，3）を〔　〕内に記入してください．
◎最近の3カ月間の状態（問1～問10）                                                合計得点〔　　〕

0：していない　1：週1回未満であるがしている　2：週1～2回程度している　3：ほとんど毎日している
　1．〔　〕食事の用意：実際に献立，準備，調理をすること
　2．〔　〕食事の片づけ：食器類を運び，洗い，拭き，しまう

0：していない　1：月1回未満であるがしている　2：月1～3回程度している　3：週1回以上している
　3．〔　〕洗濯：手洗い，コインランドリーなど洗濯方法は問わないが，洗い乾かすこと
　4．〔　〕掃除や整頓：モップや掃除機を使った清掃，衣類や身の回りの整理・整頓など
　5．〔　〕力仕事：布団の上げ下ろし，雑巾で床を拭く，家具の移動や荷物の運搬など
　6．〔　〕買い物：品物の数や金額を問わないが，自分で選んだり購入したりすること
　7．〔　〕外出：映画，観劇，食事，酒飲み，会合などで出かけること
　8．〔　〕屋外歩行：散歩，買い物，外出などのために，少なくとも15分以上歩くこと
　9．〔　〕趣味：園芸，編物，スポーツなどを行う．テレビで見るだけでは趣味に含めない．自分で何かをすることが必要である
　10．〔　〕交通手段の利用：自転車，車，バス，電車，飛行機などを利用する

0：していない　1：週1回未満であるがしている　2：月1～3回程度している　3：少なくとも毎週している
　11．〔　〕旅行：車，バス，電車，飛行機などに乗って楽しみのために旅行をすること．出張など仕事のための旅行は含まない

0：していない　1：ときどき，草抜き，芝刈り，水まき，庭掃除などをしている　2：定期的にしている
3：定期的にしている．必要があれば，掘り起こし，植え替えなどもしている
　12．〔　〕庭仕事：

0：していない　1：電球その他の部品の取り換え，ネジ止めなどをしている　2：ペンキ塗り，室内の模様替え，車の点検・洗車などしている　3：家の修理や車の整備をしている
　13．〔　〕家や車の手入れ：

0：していない　1：半年に1回程度読んでいる　2：月1回程度読んでいる　3：月2回以上読んでいる
　14．〔　〕読書：通常の本を対象とし，新聞，週刊誌，パンフレット類はこれに含まれない

0：していない　1：週に10時間未満働いている　2：週に10～30時間働いている
3：週に30時間以上働いている
　15．〔　〕勤労：常勤，非常勤，パートを問わないが，収入を得るもの．ボランティア活動は仕事に含めない
```

図1　Frenchay Activities Index（FAI）自己評価表　　　　　　　　　　　　　（蜂須賀・他，2001）[15]

通手段の利用，旅行，庭仕事，家や車の手入れ，読書，仕事の15項目から構成され，評定尺度は4段階で各項目共通である[14]．日本語版も開発されている（図1）[15]．日本人には日常的作業といえない項目が含まれている点が問題となる．

（4）老研式活動能力指標

高齢者を対象とした評価尺度としては，東京都老人総合研究所が開発した老研式活動能力指標[16]や老研式活動能力指標を基盤に新しく開発されたJST版活動能力指標がある．いずれも，高齢者の活動能力を測定することが目的のため，IADL以外の項目が含まれていることが特徴である．IADL評価法として若年者を含めすべての世代の脳卒中患者の評価に用いることはできない．

7．脳卒中患者のADL障害

（1）ADLの予後

図2に脳卒中発症後のADLの回復状況を示した[17]．65歳未満の就労世代では，約7割が麻痺などの後遺症を有しないか，もしくは後遺症を有していても日常生活に問題がない状態まで回復している．一方，65歳以上の高齢者では年齢が高くなるほど自立する割合が少なくなることがわかる．

Duncanら[18]は，459例の脳卒中患者（くも膜下出血を除く）の発症2週間以内から6カ月まで経時的に障害を評価した．発症6カ月後に，mRSで0もしくは1（後遺症があっても支障がない）の割合は24.4％，0～2（日常生活自立）の割合は46.2％であった．逆に，脳卒中を発症すると，約4分の

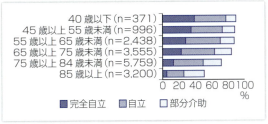

図2　脳卒中患者の退院時の自立度
2008～2012年の間に発症した初回発症の脳血管障害患者の退院時の自立度（秋田県脳卒中発症登録データ）．
完全自立：症状がないか，症状はあっても日常生活や社会生活に問題がない状態．
自立：麻痺などがあっても自立している状態．
　　　　　　秋田県脳卒中発症登録データ（厚生労働省，2017）[17]

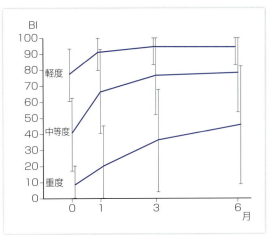

図3　重症度別の脳卒中患者のADL経時変化
459例の脳卒中患者（くも膜下出血を除く）を対象に，発症2週間以内の運動麻痺，感覚障害，歩行や座位のバランス，および認知機能の合計点によって，脳卒中を重度・中等度・軽度の3群に層別化し，発症2週間以内から6カ月まで経時的にBarthel IndexによりADLを評価．
（Duncan et al, 2000[18]を一部改変）

3は後遺症により生活に支障をきたし，約半分は日常生活が自立しないともいえる．

　脳卒中の後遺症を最も大きく左右する因子は，脳卒中発症1週間から2週間以内の一次障害の重症度である．つまり，脳卒中発症後，一次障害が重度に出現した患者ほど，その後の回復の見通しが悪く，後遺症が残りやすい．

　発症2週間以内の運動麻痺，感覚障害，歩行や座位のバランス，および認知機能の合計点によって，脳卒中を重度，中等度，軽度の3群に層別化したところ，その後のADLの回復には差がみられた（図3）[18]．しかし，重度群においても，BIの分布は幅広く，中にはADLの比較的よい者もみられることに注目したい．脳卒中による後遺症が残らないことが最も望ましい結果であるが，何らかの後遺症が残存する場合にも，代償的アプローチを行い，ADLの改善を図ることが重要である．

(2) ADLの帰結予測と阻害要因

　「脳卒中治療ガイドライン2015」[5]では，リハプログラムを実施する際，ADL，機能障害，患者属性，併存疾患，社会的背景などをもとに機能予後，在院日数，転帰先を予測し参考にすることが推奨されている．多変量解析などの統計手法を用いた予後予測法により，患者の属性，併存疾患，初期の機能障害やADLなどの情報をもとに，ADLの帰結，在院日数および転帰はある程度予測可能であるが，その予測精度，適用の限界を理解しながら使用すべきである[19,20]．予測法は経験の浅い治療者の参考になるものの，各患者に対する精度の高い予測はいまだ困難であり，個別の条件を考慮して行う必要がある．

　初期の低いADL，重度の運動麻痺，高齢，半側空間無視，バランス障害，重篤な併存疾患（訓練をしばしば中止する程度）は，機能予後を不良とし，在院日数を延長し，家庭復帰率を低下させる因子である[21]．年齢に関して，Tokunagaらは[22]，回復期リハ病棟を退院した脳卒中患者を対象に，入院時FIMと年齢で層別化しFIM利得の平均値を比較したところ，入院時FIMが18～107点の範囲では，年齢が増すとFIM利得は有意に低下しており，年齢がADL改善度に影響することを示した（図4）．

(3) 総得点のもつ意味

　BIでは，脳卒中患者において，総得点40点以下では食事・排泄・整容が全介助か部分介助，60点では移乗・更衣は部分介助で可能，75点では移乗はほぼ自立，トイレ動作は80%，更衣は60%が自立，85点になると65%が歩行自立と表現できる[23]．

　一方，FIMでは，脳卒中片麻痺患者において，運動項目が50～60点台の半介助群の場合は「移乗やトイレ動作に介助が必要であるが，食事，整容，排泄管理はできる」，70点台のセルフケア自

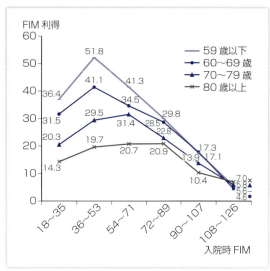

図4 年齢と入院時FIMで層別化したFIM利得
図中の数値はFIM利得の平均値．
回復期リハ病棟を退院した脳卒中患者1,572例を対象に，入院時FIMで6群，年齢で4群に層別化しFIM利得の平均値を比較．
(Tokunaga et al, 2012)[22]

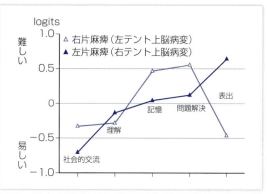

図6 脳卒中片麻痺患者におけるFIM認知項目の難易度順
Rasch分析により，難易度 (logits) を算出．
(Tsuji et al, 1995)[25] を一部改変）

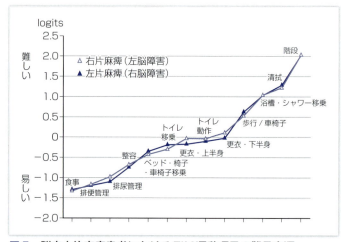

図5 脳卒中片麻痺患者におけるFIM運動項目の難易度順
初回発症の脳血管障害（テント上病変）による片麻痺患者190例を対象に，Rasch分析により，FIM運動項目の項目別難易度 (logits) を算出．
(Tsuji et al, 1995)[25] を一部改変）

立群の場合は「入浴の際には，介助を有し，歩行/車椅子は一部介助だが，他の項目は自立している」，80点台後半では「階段を含め自立している」と表現することができる[24]．

（4）ADL項目別難易度順

脳卒中片麻痺患者においては，ADL動作の難易度順（自立の順位）がほぼ決まっている．難易度順を理解しておくと，ADL訓練を行う際の参考になる．

図5はFIM運動項目，図6はFIM認知項目の難易度順である．Rasch分析により，難易度(Logits)を算出した[25]．運動項目では，麻痺側によらず食事，排便・排尿管理，整容は難易度が低く，ベッド・椅子・車椅子移乗，トイレ移乗，トイレ動作，更衣が中等度の難易度，歩行/車椅子，浴槽・シャワー移乗，清拭，階段は難易度が高い．一方，認知項目では，麻痺側により難易度には差違があり，左片麻痺では難易度の低い順に，社会

的交流，理解，記憶，問題解決，表出であるが，右片麻痺では理解や表出の難易度が高くなっている．この理由としては失語症の影響が考えられる．

（辻　哲也）

■文献

1) 今田 拓：ADL評価について．リハ医 13：315，1976.
2) van Swieten JC, et al：Interobserver agreement for the assessment of handicap in stroke patients. *Stroke* 19：604-607, 1988.
3) Mahoney FI, Barthel DW：Functional evaluation：the Barthel index. *Md State Med J* 14：61-65, 1965.
4) The Data Management Service of the Uniform Data System for Medical Rehabilitation and the Center for Functional Assessment Research：Guide for use of the uniform data set for medical rehabilitation（Ver3.0），State University of New York at Buffalo, New York, 1990.
5) 日本脳卒中学会脳卒中ガイドライン委員会編：脳卒中リハビリテーションの進め方―評価．脳卒中治療ガイドライン2015，協和企画，2015，pp 272-274.
6) 日本リハビリテーション医学会評価・用語委員会：リハビリテーション関連雑誌における評価法使用動向調査9．*Jpn J Rehabil Med* 54：158-166, 2017.
7) 慶應義塾大学医学部リハビリテーション科（訳）：FIM：医学的リハビリテーションのための統一データセット利用の手引き，第3版，慶應義塾大学医学部リハビリテーション科，1991.
8) 千野直一，他編：脳卒中の機能評価―SIASとFIM（基礎編），金原出版，2012.
9) Ottenbacher KJ, et al：The reliability of the functional independence measure：a quantitative review. *Arch Phys Med Rehabil* 77：1226-1232, 1996.
10) 篠原幸人，他：modified Rankin Scaleの信頼性に関する研究―日本語版判定基準書および問診票の紹介．脳卒中 29：6-13, 2007.
11) Shinohara Y, et al：Modified Rankin Scale with expanded guidance scheme and interview questionnaire：Interrater agreement and reproducibility of assessment. *Cerebrovasc Dis* 21：271-278, 2006.
12) Lawton MP, Brody EM：Assessment of older people：self-maintaining and instrumental activities of daily living. *Gerontologist* 9：179-186, 1969.
13) 日本老年医学会編：健康長寿診療ハンドブック―実地医家のための老年医学のエッセンス，メジカルビュー社，2011，p137.
14) Holbrook M, Skilbeck CE：An activities index for use with stroke patients. *Age Ageing* 12：166-170, 1983.
15) 蜂須賀研二，他：応用的日常生活活動作と無作為抽出法を用いて定めた在宅中高年齢者のFrenchay Activities Index標準値．リハ医 38：287-295, 2001.
16) 古谷野亘，他：地域老人における活動能力の測定―老研式活動能力指標の開発．日公衛誌 34：109-114, 1987.
17) 厚生労働省：秋田県脳卒中発症登録データ，事業場における治療と職業生活の両立支援のためのガイドライン 参考資料，脳卒中に関する留意事項，2017：http://www.mhlw.go.jp/stf/seisakunitsuite/bunya/0000115267.html（2017年11月24日閲覧）．
18) Duncan PW, et al：Defining post-stroke recovery：implications for design and interpretation of drug trials. *Neuropharmacology* 39：835-841, 2000.
19) Counsell C, et al：Predicting functional outcome in acute stroke：comparison of a simple six variable model with other predictive systems and informal clinical prediction. *J Neurol Neurosurg Psychiatry* 75：401-405, 2004.
20) Heinemann AW, et al：Prediction of rehabilitation outcomes with disability measures. *Arch Phys Med Rehabil* 75：133-143, 1994.
21) 正門由久：各種疾患・障害の動向―脳卒中のリハビリテーション．リハビリテーション医学白書（リハビリテーション医学会監修），医学書院，2003，pp140-147.
22) Tokunaga M, et al：Effects of age on functional independence measure score gain in stroke patients in kaifukuki rehabilitation ward. *Jpn J Compr Rehabil* Sci 3：32-36, 2012.
23) 正門由久，他：脳血管障害のリハビリテーションにおけるADL評価-Barthel indexを用いて．総合リハ 17：689-694, 1989.
24) 辻 哲也・他：入院・退院時における脳血管障害患者のADL構造の分析―機能的自立度評価法（FIM）を用いて．リハ医 33：301-309, 1996.
25) Tsuji T, et al：ADL structure for stroke patients in Japan based on the functional independence measure. *Am J Phys Med Rehabil* 74：432-438, 1995.

失語

1. 言語野と周辺領域の機能解剖[1]（図1）

言語野は，右利きの場合，95％で左大脳にあり，シルビウス裂周囲に，①シルビウス裂周辺領域（peri-sylvian region：図1の ←），②超シルビウス裂周辺領域（extra-sylvian region；図1の◂⋯）として局在している．

側頭葉は，上側頭溝，下側頭溝を境界に上側頭回，中側頭回，下側頭回に分けられる．角回は上側頭溝の延長上の脳回，縁上回はシルビウス裂の延長上の脳回である．聴覚情報は，まず一次聴覚野の上側頭回の上面（シルビウス裂の中に位置する）にあるヘシュル横回に入る．次いで，上側頭回を経由し，上側頭回の後方1/3に位置するウェルニッケ（Wernicke）野（図1のW）において，聴覚情報は「理解」される．聴覚理解には他に，中側頭回や上側頭回前部，角回なども関与する[2]．これらの部位が損傷されると，感覚性失語（ウェルニッケ失語）となり，聴覚理解が不良となる．

角回は，側頭葉で行われる聴覚情報処理，後頭葉で行われる視覚情報処理，頭頂葉で行われる体性感覚情報処理の各要素が流れ込む部位で，異種感覚間連合（例：視覚性言語の聴覚性言語への変換）を行う．左角回は，特に意味処理の過程に強く関与していることが判明している[3]．この部位の損傷で，ゲルストマン（Gerstmann）症候群（失書，失算，左右失認，手指失認）や観念失行＊が発症する．

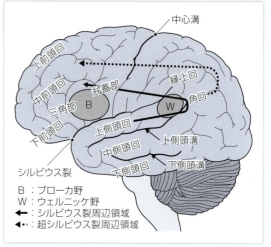

図1　左大脳半球の言語野とその機能

聴覚情報の単純な復唱は，ウェルニッケ野から角回の皮質下を通る弓状束を介して，発語に関する運動プログラムを有するブローカ野に到達して達成される．ブローカ野は，下前頭回の中1/3（前頭弁蓋部および三角部）に位置する．ウェルニッケ野から弓状束，そしてブローカ（Broca）野に至るルートが，シルビウス裂周辺領域に相当する．このルートの損傷では，聞いた内容を復唱して話すことができない．ブローカ失語，ウェルニッケ失語，伝導失語などでみられる．

ウェルニッケは，中心溝より前の領域は運動，後の領域は感覚領域であると述べたが，前方に発語のプランと文法機能が，後方に意味処理機能が位置している．したがって，ブローカ失語でも文法的な理解の障害があり，「A君はB君に花束を

観念失行：一連の順序立った行為が自然状況下でもできない．しかし，言語命令や模倣などでは可能であるが，有意味性は認めない．動作順序そのもののプログラムの障害である．
　一方，観念運動失行は，言語命令や模倣などの意図的な状況下で単純な身振りができない．しかし，自然状況下で自動的には可能．動作順序そのもののプログラムは保持されているものの，意図的に実行することができない障害．両者とも失語症に合併することがしばしばある．

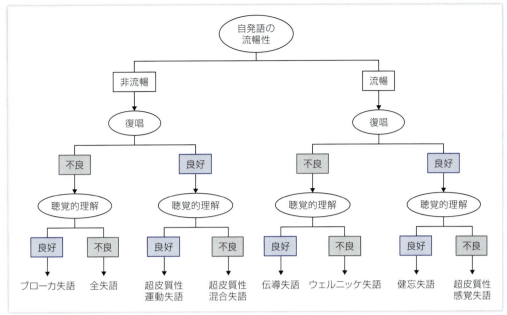

図2 失語の分類

あげる」,「A君はB君から花束をもらう」などの理解が困難となる.

2. 失語のタイプ分類（図2）

図1の言語野の分布および機能の相違に基づき，損傷部位および範囲によって，失語はタイプ分類される．図2は，最も繁用されているWernicke-Geschwind-Lichtheimの図式を基礎とする失語分類である．いずれの失語でも，言語の4要素，すなわち「話す」,「聞く」,「書く」,「読む」すべてに，程度の差はあるが障害が起きる．しかし，おおよそ，自発語の流暢性と復唱，聴覚理解の3側面から，以下の手順で8つのタイプに分類する．

〈失語のタイプ分類の手順〉

①まずは，住所や体調などの一般的質問をして，自発語の流暢性をみる．
非流暢とは，発話が努力性で音に歪みがあり，単語や短文をぽつぽつと話す場合をいう．非流暢性の場合，発語に関する運動プログラムが障害されていると推定され，病巣は中心溝よりも前方であろうと考える．
②その後，復唱能力を調べる．
復唱が不能の場合，前述のシルビウス裂周辺領域の障害（ブローカ失語，ウェルニッケ失語，伝導失語）を考える．逆に，復唱が可能ならば，超シルビウス裂周辺領域の障害を想定する．すなわち，超皮質性失語（超皮質性運動失語，超皮質性感覚失語，超皮質性混合失語）を疑う．ただし，喚語（言葉の命名）のみが障害されている健忘失語は例外である．
③その後，聴覚的理解の程度を調べる．
「左手で右の耳を触ってください」,「雪は黒いですか」などの質問で理解能力を確認し，障害があれば，意味野の存在する中心溝より後方の領域の損傷を疑う．すなわち，超皮質性運動失語はブローカ野の周辺（前方，上方，補足運動野など），超皮質性感覚失語は，ウェルニッケ野の周辺，超皮質性混合失語はその両者を含む病変を推定する．

表1は，タイプ別に各失語における言語の各側面を記した，杉下[4]のまとめた表の抜粋である．表2は，表1を踏まえた各失語の特徴のまとめである．

3. 失語を呈する脳卒中の特徴

高次脳機能障害全国実態調査委員会の報告[5]に

表1 失語のタイプ別特徴

	自発話	復唱	聴覚理解	読解	音読	自発書字	書き取り
ブローカ失語	×（非流暢性）	×	△〜○	△	×	×	×
ウェルニッケ失語	×（流暢性）	×	×	×	×	×	×
伝導失語	×（流暢性）	×	△〜○	△〜○	×	×	×
超皮質性感覚失語	×	△〜○	△〜○	△	△	△〜×	△〜×
超皮質性運動失語	×（流暢性）	×（反響言語）	×	×	×	×	△〜×
超皮質性混合失語	×	×（反響言語）	×	×	×	×	×
健忘失語	△（語健忘，流暢性）	○	○	△〜○	△	△（語健忘）	△（語健忘）
全失語	×（非流暢性）	×	×	×	×	×	×

（杉下，1995[4]）を参考に作成）

表2 各失語の特徴

ブローカ失語	発話の障害が重度だが，聴覚理解は比較的良好．しかし複雑な内容は理解できない．
ウェルニッケ失語	流暢な発話で構音も保たれるが，錯語が多く，内容は意味不明となることが多い．聴覚理解は単語レベルから障害される．ブローカ失語に比し，病態失認を呈しやすい．
伝導失語	自発話は流暢だが，音韻性錯語が多い．聴覚理解は良好だが，複雑な内容を理解することは困難．
超皮質性感覚失語	聴覚理解が重度に低下．発話は流暢だが，内容は空虚で錯語や新造語が多い．復唱は良好．
超皮質性運動失語	発話量が著明に低下し自ら話すことは少ない．話しても短文に限られる．聴覚理解は比較的良好．復唱は可能．
超皮質性混合失語	自発話はほとんどなく，聴覚理解も重度に低下．復唱は可能．
健忘失語	自発話は流暢だが，語想起が困難．物品の呼称障害が目立つ．言語理解は良好．復唱は比較的良好だが，長文では障害が生じる．
全失語	自発語は非流暢で少なく，聴覚理解，復唱，読解，書字など，すべての言語機能に重度の障害がある．

よると，18,438人の脳卒中患者についての医療機関からの調査結果では，主要症状として失語，記憶障害，注意・遂行機能障害，行動・情緒の障害を有する患者割合は，脳梗塞では，それぞれ28.6％，9.5％，18.0％，7.3％，脳内出血では，それぞれ34.8％，10.2％，23.0％，7.7％，くも膜下出血では，それぞれ24.4％，21.4％，24.7％，11.5％であった．一方，筆者らが東京都で行った高次脳機能障害者実態調査[6]によると，脳卒中患者123名への本人調査では，医療機関より，失語は40.7％に，記憶障害は43.1％に，注意障害は27.6％に，行動と感情の障害は16.2％に残存していたと報告されている．以上より，脳卒中後，失語を合併する例は，少なくとも，30〜40％程度は存在すると考えられる．

1 脳梗塞

シルビウス裂周辺領域は，左中大脳動脈の灌流領域である．したがって，左中大脳動脈の皮質枝の閉塞であれば，梗塞の範囲と部位に相当する失語症を呈する．ブローカ野やウェルニッケ野に限局する梗塞例では，各失語症は軽度にとどまり，梗塞範囲が周辺に広く及ぶ例は症状も重篤となり，回復も遅い．左前大脳動脈は，前部帯状回や補足運動野，前運動野を灌流していることから，超皮質性運動失語を呈しやすい．左後大脳動脈の皮質枝の閉塞では，失読，失書などの失語症の周辺症状を呈しやすい．言語野の皮質が広範に梗塞に至る例は，皮質下に損傷を呈する脳出血に比し，回復は不良となりやすい．

分水嶺梗塞（watershed infarction）として，①左前大脳動脈と左中大脳動脈の境界域（左前頭葉白質〜皮質）の梗塞では，超皮質性運動失語が，②左中大脳動脈と左後大脳動脈の境界域（左頭頂葉〜左後頭葉の白質〜皮質）の梗塞では，超皮質性感覚失語が生じやすい．

一方，左レンズ核線条体動脈や左前脈絡叢動脈などの穿通枝の閉塞による基底核など皮質下の限局病巣でも失語症は発生するが，軽微あるいは予後は良好である．

2 脳出血

脳出血による失語症の発症は，①言語野と関連する神経のネットワークの離断，②言語野への血腫そのものの影響（損傷，圧迫による虚血）の2点がおもな要因と考えられる．言語野を含む大脳皮質のほとんどすべての領野からの入力は，白質から線条体（尾状核と被殻）に入り，以後，基底核を経由して，基底核の出力核である淡蒼球内節ないし黒質網様部から視床（前腹側核，外側腹側核）に送られ，大脳皮質に返される．すなわち，基底核は，大脳皮質 → 大脳基底核 → 視床 → 大脳皮質が形成する回路の一部を構成している．したがって，基底核や視床の損傷が，神経のネットワークの離断を生じ，失語症を含む高次脳機能障害を発生しうることになる．一方，言語野への血腫そのものの影響は，脳MRIによる虚血性変化や脳血流SPECTによる血流低下所見にて確認する．

(1) 被殻出血

被殻に限局する血腫では失語は軽微である．左大脳白質から皮質に波及する例や脳室穿破例，開頭血腫除去例では失語症が発生し，血腫量および血腫の伸展方向によって重篤度，失語症のタイプが異なる．

(2) 視床出血

左視床出血により失語を呈する例がある．血腫は脳室内穿破あるいは内包に及ぶほどの拡大例が多い．視床前核は，乳頭視床路，脳弓が入力し帯状回に投射していることから，前核に血腫が及ぶと，記憶障害を合併することがある．また，視床内側核は，扁桃核，視床下部から入力し前頭葉眼窩面，前頭前野に投射していることから，脳室内穿破例のように内側核が損傷されると，前頭葉症状*を合併することが多い．

(3) 尾状核出血

左尾状核出血は，ブローカ野にも近く，ブローカ失語，超皮質性運動失語を呈しやすい．注意障害や遂行機能障害などの前頭葉症状を合併することが多い．

(4) 皮質下出血

言語野周辺の出血で，それぞれ該当する失語症を発症する．

3 くも膜下出血

くも膜下出血による失語症は，①初期の脳動脈瘤の破裂により，出血がくも膜下腔ではなく，脳実質の言語野周辺に及ぶ場合と，②出血後の脳血管攣縮によって言語野に梗塞が生じた場合に生ずる．いずれの場合も，原因となる脳動脈瘤は，左中大脳動脈領域に生じた場合に好発する．

4. 画像診断（図3）

脳CTやMRIによる画像診断の意義は次の点にある．

①臨床症状と対比し，臨床的に表出していない症候の有無の確認．例えば，ブローカ失語を呈しているが，損傷範囲が前頭前野に広く及んでいる場合，注意障害や遂行機能障害も合併していると推定できる．

②予後予測．多発性脳梗塞など多発性病巣がすでに存在する場合は予後は不良となる．視床に限局するような出血であれば，失語の予後は良好と推定できる．

図3Aに主たる脳回とブローカ野，ウェルニッケ野の位置，画像に描出されるスライスの一部を示した．図3BにMRI上の対応部位を示した．図3Bの⑦のスライスは，同一のスライスでブローカ野とウェルニッケ野が描出される．脳室の前角を確認し，その外側にブローカ野がある．

5. 失語の神経心理学的評価

リハを進めるにあたって失語の客観的評価は必須である．失語の有無，タイプ，重症度を正しく把握し，それに基づいて対応方法を決め，リハを

前頭葉症状：前頭葉損傷でみられやすい症状には，注意障害（注意の維持，選択的集中，分配，変換の障害），遂行機能障害（物事を計画して実行することの障害），社会的行動障害（意欲の低下，引きこもり，うつ状態などの発動性の問題，暴力，暴言，自己中心的，衝動性などの脱抑制の問題，病識の低下など自己内省の問題など）がある．

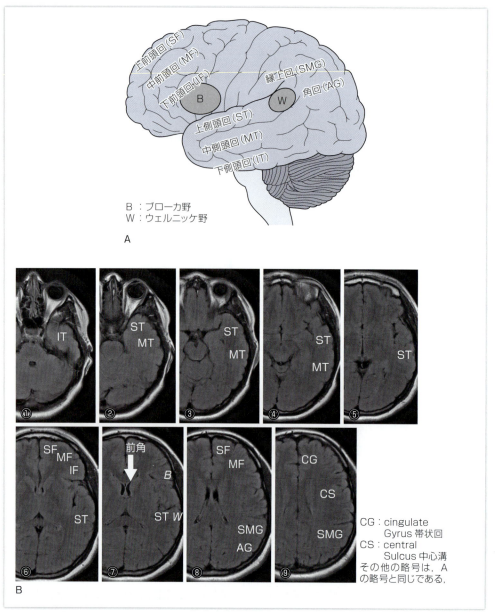

図3 脳画像のスライス面と脳回，言語野の位置関係

進める．わが国では，客観的な評価手段として，標準失語症検査（SLTA）[7]，WAB失語症検査[8]，実用コミュニケーション能力検査（CADL）[9]が汎用されている．

(1) 標準失語症検査(Standard Language Test of Aphasia；SLTA)（図4）

わが国で最も使用頻度の高い検査である．聴覚的言語理解，口頭言語表出，音読・読字理解，自発書字・書き取り，四則演算の5つの大項目からなり，その下位項目として合計26項目が評価さ れる．各項目ごとに重度，中等度，軽度の平均値がZ値で示されているので，評価結果から重症度が明確となる．所要時間は1時間半ほどで，何回かに分けて実施することも可能である．

(2) WAB 失語症検査 日本版(Western Aphasia Battery)（図5）

WABは，英語版WABの日本語版で，国際的評価が得られている．失語指数が100点満点で算出できること，流暢性，話し言葉の理解，復唱，呼称の項目配点から，全失語，ブローカ失語，ウ

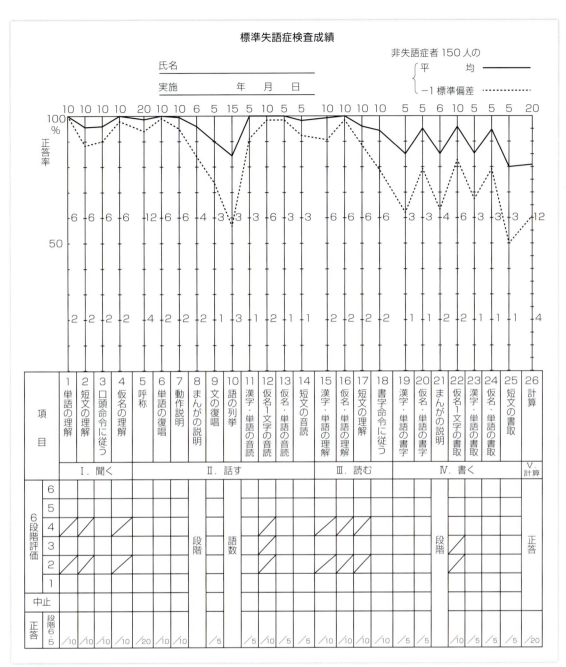

図4　標準失語症検査（SLTA）
聞く，話す，読む，書く，計算について失語症のタイプと重症度を判別する．非失語症者150人の平均を細い実線，同じく-1SDを点線で表している．
各項目について段階6（完全正答）および段階5（一定時間内の正答）の合計点数を上段のグラフに記入する．

（日本失語症学会，1997）[10]

ェルニッケ失語，健忘失語の4タイプに分類できることに特徴がある．所要時間は60〜90分．失語症の検査項目以外に失行検査，半側空間無視の検査，非言語性知能検査などを含んでいる．重症度の指標として失語指数（AQ）や大脳皮質指数（CQ）が算出できる．

(3) 実用コミュニケーション能力検査（Communicative Abilities of Daily Living；CADL）

日常のコミュニケーション活動そのものを判定している．あいさつ，病院場面，外出場面，電話，時計，テレビ，新聞など，あいさつの流れに

I	自発語（内容・流暢性）
II	話し言葉の理解
III	復唱
IV	呼称
V	読み
VI	書字
VII	行為（右手・左手）
VIII	構成（描画，積み木，計算，レーブン色彩マトリックス検査）

I〜VI：これらの成績から，失語のタイプ分類（全失語，ブローカ失語，ウェルニッケ失語，健忘失語）を行う．失語指数を算出できる．
VII：失行の評価
VIII：非言語的な問題解決と視空間的認知の測定尺度

図5　WAB失語症検査

沿って，34項目の課題を含んでいる．答えが言葉で話せなくても，身振り手振りで，相手に何とか伝わればそれでも正答といった，コミュニケーション能力がどれだけあるかという点を検査している．CADL総得点から，コミュニケーションレベルを，段階1：全面援助，段階2：大半援助，段階3：一部援助，段階4：実用的，段階5：自立，に分類している．

（4）掘り下げ検査

失語症状をさらに詳しく特定の言語症状に絞って検査するのが，掘り下げ検査（Deep Test）である．患者1人ひとりの言語障害の特徴を明確にし，訓練方法の選択に活かしていく．標準失語症検査（SLTA）やWAB失語症検査の下位検査の結果をもとに，どの言語症状に絞って掘り下げ検査を行うか選択する．

①失語症語彙検査：単語（名詞・動詞）の情報処理能力を詳しく評価する．
②失語症構文検査（STA）：構文の理解および産生能力を評価する．
③トークンテスト：聴覚的理解を評価する目的で開発されたもので，軽度の障害も抽出できる．

（5）その他認知機能の検査

言語機能以外の認知機能の評価として，非言語性知能検査であるレーブン色彩マトリックス検査（RCPM）やウェクスラー成人知能検査III（WAIS-III）の動作性課題，コース立方体組み合わせテストなどを実施し，非言語性の認知機能を確認しておくことが望ましい．

なお，簡易的に使える認知機能検査である長谷川式簡易知能評価スケール（HDS-R）やMini-Mental State Examination（MMSE）は，言語性の検査であるため失語症者には不向きである．失語症の影響で検査結果が低く出てしまう可能性があり，信憑性は低くなる．

なお，以上の神経心理学的検査を行う前提として，以下の点に留意する必要がある．

〈心理検査実施の際の注意点〉

①心理検査は，心理的ストレスをかける検査である．障害を検出するということは，被験者の前で，ミスを露呈させることになるので，検査を前にして，検査者と被験者の間に十分な信頼関係が構築され，リラックスできるような雰囲気のもとで行うことを心がける．唐突に検査を行うことなく，検査をする意味について理解が得られていなければならない．また，外乱のない，静かな部屋で行う．

②心理検査は，被験者の設問に対する能動的パフォーマンスの内容を評価している．したがって，成績には，意欲，発動性，疲労，うつ症状，注意障害，不眠，半側空間無視，視野欠損などが影響する．これらの要因に十分配慮し評価を行う必要がある．

（渡邉　修，山本一真）

■文献

1) 中村裕子監訳：ベンソン＆アーディラ 臨床失語症学，西村書店，2006.
2) Bogen JE, et al：Wernicke's region-Where is it? Ann N Y Acad Sci 280：834-843, 1976.
3) Binder JR, et al：Where is the semantic system? A critical review and meta-analysis of 120 functional neuroimaging studies. Cereb Cortex 19：2767-2796, 2009.
4) 杉下守弘：失語症．臨床リハ別冊 高次脳機能障害のリハビリテーション（江藤文夫・他編），1995, pp38-43.
5) 高次脳機能障害全国実態調査委員会：高次脳機能障害全国実態調査報告．高次脳機能研 31：19-31, 2011.
6) 東京都高次脳機能障害者実態調査検討委員会：高次脳機能障害者実態調査報告書，2008.
7) 日本高次脳機能障害学会Brain Function Test委員会：標準失語症検査，新興医学出版，1974.
8) WAB失語症検査（日本語版）作成委員会編：WAB失語症検査（日本語版），医学書院，1986.
9) 綿森淑子・他：実用コミュニケーション能力検査，医歯薬出版，1990.
10) 日本失語症学会編：標準失語症検査マニュアル，新興医学出版社，1997.

失認・失行

　失認，失行は，脳卒中患者にも多くみられる高次脳機能障害の1つである．古くから多くの研究者が病態解明や治療に取り組んできているが，今でも患者を目の前にすると対応に戸惑う部分が多く残る分野でもある．これにはいくつかの理由が考えられる．最も大きいと思われる理由の1つは，理論と実際との違いである．失認，失行でみられる症状は，数多くの神経細胞がかかわる機能における障害であり，1つの神経基盤だけではなかなか説明がしきれない．加えて，現実の脳損傷は複数箇所にまたがることも多いので，その臨床像は複数の症状が重なる形となる．結果として失認，失行に関連する症状は多様性が極めて高くなるが，この多様性の高い実際の状況を1つの理論的な神経モデルに当てはめるには若干無理があるという点が最初の理由である．また，実際に失認，失行をどう説明するかについては現在も議論が続いている状況であり，見解が統一されていない．つまり，現実にまだわかっていない部分が多く残っているという点もその理由となっている．

　本項では，失認，失行とはどういったものであり，どう考えて評価をすべきかということについて解説する．失認，失行による症状はさまざまであるが，その基本的な考え方には共通する部分も少なくない．この項では，まずこの共通する部分について述べ，その後は便宜的に，最も多くの研究がなされてきた半側空間無視，ついで半側空間無視以外の失認，最後に失行の順番で解説をしていくこととする．

1. 失認・失行に共通する基本的な考え方

　失認，失行は高次脳機能障害であり，すなわち複数の神経細胞（脳の複数箇所）がかかわる機能の障害である．このことは1つの神経モデルでは説明しにくいことにつながり，また同じ症状名でありながら損傷される部位によってその性質が異なることが起こることにもなる．加えて，実際の疾病では，脳損傷はその機能部位ごとに起こるわけではなく，周辺も含めた複数部位の損傷となり，つまり複数の症状が重なり合うこととなる．このように，失認，失行を伴う患者の臨床像は，多様性の高い症状が複数重なって形成されることとなる．

　このような特徴をもつ失認，失行を評価するにあたっては，1つの軸のみで評価をすることが難しい．すなわち，これをやれば検査は終わりという絶対的な評価方法はない．評価者は，その患者に合わせていくつかの評価法を選択し，それらの結果を総合して評価をすることとなる．多くの場合，一般的な検査法を用いた広い範囲の評価を行うと同時に，症状が関連すると思われる部分はさらに深く詳しく評価していくという形が求められる．既存の評価方法だけでは足りないことも少なくなく，ときには評価者自らが評価の方法を考え出すという意識をもつことも大切なこととなる．

〈評価者が行わなくてはならない作業〉

> ①検査を選択し，そのプランを立てること．
> ②結果が単純な数字にはならないため，その結果を読み解くこと．

　多軸で評価をしなくてはならない臨床像の場合，どの軸を優先するかを決めることが求められる．リハの分野では，伝統的に日常生活の改善を優先する考え方がとられてきている．そして，これは失認，失行の分野においても例外ではない．したがって，その評価には，行動評価や生活場面での評価が含まれることになる．

評価は，その後に続くリハのことも念頭に置かれることが望ましい．すなわち，できないことだけの評価でなく，できること（今，何が保たれ，何ができるのか）の評価も重要となる．また，「気づき（awareness）」の評価も意識されるべきである．気づきがあればストラテジー（対応法）の習得の可能性が出てくる．ただ，気づきの評価には定まったよい方法があまりなく，本人ないし家族へのインタビューと日常生活の場面から類推するしかないことも少なくない．

　以上をまとめると，失認，失行においては，型の決まった評価方法はなく，その報告も患者の状態や評価の目的によってさまざまな形になるということである．同時に，常に日常生活の中での状況の改善を意識し，リハを念頭に置いて評価をすることも大切なこととなる．

2．半側空間無視

1　半側空間無視とは

　半側空間無視（unilateral neglect）とは，損傷脳の反対側にある刺激に対し，報告したり反応したり，位置の認識をしたりすることができなくなる（かつ，その原因を感覚障害や運動障害で説明できない）ものである．その発生頻度は，調査の対象や診断方法によって数値が変わるが，脳卒中患者の3～5割程度にみられるとする報告が多く[1,2]，稀な病態ではない．発症早期には頻度が高いこと，右半球損傷者に多いことが，多くの報告に共通する点である．

　近年は，半側空間無視は注意障害の一種であり，空間性注意，特に方向性注意の障害であるという大きな枠組みでのとらえ方がなされるようになっている．すなわち，ひと言で半側空間無視といっても，その幅は広く，多様性が高い．視覚面に限っても，対側空間を無視するもの，対象物の左（または右）を無視するもの，その中間の形態などさまざまな形がみられる．視覚以外の感覚に及ぶこともあり，例えば聴覚の病巣対側への無視があることが報告されている．注意の低下が身体に及べば半側身体失認となることがあり，実際，

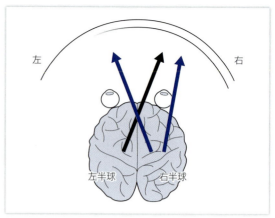

図　Mesulemのモデル
右半球が左右両空間に注意を配分するのに対し，左半球はおもに右側にのみ注意を配分する．
（Mesulem, 1999[3]を元に筆者が模式化）

空間無視と身体失認は合併をすることが多く，かつ臨床場面ではどちらが主病態なのか区別ができないこともよく起こる．自分の病態に注意が向かなければ病態失認となり，麻痺の存在の否認などにもつながる．さらには，注意集中力の低下，記憶など他の認知機能の低下，遷延性意識障害などを伴うこともある．つまり，半側空間無視を呈する患者の臨床像は単純ではなく，多くの因子が絡み，複雑で多様性が高いものとなる．その評価や対応にはこの点をふまえることが求められる．

2　神経基盤

　半側空間無視は右脳損傷者に多くみられる．この説明として，Mesulemのモデルがよく取り上げられる[3]．彼は，右半球は左右両空間に注意を配分し，一方で左半球は注意の配分量そのものが少なく，かつ右空間にほとんどの注意を配分すると考えた．つまり，右空間は左右両半球の支配を受けるが，左空間はほぼ右半球にしか支配を受けていないこととなる（図）．これが，空間注意の低下が左のほうに起きやすい原因であるという．まだ仮説の域を出たとは言い難いところが残るが，理解しやすい説である．

　半側空間無視は，古くから頭頂葉の関与が指摘されてきた．頭頂葉は各感覚の情報が集まり統合される場であり，その損傷が他の感覚に関連した低下，例えば身体感覚と関連した身体失認などが

併発しやすい理由ともなっている．ただ，半側空間無視は，前頭葉や帯状回，視床，基底核の損傷でも起こることがあることがわかっており，後頭葉や側頭葉皮質の関与があるとする報告もある．特に右半球損傷の場合は，どこの損傷でも半側空間無視が起こりうることを念頭に置いておくべきであろう．また，臨床上は，半側空間無視を呈する病態では脳損傷が複数箇所にみられることも多く，多くの他の症状が重なることともなる．

3 評価

前述したように，半側空間無視をもつ患者の状態は多様性が高い．したがって，1つの検査のみでは評価に限界がある．これさえやっておけばよいというような検査は存在しない．評価者は，適すると思われる複数の検査を組み合わせて評価をし，そこには行動評価や生活場面での評価も含まれることになる．

ここでは代表的な検査として，BIT行動性無視検査日本版を紹介する．繰り返しになるが，この検査のみで半側空間無視の評価が終わるわけではない．

BIT行動性無視検査日本版

BIT行動性無視検査日本版[4]は，Behavioural Inattention Test（BIT）[5]の日本語版であり，1999年にBIT日本版作製委員会によってつくられた．通常検査（6項目）と行動検査（9項目）とで構成され，通常検査で異常が発見されたときに行動検査を行うことが基本とされる．通常検査には，線分抹消や文字抹消など，伝統的な半側空間無視の検査を引き継いだ項目が含まれ，カットオフ点（131点以下が異常）が定められている．行動検査は，写真課題，電話課題など日常行動から題材を得ているが，検査そのものは机上で行われる．

半側空間無視に対する気づきについて触れる．半側空間無視をもつ患者において，特に発症後間もない時期には，その症状を自覚していないことはよくみられるところである．やがて，患者は自分に空間無視があることを知識として知ることができるようになり，これが空間無視に対するストラテジーの習得に大きな意味をもつことになる．

ただし，全員が気づけるようになるわけではなく，また知識として知ることができるようになった者も実感を伴って理解するまでには至らないことが多い．気づきの評価は，評価尺度を用いた報告も散見されるがいずれも一般的とまではいえず，基本的には患者の話と日頃の行動とから判断をすることが多い．

3. その他の失認

1 その他の失認として

半側空間無視以外にも，視覚にかかわるさまざまな認知障害の存在がいわれている．以下にこれらの障害を，Bentonの分類に基づいて列挙する[1]．ただし，分類に関しては今なおさまざまな意見がある．

〈Bentonの分類による半側空間無視以外の失認〉

- ・視覚認知（visuoperceptual）の障害：物体の無視，視覚分析・統合の障害，相貌失認，色彩失認，など．
- ・視空間（visuospatial）の障害：空間の位置・方向・距離の判断の低下，地誌的障害，半側空間無視，など．
- ・構成（visuoconstructive）の障害．

構成の障害は，描画などで顕在化することが多いため構成失行とよばれることもあるが，実際には失行というより失認の要素が強いことも多い．

なお，視覚失認は視覚対象の認知が障害されている（かつ一次的な視覚は保たれている）もので，おもに上記の視覚認知の障害の一部にあたるが，その質的類型から統覚型と連合型とに分ける分類もある．統覚型視覚失認は，見ている対象を1つのまとまりとしてとらえることができないものであり，連合型視覚失認は1つのまとまりとしてとらえた対象を過去の記憶と結び付けることができないものである．

視覚以外では，身体意識の障害も注目されるようになっている．自己身体部位失認（autotopagnosia），半側身体失認（hemiasomatognosia）などは，いずれも脳には身体意識を支える何らかの機能が備わっているということを前提に考えられ，

事実こういった機能の存在が少しずつ明らかにされてきている．ただし，まだわかっていない部分も多い．

2 神経基盤

視覚にかかわる認知障害に関しては，神経基盤として腹側路（側頭視覚路）と背側路（頭頂視覚路）の関連がよく言及されている．腹側路は，後頭葉から側頭葉に走り，中心視と関係が深く，物体や顔の認知を担い，"what"システムとよばれる．背側路は，後頭葉から頭頂葉に伸びる経路で，周辺視と関係が深く，物の位置や運動の知覚を担い，"where"システムとよばれる．ただし，実際の視覚失認などを考える場合，その症状と損傷部位との関係は単純ではない．例えば，統覚型視覚失認症は損傷部位にある程度の一致があり，後頭葉とその周辺に損傷を受けていることが多いというが，一方で連合型視覚失認症は，病巣については過去の報告で大きな共通部位が認められないという．

3 評価

視覚認知の障害の評価を中心に述べる．失認は感覚障害がないことが前提となるため，特にこの分野では眼科専門医と協力して視覚の問題を鑑別しておくことが必要になる．多岐にわたる症状に対し，1つの定まった評価法をつくることが難しい点は，他の失認，失行と同様である．検査方法を選択しそのプランを立てること，結果を読み解く必要があることが共通する．

なお，気づきについては，視覚失認を呈する患者の場合，何らかの症状に対する認識をもっていることも少なくない．気づきの評価として定まったものはなく，インタビューが重要となる．

標準高次視知覚検査(VPTA)

標準高次視知覚検査(Visual Perception Test for Agnosia；VPTA)は，1997年に日本失語症学会失認症検査法検討小委員会によってつくられた検査[6]で，現在までの時点で，国内で開発された唯一の高次視覚機能検査バッテリーである．7つの検査項目（視知覚の基本機能，物体・画像認知，相貌認知，色彩認知，シンボル認知，視空間の認知と操作，地誌的見当識）を含み，それぞれを得点で記録できる（0に近いほど障害が少ない）．

この検査は，視覚にかかわる認知障害の検出を意図してつくられているため，視覚失認から視空間の障害まで広範囲の検査課題を網羅した構成となっている．結果は各項目得点を視覚化したプロフィルで表示する方式をとっており，総合得点を用いることはなく，カットオフ値もない．障害について判断するひと通りの評価結果を得ることができ，臨床面での利用価値は高い検査であるが，障害の質や類型の最終的な診断は評価者が行う必要がある．その際には，行動観察なども含めた他の評価の結果も合わせて判断をしていくことになることも多い．

4. 失行

1 失行とは

失行とは，学習された動作がうまく行えない（かつ，それが協調性の低下や感覚障害，指示への理解低下や注意低下で説明ができない）状態である[7]．しかし，失行が何かという疑問は厳密にいえば非常に難しい問題で，これまでに多くの議論がなされ，かついまだに解決をみていない状況がある．

失行の発生率は，左半球の脳卒中例の28〜57％に認めるとされるが，診断方法や発症からの時間によって数字は変わる．発症6週時で，25.3％，左半球脳卒中例の51.3％にみられたという報告がある[8]．つまり，失行をきたす場合，左半球損傷者のほうが右損傷者よりも多いということになる．

2 失行を考えるうえでの理論モデル

失行のことを理解するために，まずLiepmannについて述べたい．彼は20世紀初頭に失行に関する多くの研究，報告を行ったドイツの精神科医である．彼は1913年の論文で失行を，①観念失行(ideational apraxia)，②観念運動失行(ideomotor apraxia)，③肢節運動失行(limb-kinetic apraxia)の3つに分類した[9]．この背景には，脳

表1 観念失行と観念運動失行の特徴

	伴う誤動作	自発運動	口頭命令	模倣
観念失行	行動の省略 位置の間違い 物の誤使用 続けて間違えること	障害あり	障害あり	保たれる
観念運動失行	身体を物のように用いる 空間認識の問題 不適切な肢位 保続や行動内容の間違い	保たれる	障害あり	障害あり

には運動企図イメージと運動記憶の座があるとする理論上のモデルが考慮されている．Liepmannは，①観念失行は運動企図イメージの障害，②観念運動失行は運動企図イメージと運動記憶との連絡の障害，③肢節運動失行は運動記憶の障害と考えた．つまり，①観念失行では，運動企図イメージが働かなくなるから，何をするか(what to do)がわからなくなる．②観念運動失行では，運動企図のイメージがあるのに動作実行への指示がうまくいかなくなるので，何をするかはわかるが，どのようにするか(how to do)がわからなくなる(表1)．③肢節運動失行では，運動記憶そのものがうまく機能しなくなり，過去に一度獲得された滑らかな運動が困難となる．この考え方をもとにすれば，観念運動失行の特徴である，口頭命令があるとミスをするが自然な流れでは正しく動作ができることも説明がつくし，観念失行では模倣が可能だが，観念運動失行では模倣が困難になることも理解ができる．

Liepmannの説明は理論的に明快であり，現在でも失行のとらえ方の基本となっている．しかし一方で，現実の症状はここまで明瞭には分類できないという指摘がなされ，以後さまざまな議論がされてきた．この議論は現在も続いており，いまだに決着をみていない．議論がここまで難しくなる原因として，失行の定義が大きく症状の範囲が広いために，理論だけではどうしても現実と乖離する部分が出てしまうことをあげる意見がある．鎌倉ら[10]は，失行は幅広い概念であり単一のメカニズムで説明するには無理があるので，症例に基づく理解を大切にし，用語にこだわり過ぎて振り回されることは避けるべきであると述べている．

3 神経基盤

Liepmannの分類では，神経基盤についても検討がされた．①観念失行は，左頭頂後頭葉角回付近の損傷と関連が深く，かつ脳損傷は左でも症状は両側に現れることが多い．②観念運動失行では，左頭頂葉の縁上回，上頭頂小葉の損傷(この場合，症状は両側に現れる)か，または脳梁損傷(この場合は症状は左側に現れる)でみられることが多い．③肢節運動失行では，中心溝前後の損傷が関連が深いといわれている．

4 評価

失行においても，失認と同様，この検査をしておけば評価が終わるというような検査法はない．行動評価から始め，失行の存在が疑われる際にはさらに新たな課題を与えて観察するというやり方が原則となる．与える課題も決まったものがあるわけではなく，ときには評価者自らがつくり出すことを求められるときもある．また，さまざまな議論がいまだに続いている失行においては，用語に振り回されない意識も大切である．評価の記録として，「○○失行あり」と記すだけの言及は避けられるべきで，できるだけ具体的な内容を付記することが望ましい．

改訂版標準高次動作性検査

標準高次動作性検査は，日本失語症学会によって1985年に作成され，1999年に改訂された[11]．現在，失行に関するわが国で唯一の標準化された検査である．この検査の大きな特徴は，高次動作性障害の臨床像を得る目的のものであるということである．網羅的にさまざまな課題動作が含まれ(表2)，それぞれを0～2点で採点する．結果は

表2 改訂版標準高次動作性検査の構成

大項目	小項目
1. 顔面動作	舌を出す,舌打ち,咳
2. 物品を使う顔面動作	火を吹き消す
3. 上肢(片手)習慣的動作	軍隊の敬礼(左右) おいでおいで(左右) じゃんけんのチョキ(左右)
4. 上肢(片手)手指構成模倣	ルリアのあご手,ⅠⅢⅣ ring (キツネの手まね),ⅠⅤ ring
5. 上肢(両手)客体のない動作	8の字,蝶,グーパー交互テスト
6. 上肢(片手)連続的動作	ルリアの系列動作
7. 上肢・着衣動作	着る
8. 上肢・物品を使う動作	歯をみがく(左右),髪をとかす(左右),のこぎりで板を切る(左右),金槌で釘を打つ(左右)(物品を使わないまねの動作と物品を使う動作)
9. 上肢・系列的動作	お茶を入れて飲む,ローソクに火をつける
10. 下肢・物品を使う動作	ボールをける(左右)
11. 上肢・描画(自発)	三角を書く,日の丸の旗を書く
12. 上肢・描画(模倣)	図形模写
13. 積木テスト	

プロフィルとして表され,合計点などは用いず,カットオフ値の設定もない.診断はこのプロフィルをもとに,検査者が自分の経験や知識と照らし合わせて判断をする.

失行に対する気づきについては,決まった検査法は特にない.現実には,「日常生活で手や足を使おうとするときに何かおかしいことがありますか」という質問から始めることも多い.ただし,失行を伴っている場合,右麻痺が多く存在し,そこに気をとられて,左側の動きの異常にまで意識が至らないこともよくみられ,患者も家族も失行の存在に気づいていないことも少なくない.検査者は,日常生活の実際の様子と照らし合わせながら判断をしていくこととなる.

失行を呈する患者は,意識をしないで行う動作は比較的うまくできることが多く,よって実際の生活では症状が目立たないという指摘がこれまでに多くされてきている.このことは,検査場面の結果だけでなく,実際の生活でどのように困っているのかを評価することが必要であることを意味する.また,失行に対するリハは,保全されている機能を活かして生活動作獲得の訓練を組み立てていくことが基本になる.何ができないのかのみでなく,何ができるのかの評価も大切となってくる.

(青木重陽)

■文献

1) Wilson BA, et al：Rehabilitation of visual perceptual and visual spatial disorders in adults and children. Neuropsychological rehabilitation the international handbook (Wilson BA, et al eds), Routledge, Oxon, 2017.
2) 鎌倉矩子,本田留美：半側無視(一側性無視).高次脳機能障害の作業療法,三輪書店,2010, pp146-200.
3) Mesulam MM：Spatial attention and neglect：parietal, frontal and cingulate contributions to the mental representation and attentional targeting of salient extrapersonal events. Philos Trans R Soc Lond B Biol Sci 354：1325-1346, 1999.
4) BIT日本版作製委員会：BIT行動性無視検査日本版,新興医学出版社,1999.
5) Wilson BA, et al：Behavioural inattention test, Thames Valley Test Co, 1987.
6) 日本高次脳機能障害学会 Brain Function Test委員会：標準高次視知覚検査(VPTA：visual perception test for agnosia),新興医学出版社,1997.
7) van Heugten CM, Geusgensc：Rehabilitation of apraxia in adults and children. Neuropsychological rehabilitation the international handbook (Wilson BA, et al eds), Routledge, Oxon, 2017.
8) Zwinkels A：Assessment of apraxia：inter-rater reliability of a new apraxia test, association between apraxia and other cognitive deficits and prevalence of apraxia in a rehabilitation setting. Clin Rehabil 18：819-827, 2009.
9) Pearce JM：Hugo Karl Liepmann and apraxia. Clin Med (Lond) 9：466-470, 2009.
10) 鎌倉矩子,本田留美：運動/動作の高次障害.高次脳機能障害の作業療法,三輪書店,2010, pp311-357.
11) 日本高次脳機能障害学会編：標準高次動作性検査—失行症を中心として,新興医学出版社,1999.

Column 脳卒中と外傷性脳損傷で現れる高次脳機能障害の違い

「脳卒中」は1本の血管の閉塞または出血によって起こることが原則である．穿通枝ないし皮質枝の領域に好発し，錐体路の障害により片麻痺を伴うことが多く，また血管支配領域の関係で前頭葉背外側部や頭頂葉の損傷も受けやすい．一方，「外傷性脳損傷」の場合は，びまん性脳損傷の存在も含めて複数部位の損傷を受ける．その損傷は頭蓋骨の解剖学的構造から前頭葉や頭頂葉（の両側）に多く起こる．

しかし，高次脳機能障害の視点で述べれば，脳卒中と外傷性脳損傷で現れる高次脳機能障害には類似点もある．どちらも複数の神経細胞，すなわち脳の複数箇所がかかわる機能の障害であり，かつ実際の疾病では脳損傷は周辺も含めた損傷となるため，その臨床像は複数の症状が重なり絡み合う形で形成されることになる．さらに脳卒中では，再発例やラクナ梗塞を合併している場合は1カ所の病巣では説明が付かなくなるし，発症年齢が比較的高齢であることから認知症の合併や年齢の影響を受けることもあり，これらの場合は複数の症状が複雑に絡む傾向が強まることとなる．その対応は，ある1つの症状の改善だけではこと足りず，包括的な対応が求められることとなる．

ただし，概していえば，「外傷性脳損傷」の高次脳機能障害は，脳卒中の場合よりもこの複雑性が強くなる傾向がある．脳外傷は，局所性損傷，びまん性脳損傷（およびその混合型）に分類されることが多いが，局所性損傷の場合でも1つの機能だけにかかわる狭い脳部位のみの損傷であることはまずない．びまん性損傷を伴う場合はなおさらで，複数部位の脳損傷が起こることになる．つまり，外傷性脳損傷の場合にはその受傷のメカニズムから複数部位が損傷を受け，複数の症状をきたすことが通常である．その組み合わせを考えれば臨床像は多様になり，かつ各症状がお互いに影響し合ったり，回復過程が各症状で異なるために時間経過に伴い全般的な様相が変わることも起こってくる．

加えて，脳外傷によって起こる症状は社会性と関連するものも多い．また，病識の低下も頻回に起こる症状であり，これも他者との関係に影響する．これはすなわち，その臨床像は患者本人のみでなく，家族などその周囲の者も含めたものになることを意味する．外傷性脳損傷は，多くの因子が関与し，それらが互いに関連し合って，複雑な臨床像を形成することとなる．

このような状況下では，いくつかの症状の回復のみでは問題の解決には全くならない．これらのことを背景に，外傷性脳損傷では目標設定を変える必要性が生じた．アイデンティティ（identity）の確立や幸せ，よい状態でいること（well-being）の達成が目標として掲げられ，また，従来の包括的なアプローチに全人的な要素が加味されることとなった[1]．症状の回復は，これらの目標達成のための手段ということになる．特に，外傷性脳損傷の場合には，臨床像の複雑さが生活の破綻につながることもあり，いかに安定した生活を形づくるかが初期の目標となることもある．実生活に基づいた評価を行い，実際の生活での負担を少しでも軽くするような対応を行っていくことが基本となる．

脳がびまん性に複数箇所にわたって損傷を受ける場合，複数の症状が複雑に絡んだ臨床像を呈することとなり，その場合，単純に1つの症状の回復のみでは問題は解決せず，異なる対応が必要となっていく．この点は，その原因が脳卒中でも外傷性脳損傷でも，さらには他の原因（例えば認知症など）でも共通するところである．ただ，外傷性脳損傷は特にこの傾向が強く，独特のリハが発展してきた経緯がある．

（青木重陽）

■文献

1) Wilson BA : Evidence for the effectiveness of neuropsychological rehabilitation. Neuropsychological rehabilitation -theory, models, therapy and outcome（Wilson BA, et al eds）, Cambridge University Press, Cambridge, 2009, pp22-36.

血管性認知症（VaD）

血管性認知症の概念は，1894年にオーストリアの精神科医Binswangerが最初に唱えたとされる[1]．彼は，脳血管の高度の硬化を伴い，白質に主障害がある，進行性の認知機能低下の症例を報告した．当初は，当時多かった神経梅毒由来の認知症とは異なる原因があるとした点に意義があったが，後にBinswanger（ビンスワンガー）病とよばれ，小血管の白質病変を主とする認知症として位置付けられた．一方，1970年に多発性の皮質枝梗塞によって認知症が起こることが示され，多発梗塞性認知症の概念が提唱された．この病態は大きな血管の梗塞巣が重なることによる認知症で，Binswanger病とは病態が異なるものである．

現在，血管性認知症（vascular dementia；VaD）は「脳血管障害に関連して出現した認知症を総称したもの」とされ[1]，非常に広い概念となっている．広く汎用されているNINDS-AIRENの診断基準[2]に基づく分類をあげた（表）．血管性認知症が単一疾患ではなく，異なる病因，病態が含まれていることがわかる．このことは神経症候や経過が多様になることを意味する．診断に共通するところは「認知症があり，脳血管障害があり，両者に因果関係がある」ことであり，いくつかの診断基準が示されてきているが，多様な病態を反映し，各基準に若干の差異がある．臨床的観点からは，血管性認知症以上に広い範囲を扱う血管性認知障害（vascular cognitive impairment；VCI）の概念も提唱されている．

血管性認知症は臨床的には特徴とされる症状と画像所見を念頭に診断をしていくが，現実的には混合型認知症の存在も含めてアルツハイマー病との鑑別が困難であることも多い．治療は，根治的なものはまだなく，リスク因子を管理し，症状の日常生活への影響を小さくすることが基本となり，この点はアルツハイマー病とも共通するところである．

なお，血管性認知症とアルツハイマー病との関係が深いことがわかり，虚血疾患である血管性認知症と本来変性疾患であるアルツハイマー病を独立した概念としてとらえることが難しい状況が起きてきている．中年期の血管因子がアルツハイマー病の発症に関与することが明らかにされた．血管性認知症とアルツハイマー病とは認知機能の増悪に相乗的に作用していることも推定されている．

血管性認知症は多くの疾患を含んだ概念である．アルツハイマー病との混合型が多いことも状況を複雑にする．しかし，脳卒中を扱う臨床家にとっては頻回に対峙する病態でもある．多様性が高く対応方法が1つに定まりにくいが，多くの知識をもち，日常生活での困難を少しでも減らしてそれを長い期間維持するように努める点は共通するところである．臨床家が創意と工夫の意識をもって向き合う姿勢を大切にしたい．

（青木重陽）

表　NINDS-AIREN診断基準における血管性認知症の分類[2,3]

1. 皮質性脳血管性認知症（多発梗塞性認知症；multi-infarct dementia；MID）	複数の皮質を主座とする梗塞によって起こる認知症．血管性認知症の2～3割とされる．
2. 認知症発現に戦略的な部位の単一病変によるVaD（strategic single infarct dementia）	視床や海馬，前脳基底核などの記憶に直接関与する部位の単一の梗塞による認知症．血管性認知症の数％である．
3. 小血管病変性認知症（small vessel disease with dementia）	小血管性の病変による認知症．病変の主座が皮質下にあるものには，ラクナ梗塞が主体となる多発性ラクナ梗塞（multiple lacunar state）と，白質に広範な脱髄を生じるBinswanger病（進行性皮質下血管性脳症）がある．病変の主座が皮質にあるものは，アミロイド血管症が多くを占める．血管性認知症の約半数を占める．
4. 低灌流性認知症（hypoperfusion）	
5. 脳出血性認知症（hemorrhagic dementia）	

NINDS-AIREN：National Institute of Neurological Disorders and Stroke-Association Interantionale pour la recherchē et l'Enseignement en Neurosciences.

■文献
1) 冨本秀和：血管性認知障害の現況と将来展望．脳卒中 37：358-361, 2015.
2) Roman GC, et al：Vascular dementia：diagnostic criteria for research studies. Report of the NINDS-AIREN International Workshop. Neurology 43：250-260, 1993.
3) 日本神経学会監，日本神経学会認知症疾患治療ガイドライン作成合同委員会編：第6章 血管性認知症．認知症疾患治療ガイドライン2010，医学書院，2010，pp251-294.

脳卒中後うつ

「脳卒中後うつ病（post stroke depression；PSD）」は，脳卒中後に生じるうつ病である．脳梗塞，脳出血などの脳卒中が先行しており，Diagnostic and Statistical Manual of Mental Disorders-5（DSM-5）*の「うつ病」の診断基準に合致する状態のとき，PSDと診断される．

1. 脳卒中後うつ病の診断

PSDは，DSM-5では，「脳卒中後に大うつ病エピソードがあるもの」，「抑うつ障害（小うつ病）があるもの」，「その混合」，と分類される．大うつ病エピソードがあるものとは，「脳卒中後にほとんど1日中・毎日の抑うつ気分，または活動における興味や喜びの喪失があり，これに①食欲または体重の減少，②睡眠障害，③精神運動性活動の焦燥または制止，④易疲労感または気力の減退，⑤無価値感や罪責感，⑥思考や集中・決断の困難，⑦死について繰り返し考えること，自殺念慮のうち，少なくとも4つを体験している」ことと定義されている[1]．抑うつ障害があるものとは，「このうちの2～4つの症状があるもの」である．これらはうつ病の診断基準と同じであり，本人の自覚症状，愁訴や生活状況の聞き取りを基に，専門家の診察によって診断される．

「抑うつ気分」とは，憂鬱だ，気分が沈む・重い，といった気分である．「ほとんどすべての活動における興味と喜びを喪失している」とは，楽しいはずのことにも何の感情ももてない，趣味などへの興味がなくなる，閉じこもりがちになる，

これまで習慣として行ってきたこと（新聞を読む，散歩する）などもしなくなる，といった状況である．憂鬱で何もする気が起きない，憂鬱で沈み込むような苦しさがある，といった愁訴を本人が訴えることもあるが，あまり訴えはないが活動や活動へのエネルギーが低下していると周囲に気付かれる例もある．「このようなことをして（他人からみると大きな問題ではないようなことで）申し訳ない，死んでお詫びをする」といった論理的とはいえないレベルで極端に物事を悲観的にとらえ，周囲が「そんなことはない」と否定してもその考えを修正することができなくなっているといった状況がみられることもある．さらに眠れない，食欲がない，だるい，など身体症状の訴えが前面に立っていることも多く，それらをきっかけにかかりつけ医などを受診し，上記2つの主症状が指摘されて診断に至る例も多い．

PSDの特徴として，これら診断に用いられる症状が自他覚ともに明らかでない，非典型的であることがあげられる．すなわち，これらの診断には本人からの気分や愁訴の聞き取りが重要であるが，脳卒中患者では高次脳機能障害や，失語症，構音障害などにより，心理状態を表出したり，他の人に伝えるのが困難である例が多くみられる．さらに，症状も，憂鬱な気分，悲壮感，希死念慮といった典型的で診断の中心となる症状ではなく，意欲や自発性の低下，食欲低下や睡眠障害，易疲労感などといった非特異的な症状が主となっていることが多い．こうした身体症状は，脳卒中患者の後遺症としても一般的な症状であり，他覚

Diagnostic and Statistical Manual of Mental Disorders-5（DSM-5）：米国精神医学会で作成・改訂されている，精神科疾患の診断基準である．その基準に従って，症状や状態像を評価し，操作的に（機械的に）判定を行っていけば誰でも同じ診断になるよう設定され，操作的診断基準といわれている．

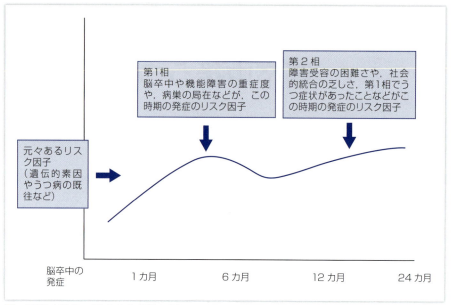

図　脳卒中後うつ発症の2相性モデル
PSDの発症率をレビューし，経時的に並べると上記のような2相性になるとし，それぞれの発症のリスク因子として，第1相（発症から数週〜数カ月）には脳卒中や機能障害の重症度や病巣の局在が，第2相（1〜2年）では社会的背景や障害受容の状況があげられると考察している．

（Werheid, 2016[5]を改変）

的にそれらがPSDによるものかを判断することが難しい．このため，PSDの病態把握，診断のためには，脳卒中のコミュニケーション制限や身体症状を理解・把握して，精神科領域の専門家にコンサルトすることも重要となる．

2. 脳卒中後うつの有病率

うつ病の有病率は世界保健機関（WHO）の報告では10％程度とされている．2010年に報告されたわが国における一般人口での生涯有病率は6.7％[2]と海外の報告に比べるとやや低いものの，社会参加を制限し，自殺などのリスクも高めるため，社会的にもインパクトが大きい疾患である．身体疾患があると，うつ病の有病率は高くなる．糖尿病などの生活習慣病，悪性腫瘍，頭部外傷，その他多くの身体疾患にうつ病は続発，もしくは合併しやすい．

PSDの有病率は高く，報告により差があるものの，脳卒中発症から5年間で31％の患者がうつ病を経験すると報告されている[3]．80人の脳卒中患者を3年間追跡したスタディでは，PSDの有病率は，脳卒中発症から3カ月後にピーク（31％）となり，そこから徐々に減少したのち，3年後には再び30％近くまで上昇するという2相性を示すと報告され（図）[4,5]，急性期から慢性期にかけていずれの時期でも発症リスクが高い．他の身体疾患，例えばがん患者ではうつ病の有病率は15％[6]で，悪性腫瘍がない場合に比べリスクが3倍と高いことが報告されているが，PSDはそれに比しても有病率が高いといえる．このように脳卒中患者では，うつ病の頻度とリスクは高く，気分の変調や活動性の変化，身体的愁訴の訴えの背景にうつ病がある可能性を常に念頭に置く必要がある．

3. 脳卒中後うつの病因とリスクファクター

うつ病の病因にはさまざまな要素が関与し，遺伝的素因に精神的・身体的負荷が加わって発症すると考えられている．「親しい人が亡くなった」，「重大な疾病と診断された」というようなエピソードはうつ病発症のきっかけにはなるが，同じようなエピソードでも一時的な気分の変調にとどまり生活に大きな変動をもたらさない例もあれば，

長期間気分の落ち込みが続き普段の生活を送れなくなりうつ病と診断され加療を要する例もあり，その差の少なくとも一部は遺伝的素因と考えられている．

PSDに関しても，セロトニン輸送遺伝子のタイプが発症に関連している，BDNF（脳由来神経栄養因子；brain-derived neurotrophic factor）のメチル化の程度がうつ病の重症度に関係している，家族歴が関係している，といった遺伝的素因の影響が指摘されている[6]．年齢や性別に関しては，発症との関連が明らかではないが，一部の報告では女性が多いとされている[6]．PSDのリスクとなる既往症としては，うつ病，不安障害，糖尿病があげられている[6]．うつ病や糖尿病は，脳卒中発症のリスクを高め，さらにPSDのリスクも高める疾病である．

脳卒中の病型（虚血性か出血性か，血栓性か塞栓性か）は，うつ病の重症度と関係しないとされているが，脳卒中が重症であることはPSDの重症度に影響する[6]．脳卒中の病巣と，PSD発症の関係は多く調べられ，左背外側前頭前野と基底核を含む腹外側辺縁系回路が関係するというRobinsonらの報告[7]が有名であるが，その後，5,507症例を含むメタアナリシス[8]では病巣とうつ病の関連は示されていない．ただし，うつ病患者（脳卒中ではない）の脳機能画像でも背外側前頭前野・内側前頭前野や前部帯状回・眼窩前頭前野などに血流低下がある，左背外側前頭前野への反復経頭蓋磁気刺激がうつ症状に効果がある，といった脳科学の知見はおおむねRobinsonらの報告と矛盾せず，少なくとも亜急性期に発症するPSDに関しては，左背外側前頭前野と基底核の病巣との関連は否定できない．

また，脳卒中後に増加する炎症性サイトカインがPSDの発症や持続に影響しているとする報告もある．すなわち，脳卒中により脳内の炎症性サイトカイン濃度が上昇すると，前頭葉や辺縁系の損傷部位の傷害がより悪化する，セロトニンの合成が低下する，モノアミンの代謝異常が生じる，などが起こり，うつ病の発症リスクが高まる[6]．炎症性サイトカインは長期的にも神経の可塑性や神経伝達物質の代謝に影響を与え，うつ症状の持続にも関与するとされる．

このように，脳卒中とうつ病は，その発症に共通の病態基盤をもち，因果関係が双方向性で，強い関連性をもっているといえる．また，脳卒中の局所的病巣により生じているうつ病も少なくとも一定割合あると考えられる．さらに，脳卒中発症による炎症やストレス，後遺症に対する落ち込みや社会的環境の変化などさまざまな要素が関与してPSDは発症，重症化すると考えられる．

4. スクリーニングと評価

PSDのスクリーニングや重症度評価には大きく分けて，自己記入式と，聞き取りによるものがある．PSDに特有の評価法は確立されておらず，うつ病全般に用いられているものをPSDでも用いている．

自己記入式の評価のおもなものに，Zung Self-rating Depression Scale（SDS），Center of Epidemiological Studies-Depression Scale（CESD），Beck Depression Inventory（BDI），Patient Health Questionnaire（PHQ）-9がある[10]．SDSでは，「気が沈んで憂鬱だ」といった質問に加え，「些細なことで泣いたり，泣きたくなる」，「気分はいつもすっきり爽やかだ（「いいえ」で点数が高くなる）」といった質問で主たる症状を評価し，「普段よりも動悸がする」，「夜よく眠れない」といった質問で身体症状をとらえている．20個の質問に，それぞれ4段階で答え，その合計点から指数を算出して評価する．CESDも20個の質問があり，それぞれ最近1週間の頻度の多さで答える．BDIは21個の質問で，最近2週間の状態を答える．これらの自己記入式評価は，それぞれ5～10分程度で答えることができ，簡便に病態把握ができる．

---

side memo　脳卒中後うつ病（PSD）とアパシー

PSDと鑑別を要する病態としてあげられるものに「アパシー（無感情）」がある．いずれも自発性の低下を示すという点で類似しているが，アパシーにはその状況に対する苦痛がなく，PSDでは自己の状態に悩むことが違いとされる．

聞き取りでの評価には，Hamilton Depression Rating Scale（HAM-D），Montgomery and Asberg Depression Rating Scale（MADRS）などがある．HAM-Dでは，過去1週間の状況を，検査者が聞き取り調査し，例えば抑うつ気分であれば，「質問されたら抑うつ気分を訴える」，「自発的に抑うつ気分を訴える」など5段階に評価し，睡眠障害や身体障害なども含む17の項目をスコアリングし評価する．

PSDのスクリーニングにどの評価が適しているかについてはいくつかの報告がある．スクリーニング法のメタアナリシス[11]では，感度・特異度が良好（感度75～86％，特異度79～88％）であり，実施が勧められるのはCESD，HAM-D，PHQ-9であるとしている．目的によっても使用が勧められる評価は異なり，看護師によるスクリーニングには，質問項目が9つと少ないPHQ-9が使いやすいと報告されている[12]．うつ病の重症度・症状変化をとらえるにはMADRSがよいとされているが，質問が中核的な精神症状に限定しているため身体症状が多いPSDのスクリーニングには使いにくいと考えられている[11]．

前述のように脳卒中後リハ，外来診療を行っている患者にPSDは高い頻度で発症することから，かかわる医療者がこれらの評価を用いてスクリーニングすることは有用と考えられるが，自己記入式・聞き取り式のいずれも言語機能障害などがあると実施や結果の解釈が困難である．これらの評価法の項目を参考に，評価すべきポイントを把握したうえで，言語機能など本人の障害状況と照らし合わせて注意深い観察で心理状態をとらえることも必要である．ただし，これらの評価はあくまでスクリーニングや症状のフォローに用いるものであり，うつ病患者を診断するという点においては十分ではなく，最終的な診断は専門家に依頼する体制をつくることも重要である．

（村岡香織）

■文献

1) 髙橋三郎監訳：DSM-5 抑うつ症候群，医学書院，2016.
2) 川上憲人：世界のうつ病，日本のうつ病．別冊 医学のあゆみ 最新 医学のあゆみ うつ病のすべて，医歯薬出版社，2010, pp42-46.
3) Hackett ML, Pickles K：Part I：frequency of depression after stroke：an updated systematic review and meta-analysis of observational studies. Int J Stroke 9：1017-1025, 2014.
4) Aström M, et al：Major depression in stroke patients. A 3-year longitudinal study. Stroke 24：976-982, 1993.
5) Werheid K：A two phase pathogenetic model of depression after stroke. Gerontology 62：33-39, 2016.
6) Mitchell AJ, et al：Prevalence of depression, anxiety, and adjust-ment disorder in oncological, haematological, and palliative-care settings：a meta-analysis of 94 interview-based studies. Lancet Oncol 12：160-174, 2011.
7) Robinson RG, Jorge RE：Post-Stroke Depression：A Review. Am J Psychiatry 173：221-231, 2016.
8) Robinson RG, et al：Mood disorders in stroke patients：importance of location of lesion. Brain 107：81-93, 1984.
9) Wei N, et al：Post-stroke depression and lesion location：a systematic review. J Neurol 262：81-90, 2015.
10) 木村真人：血管性うつ病（vascular depression）．精神科治療 27：216-222, 2012.
11) 上島国利監：生活習慣病に合併したうつ病を診る実地臨床医のためのうつ病診療Q&A，アルタ出版，2016.
12) Meader N, et al：Screening for poststroke major depression：a meta-analysis of diagnostic validity studies. J Neurol Neurosurg Psychiatry 85：198-206, 2014.
13) Mitchell PH：Nursing Assessment of Depression in Stroke Survivors. Stroke 47：e1-3, 2016.

摂食嚥下障害

1. 摂食嚥下障害とは

1 特徴と原因

　摂食嚥下障害とは単に嚥下反射の障害のことではなく，広い意味で食べることや飲み込むことの障害を意味する．すなわち摂食嚥下障害は，身体活動にとって不可欠な栄養，水分を摂取できないという，生命維持に直結する障害といえる．また，「食べる楽しみ」というQOL（quality of life）にもかかわり，身体だけでなく心理にも影響を及ぼす．

　摂食嚥下障害は，嚥下に関連する器官を支配する神経系の異常によって起きる機能的嚥下障害と，それらの構造的異常による器質的嚥下障害に分類される．脳卒中は機能的嚥下障害をきたす代表的な疾患である．

①機能の異常：機能的嚥下障害
　例）脳卒中，パーキンソン病，認知症，薬剤の副作用．
②構造の異常：器質的嚥下障害
　例）舌がん，咽頭がんなど頭頸部がんの術後，食道がん．

　また，加齢に伴う嚥下関連器官の筋力・感覚低下，喉頭位置の低下，歯牙欠損などは，嚥下機能の予備力を低下させる．

2 脳卒中の摂食嚥下障害

　臨床的な摂食嚥下の過程は先行期，口腔準備期，口腔送り込み期，咽頭期，食道期の5期に分類される（表1）．脳卒中による摂食嚥下障害では，5期のうち単一の期の障害であることは少なく，多面的な評価や訓練が必要である．

表1　摂食嚥下の5期

先行期
　↓　食物の認知・食事動作
口腔準備期
　↓　捕食・咀嚼，食塊形成
口腔送り込み期
　↓　口腔から咽頭への送り込み
咽頭期
　↓　嚥下反射
食道期
　　　食道から胃への送り込み

　脳卒中発症直後には約7割に摂食嚥下障害を認めるといわれている．しかし，脳卒中は誤嚥性肺炎や再発など合併症を防げば，発症から回復という一方向性の経過をとる疾病である．したがって摂食嚥下障害の重症度も，時期とともに変化する．その回復経過の例を図1に示す．縦軸は障害の重症度，横軸は発症後期間（病期）を表す．総じて発症後早期には機能変化は大きく，徐々に変化の程度は減少し一定となる．

　図1のAとBは発症直後，急性期には嚥下障害をきたすが，数日から数週間で正常化する例である．Cでは中等度～重度の障害が徐々に機能回復するが，正常化には至らず軽度～中等度の障害が残存する．Dは最重度で，長期的に重度障害が残存する．長期的に障害が残存する（CとD）のは全体の1割程度といわれている．いずれの病期，重症度であっても，機能回復を促進もしくは阻害する因子は共通している．適切な医学的管理とリハは，回復を促進する．一方，誤嚥性肺炎の合併や脱水，低栄養，脳卒中の再発などは，回復を阻害する．

3 リスク管理

　リハには，脳卒中発症後いずれの時期において

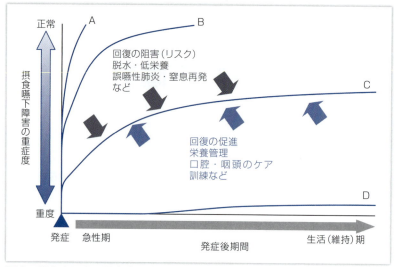

図1 脳卒中による摂食嚥下障害の回復経過例

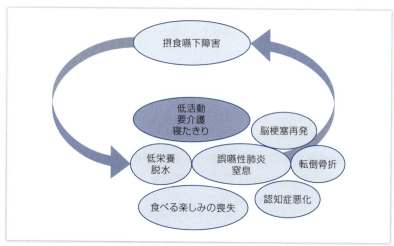

図2 摂食嚥下障害の悪循環

も，最大限に機能回復させることが求められる．そのためには回復を阻害するリスクを知り，予防，管理する必要性がある．

特に摂食嚥下障害は誤嚥性肺炎，窒息など生命にかかわる合併症を引き起こす，リスクの高い障害である．放置すると脱水や低栄養の原因となる．脱水が脳梗塞再発の引き金となる場合もある．

これらは脳卒中患者を容易に低活動にし，要介護度を上げて最悪の場合，寝たきりにしてしまう．低活動は廃用症候群を悪化させ，転倒，骨折や認知症悪化のリスクを高める．さらに，これらは摂食嚥下障害を悪化させる要因ともなり，障害の悪循環に陥る（図2）．特に誤嚥性肺炎の合併は，治療のためのベッド上安静期間を長期化させる．すなわち脳卒中による機能障害に加え，廃用症候群による機能障害が加わることになる．

〈障害の悪循環〉

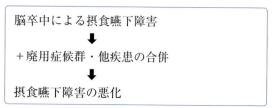

摂食嚥下機能の評価に基づいた適切な栄養管理，口腔・咽頭ケアは誤嚥性肺炎発症のリスクを低減する．さらに，評価に基づいた訓練により摂食嚥下機能が改善すれば，さらにリスクは下がる．リスク管理に成功することは，回復促進のためには必須である．発症後どの時期においても摂

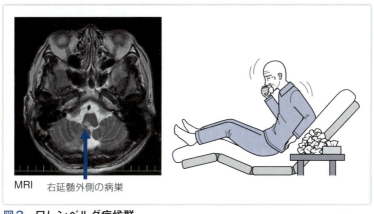
図3　ワレンベルグ症候群
MRI　右延髄外側の病巣

食嚥下機能の評価は欠かせない．

4　病変部位による特徴

脳卒中による摂食嚥下障害を評価する際の基本情報として，年齢，性別や病型だけでなく，脳の病変部位とその範囲，初発か再発か，発症後期間が重要である．一般的に大脳よりも脳幹部，初発より再発のほうが障害の重症度は重い．また，発症後期間は短いほど変化が期待できる．多くの場合，摂食嚥下障害だけでなく，運動障害，感覚障害や高次脳機能障害などの多様な障害を併存するため，総合的な障害評価と対応が必要である．

〈脳卒中の基本情報〉

> 年齢・性別
> 病型：脳出血/脳梗塞/くも膜下出血など
> 病変部位：大脳/小脳/脳幹，一側/両側
> 初発・再発
> 発症後期間

嚥下の中枢は脳幹部の延髄にあり，大脳皮質，皮質下，基底核などより上位の脳と，脳幹（中脳・橋）からの支配を受けている．これらの経路のいずれが障害を受けるかで，偽性球麻痺と球麻痺，一側性大脳病変による摂食嚥下障害に分類される．

（1）偽性球麻痺

両側性の大脳あるいは延髄以上の脳幹部の病変により起こる症状である．口腔準備期，口腔送り込み期の障害が強く出ることが特徴である．摂食嚥下障害以外に構音障害も伴う．嚥下反射は保たれているが随意的には惹起されにくいことが多く，また嚥下反射が起きても弱く，食物が咽頭に残留したり，タイミングが遅れて誤嚥をきたすこともある．

（2）球麻痺

延髄の脳神経核や神経伝導路が損傷された場合，一側性でも著明な摂食嚥下障害や構音障害が生じる．中でも延髄外側部病変によるWallenberg（ワレンベルグ）症候群が有名であり，輪状咽頭筋*が機能不全に陥る．典型的な例では唾液も嚥下できなくなるため，唾液を常に吐き出していることが特徴である（図3）．

（3）一側性大脳病変

意識障害を伴わない程度の一側性大脳病変でも，摂食嚥下障害が生じることがある．障害は一過性であるものから持続するものまで多様である．

2．評価

1　評価と目標設定

「脳卒中治療ガイドライン2015」では，摂食嚥下障害に対し嚥下機能評価を適切に行い，栄養摂取経路や食形態を検討し，多職種で連携して介入することが強く勧められている（グレードA）．

> 輪状咽頭筋：下咽頭収縮筋下部の筋束で，嚥下時に弛緩して食道入口部を開く．嚥下時以外は絶えず収縮している．

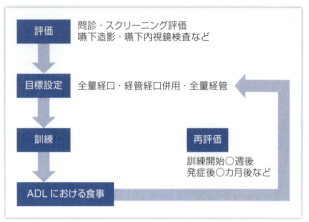

図4 リハビリテーションの流れ

表2 摂食状態のスケール(Eating Status Scale；ESS)

5：	経口―調整不要
4：	経口―調整要
3：	経口＞経管
2：	経口＜経管
1：	経管

「調整」とは食形態や水分の粘度，姿勢など．
「経管」は，経鼻経管栄養や胃瘻など経口以外で栄養摂取する方法．
2と3は経口摂取と経管栄養の併用で，それぞれどちらが多いかで分類される．

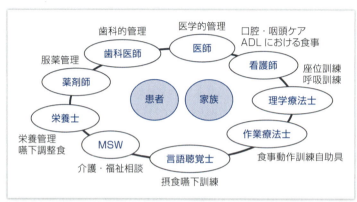

図5 摂食嚥下リハビリテーション多職種チーム(例)

　評価から始まるリハの流れを図4に示す．まずは摂食嚥下機能の評価に基づき，どのような摂食状態(栄養摂取の手段)を目指すか目標設定をする(表2)．目標は，短期目標(1週～数週間後の予測)と長期目標(数カ月後の予測)を設定する．また，訓練と同時にADL(activities of dairy living)での「食べる」活動を確認する．機能は病態の変化や訓練により変化する．定期的に再評価して目標を見直す．特に急性期では変化が大きく，短期間で再評価しながら目標を見直す．

　また介入時には，患者・家族の希望を聞き取る．QOLにかかわる食べる機能の回復への期待は非常に高い．目標設定やリスク管理として行う対応が，必ずしも患者・家族の希望通りでない場合もある．評価に基づいた訓練計画やリスク管理について，粘り強く説明と同意を繰り返し，患者・家族と目標を共有しながら進める．

　スタッフ間でも多職種のチームカンファレンスで情報を共有する必要がある．特に全身状態が不安定な時期には，こまめな情報共有がリスク管理につながる．職種間の役割分担はチームを構成する職種によって多様である．図5に摂食嚥下リハチームの一例を示す．全員が集まるチームカンファレンス以外にも，各職種間の日常の情報共有が重要である．特に，嚥下訓練時の評価とADLにおける食事場面の観察の差は，リスク管理のために欠かせない．全体の情報を合わせて再評価し，目標設定を見直す．

　摂食嚥下機能の重症度と対応について分類した評価法を表3に示す．「食べる」という課題の難易度に影響するのは，食形態(ゼリー，ペーストなど)，姿勢，一口量などである．ADLでは機能に合わせ，これらの要素を調整する．機能に対して難易度を上げ過ぎると，誤嚥性肺炎，窒息のリスクが高まる．難易度を上げるときには全身状態や食事場面を観察しながら，段階的にレベルを上

表3 臨床的嚥下障害重症度分類（Dysphagia Severity Scale；DSS）

7. 正常範囲：臨床的に問題なし．
6. 軽度問題：臨床的に軽度の問題．経過観察．軽度の調整食．
5. 口腔問題：先行期・準備期・口腔期の問題．直接訓練可能・摂食指導・介助．調整食．
4. 機会誤嚥：誤嚥防止法の効果あり．直接訓練可能．調整食．
3. 水分誤嚥：誤嚥防止法の効果なし．食物形態調整効果あり．直接訓練可能．調整食・経管併用（水分）．
2. 食物誤嚥：誤嚥防止法の効果なし，食物形態調整効果なし．直接訓練困難．経管栄養．
1. 唾液誤嚥：経管管理でも医学的安定性が保てない．直接訓練不可能．経管栄養．厳重な医学管理．

げる．安全が確保できないと判断したときには，いったんレベルを下げなければならない．わずか一口でも窒息を招くことがある．また，注意障害のある患者では，食べることに集中できるよう，食事の環境にも配慮が必要である．

〈「食べる」難易度を変える要素〉

①食形態
②姿勢：体幹，頭部，頸部
③摂食方法：一口量，スピード
④自立度：自立，監視，介助
⑤環境

2 診察

診察の流れを図6に示す．患者とのコミュニケーションを通じ，認知機能を含めた患者の全体像を把握するように努める．摂食嚥下障害の典型的な自覚症状は，むせや飲み込みにくさである．ただし脳卒中では，障害について患者自身が訴えられないことも多く，他覚的所見が重要である．特に摂食中の患者については実際の食事場面の観察が有用である．

〈食事場面の観察ポイント〉

むせ
食後の湿性嗄声
口腔内残留
食べこぼし
食事への注意持続困難

最も注意しなければならないのは，不顕性誤嚥（silent aspiration），すなわち「むせない誤嚥」の存在である．脳卒中では約30％に不顕性誤嚥があるといわれている．むせは誤嚥の徴候だが，「むせないので誤嚥がない」とはいえない．水飲みテストや食事場面でむせがなくても，注意深い全身状態の観察が必要である．

副作用として摂食嚥下障害をきたす薬剤も数多くある．特に合併症のある高齢者では服薬状況を確認する必要がある．急性期では，入院後に新たに追加される薬剤にも注意する．代表的なものとして，中枢神経系に作用する抗精神病薬や抗痙攣薬などがある．

3 スクリーニング検査

検査機器を用いず，簡便に実施可能な各種のスクリーニング法があるが，単一の標準的な方法はない．複数の検査を組み合わせて，総合的に評価する．

(1) 反復唾液嚥下テスト（Repetitive Saliva Swallowing Test；RSST）（図7）

嚥下時の喉頭挙上および下降を指で触診し，30秒で反復できる空嚥下*の回数を数える．「3回/30秒間未満」を陽性と判断する．空嚥下の指示が理解できる患者が対象となる．

(2) 改訂水飲みテスト（Modified Water Swallowing Test；MWST）（表4）

冷水3mLを口腔底に注ぎ，嚥下を指示する．嚥下後に追加で2回反復嚥下をさせる．判定基準が4点以上なら2施行繰り返し，最低点を評点とする．

(3) フードテスト（Food Test；FT）（表5）

茶さじ1杯（約4g）のプリンを舌背前部に置き，嚥下を指示する．嚥下後に追加で2回反復嚥下をさせる．MWSTとの差は口腔内残留を評価することである．もしも判定基準が4点以上なら2施行繰り返し，最低点を評点とする．

スクリーニングで摂食嚥下障害が疑われ，詳細な機能評価が必要な場合は，機器を用いた検査を

空嚥下：液体や食物なしで唾液を嚥下すること．

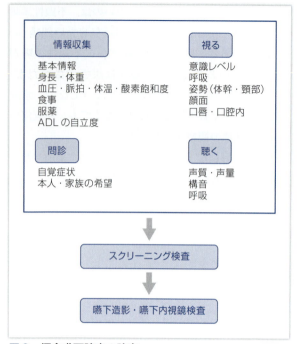

図6 摂食嚥下障害の診察

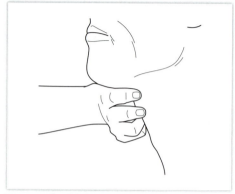

図7 反復唾液嚥下テスト（RSST）

表4 改訂水飲みテスト（Modified Water Swallowing；MWST）の判定基準

1：嚥下なし，呼吸切迫 and/or むせる
2：嚥下あり，呼吸切迫（不顕性誤嚥の疑い）
3：嚥下あり，呼吸良好，むせる and/or 湿性嗄声
4：嚥下あり，呼吸良好，むせない
5：4に加え，追加嚥下運動が30秒以内に2回可能

表5 フードテスト（Food Test；FT）の判定基準

1：嚥下なし，呼吸切迫 and/or むせる
2：嚥下あり，呼吸切迫（不顕性誤嚥の疑い）
3：嚥下あり，呼吸良好，むせる and/or 湿性嗄声 and/or 口腔内残留中等度
4：嚥下あり，呼吸良好，むせない，口腔内残留ほぼなし
5：4に加え，追加嚥下運動が30秒以内に2回可能

する．意識障害例，誤嚥性肺炎を合併した例，全身状態不良例では，嚥下造影検査（VF）や嚥下内視鏡検査（VE）で詳細に評価し，対応を検討することが望ましい．

4 嚥下造影検査と嚥下内視鏡検査

摂食嚥下機能の検査法として，ビデオ嚥下造影検査（videofluorography；VF）（図8）やビデオ嚥下内視鏡検査（videoendoscopy；VE）（図9）がある．検査は障害の評価と対応の2つの目的をもつ．嚥下機能のどこが，どのように，どの程度障害されているかを評価するのに加え，対応として，誤嚥防止の代償手段（安全な食形態，体位，摂食方法），さらに機能改善させるための訓練法について検討できる．

〈検査の目的〉

①評価
　部位，状態，程度．
②対応
　誤嚥防止，安全な食形態，体位，摂食方法，訓練法，アプローチする部位と方法．

VFとVEの比較について，表6に示す．VFは準備期，口腔期，食道期が評価できること，VEは実際の食物で評価できること，声帯運動や唾液を観察できることがおもな利点である．また被曝の危険性がなく，何度も繰り返し可能で，急性期のベッドサイドで施行可能な検査である．ただし，ファイバー挿入の苦痛，口腔期が観察できないこと，嚥下反射中の誤嚥*や喉頭内侵入*が観察できないことなどが欠点である．VFとVEを

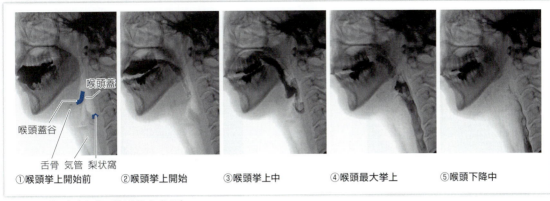

図8 正常ビデオ嚥下造影検査（VF）
①から⑤までの時間は約1秒.

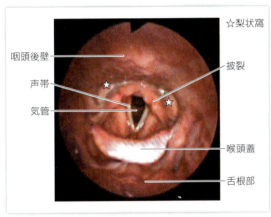

図9 内視鏡で見た喉頭・咽頭（吸気時）

表6 ビデオ嚥下造影検査・ビデオ嚥下内視鏡検査の比較

		ビデオ嚥下造影検査（VF）	ビデオ嚥下内視鏡検査（VE）
検査場所		透視室	ベッドサイド・診察室
被曝		あり	なし
検査食		造影剤 造影剤加模擬食品	着色水・食物
観察の可否	口腔期	可	不可
	嚥下反射中	可	ホワイトアウトして不可
	食道期	可	不可 食道から咽頭への逆流は観察可
	唾液・痰	不可	可
	喉頭・声帯	不可	可

相補的に施行することで，より詳細な評価が可能となる．

両者とも画像をビデオやDVDに記録するのが標準的であり，検査後に患者やスタッフに結果を説明するのに役立つ．VF，VEの画像は解剖学的なオリエンテーションをすれば，医療職以外にもわかりやすいものである．むせない誤嚥や自覚症状のない咽頭残留の画像はインパクトが強く，教育的効果が高い（図10，11）．また，検査は機能評価が主目的であるが，器質的疾患（特に咽頭・喉頭・食道の悪性腫瘍）を見逃さないようにする．

一方，検査時の評価とADLにおける食事場面

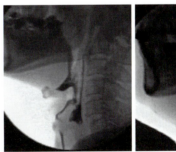
誤嚥と咽頭残留

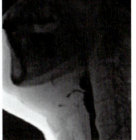
喉頭内侵入

図10 嚥下障害例：ビデオ嚥下造影検査（VF）

での摂食状況が一致しないことがある．それが，多職種間の日常の情報共有が不可欠であることの

誤嚥（aspiration）：声門を越えて気管に入る．
喉頭内侵入（penetration）：喉頭に入りかかるが，声門に達しない．

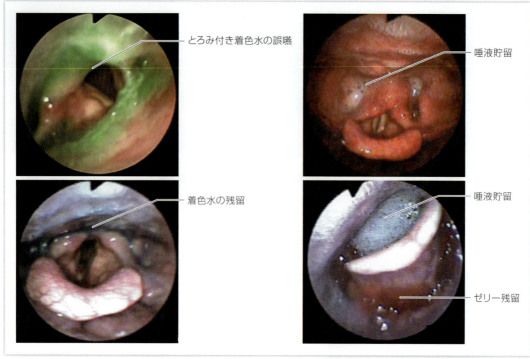

図11 嚥下障害例：ビデオ嚥下内視鏡検査（VE）

理由である．検査では経口摂取可能と判断されても，食欲低下や拒食，極端な偏食などがあると全量経口摂取は獲得できない．検査後に何らかの摂食嚥下機能に影響を与えるイベントがあれば，機能は変化する．すなわち，評価に基づいた目標設定，訓練は，全身状態の変化やADLを含む臨床経過をふまえ，総合的評価で見直さなければならない．

（小口和代）

■文献
1) 日本脳卒中学会脳卒中ガイドライン委員会編：脳卒中治療ガイドライン2015，協和企画，2015．
2) 才藤栄一，植田耕一郎監：摂食嚥下リハビリテーション，第3版，医歯薬出版，2016．
3) 藤島一郎：脳卒中の摂食・嚥下障害，第2版，医歯薬出版，1998．
4) 藤谷順子，鳥羽研二編：誤嚥性肺炎—抗菌薬だけに頼らない肺炎治療，医歯薬出版，2011．

排尿障害

本項ではまず，脳卒中患者における排尿障害の病態を理解するために基礎となる「下部尿路症状」と「神経因性下部尿路機能障害」についての要点を説明し，脳卒中患者における排尿障害の特徴と評価法について概説する．

1. 下部尿路症状について

排尿障害における自覚症状は下部尿路症状（lower urinary tract symptoms；LUTS）とよばれ，蓄尿症状，排尿症状，排尿後症状の3種類に大別されている[1]．

(1) 蓄尿症状

膀胱蓄尿時にみられる症状で，昼間頻尿，夜間頻尿，尿意切迫感，尿失禁（切迫性，腹圧性，混合性など）を含む．なお，ここでの「昼間」とは起床時から就寝時までを指し，「夜間」とは就寝時から起床時までを指す．

(2) 排尿症状

排尿時にみられる症状で，尿勢低下，排尿（開始）遅延，尿線途絶，腹圧排尿，尿閉などを含む．

(3) 排尿後症状

排尿直後にみられる症状で，残尿感，排尿後尿滴下を含む．

2. 神経因性下部尿路機能障害の病態

神経因性下部尿路機能障害（neurogenic lower urinary tract dysfunction）とは神経疾患に起因する下部尿路機能障害の総称であり，従来からの神経因性膀胱（neurogenic bladder）と同義語である．

神経因性下部尿路機能障害の病態とおもな症状は，原因となる神経疾患の病変部位により大きく3つのタイプに分けられる．それは，脳幹部橋より上位の場合（橋上型），脳幹部橋以下で脊髄の仙髄排尿中枢（S2-4）より上位の場合（核上型・橋下型），仙髄排尿中枢より下位の末梢神経レベルの場合（核・核下型）である（図1）．

(1) 橋上型

脳幹部橋より上位中枢は排尿反射の随意的なコントロールに関与しており，大脳半球の前頭葉皮質や基底核などは中脳水道周囲灰白質を介した橋排尿中枢への抑制性のコントロールが主である．そのため，この部位に病変があると，抑制障害のために尿流動態検査（urodynamic study；UDS）の所見で膀胱容量の低下や排尿筋過活動（detrusor overactivity；DO，排尿筋が不随意に収縮する状態）をきたし，膀胱知覚も種々の程度に低下する（図2）．その結果，頻尿や切迫性尿失禁などの蓄尿症状を呈することが多い．

しかし，これら上位中枢は促進性コントロールを行う場合もあり，これが障害されることで排尿筋低活動（排尿相において排尿筋の収縮が不十分である病態）や排尿筋無収縮をきたし，排尿困難や尿閉などの排尿症状を呈する場合もある．脳梗塞や脳出血など大脳の疾患によるものがその典型例である．

(2) 核上型・橋下型

脊髄損傷などの脊髄疾患によるものがこれにあたる．脊髄病変の脊髄横断面における局在，時期，麻痺の程度によりさまざまな病態や症状を呈するが，典型的な所見である横断性脊髄病変の回復期以降の完全麻痺例では排尿筋過活動，もしくは蓄尿時に徐々に排尿筋圧が上昇する低コンプライアンス膀胱に排尿筋括約筋協調不全（排尿筋収縮時に尿道括約筋も同期して収縮する病態）を伴い，膀胱知覚は脱失する．重度の排尿困難や反射性尿失禁を呈し，多くの症例で導尿が必要となる．

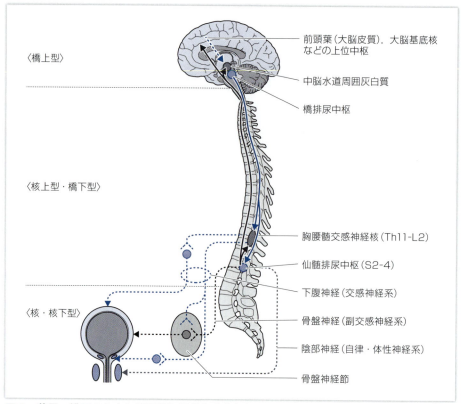

図1 蓄尿・排尿のおもな神経制御部位と病変部位による神経因性下部尿路機能障害の分類

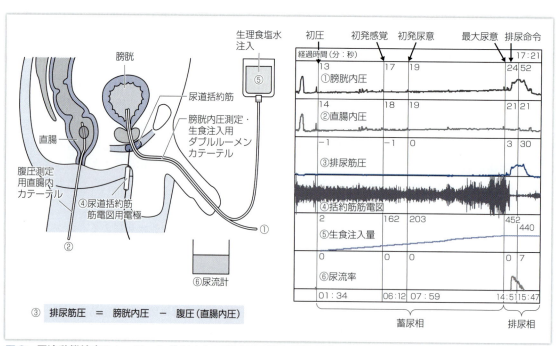

図2 尿流動態検査のセッティング（左）と正常所見の検査記録（右）

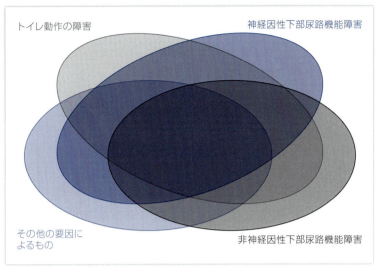

図3 脳卒中患者における排尿障害の要因

(3) 核・核下型

仙髄排尿中枢(S2-4)以下の末梢神経レベル(馬尾神経や骨盤内の末梢神経)における病変により膀胱への運動神経や知覚神経が障害されると、排尿筋低活動や排尿筋無収縮をきたし、排尿困難や尿閉、膀胱知覚の低下を呈する。腰椎変性疾患や骨盤内手術後などがこれにあたる。

3. 脳血管障害による神経因性下部尿路機能障害(神経因性膀胱)

脳血管障害による神経因性下部尿路機能障害の発生率についての報告は母集団の違いから約3〜8割とばらつきがある。脳幹部病変以外は橋上型神経因性下部尿路機能障害を呈するが、病期によっても病像が異なる。

(1) 急性期(発症直後〜3日)

排尿症状を呈する割合が比較的高く、水尾による急性期66例の検討[2]では、溢流性尿失禁52%、尿閉26%、切迫性尿失禁20%、排尿異常なしを3%の症例に認め、同じく尿流動態検査所見では、排尿筋過活動を33%、排尿筋低活動を40%、正常所見を27%に認めている。

(2) 回復期(4日〜1,2年)〜生活(維持)期(1,2年以降)

蓄尿症状(尿を膀胱にためることが困難で、頻尿や切迫性尿失禁などを呈する状態)が優位となり、回復期以降の脳内出血患者69例における当科の集計[3]でも、蓄尿症状68%、排尿症状6%、両症状を14%の症例に認め、尿流動態検査所見では蓄尿相において排尿筋過活動を59%に認めた。特に、回復期以降の脳血管障害患者の神経因性下部尿路機能障害(神経因性膀胱)の典型的な所見としては、この排尿筋過活動の出現とこれに対する膀胱知覚(認知)の遅れがあげられ(図2)、他の報告でも尿流動態検査を実施した症例の約6〜8割でこの排尿筋過活動を認めている。これは前述のように前頭葉や大脳基底核をはじめとするおもに排尿を抑制する部位の障害により引き起こされるものと考えられている。また逆に、排尿を促進する部位の障害により排尿筋低活動や無収縮を呈する場合も少なからずあり、蓄尿相において排尿筋過活動を認める症例でも排尿相では排尿筋低活動を認める場合*が少なくないことも示されている[5]。

4. 脳卒中患者における排尿障害の特徴

脳卒中患者における排尿障害の特徴は、前述の

*膀胱に尿をためにくく、かつ出しにくいという病態で、detrusor hyperactivity with impaired contractile function (DHIC) とよばれている[4]。

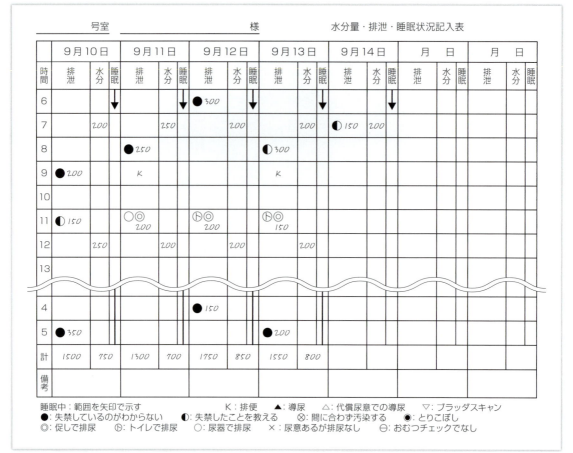

図4 当院で使用している排尿記録　　　　　　　　　　　　　　　　　（兵庫県立リハビリテーション中央病院）

尿失禁時の自覚の有無（ナースコールの可否），排尿方法（トイレ排尿，尿器採尿，おむつ排尿，導尿など），排便，睡眠・覚醒の情報を通常のものに加えている．

表1　脳卒中患者における排尿障害の要因
1. 神経因性下部尿路機能障害（神経因性膀胱）による排尿障害 　脳血管障害や併存疾患による神経因性膀胱
2. 非神経因性下部尿路機能障害による排尿障害 　前立腺肥大症，腹圧性尿失禁，特発性過活動膀胱，薬剤性，心因性，不適切な排尿習慣，加齢による変化など
3. トイレ動作の障害による排尿障害 　ADLの低下や失見当識などによる機能性尿失禁，排尿姿勢保持困難による排尿困難，不適切なトイレ環境によるものなど
4. その他の要因による排尿障害 　多飲や利尿薬による多尿，便秘，睡眠障害の影響，尿路・性器感染症，尿道損傷，膀胱結石，不適切な尿路管理など

表2　脳卒中患者における排尿障害の評価項目
1. 初期評価（問診と排尿記録を用いて） 　排尿方法，下部尿路症状，飲水の習慣，排便状態，睡眠状態，既往歴，合併症，服用中の薬剤
2. 残尿測定
3. 尿路感染症の有無〔尿検査（特に尿沈渣）により〕
4. ADL，麻痺，失語，高次脳機能障害，意欲の有無，トイレ環境
5. 尿流動態検査
6. 泌尿器科学的検査 　超音波検査（腎，膀胱，前立腺），排泄性腎盂造影，膀胱造影，尿道・膀胱内視鏡検査など

脳血管障害による神経因性下部尿路機能障害に加えて，元々あった前立腺肥大症や加齢の影響などによる非神経因性下部尿路機能障害によるもの，片麻痺や失見当識などによるトイレ動作（本項では排尿に関する）の障害によるもの，さらには多飲，多尿，便秘，睡眠障害や尿路感染症の影響などその他の要因による排尿障害といった表1にあげる要素が症例ごとに種々の程度で複合してもたらされることである（図3）．

5. 脳卒中患者における排尿障害の評価法

脳卒中患者における排尿障害に対する診療の基本方針は、患者ごとに病態を形成する前述の要素がどのように関与しているかを評価し、それぞれの要因について必要な治療を行うことにある。

表2に示すように、まず初期評価としてすべての患者における現在の排尿や尿失禁の症状（下部尿路症状）、排尿方法、飲水の習慣（飲水量や摂取する時間帯）、既往歴、合併症、服用中の薬剤、排便状態など排尿障害に直接影響する項目を問診や排尿記録（排尿日誌）などから把握する。図4は当院で使用している排尿記録で、通常の1回排尿量とその排尿時刻の情報に加えて、尿失禁時の自覚の有無（ナースコールの可否）、排尿方法（トイレ排尿、尿器採尿、おむつ排尿など）、排便、睡眠・覚醒の情報を加えたもので、少なくとも3日間は連続で記録することが望ましい。

また、尿排出障害の簡便なスクリーニング法として「残尿測定法」がある。現在では超音波計測による残尿測定器（ブラダースキャン®、リリアム®など）が普及しており、患者、医療者ともに負担が少なく、病棟でも簡便に実施できるようになっている。排尿記録を作成する際に2〜3回実施してこれに記入する作業を習慣化するとよい。

尿路感染症の合併は患者の下部尿路機能障害や尿路合併症の存在を示唆するものであり、患者に対するケアのみならず、院内感染防御の観点からもチェックしておく必要がある。尿検査（特に尿沈渣）で膿尿があれば、尿培養検査を提出する。

トイレ動作の障害の原因にはADL低下、四肢の麻痺、失語、高次脳機能障害、不適切なトイレ環境などがあり、これらの把握が必要となる。機能性尿失禁に対する機能評価では重要な4要素として、（真性腹圧性尿失禁や不全尿道などによる）器質的尿失禁の除外、ADLの評価、認知症の重症度、意欲の評価があげられている[6]。

神経因性、非神経因性を問わず、下部尿路機能障害の正確な評価には内圧・尿流測定を含む尿流動態検査（図2）が必要である。その他の尿路合併症には腎・膀胱・前立腺部の超音波検査や尿路造影、尿道・膀胱内視鏡検査などの泌尿器科学的検査が必要となる。

（仙石 淳）

■文献

1) Abrams P, et al：The standardisation of terminology of lower urinary tract function：report from the Standardisation Sub-committee of the International Continence Society. *Neurourol Urodyn* 21：167-178, 2002.
2) 水尾敏之：脳血管障害発作時、急性期および回復期の排尿障害に関する研究. 日泌会誌77：1445-1454, 1986.
3) 仙石 淳, 他：脳内出血における排尿障害. 排尿障害 5：154-159, 1997.
4) Resnick NM, et al：Detrusor hyperactivity with impaired contractile function. An unrecognized but common cause of incontinence in elderly patients. *JAMA* 257：3076-3081, 1987.
5) Natsume O：Detrusor contractility and overactive bladder in patients with cerebrovascular accident. *Int J Urol* 15：505-510, 2008.
6) Sogbein SK, et al：Behavioural treatment of urinary incontinence in geriatric patients. *Can Med Assoc J* 127：863-864, 1982.

予後予測
―どこまで回復するか

1. 予後予測の重要性

「脳卒中治療ガイドライン2015」[1]では，日常生活動作（ADL），機能障害，患者属性，併存疾患，社会的背景などをもとに予測される機能，在院日数，転帰先を参考にしてリハプログラムを計画することが勧められている．また，予測にはすでに検証の行われている予測手段を用いることが望ましく，その予測精度，適用の限界を理解しながら使用することが適切である．

「脳卒中治療ガイドライン2015」において，転帰予測に関する文献が多数紹介されているが，機能的帰結の予測が最も重要であり，その研究対象は，急性期とリハ病棟入院時の2つに大別される．

2. 急性期における予後予測

臨床指標としてはmRS（modified Rankin Scale）（表1）[2]がよく用いられ，mRS 2以下（0～2）を予後良好の指標とすることが多い．なお，脳卒中急性期の研究における予後予測因子としては，発症前生活機能，年齢，発症時重症度，脳卒中の大きさ・部位，発症からの時間，発症時生活機能，検査所見，経済的資源の有無などが取り上げられている．表2に代表的な脳卒中急性期予後予測モデルであるSSV（Six Simple Variable）[3]とASTRAL（Acute Stroke Registry and Analysis Lausanne）[4]の予後予測因子を示す．

SSVのように，発症前生活機能低下群を含む研究では，発症前mRSが低いものが転帰不良となる．また，発症前独居者は，独力で生活できていたことが反映され，転帰良好と判断される．

年齢は代表的予後予測因子であり，SSVでもASTRALでも高齢になるほど転帰不良となる．

発症時重症度は転帰に最も強い影響を及ぼす．さまざまな臨床指標の中でもNIHSS（National Institutes of Health Stroke Scale）がよく用いられている．ASTRALではNIHSSの点数が高いほど転帰不良という点数配分がされている．さらに，視野障害と意識障害の項目はNIHSSの評価に基づいており，二重に加算されるという構造になっている．したがって，ASTRALではNIHSSで示される脳卒中の重症度が予後予測因子として最も重視されているといえる．

発症時生活機能も予後予測因子として用いられる．両上肢が挙上できるかといった機能障害レベルのものもあるが，排泄関連動作や歩行能力のようなADLのほうが予測に反映されやすい．

血糖値が正常かどうかという検査所見を重視する論文も散見される．

退院先も含めた総合的帰結の判断では，経済的資源が利用可能かどうかということが含まれることがある．

以上をまとめると，急性期段階で予後良好と予

表1 modified Rankin Scale (mRS)

Grade0	全く症状がない
Grade1	症状はあるが特に問題となる障害はない（通常の日常生活および活動は可能）
Grade2	軽度の障害（以前の活動は障害されているが，介助なしに自分のことができる）
Grade3	中等度の障害（何らかの介助を必要とするが介助なしに歩行可能）
Grade4	比較的高度の障害（歩行や日常生活に介助が必要）
Grade5	高度の障害（ベッド上生活，失禁，常に介護や注意が必要）
Grade6	死亡

（van Swieten et al, 1988）[2]

表2 代表的な脳卒中急性期の予後予測モデル—SSVとASTRAL

予後予測因子	SSV	ASTRAL	点数
年齢	年齢（若年）	年齢（5歳ごと）	1
発症前生活機能	発症前Oxford Handicap Score 2以下 発症前独居		
発症時重症度	GCS言語機能正常	NIHSS点数（1点ごと） 視野障害 意識障害	1 2 3
発症からの時間		発症から入院まで3時間超え	2
発症時生活機能	両上肢をベッドから挙上可 介助なしで歩行可		
検査所見		血糖値＞7.3 or ＜3.7 mmol/L （＞131.4 or ＜66.0 mg/dL）	1

SSV：Six Simole Variable.
ASTRAL：Acute Stroke Registry and Analysis Lausanne.

（Cousell et al，2002[3]，Ntaios et al，2012[4]より作成）

測できる因子は以下の通りになる．

- 発症前生活機能が自立
- 若年
- 発症時脳卒中重症度が軽度
- 発症時ADL自立度が高い

3. リハビリテーション病棟入院時の予後予測

リハ病棟入院時の予後予測によく使用される臨床指標はADLである．FIM（Functional Independence Measure）ないしBarthel Indexを用いた研究が多い．

急性期と同様に，年齢が重要な予後予測因子となる．高齢者ほどADL回復は不良となる．また，発症からリハ病棟までの入院期間が長いほどADL改善度は低くなる．

最も重要な因子は入院時ADLである．最重度の者は回復不良であり，ADL点数が上がるほどADL改善度が高くなる．ただし，高得点の者は天井効果のためADL指標では回復度を測るのは困難となってしまうことに注意する必要がある．

以上をまとめると，リハ病棟入院時に予後良好と予測できる因子は以下の通りになる．

- 若年
- 発症から入院までの期間が短い
- 入院時ADL自立度が高い

4. ADLと発症からの期間を組み合わせた予後予測

入院時ADL指標を退院時ADLの予測因子として用いることには，留意すべき点がある．

Kirschnerらは，評価尺度を「判別的尺度」，「予測的尺度」，「評価的尺度」の3つに分けた[5]．「判別的尺度」とは，集団を区分けするための尺度であり，診断や重症度の決定に用いられる．「予測的尺度」も一定の条件にあてはまるかどうかをみる尺度だが，予後予測に用いられる点が「判別的尺度」と異なる．「評価的尺度」とは，経時的に点数を付けて介入前後の効果をみるものである．ADL指標も「評価的尺度」に含まれる．「評価的尺度」であるADL指標を予測する因子として，同じ「評価的尺度」である入院時ADLを用いることは，本来なら不適切とされる．早期にリハ病棟に入院する施設と，数カ月経ってから入院する施設とでは，入院時ADLの示す意味は異なる．ある施設の研究で入院時ADLを含む判別式を得られたとしても，その判別式を他施設で用いることはできない．

リハ病棟入院時ADLは複合的な要因で決定される．まず，脳卒中の重症度が影響を与える．次いで，患者の潜在能力が関係する．若年者や発症前生活機能が高い者は，たとえ脳卒中が重症であっても機能的帰結が良好である．さらに，発症からリハ病棟入院までの治療効果が関係する．脳梗

表3 脳卒中患者の最終自立度予測基準（二木）

1. 入院時
（1） ベッド上生活自立なら，歩行自立
（2）-1 「全介助」でも，「基礎的ADL」（食事・尿意の訴え・寝返りの3項目）のうち2項目以上実行なら，歩行自立
（2）-2 「全介助」でも片麻痺stage Ⅳ〜Ⅵなら，歩行自立
（3）-1 「全介助」で，しかも，今回の発症前の自立度が屋内歩行以下＋運動障害が軽度ではない（片麻痺stage Ⅳ〜Ⅵではない）＋60歳以上なら，自立歩行不能
（3）-2 「全介助」で，しかも，2・3桁の意識障害＋運動障害が軽度でない（片麻痺stage Ⅳ〜Ⅵではない）＋70歳以上なら，自立歩行不能

2. 入院後2週時
（1） 新たにベッド上生活自立なら歩行自立
（2）-1 「全介助」でも，「基礎的ADL」が3項目とも介助＋60歳以上なら，自立歩行不能
（2）-2 「全介助」で，しかも，（2・3桁の）遷延性意識障害，重度の認知症または夜間せん妄を伴った中等度認知症＋60歳以上なら，「全介助」

3. 入院後1カ月時
（1） 新たにベッド上生活自立なら，大部分が，歩行自立
（2）-1 「全介助」で，しかも，「基礎的ADL」の実行が1項目以下＋60歳以上なら，自立歩行不能
（2）-2 「全介助」で，しかも，（2・3桁の）遷延性意識障害，認知症（重度，中等度），「両側障害」または高度の心疾患＋60歳以上なら，自立歩行不能

4. 入院後1カ月時点で明確な予測不可能
（1） 「全介助」で，59歳以下
（2） 「全介助」で，60歳以上だが，遷延性意識障害・認知症・「両側障害」・高度の心疾患を有せず，しかも，「基礎的ADL」を2項目以上実施

「全介助」：起座・座位保持介助・監視・促し以下．
ベッド上生活自立：最低限，1人で，ベッド上の起座・座位保持を行う．
歩行自立：最低限，1人で，日中，トイレまで行く．

(二木・他, 1992)[6]

塞超急性期における血栓溶解療法などの治療効果に加え，早期リハが行われたかどうかによってリハ病棟入院時ADLが決定される．

最近，リハ医療において，運動学習理論が注目されている（運動学習理論とリハビリテーションの項p489〜参照）．脳卒中による機能障害が重度でも，リハ病棟入院時ADLが高い者がいる．これらは運動学習能力が高く，早期リハへの反応がよい者が含まれており，回復期の集中的リハに対する反応も高いと予想される．

以上を踏まえると，「評価的尺度」であるADLを予測因子として使用するためには，発症からの時期を用いて層別化するといった工夫が必要となる．二木らは，脳卒中急性期からリハを行った患者を対象に，脳卒中患者の最終的自立度予測基準（表3）をまとめている[6]．発症から評価時までの期間でADL指標を層別化することによって，「評価的尺度」であるADL指標を予後予測に用いる問題点を解決しており，臨床的実用性が高い．

ただし，二木らによる脳卒中患者の最終自立度予測基準は，「脳卒中治療ガイドライン2009」では根拠となった論文として採用されていたが，検証群または複数の予測方法を比較した予測方法のみを取り上げた「脳卒中治療ガイドライン2015」では不採用となっている．研究が行われた時期も1980年代とかなり前である．今後，わが国におけるリハ医療の進歩を踏まえたうえで，ADLと発症からの期間を組み合わせた研究を行い，検証作業を行う必要がある．

二木らによる脳卒中患者の最終的自立度予測基準をまとめると，以下の通りになる．

- 早期リハを行った結果として発症後1カ月までにベッド上生活が自立する群は，歩行予後が良好である．
- 全介助群は，年齢，発症前ADL，運動障害重症度，認知機能障害，そして心疾患などの併存疾患などで歩行予後が修飾される．

5. 地域医療連携と予後予測

　高齢社会の本格化を迎え，わが国の医療システムは機能分化が強力に推し進められている．病棟機能は，超急性期，急性期，回復期，そして生活（維持）期に分けられる．脳卒中医療は機能分化を前提とし，地域医療連携で行われるようになっている．

　急性期では，転帰良好な者と不良な者を予測したうえで，退院先を決定する必要がある．急性期病院退院時のmRSと退院先との関係はおおよそ次の通りになる．

> 　mRS 0～1群：直接自宅に退院．
> 　mRS 2群：大部分は自宅に退院し，外来でリハを継続．
> 　mRS 3～4群：大部分がリハ病棟に移動し，集中的なリハを実施．
> 　mRS 5群：一部リハ病院に行くが，残りは長期療養施設ないし在宅療養へ．
> 　mRS 6群：死亡退院．

　リハ病棟に入院させるべきかどうかで問題となるのは，高度障害であるmRS 5群である．この群の多くは，mRSでは変化がなくてもADL指標では改善を認めることがある．良好な経過をたどり，ADL指標の利得が大きくなる者もいる．また，ADL指標では変化はなくても，人工栄養だったものが経口摂取可能となるという改善を認める場合もある．

　予後予測研究で明らかになった知見をもとに，リハ病院入院を検討することが適当である．たとえ，脳卒中重症度が重くても，発症前生活機能が自立，若年である場合には，回復期を担う病棟に移動することが望ましい．急性期リハの結果，ADLの改善を認めた場合も対象となる．同じADLレベルなら，発症早期の患者が優先される．一方，発症前生活機能が要介助，高齢，早期リハ効果なしの場合には，回復期病棟適当外と判断され，生活（維持）期病棟ないし在宅管理を検討することになる．

〔水尻強志〕

■文献

1) 日本脳卒中学会脳卒中ガイドライン委員会編：脳卒中治療ガイドライン2015，協和企画，2015．
2) van Swieten JC, et al：Interobserver agreement for the assessment of handicap in stroke patients. *Stroke* 19：604-607, 1988.
3) Cousell C, et al：Predicting outcome after acute and subacute stroke：development and validation of new prognostic models. *Stroke* 33：1041-1047, 2002.
4) Ntaios G, et al：An integer-based score to predict functional outcome in acute ischemic stroke：the ASTRAL score. *Neurology* 78：1916-1922, 2012.
5) Kirshner B, et al：A methodological framework for assessing health indices. *J Chron Dis* 38：27-36, 1985.
6) 二木 立・他：脳卒中の早期リハビリテーション，第2版，医学書院，1992．

第5章

脳卒中リハビリテーション医療の基本

チームで行う脳卒中リハビリテーション
―誰が何を行うか

1. チーム医療の必要性（表1）

近年の医療の進歩とともにさまざまな疾患の治療成績が向上し，生命予後は改善している．脳卒中治療においても同様であり，血栓溶解療法や経皮経管的血栓回収療法などの新しい治療法が導入され，良好な治療成績が報告されている．しかし，脳卒中が重大な疾患であることに変わりはなく，何らかの障害が残存することは少なくない．

脳卒中で生じる障害としては，片麻痺が代表的であるが，その他にも失語症，構音障害，高次脳機能障害，嚥下障害，排尿障害など多様な障害がある．1人の患者に複数の障害が存在し，互いに影響し合っていることも多く，脳卒中患者の障害像は複雑である．

脳卒中患者の治療にあたっては，脳卒中という疾患の治療と並行して，これらの障害に対しても急性期から適切な治療が提供されることが求められる．1人の専門職ですべてに対応することは負担が大きく，治療も不十分なものとなる危険性が高い．このため脳卒中治療においてはさまざまな専門職によるチーム医療が必須となる．

「脳卒中治療ガイドライン2015」においてもチーム医療の重要性が述べられている．ガイドラインでは「脳卒中ユニット，脳卒中リハビリテーションユニットなどの組織化された場で，リハビリテーションチームによる集中的なリハビリテーションを行い，早期の退院に向けた積極的な指導を行うことが強く勧められる」と記述されており，推奨グレードAとされている[1]．その解説においては，組織化された多面的リハを提供することにより，退院時の機能が良好で，約1年の経過で死亡率，介護依存度，施設入所率が低下するとされ

表1　チーム医療の効果

治療の成績向上	ADL改善 QOL改善 生命予後改善
効率改善	職員の負担軽減 在院日数短縮

ている．その傾向は長期的に持続するとされている．

さらに近年では医療財源の観点から，在院日数の短縮と自宅退院の推進が求められるようになっている．このため，入院早期から退院計画を立てることが必要である．脳卒中に関連して，early supported discharge（ESD）に関する質の高い報告が複数みられ，脳卒中急性期の患者に早期から退院支援を加えると，在院日数の短縮のみでなく，ADLやQOLの向上が認められるとされている[2]．ESDにおいても脳卒中急性期治療をする医師と，退院支援をする多職種とのチーム医療が必要なことはいうまでもない．「脳卒中治療ガイドライン2015」においても，「患者・家族に対し，現在の患者の状態や治療，再発予防を含めた脳卒中に関連する知識，障害をもってからのライフスタイル，リハビリテーションの内容，介護方法やホームプログラム，利用可能な福祉資源などについて，早期からチームにより，患者・家族の状況に合わせた情報提供に加えて，教育を行うことが勧められる」と記述され，推奨グレードBとされている[1]．

これらのことから脳卒中の治療にあたっては，発症早期からのチーム医療により良好な治療成績が効率的な医療資源にて可能となることが理解できる．

厚生労働省では2009（平成21）年から「チーム医

表2 脳卒中治療に関連する職種と役割分担

職種	おもな役割
主治医 (神経内科, 脳神経外科, 一般内科医)	脳卒中の急性期治療 併存疾患の治療や合併症への対応 全身管理 脳卒中の二次予防 必要に応じて他科へのコンサルト 患者へ脳卒中急性期治療の方針を説明, 再発予防の指導
リハビリテーション科医	リハチームのリーダー 障害の評価と問題点の整理 機能予後の予測 リハにあたっての合併症管理 リハプログラム 患者へリハの必要性や機能予後を説明
その他の診療科の医師	循環器内科, 泌尿器科, 整形外科, 精神科, 歯科など 必要に応じてコンサルトされ, 専門的治療を並行して実施
看護師	全身状態の評価・管理 病棟での生活の評価 離床の働きかけ 摂食状況の見守り・介助 栄養状態の評価と管理 転倒などの事故予防 患者への生活指導
薬剤師	処方されている薬剤の把握 副作用発生の有無を評価 薬剤や食事との相互作用の確認 患者への薬剤指導
義肢装具士	装具の製作・調整 患者への装具着脱指導
管理栄養士	栄養状態の評価 食事調整 必要に応じて経管栄養の提案 患者への栄養指導

職種	おもな役割
理学療法士	全身状態に応じて早期の離床 基礎訓練(筋力強化, 関節可動域訓練など) 基本動作訓練(起き上がり, 立位・歩行訓練など) 装具や歩行補助具の検討 応用動作訓練(階段昇降, 屋外歩行など) 患者への自主訓練指導, 生活指導
作業療法士	上肢の基礎訓練・巧緻性訓練 利き手交換訓練・片手動作訓練(予測される予後に応じて) 自助具やスリング導入の検討 応用動作訓練(更衣, 排泄, 家事動作など) 高次脳機能評価・訓練 患者への自主訓練指導, 生活指導
言語聴覚士	言語機能評価・訓練(失語症, 構音障害) 高次脳機能評価・訓練 摂食嚥下機能評価・訓練 患者への自主訓練指導, 生活指導
医療ソーシャルワーカー	社会背景の調査 社会資源の導入・調整 患者への情報提供, 社会復帰の相談
心理職	心理評価(抑うつ, 不安, 意欲低下など) 心理的支援

療の推進に関する検討会」を開催し,「チーム医療推進のための基本的な考え方と実践的事例集」[3]を取りまとめている. そこではチーム医療の目的と効率化について以下のように述べられている. チーム医療を推進する目的としては, 医療の質を高めるとともに, 効率的な医療サービスを提供することがあげられ, そのためには, ①職種間のコミュニケーション, ②電子カルテなどを活用した情報の共有化, ③カンファレンスの充実などによるチームマネジメントの3つの視点が重要であり, 効率的な医療サービスを提供するためには, ①情報の共有, ②業務の標準化が必要であるとしている.

2. 関連する専門職と役割分担

脳卒中により発生する障害は多様であり, 関連する職種も数多くなる. 以下に脳卒中のリハに関連する代表的な職種とおもな役割を紹介する(表2).

(1) 主治医

主治医として脳卒中急性期の治療を行うのは, 神経内科や脳神経外科, 一般内科医となる. 主治医は脳卒中治療と並行して, 併存疾患の治療や合併症への対応, その他全身状態の管理を行う. また, 状態に応じてリハ依頼や他科受診依頼をすることとなる.

全身状態が落ち着いた後は，脳卒中の二次予防のための併存疾患管理を行う．脳卒中は再発が比較的多い疾患であり，脳卒中の危険因子となる併存疾患の加療が重要となる．

　脳卒中治療の専門性が高い専門医資格として日本脳卒中学会による脳卒中専門医や日本神経学会による神経内科専門医，日本脳神経外科学会による専門医がある．

(2) リハビリテーション科医

　一般的な医師は臓器別の医療に高い専門性をもっていることが多く，「疾患」の診断と治療に重点が置かれる．これに対してリハ科医は「障害」の観点から患者の状態を評価し，社会復帰に向けた治療を担当する専門職である．脳卒中という疾患のみでなく，機能障害・能力障害や，患者の精神的状態や生活背景なども評価の対象となる．これらの情報を整理して患者の機能予後を予測し，治療方針や治療期間，退院先などのゴール設定を行う．また，脳卒中は合併症が多い疾患であるため，合併症の危険性も考慮し，安全かつ効果的なリハプログラムを行う．

　多くの場合，リハ科医はリハチームのリーダーとして機能することが期待され，チーム内の役割分担や調整を担当することとなる．さらにチームの機能を向上するための管理能力も必要となる．

　日本リハビリテーション医学会によりリハ科専門医が認定されており，全国で約2,300名が認定を受けている（2019年2月現在）．2018年度からは新専門医制度における基本領域としての研修プログラムが開始されている．

(3) その他の診療科医師

　脳卒中患者はさまざまな併存疾患をもっていることが多く，さらに経過中にさまざまな合併症を併発することがある．これらはリハの阻害因子となり，さらに合併症の発生は生命予後や機能予後に悪影響を与えるものとなる．問題を早期発見し，適切な時期に他科医師へコンサルトすることが必要となる．

(4) 看護師

　看護師は病棟で患者の状態を365日，24時間観察できる．患者の全身状態や病棟での生活状況，心理的問題の有無などを観察する．特に脳卒中の急性期では合併症の頻度が高いため，主治医と連携して全身状態の管理をすることが重要な役割である．

　リハに関連する役割としては，病棟での患者の生活状況を評価し，リハ関連職種と連携して機能向上のための働きかけをすることである．ここでは全身状態に応じて離床を促し，廃用症候群の発生を予防し，深部静脈血栓症（DVT）や肺炎，せん妄などの合併症を抑制することが重要である．また，しているADLとできるADLの乖離を発見し，できるADLをしているADLに拡大していく取り組みも必要である．

　さらに脳卒中では嚥下障害を合併することも多いため，摂食嚥下状態を観察し，必要に応じて食事の見守りや介助を行う．食事摂取量の不足は低栄養を惹起し，合併症の誘因となる他，リハの阻害因子となる．管理栄養士と連携して栄養管理を行うことも重要である．

　その他，転倒や窒息などの事故予防においても重要な役割をもっている．

(5) 理学療法士

　理学療法士は脳卒中発症早期の段階では脳卒中の状況に応じて離床訓練を行う．早期離床は機能改善のために重要であるが，症状増悪などの危険性もあるため，主治医やリハ科医と連携して個別に治療計画を作成する．そして筋力強化や関節可動域訓練などの基礎訓練から，立位・歩行訓練へ進むこととなる．歩行訓練を実施しつつ，麻痺の状況を考慮して装具や歩行補助具の検討を行う．歩行能力の向上が得られた場合は，階段昇降や屋外歩行などの応用動作訓練も実施する．

(6) 作業療法士

　作業療法士は上肢を中心とした治療を行うことが多い．発症早期には可動域訓練やポジショニングから開始し，全身状態に応じて筋力強化や巧緻性訓練へ進める．麻痺側上枝の予測される機能予後に応じて，利き手交換訓練や片手動作訓練も並行して実施する．必要に応じて自助具やスリングの導入も検討する．機能向上に応じて日常生活で必要となる更衣，排泄，家事動作などの応用動作訓練を行う．

　また言語聴覚士と連携して，高次脳機能の評価

や訓練も実施する．退院が近くなった患者に対しては家屋評価や自宅改修の指導を行う．

（7）言語聴覚士

言語聴覚士は失語症や構音障害に対する言語機能評価や訓練をおもに行う．予測される言語機能の予後に応じて家族にコミュニケーション方法の指導を行うことも検討する．

また，摂食嚥下障害に対しても評価や訓練を行い，安全に必要な栄養を摂取できるように調整を行う．必要栄養量の検討にあたっては，管理栄養士や看護師とも連携する必要がある．

高次脳機能障害に対しても評価や訓練を行う．自動車運転を希望する患者も少なくないため，注意障害や半側空間無視などの評価は特に重要となる．

失語症や高次脳機能障害は改善に長期間を要する．入院期間中に治療は完結しないことが多いため，退院後の治療計画や自主訓練の指導も必要となる．

（8）管理栄養士

急性疾患による侵襲や経口摂取量の不足により低栄養状態となる患者は多い．低栄養はリハの重大な阻害因子であり，かつ合併症の危険因子ともなる．発症早期から低栄養のリスクを評価し，ハイリスクな患者には積極的な栄養療法を行う．言語聴覚士や看護師と連携し，必要栄養量を充足させるための栄養療法を実施する．輸液のみで経過観察されている患者も散見されるため，必要に応じて経管栄養を主治医に提案する．

（9）薬剤師

脳卒中を発症する患者は動脈硬化を生じるようなさまざまな併存疾患をもっていることが多いため，発症前から内服薬を使用していることも多い．このような薬剤の評価や調整を行う．複数の薬剤を内服している場合には薬剤の相互作用にも注意を払う．その他，薬剤の副作用の疑いがある場合には主治医や看護師に情報提供を行い，重大な合併症を予防する．また，降圧薬や抗凝固薬は食物との相互作用もあるため，管理栄養士と連携して食事調整を行う．

（10）義肢装具士

脳卒中により下肢麻痺を生じた場合には下肢装具が必要となる場合も多い．装具には多くの種類があるが，これらに関する知識と採型，製作技術をもっている．リハ科医や理学療法士と連携して適切な時期に装具を作成する．下肢の筋緊張亢進や筋萎縮，浮腫などにより適合不良となることも少なくないため，定期的に装具の適合状態の確認を行う．

（11）医療ソーシャルワーカー

脳卒中による障害で退院調整に難渋する症例は少なくない．退院調整にあたり，家庭環境や介護力の情報収集，家族の希望などを聴取して他職種と情報共有を行う．身体障害者手帳や厚生年金，介護保険などの利用可能な社会資源を検討し，患者や家族に提案する．

（12）心理職

脳卒中後にうつ状態や不安，意欲低下などの心理的問題を生じることもある．心理的な問題は，患者のQOLを著しく障害する．また，リハの阻害因子ともなり，ADLにも影響を与える．このような問題に対して，患者の評価を行い，必要に応じてカウンセリングなどを行う．

（宮越浩一）

■文献

1) 日本脳卒中学会脳卒中ガイドライン委員会編：脳卒中治療ガイドライン2015．協和企画，2015．
2) Langhorne P, et al：Early supported discharge services for stroke patients：a meta-analysis of individual patients' data. Lancet 365：501-506, 2005.
3) チーム医療推進方策検討ワーキンググループ：チーム医療推進のための基本的な考え方と実践的事例集：http://www.mhlw.go.jp/stf/shingi/2r9852000001ehf7.html

医療スタッフ間の連携・情報共有

1. 連携の方法

　複数の専門職がバラバラに作業を行い，それらが集合しただけのものはチーム医療ではない．これでは必要な治療が提供されていない危険性や，あるいは同じ作業が重複して行われる非効率も発生する可能性がある．また，入院期間の設定が曖昧となり，医療資源の浪費となる問題も生じる．

　ここでは多職種間の効果的な連携が求められる．そのためには，各専門職が専門分野に応じて患者の評価を行い，それに応じて治療目標が設定され，チーム内で共有されていることが必要である．そして，それぞれの専門職が自分の役割を確実に実行する必要がある．さらに，他職種の役割を理解して関心をもち，相互に尊重し合いながら対等に連携することでチームがより強固なものとなる（表1）．

(1) チームリーダーの役割

　チーム機能の強化のためには，職種ごとの役割分担のみでなく，チームリーダーとチームメンバーの役割分担も必要である（表2）．リハ科医師が在籍する医療機関では，リハ科医がリハチームのリーダーとなることが多いと想定される．チームリーダーの役割は，患者のリハプログラムを明確化し，チームメンバーが効率的に作業をできるよう調整を行うことである．ここではチームメンバーの専門性と力量に応じて具体的に役割分担を行うことが必要である．そしてリハが開始された後も情報収集を継続し，治療経過やチームメンバーの作業内容などをモニタリングする．その結果に応じてリハプログラムを再調整してゴールに向かうこととなる．

表1　チーム医療に求められること

各専門職の専門分野に応じて患者の評価を行っている．
患者の情報がチーム内で共有されている．
明確なリハプログラムが共有されている．
各専門職が自分の役割を理解して，責任をもって作業を実行する．
他職種の役割を理解し，関心をもつ．
相互に尊重し合い，対等に連携する．

表2　治療におけるチームリーダーとチームメンバーの役割

チームリーダーの役割	患者情報の収集，優先順位をつけて整理． リハプログラムを明確化し，メンバーに共有する． メンバーの役割をわかりやすく具体的に提示． メンバーの専門性と力量に応じて調整を行う． 治療経過のモニタリング（患者の状態，メンバーの役割分担と実施状況，治療経過）． モニタリング結果に応じたプログラム調整．
チームメンバーの役割	各自の専門性や能力を最大限に発揮して与えられた役割を実施する． リーダーや他のメンバーに情報提供． 発見された未解決の問題や，治療効果改善のための提案．

(2) チーム医療のツール―Team STEPPS

　今日までの医師などの医療職の養成課程においてチームワークについて体系的に学習する機会は多くはなかったものと思われる．近年ではTeam STEPPSのような効果的なチーム医療を推進するためのツールも開発されている．これはTeam Strategies and Tools to Enhance Performance and Patient Safetyの略であり，医療の質，安全，効率を改善するためのチームワークを習得するためのツールである．内容としては，リーダーシップ，状況観察，相互支援，コミュニケーションの

4つをコアスキルとしている．これにより医療チームのパフォーマンス向上と患者のアウトカムを最適化することを目標としている．わが国でも臨床現場でのスタッフ教育に取り入れられている[1,2]．

2. 情報共有

チーム医療には情報共有が必須である．共有するべき情報としては，疾患の状態，その他全身状態，機能障害・能力障害，患者や家族の理解・受容，精神状況，社会背景などである（表3）．これらの情報からゴール設定を行い，リハプログラムが作成される．患者の情報やゴール設定，リハプログラムはチームの全員に共有されていることが必要である．

（1）カンファレンス

情報共有の代表的な方法はカンファレンスとなる．リハ部門を有する医療機関の大部分ではカンファレンスが実施されていると思われるが，対象患者や参加職種，開催頻度，時間などは医療機関によりさまざまであろう．多くの医療機関では時間的なゆとりがない中でカンファレンスが実施されていると予想される．限られた時間を有効に活用するために，「単なる報告会」の漫然としたカンファレンスで終わらないように工夫することが必要である．

カンファレンスが目的とすることは，患者の情報を共有し，治療目標を明確にし，各専門職の役割を明確にすることである（表4）．限られた時間内に必要な情報が共有され，目標と役割が明確化されるよう，カンファレンスの司会者が配慮することが求められる．検討されるべき事項をチェックリストとしておくことも有用である．

（2）カルテを通じた情報共有

カンファレンスは開催頻度や，1人あたりの患者についてディスカッションできる時間に限界がある．このためカンファレンスのみでなく，カルテを通じて日常的に情報共有することも有用である．

カルテは，必要な情報を，誰がみてもわかりやすい状態で記載することが必要である．脳卒中患者で必要な情報は多岐にわたるため，カルテ記載

表3　共有されるべき患者情報

脳卒中や全身の状態	脳卒中の病型・重症度 併存疾患の有無・重症度 安静度 治療状況（現在の治療内容，今後の治療方針） バイタルサイン 栄養状態
機能障害・能力障害	SIAS Brunnstrom stage BI FIM
患者や家族の理解・受容，精神状況	疾患や障害に関する理解と受容 うつ傾向 リハの意欲
社会背景	病前の生活 家庭環境 本人・家族の希望
ゴール設定	機能予後 入院期間 退院先 退院後のフォロー計画

表4　カンファレンスの目的

患者の情報共有．
治療目標を明確にする．
各専門職の役割を明確にする．

表5　カルテに求められること

必要な事項が網羅されている．
知りたい情報が容易に発見できる：文字数が多過ぎない，記載される場所を標準化する．
他職種からみてもわかりやすい：普及された用語が使用され，明快な表現がされている．
状態の変化が把握しやすい：全身状態の変化，機能改善がわかりやすい．
コピー，ペーストを多用しない：使用した場合でも，それがわかるようにする．

は整理されていなくてはならない（表5）．また他職種が理解しやすいよう，明快な表現であることも必要である．

（3）用語や評価

カルテ記載やカンファレンスで使用される用語には特に注意が必要である．例えばカルテ記載において，一部のリハ科医や理学療法士は平行棒内歩行を省略して「//bar歩行」という記述をすることがある．この記述を理解できる他科医や他職種がどの程度存在するであろうか？　他職種からみて理解しにくい用語が多用されているカルテはコ

ミュニケーションの阻害因子となる可能性がある．

また，同じ職種の中で使用される用語や評価が異なることもある．例えば，麻痺の評価方法でBrunnstrom stageとStroke Impairment Assessment Set（SIAS）が混在していることが発生しうる．近年では365日リハが普及しているため，患者の申し送りは日常的に生じる．この際にスタッフごとに評価方法が異なると，機能改善や麻痺増悪の有無などが評価困難となる問題が発生する．

（4）スタッフ間のコミュニケーション

入院中の患者は病棟で過ごす時間が最も多く，患者にかかわる医療従事者も病棟にいることが多い．これに対してリハ科医や療法士などのリハ関連職種はリハ室で過ごす時間が多く，患者や他の医療職と接する時間が短くなりがちである．この距離感がコミュニケーションを阻害する可能性がある．

リハにおいて「できるADL」を病棟での「しているADL」に拡大していくことが機能改善と社会復帰にあたって重要である．リハは病棟内で実施し，主治医や看護師にリハ実施場面を観察してもらうことが望ましい．また病棟でリハを実施することは，患者の移動時間を短縮でき，リハの効率を改善するというメリットもある（表6）．

（宮越浩一）

表6　病棟リハビリテーションによるメリット

リハ場面を主治医や看護師に見てもらえる．
患者にかかわるさまざまな職種とナースステーションで情報交換ができる．
面会に来る患者の家族に会う機会が増え，リハの進行具合を見てもらうことや，家屋環境や介護力などの情報収集，生活指導などがしやすくなる．
患者を移動する時間が節約でき，リハの効率がよくなる．

■文献

1) 鈴木 明，種田憲一郎：チームSTEPPS-チーム医療と患者の安全を推進するツール．日臨麻会誌33：999-1005，2013．
2) 海渡 健，落合和徳：Team STEPPSを活用したノンテクニカルスキル向上策—東京慈恵会医科大学附属病院での取り込みの紹介．呼吸器ケア12：789-794，2014．

スタッフ数が充足していない場合の対応

　スタッフ数が少ない医療機関では，全体の職員数が少ないのみでなく，特定の職種が不在となっていることもある．特にリハ科医は全国的に不足しているため，リハ科医不在の環境で脳卒中のリハを実施している病院も少なくないと予想される．

　また日本脳卒中学会の脳卒中専門医や神経内科医，脳神経外科医などの脳卒中治療の専門性が高い医師が不在の場合もありうる．このような場合には，その他の診療科医師が脳卒中患者の診療にあたることとなる．その際に心配されることは，長期間の臥床指示やリハの処方遅れによる廃用症候群の発生である．

　療法士や看護師は主治医にリハ処方や離床指示がいつ頃指示されるかを確認し，急性期からのリハ，離床を促していくことが必要である．また適切な栄養管理がなされず，輸液のみで長期間絶食となることで低栄養が進行する場合もある．このような場合には，絶食の指示が本当に治療上必要であるのかを主治医に再考してもらうように看護師や管理栄養士から働きかけをすることが必要である．また，小規模な医療機関では言語聴覚士が不在の場合もある．この場合には言語機能や高次脳機能，嚥下機能の評価や訓練を他の療法士や看護師が分担することも必要となる．このように，本来担当するべき職種が不在の場合でも，他の職種がその穴を埋めるように融通を利かせることが必要であり，スタッフ数が少ない医療機関こそ，チーム医療がより一層重要となる．ここでは通常以上に良好なコミュニケーションが求められる．リハ関連職種は積極的に病棟へ出向き，他職種とコミュニケーションをとるべきである．

　他職種による支援の他に，業務を標準化することも，治療手段のすきまをなくすことや，特定の職種の負担を軽減することに役立つ場合もある．このような場合にクリニカルパスなどにより診療行程を標準化して明確化することも有用であると考えられる．標準化を進める作業には多少の労力が必要であるが，一度環境が整えば安定した診療プロセスが維持可能となる．長期的には診療の質の維持と効率的な診療の継続が可能となると考えられる．

〔宮越浩一〕

脳卒中リハビリテーションの流れ

厚生労働省「平成26(2014)年患者調査の概況」より，脳血管疾患の総患者数(継続的な治療を受けていると推測される患者数)は117万9千人と発表され[1]，推計患者数(調査日に医療機関で治療を受けたと推測される患者数)において，入院患者数は159,400人，外来患者数は94,000人と報告されている．これらにおいてリハを行っている患者は多く，脳卒中リハとして，図1のように急性期，回復期，生活(維持)期の流れがある[2]．さらに，わが国においては，地域連携パスの取り組みがなされている．これは急性期病院から回復期病院を経て早期に自宅へ退院できるように診療計画を作成し，治療を行うすべての医療機関〔急性期から生活(維持)期まで〕で共有して用いるもので，あらかじめ診療内容について患者に提示し説明を行うことで，患者が安心して医療を受けることができるようにするものである．回復期リハを担当する医療者にとっては，患者がどのような状態で転院してくるのかを把握できるというメリットがある．

ここでは，急性期，回復期，生活(維持)期リハについて，簡単に解説を行う．

1. 急性期リハビリテーション

脳卒中発症後は，急性期病院へ入院のうえ，検査，診断の後，速やかに急性期治療が開始される．最近では，急性期だけでなく超急性期よりリハが開始されるようになった．図1にも記載がされているが，身体機能は急激に低下するため，心身機能の改善および日常生活動作(ADL)の向上を目標として，早期離床，早期リハによる廃用症候群の予防目的にリハを行うことが重要である．「脳卒中治療ガイドライン2015」での急性期リハの記載を表1に示す[3]．早期リハを推奨している根拠として，発症後24時間以内に座位，立位などのリハを開始し急性期の練習量を多くしても死亡率は同等で，早期に歩行が可能となり，3カ月時のADLが良好であった報告[4]などがあったが，大規模な研究が待たれる状況ではある．

リハを開始する際，Japan Coma Scale (JCS)が1桁で，運動の禁忌となる心疾患がないこと，神経症候の増悪がないことを確認してからリハを可及的早期に開始することが勧められている[3]．また，脳出血では血腫増大や水頭症，血圧コントロールの難治例や橋出血において，脳梗塞では主幹動脈閉塞や狭窄，脳底動脈血栓症，出血性梗塞発症時などにおいては個別に離床時期を判断する必要がある．くも膜下出血においては個々に検討が必要で，各病型での重症度なども考慮する必要がある[3]．

2. 回復期リハビリテーション

急性期を過ぎ，全身状態が落ち着くと専門的なリハが開始される．在宅復帰を目標とし，運動機能向上や歩行の訓練，ADL訓練，言語訓練，嚥下訓練などを行い，退院後の生活の場面を想定しADL能力を向上させる必要がある．表2に「脳卒中治療ガイドライン2015」での記載を示す．Miyaiらは，回復期リハにて，リハ時間が長いほど，より良好なFIM (Functional Independence Measure)の改善，自宅退院率の向上，回復期リハ病棟在院日数の短縮を得ることができると報告[5]しており，専門的，集中的にリハを行うことが重要である．また，脳卒中による片麻痺の治療として，表3のような方法を組み合わせて行うことが増えてきている[6]．各施設における治療器具の設置の有

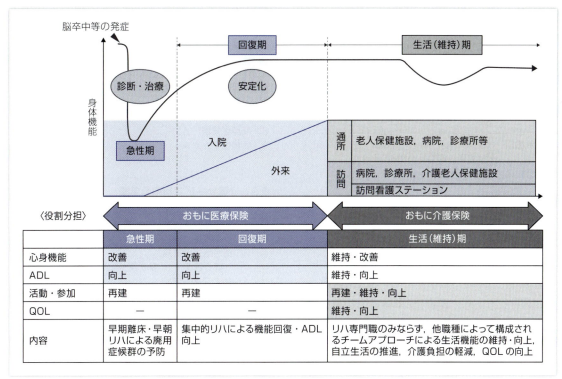

図1　リハビリテーションの役割分担
〔原典：日本リハビリテーション病院・施設協会：高齢者リハビリテーション医療のグランドデザイン，青海社，2008より厚生労働省老人保健課において作成したもの（厚生労働省）[2]を引用〕

表1　急性期リハビリテーション
推奨

1. 不動・廃用症候群を予防し，早期の日常生活活動作（ADL）向上と社会復帰を図るために，十分なリスク管理のもとにできるだけ発症後早期から積極的なリハビリテーションを行うことが強く勧められる（グレードA）．その内容には，早期座位・立位，装具を用いた早期歩行訓練，摂食・嚥下訓練，セルフケア訓練などが含まれる．
2. 脳卒中ユニット，脳卒中リハビリテーションユニットなどの組織化された場で，リハビリテーションチームによる集中的なリハビリテーションを行い，早期の退院に向けた積極的な指導を行うことが強く勧められる（グレードA）．
3. 急性期リハビリテーションにおいては，高血糖，低栄養，痙攣発作，中枢性高体温，深部静脈血栓症，血圧の変動，不整脈，心不全，誤嚥，麻痺側の無菌性関節炎，褥瘡，消化管出血，尿路感染症などの合併症に注意することが勧められる（グレードB）．

（日本脳卒中学会，2015）[3]

表2　回復期リハビリテーション
推奨

1. 移動，セルフケア，嚥下，コミュニケーション，認知などの複数領域に障害が残存した例では，急性期リハビリテーションに引き続き，より専門的かつ集中的に行う回復期リハビリテーションを実施することが勧められる（グレードB）．
2. 転帰予測による目標の設定（短期ゴール，長期ゴール），適切なリハビリテーションプログラムの立案，必要な入院期間の設定などを行い，リハビリテーションチームにより，包括的にアプローチすることが勧められる（グレードB）．
3. 合併症および併存疾患の医学的管理を行いながら，脳卒中で生じるさまざまな障害や問題に対して，薬物療法，理学療法，作業療法，言語聴覚療法，手術療法などの適応を判断しながらリハビリテーションを行うことが勧められる（グレードB）．

（日本脳卒中学会，2015）[3]

無などにより治療方法は変わる可能性はあるが，治療目標を設定したうえで行うことには変わりはない．行っている運動療法がどのような動作につながっていくのか定期的に評価を行い，治療効果の検証および修正を行う必要がある．表4に脳卒中の合併症についてまとめた[6]．これらにも注意をしながらリハを行う必要がある．

退院の前に，介護保険を申請し，地域連携カンファレンスを開催し，ケアマネジャー，生活（維持）期リハ担当の地域リハスタッフなどと情報共

表3 脳卒中による片麻痺に対する治療
1. 運動・練習量を増加させて集中的にリハビリテーションを行う
2. CI療法（constraint-induced movement therapy）
3. 促通反復療法
4. TES（thepeutic electrical stimulation）を組み合わせた運動療法
5. ロボットを用いての練習
6. rTMS（repetitive transcranial magnetic stimulation）やtDCS（transcranial direct current stimulation）を用いての大脳皮質の興奮性の制御
7. BMI（brain machine interface）

表4 脳卒中の合併症
1. 疼痛（肩手症候群、視床痛、異所性骨化など）
2. 深部静脈血栓症
3. 拘縮（不良肢位、疼痛誘発）
4. 嚥下障害（誤嚥性肺炎のリスク、脱水、栄養状態悪化）
5. 排泄障害（頻尿、尿失禁、便秘など）
6. 不穏・せん妄状態
7. 抑うつ状態、意欲の低下
8. 廃用症候群
9. 症候性てんかん

表5 介護サービス利用の手順
1. 患者・家族による要介護認定の申請
2. 要介護認定調査および医師の意見書提出
   ⇒審査・判定
3. 認定結果の通知
   要介護1～5、要支援1～2
4. ケアプラン作成
   要介護1～5：ケアマネジャーに依頼
   要支援1～2：地域包括支援センターで作成
5. サービスの利用の検討・実施
6. 認定の更新・変更の申請

有を行い、退院後の生活についての検討を行う。介護保険制度は、高齢化が進んで要介護高齢者が増加し、介護期間の長期化が見込まれ介護ニーズが増大したことと、核家族化や介護する家族の高齢化の背景もあり、高齢者の介護を社会全体で支え合う仕組みとして導入された。その申請方法について表5に示す。介護サービスの種類については他項（p549）を参照してほしい。退院後は生活（維持）期リハへと移行されるが、この介護サービスの一部に訪問リハや通所リハなどがあり、これらを利用することが多い。

3. 生活（維持）期リハビリテーション

急性期リハや回復期リハは医療機関でのリハであるが、生活（維持）期リハとは、自宅退院後に行うリハを指す。図2は横軸が時間の流れを示している[2]。医療機関入院中のリハは、心身機能やADLの向上を図り、さらに日常生活における応用動作である手段的ADL（instrumental ADL；IADL）の向上を目標としているが、退院後は心身機能や活動レベルへのアプローチだけではなく、地域の中に生きがいや役割をもつことも含め、社会参加や地域でいきいきとその人らしく暮らすことを目標とする。

生活（維持）期リハとしては、訪問リハと通所リハを用いることが多い。訪問リハとは、居宅要介護者について、居宅において心身の機能の維持回復を図り、日常生活の自立を助けるために行われる理学療法、作業療法、その他必要なリハと定義されている[7]。また、通所リハとは、居宅要介護者について、介護老人保健施設、病院、診療所、その他厚生労働省令で定める施設に通わせ、その施設において心身の機能の維持回復を図り、日常生活の自立を助けるために行われる理学療法、作業療法、その他必要なリハと定義されている[8]。退院後の機能低下を防止するために、退院後できるだけ早期に訪問・通所リハを導入することが効果的であるといわれている。訪問リハおよび通所リハの受給者数は右肩上がりに増加を続けている状況で、地域の資源は限られているため、漫然とリハを行うのではなく、目標を設定し評価をしながら進めていく必要がある。

厚生労働省の平成27（2015）年度介護報酬改定の効果検証及び調査研究によると、訪問リハが必要となった原因となる傷病は、脳卒中が39.1％と最も高く、次いで、骨折、廃用症候群であった。訪問リハ計画における日常生活上の課題領域は歩行、移動の領域が最も多く、要介護度3～5の介護度が高い群では、次いで姿勢保持、移乗、姿勢の変換およびトイレ動作の順に高かった。通所リハが必要となった原因となる傷病は、脳卒中が39.8％と最も高く、次いで、骨折、関節症・骨粗鬆症であった。通所リハ計画における日常生活上の課題領域において、歩行・移動の領域が最も高く、要介護3～5の介護度が高い群では、次いで

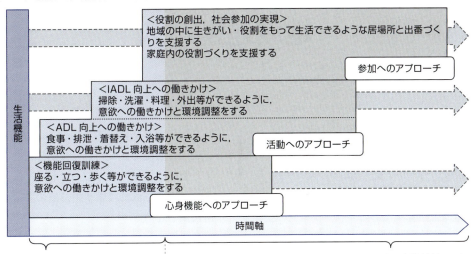

図2 リハビリテーションの展開と3つのアプローチ

(厚生労働省)[2]

移乗,トイレ動作,姿勢保持の順に高かった.自宅での課題としては移動や移乗がいずれも高く,回復期リハにおいて取り組むべき課題でもあると考える.

(中馬孝容)

■文献
1) 厚生労働省:疾患ごとの総患者数:http://www.mhlw.go.jp/toukei/saikin/hw/kanja/14/dl/05.pdf
2) 厚生労働省:テーマ3 リハビリテーション 参考資料:http://www.mhlw.go.jp/file/05-Shingikai-12404000-Hokenkyoku-Iryouka/0000162530.pdf
3) 日本脳卒中学会脳卒中ガイドライン委員会編:脳卒中治療ガイドライン2015,協和企画,2015.
4) Bernhardt J, et al:A very early rehabilitation trial for stroke (AVERT):phase Ⅱ safety and feasibility. Stroke 39:390-396, 2008.
5) Miyai I, et al:Results of new policies for inpatient rehabilitation coverage in Japan. Neurorehabil Neural Repair 25:540-547, 2011.
6) 中馬孝容:1.脳血管障害(各論)/回復期 A病態と治療.神経症候障害学(内山 靖,廣瀬隆一編),文光堂,2016,pp113-122.
7) 厚生労働省:訪問リハビリテーション(参考資料),2017:http://www.mhlw.go.jp/file/05-Shingikai-12601000-Seisakutoukatsukan-Sanjikanshitsu_Shakaihoshoutantou/0000167233.pdf
8) 厚生労働省:通所リハビリテーション(参考資料),2017:http://www.mhlw.go.jp/file/05-Shingikai-12601000-Seisakutoukatsukan-Sanjikanshitsu_Shakaihoshoutantou/0000168706.pdf

地域連携パス

1. 脳卒中診療の均てん化

　医療の高度化，専門化，機能分化が進み，疾病ごとに医療連携による診療ネットワークの構築が必要となってきた[1]．2000年に回復期リハ病棟と介護保険が導入され，回復期や生活（維持）期の診療態勢が整備され始めた．現在の脳卒中診療システムは，急性期の治療法（血栓溶解療法，血管内治療など）の進歩，脳卒中ユニット（stroke unit；SU）や院内クリニカルパスの導入によるチーム医療（医療の標準化），医療機関の病期別機能分化，救急医療体制の整備，脳卒中センターの開設など，大きな変革期を迎えている．このような中で，地域の実情に応じて，救急診療の施設間連携とともに，脳卒中の急性期，回復期，生活（維持）期の施設間連携による地域完結型診療システム（脳卒中診療ネットワーク）を構築する必要がある．連携を推進するための一手段として地域連携クリニカルパス（以下，地域連携パス）の策定，運用が行われている．

2. 脳卒中診療ネットワーク[1]

　医療の高度・専門化あるいは機能分化が進む中で，①良質かつ適切な医療の提供，②地域の医療資源の有効活用，③診療報酬（医療政策），④患者・家族と医療従事者の満足度向上などの面から，医療連携はますます必要となっている．急性期病院にとっての医療連携には，かかりつけ医との前方連携，リハ専門病院との後方連携，脳卒中の非専門病院あるいは専門病院との水平連携がある[2]．
　脳卒中診療はリハの観点から，①急性期，②回復期，③生活（維持）期の3つの病期に分けられ，①かかりつけ医，②急性期病院，③リハ専門病院，④療養型病院や老人保健施設など，の4つのチームが必要である．この機能分化と医療連携による脳卒中診療ネットワーク構築[1]には困難を伴うが，構築されれば脳卒中診療の多くの問題点の解決策となる．
　急性期病院に入院した軽症患者は急性期治療を受けて自宅退院し，回復期リハの適応のない最重症患者（遷延性意識障害）は急性期治療から直接生活（維持）期ケアに移行する．回復期リハについては，急性期以降もリハを必要とする患者を対象に，回復期リハ病棟で集中的なリハを行う．そして，在宅医療への取り組みも含めて生活（維持）期リハへのスムーズな移行を図る．継ぎ目のない医療（シームレスケア）を実現するために，①施設内あるいは地域における各チーム間の交流，②評価スケールの共通化，③診療指針の共通化，④施設間の診療情報の共有などを図り[3]，円滑なバトンタッチを行う．

〈医療連携がうまくいくためのポイント〉

①お互いの信頼，特に医師間の信頼関係（face-to-faceの連携，責任者の明確化，迅速な対応）
②医療レベルの担保，リハを含む治療の継続性（診療指針と評価スケールの共通化と診療情報の共有）
③紹介患者は臨床力のある医師（専門医）が診る
④返事をしっかり書く（診療情報提供書・報告書，FAX，電話，メール）
⑤紹介患者は必ず戻す（かかりつけ医が主治医）
⑥聖域なき逆紹介
⑦病診連携室とソーシャルワーカーの存在，病診連携に関する情報公開
⑧連携の会の開催
⑨病院間の相互訪問
⑩地域連携パス，など

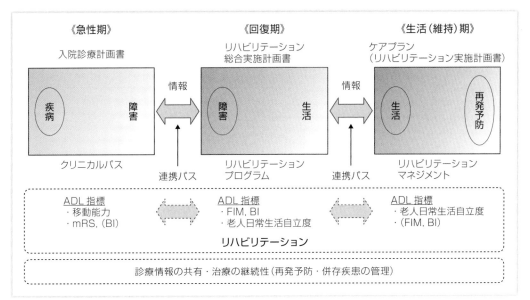

図1 脳卒中地域連携パスのコンセプト

3. 地域連携パス

脳卒中診療ネットワーク構築のための医療連携を推進する一手段として地域連携パスが登場してきた．地域連携パスは，院内パスの発展型であり，パスの原則を理解し，作成，運用にあたることが大切である[4]．脳卒中地域連携パスの役割は患者に最終ゴール（達成目標）まで示した診療計画を提示し，目的をもって療養に臨んでもらうこと，地域の中で医療を標準化し，急性期病院から回復期や生活（維持）期，在宅になっても同様に良質なシームレスケアを受けられることである．

地域連携パスには「循環型」と「一方向型」の2パターンがある[5]．「循環型」とは，糖尿病，高血圧，慢性肝炎，喘息などの慢性疾患，虚血性心疾患，がんなどに対して，かかりつけ医と急性期病院（専門病院）を患者が定期的に循環するものである．かかりつけ医と急性期病院の機能別にアウトカムが設定され，一定期間で反復を繰り返すパスである．運営上，バリアンス（パスからの逸脱）が発生した際のバックアップシステムを備え，患者とかかりつけ医の不安の解決法を明確にしておく必要がある．

大腿骨頸部骨折や脳卒中は，急性期，回復期，生活（維持）期と病期が変わるごとに診療するチームが変わり，それらをつなぐための地域連携パスとなるため，「一方向型」と考えられる．急性期は「疾病」，回復期は「障害」，生活（維持）期は「生活」と，病期によって対象が変化する（図1）．これは急性期院内パスとは異なり，すべてのアウトカムを達成せずに進行するパスで，未達成のアウトカムを次のステップ，すなわち次の施設に持ち越すことが可能であり，治療の経路が一方向にのみ流れるものである．多くの職種がかかわる必要があり，また連携の範囲が広大となり，連携システム構築は大変難度の高いものとなる．原疾患の再燃あるいは再発により治療の再スタートとなると，急性期施設に回帰する．在宅になれば「循環型」となる．

4. 地域連携パスの必須項目

地域連携診療計画管理料を算定する計画管理病院（急性期病院）からの転院時，および地域連携診療計画退院時指導料を算定する連携医療機関（回復期リハ病院）からの退院時においては，「日常生活機能評価」を行い，その結果を地域連携診療計画書（地域連携パス）に記入すること，また，連携保険医療機関（回復期リハ病院）が退院時に行った日常生活機能評価の結果は，計画管理病院（急性期病院）に対し文書にて報告することとな

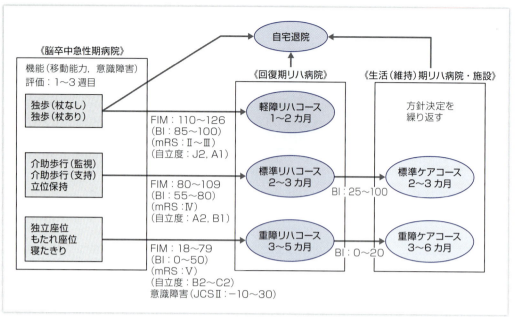

図2 脳卒中地域連携パスのオーバービュー

っている．

　実際には，急性期病院では，入院後7日以内に地域連携診療計画に基づく診療計画を作成し，患者・家族に説明し文書（患者用の地域連携パス）で提供する．また，この地域連携パスの公示日を患者用の地域連携パスに記載しなければならない．地域医療計画には，「退院基準，転院基準」および「退院時日常生活機能評価」を明記するとなっているが，医療者用のみならず患者用の地域連携パスにも記載しなければならない．

　情報交換のための会合が年3回程度定期的に開催され，診療情報の共有，地域連携診療計画の評価と見直しが適切に行われることも必須項目となっていたが，2016年の診療報酬改定では個別の会議が必須となってしまった．医療連携では，できあがった地域連携パスの存在よりも，地域連携パスの策定あるいは改訂の作業のために地域の医療機関のメンバーが定期的に会合を行うことが一番のポイントとなるため，情報交換のための地域全体での会合の継続が必要と考えられる．

　急性期病院（計画管理病院）の平均在院日数が17日未満であること，急性期・回復期の施設は，都道府県が作成する医療計画において脳卒中にかかる医療提供体制を担う医療機関として記載されている保健医療機関であることが必須となっている．

5．熊本の脳卒中地域連携パス[5-7]

　地域連携パスでは，「在院日数」と「退院基準」からなる「退院時達成目標」を設定することが必要である．すなわち，急性期病院の退院基準と回復期リハ病院の入院基準を一致させなければならない．ただし脳卒中は患者ごとに重症度が異なるうえに，基礎疾患，合併症などの多くの問題を抱えている．回復期リハ病棟の入院目的は，①ADL能力の向上，②寝たきり防止，③在宅復帰率の向上，④やむを得ず入院・入所する場合でも要介護度を軽減することである．したがって，退院基準（アウトカム）は，急性期病院は「急性期の検査と治療が終了」，回復期病院は「退院あるいは入所の準備が整う」となった．

　脳卒中診療では「疾病」，「障害」，「生活」と異なる対象を地域連携パスでつなぐためには，ADL，特に移動能力とリハでつなぐことで可能になると考え，脳卒中の地域連携パスを策定した[5-7]（図2，表）．もちろん，各病期での治療の継続性（再発予防と併存疾患の管理）が必要であ

表　脳卒中評価スケールの位置づけ

Function（心身機能・身体構造） →Impairments（機能障害）	Brunnstrom stage, SIAS, MAS, NIHSS, JSS, Fugl-Meyer assessment set
Activity（活動） →Activity limitations（活動制限） [Disability（能力低下）]	mRS, BI, FIM
Participation（参加） →Participation restrictions（参加制約） [Handicap（社会的不利）]	CHART

SIAS : Stroke Impairment Assessmnet Set.
MAS : Manifest Anxiety Scale.
NIHSS : National Institute of Health Stroke Scale.
JSS : Japan Stroke Scale.
mRS : modified Rankin Scale.
BI : Barthel Index.
FIM : Functional Independence Measure.
CHART : Craig Handicap Assessment and Reporting Technique.
〔国際生活機能分類（国際障害分類改訂版）　ICF (International Classification of Functioning, Disability and Health)〕（WHO, 2001）

る．キーワードを「リハの継続性」と「治療の継続性」とし，地域連携パスのポイントをあげた[5-7]（図2）．

〈パスのポイント〉

①どの症例も十分にリハが受けられる．
②どの地域でも使える地域連携パス（シンプルで，仕事が増えない）．
③地域で1種類の地域連携パス．
④ゴール設定は在宅を十分に考慮する．
⑤現在の院内パスをそのまま利用する．

看護や栄養などの継続も必要となる．

コースの設定

回復期は3つのコース，生活（維持）期は2つのコースが設定され（図2），患者用の地域連携パス，医療者用の地域連携パス，連携シートの3つが運用されている．実際，急性期病院では，入院1週間以内に患者用の地域連携パスを入院診療計画書（院内パス）とともに患者・家族に提示し，地域全体で治療とリハに取り組むことを説明する．転院時の移動能力（ADL）に応じて予測される回復期リハ病院でのコース選択（暫定的な選択）についての大まかな説明を行い，さらに回復期リハ病院転院後1週間以内に評価（FIMなど）した

うえで正式なコース設定が行われることを述べておけば，転院時の混乱が防げる．

なお，地域連携パス（医療者用）とともに連携シートに各病期の情報を記載し，次のチームへバトンタッチするときに診療情報提供書とともに患者に持参させる．さらに紹介元にこれを郵送してフィードバックをかける．

6．地域連携パスの利点と問題点

熊本では，地域で会議を開催して急性期，回復期，生活（維持）期の役割分担を明確にしたうえで，地域連携パスを作成・運用するために地域の脳卒中診療に携わるスタッフが定期的に集まることで顔の見える連携が可能となり，また医療と介護の連携構築もできるようになった．

さらに，脳卒中の連携では「リハの継続」と「治療の継続」が必須であることを脳卒中の医療・介護にかかわるスタッフに理解してもらえるようになった．脳卒中患者や家族に入院後の連携先まで含めた診療方針を提示することで脳卒中診療について理解してもらい，結果として不安解消にもつながり，患者・家族も能動的に治療に加わることができるようになったと考えられる．

地域連携パスの運用でデータ収集が行われ，地域の病院間の比較，また他地域との比較などもできることで問題点や改善点も明確になり，次にすべきことを地域全体で共有できるようになっている．地域連携パス導入後の連携会議への参加者が3～4倍に増加したことも大きな利点と考えられる．

熊本県では熊本市とその周辺を中心に脳卒中では1つの地域連携パスが運用されている．2007年4月より約50施設で脳卒中地域連携パスの運用を開始した．2017年4月現在，急性期10施設，回復期41施設，療養型40施設，クリニック41施設，介護老人保健施設19施設が加わっており（K-STREAM：http://k-stream.umin.jp/），大規模，広域という問題がある．そのため，職種ごとあるいは地域ごとの分科会の開催，地域連携パスを側面で支える職種ごとの地域連携オプションパスの運用も行っている．

近年の診療報酬改定で回復期リハ病棟が成果主義となったため，重度障害の入棟を最低限として，自宅退院可能な障害の軽い症例を多く入院させる方向になってしまうことが懸念されるが，重度障害や意識障害（JCS 2桁）の脳卒中症例のリハ切り捨てとならないようにすべきである．

　地域連携パスをFileMakerによって運用している熊本では，2017年2月末までに21,025例が登録されており，熊本の脳卒中患者データベースとしての役割を果たしている．最近問題になっている日常生活機能評価表の10点の患者数が9点の2～3倍存在する点について，熊本では2～3倍もの大きな差がないことが示されている[8]．連携による脳卒中診療ネットワークの構築と地域連携パスの運用によって脳卒中診療の"均てん化"を図ることができるようになってきた．

　　　　　　　（橋本洋一郎，寺崎修司，平田好文）

■文献

1) 橋本洋一郎，他：脳卒中診療ネットワーク．リハ医学43：733-738，2006．
2) 橋本洋一郎：連携の考え方．脳卒中リハビリテーション連携パス―基本と実践のポイント（日本リハビリテーション医学会監修），医学書院，2007，pp7-10．
3) 徳永 誠，他：脳梗塞の診療情報提供書における記載項目―地域連携クリティカルパス作成時における調査．リハ医学43：834-838，2006．
4) 野村一俊監：大腿骨近位部骨折 地域連携クリティカルパス―大腿骨頸部骨折シームレスケア研究会．メディカルレビュー社，2008．
5) 橋本洋一郎，他：脳卒中地域連携パス．変化の時代に対応するクリニカルパス―どう作りどう動かす（副島秀久，岡田晋吾編），照林社，2007，pp74-81．
6) 徳永 誠，他：3種類の在院日数を設定した脳卒中連携クリティカルパス．治療89：189-195，2007．
7) 橋本洋一郎，他：脳卒中の地域完結型診療システムと連携パス．地域連携network 1：36-48，2008．
8) 徳永 誠，他：日常生活機能評価の急性期退院時点数と回復期入院時点数の違い―熊本脳卒中地域連携パス参加の回復期リハ10病院における調査．臨床リハ25：297-303，2016．

「脳卒中治療ガイドライン2015」におけるリハビリテーション

　脳卒中患者に適切なリハを提供し，獲得しうる最良の機能，能力的予後をもたらすこと，それにより最高のQOLを獲得させることこそリハ医療にかかわるわれわれの責務である．その目的の達成には，障害を正しく評価し，それに基づいた最良の治療法を選択し実施していくことが要求される．2015年に改訂された「脳卒中治療ガイドライン2015」[1]（以下，ガイドライン2015）には脳卒中のリハに関する最新のエビデンスが集約されている．2015年版の改訂において，リハビリテーションの章では推奨度やそれを支えるエビデンスについていくつかの大きな改変があった．われわれはそれらを精読し，内容を把握しておく必要がある．本項では，重要な項目について概説していく．

1. 脳卒中リハビリテーションの進め方
（図）

1 急性期リハビリテーション

　「ガイドライン2015」では，推奨文「脳卒中発症後できるだけ早期から積極的なリハを行うことが強く推奨され，座位，起立動作，セルフケア訓練の実施が勧められる（グレードA）*」に前版（脳卒中治療ガイドライン2009）[2]からの変更はなかった．その具体的な進め方については病型別リハの項で示され，「意識レベルがJapan Coma Scale1桁で，運動の禁忌となる心疾患や全身合併症がなく，神経症候の増悪がない場合に可及的早期に開始することが勧められる」とされ，グレードC1からBへと高まっている．さらにその後，これらの推奨を支えるエビデンスが増加し，具体的に座位や起立訓練をいつから開始すべきかという点について議論が生じている．前版（脳卒中治療ガイドライン2009）においてすでに発症24時間以内といういわゆる"超急

図　脳卒中リハビリテーションの流れ

日本脳卒中学会脳卒中ガイドライン委員会の推奨グレード：「A」行うよう強く勧められる．「B」行うよう勧められる．「C1」行うことを考慮してもよいが，十分なエビデンスがない．「C2」エビデンスがないので，勧められない．「D」行わないよう勧められる．

性期"というところまでエビデンスが取り上げられており，BernhardtらはAVERT（A very early rehabilitation trial）とよばれる第Ⅱ相ランダム化比較試験（randomized controlled trial；RCT）の結果[3]，発症24時間以内に座位，立位を開始し訓練量を多くした群は，死亡率や合併症発生リスクを増加させることなく，modified Rankin Scale（mRS）でみた長期予後に部分的ではあるが有意な改善を認めた（レベル2）と報告した．

今回（2015）の「脳卒中治療ガイドライン2015」においてはその是非について議論が生じている．一方，Sundsethらは，24時間以内の早期群は24～48時間で離床した対照群に比し3カ月後の転帰が不良であったと報告した（レベル2）[4]．また，Diserensらは脳梗塞を対象とし，発症24時間は床上安静とし，その後52時間以内に段階的に離床を進めた早期群（中央値2.0日）を遅延群と比較し，経頭蓋ドプラ超音波でみた脳血流や臨床的な予後に差はなく，重症合併症が有意に少なかったと報告し（レベル2）[5]，発症24時間を境とした早期離床の利点について相反する結果が両立していた．その後，前述のBernhardtらが実施した対象2,104例での大規模研究の結果が2015年にLancet誌に掲載され，長期予後（3カ月後のmRS）は早期群に比しむしろ対照群で良好例の比率が高いという結果が示された[6]．すなわち，超早期離床は長期的には不利益を及ぼすという見解となり，ガイドライン2015［追補2017］[7]でエビデンスとして取り上げられた．ただし，議論はそう単純ではない．同報告では超早期から非常に積極的な介入が行われている．すなわち離床頻度として，早期群は対照群の約2倍（平均6.5回/日），時間にして約3倍（平均31分/日）の介入が行われている．このように長期予後には"離床開始時期"と"介入強度"という2つの要素が影響しているのである．早期離床に関しては現在も追試が重ねられており，至適な離床開始時期についての検討が必要と考えられる．

2 回復期リハビリテーション

移動やセルフケア，嚥下など複数の領域に障害が残存した症例には急性期に続き，より専門的で集中的な回復期リハの実施が推奨される（グレードB）．リハ科専門医が主治医となることはADL回復に有利で，各療法士が関与し専門的な評価によるゴール設定が重要とされている．その達成には包括的なリハプログラムが求められ，かつ訓練量（時間）は治療効果に大きく影響する．

Miyaiらは，10年間87,917例を対象とした後方視的コホート研究によりわが国独自の回復期リハ病棟というシステムと訓練量増加（1日2時間から3時間への増加，週7日間実施）について検討し，Functional Independence Measure（FIM）でみた良好なADL改善，自宅退院率の向上，および在院日数の短縮という有効性を示した[8]．「ガイドライン2015」でのエビデンスレベル基準の改変で，劇的な効果のある観察研究もレベル2に加えられRCTと同等となり，この報告に付与されている．回復期リハを推奨グレードBとするエビデンスは存在感が大きいことはいうまでもない．

3 生活（維持）期リハビリテーション

回復期リハ終了後の慢性期脳卒中患者に対して，筋力，体力，歩行能力などを維持・向上させ，社会参加促進，QOLの改善を図ることが前版（2009）から引き続き勧められている．「ガイドライン2015」ではその重要性を示すメタアナリシスが加わり，推奨度が高められた．すなわち，訪問，外来および地域リハについて適応を考慮することが強く勧められる（グレードA）とされたのである．エビデンスとしてはGravenらの54研究でのメタアナリシスがあげられる．それによれば，運動介入が抑うつを軽減させること，コミュニティベースの介入が社会参加や健康関連QOLの向上に寄与することをあげ，さらに包括的リハがQOL向上に強いエビデンスがあることを示した（レベル1）[9]．生活（維持）期においては個々の患者の障害，ニーズに対応したオーダーメイドのアプローチが推奨され，さらなる発展に期待すべきである．

ここまで述べてきたように，脳卒中リハでは病期ごとに重視すべきポイントが変化していく（図）．ただし，その流れは切れ目なく推進されるべきで，2008年より保険収載された脳卒中地域

連携クリニカルパスがその役割を担う.「ガイドライン2015」では脳卒中一般の章に初めて地域連携が項として取り上げられており,さらなる拡充に期待したい.

2. おもな障害・問題点に対するリハビリテーション(表)

前版(2009)までのガイドラインでは,日々実施されているリハにエビデンスが伴わず,その乖離を補うために「附記」が各項に設けられていた.今回の改訂においては,それが撤廃されるまでに全般的にエビデンスが充実し,推奨度の変更も多くみられている.表にはその要点をあげ変更点を示した.中でも特記すべき点について以下に概説する.

(1) 運動障害・ADLに対するリハビリテーション

当然のごとく,この項においても機能障害および能力低下の回復を促進するための早期からの積極的なリハと,発症早期からの訓練量,頻度の増加が強く推奨されている.変更点として,まず課題反復訓練の重要性について述べる.Frenchらは14の研究からのメタアナリシスにより,課題反復訓練が下肢に関する評価全般とADLへの有意な改善をもたらすと報告した[10].これに基づいて,実際の動作を繰り返し練習することでの下肢機能やADL改善についての記述が推奨度Bで追加された.一方で,Bobath法やproprioceptive neuromuscular facilitation(PNF)法などのファシリテーション(神経筋促通法)については,「ガイドライン2009」以降それらを支持するエビデンスが増加しなかったことから,推奨からは削除されエビデンスとして残される形となった.

(2) 歩行障害に対するリハビリテーション

片麻痺患者の歩行訓練において,痙縮による内反尖足への対応は大変重要である.ボツリヌス療法が2010年の診療報酬改定で認可されたことで「ガイドライン2015」において初めて推奨に記述された.なお,ボツリヌス療法は痙縮の項でも上下肢痙縮への治療としてグレードAで推奨されている.

ガイドライン2015[追補2019]では,トレッドミル訓練の効果に関する推奨とエビデンスの改変があった[11].これは56文献のメタアナリシスの結果に基づいたもので,有効性に関する報告が多様であったのが整理された形といえる[12].まず,免荷の有無に関わらず他の治療法と比較して歩行自立の割合に利得はないものの,歩行速度と耐久性には有効性が示された.特に,訓練開始時に歩行が可能な症例で効果が顕著であるとエビデンスに記述され,このことから推奨文においては「歩行可能な患者の歩行速度や耐久性を改善するので勧められる」と改められた(グレードB).

また,歩行を目的としたロボット療法についてのコクランレビューが更新され,36文献でのメタアナリシスの結果,発症3カ月時点で歩行不能な患者に対して歩行訓練に歩行補助ロボットを併用した場合,歩行が自立する割合が高まるとされた[13].ただし,歩行速度や歩行距離には有意な利得はなく,発症6カ月以降の慢性期に行った場合の有効性は否定的とされている.

(3) 上肢機能障害に対するリハビリテーション

「ガイドライン2015」のリハの章において上肢機能障害の項には最も多くの変更がみられた.まず,「ガイドライン2009」まではエビデンスとして記述されていたconstraint-induced movement therapy(CI療法)が推奨にあげられている.脳卒中生活(維持)期に麻痺側手関節の自動運動が可能か,あるいは手指の伸展が可能な程度の比較的軽度の麻痺例に対して,非麻痺側肢を抑制し麻痺肢を強制使用させるこの治療法はWolfらにより報告され[14],システマティックレビューでも有効性が示されていることから,推奨度Aとグレード付けされた.

また,電気刺激治療も進歩が目覚ましく,手関節が自動伸展できる中等度の麻痺例に対する筋電トリガー式神経筋電気刺激[15]や,さらに装具療法を組み合わせ日常生活で使用し訓練することで長期効果を得るHANDS療法がエビデンスとして取り上げられた[16].

加えて,患者の選択や安全面への配慮を前提に反復経頭蓋磁気刺激(rTMS)法や経頭蓋直流電気刺激(tDCS)法が推奨にあげられ,今後さらに推奨度が高まっていくものと推測される.

表 おもな障害・問題点に対するリハビリテーション

項	推奨	変更点
運動障害・ADL	機能障害および能力低下の回復を促進するための早期からの積極的なリハビリテーション(A)	
	発症早期の患者のより効果的な能力低下回復のための訓練量,頻度の増加(A)	
	下肢機能やADLに関する課題反復訓練の推奨(B)	新たに追加
	ファシリテーション(神経筋促通手技)に関する記述	削除
歩行障害	歩行や歩行に関連する下肢訓練量の増加(A)	
	片麻痺で内反尖足がある患者への短下肢装具の使用(B)	
	痙縮による内反尖足へのボツリヌス療法,フェノールでの脛骨神経や下腿筋の筋内神経ブロック(B)	新たに追加
	筋電や関節角度を用いたバイオフィードバック(B)	
	慢性期で下垂足がある患者への機能的電気刺激(B)	
	トレッドミル訓練(歩行可能な脳卒中患者の歩行速度や耐久性の改善)(B)	追補2019
	発症3カ月以内の歩行不能例への歩行補助ロボットを用いた歩行訓練(B)	新たに追加
上肢機能障害	麻痺が軽度の患者への適応を選んだconstraint-induced movement therapy(グレードA)	グレード↑
	中等度の麻痺筋(手関節背屈筋,手指伸筋など)への電気刺激(B)	エビデンス変更
	麻痺が軽度から中等度の患者への特定の動作の反復を伴った訓練(リーチ,目的志向型運動,両上肢繰り返し運動など)(B)	エビデンス変更
	患者選択や安全面に注意した反復経頭蓋磁気刺激や経頭蓋直流電気刺激の考慮(C1)	新たに追加
痙縮	チザニジン,バクロフェン,ジアゼパム,ダントロレンナトリウム,トルペリゾン処方(A)	
	顕著な痙縮に対するバクロフェン髄注(B)	
	上下肢痙縮へのボツリヌス療法(グレードA),フェノール,エチルアルコールによる運動点あるいは神経ブロック(B)	保険収載により変更
	慢性期患者の痙縮に対するストレッチング,関節可動域訓練(B)	
片麻痺側の肩	麻痺側肩の関節可動域制限および疼痛への関節可動域訓練(B)	
	非ステロイド抗炎症薬の内服による麻痺側肩の疼痛軽減(B)	
	肩関節亜脱臼に伴う肩痛や肩手症候群予防の三角巾や肩関節装具の使用(B)	グレード↑
	麻痺側の肩可動域と亜脱臼の改善を目的とした機能的電気刺激は勧められるが長期間の効果の持続はない(B)	
	麻痺側の痙縮に伴う肩痛や可動域制限へのA型ボツリヌス注射(B)	
	麻痺側肩の疼痛への肩峰下滑液包内ステロイド注射(B)	グレード↑
	肩手症候群の疼痛への程度に応じたコルチコステロイドの低用量経口投与(B)	
中枢性疼痛	脳卒中後の中枢性疼痛に対するプレガバリン投与(B)	新たに追加
	脳卒中後の中枢性疼痛に対するアミトリプチン(C1)	グレード↓
嚥下障害	嚥下機能のスクリーニング検査,嚥下造影,内視鏡検査などを行った結果をもとに栄養摂取経路や食形態を検討し,多職種で連携し包括的介入を行う(A)	グレード↑
	経口摂取困難と判断された患者に急性期から(発症7日以内)経管栄養を開始による死亡率低下の傾向(B).発症1カ月以降も経口摂取困難な場合の胃瘻での栄養管理(B)	
	頸部前屈や回旋,咽頭冷却刺激,メンデルゾーン手技,息ごらえ嚥下,頸部前屈体操,バルーン拡張法などの間接的訓練による検査所見や食事摂取量の改善(B)	
言語障害	言語聴覚療法を行うことの推奨(A)	新たに追加
	失語症への系統的な評価の実施(B).標準失語症検査やWAB失語症検査での評価(B)	
	グループ訓練やコンピュータ機器を用いての治療(B)	
	構音障害によるコミュニケーション障害改善目的の訓練を行うことの考慮(C1)	
うつ状態	在宅患者への専門多職種による情報提供やカウンセリング(B)	追補2019

( )内はグレードを示す.
推奨項目が薄青色のものが,「脳卒中治療ガイドライン2015」で変更点があった項目である.さらに,「追補2019」とある項は「脳卒中治療ガイドライン2015[追補2019]」で変更もしくは追加された項目である.

(4) 片麻痺側の肩に対するリハビリテーション

麻痺側肩の拘縮や亜脱臼に起因する疼痛への対応は脳卒中リハの日常診療において難渋する頻度が高い．三角巾やスリングによる固定は古くから一般的に行われてきたものの，「ガイドライン2009」までそのエビデンスは十分でなかったが，「ガイドライン2015」ではその有効性を示すエビデンスが増加している．適切なストラップの装用[17]や三角巾を用いての夜間のポジショニング[18]が肩痛の軽減に寄与する．また，肩装具の装用により肩手症候群の症状軽減や発症予防に有益との報告もみられ[19]，推奨グレードがC1からBへと高められた．

(5) 嚥下障害と言語障害に対するリハビリテーション

嚥下障害に対するリハは誤嚥性肺炎発症リスクを減少させ，経口摂取を推進することに重点が注がれる．嚥下機能のスクリーニング検査，嚥下造影，内視鏡検査などを行った結果をもとに栄養摂取経路や食形態を検討し，多職種で連携し包括的介入を行うことが推奨度BからAへグレード変更された．スクリーニング検査として，エビデンスにおいては質問紙法，反復唾液嚥下テスト(repetitive saliva swallowing test；RSST)，嚥下誘発テスト，水飲みテストが取り上げられ，それらいくつかのスクリーニング法を用い総合的に評価することが推奨されている．水飲みテストにおいてもむせ込みの有無のみならず，声の変化や血中酸素飽和度の低下など，複数の項目で評価するよう追記がなされた．

失語症に対する言語聴覚療法についてもメタアナリシスにより有効性が示された[20]．さらに訓練時間が長いほど，失語症の回復が良好であるとの報告もみられる[21]．

冒頭で，「ガイドライン2015」には最新のエビデンスが集約されていると述べた．しかし，それらは刊行された瞬間から日を追うごとに古くなっていくことも忘れてはならない．われわれは脳卒中治療ガイドラインを拠りどころとしつつも，常に新しい知見を求め，探究を怠ってはならない．

（児玉三彦）

■文献

1) 日本脳卒中学会脳卒中ガイドライン委員会編：脳卒中治療ガイドライン2015, 協和企画, 2015.
2) 脳卒中合同ガイドライン委員会編：脳卒中治療ガイドライン2009, 協和企画, 2009.
3) Bernhardt J, et al：A very early rehabilitation trial for stroke (AVERT): phase Ⅱ safety and feasibility. Stroke 39：390-396, 2008.
4) Sundseth A, et al：Outcome after mobilization within 24 hours of acute stroke: a randomized controlled trial. Stroke 43：2389-2394, 2012.
5) Diserens K, et al：Early mobilization out of bed after ischaemic stroke reduces severe complications but not cerebral blood flow: a randomized controlled pilot trial. Clin Rehabil 26：451-459, 2012.
6) AVERT Trial Collaboration group：Efficacy and safety of very early mobilisation within 24 h of stroke onset (AVERT): a randomised controlled trial. Lancet 386：46-55, 2015.
7) 日本脳卒中学会脳卒中ガイドライン委員会：脳卒中治療ガイドライン2015[追補2017], 協和企画, 2017.
8) Miyai I, et al：Results of new policies for inpatient rehabilitation coverage in Japan. Neurorehabil Neural Repair 25：540-547, 2011.
9) Graven C, et al：Are rehabilitation and/or care co-ordination interventions delivered in the community effective in reducing depression, facilitating participation and improving quality of life after stroke? Disabil Rehabil 33：1501-1520, 2011.
10) French B, et al：Does repetitive task training improve functional activity after stroke? A Cochrane systematic review and meta-analysis. J Rehabil Med 42：9-14, 2010.
11) 日本脳卒中学会脳卒中ガイドライン委員会編：脳卒中治療ガイドライン2015[追補2019], 協和企画, 2019.
12) Mehrholz J, et al：Treadmill training and body weight support for walking after stroke. Cochrane Database Syst Rev：CD002840, 2017.
13) Mehrholz J, et al：Electromechanical-assisted training for walking after stroke. Cochrane Database Syst Rev 7：CD006185, 2017.
14) Wolf SL, et al：Effect of constraint-induced movement therapy on upper extremity function 3 to 9 months after stroke: the EXCITE randomized clinical trial. JAMA 296：2095-2104, 2006.
15) Meilink A, et al：Impact of EMG-triggered neuromuscular stimulation of the wrist and finger extensors of the paretic hand after stroke: a systematic review of the literature. Clin Rehabil 22：291-305, 2008.
16) Fujiwara T, et al：Motor improvement and corticospinal modulation induced by hybrid assistive neuromuscular dynamic stimulation (HANDS) therapy in patients with chronic stroke. Neurorehabil Neural Repair 23：125-132, 2009.
17) Griffin A, Bernhardt J：Strapping the hemiplegic shoulder prevents development of pain during rehabilitation: a randomized controlled trial. Clin Rehabil 20：287-295, 2006.
18) 林 泰堂, 他：脳卒中患者の麻痺側肩関節の疼痛に対する三角巾を使用した夜間ポジショニングの効果. 愛知理療会誌 24：13-17, 2012.
19) Hartwig M, et al：Functional orthosis in shoulder joint subluxation after ischaemic brain stroke to avoid post-hemiplegic shoulder-hand syndrome: a randomized clinical trial. Clin Rehabil 26：807-816, 2012.
20) Brady MC, et al：Speech and language therapy for aphasia following stroke. Cochrane Database Syst Rev 5：CD000425, 2012.
21) Cicerone KD, et al：Evidence-based cognitive rehabilitation: updated review of the literature from 2003 through 2008. Arch Phys Med Rehabil 92：519-530, 2011.

脳卒中リハビリテーションのゴール

　リハ医療は，疾病，外傷，加齢，環境などの要因により心身機能に「変化」が生じ，日常生活や社会生活上の支障をきたしている人を対象とする．この「変化」を的確に診断・評価し，さまざまな治療手段を駆使して新たな状態への「適応」を創造的に支援する，すなわち「変化への適応をデザインする」医療である．デザイナーとしてのリハ医療者は，患者が抱える複雑で多様な問題に対し，現状の制約と潜在的可能性を見極めながら，よりよい生活をデザインするために，患者や家族，チームメンバーと力を合わせ，想像力と創造力，そしてチャレンジ精神をもち，新たな可能性を拓いていく．このプロセスにおいて「ゴール」は，患者，家族，チームメンバー間の共通言語，羅針盤として，重要な役割を果たす．以下，ゴールを巡る用語，ガイドラインにおけるゴール設定の位置付けや関連するエビデンスを整理したうえで，実践的なゴール設定について考えてみたい．

1. 用語の整理

　リハ臨床では「ゴール」に加え，「目的」，「目標」，「方針」などの用語が使われており，これらの間の関係を整理する必要がある．まず，「目的」とは実現しようと目指す事柄で，「何のために行動するか」という理由や意義に重点を置くのに対し，「目標」とは「目的」を実現するために設けたステップである[1,2]．したがって，抽象的概念である「目的」を実現するために，具体的なステップと期限を示す「目標」が設定される．一方，「ゴール」は「目的」を達成するために目指すべき最終目標，目標の最終到達点とされる[1,2]．したがって，予測される達成時期と到達レベルを明示してゴールを設定する必要がある．一方，「方針」とは目指す大まかな方向のことで，目標，ゴール達成のための活動の方向付けや制約条件を示す．

2. ガイドラインにおける位置付け

　内外の脳卒中ガイドラインにおいてゴール設定がどのように位置付けられているかをみると，「脳卒中治療ガイドライン2015」[3]では，回復期リハの項に「転帰予測による<u>目標の設定（短期ゴール，長期ゴール）</u>，適切なリハビリテーションプログラムの立案，必要な入院期間の設定などを行い，リハビリテーションチームにより包括的にアプローチすることが勧められる」（下線は筆者）と記されているが，具体的なエビデンスは示されておらず，また，急性期・生活（維持）期リハの項では全く触れられていない．
　英国のNational Clinical Guideline for Stroke[4]では，ゴール設定が独立項目として取り上げられ，専門家の合意形成および複数のエビデンスをもとに表1の推奨が掲載されている．ガイドラインの中ではゴール設定について最も詳しく述べられたものといえよう．Canadian Stroke Guidelines for Rehabilitation[5]では，外来および地域リハの項で言及され，ゴール設定への患者と家族の参加が推奨されている．American Heart Association/American Stroke Associationガイドライン[6]では，個々の障害についてゴールに関する記述が散見されるが，ゴール設定自体のまとまった記述はみられない．
　以上，多くのガイドラインではリハゴールの設定に関する記載は限定的で，必ずしもエビデンスに基づいたものではないといえよう．

表1 ゴール設定に関する推奨

リハビリテーションにかかわるすべての患者は，
A. 感情，望み，期待が明確にされ，認められるべきである．
B. 不参加の選択または認知・言語障害のために参加できない場合を除き，ゴール設定の過程に参加すべきである．
C. ゴール設定の性質と過程の理解および自身のゴールの定義付けと明確化を支援されるべきである（確立されたツールを利用するなどして）．
D. 以下のゴールが設定されるべきである．
　✓患者にとって意味があり妥当
　✓挑戦的だが実現可能
　✓短期（日・週単位）および長期（週・月単位）目標を含む
　✓個々の医療者とチーム全体を含む
　✓特定の期間を設定
　✓計測可能な帰結により記録
　✓達成度を評価
　✓適切な場合は介護者を含む
　✓治療の手引きと情報提供に活用

※A，Bは専門家の合意形成，C，Dはエビデンスに基づいた推奨．
(Intercollegiate Stroke Working Party, 2012)[4]

3. ゴール設定に関するエビデンス

　現行のガイドラインでは，ゴール設定が十分に位置付けられているとは言い難いことから，文献検索によりエビデンスの現状把握を試みた．2017年4月30日時点でPubMedと医学中央雑誌で検索された抄録から関連しそうな論文を抽出し，内容を確認した．研究のデザインおよび質は多様であり，また質的研究が多かったため，以下，抽出された系統的レビュー3件をもとに全体像を概観する．

　Rosewilliamら[7]は，1980年から2010年6月までの文献検索でヒットした質的研究18件，量的研究8件，両者の混合1件をもとに，脳卒中リハにおける患者中心のゴール設定についてレビューした．抽出されたテーマは，①患者中心主義に関する患者および専門職の認識，②この概念の名ばかりの採用，③認識と実践の不一致，④関連する倫理的問題，⑤応用に向けての課題，⑥よりよく応用するための戦略であった．患者中心のゴール設定の効果については，心理的帰結において若干の効果が示唆されたものの，弱い方法論の研究がほとんどであった．

　Sugavanamら[8]は，2011年4月までの文献検索により，脳卒中リハにおけるゴール設定の効果を検証した7件とその経験を調査した10件の17研究をレビューした．ゴール設定により，回復，パフォーマンスおよびゴールの達成が改善され，また，セルフケア能力とリハへのかかわりに関する患者の認識に正の効果が示唆されたが，実際にどの程度，患者がゴール設定に関与したかは不明確であった．一方，専門職の協力レベルは，患者より高かった．ただし，研究デザインや帰結尺度はさまざまで，研究の質も低く，ゴール設定の効果と実現可能性について結論付けることは困難であった．彼らは，患者と専門職間のよりよい協力とコミュニケーションおよび適切な教育の実施を提案している．

　Plantら[9]は，2016年5月までの文献検索により質的研究9件を抽出し，脳卒中などの後天性脳損傷におけるリハゴール設定の障壁と促進因子を明らかにする目的でレビューを行った．主題，内容分析（質的データの分析手法）の結果，障壁として，①ゴール設定に関するスタッフと患者の考え方の違い，②患者側の要因（失語症など），③スタッフ側の要因（患者の期待にうまく対応できないなど），④組織レベルの要因（不十分な時間，非効率的な組織システム）があげられた．促進因子としては，①患者・家族との早期からの頻回の能動的コミュニケーション，②ゴール設定プロセスの個別化，③効果的で自信に満ち，励ましてくれるスタッフ，④患者・家族の教育，⑤支えとなる教材の提供，⑥適切なリソースがあげられた．

　以上から，患者中心のゴール設定の効果に関するエビデンスは未確立であり，理念先行で具体的な方法論が確立しておらず，現場では手探りの状態にあるといえよう．

　次に，多くの関連論文の中で日本発の2件を紹介する．酒井ら[10]は，回復期リハ病棟に入院した初発脳卒中患者83名を対象に予測ゴールの的中率を調査した．入院時にリハ専門医が退院時の移動能力，上肢能力，ADL，転帰先を予測した結果，的中率は移動能力と上肢機能90％前後，転帰先80％以上，ADL60％台と，ADLの予測で不一致がみられた．その多くは過大評価で，認知障

害の影響の考慮の必要性を示唆している．

「ライフゴール」とは，患者に価値のある重要な生活目標を評価し，リハ目標と関連付けながら治療を進めるという考え方である[11]．Ogawaら[11]は，亜急性期入院患者66名を目標設定介入非追加群，目標設定介入追加群，ライフゴール群の3群に分け，不安と治療への参加に対する効果を検討した．4週間の介入後，目標設定介入追加群とライフゴール群で不安が軽減し（ライフゴール群のほうが効果大），治療への参加意欲はライフゴール群が他の2群より高かった．リハにおけるライフゴール概念の有効性を示唆した研究として注目される．

4. ゴール設定のためのヒント

〈実践的なゴール設定のためのヒント〉

①「患者中心」にこだわらない．
②障害の評価と予後予測に基づき，ゴールを設定．
③短期と長期のゴールを設定．
④「SMART」を参考にする．
⑤インフォームド・コンセントの実施．
⑥挑戦的なゴールも設定．

(1)「患者中心」にこだわらない

近年，「患者中心のゴール設定」が強調されているが，これは従来の医学モデルから，環境との相互作用を考慮しながら当事者の活動と参加の最大化を目指す生物心理社会モデルである国際生活機能分類（ICF）を基盤としたリハの実践が強調されるようになったことを反映している．ただし，その有効性のエビデンスは限られ，実臨床では医療者主導で機能障害に集中的に介入する医学モデルのほうがより適切なこともある．特に回復が急速かつ顕著な脳卒中急性期や回復期には，患者が自身の環境で自己の能力や優先順位を探る機会は限られ，機能障害とADLに関するゴールのほうがより適切なことも多い[9]．「患者中心のゴール設定」は，リハのすべての時期やすべての患者に適したものではなく，ゴール設定は個々の患者のニーズに合わせ柔軟に行う必要がある．可能な限り患者の希望を尊重しつつ，「患者中心」にこだわらずにリハ専門職としてどこまで到達可能かを考え，患者や家族に提示できるだけの力量を備えておく必要がある．

(2) 障害の評価と予後予測に基づき，ゴールを設定

リハゴールの設定には，障害の的確な評価とその回復程度および転帰先の予測が必要となる．すなわち，評価→予後予測→ゴール設定→リハプログラムの実施→再評価→ゴール達成度の確認と調整，というサイクルが必要になる．この中で評価はゴール設定の出発点になり，脳卒中の病型・病態，脳卒中に伴う機能障害や他の併存する機能障害，基本動作とADL，リハ実施上のリスク，発症前のADLや生活状況，家族・社会的状況などを可能な限り標準化された尺度で評価する．評価結果に基づき，歩行・移動能力，上肢機能，摂食嚥下機能，排泄機能，コミュニケーション能力，ADL，転帰先などの予後を予測し[3,12]，カンファレンスなどでゴールを具体的に設定しながらチームで共有する．

ただし，現状の予測手法の精度は，個々の症例に適応できるほど高くないため[3]，チームメンバーがそれぞれの経験をもち寄り，到達可能レベルの予測精度を高めていく努力も重要である．

(3) 短期と長期のゴールを設定

短期と長期ゴールの期間の目安は絶対的なものではなく，ゴールの難易度，予測到達所要期間，制度上の制約，組織の方針などを考慮して設定する．例えば，歩行能力向上という方針に対し，「短期ゴール：1カ月後に見守り（FIM 5点）で4脚杖と短下肢装具での歩行が可能」，「長期ゴール：3カ月後（退院時）にT字杖と短下肢装具で屋内外の歩行が可能（FIM 6点）」のように設定する．

(4)「SMART」を参考にする

ゴール設定の基本要素を表す概念としてSMART（specific, measurable, achievable, realistic/relevant and timed）がある．ゴールは漠然としたものではなく，特異的，測定可能，達成可能，現実的で，妥当性があり，期間が区切られた具体的なものとする考え方である．Bovernd'Eerdtら[13]は，SMARTに基づいたリハゴールの設定手法を提案している（図）．それぞれのゴールは，

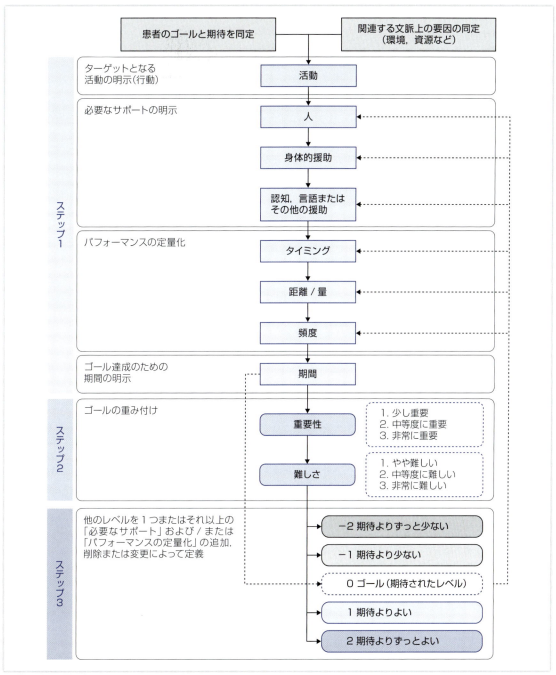

図　SMARTに基づくゴール設定のフローチャート　　　　　　　　　　　　　　　　　　　　　(Bovend'Eerdt et al, 2009)[13]

①ターゲットとなる活動，②必要とされるサポート，③パフォーマンスの定量化，④望ましい状態を達成するまでの時間の4パートから構成され，ゴールの達成状況を定量化するゴール達成尺度の一部としても用いられる．ゴール設定のための実践的なツールの1つとして参考になる．

(5) インフォームド・コンセントの実施

インフォームド・コンセント (informed consent；IC) とは患者の自己決定権を尊重して，診断・病状，検査の目的・意味，治療の内容・方法・効果・成功確率・リスク・合併症・費用，治療を受けなかった場合の転帰，他の治療法などを患者に理解できるように説明し，同意を得て治療

表2 ゴール設定の実例

【症例1：急性期】
68歳，女性．
突然，左片麻痺が出現し，2時間後に救急搬送．右中大脳動脈領域の広範な脳梗塞の診断で血栓溶解療法を施行されるも，左片麻痺（Brunnstrom Stage 上肢2，手指1，下肢3，感覚障害軽度），左半側空間無視（50cmテープ二等分で中央から5cm右に偏位）が残存．発症2日目の時点で経鼻経管栄養，尿道カテーテル留置中．
74歳の夫（要介護度2）と2人暮らしで，病前は家事全般と夫の介護を担当．長男夫婦（共稼ぎ），7歳，4歳の孫が市内に在住．心房細動，高血圧，糖尿病があり，コントロール不十分．

目的 安心・安全で，少しでもQOLが高い生活を送れるようにする．
方針 ADLの回復状況と介護体制を見極めながら，転帰先を検討．
短期ゴール 急性期病院退院時（発症2週間後）までに以下を達成．
①併存疾患が管理され，リハを安全に施行可能．
②軽介助で起き上がり，座位保持，立ち上がり，立位保持が，中等度介助で移乗動作が可能．
③車椅子に連続1時間以上乗車可能．
④嚥下内視鏡を含む評価で安全性を確認しながら経口摂取を開始．
⑤尿道カテーテルを抜去し，トイレ誘導による排尿訓練を開始．
⑥家族の介護力に関する情報を収集し，転院先に提供．
⑦回復期リハ病棟に転院．
長期ゴール 回復期リハ病棟にて
①基本動作が自立（入院1.5カ月後）．
②入浴を除き，セルフケアが自立（入院2.5カ月後）．
③T字杖と短下肢装具にて室内歩行が自立（入院3カ月後）．
④ADL自立状況と介護体制をふまえ，復帰先が決定（入院3カ月後）．
⑤回復期リハ病棟を退院（入院4カ月後）．

【症例2：回復期】
75歳，女性．
くも膜下出血を発症し，急性期病院で左中大脳動脈瘤クリッピング術，胃瘻造設，水頭症に対するシャント術施行．発症2カ月後に回復期リハ病棟に転院．右片麻痺重度（Brunnstrom Stage 上肢2，手指1，下肢2），麻痺側に中等度の拘縮あり．左上下肢，体幹筋力も軽度低下．失語症あり，有意な発語なく，指示理解困難だが，状況判断は比較的良好．端座位保持中等度介助，移乗動作・セルフケア全介助．胃瘻栄養中．反復唾液嚥下試験2回/30秒．尿・便意の表出困難だが，もぞもぞする様子あり．
高血圧，糖尿病あり，コントロール不十分．夫（78歳，健康），次女（37歳，無職）と同居．持ち家2階建てで改修可能．近所に長女世帯在住（専業主婦，夫公務員，娘大学1年生）．家族が協力して自宅でみたいという希望あり．

目的 無理なく在宅生活が送れるようになる．
方針 介助量を極力軽減し，家屋調整，サービス調整，家族指導後に在宅復帰．
短期ゴール 入院2週間後までに以下を達成．
①併存疾患の管理とリハを進めるうえでのリスクの評価．
②障害の詳細な評価と初期のリハ介入への反応をもとに機能障害の回復とADL到達レベルの予測精度向上．
③家族の意向の再確認と家屋・生活環境，介護体制に関する情報収集．
長期ゴール 入院5カ月後までに以下を達成．
①経口摂取が確立し，食事動作自立（1カ月後）．
②基本動作，移乗動作が軽介助～見守りレベル（2カ月後）．
③排尿・排便管理方法が確立（2カ月後）．
④コミュニケーション方法が確立（3カ月後）．
⑤要介護認定申請，身体障害者手帳申請（3カ月後）．
⑥家屋評価後，家屋改修，必要物品の準備を開始（4カ月後）．
⑦地域スタッフとケア会議を開催，退院後の介護体制，サービス利用を確認（5カ月後）．
⑧家屋調整，サービス調整，家族指導完了後，自宅に退院（5カ月後）．

を行うことである．

リハ医療では，機能予後，社会的予後，プログラムの内容と進め方，リハに伴うリスクなどの情報を十分に伝え，患者，家族の同意を得ながらプログラムを進めていく[14]．患者中心のゴール設定が行われた場合にはその過程そのものがインフォームド・コンセント（IC）につながるが，リハの時期および患者の状態によっては，医療者主導で

【症例3：生活（維持）期】
46歳，男性．
　右被殻出血後の左片麻痺．急性期加療，回復期リハを経て発症5カ月後にADL自立，T字杖・短下肢装具を使用しての屋外歩行自立レベルで自宅に退院．1年後に復職（営業職から事務職に配置転換）．日常生活や仕事で右上肢はほとんど使用せず．発症3年後に右上肢機能の回復を希望して受診．右手指は集団屈曲可能だが，伸展しようとすると手指屈筋群，手関節掌屈筋群の痙縮が増強し，伸展できず．総指伸筋の収縮はわずかに触知可能．手を口まで持っていくことは可能だが，肘屈筋群の痙縮が強く，肘伸展は－60°まで．右上肢・手指の拘縮は軽度で，感覚機能，認知機能も良好．本人の希望は「少しでも右手で押さえたり，つまめたりするようになりたい」．

目的 右上肢機能の回復によるADL，仕事の容易化とQOLの向上．
方針 痙縮の軽減後，随意介助型電気刺激を用いた右手指伸展機能の向上，日常生活での使用促進．
短期ゴール 1カ月後までに以下を達成．
①右手指屈筋群，手関節掌屈筋群，肘屈筋群の痙縮軽減（外来でのボツリヌス療法＋集中的ストレッチング指導）．
②右手指伸筋群の筋電がほぼコンスタントに導出可能．
中期ゴール 3週間の入院で以下を達成．
①随意介助型電気刺激装置を用いた集中的上肢リハと右上肢・手指の使用の習慣化．
②ピンチ，リリースとリーチ動作能力の向上．
③本人と相談しながら，ADL，仕事場面で右上肢・手指使用を意識する場面を設定．
④ホームプログラムの指導（ADL，仕事場面）とフォローアップ体制の確認．
長期ゴール 6カ月後までに以下を達成．
①ADL・仕事場面での右上肢・手指の使用が習慣化．
②使用場面が拡大．

ゴールが設定されることもあり，この場合はICに十分に留意する必要がある．

（6）挑戦的なゴールも設定

　リハを円滑かつ効率的に進めるには，達成可能で現実的なゴールを設定する必要があるが，一方では脳の可塑性に直接働きかけるような新たな手法が開発される中で，これまでの限界を超え，ゴールを上方修正するような挑戦を行うこともリハ医療者の使命である．

　以上をふまえ，表2にゴール設定の実例を掲げたので参考にしていただきたい．

（里宇明元）

■文献

1) 目的・目標・ゴール・方針・手段の違いとは？意味と参考例はこれ：http://違い.net/goal/（2017年5月9日閲覧）
2) 目的・ゴール・目標の違い：http://phonics.hatenablog.com/entry/2017/09/18/173750（2017年9月18日閲覧）
3) 日本脳卒中学会脳卒中ガイドライン委員会：脳卒中リハビリテーションの進め方―予測．脳卒中治療ガイドライン2015，協和企画，2015，pp275-276．
4) Intercollegiate Stroke Working Party：National clinical guideline for stroke. 4th ed, Royal College of Physicians, 2012, pp31-32.
5) Canadian Best Practice Recommendations for Stroke Care：http://www.strokebestpractices.ca/wp-content/uploads/2013/10/SBP-Recommendations-2012-2013-Update.pdf（2017年5月9日閲覧）
6) Winstein CJ, et al：Guidelines for Adult Stroke Rehabilitation and Recovery：A Guideline for Healthcare Professionals From the American Heart Association/American Stroke Association. *Stroke* 47：e98-e169, 2016.
7) Rosewilliam S, et al：A systematic review and synthesis of the quantitative and qualitative evidence behind patient-centred goal setting in stroke rehabilitation. *Clin Rehabil* 25：501-514, 2011.
8) Sugavanam T, et al：The effects and experiences of goal setting in stroke rehabilitation - a systematic review. *Disabil Rehabil* 35：177-190, 2013.
9) Plant SE, et al：What are the barriers and facilitators to goal-setting during rehabilitation for stroke and other acquired brain injuries？ A systematic review and meta-synthesis. *Clin Rehabil* 30：921-930, 2016.
10) 酒井康生，他：回復期リハビリテーションにおけるリハビリテーションゴール的中率．*J Clin Rehabil* 18：851-854, 2009.
11) Ogawa T, et al：Short-term effects of goal-setting focusing on the life goal concept on subjective well-being and treatment engagement in subacute inpatients：A quasi-randomized controlled trial. *Clin Rehabil* 30：909-920, 2016.
12) 小林一成：ゴール設定に必要な予後予測 脳卒中．総合リハ 38：613-621, 2010.
13) Bovend'Eerdt TJ, et al：Writing SMART rehabilitation goals and achieving goal attainment scaling：a practical guide. *Clin Rehabil* 23：352-361, 2009.
14) 里宇明元：基本的アプローチ―医師の役割，標準リハビリテーション医学（上田 敏監修），第3版，医学書院，2012，pp172-179．

Column 脳卒中リハビリテーションの歩み

筆者が医学部を卒業して38年になるが，この間の脳卒中リハの変遷を急性期リハ開始時期，evidence based medicine（EBM）の浸透，制度の変遷，障害の回復への期待の観点から，個人的体験も交え振り返る．

● **卒業当時の状況**

筆者が卒業した1979年当時は，早期離床が脳循環動態に与える悪影響への懸念から発症後3週間は臥床が必要という考えが根強く，急性期には体位変換，関節可動域・筋力維持訓練程度しか行われていなかった．ようやく離床の許可が出た頃には，起立性低血圧のために起きられず，疲労感も強くリハが思うように進まないことがしばしばあった．今のように嚥下機能を内視鏡や造影で評価しながら段階的に進めるのではなく，「そろそろ大丈夫」ということで経口摂取を始めて誤嚥性肺炎を起こし，臥床を余儀なくされるという場面もあった．ただ寝かされているだけで本来の障害に廃用症候群が加わり，障害が一層重くなっていく様子を目の当たりにして無力感を覚えたものである．

一方，当時の"Cecil's Textbook of Medicine"では発症後早期の離床が勧められ，また，Hirshbergの著書でも「発症後2～5日に起立訓練を行い，階段昇降，杖歩行へと進める」とされ，欧米では早期離床が推奨されていることを知った．過度の安静による弊害を嫌というほどみてきたため，「教科書通りなら文句ないだろう」と発症後早期から注意深くモニターしながら離床を進めるようにしたところ，今までのことが嘘のように早くADL，歩行を獲得するようになった．今から思えば当たり前の話だが，リハは可及的早期に開始すべきことを実感した．

卒後4年目には，ある国立療養所にリハ科を新たに立ち上げるべく赴任した．脳卒中患者が約200名入院していたが，ADLが向上せず家庭復帰困難な例も多く，平均在院日数は1年を超えていた．脳卒中本来の障害が重い場合もあったが，それ以上に高度拘縮や筋力低下を有する例が多く，褥瘡処置に多くの時間を費やす場面もみられた．誤嚥性肺炎は日常茶飯事で，肺炎を繰り返すたびに機能が低下していくことも少なくなかった．急性期からの「寝かせきり」が，患者の人生を大きく変えてしまうことを痛感した．

あまりの現実に圧倒されたが，まずは実態を把握しようと毎日10名程度の患者を評価し，機能障害，ADL，併存疾患，社会的背景などの情報を蓄積していった．1カ月で取り終えた全員のデータを眺めると，現状を変えるには何から手を付けたらよいかが少しずつみえてきた．調査の過程で看護師に「食事は？」「トイレは？」と聞いて回ったところ，患者に最も密に接している看護師がADLに興味をもち始め，Barthel Indexを付けてくれるようになり，また，ADLを向上させるにはどうしたらよいか相談されるようになった．当時は理学療法士2名，作業療法士1名しかいなかったため，病棟生活を基盤にリハを行うようにした．勉強会などでリハの知識やスキルを積み重ねながら，「少しでもよい状態で地域に帰す」をモットーに急性期病院や地域との連携を深めていったところ，1年後には平均在院日数3カ月，自宅復帰率80％にまで改善した．リハ職も徐々に増え，より積極的なリハが展開できるようになったが，在任中に言語聴覚士の雇用は実現しなかった（5年後の1998年に国家資格化）．

今でこそ回復期リハ病棟が制度化され，地域連携が当たり前だが，30年前の脳卒中リハはこのような状態であった．限られた人的資源の中で活力あるチームをいかにつくり，未来志向のリハを展開するかという貴重な経験をしたが，これはいつの時代にも通じるのではないかと思う．

● **急性期リハビリテーションの開始時期**

多くのエビデンスをふまえ，今や早期のリハ開始が常識だが，わが国ではリハ開始までの期間が長く，急性期リハの取り組みは遅れていた．このような中で「脳卒中治療ガイドライン2004」[1]において，「廃用症候群を予防し，早期のADL向上と社会復帰を図るために，十分なリスク管理のもとに急性期からの積極的なリハを行うことが強く勧められる」と明記されたことを機に状況が一変し，早期離床が急速に普及した．

一方，2016年のAVERT III[2]の結果は，発症後24時間以内の超早期リハの有効性に否定的であり，

リハ開始時期に関する論争が再燃した．早期リハの必要性についてはほぼ異論はないものの，超早期リハについては，今後のエビデンスを注視する必要がある．

● EBMの浸透

経験に基づく判断が主であった臨床医学にEBMが浸透しつつあるが，この背景には情報アクセスの飛躍的改善がある[3]．筆者が研修医の頃は，今のように瞬時にエビデンスを検索することは夢の世界であり，診療上の疑問が生じて文献を調べようとすると，診療が一段落してから図書館でIndex Medicusという大部の冊子を一冊ずつめくり，これはと思った文献がみつかるとカードに書誌情報を書き写し，カードが貯まると書庫で目指す文献を探すというやり方であった．複写申込書を挟んだ雑誌を何冊もカートで複写コーナーに運び，数時間後にやっと目的の文献を手にして読むことができた．今は疑問を感じたその場で情報端末から文献を網羅的に検索し，PDFをダウンロードしてその場で読み，文献管理ソフトで管理するという時代であり，隔世の感がある．

EBM実践の重要な拠りどころとなるのが診療ガイドラインであり，脳卒中に関しては2004年に策定され，2009年，2015年に改訂された[4,5]．筆者はその策定に最初から携わったが，エビデンスは日々急速に増えており，常に最新のエビデンスを確認する努力が求められる．一方では実臨床での経験をしっかりと蓄積しないまま，溢れる情報に踊らされるリスクも高まっており，得られた情報を吟味しながら経験と統合し，臨床の質を高めていくことが重要である．

● 制度の変遷

脳卒中リハに大きな影響を与えた制度の変遷を振り返る[6]．2000年の回復期リハ病棟の制度化と介護保険制度創設以降，リハ関係の制度は目まぐるしく変わり，都度，現場は混乱した．特に2006年の診療報酬・介護報酬同時改定では両者の併給が不可となり，医療と介護の役割分担が明確化された．すなわち，急性期・回復期リハを担う医療保険では総合リハの廃止と疾患別リハ，算定上限日数が，生活（維持）期リハを担う介護保険では短期集中リハとリハマネジメント加算が導入された．一方，必要がありながらリハを受けられない者が多く存在することが社会問題化し，2007年には介護保険のリハが整備されるまでの間，医療保険で生活（維持）期リハを行えるように改定された．2008年には回復期リハ病棟に対する質の評価が導入され，以後，改定ごとに基準が厳しくなるとともに，リハの機能分化と介護との連携強化が図られた．2018年に地域包括ケアシステム，病院機能再編，地域医療構想を核とした大改定が行われ，今後もこの動向を注視する必要がある．

リハにとって激動の改定が行われた数年間，筆者は日本リハビリテーション医学会の担当理事として関係団体との調整や厚生労働省との折衝に忙殺されたことを昨日のことのように思い出すが，リハを必要とするすべての人が，あらゆる場面で適切なリハ医療を十分に受けられるシステムの構築が必要と考える．特に回復期にスムーズに移行できない重症・複合障害例，小児，難病患者など，現行制度の枠組みから抜け落ちてしまう患者がいることを再認識し，中長期的展望に立ったリハ医療の在り方を考えていきたい．

● 障害の回復への期待

従来，成人脳における可塑的変化の可能性は限られていると考えられ，リハの重点は機能障害の回復より代償的アプローチに置かれてきた．実際に筆者も2000年頃までは，代償によるADLの向上をより重視したリハを行っていた．しかしながら，近年，成熟脳にも従来考えられていたよりはるかに大きな可塑性があることが報告され，脳の可塑的変化を促す治療への関心が高まり，神経科学に基づくさまざまなリハ治療が試みられるようになった[7]．これまで培われてきたリハと先端的リハを適応判断に基づき適切に組み合わせ，最大限の機能，生活，QOLの向上を目指していくことが求められている．

（里宇明元）

■ 文献

1) 篠原幸人，他編：急性期リハビリテーション．脳卒中治療ガイドライン2004（脳卒中合同ガイドライン委員会），協和企画，2004，pp178-180．
2) AVERT Trial Collaboration group：Efficacy and safety of very early mobilisation within 24 h of stroke onset (AVERT)：a randomised controlled trial. Lancet 386：46-55, 2015.
3) 里宇明元：リハビリテーションを巡る動向 EBM/エビデンスづくりの動向．総合リハ 35：967-974, 2007.
4) 日本脳卒中学会脳卒中ガイドライン委員会編：脳卒中治療ガイドライン2015，協和企画，2015．
5) 日本脳卒中学会脳卒中ガイドライン［追補2017］委員会編：脳卒中治療ガイドライン2015［追補2017］，協和企画，2017．
6) 里宇明元：リハビリテーション医学の現状と歩み．リハビリテーション医学白書2013年版（日本リハビリテーション医学会監修），医歯薬出版，2013，pp2-11．
7) 里宇明元，牛場潤一監：神経科学の最前線とリハビリテーション—脳の可塑性と運動，医歯薬出版，2015．

早期離床の判断と注意点

脳卒中患者に対しては，発症早期からリハを開始するべきとされる．具体的に「早期」がいつを指すのかについての明確な定義はないが，近年では発症後24時間以内に積極的な離床としてのリハを開始することの有効性が論じられることが多い．いわゆる廃用症候群をはじめとした合併症を予防するという観点からは安静臥床の期間を可及的に短縮する必要がある一方で，体位や体動の制限を考慮せざるを得ない状況も存在する．早期離床を開始するにあたっては，むやみに体を起こしたり立位歩行を進めたりするのではなく，リスクとメリットを正しく評価したうえで個別の状態に合わせた手順を検討しなければならない．

1. 早期離床の前提

早期離床を検討するにあたって抑えておくべき情報を表1に示す．

離床を開始するにあたっては，表1に示した基本的事項についての情報共有を前提とした安全への配慮に加えて，有害な事象が生じた際に即応できる医療体制も用意されている必要がある．リスクをふまえて離床を進めるうえでは，種々のモニターを備えた集中治療室としての脳卒中集中治療室（stroke care unit；SCU），必要な要員の配置と教育研修，病棟医師や看護師を含めた多職種の連携が不可欠である．そして，頭部MRIやCT，血管造影検査などに対応することができ，必要に応じて速やかに血管内治療や外科的治療が行える環境であることが望ましい．限られた医療資源での運用を余儀なくされている場合は，それぞれの状況に見合った判断が求められる．

表1 脳卒中急性期において早期離床を検討するために必要な情報
- 年齢
- 発症前の生活機能（身体機能，身体構造，活動と参加），既往歴，併存疾患
- 発症機序，臨床病型
- 治療経過
- 画像検査，血液データ所見
- 神経症状，脳卒中重症度
- バイタルサイン，合併症

表2 頭頸部画像検査のポイント
1. 頭部MRI，CT検査
   - 血管の狭窄・閉塞部位と梗塞の範囲（梗塞範囲が拡大する余地がないか？）
   - 梗塞の大きさ（脳ヘルニアに進展する可能性はないか？）
   - 出血性梗塞の合併（T2*強調画像も参照）
2. 頭部および頸部MRA，頸部超音波，血管造影検査
   - 血管壁の不整，狭窄の度合い
   - 血栓（不安定プラーク）の有無
   - 動脈解離の有無
   - ウイリス動脈輪（特に交通動脈の発達）と側副血行路

2. 発症機序と臨床病型

脳卒中の発症機序および臨床病型は，離床の可否を判断するうえで極めて重要な要素である．発症機序を踏まえた臨床病型別の留意事項を以下に記し，これらの病態を把握するうえでポイントとなる画像検査所見を表2にまとめる．

(1) アテローム血栓性脳梗塞

主幹動脈に高度の狭窄がある場合は，症状の変動に注意を要する．特に図1に例示するように，梗塞範囲が狭窄，閉塞した血管の本来の灌流域に比べて限局しているような場合は，梗塞範囲が拡大して症状が増悪するリスクが高い．内頸動脈や脳底動脈の狭窄などでは一見症状が軽くても症状が重篤化する可能性がある他，いわゆる分水嶺領

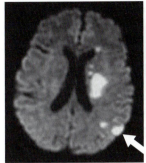 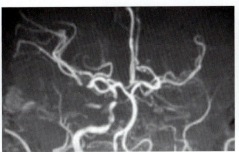 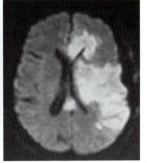

A. 第1病日：MRI拡散強調画像（左）とMRA（右）　　　　　　　　　　　　　B. 第4病日：MRI拡散強調画像

図1　左内頸動脈閉塞症例
A. 左中大脳動脈領域に散在する高信号領域を認め，後大脳動脈との分水嶺領域（矢印）にも高信号がみられる．左内頸動脈が描出されていない．
B. 梗塞領域が拡大し，一部左前大脳動脈領域を含む左中大脳動脈領域に広範な高信号領域を認める．

域に生じている脳梗塞の場合は血圧の影響を受けやすいので注意が必要である．内頸動脈の内膜剥離術やステント留置術などの適応となるような症例では，離床は慎重に検討しなければならない．

狭窄・閉塞血管と梗塞範囲の分布の関係においては，交通動脈を介した血流の存在を理解しておくことも重要である．血管造影検査が行われ，狭窄部位を迂回する十分な側副血行路があることが確認されていれば，離床を進めやすい．

また，アテローム血栓性脳梗塞では動脈の狭窄部位に不安定な血栓などが存在し，塞栓性機序によって梗塞を生じている場合もある．頸部超音波検査や血管造影検査の所見も適宜参照する．

（2）心原性脳塞栓症

心原性脳塞栓症は症状が突発的に完成することが1つの特徴であるが，梗塞範囲が広い場合は脳浮腫や出血の合併による症状の進行が少なからずある．こうした病態と安静や体動との関連性は明確ではないが，離床を検討するにあたってはこれらの可能性に留意する必要がある．また，出血のリスクが高い場合は再発予防のための抗凝固療法の導入が遅れる場合があるので，二次予防の内容は必ず把握しておく．

心原性脳塞栓症では虚血性心疾患や心不全の合併にも留意し，心臓超音波検査が行われていれば壁運動の状況や駆出率などについても併せて情報を得ておく．また，弁膜症，感染性心内膜炎や左房粘液腫，卵円孔開存などの有無も重要である．なお，心原性脳塞栓症は心房細動を背景とするものが多いが，頻脈となっている場合は離床にあたって心拍数のコントロールも必要となる．

（3）ラクナ梗塞

梗塞範囲は限定されており，基本的には積極的に離床を進めてよい．ただし，穿通枝の分岐部が閉塞するいわゆる分枝アテローム硬化病（branch atheromatous disease；BAD，p15，101参照）は症状が進行する可能性があるので，経過を追って症状の変動をみる必要がある．

（4）脳出血

脳出血では血圧のコントロールが離床の前提となる．収縮期血圧が治療域に維持され，頭部CTの再検で血腫の拡大のないことが確認されれば，速やかに離床を検討する．開頭血腫除去術が行われた場合は覚醒に合わせて体を起こしていくが，各種のドレーンやセンサー類の取り扱いに注意する．

（5）くも膜下出血

くも膜下出血は発症してから2週間程度の間は遅発性血管攣縮によって脳梗塞を合併するリスクがあり，離床を積極的に進めてよいかを一概に判断することが難しい．術後の廃用が著しくならないよう，可及的に離床を検討する．

（6）動脈解離，その他

動脈解離（図2）による脳梗塞には特別な注意が必要である．確立された離床のプロトコルはないが，血管への機械的刺激が解離を増悪させるリスクがあるため，血圧を上げないようにしつつ慎重に離床を検討する．動脈解離は診断に時間を要

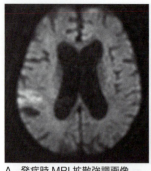
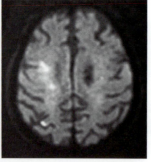

A. 発症時MRI拡散強調画像

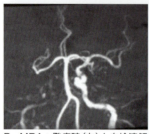
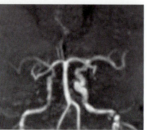

B. MRA：発症時（左）と血栓溶解療法後（右）

図2　血栓溶解療法症例
A. 右中大脳動脈領域の一部に淡い高信号を認める．
B. 途絶していた右内頸動脈が再開通し，右中大脳動脈まで描出されるようになった．

する場合も少なくなく，確定診断に至らないような場合でもリスクに配慮した対応が求められる．

　脳卒中の臨床病型は必ずしも単純に割り切れるものではなく，病型診断が付かない場合や，脳梗塞が複合的な要因によって生じている場合もある．いずれにせよ，離床の可否を判断するためには梗塞巣の分布や血管，血流の評価，治療の内容などを確認し，想定される病態を把握しておく必要がある．

3．治療経過

　脳卒中の初期治療は臨床病型と発症機序によって異なるが，症状が増悪するリスクを把握するためには，臨床病型の診断に基づく治療経過に関する情報は重要である．

　脳梗塞の二次予防としては抗血小板療法，抗凝固療法などが選択されるが，出血をはじめとした合併症などによってこれらが行われていない場合もある．rt-PA（アルテプラーゼ）による血栓溶解療法やカテーテルによる血管内治療（**side memo**）が行われた際は，血管の再開通が得られ虚血が進行するリスクが回避されたかどうか，治療に伴って出血を合併していないかを確認しておく（図3）．

4．バイタルサインと併存疾患・合併症の管理

(1) 血圧管理

　最終的な離床開始の可否はバイタルサインと覚醒レベルによる．基本的には血圧が適切に治療域にコントロールされていることが前提となるが，原則として脳出血では血圧を下げることが必要であり，一方で脳梗塞の場合の降圧は慎重に対応しなければならない．著しい低血圧（ショック）は補正が必要である．脳卒中急性期における血圧の一般的なコントロール目標を表3に示す．ただし，血管の状態と血流の評価には専門的な技術と知識が必要であり，これらに基づく血圧のコントロール幅については個別性の高い判断が求められる．したがって，早期離床の判断を一律の基準によることは必ずしも適切ではない．

　具体的に血圧のコントロール範囲を設定して離床を開始した後は，症状の変化とリハ中の血圧の変動に十分な注意を払い，必要に応じて離床や運動の中止基準を強化，あるいは緩和しつつ，リハを進める．

(2) 意識障害

　重症の意識障害が遷延する場合は必然的に離床が困難となるが，誤嚥や拘縮の予防などへの対応から可及的速やかにリハを開始する．脳浮腫などによって頭蓋内圧が亢進しているような場合や，

---

side memo　血栓溶解療法，血栓回収療法と早期離床

　rt-PAが投与された後は，24時間にわたるベッド上での経過観察が必要であるとされる．血栓溶解療法後は全身が出血しやすい状態であることに注意を払わなければならない．続いて血管造影検査や血管内治療が行われた場合は，カテーテル刺入部の止血にも配慮し，特に鼠径部から穿刺を行っている場合は股関節を屈曲させてよいかを確認する必要がある．

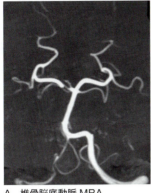
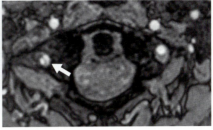

A. 椎骨脳底動脈 MRA　　B. 造影 MRI

図3　右椎骨動脈解離症例
A. 右椎骨動脈が狭窄している.
B. 解離した血管壁によって血管内に偽腔が形成されている.

表3　脳卒中急性期における血圧管理の目標

1. 脳出血：収縮期血圧＜140 mmHg
2. 脳梗塞：収縮期血圧＞220 mmHg または拡張期血圧＞120 mmHg が持続する場合などは慎重な降圧を考慮してもよい.

※急性期を過ぎてからの脳梗塞再発予防のための降圧は，少なくとも140/90 mmHg 未満が目標となる.

(日本脳卒中学会, 2015[1]) を参考に作成)

脳ヘルニアや脳幹出血などによって脳幹反射が消失しているような場合では, リハ自体が適応にならない場合もある.

(3) 心不全

重篤な合併症や併存疾患がある場合には, これらの治療と並行して脳卒中に対する早期リハを進めなければならない. バイタルサインや理学所見とともに, 胸腹部X線検査, さらには貧血の有無や血小板数, 炎症反応(白血球数, CRP), 腎機能, 電解質, 凝固系, BNP, 耐糖能などの血液検査データの所見も参照しておく必要がある.

心不全ではベッド上でギャッジアップを行うこと自体に関して制限はないが, 労作によって心不全兆候が増悪してしまうような場合では, 運動が制限される.

(4) 慢性腎不全

慢性腎不全は離床の可否に直接的にかかわる病態ではないが, 脳卒中の発症前から人工透析が必要であったような患者は体力が低下しやすいため, 廃用はできるだけ避けたい.

(5) 糖尿病

糖尿病は起立性低血圧のリスクとなり, 特に離床時の血圧低下に注意を要する. また, 運動が制限されるような網膜症の有無についても確認が必要である.

(6) 下肢深部静脈血栓症

下肢深部静脈血栓症(deep vein thrombosis；DVT)には予防の段階から十分に注意を払い, 下肢深部静脈血栓が確認された場合に運動を制限することが必要かどうかは, 血管外科的な評価も含めて慎重に判断する.

5. 年齢および発症前の生活機能

早期離床の可否は加齢による身体機能の低下も加味して判断されなければならない. いわゆるフレイルな高齢者にとって, 安静が長くなることはデメリットが極めて大きい. この意味で, 発症前の生活機能の情報は重要である. 発症前から要介護の状態にある, あるいは認知症があり夜間に不穏になってしまう恐れが高い場合には, 早期離床をより積極的に検討する必要がある.

一方で, 若年者で神経症状が軽度な場合であれば, 離床を焦ることなく, リスクの詳細な評価と合併症を含めた治療を優先して進めることも考慮する.

6. 実際の臨床における早期離床開始の判断

実際の臨床場面において離床を試みるタイミングは，発症や搬送された時間帯に加えてリハスタッフの勤務時間や病棟看護師の体制などによっても異なってくる．夕方に入院して翌朝からリハが始まることもあれば，早朝に搬送されて同日から離床を開始することもある．深夜に入院して眠れない夜を過ごしたような場合には，相応の配慮も必要となる．また一方で，発症時間自体が明らかでないような場合も少なからずある．

臨床病型の診断と再発予防の対応，血管の状態をふまえたリスクの評価に相応の時間を要することをふまえると，早期離床は入院した翌日の日中までには開始されることが現実的である．また，慎重にリハを進める必要がある場合でも，少なくとも発症してから72時間以内には離床を開始できるよう心がけたい．

（山田 深）

■文献
1) 日本脳卒中学会脳卒中ガイドライン委員会編：脳卒中治療ガイドライン2015. 協和企画，2015.

栄養管理

脳卒中患者では8.2～49%に低栄養を認め[1]，急性期，回復期いずれも栄養管理は重要である．国際生活機能分類（ICF）にも栄養関連項目が含まれ，リハ実施においては栄養状態を把握する必要がある．

1．急性期の栄養管理

発症前の栄養状態が良好でも，治療の過程で急速に低栄養を生じる場合がある．日本脳卒中学会の「脳卒中治療ガイドライン2015」[2]では全患者への栄養評価を推奨しており，速やかな栄養評価と定期的な再評価が必要である．低栄養や，低栄養に陥る可能性がある患者には十分なカロリーや蛋白質を補給する[2]．急性期の栄養状態はその後の身体機能，嚥下機能の予後に影響する[1,3]ため，低栄養を招かないことが大切である．

2．回復期の栄養管理

回復期リハビリテーション病棟協会の調査では，回復期リハ病棟に入院した患者の43.5%に栄養障害を認め，入院時の栄養状態は退院時の日常

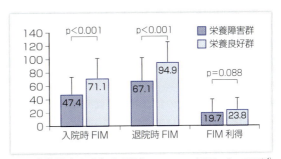

図　栄養障害の有無とFIM　　　（西岡・他, 2015)[4]
栄養良好群：GNRI 92以上
栄養障害群：GNRI 92未満
GNRI：Geriatric Nutritional Risk Index.

生活動作（activities of daily living；ADL）と自宅退院に影響を与えた[4]（図）．回復期リハ病棟での脳卒中に関連したサルコペニアは53.5%[5]に認め，低栄養と同様に脳卒中の帰結に影響を与える．そのため入院後速やかにサルコペニアの診断と栄養評価を行い，併せて予後予測を行う．入院時低栄養でも入院中に栄養状態が改善した場合，改善しない場合と比べてADLの改善度は高くなる[6]．入院後，速やかにエネルギー量を増加させることで栄養改善につながる可能性がある[6]．

---

side memo ① サルコペニアの原因と予防および改善

サルコペニアは診断に加えて原因の確認が重要である．
早期離床と早期経口摂取に取り組み，入院後のサルコペニア予防に努める．また，筋力増強訓練と適切な栄養管理でサルコペニアの改善につなげることができる．

	原因
原発性サルコペニア	加齢
二次性サルコペニア	活動，栄養，疾患

長期臥床や栄養補給量の不足による二次性サルコペニアを起こさないよう注意する．

side memo ② Harris-Benedictの式

男性：66.47＋13.75×体重＋5.00×身長（m）－6.76×年齢
女性：655.09＋9.56×体重＋1.85×身長（m）－4.68×年齢
※身長151cm以上の年齢20～70歳の欧米人を対象とした研究をもとにした計算式であることに留意し使用する．

3. 回復期の栄養評価

入院後早期に簡易栄養状態評価表（Mini Nutritional Assessment；MNA）や主観的包括的評価（Subjective Global Assessment；SGA）を使用しスクリーニングを実施する．栄養状態は食事摂取状況，侵襲の程度，必要栄養量の充足率，体重増減率，Body Mass Index（BMI），血液検査データと合わせて筋肉量，握力などを評価し総合的に判断する．血清アルブミン値やBMIが基準値の範囲内でも，低栄養，サルコペニアを認める場合があるため，単一の項目では評価しない．筋肉量の評価は臨床的には下腿周囲長の測定で代用できる[7]．栄養障害のリスクがある場合は低栄養，サルコペニアの原因（**side memo①**）を究明する．

4. 回復期の栄養補給

エネルギー消費量の算出は「体重×25〜35kcal」，またはHarris-Benedict（ハリス・ベネディクト）の式（**side memo②**）で基礎エネルギー消費量を算出し活動係数，傷害係数を乗じる方法のいずれかが簡便である．どちらも算出された数字が推定量であるため，必ずモニタリングを実施し，血液検査データ，体重，筋肉量などを用いて過不足を検討する．エネルギー消費で最も可変的な要素は，活動である．リハを行う際には活動量の増減がエネルギー消費に直接影響する．回復期でエネルギー過剰が問題になることは少ない．BMI 18.5kg/m² 未満の低体重の患者には，エネルギー消費量の補給だけでは低栄養やサルコペニアは改善しないことが多いため，エネルギー蓄積量200〜750kcalを合わせてエネルギー必要量とする[8]．

エネルギー不足の状態で蛋白質の摂取を積極的に行ってもエネルギーとして消費されてしまうため，必要エネルギー量の充足は蛋白質摂取でも重要である．高蛋白食を提供する場合は体重当たり1.5gを目安にする．分岐鎖アミノ酸やロイシンなどのアミノ酸を配合した栄養補助食品の使用は，筋肉量の増量を目指す患者には有効である．

5. リハビリテーションと栄養管理の協働の必要性

リハにおける栄養管理では理学療法士，作業療法士，言語聴覚士と管理栄養士の連携は必須である．低栄養の把握やリハ内容の確認だけでは，十分に連携しているとはいえない．目標設定を行い，目標に必要な栄養管理を職種の壁を越えてともに検討し取り組むことが，患者の機能，活動，参加を最大限に高める．

脳卒中患者のリハを実施する際には栄養状態，サルコペニアの有無の確認が必須である．リハにかかわるすべての医療者が栄養管理の必要性を理解することで，効果的なリハが可能となると考える．

（二井麻里亜，若林秀隆）

■文献

1) Foley NC, et al：A review of the relationship between dysphagia and malnutrition following stroke. *J Rehabil Med* 41：707-713, 2009.
2) 日本脳卒中学会脳卒中ガイドライン委員会編：脳卒中超急性期の呼吸・循環・代謝管理—栄養. 脳卒中治療ガイドライン2015, 協和企画, 2015, pp8-9.
3) Yoo SH, et al：Undernutrition as a predictor of poor clinical outcomes in acute ischemic stroke patients. *Arch Neurol* 65：39-43, 2008.
4) 西岡心大, 他：本邦回復期リハビリテーション病棟入棟患者における栄養障害の実態と高齢脳卒中患者における転帰, ADL帰結との関連. 日静脈経腸栄会誌 30：1145-1151, 2015.
5) Shiraishi A, et al：Prevalence of stroke-related sarcopenia and its association with poor oral status in post-acute stroke patients：Implications for oral sarcopenia. *Clin Nutr* 37：204-207, 2018.
6) Nii M, et al：Nutritional Improvement and Energy Intake Are Associated with Functional Recovery in Patients after Cerebrovascular Disorders. *J Stroke Cerebrovasc Dis* 25：57-62, 2016.
7) Nishioka S, et al：Accuracy of non-paralytic anthropometric data for nutritional screening in older patients with stroke and hemiplegia. *Eur J Clin Nutr* 71：173-179, 2017.
8) 若林秀隆編：リハビリテーション栄養ケアプラン. リハビリテーション栄養ハンドブック, 医歯薬出版, 2010, pp96-97.

脳卒中後うつへの対応

　脳卒中後うつ（post stroke depression；PSD）は，脳卒中発症後の機能やADLの回復を制限する．入院時PSDがあった患者では，2年後の身体活動，言語機能の回復が悪いこと[1]，ADL自立（Barthel Index≧95）を6カ月後までに達成する割合が52％と低いこと（うつ病がない患者では72％）[2]などが報告され，PSD発症やその重症度はADL低下の予測因子であるとされている．さらにPSDは，脳卒中後の生命予後も悪化させる．急性期にPSDを発症した患者では，脳卒中発症後2～5年後の死亡リスクが，うつ病がなかった患者に比べて，1.22であるとメタアナリシスで示されている[3]．その理由としては，うつ病は生活習慣病などの治療コンプライアンスなどが悪くなりやすくそれらの症状を悪化させやすいことと，うつ病は免疫システムを低下させる，凝固能を低下させる，血管内皮機能を低下させることなどが知られており，それによりがんや心血管イベントなどを起こしやすくなることがあげられている．PSDによるこのような機能低下と生命予後の悪化は，うつ病に対する積極的な治療により改善することが報告されている．

1．薬物療法

　うつ病の治療として，心理教育，精神療法，薬物療法，電気痙攣療法が主として行われている．心理教育や支持的精神療法がまず行われるが，そのうえで治療の中心となっているのは薬物療法であり，PSDに対しても薬物療法での介入研究が多く報告されている．
　2008年のコクランレビューでは，PSDに対する抗うつ薬の有効性を検証したRCT 13編がメタアナリシスされ，うつ病の寛解やうつ症状の改善において，抗うつ薬の有用性が示されている[4]．使用されている薬剤は，7編で選択的セロトニン再取込み阻害薬（selective serotonin reuptake inhibitor；SSRI），2編で三環系抗うつ薬，2編でセロトニン・ノルアドレナリン再取込み阻害薬（serotonin noradrenalin reuptake inhibitor；SNRI），その他（複数組み合わせなど）であった．これらの結果をプールした，うつ症状のオッズ比は0.47（0.22～0.98）であり，薬物療法によりうつ症状は有意に改善している．また，薬物療法によるうつ症状以外のアウトカム，すなわち生命予後や運動・認知機能の改善も報告されている．PSDのある患者に三環系抗うつ薬もしくはSSRIを12週間投与したRCTでは治療群で9年後の死亡率が低下したことが報告されている[5]．また，同じくSSRIを12週間投与した群で，有意に運動機能の改善が大きかったことも報告されている[6]．うつ症状のない患者に対しても，抗うつ薬内服群とプラセボ群に分けて介入し，抗うつ薬内服群において生命予後や機能が改善していることが示されており，うつ症状の改善を介さない，抗うつ薬の生命予後や機能改善効果もあると考えられている[5]．
　一方，抗うつ薬による有害事象はプラセボに比べて有意に多く，中枢神経系の有害事象のオッズ比1.96，消化管系の有害事象のオッズ比2.37と報告されている[4]．三環系抗うつ薬は抗コリン性の多様な有害作用を示し，心循環器有害反応も起こりやすく，ときに致死的となる．SSRI，SNRI，四環系抗うつ薬など新規抗うつ薬は基本的にこれらの有害反応が軽減し忍容性が改善しており，近年ではうつ病でもPSDでもこれらの薬剤から薬物療法が開始されることが多い．しかし，SSRIも出血イベントや高齢者の転倒を増やす他，初期に

表 脳卒中後うつで用いられる抗うつ薬の使用上の注意（相互作用・副作用）

	おもな薬剤の一般名（商品名）	禁忌・慎重投与	併用薬剤（脳卒中で使用頻度が高い）との相互作用	おもな副作用
三環系抗うつ薬	イミプラミン（トフラニール®），アミトリプチリン（トリプタノール®）	緑内障，心筋梗塞回復期，前立腺肥大などによる尿閉	代謝拮抗によりワーファリンなど多くの併用薬と相互作用あり	抗コリン系作用による口渇・便秘，抗ヒスタミン作用による眠気，$α_1$阻害による起立性低血圧，心毒性，多量服薬での致死など副作用は多様で多い
SSRI*	パロキセチン（パキシル®），セルトラリン（ジェイゾロフト®）フルボキサミンマレイン酸塩（ルボックス®）		ワーファリンの代謝阻害→出血時間延長パロキセチンはβブロッカー，抗不整脈薬，抗精神病薬との併用注意フルボキサミンはチザニジン（抗痙縮薬）やラメルテオン（睡眠薬）と併用禁，テオフィリン（喘息薬），抗てんかん薬との併用も注意	消化器症状（悪心・嘔吐），眠気，倦怠感，めまい
SNRI**	デュロキセチン（サインバルタ®）	腎機能障害・排泄障害	サインバルタ®はワーファリンと相互作用	排尿困難，頭痛，口渇

*SSRI：選択的セロトニン再取込み阻害薬．
**SNRI：セロトニン・ノルアドレナリン再取込み阻害薬．
抗うつ薬には他にも，四環系抗うつ薬［ミアンセリン（テトラミド®）］，NaSSA【ノルアドレナリン作動性・特異的セロトニン作動性抗うつ薬［ミルタザピン（リフレックス®）］】などが用いられているが，ここではPSDに対する使用報告があるもののみ示した．

は悪心・嘔吐が生じやすい．脳血管・心血管イベントも増やすといった有害反応があり，それらのリスクがもともと高い患者では使いにくい．SNRIは腎機能障害や排泄機能障害があると使用困難で，脳血管障害による神経因性膀胱がないかを確認する必要がある．また，脳血管障害患者でよく使用される薬剤との相互作用を示す抗うつ薬も多く，その点でも注意を要する（表）．抗凝固療法を行っている患者に対するワーファリン代謝酵素の阻害作用をもつ抗うつ薬の開始，抗痙縮薬との組み合わせには特に留意する必要がある．PSDに対してどの抗うつ薬が最も症状緩和において有効なのかに関しては，SSRIに比較し三環系抗うつ薬のほうが有効であったとする報告もあるが定まった見解はなく，有害事象の影響をより考慮すべきと考えられている[4]．すなわち，患者の既往歴や併用薬を考慮し，副作用リスクに応じて抗うつ薬を選択することが重要である．

また，脳卒中発症後，比較的早期に抗うつ薬を一定期間内服し，PSDの発症を抑制しようという，抗うつ薬の予防投与の効果が報告されている．予防投与についての個々のRCTの結果は一定ではないが，2013年のメタアナリシスでは，1年程度のSSRIの内服でPSDの発症がプラセボに比べて減少したことが示されている[7]．ただし，どの時期に，どのくらいの期間投与するのが最もよいのかについてはこれからの検討課題といえ，臨床で行うにはまだ定まった見解がない状況である．

2. 心理教育，周囲のサポート

PSDに対する心理教育，精神療法については，メタアナリシスでは有効性は示されていないが，抗うつ薬と併用して，ケアマネジメントや心理教育，家族支援など多方面からのサポートを行うことはPSDの治療と予防に有効である可能性があると考えられている[8]．PSDに対する心理教育や配慮の具体的な内容について明確に示されているものは少ないが，一般にうつ病では，図のように認知が否定的になり，実際以上にストレスや周囲の環境を悪くとらえるという悪循環を呈していることが多く，その点に配慮した接し方や心理教育が必要となる[9]．

すなわち，「このような状況ではリハなど意味がない，家族に迷惑がかかるだけだ」といった否定的認知に対し，「そのように思われるのも無理のないことと思います」と共感的対応をしつつ，

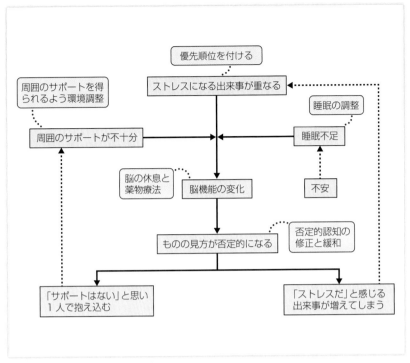

図 うつ病で生じている「悪循環」を遮断するための介入
(気分障害の治療ガイドライン作成委員会編, 2013[9])を一部改変)

うつ病の発症要因はさまざまであるが〔脳卒中後うつの項(p259〜)参照〕, 次のような「悪循環」が生じていると考えられている.
① 複数のストレスとなる出来事が生じる.
② 周りのサポートも十分に受けられない環境が重なる.
③ 十分な睡眠がとれず脳の機能回復が不十分になる.
④ 脳が出来事を処理できず機能不全に陥る.
⑤ 脳の機能不全は否定的な見方を引き起こす.
⑥ 否定的な見方は, サポートを過小評価, ストレスを過大評価し, 不安も増え, 睡眠もさらに悪化する.

この悪循環を, 次のような生活指導, 心理教育, 治療により遮断していくことを目指す.
① 周囲のサポートによりストレスとなる出来事から離れること.
② 薬物や睡眠の確保により脳の休息を得ること.
③ 否定的認知を修正していくこと.

「でも, そのようにリハなど意味がないと思ってしまう, 自分を責めてしまうことがうつ病の症状なのですよ」と患者が状況を客観的にとらえられるように促していくことが, 初期の治療関係の構築に重要である. そして, 不眠など患者本人が特にきついと感じている身体症状をまず解決していく, といった形で薬物療法などの治療導入をするのがよいとされている. そして, 症状コントロールをしながら, 「自分やものごとを否定的にとらえる」否定的認知の緩和, 修正を図るため, 認知行動療法などを行っていくこともある.

PSDに関しては, 脳卒中としての「脳機能の変化」もあるため, よりこのような悪循環に入りやすいことへの理解を示し, 今さまざまなことをしなければならないと思いつめてストレスを抱えている気持ちについても, よく理解できると共感的に接する. そのうえで, リハ内容や療養環境の整備など本人のストレスになっている物事について, 優先順位を付けたり, 課題の難易度や種類を調整したり, 周囲の人にサポートを求めたり, といったことをリハスタッフもともに行い, ストレスをコントロールし, 不安を減らしていく.「頑張れ」と励ますことは,「期待に応えられない」と自責的になる恐れがあるため避ける. 一方で,「今日できたこと」,「よくなっていること」というポジティブな面をフィードバックし,「ここまでしかできなかった」という否定的認知を緩和し,「ここまでできた」と肯定的に認知できるように誘導していくことはリハ場面での対応として重要と考えられる.

3. 脳卒中後うつと運動療法

うつ病患者に対する運動介入は複数報告されており, メタアナリシスでもうつ症状の軽減が示され, 軽〜中等度の負荷で, 45〜60分(他の疾患での運動療法より軽負荷でやや長い), 週3回, 10〜14週間の実施が勧められている[10]. 運動による抗炎症作用, セロトニンなどの血中濃度の上昇作用, 自己効力感の改善や耐容性の改善が精神心理面の改善につながると考えられている. ただし, これらの運動介入は, 普段は社会生活を送っ

ている．加療はされていない軽度のうつ病患者を対象に行っているものが多く，中等度以上のうつ病患者で運動介入ができるのか，また有効なのかについては今後の検討課題である．

　PSDに対しても運動介入によりうつ症状の改善が認められた，もしくは脳卒中患者に対し運動療法を行い心肺機能などの改善に加えてうつ症状の改善を示した，といった報告はいくつかある．PSD患者における運動療法の抗うつ効果は，うつ病と同様の抗炎症作用，セロトニンなどの血中濃度の上昇作用といった即時的・直接的なもの，自己効力感の改善や耐容性の改善を介するものに加え，機能やADLの改善を介しても現れてくると考えられている．どのような運動が最も効果的かについてはまだ定まった見解はないが，グループで行うタスク指向型サーキットトレーニング（80分）で，ストレッチングと筋力訓練のみ（時間は同じ）よりも血中セロトニンレベルの指標が良好であったという報告がある[11]．この報告は即時的な抗うつ効果について検討しているが，タスク指向型で複数の運動は運動機能やADLの改善に有効であると考えられることから，ADL改善を介した抗うつという点でも効果が高い可能性がある．このように，運動療法は補完的加療という位置付けではあるものの，薬物療法に比べ有害事象が少なく，特にうつ症状は呈するもののうつ病と診断されない時期や，うつ病として加療して安定してきている時期には有用な介入であると考えられる．PSDにおいては，急性期からリハ自体は開始されていることから，そこに運動療法の要素を意識したリハプログラムを組むことが検討されるべきであると考えられる．具体的には，立ち上がりや歩行などタスク指向型の運動を複数種類，負荷量は軽度（最高酸素摂取量40％程度）から開始し，やや長い時間（20分程度から開始し，40分程度の継続を目指す）続けるような運動課題をリハプログラムとして組み込むことが望ましいと考えられる．うつ病の寛解維持にも運動療法は有効とされていることから，慢性期にも運動を継続できるよう，特に機能障害がある例では継続しやすく安全な運動の種類や負荷量を設定して指導する必要がある．

4．その他の脳卒中後うつの治療

　電気痙攣療法については，PSDでの知見は得られていないが，経頭蓋反復磁気刺激（rTMS）に関しては2017年，22編のRCTのメタアナリシスが出され，HAMD（Hamilton depression rating scale）のスコアの改善などが示された[12]．しかし，バイアスや介入条件やアウトカム評価のばらつきなどの問題がまだあり，結論の解釈は慎重になされるべきであると考察されている．

（村岡香織）

■文献

1) Parikh RM, et al：The impact of poststroke depression on recovery in activities of daily living over a 2-year follow-up. Arch Neurol 47：785-789, 1990.
2) Lai SM, et al：Depressive symptoms and independence in BADL and IADL. J Rehabil Res Dev 39：589-596, 2002.
3) Bartoli F, et al：Depression after stroke and risk of mortality：a systematic review and meta-analysis. Stroke Res Treat dai：10.1155/2013/862978, 2013.
4) Hackett ML, et al：Interventions for treating depression after stroke. Cochrane Database Syst Rev（4）：CD003437, 2008.
5) Jorge RE, et al：Mortality and poststroke depression：a placebo-controlled trial of antidepressants. Am J Psychiatry 160：1823-1829, 2003.
6) Chollet F, et al：Fluoxetine for motor recovery after acute ischaemic stroke（FLAME）：a randomised placebo-controlled trial. Lancet Neurol 10：123-130, 2011.
7) Salter KL, et al：Prevention of poststroke depression：does prophylactic pharmacotherapy work？ J Stroke Cerebrovasc Dis 22：1243-1251. 2013.
8) Robinson RG, Jorge RE：Post-Stroke Depression：A Review. Am J Psychiatry 173：221-231, 2016.
9) 気分障害の治療ガイドライン作成委員会編：大うつ病性障害―うつ病治療計画の策定．大うつ病性障害・双極性障害治療ガイドライン（日本うつ病学会監），医学書院，2013, pp9-33.
10) Cooney GM, et al：Exercise for depression. Cochrane Database Syst Rev：CD004366 2013.
11) Baek IH, et al：Effect of Circuit Class Training for Eight Weeks on Changes in Ratios of F-Trp/BCAAs and Depression in People with Poststroke Depression. J Phys Ther Sci 26：243-246, 2014.
12) Shen X, et al：Repetitive transcranial magnetic stimulation for the treatment of post-stroke depression：A systematic review and meta-analysis of randomized controlled clinical trials. J Affect Disord 211：65-74, 2017.

転帰についてどう考えるか

1. 転帰について

　転帰という言葉をリハビリテーション医学大辞典[1]で検索すると，「疾病の経過の帰趨．通常，治癒，軽快，不変，増悪，死亡などに分類される」と記載されている．ただし，転帰を英訳すると"outcome"であり，outcomeという言葉はある病気の経過や治療などの介入に伴う結果という意味になっている．そのため，転帰（outcome）という言葉は比較的幅広い意味で使用されている．

　機能的転帰については他項〔予後予測の項（p276～）〕で解説されているので，本項では脳卒中を発症し，急性期や回復期での入院リハを受けた後の退院先としての転帰，次に自宅退院後の社会参加としての転帰という形で解説する．

　また自宅退院についても，同居者がいない（単身生活）場合には検討すべき点が異なるのでこれも分けて解説する．

2. 在宅復帰におけるポイント

　脳卒中を発症し，急性期・回復期の治療後には，在宅復帰が可能かどうかの検討が必要となる．

　脳卒中のリハの転帰に関しては多くの研究がなされている．古くは二木が退院患者を分析し，脳卒中患者が自宅退院するための3条件を示している（表1）[2]．さらにその後の研究では在宅復帰に影響する因子として，歩行の自立，FIM（運動・認知）やBarthel Indexのスコア，介護者の数，家族構成人数などが指摘されており，歩行自立度やADLのスコアが高い，もしくは介護できうる人数が多いほど自宅退院の割合が高くなってい

表1　脳卒中患者が自宅退院するための3条件

1. リハビリテーションにより，歩行が自立すること，少なくとも，ベッド上生活が自立すること．
2. もし，全介助にとどまった場合は，最低限常時介護者1人プラス補助的介護者1人が確保できること．
3. 全介助にとどまった場合，往診・訪問看護などの在宅医療サービスが受けられること，および病状が悪化した場合，再入院が可能であること．

(二木，1983)[2]

る．その一方で，年齢，性別，病型，麻痺のタイプなどはあまり関係がないということも指摘されている[3-5]．

　全体として，在宅復帰に関しては，歩行能力，ADL，認知機能などの本人の因子に加え，家庭の介護力，在宅サービスなどの社会的因子も大きな要因を占めていることがわかる．よってこれらを十分に評価することが必要である．

3. 単身生活復帰におけるポイント
（表2）

　厚生労働省の国民生活基礎調査によると単独世帯（一人暮らし）は1998年が1,063万世帯で全体の23.9％であったのが，2015年には1,351万世帯，26.8％に増加し，全体の割合，世帯数自体のいずれも増加している．これは晩婚化，未婚化，高齢者の独り身世帯の増加などの要因によるものだが，いずれにせよ脳卒中のリハにおいて単身生活への復帰を考える機会は多くなってきている．

　単身生活復帰については介助者が常時はいないということを考慮する必要がある．そのため，①食事や排泄などの日常生活動作（ADL）だけではなく，②買い物，電話，外出などのIADL（手段的日常生活動作，**side memo**）や，③安全管理，生活リズムなど安定した生活を送るための能力の評価が必要である．これらの本人の動作や生活能

表2 単身生活復帰に伴うポイント

日常生活動作	食事，排泄が自立していないと単身生活は難しい．
日常生活関連動作	食事の支度，外出，買い物，掃除，洗濯などについて評価をもとにどの程度援助を必要とするか検討する．
生活を安全に送るための管理能力	栄養管理，服薬管理，自己の体調の認識と適切な行動，生活リズムの維持，金銭管理，安全管理（危険な行動をしない，緊急時援助を要請する）などができるか．
生活拠点・経済状況	現在の生活拠点の有無，収入や支出の状況の確認．障害年金や生活保護制度などの利用．
人的サービス・医療サービス	介護保険や障害者総合支援法による福祉サービスの利用．退院後の主治医の設定など．

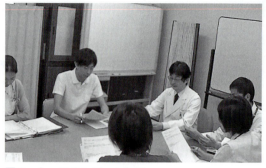

図1　ケースカンファレンス
診療にかかわる各職種が集まり，現在の状況について報告し，方針についてディスカッションを行う．

表3　脳卒中患者の自己決定において配慮が必要な状態とその内容

認知症	情報を理解し，自分のこととして認識する能力とそれらの情報を適切に比較検討する能力の低下など．
失語症	言語などによる情報を正しく理解する能力や自分の意思を適切な言葉で表現する能力の低下など．
高次脳機能障害	自分自身の障害の認識の低下．それに伴う合理的な判断能力の低下など．

力の評価の他に，④生活拠点や経済状況の確認，⑤人的サービス，医療サービスなどの社会的な因子についての検討が必要となる．

4. 在宅復帰・単身生活決定のプロセス

リハは多職種の連携のもとに行うチーム医療である．脳卒中を発症し治療・リハを行いつつ，退院に向けた方針を検討することになる．そのときには，診療にかかわる職種が集まるケースカンファレンスが重要な位置を占める（図1）．この場では国際生活機能分類（ICF）に基づき，心身機能，活動制限，参加制約を評価し，そのうえで問題点を検討し，目標設定と計画立案が行われる．特に転帰については前述したように本人の能力ならびに介護者や導入可能な社会資源などを十分に踏まえて考える必要がある．

このカンファレンスに基づいて，本人・家族に説明し，最終的な方針を決定する．このような方針決定の場面においては，倫理的な観点から本人の自己決定権が重要視される．脳卒中により本人の自己決定能力が低下し，配慮すべき場合（表3）でも，本人が自己決定できるように医療側ができる範囲で支援を行いつつ，本人と介護・支援する家族にも十分説明し，本人・家族とも方針に納得したうえで最終決定をすることが望ましい．

5. 自宅以外の転帰先について

ここまでは転帰先を自宅としてそれにかかわる因子について述べてきたが，今度は転帰先が自宅以外という場合についてみていきたい．表4は転帰先として選択されるおもな施設（おもに高齢者向け）の特徴を示したものである．有料老人ホームやサービス付き高齢者住宅については施設というよりも在宅として分類されることもあるが，ここでは自宅以外の転帰先としてまとめた．また表4以外にも，ケアハウスや養護老人ホームなどいろいろな施設があり，施設ごとに医療や介護の必要性，費用や入所条件などが異なる．転帰先が自宅

---

side memo　手段的日常生活動作（手段的ADL；instrumental ADL；IADL）

1969年にLawtonらが提唱した概念で，調理や掃除のような家事動作，交通機関などの利用，金銭や服薬の管理など日常生活に関連した応用的な動作のことを指す．日常生活関連動作（activities parallel to daily living；APDL）とほぼ同じ意味で使われている．

表4 転帰先として選択されるおもな施設

	老人保健施設	介護老人福祉施設 (特別養護老人ホーム)	有料老人ホーム	サービス付き高齢者住宅
施設概要	要介護者に対し、看護、医学的管理下での介護および機能訓練、その他必要な医療や日常生活上の世話を行う施設	著しい障害がある人に対して、必要な日常生活支援や介護を行う施設	入居している人に日常生活上の支援や介護を提供する施設	生活相談や安否確認などの生活支援が受けられる賃貸住宅
対象	要介護度1以上で、基本的には病状が安定し、医療の必要性が低い人が対象	65歳以上で著しい障害があり、常時介護が必要で在宅の生活が困難な人	介護付きでは少なくとも要支援1以上であることが必要、住宅型ではおおむね60歳以上が対象だが、施設により異なる。	60歳以上もしくは要介護/要支援認定を受けている人が対象

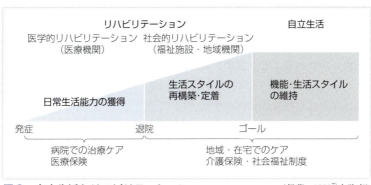

図2 自立生活とリハビリテーション (伊藤、1999[7]を改変)

ではないとしても、安定した生活を送るために、どのような施設、住まいを選択するかも重要なことであり、そのような施設についての知識をもつことも大切である。

6. 在宅復帰後の社会参加についてどう考えるか

2000（平成12）年に介護保険制度が施行され、現在では通所介護や通所リハなどの通所サービスを提供できるところも増え、脳卒中後の高齢者の社会参加の選択肢は広がっている。一方、若年（もしくは壮年期の）脳卒中患者では、高齢者と異なり、介護保険サービスを利用した在宅復帰だけが目標となるわけではなく、就学、就労といった社会参加や家庭内の役割の獲得などを最終的な転帰として考える必要がある。

しかし、就学や就労などの目標に関しては、急性期や回復期の医学的リハの期間だけですべてが達成できるわけではない。そのため、生活（維持）期のリハの中で身体機能や生活能力を向上させたうえで、その人に合わせた社会参加を達成する必要がある（図2）。そのためには、介護保険のサービスだけではなく、障害福祉サービスや自治体独自のサービスの利用、さらには職業リハなどを実施する専門施設との連携といった幅広い視点からの検討が必要である。

(横井　剛)

■文献
1) 上田 敏、大川弥生編：リハビリテーション医学大辞典、医歯薬出版、1996、p416.
2) 二木 立：脳卒中患者が自宅退院するための医学的・社会的諸条件．総合リハ11：895-899、1983.
3) 斎藤 潤、他：急性期病院と回復期リハビリテーション病棟間の脳卒中地域連携パスと転帰に影響する因子の検討．リハ医学47：479-484、2010.
4) 植松海雲、猪飼哲夫：高齢脳卒中患者が自宅退院するための条件 Classification and regression trees (CART) による解析．リハ医学39：396-402、2002.
5) 近藤克則、安達元明：脳卒中リハビリテーション患者の退院先決定に影響する因子の研究―多重ロジスティックモデルによる解析．日公衛誌46：542-550、1999.
6) 厚生労働省：平成27年 国民生活基礎調査の概況：http://www.mhlw.go.jp/toukei/saikin/hw/k-tyosa/k-tyosa15/index.html
7) 伊藤利之：リハビリテーション概念の変遷と今後の展望．リハ研紀9：1-3、1999.

退院指導の進め方

病院はあくまで一時的な通過施設であり，当然のことながら患者は一定の治療，リハの後には将来的な生活の場に移行していく．そのため，入院後はなるべく早期から退院後の生活を見据えた視点をもって患者・家族とかかわることが重要である．

ただし，脳卒中はさまざまな機能的障害や生活能力の障害をきたすだけでなく，肺炎や尿路感染症，低栄養などの合併症のリスクも生じる多面的な障害像をもつ．また，これらの障害像は生涯にわたって継続していくことが予測されるため，一職種のみで支えることは困難である．最近では退院支援を専門に行う部署を設置する病院，退院支援業務を行う看護師やソーシャルワーカーを配置する病院が増えているが，そのような病院においても，退院支援はあらゆるスタッフの協働作業であり，患者担当スタッフを中心としたチームであたっていく（図1）．

入院医療機関における患者担当チームは，患者・家族に対して退院後の生活の提案や退院指導を行うとともに，退院後にかかわる各機関への連絡や患者とそれらの機関の橋渡しを行っていかなければならない．特に日々患者に接する医師や看護師，リハスタッフの果たすべき役割は大きく，より積極的に退院後の生活に向けた指導を行っていく必要がある．

1. 退院支援における課題

退院支援にあたっては，担当スタッフは機能的，医学的な予後予測のもと，患者の将来的な障害像を予測する．そして，その患者の生活背景や周辺環境なども考慮したうえで，入院中の目標および退院後の生活像を考えていく．

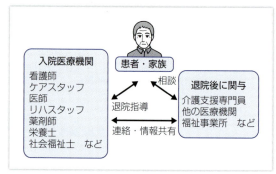

図1　退院に向けたチーム医療

図2は退院支援のためのフロー図である．患者入院後は治療やリハの進捗状況に合わせて繰り返しカンファレンスを開催し，患者の現状および将来的な生活像の共通認識をもっていく．そのうえで患者・家族と面談を行い，病状や障害像の理解や将来的な生活イメージを患者・家族に促していく．特に病前の生活環境や社会的な背景などの情報は入院前から積極的に収集し，退院後の生活設計をするうえでの一助とする．

退院指導にあたっては，まずは退院後の転帰先の決定，およびその後必要となる医療上の課題，日常生活上の課題などを抽出していく必要がある（表）．

(1) 転帰先の決定

退院に向けてまず重要なことは，退院後の生活の場を選定することである．当然ながら自宅に退院し，住み慣れた地域で生活を送ったり，病前と同様な社会参加を行ったりしていくことが可能であればそれが望ましいが，障害や社会背景，家族背景などにより在宅生活が困難なこともある．

転帰先の決定においては病前の生活環境をしっかりと聴取し，患者の将来的な障害像を予測したうえで，患者・家族への理解を促すことが重要である．可能であれば家族にも患者の病棟生活やリ

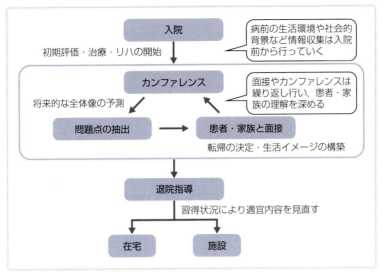

図2 退院支援のフローチャート

表 退院に向けた課題
1. 病状・障害像の理解
2. 転帰先の決定
3. 医療的管理
   服薬管理，栄養管理，排便管理，血圧管理，血糖管理，胃瘻管理，吸引管理 など
4. 生活介助
   セルフケア介助（食事，更衣，整容など）
   排泄介助，移動/移乗介助，入浴介助
5. 生活環境の整備
   家屋改修，福祉機器，補助具，介護用品
6. 退院後サービス体制の構築

ハ場面を積極的に見学してもらい，現状への理解を深めてもらう．そして，在宅での生活を選択した場合，施設での生活を選択した場合のそれぞれにおける必要な準備を提示する．その際には利用するサービスだけでなく，家族が行う必要がある介助や療養にかかる費用なども提示できるとよい．そのうえで，患者および家族が，生活の場を変えて療養を継続するという選択肢があることを理解し，どこでどのような生活を送ればよいのかを自ら選ぶことができるようにかかわることが重要である．

(2) 医療上の課題

退院後，引き続き医療的な援助が必要な場合には，入院中から随時介入をしていく．脳卒中の原因は生活習慣病に密接にかかわっているため，将来的な再発を予防するためにも日常生活における併存疾患の管理が重要である．そのため，多くの患者では「服薬管理」，「血圧管理」，「栄養管理」が重要となってくる．また，血糖の確認やインスリン注射を行う患者や胃瘻管理が必要となる患者も少なくない．患者本人がこれらの医療的管理を適切に行っていくことができればよいが，それが困難である場合には介助者に部分的に委ねる必要がある．そのため，項目ごとにどこまでを本人が行い，どの部分を介助者が担うのかを考えていく．

(3) 生活・ケア上の課題

生活，ケア上の課題としては日常生活動作（ADL）におけるセルフケアに対する介助や排泄介助，移動介助などがあげられる．また，そのために必要な生活環境の整備に関しても考慮が必要である．これらの課題は退院後のQOLに直結するため，患者の退院時における遂行能力を適切に予測したうえで，介助が必要となる項目および介入内容を抽出する．また，必要に応じて家屋改修案や必要な福祉機器，補助具などの準備計画も策定する．

退院後の生活においては，患者・家族はどうしても病前の生活を引きずり，それに近いイメージをもつ傾向にあることが多く，医療者との間に大きなズレがあることもある．そのため，必要に応じて家屋評価や外出訓練などを行い，実場面で動作を行い，患者・家族の的確な自覚を促していく．

○○ ○○ 様

退院支援プラン

<退院時期：10月末 頃>

主介護者：○○ △△様(妻)
協力者：○○ □□様(長女)

獲得技術 指導項目	指導担当	指導時期	達成日：印	
・膀胱留置カテーテル管理	田中	10月初旬〜		
・更衣介助	森	9月中旬〜		
・車椅子移乗介助	山田	9月中旬〜		
・おむつ交換	田中	9月初旬〜		
・食事介助	佐藤	9月初旬〜		
・清拭介助	田中	10月初旬〜		
・入浴介助	石田	10月初旬〜		
・				
・				
・				
・				

NS：田中　PT：山田　OT：森　ST：佐藤　Care：石田

図3　退院支援プラン

(4) 社会生活への参加

患者は退院後，その能力や希望に応じて積極的に社会参加を行っていくことも重要である．患者の病前の社会生活への参加状況や，今後の希望を聴取したうえで，可能となる活動を検討する．また，その際に必要とされる社会制度(身体障害者手帳，介護保険制度など)の適応になるかどうかも適宜判断し，必要な時期に申請を行うように指導をしていく．

2. 退院指導の進め方

退院後に必要となる課題が抽出されたならば，それに対する指導計画を練っていく．個々の項目に関しては，早期から多職種によるカンファレンスで退院指導の必要性の有無および優先順位を検討していくとともに，患者・家族の退院への思いやその際の生活状態に対する希望を確認していく．そのうえで，その生活を実現するために必要とされる退院指導を提案していく．

退院指導は実際には，その患者にかかわる医療スタッフ(医師，看護師，リハスタッフ，栄養士，薬剤師，社会福祉士など)が全員であたることになる．具体的な指導項目は退院後の想定される生活を予測したうえで，前述した医療的管理，生活介助，生活環境の整備，社会生活への参加への課題をリストアップする．そのうえで，それらを誰が，いつ，誰に(家族，主介護者，協力者など)，どのように指導を行っていくのかなどの役割分担と指導時期を決めていく．

各職種は個々に指導を行っていくが，各職種がどのような進行状況で指導を進めているのかが把握できるように，支援体制やスケジュールがまとめられた表などを使用するとわかりやすい(図3)．

また，指導対象である患者および介助者に対しても，退院後の生活の全体像や必要となる手技などに関してなるべくイメージしやすいように，退院までに必要な準備項目や練習項目をまとめたものを作成するとよい．その際にはあらかじめ院内で各項目ごとにパンフレットなどを作成し，それに基づいた指導を行うなどの工夫も望ましい(図4)．行った指導項目は適宜到達度判定を行い，不十分な点は繰り返し指導を行っていく．

指導にあたっては，あまり複雑な内容や難易度の高いことを求めると，退院後の継続が困難なこともある．そのため，あくまで患者・介助者の技量や実現可能性を考えたうえで，退院後長期にわたって継続可能な内容を指導していくことが重要

side memo　**サービス担当者会議**

介護保険サービスのケアプラン策定に際し，関係者(患者・家族，サービス事業担当者，看護師，リハスタッフ，主治医，ケアマネジャーなど)が参加のうえ開催される会議．ケアプランを用いた生活状況の設定や確認を行い，それぞれの役割やサービスの目的などの共通理解を得る．

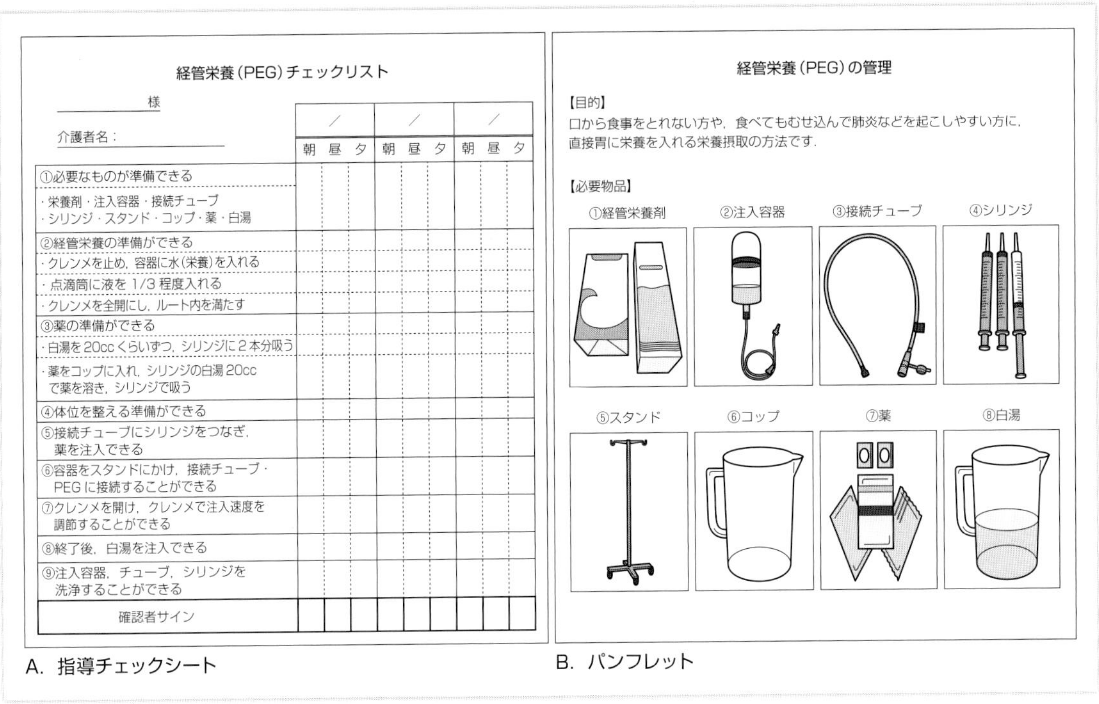

図4　指導チェックシート（A）やパンフレット（B）

	月	火	水	木	金	土	日
午前	訪問介護	通所介護・通所リハ	訪問介護	訪問介護	通所介護・通所リハ	訪問介護	
午後			訪問介護				訪問介護

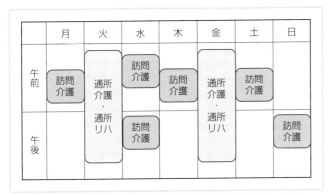

図5　要介護2のケアプラン例

である．また，入院中の病棟生活における歩行や移乗の介助，生活介助や医療的管理に関しても，なるべく患者・家族への指導方法を統一するようにし，患者が退院後に混乱しないようにするなどの配慮も必要である．

転帰先が医療・介護のサービスの整った施設であったとしても，家族が面会時に患者の日常生活へ積極的にかかわることは家族間のコミュニケーションの一助となることもあるため，家族の希望があれば必要に応じて生活介助指導などを行っていく．

退院指導と合わせて，介護保険などの制度についても理解を促し，ケアマネジャーを通じて，自宅環境や福祉機器，退院後のサービスなどの準備を行う．退院後のケアプラン案がまとまるようであれば，退院前にサービス担当者会議（**side memo**）を開催し，退院後の生活について，患者・家族，サービス提供者間で共通認識をもつことが望ましい（図5）．

（補永 薫）

地域にどうつなげるか

病院からの退院後，患者はいくつかの身体的，医学的問題と共存しながら生活を行っていくことになる．その中にあって，社会からの孤立を防ぎ，生活の質(QOL)を高めていくために社会への参加を目指すことは身体機能の維持・向上のみならず，長期的なQOLの維持にとっても有益である．そのためには，脳卒中に限らず，地域に戻った患者が，居住する地域とどのように接点をもって社会参加を行っていくかという視点をもつことが重要である．

1. 地域における社会参加

介護保険において要介護状態に認定されていれば，地域の介護支援専門員(ケアマネジャー)を通して，通所施設などの選定を行い，退院後も施設などへの外出習慣を付けることが考えられる．専任のケアマネジャーが付かない要支援者の場合には，退院後の生活相談の場として地域包括支援センター(side memo)などを紹介していくことも必要である．それらのサービスとは別に，地域

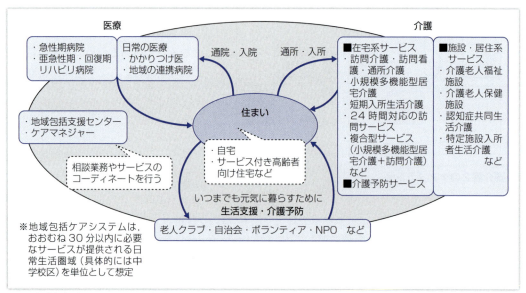

図　地域包括ケアシステムの概念図
重度な要介護状態となっても住み慣れた地域で自分らしい暮らしを人生の最後まで続けることができるよう，住まい，医療，介護，予防，生活支援が一体的に提供されるシステムである．

(厚生労働省[1]を一部改変)

---

side memo　地域包括支援センター

市区町村が行っている高齢者の総合相談窓口である．主任介護支援専門員(ケアマネジャー)や，保健師，社会福祉士がおり，地域在住の高齢者の生活や介護の総合相談，介護予防サービスの作成，サービス利用の連絡調整などを行っている．また，地域の団体と共同で介護予防教室の開催や地域ケア会議の開催など，地域住民への啓発活動を行っている．

によっては，さまざまな高齢者参加型のサロンがあるところもあり，地域の有志やNPO法人などの枠組みで活動をしている．活動の内容も多種多様であり，趣味活動を中心に行っているところや，転倒予防教室など介護予防などの活動を行っているところもある．患者の状態によって，参加可能なものがあれば紹介して，積極的な参加を促していく．

2. 地域包括ケアシステム

わが国では，2042年をピークとする急激な高齢化が進んでいる．このような状況の中，団塊の世代（約800万人）が75歳以上となる2025年以降は，国民の医療や介護の需要がさらに増加することが見込まれている．そのため，厚生労働省では，高齢者の尊厳の保持と自立生活の支援の目的のもと，地域の包括的な支援・サービス提供体制（地域包括ケアシステム）の構築を目指している．

本システムは高齢者が重度な要介護状態となっても住み慣れた地域で自分らしい暮らしを人生の最後まで続けることができるよう，住まい，医療，介護，予防，生活支援が一体的に提供されるシステムである（図）[1]．そのためには保険者である市区町村や都道府県が主体となった，地域の医療機関や老人保健施設，NPO法人や自治会などさまざまな団体との連携が不可欠であり，多職種の組織間連携がより重要となる．

（補永 薫）

■文献

1) 厚生労働省：地域包括ケアシステム：http://www.mhlw.go.jp/stf/seisakunitsuite/bunya/hukushi_kaigo/kaigo_koureisha/chiiki-houkatsu/（2017年4月30日閲覧）

自動車運転の判断

自動車の運転を行うためには，道路交通法のうち，疾病に関係する内容について知っておく必要がある．さらに脳卒中により生じたてんかんや，運動機能障害，高次脳機能障害，視機能の障害など多くの問題点について，安全運転を行うことができるのか判断することが求められる．

1. 法令上の規定

現在，免許の拒否または保留の事由となる病気などのうち，道路交通法では「自動車等の安全な運転に必要な認知，予測，判断又は操作のいずれかに係る能力を欠くこととなるおそれがある症状を呈する病気」と記載されている．実際の運用には，警察庁交通局免許課で「一定の病気に係る免許の可否等の運用基準」が定められ，その中に脳卒中（脳梗塞，脳出血，くも膜下出血，一過性脳虚血発作など）が含まれている．

免許の取得，更新には，視力，色彩識別能力，聴力，運動能力が求められている（表1）．運動機能については，体幹機能の障害などがあって腰かけていることができない場合，四肢の全部を失った場合または四肢の用を全廃した場合，その他自動車の安全な運転に必要な認知または操作のいずれかの能力を欠くことによる身体の障害がある者は6カ月以内の免許効力の停止または免許の取り消しとなる．運転可能な身体障害者は，免許取得や更新の際に障害の内容に応じた条件が決定され，障害に適した運転補助装置の設置を行った後に運転が許可される．肢体不自由などで運転免許証に条件が付けられている人が運転する自動車の前後には，身体障害者標識（図1）を付けること

表1 一種免許（大型自動車・牽引免許は除く）に必要な身体機能

視力	・両眼で0.7以上，かつ一眼でそれぞれ0.3以上であること． ・一眼の視力が0.3に満たないもの，または一眼が見えないものについては，他眼の視野が左右150度以上で，視力が0.7以上であること．
色彩識別能力	・赤色，青色および黄色の識別ができること．
聴力	・両耳の聴力（補聴器により補われた聴力を含む）が10mの距離で，90デシベル(dB)の警音器の音が聞こえること． ・補聴器を使用しても基準に達しない場合，または補聴器を使用して基準に達した人が補聴器なしで運転したい場合は，運転免許試験場で実車による臨時適性検査で適性が確認された場合，安全教育を受け，免許の条件を変更する．普通車を運転する場合は，ワイドミラーの装着と聴覚障害者標識の表示が必要となる． ・普通貨物自動車を運転する場合は，サイドミラーに取り付けた補助ミラーが必要となる．
運動能力	・自動車などの運転に支障を及ぼすおそれのある四肢または体幹の障害がないこと． ・自動車などの運転に支障を及ぼすおそれのある四肢または体幹の障害があるが，身体の状態に応じた補助手段を講ずることにより，自動車などの運転に支障を及ぼすおそれがないと認められるものであること．

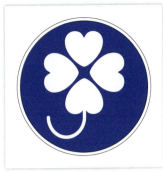

図1　身体障害者標識

表2　道路交通法施行令の規定
（第33条の2の3：免許の拒否又は保留の事由となる病気）

統合失調症	自動車等の安全な運転に必要な認知，予測，判断又は操作のいずれかに係る能力を欠くこととなるおそれがある症状を呈しないものを除く
てんかん	発作が再発するおそれがないもの，発作が再発しても意識障害及び運動障害がもたらされないもの並びに発作が睡眠中に限り再発するものを除く
再発性の失神	脳全体の虚血により一過性の意識障害をもたらす病気であって，発作が再発するおそれがあるものをいう
無自覚性の低血糖症	人為的に血糖を調節することができるものを除く
そううつ病	そう病及びうつ病を含み，自動車等の安全な運転に必要な認知，予測，判断又は操作のいずれかに係る能力を欠くこととなるおそれがある症状を呈しないものを除く
重度の眠気の症状を呈する睡眠障害	
そのほか，自動車等の安全な運転に必要な認知，予測，判断又は操作のいずれかに係る能力を欠くこととなるおそれがある症状を呈する病気	

となっている．

2014（平成26）年の道路交通法改正

高次脳機能障害などにより6カ月以上運転を控えることが必要となれば，いったん免許の取り消しとなる．しかし2014（平成26）年の道路交通法の改正により，一定の症状を呈する病気にかかっていることを理由に運転免許を取り消された者が，その後，病気の回復により運転免許の取得が可能となった場合，取り消された日から3年以内であれば学科試験および技能試験が免除となった．また，一定の症状を呈する病気にかかっていることを理由に運転免許を取り消された者が，取り消しから3年以内に次の運転免許を取得した場合，当該取り消された免許を受けていた期間および次の免許を受けていた期間が継続していたものとみなされるようになった．ここでいう一定の症状を呈する病気について表2に示す．

2．運転再開の流れ

免許未取得の障害者の場合は，運転免許センターにて障害の程度が運転可能かについて運転適性相談・検査を受け，その結果により無条件適格（条件なし），条件付き適格（安全な運転を行える範囲の免許種別や車種，構造，補装具の使用の条件），不適格（免許取得が認められない）のいずれかに判断される．無条件適格および条件付き適格においては，指定自動車教習所での教習を受け，運転免許センターにて適性検査および学科・技能試験を受検し，合格すると運転免許証が交付される．

免許取得後に障害を生じた場合も，運転免許センターにて運転適性相談・検査を受け，その結果により無条件適格（障害前と同じ条件），条件付き適格（運転補助装置の設置など），不適格のいずれかに判断される．条件付き適格では，車両改造などが行われ運転再開となる．

臨時適性検査受検に際し，主治医の診断書（図2）を求められる．診断書は，病状や障害などを総合的に判断し記載する．

2014年6月1日に一定の病気等に係る臨時適性検査等実施要領の改正が行われ，「適性相談を受けた者のうち，免許の取得等の判断が主治医の診断書で出来る場合は，診断書の提出の意思を確認し，提出の意思がある場合は，診断書のみで問題がなければ臨時適性検査にかえることができる」となった．そのため，診断書の記載には慎重さが求められる．

3．脳卒中に伴う合併症と運転

（1）てんかん

「てんかんに関する一定の病気に係る免許の可

《脳卒中（脳梗塞・くも膜下出血・一過性脳虚血発作・脳動脈瘤破裂・脳腫瘍等）関係》

診 断 書　　　　　　（東京都公安委員会提出用）

1　氏名　　　　　　　　　　　　　　　男・女
　　生年月日　M. T. S. H　　年　月　日生（　歳）
　　住所

2　医学的判断
　○ 病名
　○ 総合所見（現病歴，現症状，重症度，治療経過，治療状況など）

3　現時点での病状（改善の見込み等）についての意見
　ア　脳梗塞等の発作により，次の障害（A〜C）のいずれかが繰り返し生じているため，運転を控えるべきである．
　　　A　意識障害，見当識障害，記憶障害，判断障害，注意障害等
　　　B　体の麻痺等の運動障害
　　　C　視覚障害（視力障害，視野障害等）
　イ　上記アの障害が繰り返し生じているとは言えないものの，「発作のおそれの観点からは，運転を控えるべきとは言えない」(a)とは言えない．
　ウ　上記アの障害が繰り返し生じているとは言えないものの，「前記(a)」とまでは言えないが，6カ月以内に「前記(a)」と診断できることが見込まれる．
　エ　上記アの障害が繰り返し生じているとは言えないものの，6カ月より短期間（　カ月）で，「前記(a)」と診断できることが見込まれる．
　オ　上記アの障害が繰り返し生じているとは言えないものの，「今後（　）年程度であれば，発作のおそれの観点からは，運転を控えるべきとは言えない」とは言えないが，6カ月以内に「今後（　）年程度であれば，発作のおそれの観点からは，運転を控えるべきとは言えない」と診断できることが見込まれる．
　カ　上記アの障害が繰り返し生じているとは言えないものの，「今後（　）年程度であれば，発作のおそれの観点からは，運転を控えるべきとは言えない」とは言えないが，6カ月より短期間（　カ月）で「今後（　）年程度であれば，発作のおそれの観点からは，運転を控えるべきとは言えない」と診断できることが見込まれる．
　キ　上記アの障害が繰り返し生じているとは言えず，今後（　）年程度であれば，発作のおそれの観点からは，運転を控えるべきとは言えない．
　ク　上記アからカのいずれにも該当せず，運転を控えるべきとは言えない．
　・回復して脳梗塞等にかかっているとは言えない．
　・脳梗塞等にかかっているが，発作のおそれの観点からは，運転を控えるべきとは言えない．
　・発作のおそれはないが，慢性化した運動障害がある．
　・その他（　　　　　　　　　　　　　　　　　　　　　　　　）

4　その他参考事項

専門医・主治医として以上のとおり診断します．
　　　　　　　　　　　　　　　　　平成　　年　　月　　日
病院または診療所等の名称・所在地
担当診療科名
担当医師氏名　　　　　　　　　　　　　　　　　　　印

図2　主治医の診断書（東京都）

否等の運用基準」を表3に示す．てんかんの診断にあたっては，痙攣発作を単回でなく，繰り返し起こしているということが要件となる．また症候性てんかんと診断するにあたっては，原疾患の病態が改善し，安定しているにもかかわらず，てんかん発作を生じていることが必要である．失語症や高次脳機能障害のために外来リハを継続していると，脳損傷後1年以上経過してから初発の痙攣発作を生じる患者をしばしば経験する．しかし，同様な病変にもかかわらず痙攣発作を生じない患者も少なくない．そのため，どの時点で運転再開許可をすべきか慎重な判断が求められる．

（2）認知症

高齢運転者の運転免許更新手続きが2017（平成29）年3月12日より改正された．アルツハイマー型認知症，脳血管性認知症などの認知症と診断され，都道府県公安委員会がその通りに判断した場合は，運転免許証の取り消しなどとなる．そのた

表3 てんかんに関する一定の病気に係る免許の可否等の運用基準
(令第33条の2の3第2項第1号関係)

(1) 以下のいずれかの場合には拒否等は行わない.
ア 発作が過去5年以内に起こったことがなく,医師が「今後,発作が起こるおそれがない」旨の診断を行った場合
イ 発作が過去2年以内に起こったことがなく,医師が「今後,x年程度であれば,発作が起こるおそれがない」旨の診断を行った場合
ウ 医師が,1年間の経過観察の後「発作が意識障害及び運動障害を伴わない単純部分発作に限られ,今後,症状の悪化のおそれがない」旨の診断を行った場合
エ 医師が,2年間の経過観察の後「発作が睡眠中に限って起こり,今後,症状の悪化のおそれがない」旨の診断を行った場合

(2) 医師が,「6月以内に上記(1)に該当すると診断できることが見込まれる」旨の診断を行った場合には,6月の保留又は停止とする.(医師の診断を踏まえて,6月より短期間の保留・停止期間で足りると認められる場合には,当該期間を保留・停止期間として設定する.)
(中略)

(3) その他の場合には拒否又は取消しとする.

(4) 上記(1)イに該当する場合については,一定期間(x年)後に臨時適性検査を行うこととする.

(5) なお,日本てんかん学会は,現時点では,てんかんに係る発作が,投薬なしで過去5年間なく,今後も再発のおそれがない場合を除き,通常は,中型免許(中型免許(8t限定)を除く.),大型免許及び第二種免許の適性はないとの見解を有しているので,これに該当する者がこれら免許の申請又は更新の申請を行った場合には,上記(2)及び(3)の処分の対象とならない場合であっても,当該見解を説明の上,当面,免許申請・更新申請に係る再考を勧めるとともに,申請取消しの制度の活用を慫慂することとする.

め,運転再開を検討する場合は,認知機能について評価を行うことが大切である.

(3) 視野障害

視野については,一眼が見えない場合のみ法律上問題となる.しかし,脳損傷患者では,視放線にかかる病巣や,後頭葉の病巣などで視野欠損が出現するが,一眼が全く見えなくなったわけではないため,法律的基準からは外れる.しかし,視野障害と交通事故との関連性は高い.視野障害を有すると交通事故率が高く,視野障害者では正常者と比較し,交通事故率が約2倍であるという報告もある[1].視機能には,視力,コントラスト感度,有効視野などがあるが,有効視野が最も交通事故率と相関していると報告されている.だが現在,どの程度の有効視野で事故率がどの程度であるという定量化された報告はないため,視野欠損の程度から運転再開の可否を判断することは難しい.しかし,多くの報告から視野障害と交通事故との関連は高いと思われるため,運転再開前には視野検査を行い視野欠損がないことを確かめるべきである.

脳幹部の損傷などにより両目でものを見ると複視を生じるものの,片目ならば複視を生じないと訴える患者については,現行法律に照らし合わせて考えると,片目を眼帯などで覆った場合は一眼が見えない場合に相当する可能性があり,他眼の視野が左右150度以上で,視力が0.7以上ならば運転再開可能かもしれない.しかし,筆者は今までそのような患者に対して運転再開許可を出した経験がなく,安全性については不明である.

4. 診断書記載に際して

法令で定められている運転を行うために必要な視機能,身体機能などについては表1に示されているが,実際の脳卒中患者ではこの基準だけでは安全運転が難しい患者が多い.つまり,自動車の安全な運転に必要な認知,予測,判断または操作のいずれかの能力を欠くこととなるおそれがある症状を呈する病気という内容が脳卒中患者には大きくかかわる.例えば,半盲や半側空間無視の患者や,重度の注意障害や記銘力障害を認める患者などは安全運転が困難と思われるが,表1の基準だけでは運転が可能と判断されてしまう.そのため,診断書を記載する医師は運転再開の可否判断に困惑することも少なくない.

以下に，診断書記載の参考となる考えや報告について紹介する．

(1) 麻痺側

麻痺側については，左片麻痺でも右片麻痺でも運転再開は可能である．ただし右片麻痺の場合，左足でペダルを操作できるようにブレーキペダルの左側にアクセルペダルを取り付けるなどの自動車の改造が必要となる．

(2) 上肢機能

上肢機能については，Brunnstrom stage が I 〜 II の廃用手でも問題ない．ただし，上肢が廃用手の場合は，健側上肢のみで操作を行えるように，ステアリンググリップを設置したり，方向指示器・ワイパーについては既設のレバーに延長レバーを取り付けたりするなどの自動車改造を行う必要がある．

(3) 歩行能力

歩行能力については，自動車運転を再開している脳卒中患者は，装具や杖の有無にかかわらず屋外歩行可能という報告が多い．

失語症については，失語症患者でも道路標識や交通規則を理解できることは，当然必要である．そのうえ，交通事故などのアクシデントを生じたときも，状況説明ができる程度の能力は必要と思われる．状況説明能力に不安がある場合は，健常者の同乗やドライブレコーダーの設置などの配慮が望ましい．

(4) 高次脳機能障害

高次脳機能障害と自動車運転については，多くの報告がなされているが，まだ一定の見解には至っていない．自動車運転には注意力，記銘力，遂行機能など多くの能力が要求される．そのため，机上の検査だけではなく，ドライビングシミュレーターの併用や，教習所での実車評価などを組み合わせることが望ましい．筆者らは，机上の高次

表4　暫定基準値

	暫定基準値
MMSE（点）	25以上
Kohs-IQ	58以上
TMT-A（秒）	183以下
TMT-B（秒）	324以下
PASAT 2秒（％）	15以上
PASAT 1秒（％）	8以上
BIT（点）	140以上
WAIS-III　符号（粗点）	23以上
評価点	2以上
WMS-R　図形の記憶（点）	5以上
WMS-R　視覚性対連合（点）	2以上
WMS-R　視覚性再生（点）	27以上
WMS-R　視覚性記憶範囲　同順序（点）	6以上
WMS-R　視覚性記憶範囲　逆順序（点）	6以上

MMSE：Mini-Mental State Examination
TMT：Trail Making Test
PASAT：Paced Auditory Serial Addition Test
BIT：Behavioural Inattention Test
WAIS-III：Wechsler Adult Intelligence Scale-third edition
WMS-R：Wechsler Memory Scale-Revised

すべての高次脳機能検査結果が暫定基準値内であれば，机上の高次脳機能検査の結果から運転再開可能な認知機能があるといえるかもしれないが，併せて画像検査やドライビングシミュレーターなどを行い，総合的判断が重要となる．

（武原・他，2016）[4]

脳機能評価について暫定基準値（表4）を作成し，ドライビングシミュレーター評価との併用にて安全に交通社会への復帰ができることを報告した[4]．

（武原　格）

■文献

1) Johnson CA, Keltner JL：Incidence of visual field loss in 20,000 eyes and its relationship to driving performance. *Arch Ophthalmol* 101：371-375, 1983.
2) 林　泰史，米本恭三監：脳卒中・脳外傷者のための自動車運転，第2版，三輪書店，2016.
3) 宮島克益：一定の症状を呈する病気等に係る運転免許制度の一部改正について．*MB Med Rehabil* 184：27-33, 2015.
4) 武原　格，他：脳損傷者の自動車運転再開に必要な高次脳機能評価値の検討．Jpn J Rehabil Med 53：247-252, 2016.

急性期リハビリテーションでは何が重視されるか

1. 脳卒中リハビリテーションの「急性期」とは

　脳卒中リハにおける急性期は，現時点では，脳卒中発症から1～2週間以内とされている．

　これは，動物における脳卒中（虚血）モデルを使ったリハに関する報告[1-3]から，脳卒中後の運動麻痺回復にとって，脳卒中発症から2～3週間以内を critical time window（運動麻痺回復のための重要な時間帯）として重視していることや，実際の臨床現場では脳卒中の治療として，本書にも述べられている血栓溶解薬である遺伝子組み換え組織型プラスミノゲン活性化因子（recombinant tissue plasminogen activator；rt-PA，アルテプラーゼ）の使用（発症4.5時間以内），血管内治療の導入（発症8時間以内）や脳卒中ケアユニット（stroke care unit；SCU），脳卒中ユニット（stroke unit；SU）の設置とそこでのリハ開始などから，脳卒中リハにおける「急性期」の時期が，新しい治療方法や治療体制の導入により，早まっていることによる．

　しかも，脳卒中リハでは，急性期リハをできる限り早くから開始することは当然となり，最近では，急性期リハの有効性を明確にするために実施された研究（A Very Early Rehabilitation Trial；AVERT）[4]では，発症後24時間以内が超急性期（very early）として使用されたり，発症からの期間は明確に定義されていないが，超早期という用語も使われている[5]．

2. 急性期リハビリテーションの特徴

　「脳卒中治療ガイドライン2015」[6]にも示されているように，急性期リハの特徴を表1にまとめ

表1　急性期リハビリテーションの特徴
1. 早期離床，日常生活動作（ADL）の改善
2. 不動，廃用による二次障害の予防
3. 運動麻痺など機能障害の回復への早期介入

た．

　早期離床を含めた日常生活動作（activities of daily living；ADL）の改善は，生命予後の改善だけではなく，在宅復帰や回復期・生活（維持）期のリハに円滑につなげるために重要となる．

　また，不動，廃用による筋萎縮，関節可動域制限などの二次障害は，リハを継続する必要がある重症な脳卒中患者ほど起こしやすいため，不動，廃用の徹底した予防はその後の回復期・生活（維持）期のリハに大きな影響がある．不動，廃用による二次障害を生じなかった脳卒中患者のほうが，当然その予後，転帰が良好となる．

　本書で述べられているrt-PA，血管内治療の導入とその後のリハ介入やSCU・SUでのリハ実施から，急性期リハとしては疾患・障害の予後予測に立った運動麻痺など機能障害の回復への早期介入が重要になってきている．

　実際の急性期リハとしては，「脳卒中治療ガイドライン2015」[6]にも示されているように，座位訓練，立位訓練などの離床訓練が重要になる．

　離床訓練を開始する条件としては，①意識状態がJapan Coma Scale（JCS）で1桁，②運動の禁忌となる心疾患や全身合併症がないこと，③神経症候（運動麻痺など）の増悪がないことがあり，座位耐性訓練の開始基準[8]もすでに示されている．

　また，急性期リハでは，実際の介入量や時間が重要となるが，高井ら[9]は，SCUで超早期からリハをチームとして積極的に提供する場合でも，理学療法，作業療法，言語聴覚療法の実施で，脳梗

表2 当院SCU開設前後の変化

項目	開設前	開設後
対象患者数（数）	199	228
性別（男/女）（数）	111/88	124/105
平均年齢（歳）	75.3±11.9	74.8±12.8
病型：（数）		
脳梗塞	157	168
脳出血	31	49
くも膜下出血	9	6
その他	2	5
在院日数（日）	37.2±30.0	36.3±21.9
理学療法介入までの日数（日）*	3.1±1.9	2.3±1.5
理学療法実施単位数（数）*	11.9±5.5	15.1±6.2
端座位保持自立率（％）	60.0	61.0

*理学療法介入までの日数と理学療法実施単位数には，統計的に有意差あり．
（菊池・他，2016[10]）を一部改変）

塞患者で平均6.7単位，脳出血患者で平均6.4単位と報告している．

当院でも，SCUを開設後，脳卒中患者を担当する神経内科・脳神経外科主治医の依頼なしで，リハ科医師が診察し，急性期のリハをできる限り早く開始している．すでに菊地ら[10]が報告しているが，当院SCU開設前後の脳卒中患者の変化を表2に示す．SCU開設後，リハとしての理学療法の介入までの日数が有意に減少し，理学療法実施単位数は有意に増加したが，ADLの1つである端座位の自立率は有意な差を認めなかった．

また，すでに紹介したAVERT第3相[4]では，①脳卒中発症後24時間以内に介入を開始し，②離床訓練を重点的に行い，③通常のSUケアに加えて3回/日以上の離床訓練を加えるvery early mobilization（VEM）群では，リハ実施回数は1日6.5，1回のリハ平均実施回数は31分/日，総実施時間は201.5分と通常のSUケアによって管理されるコントロール群と比較して，リハ介入が約2～3倍実施されている．

しかし，このAVERT第3相でのVEM群は，コントロール群と比較して，modified Rankin Scale（mRS）による発症3カ月後の予後良好者が少ないことが示され，超急性期に高密度なリハ介入を行うと，逆に予後不良となることが示唆された．

なお，この内容に関しては，リハ介入開始までの時期や予後の評価尺度としてmRSの使用など

表3 急性期リハビリテーションで重視されること
1. 障害に対する正確な予後予測
2. 十分なリスク管理
3. 回復期・生活（維持）期のリハビリテーション実施機関との医療連携の強化

から，Luftら[11]の批判や藤井ら[12]の評価もあり，現時点では，超急性期に高密度なリハビリテーション介入の有効性は必ずしも否定できない状況である．

3. 急性期リハビリテーションで重視されること

急性期リハで重視されることを表3に示す．

1 予後予測

急性期リハでまず重視されることは，疾患・障害に対して正確な予後予測を行うことである．

特に，患者のADLに大きな影響を及ぼす運動麻痺の評価とその回復の予後予測は，リハのゴール設定やそのアプローチを考えるうえで重要となる．

予後予測に関しては，第4章「予後予測―どこまで回復するか」（p276～）に述べられているが，従来から指摘されている[13]，①発症時の運動麻痺の程度，②発症からのADLの改善状態の2点だけでなく，最近では，画像診断の進歩から，急性

期の画像診断（特に，脳MRI・MRA）所見と予後予測に関する報告[14]やMRI拡散テンソル法による錐体路線維の定量的評価と予後予測に関する報告[15]などから，発症時などの画像診断所見が有用になっている．

2 リスク管理

次に，脳卒中自体の病態が不安定な急性期ではリハを行ううえで，十分なリスク管理が重視される．特に，急性期リハの中心となる早期離床のための離床訓練時のリスクについては，第5章「早期離床の判断と注意点」（p312～）に述べられている．また，「脳卒中治療ガイドライン2015」[7]や脳卒中の病型別のリスク管理については酒向の報告[16]が参考になる．

実際のリスク管理のうえでは，第6章「合併症・併存疾患の管理」（p369～）にも述べられている脳卒中に伴う合併症や併存疾患に関する知識[17,18]も必要不可欠である．

3 医療連携

さらに，脳卒中患者に対するリハは，障害が重度であるほど急性期のみのリハでは完結できず，回復期・生活（維持）期へリハが継続されるため，急性期リハを行う医師，療法士などの担当者から，次の病期のリハ担当者に，リハを継続する脳卒中患者の障害状況，障害の予後予測や急性期で行ったリハの内容とその目的などの診療情報を確実に伝えることが重視される．

つまり，急性期のリハ担当者とその後の回復期・生活（維持）期のリハ担当者間での十分な医療連携体制を構築することが必要となる．

そのためには，日頃から診療地域にある脳卒中診療にかかわる医療機関が，実際の脳卒中患者を通して担当者の顔が見える医療連携を行っていく必要がある．

その際には，第5章「地域連携パス」（p294～）に述べられている診療地域で使われている「脳卒中地域連携パス」を利用することも有効である．

実際に，回復期リハを担当する回復期病棟の医師から[19]は，急性期リハを担当する急性期病院に対して，①医療連携の強化，②廃用症候群の予防，③早期リハの推進などが要望されている．

（尾花正義）

■文献

1) Biernaskie J, Corbett D：Enriched rehabilitative training promotes improved forelimb motor function and enhanced dendritic growth after focal ischemic injury. *J Neurosci* 21：5272-5280, 2001.
2) Biernaskie J, et al：Efficacy of rehabilitative experience declines with time after focal ischemic brain injury. *J Neurosci* 24：1245-1254, 2004.
3) Nudo RJ, Milliken GW：Reorganization of movement representations in primary motor cortex following focal ischemic infarcts in adult squirrel monkeys. *J Neurophysiol* 75：2144-2149, 1996.
4) AVERT Trial Collaboration group：Efficacy and safety of very early mobilisation within 24h of stroke onset (AVERT)：a randomised controlled trial. *Lancet* 386：46-55, 2015.
5) 原 寛美：脳卒中超早期リハビリテーション戦略 超急性期から開始する脳卒中リハビリテーションの理論と実際．*MB Med Rehabil* 161：1-7, 2013.
6) 日本脳卒中学会 脳卒中ガイドライン委員会編：リハビリテーション―脳卒中リハビリテーションの進め方―急性期リハビリテーション．脳卒中治療ガイドライン2015，協和企画，2015，pp277-278.
7) 日本脳卒中学会 脳卒中ガイドライン委員会編：リハビリテーション―脳卒中リハビリテーションの進め方―病型別リハビリテーション（特に急性期）．脳卒中治療ガイドライン2015，協和企画，2015，pp279-280.
8) 林田来介，他：急性期脳卒中患者に対する座位耐性訓練の開始時期．総合リハ17：127-129，1989.
9) 高井浩之，他：脳卒中超早期リハビリテーション戦略 SCUにおける超早期リハビリテーションの実際（SCUにおける9単位リハの実践）―相澤病院SCU脳卒中リハチームHEART (Hyper Early Acute Reha Team) ―．*MB Med Rehabil* 161：23-28, 2013.
10) 菊池謙一，他：当院Stroke Care Unitにおける早期リハビリテーション介入が脳卒中患者に及ぼす影響．理学療法東京4：14-19，2016.
11) Luft AR, Kesselring J：Critique of A Very Early Rehabilitation Trial (AVERT). *Stroke* 47：291-292, 2016.
12) 藤井浩優，他：急性期脳卒中リハビリテーションup-to-date 急性期・高密度型脳卒中リハビリテーションの有効性 最近公表されたAVERT研究結果の概要およびその評価．総合リハ45：103-108，2017.
13) 二木 立，上田 敏：早期リハの実際―予後を科学的に判断し見通しをもって進める．脳卒中の早期リハビリテーション，第2版，医学書院，1992，pp33-73.
14) 千田 譲，他：脳卒中超早期リハビリテーション戦略 脳梗塞リハビリテーションにおける画像診断と障害像の分析/予後予測の進化．*MB Med Rehabil* 161：66-73, 2013.
15) 小山哲男：脳卒中超早期リハビリテーション戦略 脳卒中リハビリテーションにおける画像診断の進歩―拡散テンソル法MRIの予後予測への応用．*MB Med Reha* 161：29-35, 2013.
16) 酒向正春：急性期脳卒中リハビリテーションup-to-date 病態別リスク管理．総合リハ45：115-122，2017.
17) 前野 豊：急性期脳卒中リハビリテーションup-to-date 合併症とその管理．総合リハ45：123-126，2017.
18) 芝崎謙作，木村和美：急性期病院における脳卒中リハビリテーション 脳卒中急性期の合併症と対応．臨床リハ23：436-440，2014.
19) 赤津嘉樹，他：急性期病院における脳卒中リハビリテーション 回復期病棟からみた急性期脳卒中リハビリテーション．臨床リハ23：441-447，2014.

回復期リハビリテーションでは何が重視されるか

1. 脳卒中リハビリテーションの流れと回復期リハビリテーション

　脳卒中に対するリハの介入効果に関しては，欧米での多くのRCT (randomized controlled trial)*でその有効性が報告されている．脳卒中ユニット (stroke unit；SU) における早期リハや急性期から回復期の多角的・集中的チームアプローチが患者の日常生活動作 (activities of daily living；ADL) や歩行能力などを改善し，在院日数の短縮，自宅復帰率の向上をもたらすこと，退院直後に地域でのチーム医療を十分に提供する早期退院支援 (early supported discharge；ESD) や訪問リハサービスが，生活 (維持) 期の機能・能力維持や向上に有効であることなどが報告され，急性期〜回復期〜生活 (維持) 期における一貫したリハ供給体制が必要とされている．

　わが国では，少子化，高齢社会の進行の中で進められている医療制度改革において，急性期から回復期を経て在宅療養へ切れ目のない医療の流れをつくり，患者が早く自宅に戻れるような体制づくりが進められている．脳卒中診療においては医療と介護が密接に関係する典型的な疾病という観点から地域連携パスが制度化され，各地でシームレスな脳卒中診療，連携づくりが進められている．しかし，急性期ではおもに臓器治療 (疾病管理) が，回復期ではリスク管理のもとにおもに障害改善が，そして生活 (維持) 期では生活そのものがターゲットとなり，各ステージでの視点は根本的に異なっている[1] (p295図1を参照)．お互いがそのことを十分に認識・理解し，治療 (疾患管理，再発予防) とリハがスムーズに継続され，急性期〜回復期〜生活 (維持) 期の各ステージにおいて必要なリハが十分に提供される体制が必要である (図1)[2]．

　この中で，急性期と生活 (維持) 期の間に位置し重要な役割を担う回復期リハ病棟創設までの経緯を概説する．1983年，老人保健法により機能訓練事業と訪問指導事業が開始され，在宅での継続的なリハの必要性が指摘された．1990年代には介護保険制度の準備が始まり，地域におけるリハ医療の構築に関する議論が進められ，1999年，「地域リハビリテーション*支援活動マニュアル」で，地域におけるリハの具体的整備の方向性が示された．「治療的活動として医療保険による急性期・回復期リハ，さらに介護的活動として寝たきり等の進行を阻止する，主として介護保険による維持期リハが強力な連携をもち，対象者の状態に応じ適切なリハ提供体制を各地域において整備推進することが必要」と明記された．そして，2000年に介護保険制度施行とときを同じくして，診療報酬改定で特定入院料の1つとして「回復期リハ病棟入院料」が新設された．入院期間短縮政策のため十分なリハ医療が受けられない諸外国と比

RCT (randomized controlled trial)：予防，治療の効果を科学的に評価するための介入研究方法．対象者を無作為に介入群 (決められた方法での予防，治療を実施) と対照群 (従来通りまたは何もしない) とに割り付け，その後の健康現象を両群間で比較するもの．無作為化比較対象試験ともよばれる．
地域リハビリテーション：地域リハとは，障害のある子どもや成人，高齢者とその家族が，住み慣れたところで，一生安全に，その人らしくいきいきとした生活ができるよう，保健，医療，福祉，介護および地域住民を含め生活にかかわるあらゆる人々や機関・組織がリハの立場から協力し合って行う活動のすべてをいう (日本リハビリテーション病院・施設協会，2016年改訂より)．

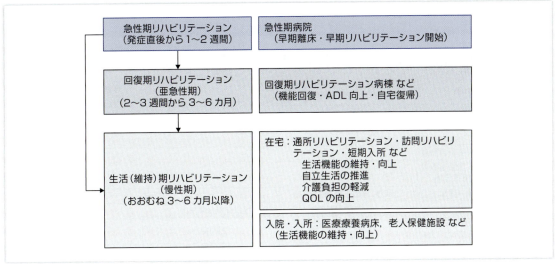

図1 リハビリテーションの流れと時期的な役割・機能の整理

(日本リハビリテーション病院・施設協会，2009[2]を一部改変)

表1 厚生労働省が定める回復期リハビリテーションを要する状態と算定日数上限(2018年改定)

疾患	発症から入院	算定期間
①脳血管疾患，脊髄損傷，頭部外傷，くも膜下出血のシャント術後，脳腫瘍，脳炎，急性脳症，脊髄炎，多発性神経炎，多発性硬化症，腕神経叢損傷などの発症もしくは手術後または義肢装着訓練を要する状態	2カ月以内	150日
②高次脳機能障害を伴った重症脳血管障害，重度の頸髄損傷および頭部外傷を含む多部位外傷	2カ月以内	180日
③大腿骨，骨盤，脊椎，股関節もしくは膝関節の骨折または二肢以上の多発骨折の発症後または手術後の状態	2カ月以内	90日
④外科手術または肺炎などの治療時の安静により廃用症候群を有しており，手術後または発症後の状態	2カ月以内	90日
⑤大腿骨，骨盤，脊椎，股関節または膝関節の神経，筋または靱帯損傷後	1カ月以内	60日
⑥股関節または膝関節の置換術後	1カ月以内	90日

し，入院リハ医療の機会を保障した国際的にも誇れるシステムである．

2. 回復期リハビリテーション病棟

回復期リハ病棟は，脳血管疾患または大腿骨頸部骨折などの回復期リハの適応のある患者(表1)を，急性期病院から可能な限り急性期に受け入れ，集中的なリハを実施することにより寝たきりを防止し，ADL能力を向上させ，可能な限り在宅復帰を推進するという目的が明確に位置付けられた病棟である．回復期リハを要する状態の患者が常時80%以上入院し，入院日数も対象疾患により60〜180日以内と限定され，チーム医療を実践していくための病棟として位置付けられている(表2)．リハプログラム(リハ総合実施計画書)

を病棟専従の医師，看護師，理学療法士，作業療法士，言語聴覚士，社会福祉士などが多職種共同で作成し，これに基づき在宅生活に向けてのリハを集中的に行っていく．

回復期リハ病棟は，診療報酬改定で初めて質の評価が導入された(2008年)病棟でもある．これまでの構造(ストラクチャー)評価としての専従・専任配置に加えて，過程(プロセス)評価となる重症患者受け入れや個別リハの十分な提供(充実加算，休日加算)，結果(アウトカム)評価として自宅復帰率やADL改善(重症患者回復加算)など，次々に見直しが行われている(表3)．回復期リハ病棟は発足以来順調に増加してきているが(図2)，都道府県での格差，また地域間格差が残り，質の向上と量的整備が併せて求められている．

表2 厚生労働省が定める回復期リハビリテーション病棟入院料の施設基準

	入院料6	入院料5	入院料4	入院料3	入院料2	入院料1
医師	専任常勤1名以上						
看護職員	15対1以上（4割以上が看護師）				13対1以上（7割以上が看護師）	
看護補助者	30対1以上						
リハビリ専門職	専従常勤の PT2名以上，OT1名以上				専従常勤のPT3名以上， OT2名以上，ST1名以上	
社会福祉士	—				専任常勤1名以上	
管理栄養士	—				専任常勤1名 （努力義務）	
リハビリ計画書の栄養項目記載	—				必須	
リハビリテーション実績指数等の院内掲示等による公開	○						
データ提出加算の届出	○（200床以上の病院のみ）		○			
休日リハビリテーション	—	※休日リハビリテーション提供体制加算あり			○	
「重症者」の割合 （日常生活機能評価10点以上）	—		2割以上		3割以上	
重症者における 退院時の日常生活機能評価	—		3割以上が 3点以上改善		3割以上が 4点以上改善	
自宅等に退院する割合	—	7割以上				
リハビリテーション実績指数	—	30以上	—	30以上	—	37以上
点数 （生活療養を受ける場合）	1,647点 (1,632点)	1,702点 (1,687点)	1,806点 (1,791点)	1,861点 (1,846点)	2,025点 (2,011点)	2,085点 (2,071点)

※1：重複を整理する観点から回復期リハビリテーション病棟入院料における重症度，医療・看護必要度に係る要件は除外．
※2：点線囲みが実績部分．

(厚生労働省保健局医療課，2018を一部改変)

表3 回復期リハビリテーション病棟入院料に係る診療報酬改定でのおもな見直し

2006年 （平成18年）	○算定対象となる「リハビリテーションを要する状態」を拡大	○一律180日としていた算定上限を，リハビリテーションを要する状態ごとに60〜180日に設定 ○提供単位上限の引き上げ（6単位→9単位）
2008年 （平成20年）	○入院料の施設基準に質の評価を導入 重症者の受け入れを居宅等への復帰率に関する要件を追加	○入院料1に重症患者回復病棟加算を新設 [施設基準] 重症者の3割以上が退院時に日常生活機能が改善すること ○医師の病棟専従配置を緩和
2010年 （平成22年）	○「提供すべき単位数」の設定 ○休日リハビリテーション加算の新設 [施設基準] 休日を含め，週7日以上リハビリテーションを提供できる体制の整備	○リハビリテーション充実加算の新設 [施設基準] 1日当たり6単位以上のリハビリテーションが行われていること
2012年 （平成24年）	○回復期リハビリテーション病棟入院料1を新設 [おもな施設基準] 専従常勤でPT3名以上，OT2名以上，ST1名以上	○重症患者回復病棟加算の包括化 ○包括範囲の見直し 人工腎臓等を包括外に見直し
2014年 （平成26年）	○入院料1に休日リハビリテーション加算を包括化	○入院料1に体制強化加算を新設 [施設基準] 専従医師1名以上，3年以上の経験を有する専従のSW1名以上
2016年 （平成28年）	○ADLの改善（FIM得点）に基づくアウトカム評価を導入（実績指数の導入）	○入院料1に体制強化加算2を新設 [施設基準] 専従の常勤医師2名以上（一定程度病棟外業務にも従事可能）
2018年 （平成30年）	○アウトカム評価の推進（実績指数の強化）	○入院料の再編・統合（入院料1〜6） 栄養管理の充実

(厚生労働省保健局医療課資料，2018を一部加筆)

3. 回復期リハビリテーション病棟で行われる業務の実際

　回復期リハ病棟の担う役割は，急性期病院からリハの必要な患者を早期に受け入れ，退院後の生活イメージを患者や家族に示しながら，多くのリハ資源を適切に投入して可能な限り能力の再獲得を行い，病棟での生活動作を改善させ，できるだけ早く在宅復帰させることである．回復期リハ病棟の誕生前には，リハは訓練室で行われるものと認識され，訓練室での評価時の「できるADL」と病棟の生活場面での「しているADL」とに大きな差があった．しかし，回復期リハ病棟では，病棟所属のリハチームにより，在宅生活を念頭に置きながら病棟内で実際の生活場面でリハ訓練が行われるようになり，リハアプローチ自体も大きく様変わりした．在宅復帰に向け具体的に目標を定め，各専門職種のもつ情報を共有化して，「でき

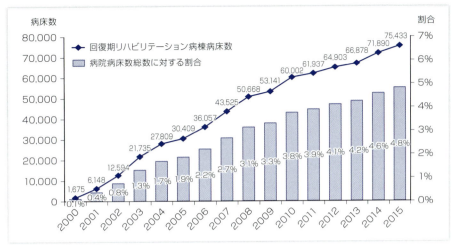

図2　回復期リハビリテーション病棟の届け出病床数の推移
(厚生労働省保健局医療課：2000〜2015年7月1日現在 施設基準届出状況，2015)

る ADL」を病棟生活で実行している ADL につなげていく．病棟での生活そのものがリハであるという認識も進み，病棟生活を活性化していくためのリハ看護・介護の役割も重要になっている（表4）．

（1）入院時から行っておくこと

入院当日に患者および家族に担当医より入院治療計画，リハ進行予定を説明し，予測されるゴールを示して退院後の生活イメージをもってもらうようにする．病状が安定しても，最終的に機能・能力障害が残ることが予想されれば，住宅改修や福祉用具などの環境調整についても説明を行っておく．また，医療ソーシャルワーカーより介護保険や身体障害者手帳申請，退院後のサービスなどについて情報提供を行い，入院当初より治療やリハと並行して退院に向けての準備を計画的に進めていく．

これからやること，やれること，そして予測される最終的なゴールを十分に説明して，患者や家族の疑問や不安を軽減して，治療をする側−治療を受ける側，リハ訓練をする側−リハ訓練を受ける側という関係ではなく，ともにゴールを目指す関係がつくれるようにしていく．

（2）病棟での生活動作の改善

回復期リハ病棟で行われるリハの大きな特徴，利点は，病棟内での実際の生活場面で訓練を行っていくことにある．訓練室での模擬場面での動作訓練ではなく，自宅での生活場面を見越して病棟でのADLの再獲得として行うことで，家族への

表4　回復期リハビリテーション病棟ケア：10項目宣言

1. 食事は食堂やデイルームに誘導し，経口摂取への取り組みを推進しよう．
2. 洗面は洗面所で朝夕，口腔ケアは毎食後実施しよう．
3. 排泄はトイレへ誘導し，おむつは極力使用しないようにしよう．
4. 入浴は週2回以上，必ず浴槽に入れるようにしよう．
5. 日中は普段着で過ごし，更衣は朝夕実施しよう．
6. 二次的合併症を予防し，安全対策を徹底し，可能な限り抑制は止めよう．
7. 他職種と情報の共有化を推進しよう．
8. リハ技術を習得し看護ケアに生かそう．
9. 家族へのケアと介護指導を徹底しよう．
10. 看護計画を頻回に見直しリハ計画に反映しよう．

(回復期リハビリテーション病棟協会，2003)

介助指導なども具体的になるわけである．例えば，理学療法士は単なる歩行訓練ではなく，トイレまで歩いて排泄動作を行う訓練を，作業療法士は排泄動作の中でのズボンの脱着や清拭などの訓練を，そして看護師は本人の自立度合いを直接確認でき，本当に必要な部分だけの介助を行うことができるようになる（図3）．また，昼間と起床時や夜間での患者の状態や動作能力に差がみられることもあるため，早出訓練（モーニングケア），遅出訓練（イブニングケア）も必要に応じて組み込んでいく．家族には定期的に状態を伝え，病室でのベッド臥床での面会ではなく，リハ場面や病棟での実際の動作を見てもらい，必要に応じて介助・介護指導などを行い，退院後の実際のかかわりのイメージをもってもらうようにしていくこと

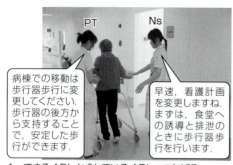
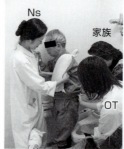
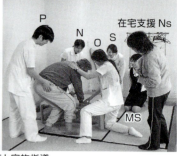

A. できる ADL からしている ADL へつなげる　　B. 病棟での生活動作の訓練と家族指導

図3　回復期リハ病棟での生活動作の改善：病棟リハ訓練～家族指導

が大切である．

　入院後1カ月以内には家屋調査を行う．家屋や家屋周辺の状況確認を行うことで，入院中にも退院後の生活環境を念頭に置いたADL・IADL（手段的日常生活動作；instrumental activities of daily living）訓練を進めることができ，また家屋調整（手すりを付けたり，段差をなくしたり，車椅子が使えるようにフローリングにしたりなど）や福祉用具の検討も行いやすくなる．

　退院前1カ月くらいには退院前訪問指導を行い，実際に自宅で患者および家族と動作確認を行う．できるだけケアマネジャーにも参加してもらい，退院後のケアプランにつながるようにする．必要なら家屋改修や福祉用具の検討も行い，業者の立ち会いを依頼する．退院前訪問指導を行うことで，患者のモチベーションも上がり，退院後に必要となる動作を重点的に仕上げていくことができ，また家族指導も進めやすくなる．

(3) 在宅生活へのソフトランディング

　退院前には，患者・家族へ医学的管理，リハ，ケア，栄養，薬剤などの具体的な指導（ホームエクササイズ指導や生活指導，動作指導，家族への指導など）を行い，退院前自宅訪問や試験外泊などでチェックし，患者や家族の不安をできるだけ解消するように努める．退院後は地域での連携が重要であり，患者および家族，在宅サービス部門（ケアマネジャー，在宅での主治医，訪問看護や訪問介護，訪問や通所リハなど）などの参加のもとで退院時カンファレンスを行い，問題点の確認や具体的な医療，リハ，ケアの計画を策定して，スムーズな在宅生活への移行を進める．

　入院中に獲得したADL能力が退院後早期に低下する例が指摘されており，退院後の生活機能の低下防止へも回復期リハとしてかかわっていく必要がある．「自宅復帰」が最終目標ではなく，退院後も社会参加していけるようなサポートこそが最も豊富なリハ資源を有する回復期リハ病棟に求められている．退院後フォローアップを行い，ADL・IADL確認，FIM（機能的自立度評価；Functional Independence Measure）評価，外出状況などの生活状況を確認し，必要なら再度指導を行う．住宅改修や福祉用具の使用状況や不具合がないかもチェックする．退院後の生活状況を実際に確認することで，生活機能の低下があれば改善が図れるだけでなく，入院中に回復期リハ病棟でリハが適切に行えていたのかを見直すことができ，リハチームのスタッフ教育の面でも効果的である．

　回復期リハは，脳卒中で障害をもった患者が生活能力を再獲得して，できるだけ早期に社会生活へ戻っていくサポートを行う重要な役割を担っている．その良し悪しで，その後の患者の人生も大きく左右される．回復期リハの多専門職種が，自身の専門性を磨き，チームとしてのリハ医療を提供できるように研鑽し，病院の中だけのリハ提供にとどまらず，積極的に地域にかかわって地域包括ケアシステム体制に貢献していくことが必要である．

（山鹿眞紀夫，砥上若菜）

■文献

1) 日本リハビリテーション病院・施設協会：高齢者リハビリテーション医療のグランドデザイン，青海社，2008.
2) 日本リハビリテーション病院・施設協会：維持期リハビリテーション―生活を支えるリハビリテーションの展開，三輪書店，2009.

生活（維持）期リハビリテーションでは何が重視されるか

　生活（維持）期リハは，脳卒中で急性期病院に入院し，そこから直接か，あるいは回復期リハ病棟を経て，退院してからの自宅・施設での生活の時期を指している．急性期，回復期よりはるかに長期間，ある意味亡くなるまでのかかわりである．施設は，介護保険適用の老人保健施設，有料老人ホームと，自宅とみなされるサービス付き高齢者住宅などがある．

1．脳卒中患者の心理

　脳卒中患者は脳卒中発症後，医療知識が乏しいゆえに完治できないまでも元の生活に戻れると楽観的に思う時期がある．ところが，麻痺などが元に戻らないうちに退院の話が出て，そこで強く自分の麻痺や会話の状態がただならぬ事態と認識し，うつうつと絶望的な心理状態になり「これで人生終わりだ」，「どん底に落ちた」，「死んだほうがましだ」などの言葉で表現する，あるいは胸の内でそのように思っている状態が続く．そして，病前の状態を基準に現状と比較して，いつまで経っても「よくなっていない」，「障害がある状態では何もできない」などと思う．医療者は発病時を基準にして「よくなっている」と判断するが，それとは違いがあることを認識する必要がある．そして，片麻痺の姿，車椅子の姿などを人に見られたくないと近所への外出を控えることも多い．家庭では，自分だけが障害者で家族とは「スピード感が違う」，「コミュニケーションがうまくとれない」などと孤立感情を抱く．いずれにしても，極めて自信がない心理状態である．この状態は個人差が大きく，入院中に脱することは極めて少なく，数年から5年以上続くことも珍しくないであろう[1]．

　後述の対応に絡むが，この心理状態から脱して，主体性が再構築される方向を模索する．主体性が再構築されるきっかけは，脳卒中になりできなくなったと思っていた楽しみや役割などを果たすことにより，「自信が少し付いた」の言葉に象徴されることが多い．

　これらを経て，「何とかこの状態でやっていこう」，「新たな人生を歩もう」などと自己肯定に到達すると考えられる．ただし，これらは自分の存在意義を再確認し，自らの価値を再認識する心理的な過程であり，「麻痺はよくならなくていい，歩行がよくならなくていい」といわゆる機能的に諦めることではない．あくまで機能，能力の回復への思いは別である．筆者の経験でも，60歳代で脳出血，右片麻痺になったが社長に復帰し全国を回り，ボランティア活動もするほど活躍された人に，10年以上経過した頃，「麻痺はこのままでやむを得ないと思いますか」と問うた際，日常的に表面化しなかったが「もっと麻痺をよくしたい」という思いがあることがわかった．

2．脳卒中患者への対応の視点

（1）片麻痺・運動機能に対して

　うつ状態の場合，機能・能力を維持することが当面の対応である．具体的には，筋力と歩行能力などを保持することである．

　筋力は，自分のもっている能力の20％を使わないとゆっくり低下[2]し，その目安は外出をしていることといわれている．外出をしていなければ，筋力トレーニングで補う必要がある．一般的には，歩くことにより筋力強化ができると思われている．表1のように通常歩行では筋力強化にはつながらない．

表1 さまざまな歩(走)行時における脚筋群の活動水準

歩(走)行の様式		大腿四頭筋(内・外側広筋の平均値)	大腿二頭筋	前脛骨筋	腓腹筋(内側頭)
通常歩行(70m/分)		20	23	24	(24)
後ろ向き歩行(70m/分)		42	27	48	(24)
ウォーキング(100m/分)		28	31	36	(41)
階段歩行(通常の階段を通常のペースで歩く)	上り	35	30	27	(34)
	下り	38	21	18	(29)

表中の値は,各筋の最大筋力に対する%で表した.この値が30%以上の場合には,筋力トレーニングの効果が見込めるので色をつけて示した.腓腹筋の値には( )がついているが,これは推定値を意味する.

(前川・他,2007[3]を一部改変)

　筋力トレーニングの意義と結果がすぐにはみえにくいことを理解して筋力トレーニングを日々実践することは易しくない.まず,非麻痺側の筋力が低下しているかどうかを理解してもらう.下肢に関して,股関節周囲,膝関節周囲,足関節周囲のそれぞれの筋力を評価する.その際,股関節周囲の筋は,屈曲筋以外の伸展・外転筋は座位では評価が難しく工夫が必要であるが,股関節周囲の伸展と外転の筋力が低下していることが多い.それらの筋力と膝関節,足関節周囲の筋力を比較してみせると理解してもらいやすい.次に,低下している筋力のトレーニングに関して,高齢者には1度に多くの回数はできないので,本人ができる回数を相談し,トレーニングしてもすぐに改善するわけでなく,数カ月間は根気強く行う必要があることを説明する.

　麻痺側の独特な姿勢をとる屈曲側と伸展側の筋肉の緊張の違いを理解するのはさらに難しい.寒さ,過剰な努力,精神的な緊張,体調不良などで筋緊張が上肢では屈曲筋,下肢では伸展筋が強くなることを説明する.筋緊張が強くなって下肢が棒足のようになると,再発し悪くなったのではと不安になることが少なくない.また,肩部痛があっても,麻痺したから痛みがあるのは普通であると考える傾向があるが,自己管理ができないと痛みは軽減しないこと,そして自己管理の方法を説明する.また,自己管理を実践しても,痛みの軽減には数カ月間～半年以上かかることもあることを理解してもらう.

　歩行能力は外出していればある程度保持されるが,外出していない場合は難しい.近所などの外出先を提案してもすぐに実行に至らなければ,その間は筋力トレーニングをしていく必要がある.

　最終的には自己管理ができるようになることが求められる.自己管理は,用紙を渡して「日々やってください」と言って済むほど簡単ではない.その内容の意義を理解し,日々続ける根気が求められる主体的な行動である.

(2) 主体性の再構築

　そこで,並行して本人の主体性の再構築が求められる.心理の項目で述べたような変化を意識したかかわりが必要である.図の楕円形で示した4つの視点では,理学療法などは「歩く」などの具体的な目標になるが,まだできないことがあると自信のきっかけにはなりにくい.片麻痺などになりもうできないと思っていた楽しみ,役割,仕事が「できた」体験が自信のきっかけになることは多い.すなわち,自信は頭で考えて芽生えるものではなく,行動の結果である.

　障害がなければ「何でもない,当たり前」と思われる日常的なことができないことを日々の中で工夫・挑戦してできる実践が求められる.例えば,スプーンで食べているものを箸で食べる,買い物に行く,美容院に行くなど,個人のレベルで身近なことを実践することである.次に,対人交流の中での行動である.一緒に公園に行く,喫茶店に行く,会合を開き司会を務める,会計をするなどである.このような場合,1つひとつ判断し自己決定をする,周囲の人々に思いを馳せる,同じように行動する,責任を果たすなどの役割を遂

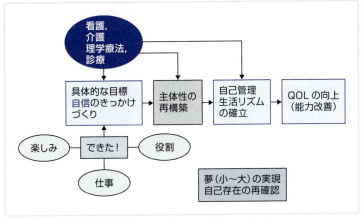

図 支援の4つの視点と目標

表2 時期別

楽観期 うつ状態期 自己決定による活動期 自己肯定期
空間性：自宅〜近所〜遠方 関係性：個人〜対人交流 時間性：今日―明日・1週・1カ月後の予定

表3 医療者のかかわり方

援助・助言 ⇨ 伴走・提案〜後方支援 ⇨ 双方向

行することが求められる．そして，「日々の予定をこなす」ことから，「明日，1週間後，1カ月後の予定を目標を含めて計画し実践する」ことで生活圏が広がる．これらの象徴的活動は旅行である．旅行は，数カ月先の予定を立て，準備があり，役割分担があり，健康管理があり，能力を超えた他人との共同歩調が必要な場面では挑戦の精神が求められるなど，さまざまな要素が詰まっている．その結果，達成すると「自信が付いた」との発言が多く聞かれ，日常的な行動が活発になる．そうなると，行動範囲の拡大とともに能力が少しずつ向上する．

3. 具体的な対応―援助・助言から伴走・提案〜後方支援，双方向(表2，3)

医療者が支援するとき，どのように具体的な対応をとればいいだろうか．現実的には，脳卒中の患者は片麻痺や失語症などがあるからできないことが多く，それを援助することから始まるが，「医療者＝支援する，脳卒中患者＝支援される」という関係のままでいいと限定して考えるのではなく，徐々に本人が主体的に行動を起こすように働きかけることが重要である．

もっとよくならなければ何もできないと思っている心理を考慮しながら援助，助言する必要がある．そのためにまずは，本人の置かれた状況の理解を促すことから始まるが，医療者が症状を説明すれば，理解が得られるだろうか．医療者自身が振り返ってみればわかると思うが，学校で4年間勉強し，実習現場に出て先輩からいろいろ教わり，卒業後実践的に現場で勉強してきたことを自分の中でまとめるのにどのくらいの期間を要したか．そのことを考えれば，脳卒中になった患者本人・家族には初めての体験であり，自分の状況を理解し今後どのように行動すればいいかを理解できるのは簡単ではないことがわかる．

ましてや，自分が脳卒中になったと仮定してその後どうなっていくか道筋が描けるだろうか．筆者はどうなっていくか描けない．脳卒中になって元に戻ることが難しく，今までとは違う生活を余儀なくされるという事実を受け止めることが困難を極め，すなわち，想像を超えると認識することが重要である．

具体的には，発病後間もなく「治らない」のではと絶望的になってから，元に戻すために必死にトレーニングに励む人と，医療者に依存する人とに分かれる．そこで，医療者は，その分析と配慮が求められる．

次に，本人が少しずつ自己決定できそうな内容を提案する．その内容は，個人から対人交流に向けて，今日の予定から明日・1週後・1カ月後の予定に，自宅から近所・遠方と空間の広がりへ，さまざまな提案（例えば，明日近所に買い物に行くなどの予定）をして伴走（寄り添う）する．その行動結果により，本人にとって自信が付けば自ら次の行動を起こすきっかけになり，医療者は徐々に後方支援に回れるようになる．こうなると，歩く訓練を目的とするのではなく，歩くことが目的地に行く手段に替わる．

最終的に，数年から5年経過する中で，障害がありながらも自分の新たな生活ができるという自己肯定する心境になれば，本人と医療者と双方向で対等に意見交換ができる関係になる．

高次脳機能障害に対して

高次脳機能障害はさまざまな症状の総称であり，全体に共通する特徴と個々の症状の特徴がある．

外観からはわかりにくいといわれているが，症状以外は普通であると認識することが重要と考える．なぜなら，高次脳機能障害の症状，例えば，失語症や左半側空間無視などの症状に初めて出合うとその症状に圧倒されて，脳全体に異変が起きているかのように誤解することが少なくない．そのため，損傷を受けていない正常な脳の部分を見失うことになりかねない．MRIなどの画像をみると，大きい脳卒中でも全体の数割程度の損傷であり，7〜8割は正常な脳が残っている．

具体的には，例えば失語症は聞く，話す，読む，書くの4つのカテゴリーで軽〜重度の違いはあるが，何らかの障害がある．ただし，判断力，記憶力などは残っているので，相手がどのような反応をしているかは，態度，声のトーンなどで理解できる．また，脳の中で考えを巡らし，言いたいことがあっても，それを言葉として発することに結び付かない，あるいは周囲の人が話している内容が十分理解できないので，イライラ感が募る．このようなとき，周囲の人が配慮に欠ける行動をするとそれを見抜いて，怒ることがある．ただし，家族には怒りやすいが，第三者には自制することが多い．これを高次脳機能障害の「易怒性」と誤解することがあるが，これは言葉を発することができない代わりに「怒ることで表現している」ととらえたほうがいい．

左半側空間無視は，視覚的に左を見落としそのことに気付かない，3次元の空間を理解できない（自分がいる部屋の形，自分が部屋のどの位置にいるかなどを理解できない）などがあるが，耳から入った内容は理解できる．この特徴を生かして，書類は見ないようにして，銀行の取引には同席して役割を果たした会社経営者の患者がいた．

予後に関して，高次脳機能は脳皮質に占める面積が大きく，脳血流の研究によれば，年単位で反対側の半球が代償していることがわかっている．ただし，時間が経てばいいというわけでなく，本人が自分のもっている能力より少し難しいことに向けて努力することが必要である．努力するには，受け身では難しく，積極性が求められ本人の主体性が必要となる．その意味では，生活期の長期にわたるフォローが求められ，筆者はフォローの目安を発症後1年，3年，5年，10年に置いている．

生活（維持）期のリハは退院後の長期にわたる個々人の生活を見据えた視点が重要であり，医療者は本人が自分の病態に関して理解できるような忍耐力のある説明と，長期的予後に基づいた本人の肯定的な心理の変化に応じた，さまざまな実践的行動の提案が重要である．その際のキーワードは「主体性」である．主体性が再構築されれば，高次脳機能障害や歩行能力，および生活の質が長期的に向上することになる．

（長谷川 幹）

■文献

1) 長谷川幹：主体性をひきだすリハビリテーション，日本医事新報社，2009．
2) Krusen F, et al 編，萩島秀男，竹内孝仁訳：KRUSENリハビリテーション体系 上，医歯薬出版，1974．
3) 前川亮子，他：登山中に脚筋にかかる負担度に関する筋電図学的研究．ウォーキング研究11：239-246，2007．

生活（維持）期リハビリテーションを支える体制

　脳卒中の経過において「生活（維持）期」とは発症からおおむね6カ月以降を指す（side memo）．身体機能やADL能力がほぼプラトーと考えられ，社会保障制度上も「症状固定」の時期となる．脳卒中医療においてはリハのゴールデンタイムは「回復期」にある．

　しかしながら，脳卒中後いわゆる回復期リハ病院への転院率は30〜50％未満となっている．これはいわゆる「リハ前置主義」となっていないことを指す．リハ前置主義とはリハ医療サービスによって可能な限り自立，もしくは障害の程度をできるだけ軽減し，そのうえで必要な介護を提供すべきとする概念である．これには介護保険利用に際して，要介護状態を改善，もしくは維持するために必要なリハは他のサービスより優先的に利用できる仕組みを構築すべきであるという考え方を含んでおり，介護保険発足当時に唱えられた．このリハ前置主義は形骸化傾向にあり，生活（維持）期においても回復期で行われるべきリハ医療サービスの提供が必要な場合も大きいのが現状である．

　また，脳卒中特有の問題として介護負担があげられる．2017（平成29）年度版高齢社会白書（内閣府）では65歳以上の要介護者などについて，介護が必要になったおもな原因をみると，「脳血管疾患」が全体の17.2％と最多であり，男性では26.3％と特に多くなっている．その介護者は主として配偶者であり老々介護も相当数存在するとされる．

　以上より，脳卒中における機能回復と二次障害予防のためのリハ専門職によるアプローチ，介護負担軽減目的，生活の場で生きがいや自信を取り戻すQOL向上（重度脳卒中患者においては尊厳の保持）のための体制を紹介する．

1. 外来リハビリテーション（図1）

　脳卒中では，発症から180日以内の医療保険でのリハは基本的に回復期リハ病棟入院によるもの（1日9単位まで可能）である（急性期からの継続的な全身管理，療養が必要な場合には，地域包括ケア病棟への入院となる）．

　何らかの理由で入院できない場合，180日以内であれば外来リハは制度上可能（1日6単位まで）だが，実際はそれぞれの医療機関での受け入れ体制によるため，各機関への確認が必要である．

　回復期リハ病棟を退院後の要介護被保険者は，原則介護保険でのリハに移行となる．ただし，制度上は主治医判断で2019（平成31）年3月までは，外来で1カ月13単位以内のリハが可能である．診療報酬（医療保険）上は180日を超えると減算対象となる．介護保険に移行した日以降は医療保険によるリハ料は原則算定できない．移行の際，医療保険とは別の施設で介護保険のリハに移行する場合，2カ月間は別日の実施であれば医療保険でも

---

side memo　生活（維持）期リハビリテーション

　「維持期」といわれたリハの提供体制は現在「生活期」とよばれることが多い．「維持期」とは急性期，回復期に続く時間軸での名称であり，病状安定期においても急性期や回復期でのリハを継承し身体機能回復に特化した形での医療提供がこれまでは続いてきた．しかし最近では，国際生活機能分類（ICF）の概念に基づいた心身機能，活動，参加にバランスよく働きかけることが重視され，「生活期」の呼称が使われている．2017には日本生活期リハビリテーション医学会も発足した．

　なお，地域医療構想の病床機能別病床区分では「急性期」機能，「回復期」機能に続く名称として，「慢性期」機能という言葉が使用されているなど，それぞれの領域によっての名称が異なっている．

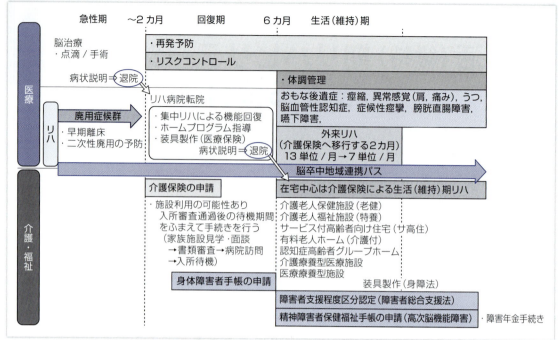

図1 脳卒中後のリハビリテーションの流れ

リハ可能である（終了前の1カ月は7単位までとなる）．低頻度のかかわりとなるが，状態像の医学的評価，それに合わせた在宅療養指導など，"リハ前置"となっていない対象者の場合など指標となりうる．なお言語聴覚士のみ，地域での配置が十分でないため，「当分の間」，医療保険での外来リハが認められている〔2007（平成19）年4月20日事務連絡厚生労働省保険局医療課疑義解釈資料〕．

40歳未満の若年発症の脳血管障害患者など介護保険対象外の場合は180日を超えても，診療報酬上の制約はあるが，外来リハ継続が可能である．これも各医療機関に確認を要する．

2. 介護予防・日常生活支援総合事業 ─軽度障害の場合（図2）

要支援・要介護認定はないが，脳卒中後の機能維持，新たな障害の予防，フィットネスとしてリハが必要な場合の公的制度として，「介護予防・日常生活支援総合事業」の利用も検討できる．

要介護認定で要支援1・2もしくは非該当の認定を受けた人と，認定の有無にかかわらず，すべての高齢者を対象として，2017（平成29）年4月から各市区町村ごとにサービスが開始されている．本事業のキーワードは「多様化」である．訪問型サービス，通所型サービス，そして配食，見守りなどの生活支援サービスがある．特に，新規追加された「地域リハビリテーション活動支援事業」では地域における介護予防の取り組みを機能強化するために，リハ専門職などの関与を促進するものとなっている．ここでのリハ専門職とのかかわりも脳卒中後のフォローの1つとなろう．

3. 訪問リハビリテーション（表）

「訪問リハ」とは理学療法士，作業療法士，言語聴覚士が自宅に訪問して各種サービスを提供することを意味する俗称である．法的には，病院，診療所，介護老人保健施設からの理学療法士，作業療法士，言語聴覚士派遣のみを指す．訪問リハも介護保険と医療保険の併用はできない．

脳卒中は特定疾病として40歳以上になると介護保険での訪問リハの対象となる（1週に6回が限度．1回あたり20分以上）．必ず介護保険が優先される．目的は，利用者が可能な限り居宅において能力に応じ自立した生活を営むことができるよ

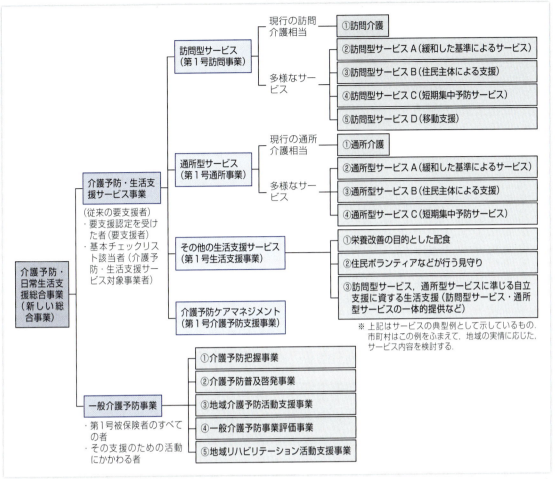

図2　介護予防・日常生活支援総合事業（新しい総合事業）　　　　　　　　　　　　　　　　（厚生労働省）

う，生活機能の維持，もしくは向上を図ることとされる．病院や施設ではなく，生活の場での個別の障害への対応が可能である．訪問リハを受けるには事業所のリハ処方を出す医師（以下，リハ処方医）の診察が必要で，その際かかりつけ医の情報提供書がなければならない（3カ月に1回以上）．リハ処方は3カ月間有効である．

介護保険対象外の場合，つまり対象者が40歳未満の場合は，医療保険で訪問リハが受けられる（在宅患者訪問リハビリテーション指導管理料，原則週6単位）．ただし，対象者が介護保険による訪問リハを受けていた場合でも，何らかの原因による急性増悪などにより頻回の訪問リハを行う必要があると判断された場合には，「特別指示書」によって在宅患者訪問リハビリテーション指導管理料（1単位300点）として一時的に頻回の訪問リハが必要な患者に6カ月に1回14日を限度に1日4単位まで算定可能である．例えば基礎疾患は脳卒中だが，肺炎やその他急性疾患による生活機能低下があった場合などである．その間は介護保険での訪問リハは算定できない．

4. 訪問看護サービスによる訪問リハビリテーション（表）

かかりつけ医が訪問看護指示書を訪問看護ステーションに提出することで，介護保険では理学療法士，作業療法士，言語聴覚士による訪問が看護サービスの一環として提供可能である．訪問看護指示書は最大6カ月間有効である．

介護保険対象外の場合，医療保険による訪問看護ステーションからの療法士派遣も検討できる．訪問看護指示書による訪問看護サービスの一環と

表　脳卒中後の訪問リハビリテーションサービス

保険種類	訪問主体	算定項目	報酬単価	依頼方法
介護保険 (介護報酬)	医療機関 老人保健施設	訪問リハビリテーション費 サービス提供体制強化加算	290単位/回（1回につき） 6単位/回（条件：3年以上勤務の療法士配置）	診療情報提供書（「診療情報提供料Ⅰ」） ※主治医から3カ月ごとにリハ指示医に対し情報提供
		短期集中リハビリテーション実施加算	200単位/日（退院・退所日または新たな要介護認定日から3カ月以内） 【リハビリテーションマネジメント加算(Ⅰ)230単位/月】 【リハビリテーションマネジメント加算(Ⅱ)280単位/月】 【リハビリテーションマネジメント加算(Ⅲ)320単位/月】 【リハビリテーションマネジメント加算(Ⅳ)420単位/月】 いずれかの算定が必要	
		社会参加支援加算	17単位/日	
	訪問看護ステーション	訪問看護の理学療法・作業療法・言語聴覚療法	296単位（1回，1日2回を超えた場合90/100を算定） 介護予防訪問看護（要支援1・2の場合）　286単位 （1回当たり20分以上，1人の利用者につき週6回を限度）	訪問看護指示書（「訪問看護指示料」） ※1日～6カ月（最長）が有効期限
医療保険 (診療報酬)	医療機関	在宅患者訪問リハビリテーション指導管理料（理学療法士など）	300点/単位（1単位20分以上，同一建物居住者以外） 255点/単位（1単位20分以上，同一建物居住者） 患者1人につき週6単位を限度．一時的に頻回の訪問リハが必要な患者は6カ月に1回14日間を限度に1日4単位まで算定可．	診療情報提供書（「診療情報提供料Ⅰ」） ※他医療機関に訪問看護・訪問リハを依頼の場合
	訪問看護ステーション	訪問看護基本療養費(Ⅰ)	週3日目まで　555点/日，週4日目以降　655点/日	訪問看護指示書（「訪問看護指示料」300点/月1回） ※1日～6カ月（最長）が有効期限 ※特別訪問看護指示加算 患者1人につき月1回（別に厚生労働大臣が定める者については月2回）100点
		訪問看護基本療養費(Ⅱ)	①同一日2人　　週3日目まで　555点/日， 　　　　　　　　週4日目以降　655点/日 ②同一日3人以上　週3日目まで　278点/日， 　　　　　　　　週4日目以降　328点/日	
		訪問看護管理療養費（1日1回につき）	月の初日 ＊機能強化型訪問看護管理療養費1　12,400円/日 ＊機能強化型訪問看護管理療養費2　9,400円/日 ＊機能強化型訪問看護管理療養費3　8,400円/日 ＊それ以外　　　　　　　　　　　7,400円/日 月の2日目以降の訪問日　　　　　　2,980円/日	

〔2018（平成30）年4月1日改正〕

いう考えである．そのため必ず初回は看護師が訪問し，おおむね3カ月に1回は看護師の訪問を受けながら療法士が原則週3日を限度に訪問しリハサービスを提供する．ただし，対象者が厚生労働大臣が定める者（特掲診療料・別表第8）に相当する各種指導管理を受けている場合や特別訪問看護指示書の交付を受けている場合は算定日数の制限なく訪問可能である．

訪問看護ステーションに勤務するリハ専門職は増加していて，気管切開や胃瘻管理など医療依存度の高い利用者の場合にはメリットも大きい．ただしあくまで看護サービスであり，訪問看護事業所ごとの対応内容でも異なるため，希望する事業所，ケアマネジャーとの相談が必要である．

5. 通所リハビリテーション（デイケア）（介護保険）

介護老人保健施設や医療機関に設置され，食事，入浴などの日常生活上の支援や，心身機能の維持回復と日常生活自立に向けた訓練を日帰りで行うサービスである．常勤専任1名以上の医師配置基準が定められており，医学的管理もその役割の1つとなる医療系サービスである．

6. 入所施設による生活（維持）期リハビリテーション（介護保険）

入所によるリハが可能であり，リハ専門職の配置義務（入所者100人に対して1人以上）のある介護保健施設が介護老人保健施設（老健）である（介護療養型医療施設や介護治療院では，リハ専門職の配置数は"実情に応じた適当数"となっている）．

2018年4月1日施行の地域包括ケアシステム強化のための介護保険法などの法改正後，老健は在宅復帰，在宅療養支援のための地域拠点となる施設であり，リハを提供する機能維持・改善の役割を担う施設であることが明確に定義された．現在10項目（在宅復帰率，回転率，入所前後訪問指導割合，退所前後訪問指導割合，居宅サービス実施数，リハ専門職の配置割合，支援相談員の配置割合，要介護4または5の割合，喀痰吸引の実施割合，経管栄養の実施割合）の指標により，老健は5類型（「超加算型」，「在宅強化型」，「加算型」，「基本型」，「その他型」）され，老健の質，リハの実施量により報酬上も認められる形となった．そのためリハ専門職が複数名常勤する老健が増えている．

ただしリハの量は，短期集中・認知症短期集中リハでも入所して3カ月以内，少なくとも週3回以上などが基準であること，さらに費用面などを考慮したケアプランの中で老健の活用を検討されたい．なお，短期入所療養介護（医療面を伴う介護を受ける医療型ショートステイ）の97％は老健が担っており，個別リハが実施されている．

7. 若年発症の場合に使える他の社会資源

医療保険，介護保険以外に，若年発症の脳卒中患者では，障害に応じて身体障害者手帳（発症後6カ月が症状固定の目安．肢体不自由・音声言語そしゃく障害）の取得や障害者総合支援法（障害支援区分の認定，地域活動支援センター利用など）の活用，高次脳機能障害では精神障害者保健福祉手帳（発症6カ月後，2年ごとに申請）取得などの社会資源活用が望ましい．

このうち社会参加の場として，費用負担も比較的少ない地域活動支援センターは利用価値が高い．地域活動支援センターは市区町村が実施主体であり，利用には各自治体に確認が必要である．

障害者総合支援法における訓練など給付には利用者の状況に応じて就労移行支援，就労継続支援A型，B型がある．相談の場には公共職業安定所（ハローワーク）だけではなく障害者職業センター，障害者就業・生活支援センターがある．それぞれ必要な添付書類など，手続きには確認を要する．

脳卒中生活（維持）期のリハ体制は十分とはいえない．それは対象者の多様性に比べて制度が整っていない点である．

軽度者では社会復帰など自立支援体制である．障害者総合支援法によるシステムも存在するが，自由に利用できるわけではなく，手続きをふまなければならない．実際の就労後の支援方法についての課題も残る．軽度者では機能障害改善への意欲も高い場合も多く，都心部を中心に自費による私的なリハ資源は増加傾向にある．後遺症が重度の場合，在宅療養の継続が困難となることもあり，その際は生活（維持）期リハとしての介入の在り方を再検討しなければならない．いずれも脳卒中生活（維持）期では介護保険利用が主となるが，介護保険のケアプランとインフォーマルサービス，自費サービスの整合性が保たれていないケースが散見される．

また介護保険では，外部のリハ専門職から自立支援と重度化防止の視点から介護についての助言（アセスメント，カンファレンス）を受けられるようにするための介護報酬加算（生活機能向上連携加算）が設定され充実化が図られるようになった．生活（維持）期におけるリハは地域リハとして非リハ専門職によるかかわりも今後は必須となる．

生活（維持）期リハは脳卒中後の生活支援の軸であり，その後の生活の希望となる．とはいえ，生活全体の一部に過ぎない．かかわるすべての職種が脳卒中後に利用可能なそれぞれのサービスを知る必要があり，患者とその家族も含めた生活機能全体をみながら現実的かつ包括的なケアプランの作成が何よりも重要である．

〔堀田富士子〕

第6章

脳卒中リハビリテーションの実際

ベッドサイドリハビリテーション

　脳卒中リハはベッドサイドから開始される．突然の発症，入院，臥床を余儀なくされた患者・家族にとって，ベッドサイドのリハ開始は主体的で前向きな活動の第一歩となる．チーム内で共通認識されたリハを提供することで，不安を減らしてベッドサイドリハを進めていきたい．

1. 積極的離床はいつから開始するか

　端座位を含めた積極的離床を行うことについて，何時間後からの離床が適切か，適切な頻度と強度はどの程度かについて明確な指標はない．最近の報告[1,2]では，発症後24時間以内の超急性期積極的離床群においても，対照群と比較して重篤な有害事象の発症率増加はなかったとしている．超急性期リハの開始基準，中止基準については表1[3-5]に示した．

　目の前にいる患者が，積極的離床を進められるかどうかは，①脳卒中の病態（side memo①），②併存症を含めた全身状態（表1），③患者の愁訴をふまえ，チーム内合意のうえ，決定する（図1）．注意すべき病態を呈している場合は，安全に，苦痛なく実施できるリハ内容を検討していく．全身状態が不安定であっても，深部静脈血栓症（DVT）予防の下肢関節可動域訓練は実施可能である（図2）．

　刻一刻と病態が変化する発症後1～2週間程度は，特にチーム内での連携を強化しながら積極的離床を進めていくことがリスク管理の点から重要といえる．

---

side memo ①　ベッドサイドへ行く前に

　ベッドサイドリハを開始する前に，事前の情報収集を行う．

(1) リハビリテーション処方箋
　医師からのリハ処方箋により，リハは開始される．リハ対象となる疾患名，入院契機となった疾患名，併存疾患名，障害名，リハ内容，ゴール，注意事項，禁忌事項を確認する．リハ処方箋，病棟指示書，脳卒中クリニカルパスなどに，血圧や脈拍，酸素飽和度といったバイタルサインの許可範囲が示されることが多い．各施設のルール，優先順位を確認しておく．

(2) 診療記録（カルテ）情報
　早期離床を行ううえで注意すべき病態（表）[6]がないか確認する．画像所見については自己判断せず，主治医のカルテ記載，読影報告書，担当看護師の情報を合わせて確認することが望ましい．表に示した病態があれば，安静度変更について確認が必須である．

(3) 当日の担当看護師からの情報
　麻痺，意識レベルの変動といったリハ開始の直前状態については，当日の担当看護師あるいはリーダー看護師に声をかけ，情報を得る．睡眠-覚醒のリズム，血圧の変動，嘔吐，頭痛，痙攣発作など，患者自らが体調について説明困難で，意識障害の変動が多い急性期には，特に有用な情報となる．
　しかしながら，これらの情報収集のためにあまり多くの時間を費やすのは，急性期リハの現場では現実的ではない．必要な最新情報を効率よく収集するためには，朝の病棟申し送りに参加する，主科の朝の回診に参加するなど，療法士が自ら動いて他職種の中に積極的に入っていくことが重要である．日常診療の中で多職種と顔を合わせる場面が増えると，療法士からの情報発信も容易となる．

表　早期離床を行ううえで注意すべき病態

1. 脳出血
   入院後の血腫増大，水頭症の発症，コントロール困難な血圧上昇，橋出血，など
2. 脳梗塞
   主幹動脈閉塞または狭窄，脳底動脈血栓症，出血性梗塞，など
3. くも膜下出血

（日本脳卒中学会，2015[6]を参考に作成）

表1 超急性期リハビリテーションの開始基準と中止基準

A. 開始基準

1) 神経学的所見
   ・従命に応ずる
   ・協力動作が得られる
   ・昏睡状態でない

2) 呼吸状態
   ・$FiO_2 ≦ 0.6$
   ・$PEEP ≦ 10 cmH_2O$

3) 循環動態
   ・昇圧薬の使用がない
   ・起立性低血圧による症状がない

・神経学的所見の基準を満たしているが呼吸状態，循環動態の基準が1項目不足する場合は，有害事象の発生に対し密接なモニタリングをしながら離床を検討してもよい．
・歩行中は経皮的酸素飽和度（SpO_2）と起立性低血圧症状をモニタリングする．

(Bailey et al, 2007[3], Thomsen et al, 2008[4])

B. 中止基準

4) 心拍数
   ・＞70％最大心拍数
   ・安静時に比較し＞20％低下
   ・40bpm以下130bpm以上
   ・新たな不整脈出現
   ・新たな抗不整脈薬
   ・心筋梗塞（心電図上，採血上）

5) 血圧
   ・収縮期血圧＞180mmHg
   ・収縮期または拡張期血圧＞20％低下
   ・平均血圧＜65mmHg，＞110mmHg
   ・循環作動薬の追加，増量

6) 呼吸数
   ・＜5bpm，＞40bpm

7) 酸素飽和度
   ・＞4％低下
   ・＜88〜90％

8) 人工呼吸器
   ・$FiO_2 ≧ 0.6$
   ・$PEEP ≧ 10 cmH_2O$
   ・患者−呼吸器非同調
   ・アシスト/コントロールモードへの変更
   ・気道攣縮

9) 意識・症候
   ・鎮静中，昏睡状態 RASS≦−3
   ・興奮状態，鎮静薬増量 RASS＞2
   ・活動による呼吸困難
   ・患者の拒否

(Adler et al, 2012[5])

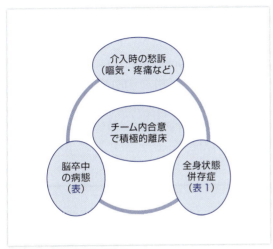

図1 多角的リスク管理

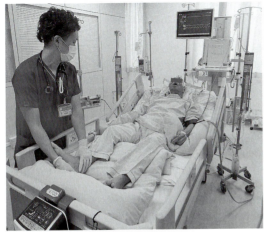

図2 積極的離床困難例
深部静脈血栓症など二次的合併症の防止のため，関節可動域を維持する．

2. 声かけと自己紹介

最初に患者に自己紹介をする．急性期であれば意識障害の頻度が高いため，次の点などに注意し，感覚統合が得られるようにする．

①視覚：患者から，スタッフの顔が見えるように距離，高さを調節する．
②聴覚：声かけは最初から大声では認知症扱いされていると思われる場合もあり，難聴の程度も判断するため適切な声量で行う．
③触圧覚：肩を軽く叩く，握手する．

名札とスタッフ自身を指差しながら笑顔で会釈すれば，失語症の患者であっても自己紹介だと理解できる．

3. 起き上がり

起き上がり前のバイタルサイン（意識状態，血圧，脈拍，酸素飽和度）を確認する．掛け布団などの掛物はいったん外して，ルート，コード，カテーテル，ドレーンの挿入位置，走行を確認する（図3）．起き上がり時，ベッドレール下にナースコールのコードや各種ルートが引っ張られないようにする．ベッドは端座位で足底接地できる高さとする．

非麻痺側（寝返りする側）のベッド側方スペースを十分に確保する（図4A）．起き上がり動作の理解，協力を得られにくい場合は，「はい，起きます」と単純明快にジェスチャーと口頭で指示する．患者の履物を目の高さに提示してから，起き上がる側の床に置くと，頭部と肩甲帯の回旋を誘導できる．全介助で起き上がる場合を例にすると，両側膝立て，麻痺側肩関節を内転内旋位，非麻痺側肩関節を軽度外転位とする（図4B）．膝と麻痺側の肩甲帯を軽く介助すると，側臥位となる（図4C）．側臥位よりもやや腹臥位側へ体幹回旋し，両下腿をベッド端から下垂させると，軽度の介助で起き上がり動作が完了する（図4D, E）．

初回起き上がり動作の目的は，端座位をとることであり，起き上がり方法の習得が目的ではない．シンプルに介助し起き上がることで，端座位訓練に移行できる．

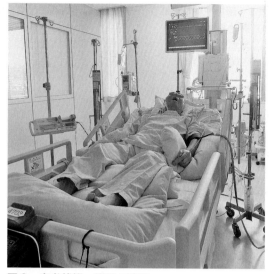

図3　患者状態・機器の確認
ルート，ドレーン，コードの位置，走行を確認する．

---

side memo ② ベッドサイドリハビリテーションのワンポイント

●**どちらの側から話しかけるべきか**
　半側空間無視の場合，無視側に注意を向けるために麻痺側から声かけをすることもある．しかし，初回の訪室時，挨拶やリハの説明をする段階では，認識しやすい非麻痺側から話しかけることが適切といえる．

●**どのくらい大きな声で話しかけるか**
　大きな，はっきりとした声で話しかけられることで，「認知症扱いされている」と感じる患者もいる．年長者への敬意が感じられる口調，声量，ペースで話しかけたい．難聴であると判明してから声量を上げても遅くはない．同様に，「○○さんは脳出血になってここに入院したんですよ！」と同室者に聞こえるように説明することも望ましくない．患者は自分の名前，病名を初対面のスタッフから同室者に大声で広報してほしいとは希望していない．

●**末梢点滴の位置は**
　末梢点滴穿刺の適切な部位がない場合，足関節や足背に末梢ルートが留置されていることがある．脳卒中ベッドサイドリハを施行する場合，端座位の足底接地や立ち上がり，立位で疼痛を生じるため，足背への留置は避けたい．また，麻痺側上肢のルートはリハでの操作や，バレー（Barre）徴候を観察する際，妨げになる．非麻痺側上肢に留置することで，非麻痺側手による自己抜去リスクも低下する．

●**血圧測定はどちらの腕から行うか**
　両側血圧測定値に差がある場合は，担当看護師より情報収集し，病棟看護師の測定時と同じ側で測定する．下腿で測定する場合も同様に，病棟での記録との連続性を判断できるようにする．
　乳がん術後といった既往歴がある場合，必ずしも術側の血圧測定が禁忌ではないものの，患者自身がリンパ浮腫予防のため，日常的にケアしていることも多いため，非術側での測定が望ましい．

●**端座位中の血圧測定方法**
　モニター画面に接続している血圧計は，測定開始ボタンがモニター画面上に表示される．患者を介助している療法士の手が，固定モニターまで届かないこともある．電動血圧計のカフを上腕に巻いたままにしておくと，介助する手を離さずに血圧測定を開始することができる．また，練習前の血圧測定値を明らかにした後，橈骨動脈を複数指で触知しながら端座位訓練をすることで血圧上昇傾向，低下傾向がリアルタイムにわかる．

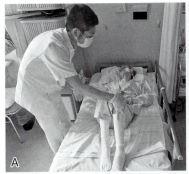
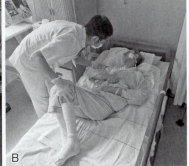
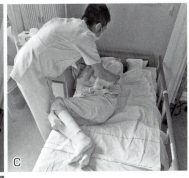
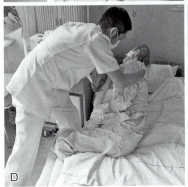
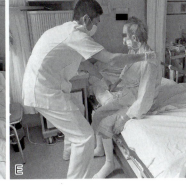

A. 非麻痺側（患者右側）のベッド面スペースを確保．介助で両膝立てへ．
B. 非麻痺側上肢は軽度外転．声かけをし，側臥位へ促す．
C. 麻痺側（患者左側）の肩甲帯を介助し，側臥位へ．
D. 両下腿をベッドから下垂した状態で体幹の起き上がりを介助．
E. 非麻痺側上肢（患者右側）と麻痺側肩甲帯を介助し，座位バランスを整える．

図4　起き上がりの介助

4. 端座位

端座位保持は最初の離床段階である．両足底がしっかりと全面接地するようにする．高さが十分に下がらないベッドでは，幅，奥行に余裕のある足台を作成し，常備しておくとよい．接地する足幅は肩幅程度とし，支持基底面を広く取る．前方転落リスクがあるため，主たる療法士は患者の前方に位置取りする．骨盤後傾しやすい患者の場合，後方ベッド柵に頭部を打ち付けてしまうため注意する．療法士の顔が，患者の正面またはやや下方に位置すると，発汗や応答緩慢といった所見を発見しやすい（図5）．

端座位保持の間は，端座位をとった直後と，1〜5分後に血圧測定をすることが多いが，患者の応答，反応を確認することが最優先である．モニター画面ばかり見ていたり，血圧計操作のみに気を取られていては本末転倒である．端座位保持の介助量が多い場合，初回端座位保持は，評価の目的でもあり，1分程度でもよい．

自動血圧計のカフを上腕に巻いたままにして必

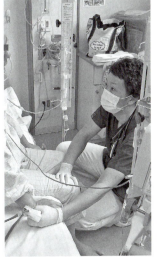

図5　端座位訓練

患者の状態観察が最優先．迅速に血圧測定ができるよう，血圧計のカフは巻いたままにしている．

要時に測定すると，療法士の手は患者から離れることがない．また，最初の血圧測定後に橈骨動脈を触知し脈圧を確認すれば，大きな変動がないか常に触知しながら端座位訓練を行うことができる．

時間と人手のやり繰りが可能であれば，理学療法士，作業療法士，医師，看護師など，多職種によって積極的離床を促進することが望ましい．

5. 立ち上がり

端座位から立ち上がるとき，スリッパなど滑りやすいソールでは足部が前方に滑ってしまう．足部が膝位置よりも前方に位置しないよう，端座位での姿勢を整える．麻痺側に下肢装具を装着すると，容易に立ち上がりへ移行できる．麻痺側に荷重する際は，立ち上がり時に介助者の足で患者の足部を，介助者の両膝で患者の麻痺側膝を支えるようにすると介助量の多い患者の膝折れを防ぐことができる（図6）．

6. 立位保持

麻痺が重度であっても，介助により麻痺側の股関節伸展，膝関節伸展位置を維持することで立位保持が可能である．指示理解，協力動作が困難な場合も，装具使用によって介助量を軽減しながら実施できる（図7）．患者の反応，バランスや循環動態の変化を確認する．

7. リハビリテーション強度・頻度

数日かけて段階的にギャッジアップ角度を上げていく方法をとるのか，初回から歩行練習ができるのか，脳卒中患者の病態は千差万別である．図1に示したように，個々の症例リスクを多角的に把握し，チーム内合意のうえで血圧，脈拍，経皮的酸素飽和度といったモニタリングを実施しながら，1分前後の端座位から離床を開始することが超急性期リハの方法として現実的といえるだろう[7]．

8. 早期下肢装具の使用

ベッドサイドリハの時期に，下肢装具使用を促進したい．麻痺が重度である時期に下肢装具を使用することで，患者自身が自らの姿勢をコントロールしやすくなり，転倒・転落を防止し，端座位，立ち上がり，立位，歩行へと安全に進めることができる（図8）．リハ室で歩行訓練が進んだ

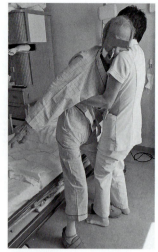

図6 立ち上がりの介助

両片麻痺，左半側空間無視，協力動作困難ながら，プラスチック製装具を装着した重度麻痺側の膝，足部を介助者の下肢で支えることで立位訓練が可能．

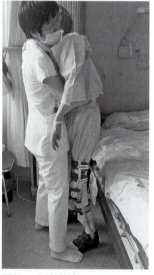

図7 立位訓練

全介助ながら麻痺側に支柱付き長下肢装具を装着することで両下肢に荷重した立位訓練が可能．

後，歩容が整わないため，装具使用を開始することは，リハ経過が不良のため装具を製作すると誤解され，「装具に頼りたくない！」と患者の装具への受容を妨げてしまうこともある．歩行困難な時期から装具を用いることで，良好な姿勢保持，歩容を早期獲得できるだけでなく，装具が必要な場合は受容を良好にすることができる．ベッドサイドで適切に使用できるよう，訓練用装具を準備しておくことが望ましい．

9. 周辺機器についての管理

療法士が急性期のベッドサイドリハに最初に取

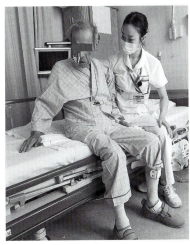

図8 装具の早期使用

左半側空間無視のため，頸部右に回旋しているが，麻痺側である左下肢に荷重した端座位訓練を実施できる．

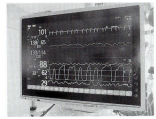

図9 ベッドサイドモニター

モニター上の数値が何を意味するのか確認しておく．

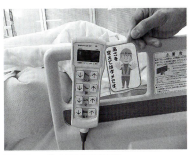

図10 禁止事項の確認

ベッドコントローラーにギャッジアップ角度変更禁止の表示．

り組む際，ベッド周囲に設置された多くの医療機器に対して圧迫感を覚えることが多い[8]．しかしながら血圧，脈拍，呼吸数，経皮的酸素飽和度といったバイタルサインを確認する機器は，急性期のベッドサイドリハをより安全に実施するための手助けとなる．院内で採用されているおもな機器について，表示されている数値の解釈，操作の可否を確認しておくとよい（図9）．

10．ドレーン管理

出血性疾患の場合，脳室ドレーン，脳槽ドレーン，スパイナル（腰椎）ドレーンなどが留置されることがある．ドレーン留置のまま，ギャッジアップ角度を変えることは，圧設定が狂ってしまうため厳禁である（図10）．基本的に療法士がドレーンを操作することはない．しかし，ドレーンが留置されている場合も，端座位など積極的離床が許可され，リハ実施可能な患者もいる．ドレーン留置が離床をいたずらに遅らせる原因となってはならない．看護師と共働してドレーンクランプ，抜去防止といった点に配慮し，必要な離床を進めていく（図11，12）．ドレーン留置患者の留意点について表2に示した．

11．人工呼吸器装着患者

呼吸器合併症のため，人工呼吸器装着状態でリハが開始されることもある．排痰促進，換気促進といった意味でも端座位保持は望ましい．抗重力位により，横隔膜の可動性は改善し，下葉の換気促進を期待することができる．挿管チューブ，コネクター，蛇管など多くの付属機器を同時に操作する必要があるため，複数スタッフで介入する．端座位保持により，排痰が促進されるため，気管内吸引ができるスタッフも必須である（図13）．

12．ベッドサイドリハビリテーションの後に

医師，看護師，療法士が共働して急性期の初回

---

side memo ③　チームのリーダーは主治医

チーム医療は多職種が対等な関係で専門性を提供し合い成り立つ．どのようなチームでもリーダーは必要である．時間ごとに変化する病状の中で，医療行為や検査が頻繁に施行される急性期のチームリーダーは主治医となる．例えばリハ中に，「脳卒中治療ガイドライン」[6]の血圧基準を漫然と全例に適用してしまうことは望ましくない．主治医からのバイタルサイン指示，安静度指示は患者の既往歴，服薬歴，心機能，腎機能などさまざまな併存疾患をふまえて出されている．提供するリハ内容と主治医の指示にズレが生じたときこそ，よいディスカッションのチャンスといえる．主治医の多忙の度合いを見極めつつ，声をかけてみよう．

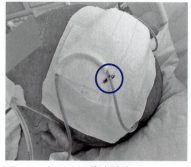

図11 ドレーン抜去防止
脳室ドレーンとガーゼにマーキングされているため，ずれがないか，リハ前後で確認する．

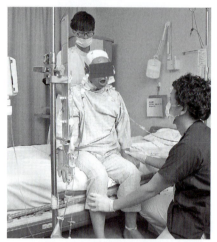

図12 ドレーン留置患者の離床
ドレーンクランプなどをリハ前後で看護師とともに確認する．

表2 ドレーン（脳室，脳槽，腰椎）留置患者リハビリテーション前後の手順
※端座位を含む積極的離床が許可されている場合．

1. リハビリテーション前
発熱，意識状態などバイタルサインの確認．排液の性状，量確認 ドレーン位置確認．看護師または医師によるドレーンクランプ
2. リハビリテーション中
嘔気，嘔吐など愁訴の確認．バイタルサインの変動． ドレーン，各種ルートの牽引防止
3. リハビリテーション後
ドレーン位置，排液の性状，量に変化がないことを確認． 看護師または医師によるドレーンクランプの解除．必要に応じて抑制

ベッドサイドリハを行うことが望ましいが，すべての患者に実施することは困難といえる．開始前に担当看護師へ声かけして情報収集した後は，療法士と患者のマンツーマンでリハを実施することも多い．リハを実施した後，担当看護師に実施し

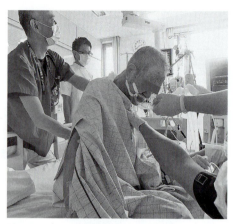

図13 人工呼吸器装着患者の離床
人工呼吸器装着中の離床では，患者観察，吸引，体幹介助，モニター観察など多職種介入が望ましい．

表3 リハビリテーション終了後，多職種で共有する所見

- 痙攣発作，新たな不随意運動
- 運動，離床で生じた疼痛（発症時に転倒し，脊椎圧迫骨折など生じていることもある）
- 血圧，脈拍，経皮的酸素飽和度の指示範囲逸脱
- 意識レベル，麻痺レベルの悪化（療法士が第一発見者となることが多い）
- どこまで離床を進めたか，患者の反応

たリハ内容，リハ中の患者の状態を報告する（表3）．経管栄養，抑制の状態といった点についても引き継ぎが望ましい．麻痺や意識レベルの悪化については看護師だけでなく，医師への報告を急ぐ．

（長谷川千恵子，内川友裕）

■文献

1) AVERT Trial Collaboration Group：Efficacy and safety of very early mobilisation within 24h of stroke onset（AVERT）: a randomised controlled trial. Lancet 386：46-55, 2015.
2) Herisson F, et al：Early Sitting in Ischemic Stroke Patients（SEVEL）: A Randomized Controlled Trial. PLoS One 11：e0149466, 2016.
3) Bailey P, et al：Early activity is feasible and safe in respiratory failure patients. Crit Care Med 35：139-145, 2007.
4) Thomsen GE, et al：Patients with respiratory failure increase ambulation after transfer to an intensive care unit where early activity is a priority. Crit Care Med 36：1119-1124, 2008.
5) Adler J, Malone D：Early mobilization in the intensive care unit：a systematic review. Cardiopulm Phys Ther J 23：5-13, 2012.
6) 日本脳卒中学会脳卒中ガイドライン委員会編：脳卒中治療ガイドライン2015，協和企画，2015, pp279-280.
7) 酒向正春：早期立位・歩行訓練戦略の最前線．脳外速報22：670-677, 2012.
8) 長谷川千恵子，他：脳卒中急性期における院内リハビリテーション訓練指標の作成．北海道リハ会誌35：15-19, 2010.

早期訓練

脳卒中の急性期リハの目標は，廃用症候群（side memo①）の予防と早期からの運動学習によるセルフケアの自立である．「脳卒中治療ガイドライン2015」では，不動・廃用症候群を予防し，日常生活動作（activities of daily living；ADL）を向上させ，その後の社会復帰につなげるために，十分なリスク管理のもとにできるだけ発症後早期から積極的なリハを行うことが強く勧められている（グレードA）．その内容には，早期座位・立位，装具を用いた早期歩行訓練，摂食嚥下訓練，セルフケア訓練などが含まれる[1]．

これら早期訓練はベッドサイドから始められ，リハ室へと移行していくが，本項では離床が開始され，リハ室に移行していく時期を中心に，理学療法，作業療法，看護で行われることを取り上げる．

1. 早期訓練の目的

この時期の訓練で重要なことは，リスク管理のもといかに早期から離床を図るかである．理学療法では特に早期の座位，立位，歩行訓練を重視し，作業療法はそれに加えADL訓練や上肢機能訓練を開始する．

(1) 非麻痺側を含めた抗重力筋の筋力低下の予防

脳卒中患者は，非麻痺側の代償能力が重要であり，筋力低下が進行してしまうと，その後の能力改善の遅延や在院日数の延長に影響を及ぼす．抗重力筋の筋力低下の予防には，ベッド上での運動療法のみでは不十分であり，座位，立位，歩行などの抗重力位での運動が不可欠である．

(2) 意識障害の改善，呼吸器合併症の予防

座位・立位での重力刺激は，脳幹網様体賦活系を介し大脳皮質へ伝達され，覚醒につながる[2]．さらに，早期に座位・立位をとることで肺が広がりやすくなり，下側肺障害や誤嚥のリスクを軽減し，無気肺や肺炎などの呼吸器合併症の予防につながる．

(3) 早期の機能回復のための賦活

脳卒中の機能障害は，発症から3カ月の間に急速に改善するとされており[3,4]，脳卒中片麻痺の急性期リハでは，廃用症候群の予防のみならず早期より機能回復を促す必要がある．そのため，発症早期から寝返り運動や起き上がり運動を介する体幹機能の回復や，さまざまな手技を用いての麻痺側上下肢の機能回復を目指す．

(4) 早期のADL獲得

機能回復と並行して，代償手段の指導や環境調

---

side memo ①　廃用症候群

廃用症候群とは，「身体の不活動状態により生ずる二次的障害」で，不動や低運動，臥床に起因する全身の諸症状の総称である．
臨床場面においては，患者の臥床期間が長期化してしまうと，筋・骨格系では筋萎縮，関節拘縮などが生じ，循環器系では起立性低血圧や静脈血栓症，呼吸器系では換気障害や沈下性肺炎が生じてしまう．その他にも中枢神経系，消化器系，泌尿器系，精神神経系など，あらゆる身体・精神機能が廃用を起こしてしまう．
特に脳卒中後の患者においては，麻痺肢の学習性不使用や該当領域の脳の萎縮など，中枢神経系に生じた変化が，その後の機能予後に悪影響を及ぼしてしまう．「脳卒中治療ガイドライン2015」では，「不動・廃用症候群を予防し，早期の日常生活動作（ADL）向上と社会復帰を図るために，十分なリスク管理のもとにできるだけ発症後早期から積極的なリハを行うことが強く勧められる」と提言されており[1]，できるだけ早期からの訓練が推奨されている．

整を行うことで，病棟でのADLの獲得につなげる．

2. リハビリテーションの実際

1 ベッドサイドからリハビリテーション室へ

　全身状態をみながら，ベッドサイドでの座位から車椅子乗車へと進める．頸部や体幹の保持が困難で安定した座位姿勢がとれない症例や，座位保持の耐久性の低い患者には，リクライニング型車椅子を選択する．車椅子乗車時のバイタルサインが安定し，訓練に必要な20～40分の離床時間が獲得できれば，リハ室での訓練へと進める．リスク管理に関しては他項を参照いただきたい（p312～参照）．

　リハ室でリハを行う利点としては，より運動療法を行いやすい環境で訓練が行えるということである．ベッドサイドでは，ベッドの座面が柔らかく，支持物なども安定したものが少ないため，患者にとって訓練の課題難易度が高くなる場合が多い．リハ室では，プラットホームや平行棒，斜面台などが設置されており，治療方法の選択肢が増えるとともに，より患者に適した課題難易度を設定し訓練を実施することができる．

　リハ室で獲得された動作は，病棟でのADLに活かすことが重要である．そのためには，病棟の環境で実際の動作訓練を行い，病棟スタッフへの介助方法の指導・伝達や，補助具を導入するなど環境調整を積極的に行うことが大切である．

2 早期の基本的動作訓練

　ある日突然，半身の機能が低下した患者は，どのように身体を使えば安定して動作が行えるかがわからず，混乱した状態である．早期の基本的動作獲得のためには，麻痺側機能の回復に主眼を置いた運動療法ではなく，まずは非麻痺側を効率的に使用し身体をコントロールして動作を行う方法を学習する必要がある．非麻痺側の運動によっては，麻痺側に連合反応を惹起することがあり，これが動作を不安定にすることが多い．非麻痺側の効率的な動作の学習により，連合反応の出現を最小限にし，安定した動作の獲得を目指す．

　基本的動作訓練には，寝返り，起き上がり，座位，立ち上がり，立位，移乗，歩行訓練がある．その中で，寝返りや起き上がりなどの姿勢変換動作は，座位や立位に比べ多くの関節運動とダイナミックな筋収縮が要求され，難易度が高く，エネルギー消費量も多い[5]．早期に行われる基本的動作訓練では，難易度が低い課題である座位，立位や歩行訓練が優先的に選択される．

（1）座位訓練

　座位訓練は，静的な座位保持訓練から始める．まず非麻痺側への荷重を促し，座位が安定する位置へ重心を誘導しながら行う．また，それと並行して頸部・体幹の伸展を促しながら座位訓練を進める．このとき，非麻痺側座骨に圧迫刺激を加えながら行うと，患者が重心位置を認知しやすい．また，麻痺側へ姿勢が崩れるのであれば介助で防ぎ，患者に恐怖心を与えないようにする．姿勢の崩れを認識させようとしてあえて介助を行わないことは，意識障害や認知機能低下の患者には逆効果である．

　静的な座位保持が可能になれば，徐々に麻痺側への重心移動やリーチ動作などの動的な座位訓練へと移行する．

（2）立位訓練

　立位訓練は平行棒や昇降式ベッドなど安定した支持物を利用し，非麻痺側上肢で支持物を把持した状態から行うことが望ましい．座位訓練同様，立位も最初に非麻痺側をおもに使用した立ち上がり，立位保持が行えるよう学習する必要がある．また，必要に応じて介助したり装具を用いたりして立位のアライメントを整える．その後，状態に応じて徐々に麻痺側への荷重量を増やしていく．また，麻痺側下肢の筋力強化を目的にする際には，静的な立位保持のみでは麻痺側の筋収縮は得られにくく，起立・着座訓練や非麻痺側のステッピングなど動的な立位訓練が有効である[6]．

　意識障害が重度な場合や頸部・体幹の伸展が不十分な患者には，斜面台での重力刺激を与えた立位訓練が効果的である．急性期で座位保持が安定しない時期でも，早期から積極的に立位訓練を行

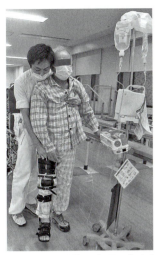

図1　長下肢装具を用いた歩行訓練

うことで頸部・体幹の抗重力筋の収縮を促すことにより座位の安定性の向上が期待できる[7]．また，立ち上がり・立位保持は移乗動作やトイレ動作の要素であり，その獲得は病棟でのADL動作の拡大につながる．

(3) 歩行訓練

歩行訓練は，平行棒内や杖などの支持物を使用した環境下から行う．歩行訓練開始前には，立位での左右の重心移動や非麻痺肢のステッピングなどを行い，体幹や下肢の支持機能を確認しておく．体幹や下肢の支持機能が低下している場合は介助して歩行訓練を行う．

介助を要する部分が多く制御が不十分になる場合は装具の装着を検討する．「脳卒中治療ガイドライン2015」においても，装具を用いた早期歩行訓練はグレードAとされており[1]，装具装着下での歩行訓練は有効である．患者の状態，介助の状況に応じて，短下肢装具や長下肢装具が選択される (図1)．急性期においては長下肢装具を利用することが少なくない．随意的な運動が困難で臥位や座位での運動では筋収縮が得られない患者においても，周期的な歩行を繰り返すことは脊髄に存在するcentral pattern generator (CPG) を賦活し，麻痺側下肢の筋収縮を促すことができる[6,8]．さらに，長下肢装具を利用することにより介助者側の介助量が軽減でき，歩行の訓練量を増やすことができる．長下肢装具は，一般的に製作に2週間程度かかるため，急性期の施設では長さを調整できる長下肢装具を常備しておくとよい．

また，早期からの部分免荷トレッドミルや歩行補助ロボットを利用した歩行訓練も有効である[9-11]．

その他，機能的電気刺激による足関節背屈アシストも短下肢装具と同等またはそれ以上の効果が期待できるとされている[12]．平行棒内などで少ない介助で歩行が安定すれば，四点杖やT-cane (T字杖) での平地歩行訓練へ移行していく．杖を使用する場合は，3動作歩行より行い，安定すれば2動作歩行へと進める．

(4) 移乗動作訓練

移乗動作訓練は，非麻痺側回りの移乗動作から開始する．その際，非麻痺側上肢で車椅子のアームレストやベッド柵を把持し，非麻痺側下肢を軸として立ち上がり，方向転換をして移乗する．その後，徐々に麻痺側下肢の参加を促すように口頭指示，介助を行いながら動作誘導する．非麻痺側回りの移乗が安定すれば，麻痺側回りの動作訓練も行う．麻痺側回りの移乗も非麻痺側回りと同様に，非麻痺側でのコントロールが重要である．

(5) 寝返り・起き上がり動作訓練

〈寝返り動作のポイント〉

> ①寝返る方向への両側肩甲骨の外転．
> ②胸郭・骨盤帯が回転すること．

発症直後の患者は，ベッド柵などを引っ張って寝返りを行おうとすることで連合反応を誘発し，寝返りが困難となる場合が多い．その場合，上記のポイントを学習する必要がある．方法の一例としては，麻痺側上肢を非麻痺側上肢で保持し，麻痺側上肢を介して肩甲骨の外転を自己で介助する．それとともに頸部を屈曲し，頭部をやや持ち上げながら寝返り方向に頸部を回旋させていくと，腹部筋の収縮が促され動作獲得に結び付けやすい (図2)．

起き上がり動作は，体幹機能が良好でなければ自己で行うことは困難であるが，できるだけ開始肢位の支持基底面と次の肢位の支持基底面の距離を短くし，重心移動を少なくすることで効率的に起き上がりが行えるよう動作指導していく．具体的には，①側臥位となりベッドから両下肢を下ろ

し，②on elbow，③on handの順で端座位となるように動作を行う（図3）．自己での動作が困難な場合は，頸部や体幹を誘導・介助し行う．また，体幹機能改善目的に背臥位から非麻痺側へのon elbowの起き上がり動作を介助で行う方法もある．

この寝返り・起き上がり動作を繰り返すことは，動作の獲得はもちろん，体幹の機能回復にも有効で，座位，立位，歩行動作能力の向上につながる[13,14]．また，座位・立位でpusher（プッシャー）現象（side memo②）がみられる患者には，非麻痺側の運動をコントロールし，効率的な寝返り・起き上がりを誘導することがpusher現象の抑制につながる．

3 早期のADL訓練

発症早期のADL訓練では2週間から1カ月後の転帰先を見据え，短期間で計画を立案し訓練を実施することが必要になる．患者は，それぞれ異なった病前ADLやinstrumental activities of daily living（IADL；手段的日常生活動作）（p238，324参照），社会背景があるため，その患者に応じた個別のプログラムを立案する必要がある．この際，日課や趣味活動などを考慮することも対象患者のQOL向上を考えるうえでは大切である．また，ADL訓練を通して離床を促すことで，患者の生活リズムをつくっていくことも重要である．このとき，病棟で実際に行われている，しているADLをしっかりと評価し，訓練場面で獲得した動作を病棟生活場面でも行えるよう，病棟スタッフや家族へ指導する．

（1）トイレ・食事

早期のADL訓練においては患者の主訴や，ニーズとしてあがることの多い移乗やトイレ，食事の訓練を優先的に行う[16]．便器への移乗を含めたトイレ動作は介助者における技術の違いによって，訓練場面と病棟での生活場面の間で乖離が生じやすい．そのため，患者の自室や病棟で訓練を行うことが望ましい．さらに，補高便座や縦手すりを利用し，動作が安定して行えるよう環境を整えることも重要である（図4）．また，運動麻痺や感覚障害などが便器への

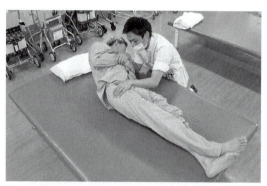

図2　肩甲骨，骨盤帯を介助した寝返り訓練

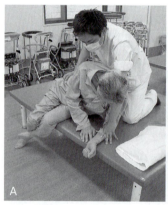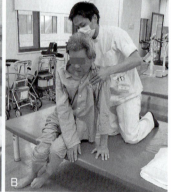

図3　介助下での起き上がり訓練
A. 側臥位からon elbowへの姿勢変換．
B. on elbowからon handへの姿勢変換．

---

side memo ② Pusher現象

脳血管障害の急性期に多くみられる現象で，座位や立位で身体軸が麻痺側へ傾斜し，非麻痺側上下肢が床や座面を押してしまい，姿勢を正中にしようとする他者への介入に抵抗する現象である．Pusher現象が出現している状態では，歩行の獲得はもとより，座位や立位姿勢の保持，移乗動作などにも影響を及ぼし，ADL自立が困難となる．

Pusher現象は時間の経過とともに消失することが多い．Pusher現象を伴う群と，伴わない群の比較において，最終的なADLの改善度は2群間で差はないが，pusher現象を伴う群で入院期間は有意に延長する．また，右半球損傷例では回復が遅延する傾向にある[15]．

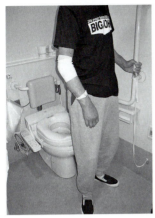

図4 補高便座と縦手すりを利用し，トイレ訓練を実施している場面

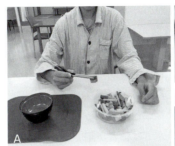 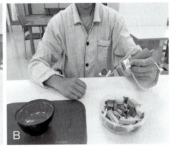

図5 食事動作訓練
A. 介助箸操作の訓練を行っている場面．
B. 利き手交換訓練を行っている場面．

移乗動作や下衣の着脱動作を阻害している場合は，非麻痺側上下肢での代償動作を優先した運動学習を行うことで，早期に獲得できることが多い．その次に，麻痺側上下肢の参加を伴った動作の再獲得を検討する．そのときに患者がもつ能力を活かして，ADLができるように促していくことが大切である．

食事については，病棟にて摂食動作を評価し，食具や環境の選定，利き手交換を検討し，課題指向型訓練を経て早期に自立を図る（図5）（**side memo③**）．

(2) 高次脳機能障害・重度の運動麻痺がある場合

早期のADLの自立が困難である要因に，高次脳機能障害，重度の運動麻痺があげられる．高次脳機能障害の評価は，スクリーニング検査とADL場面の観察を行い，ADLを阻害する要因を明らかにする．そのうえで，それぞれの高次脳機能障害をふまえた動作方法の選択，指導と環境設定を行う．高次脳機能障害に対し机上課題などの直接的な訓練を実施するよりも，実際のADL場面で目標とする動作を繰り返し行うほうが効率的にADLを再獲得できることが多い．

重度の運動麻痺により関節拘縮が生じる恐れがある患者には，関節可動域運動やポジショニングを行う必要がある．更衣やおむつ交換の際に支障が出ないよう，肩関節屈曲や肘関節伸展，開排位がとれるような股関節外旋の可動域を保持できるように管理する．

発症早期は患者の覚醒状態や神経所見が刻々と変化していく時期であるため，常に他職種と連携をとり，協業し個々の患者を評価，訓練していくことが重要である．

4 早期の上肢機能訓練

近年では脳神経再構築の促進を目的としたニューロリハが脚光を浴びており，質の高いエビデンスが蓄積されている．

(1) 上肢機能訓練の実際

上肢機能訓練を行う際の要点として，運動学習則を意識した訓練が重要視されている．例えば，①麻痺側上肢による集中訓練，②課題指向型訓練，③多様性と繰り返しを意識した訓練，④強化学習的要素（達成感，報酬，難易度調節）を含む

---

side memo③ 課題指向型訓練

患者が目標とする活動をふまえた運動課題を，患者の麻痺側上肢の機能に応じて難易度を調節しながら，機能的運動課題や社会的活動における運動パフォーマンスを，最適化および実用化することで，最終的に目標とする課題へと導いていく手法である．上肢機能障害に対する課題指向型訓練では，運動課題における運動学習を通じて，上肢運動機能の改善および日常生活での上肢の実用的参加に結び付くと考えられる．また，課題指向型訓練は，多くのガイドラインで推奨グレードAに位置付けられているCI療法を構成する主要な要素の1つである[19,20]．

訓練などがある[17]．しかし，急性期のリハでは上肢の運動障害に介入できる時間は限られている．そのため自主訓練などで訓練量を確保することが重要である．さらに，近年では，訓練の場から離れた生活環境の場での麻痺側上肢の使用が，退院後の上肢機能予後に大きく影響することがわかってきており[18]，われわれ医療スタッフは患者が退院後も麻痺側上肢を継続的に使用できるようコーディネートしていかなければならない．

予後予測が重要であり，画像診断や発症直後の運動機能などによる方法が数多く報告されているので，それらを参考に訓練方法を検討する．

(2) 中等度から軽度の麻痺を呈する患者に対しての上肢機能訓練

Brunnstrom stage IV以上の中等度から軽度の麻痺を呈する患者に対しては，constraint-induced movement therapy（CI療法）に代表される課題指向型訓練を中心に実施する．課題指向型訓練を行う際は，訓練の量，難易度調整，課題の種類の設定，モチベーションの維持が重要である．さらに，その機能に応じて麻痺側上肢をADLで参加させていくよう促していく．麻痺や痙縮によって手指の伸展，すなわち物品のリリースが困難となる患者では，電気刺激療法や，装具療法などを考慮する．

(3) 重度の麻痺を呈する患者に対しての上肢機能訓練

上肢にBrunnstrom stage III以下の重度の麻痺を呈する患者でも，早期に基本動作や車椅子移乗が自立する場合には，積極的に上肢機能訓練を行うべきである．訓練としては，関節可動域訓練やストレッチング，ワイピングなどの両側上肢訓練が一般的であるが，それらに加え，脳機能イメージングを応用したミラーセラピーや，麻痺筋のわずかな筋活動電位に比例して増幅させた電気刺激を行う随意運動介助型電気刺激も有効である．わずかでも近位部の動きに改善が得られると，更衣や寝返り動作が円滑になる．

逆に上下肢に重度の麻痺を呈し，意識障害や高次脳機能障害を合併している患者の場合は，予後不良と予測される．このような患者は上肢機能訓練を積極的に実施しても，運動学習効果が小さく，大幅な機能改善を見込めない可能性が高い．よって，上肢機能訓練は関節可動域訓練やストレッチング，電気刺激療法，ベッド上や車椅子座位時のポジショニング指導などにとどめ，合併症を引き起こさないようにすることが大切である．

（花山耕三，竹丸修央，狩屋俊彦）

■文献

1) 日本脳卒中学会脳卒中ガイドライン委員会編：脳卒中リハビリテーションの進め方—急性期リハビリテーション．脳卒中治療ガイドライン2015，協和企画，2015，pp277-278．
2) 吉尾雅春：脳卒中急性期理学療法に期待すること 回復期理学療法の立場から．理療ジャーナル47：487-493，2013．
3) Duncan PW, et al：Defining post-stroke recovery：implications for design and interpretation of drug trials. Neuropharmacology 39：835-841, 2000.
4) 二木 立：脳卒中患者の障害の構造の研究—I 片麻痺と起居移動動作能力の回復過程の研究．総合リハ11：465-476，1983．
5) 永冨史子：筋骨格系リハビリテーションの実際．ABCDEsバンドルとICUにおける早期リハビリテーション（氏家良人・他編），克誠堂出版，2014，pp71-77．
6) 阿部浩明，他：急性期から行う脳卒中重度片麻痺例に対する歩行トレーニング．理療の歩み27：17-27，2016．
7) 吉尾雅春：脳血管障害の運動療法—回復期．運動療法学 各論（吉尾雅春編），第3版，医学書院，2010，pp133-149．
8) 酒向正春：早期立位・歩行訓練戦略の最前線．脳外速報22：670-677，2012．
9) McCain KJ, et al：Locomotor treadmill training with partial body-weight support before overground gait in adults with acute stroke：a pilot study. Arch Phys Med Rehabil 89：684-691, 2008.
10) 武田祐貴，他：脳卒中急性期の理学療法におけるロボットスーツHAL導入の効果．理療科30：577-582，2015．
11) 佐村和宏，他：急性期脳卒中患者に対するロボットスーツHALおよび単関節型HAL-SJによる訓練の有効性．脳外速報25(9)：966-971，2015．
12) Prenton S, et al：Functional electrical stimulation versus ankle foot orthoses for foot-drop：A meta-analysis of orthotic effects. J Rehabil Med 48：646-656, 2016.
13) Chung EJ, et al：The effects of core stabilization exercise on dynamic balance and gait function in stroke patients. J Phys Ther Sci 25：803-806, 2013.
14) Saeys W, et al：Randomized controlled trial of truncal exercises early after stroke to improve balance and mobility. Neurorehabil Neural Repair 26：231-238, 2012．
15) 阿部浩明：姿勢定位障害．標準理学療法学 専門分野 神経理学療法学（吉尾雅春，森岡 周編），第1版，医学書院，2013，pp195-204．
16) 金山祐里，他：日常生活活動の価値序列に関する予備的研究—世代・性別による比較．作業療法32：374-382，2013．
17) 道免和久，他：片麻痺上肢の運動学習を促すロボットリハビリテーション．Jpn J Rehabil Med 54：4-8, 2017.
18) Takebayashi T, et al：A 6-month follow-up after constraint-induced movement therapy with and without transfer package for patients with hemiparesis after stroke：a pilot quasi-randomized controlled trial. Clin Rehabil 27：418-426, 2013.
19) 竹林 崇，他：リハビリ治療最前線．これだけ知っておけば，患者さんに何を聞かれても大丈夫—CI療法．リハビリナース9：105-108，2016．
20) 篠原智行，他：脳卒中の上肢機能障害に対する課題志向型アプローチ．理学療法27：1398-1406，2010．

合併症・併存疾患の管理

脳卒中における合併症，併存疾患の管理は重要である．

脳卒中は大半が併存疾患をもち，そのうえに発症する．脳卒中の全身管理は，生命予後のみならず脳卒中のアウトカムに大きく影響する．したがって，併存疾患や合併症の管理には十分な注意と病態の理解が必要である．

脳卒中の死亡率は年々低下しているが，脳卒中患者の95％に何らかの合併症があり，死亡につながる合併症を24％に認めたとする報告もある[1]．

合併症を予防しながらハイリスク患者に効果的なリハを展開するには，リハスタッフのみでは限界があるのは事実である．リハスタッフは簡単には増やせず，1日に担当できる患者の数は限られる．本当にリハの必要な患者に対して効果的なリハを提供するためには，患者の情報をタイムリーに把握する必要があり，そのためには病棟スタッフとの連携は必須である．

1. 合併症の管理

重篤な合併症として肺炎や尿路感染症などがある（表）[2]．

（1）発熱と感染症

体温管理として，発熱時にはまず感染症を疑う．特に脳卒中患者では尿路感染や気道感染が多く，感染対策が必要となる．また，脳卒中急性期の中枢性高熱は転帰不良の因子であり[3,4]，入院24時間以内の発熱は急性期脳梗塞患者の短期の死亡オッズ比を増加させた（オッズ比2.20，95％信頼区間1.59～3.03，p＜0.00001）[4]という報告もある．

視床下部の脳卒中では体温中枢の障害により著明な発熱が生じる．しかし，発症48時間以内の

表 脳卒中患者の合併症の種類と頻度（％）

	入院時	発症後6カ月	6～18カ月	18～30カ月
尿路感染症	23	16	23	22
呼吸器感染症	22	13	23	29
その他の感染症	19	8	25	21
褥瘡	21	8	8	11
転倒・骨折	25	36	49	45
深部静脈血栓症	2	0	1	0
肺塞栓症	1	0	0	0
肩手症候群	9	15	11	12
抑うつ	16	—	—	—
抑うつ：診察上	—	50	43	54
抑うつ：薬物治療	—	17	12	15
症候性てんかん	3	1	5	5

（Langhorne et al, 2000[2]を改変）

発熱で最も多いのは肺炎である．発熱は脳梗塞の予後を悪化させる合併症である．

感染症を合併した患者の対応は，患者のみならず医療者も院内感染の媒介者にならないように，患者安全管理体制のもとで標準予防策（standard precaution：SP）を順守しなければならない．

脳卒中患者の二次的障害の中で，感染症は高体温の発現で検査された結果，診断されることが多く，その多くは尿路感染か気道感染である．リハを行うか，中止するかは体温や血圧，脈拍などのバイタルサインをもとに決定されるが，実施する場合は，訓練室で行うか，病棟内で行うか，個室内で行うかを決めなければならない．訓練室で行う場合は，他の患者の治療時間を考慮したり，場所を離したりする時間的，空間的な患者配置（コホーティング）が必要である．個室で隔離されている場合は往診が望ましい場合があるが，その場合は訓練時間帯は1日の最後に行うよう時間割を

組む必要がある．

（2）誤嚥性肺炎

急性期では呼吸管理に重点が置かれがちだが，口腔ケアにも重点を置いて誤嚥性肺炎を予防しなければならない．肺炎になれば呼吸リハが必要になる患者もいるが，当院では脳卒中リハが開始されると同時に，言語聴覚士が摂食嚥下認定看護師と協働で評価をして，嚥下訓練を開始している．そして問題がなければ評価だけで終了としている．

（3）尿路感染症

脳卒中患者は神経因性膀胱による排尿障害のため，尿路感染症を起こしやすい状態にある．そのため尿培養結果が出るまでは，保菌者として対応する必要がある．特に長期尿路カテーテル留置管理を受けている患者は，多剤耐性菌が検出されることが多い．脳卒中患者には片手が使えない，あるいはおむついじりをする患者もいるため，患者の手指の消毒は確実に行い，リハスタッフのみならず，患者もまた感染の媒体にならないように対応しなければならない．

〈訓練時の対応〉

感染だからすぐに訓練は中止と結論付けるのではなく，情報を確実に取得して判断すべきである．リハスタッフは直接患者に触れ，訓練中は長時間一緒に行動するため，感染の媒介者にならないように注意を払うべきである．状態が安定していなければベッドサイドで，保菌者であれば訓練室での感染に注意のうえ行う．訓練室の乾式清掃や手洗いの徹底を図り対応する．

（4）消化器系合併症

①上部消化管出血

上部消化管出血は胃酸過多やストレスにより発症すると考えられる．脳卒中症例の3％に認められ，その半数が重症であり，貧血の進行を認めた[5]．抗血小板薬や抗凝固薬を使用している脳梗塞患者では，出血の際は抗血栓治療を中止しなければならず，消化管出血の予防は重要である．

②便秘

長期臥床による安静が腸管の動きを低下させるため，下剤の処方に加えて座位や立位などの抗重力姿勢を早期にとることが重要である．

（5）深部静脈血栓症（DVT）および肺塞栓症

肺塞栓の場合を想定して，診断を速やかに行う必要がある．臨床症状と所見で疑わしいときは血液D-ダイマー，そしてカラードプラ超音波で診断する．鑑別は，全身的むくみ，廃用性筋力低下，リンパ浮腫などである．

深部静脈血栓症（deep vein thrombosis；DVT）によりリハ訓練が中止されることはしばしば経験する．日本人では，15～49％の発症率といわれている[6,7]．諸外国では，脳卒中発症後2週間で麻痺側下肢の30～70％に起こり[8]，肺塞栓を起こしやすくリハでの大きなリスクであるため，予防が必要である．

肺塞栓症は，血栓が心臓から肺に飛ぶと心肺停止状態になることもある恐ろしい合併症である．わが国でも2004年に肺血栓塞栓予防管理料が保険適用になってから，その予防がさらに重視されるようになった．

〈DVTの危険因子〉

①下肢麻痺，下肢ギプス包帯固定，長期臥床，妊娠・腫瘍による圧迫など血流の遅延によるもの．
②遺伝性血栓性素因，悪性腫瘍，がん化学療法，ピル，ステロイドなど凝固亢進によるもの．
③静脈炎，中心静脈カテーテル留置による静脈壁の損傷によるもの，など．

①初期症状

下肢の突然に起こる痛みを伴うむくみ，発赤・熱感．白色調で，重症になるとチアノーゼとなり，通常は片側に起こる．疼痛の訴えがないことも多いので注意を要する．

②診断

- Homan's sign（ホーマン徴候）：足首を背屈しながら膝伸展を強制すると腓腹部に痛みが増強する．
- Luck's sign（ラックス徴候）：腓腹部後面を手指で圧迫して疼痛が誘発されれば陽性．
- Lowenberg test（ローエンバーグテスト）：下腿に血圧測定用のターニケットを巻き，圧を150くらいに上げると痛がる．
- カラードプラ超音波法．

- 血液D-ダイマー（心不全，感染症での偽陽性に注意），FDP（fibrinogen degradation products；フィブリノゲン分解物）．
- 肺のCT検査：肺塞栓症を疑うとき．

③鑑別診断

足のむくみは患者以外でも多くの場合に認められるが，病的なものには以下のような場合がある．

> ①心不全，腎不全など全身のむくみは，両側にみられる．
> ②下肢静脈瘤は表在静脈の弁不全によるもので，動静脈瘻が大きいとむくみも著明になる．
> ③運動不足によるむくみ：エコノミー症候群．
> ④リンパ浮腫．

動脈は静脈と異なり血液粘度がかなり上昇しない限り血栓はできにくいが，動脈疾患が血栓の原因となることもあるので注意が必要である．

④対処方法

安静臥床による血液のうっ滞が原因であるため，早期離床により抗重力筋であるヒラメ筋を収縮させて筋肉ポンプを利用するのが望ましい．しかし，血栓が遊離しやすい下肢の運動，特に足関節の運動については，残念ながら末梢性DVTに対する対処法を明確に記載した報告はない．

⑤予防

DVTの予防として，弾性ストッキングがよく使用されるようになった．しかし，急性脳卒中患者に対するDVTや肺塞栓の予防効果は認められておらず[9]，「脳卒中治療ガイドライン2015」では，エビデンスがないので勧められない（グレードC2）としている．

(6) 嚥下障害

急性期では30～60%に発症するが，多くは1カ月以内に改善する．評価には嚥下造影（videofluoroscopic examination of swallowing；VF）や嚥下内視鏡検査（videoendoscopic examination of swallowing；VE）を行うが，早期にスクリーニングするときには，水飲みテスト，食物テスト，反復唾液嚥下テストなどを行い，経口内容を決定することが，誤嚥性肺炎や低栄養状態を予防しリハを効果的に進めるうえで重要である．

(7) 心血管系合併症

脳梗塞急性期では拡張不全による心不全の出現に注意する必要がある．また心筋虚血による心電図の変化にも注意を要する．QT延長，ST低下，T波変化，Q波などに注意を要する．また，心筋梗塞に類似した心電図を示すたこつぼ型心筋症を合併することがある．

(8) 異所性骨化（図）

軟部組織に異所性に骨化をきたす疾患で，疼痛や可動域制限をきたし，ADLが著しく阻害される．原因は介護やリハにおける暴力的な関節の動きによるといわれている[10,11]．臨床的には，リハや介護，看護の場において異常な腫瘤が触れて痛がる．可動域訓練時に十分に愛護的に行うことが大事な予防策で，いったん発症すると，外科的治療しかなく，薬物療法は大きなものに対しては効果が少ない．

2. 併存疾患の管理

脳卒中患者のリハ中に起こりうる可能性のある患者の状態変化としては，脳梗塞・脳出血の増悪，くも膜下出血後の血管攣縮がある．二次的に起こる問題としては，誤嚥性肺炎，尿路感染症，DVT，肺塞栓，水頭症を考慮すべきである．

(1) 血圧管理

高血圧性脳出血では，血圧のコントロール不良例で再発が多い．脳卒中患者の糖尿病合併症の管理については，原則的に非脳卒中患者と何ら変わることはない．

わが国の観察研究では特に拡張期血圧が90mmHgを超える症例での再発率が高く，125/75mmHg未満では起こりにくい[12-14]．「脳卒中治療ガイドライン2015」では再発予防のために血圧を140/90mmHg未満に，可能であれば130/80mmHg未満にコントロールするように勧めている．脳梗塞の急性期では原則として降圧は行わないが，大動脈解離，急性心筋梗塞，心不全などを合併している場合は，降圧を慎重に行う[15]．

(2) 血糖管理

糖尿病患者では脳梗塞の発症は多いが，脳出血の発症は少ない．脳梗塞の急性期治療では糖尿病の管理が必要で，多施設共同研究では，急性虚血性脳血管患者の24.3%に糖尿病を合併していた[12]．

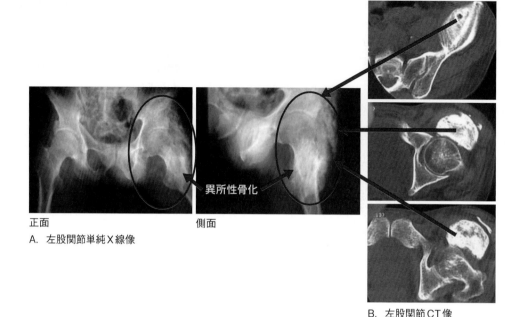

正面　側面
A. 左股関節単純X線像

異所性骨化

B. 左股関節CT像
矢印に異所性骨化を認める.

図　異所性骨化（60歳，男性，くも膜下出血後左片麻痺発症後10カ月）

脳卒中患者の糖尿病合併症の管理については，原則的に非脳卒中患者と何ら変わることはない．糖尿病を有する患者では，全身管理として高血糖，眼症状および腎症候に注意する．脳梗塞の急性期では高血糖を呈する患者が多い．ストレスと運動量低下によりインスリン抵抗性が増大したことによる反応性の高血糖をきたす[13]．

患者が高血糖を認めた場合，HbA1cや腎機能，尿検査をチェックし，施行されていなければ主治医に検査するよう進言する．高血糖は，高浸透圧性非ケトン性昏睡や肺炎などの感染症を合併しやすいため，血糖コントロールは必要である．しかし一方で，急激な血糖コントロールは網膜症の増悪を招くことがあるため，血糖コントロールはゆっくり行う．脳梗塞の発症1週間以内の増悪は糖尿病の存在と関係があるといわれ[14]，糖尿病の合併患者は，発症1週間以内は悪化する可能性があるので十分な注意が必要である．

3. 脳卒中リハビリテーションのリスク管理で重要なこと

急性期リハの普及により，ハイリスクな脳卒中患者を対象にする機会が多くなった．しかも在院日数の短縮化により，リハスタッフがゆっくり時間をかけて患者に対処する余裕がなくなっている．急性期では疾患の不安定性からリハが介入できないケースが多く，また，できても再発，心肺停止，誤嚥など厳格なリスク管理が必要で，安全なリハの継続を中止せざるをえないケースもある．そのため，毎日主治医，看護師との連絡の中で患者の新しい情報を共有し，バイタルサインのチェックを怠らず，リハが可能な状況かを把握することが必須である．

早期からの座位，起立訓練は十分なバイタルサインのチェックのうえ行われるが，病棟での訓練ではすぐに主治医と連絡が取れ，緊急時対応が可能である．また看護師や家族のADL介助や歩行介助については，病棟ごとの朝のミーティングやカンファレンスで認知症や移動手段の変化を確認し，転倒予防などのリスク管理を行うことが重要である．

（影近謙治）

■文献

1) Johnston KC, et al：Medical and neurological complications of ischemic stroke；experience from the RANTTAS trial. RANTTAS Investigators. *Stroke* 29：447-453, 1998.
2) Langhorne P, et al：Medical complications after stroke：a multi-center study. *Stroke* 31：1223-1229, 2000.
3) Hajat C, Effects of poststroke pyrexia on stroke outcome：a meta-analysis of studies in patients. *Stroke* 31：410-414, 2000.
4) Prasad K, Krishnan PR：Fever is associated with doubling of odds of short-term mortality in ischemic stroke：an updated meta-analysis. *Acta Neurol Scand* 122：404-408, 2010.
5) Davenport RJ, et al：Gastrointestinal hemorrhage after acute stroke. *Stroke* 27：421-424, 1996.
6) Oda T, et al：Deep venous thrombosis after posterior spinal surgery. *Spine* 25：2962-2967, 2000.
7) Fujita S, et al：Deep venous thrombosis after total hip or total knee arthroplasty in patients in Japan. *Clin Orthop Relat Res* 375：168-174, 2000.
8) Hull RD：Revisiting the past strengthens the present：an evidence-based medicine approach for the diagnosis of deep venous thrombosis. *Ann Intern Med* 142：583-585, 2005.
9) Naccarato M, et al：Physical methods for preventing deep vein thrombosis in stroke. *Cochrane Database Syst Rev* 8：CD001922, 2010.
10) 上田 敏：標準リハビリテーション医学，医学書院，1986, pp210-219.
11) Rosin AJ：Ectopic calcification around joints of paralysed limbs in hemiplegia, diffuse brain damage, and other neurological disease. *Ann Rheum Dis* 34：499-505, 1975.
12) Irie K, et al：The J-curve phenomenon in stroke recurrence. *Stroke* 24：1844-1849, 1993.
13) Passero S, et al：Recurrence of bleeding in patients with primary intracerebral hemorrhage. *Stroke* 26：1189-1192, 1995.
14) Arakawa S, et al：Blood pressure control and recurrence of hypertensive brain hemorrhage. *Stroke* 29：1806-1809, 1998.
15) 日本脳卒中学会脳卒中ガイドライン委員会編：脳卒中治療ガイドライン2015．協和企画，2015.

○ Memo

片麻痺（痙縮を含む）のリハビリテーション

1. リハビリテーションにおける訓練の原則

　個々の患者の目標やニーズに合わせて，運動学習理論に基づいた，課題特異的で文脈特異的な訓練を行い，かつ訓練強度を少しずつ高めていくことが原則である．運動学習理論については成書に譲るが，古典的ではあるがわかりやすい原則として，Kottkeの訓練法の概要（表1）[1]と，トレーニングの原則（表2）[2]を紹介する．運動学習において繰り返し動作が必要なことは当然であり，反復により長期増強による神経回路の伝達効率が改善されることは古くから強調されていた．近年では脳の領域間の結合性変化が麻痺肢の使用頻度によってもたらされることが裏付けられた（use-dependent plasticity；使用依存的可塑性）．しかし，実際のリハにおいては，十分な反復回数は必ずしも普遍化されておらず[3]，課題指向型トレーニングの定義は必ずしも明確ではない[4]．療法士は，これらの原則を念頭に訓練を組み立てるとともに，病棟生活のマネジメントに役立てる．

2. 下肢運動障害に対するリハビリテーション

　片麻痺のリハは古くから歩行とセルフケアを目標とし，起立・歩行訓練を重視すべきといわれてきた．現在では歩行に関連した下肢，体幹の訓練量を増やすことは，多くのエビデンスで裏付けされている．加えてその効果は，筋緊張，ADL，さらにはうつに対しても強く推奨されている[5]．たとえ，実用的な歩行が困難と見込まれる重度者であっても，全身状態の許す範囲で積極的に実施し，回復の可能性を探る．そのため，訓練環境としては従来の平行棒，長下肢を含めた各種装具，杖などの歩行補助具に加え，体重免荷装置，トレッドミル，各種ロボット，機能的電気刺激装置などを施設の事情に合わせて整備，準備することが望まれる．装具については患者ごとに早期に予後と適応を判断し，処方，製作すべきだが，訓練備品として長下肢装具に足関節底屈制動機能をもつ装具の各種サイズを揃えておくと重宝する．

　Harkemaらの歩行訓練の原則を表3に示す[6]．歩行訓練のポイントはパッセンジャーユニットを垂直に保ち，麻痺側立脚後期に，股関節をしっかりと伸展することが重要である．理学療法においては患者の意思，体格，重症度などを考慮し，療法士の技術とマンパワー，そして自施設の設備条件などを勘案して最適な歩行訓練方法と，神経の再組織化に必要な訓練量を確保する．

　患者の回復が進み，訓練室以外での歩行が可能になれば，看護師，介護士と協力し，実生活でも歩行を移動手段として取り入れる．この段階で装具製作や杖などの準備が遅れて，患者の活動度向上を遅らせることがないようにする．

　病棟での立位・歩行では転倒予防も重要な課題である．生活上の歩行は当然ながらトイレに行く，食事に行くなどの目的があり，訓練時の集中した条件とは異なる．したがって，訓練では種々の環境や時間帯をシミュレーションし，歩行速度を変えたり，リーチなどの他の運動課題と組み合わせたりと，ランダムな練習や同時課題などを行いながら，歩行を自動化段階にもっていく．患者の了承を得たうえで，歩行中に療法士が不意な外力などを加え，立ち直りやステッピングなどを評価・練習することも必要である．病棟生活で自立とするのは，訓練時の課題よりも容易な難易度の範囲とし，実際の自立する環境（例えば早朝，自室内）でのシミュレーション時に，エラー（転倒）

表1　Kottkeの訓練法の概要

ステージ1：動作パターンの患者への移入
- 療法士は訓練すべき最も望ましいパターンを選択する．
- それぞれの動作が連続して正しく行われるような状況をつくる．
- 個々の動きが正しくできるまでにパターンを分解する．

ステージ2：随意運動訓練の実施
- 感覚刺激や他動運動を利用して望ましい動作を示す．
- 興奮が拡散して不要な筋収縮を起こさないようにゆっくりとした最小の随意性でできる動作を介助しながら行い，これを2〜3回繰り返す．
- 患者に疲労や随意運動のコントロール低下がみられた場合には，他動運動に切り替える．
- 不要な筋収縮が起こらない範囲内で訓練強度を増す．
- 介助運動から自動運動へと切り替えていく．この際，興奮が拡散していないことを必ず確認する．
- 自動運動が正しく行われているかを確認する．

ステージ3：エングラム形成のための正しい動作の繰り返し
- 最小の随意性で，ゆっくりした動作から徐々に随意性の高い動作へと進めていく．
- 毎日，何回も動作を繰り返す（正確さ，スピード，強度のある動作）．

ステージ4：分解された動作の統合とより高レベルの動作
- 統合された動作を繰り返し行い，新しい拡大されたエングラムを形成する．
- 新しい動作（エングラム）が不要な動きを伴わないようモニターする．
- 新しい動作の正確さ，スピード，強度を高めるよう繰り返し訓練する．
- ピークまでの動作のレベルを高める．
- それぞれの動作をピークレベルで維持する．

(石田, 2009[1])を一部改変)

表2　トレーニングの原則

過負荷の原則	現在の体力水準以上の負荷をかける．
自覚性の原則	トレーニングの目的や方法を明確に自覚して実践する．
反復性の原則	運動を繰り返し行う．
全面性の原則	体力の各要素をバランスよく発達させる．
個別性の原則	性・年齢・トレーニングの程度など，個人の特性を考慮する．
漸進性の原則	トレーニングの強度・時間・頻度を段階的に増していく．
特異性の原則	トレーニング効果はトレーニングした特定の運動に現れる．

(佐藤・他, 1990)[2]

表3　歩行訓練の原則

下肢への荷重を最大化する	免荷量や上肢荷重を最小化し，生活での下肢荷重の機会（整容や移動など）を増やす．
感覚入力を最適化する	股関節伸展と抜重(unloading)感覚が遊脚開始に重要であり，歩行周期依存性の適切な感覚が再教育に資する．
体幹・骨盤・下肢の運動学的条件を最適化する	感覚を最適化するためにも，立位歩行時に頭，体幹を直立位に保つ．
回復戦略を最大化し，代償戦略は最小化する	療法士は患者を介助する前に患者自身が自立して課題を試みるようにし，励ます．そのうえで自立や耐久性，安全性を考慮し最小限の補助具や介助を選択する．

(Harkema et al, 2011)[6]

が観察されないことが必要である（図1）．

3. 上肢運動障害に対するリハビリテーション

　一般的に下肢の運動麻痺に比べ，上肢の運動麻痺改善は限られており，いわゆる実用手にまで回復する例は限られている．「脳卒中治療ガイドライン2015」においても，中等度から軽度の麻痺に対する電気刺激やconstraint-induced movement therapy（CI療法），課題指向型トレーニングなどの推奨はあるが，重度の運動麻痺に対するアプローチは言及されていない．加えて上肢訓練によるADLの改善については，限られた知見しかない[7]．したがってADLに直結した訓練が優先される[8]．

　実用手が見込まれる例を除き，利き手交換や片手活動訓練をベースにしてADLを改善し，生活の自立と活動度向上を優先しながら，個々の症例に合わせて他の治療を組み合わせていくことにな

歩行自立check表

患者名：　　　　様　　目標：

			リハ	生活場面(7〜21時は黒，21〜7時は赤で記載)					
			✓	○/○		△/△		×/×	
				○	×	○	×	○	×
自室内自立	1	靴・装具の着脱	✓	下	T	正	−	正	
	2	コップなどを持ってベッド⇔洗面台間の歩行	✓		−	−		下	
	3	立位，または座位での洗面動作	✓		−	−		T	
	4	ベッド近くのカーテン操作が行える	✓	−		T		T	
	5	床頭台(上・中・下段)の中の物を取る	✓	−		−	T	−	
	6	ベッド周囲で横歩きや後ろ歩き	✓		T	−		T	
	7	床の物を拾う(ベッド端座位)	✓			−		−	
	8	自室窓のカーテン操作	✓	−		−		−	−
病棟内自立	9	病棟1周歩行(周囲の安全確認)							
	10	混み合った状況でデイルーム内歩行							
	11	デイルームで椅子操作，補助具の管理							
	12	物を持って歩行							
	13	トイレのカーテン・ドアの開閉							
	14	トイレ動作(下衣の上下・後始末)							
	15	トイレから出る際の周囲の安全確認							
	16	トイレの排泄チェック							
院内自立	17	風呂/売店までの歩行(迷いなく)							
	18	病院玄関までの歩行(迷いなく)							
	19	エレベーター操作							
	20	本館の階段昇降							

サイン

BBS □　TUG □

図1　歩行自立評価表　　　　　　　　　　　　　　　　(西広島リハビリテーション病院)

実際に病棟生活での歩行自立判断を，この評価表をもとに多職種チームで観察して行う．自立とする課題を，自立とする範囲および時間帯に繰り返し評価する．歩行を含む生活上のADLは時間帯によって難易度が異なり，早朝や夜間などの評価が必要である．
BBS：Berg Balance Scale．TUG：Timed Up and Go Test．

る．麻痺側上肢の機能訓練と，ADL訓練をどの程度組み合わせるかは，個々の症例の重症度や高次脳機能障害の程度，自施設で利用可能なリハ資源などによって，最適と思われるものを多職種チームで判断する．基本的には上肢に対しても下肢同様に，課題指向型トレーニングと，麻痺側の使用頻度を増加させることが原則となる．随意運動が困難な重度の麻痺に対して機能訓練を行う場合には，臥位や座位などの安定した姿勢で行う．療法士は促通手技や電気刺激なども利用し，なるべく患者の随意運動を促し，他動運動よりも自動介助運動を心がける．麻痺が重症である場合の訓練原則としてはArm BASIS trainingが参考となる(表4)[9]．

より麻痺が軽度で随意運動が出現する場合には，課題指向型の訓練量を多くする．参考として横井らによる基本概念を示す(表5)[10]．定期的に上肢や手指機能の評価を行い，改善点を具体的に患者にフィードバックするとともに，徐々に自主トレーニングによる自己管理へ移行する．また，患者にとってはたとえ随意運動が可能であっても，下肢に比べ麻痺側上肢を生活上で頻回に使用するのは容易ではない．Learned non-use(不使用の学習)を避け，麻痺側の使用頻度を上げるに

表4 Arm BASIS training

上肢の各関節の全可動域に対して，体系的な感覚運動訓練を行う．

ステージ1	姿勢制御なしの状態（臥位）で，単関節運動を行う
ステージ2	姿勢制御とともに，単関節運動を行う
ステージ3	姿勢制御を伴う複合運動を行う

加えて，
- 明確でわかりやすい動作を用いる．
- 運動感覚についての結果の知識を与える．
- 適切な難易度の課題を選択する．

(Platz, 2004)[9]

表5 作業療法プログラムの基本概念

1. 日常的な動作を，少なからず含んでいること
2. 個々の動作それぞれが，目的をもっていること
3. 粗大動作・巧緻動作・複合動作のいずれも含んでいること
4. 訓練の焦点を当てる身体部位が明確となっていること
5. 段階的に介入させていくことが可能であること
6. 退院後に自宅でも自主トレーニングとして継続できる内容を多く含んでいること

(横井・他，2010)[10]

病院用チェックリスト

ID ／ 氏名 ／ 男性・女性 ／ 歳 ／ 病室 号室

プログラム介助介入方法	特記事項
観察とインタビューで行ってください．	洗体時にはループ付きタオルを使用しています．

評価：（自発的にできた・問題なし：○）（声かけできた：△）（介助が必要・問題あり：×）（未評価：－）

	評価項目	日付										
		評価者										
①	自主トレ中にストレッチングが行えているか．	×	△	○	○	○	○	△	○	○	○	○
②	洗体時，右手が使えているか．	×	－	○	－	○	－	○	－	○	○	－
③	ボタン操作時，右手が使えているか．	△	△	○	○	○	○	△	○	○	○	○
④	右手でお茶が飲めているか．	－	△	○	○	○	○	○	○	○	○	○
⑤												
⑥												

図2 麻痺側上肢使用に関する病棟用チェックリスト （西広島リハビリテーション病院）

評価項目を療法士が作成し，生活上での使用状況を看護師・介護士が記録する．多職種が同じポイントを評価することで，患者の運動学習に役立ち，適切な患者指導にもつながる．

(岡本，2012)[11]

は，患者の重症度や理解に合わせ，多職種チームで協力して，日常生活での使用を促し，患者を励ますことが必要になる．特に生活上における看護師，介護士の働きかけは重要であり，参考として当院の麻痺側上肢使用に関するチェックリストを図に示す（図2）[11]．

また，近年の電気刺激装置は課題指向型の訓練と併用して使えるよう，電極を含めて小型化され使いやすくなっており，訓練時のみでなく，日常生活上での活用が効果的である．電気刺激に加え

て，対立装具や背屈装具などと合わせて使用することで，中等度から重度の麻痺をもつ患者への適応が広がりつつある．ニューロリハに分類される，磁気刺激やロボットなどを利用した訓練も，生活（維持）期の脳卒中患者であれば知見も増えており，CI療法と同等以上の効果が報告された[12]．実際，当院回復期病院でも，生活（維持）期でのニューロリハ治療の適応を考慮しながら，年単位での治療計画を立案することもある．その他，磁気刺激や直流電気刺激だけでなく，brain-machine interface（BMI）やロボット，バーチャルリアリティを利用したリハも注目されており，再生医療も今後の実用化が期待される．重要なことは個々の患者の改善に最適と思われるアプローチを，最新の知見を含め多職種チームで検討・選択し，その効果を患者と一緒に確認しながら実践していく姿勢である．

4. 痙縮への対応

痙縮は脳卒中片麻痺のリハにおいて，運動麻痺とともに重要な問題である．「脳卒中治療ガイドライン2015」では薬物療法やボツリヌス療法などの神経ブロックのエビデンスレベルが高いが，実際には急性期から回復期では神経ブロックや整形外科的治療を選択する頻度は低く，薬物療法と種々のリハを組み合わせることになる．

痙縮が問題となる場合には，まず痙縮を増悪させている因子の有無を多職種チームで検討する．疼痛や便秘，尿路感染などの感染症，褥瘡，陥入爪などは痙縮増悪の因子としてあげられ，感覚障害などにより患者自身が自覚していない場合もあるため，それらの除去には多職種チームで対応する．

痙縮の評価にあたっては神経性要素と非神経性要素を区別して評価する．具体的には腱反射の著明な亢進，他動関節運動などによるクローヌスの出現，あるいはADL動作や歩行時の病的共同運動などは，神経性要素である筋の過活動として評価する．関節の可動域制限や，伸張反射やクローヌスを伴わない筋緊張増加は非神経性要素として評価する．神経性要素については薬物療法が主たる対応となる．しかし，筋の粘弾性低下が伸張反射を増強し，さらに粘弾性低下や筋の短縮をもたらすという悪循環があり，非神経性要素への治療となるストレッチングや良肢位保持は，どちらの要因に対しても必須のマネジメント手段となる．療法士が誤解してはならないのは，痙縮や筋緊張が問題となる場合であっても，反復課題や荷重訓練は痙縮を増悪させることはなく，むしろ随意運動の回復とともに改善が期待できることである[13]．痙縮や筋緊張の増悪を理由に，安易に患者の活動性を制限してはならない．上述した下肢や上肢へのアプローチ原則をベースとして，以下に述べる種々のリハを，患者自身の自己管理を促しながら実施，指導していく．

機能的電気刺激を含めた電気刺激療法は拮抗筋に対する抗痙縮効果を期待でき，装具などの併用で痙縮筋を伸張位に保ちながら関節運動を行わせることで，運動麻痺と痙縮の改善を目指すことができる．持続的伸張は一次的ではあるが神経性・非神経性どちらの要因にも効果を認め（図3）[14]，筋の粘弾性増加による悪循環を予防するためにも，自己管理できるよう指導する．

特に下肢の場合，自重を利用し荷重下でのストレッチングが効果的である．下腿伸筋のストレッチングが必要な場合，多くの患者は短下肢装具を使用していると思われるが，足継手が固定されている場合には下腿カフを外して，転倒に注意しながら伸張する．専用の足台や段差を利用するなど，患者自身で行える方法をいくつか指導する．上肢・手指についても同様に，痙縮筋のストレッチングを生活上に取り入れるよう指導する．

主として上肢筋であるが，市販のバイブレーターによる振動刺激も，痙性を即時的に抑制でき，直後の運動療法をより効果的に実施することができる[15]．

上下肢の装具は痙縮に対しても有効である．装具を処方した場合には，療法士は適時装具の設定や不具合がないか常に確認するとともに，患者にも自己管理を指導する．機能改善があれば適時装具の調整によって関節の自由度を増し，生活上の動作で関節運動を使うようにする．退院前に装具診察で適合を再確認し，退院数カ月から半年後に

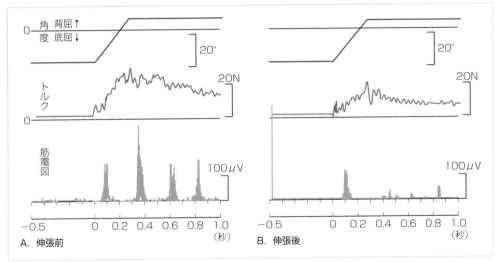

図3　片麻痺患者の下腿底屈筋に対する持続伸張効果
クローヌスが出現する片麻痺患者の持続伸張訓練前後での足関節他動背屈時の変化を示す．上段より足関節角度，他動背屈時のトルク，ヒラメ筋筋電図を示している．持続伸張後に背屈トルクと筋活動の著明な減少を認める．

(田中・他, 2001)[14]

フォローアップとして必要な調整と指導を行う．

中枢神経のuse-dependent plasticityに限らず，身体機能は使わなければ廃用に向かう．療法士に重要なことは，痙縮や機能の改善に合わせ，患者自身が生活動作にその機能を取り入れられるよう動作を指導するとともに，取り入れられないものに対しては自主トレーニングでの自己管理を促していくことである．

(田中直次郎，岡本隆嗣)

■文献

1) 石田 暉：運動療法．現代リハビリテーション医学(千野直一編)，改定第3版，金原出版，2009，pp221-231．
2) 佐藤 裕，吉原博之編：体育教育学．福村出版，1990，pp129-130．
3) Lang CE, et al：Counting repetitions：an observational study of outpatient therapy for people with hemiparesis post-stroke. *J Neurol Phys Ther* 31：3-10, 2007.
4) Rensink M, et al：Task-oriented training in rehabilitation after stroke：systematic review. *J Adv Nurs* 65：737-754, 2009.
5) Veerbeek JM, et al：What is the evidence for physical therapy poststroke? A systematic review and meta-analysis. *PLoS One* 9：e87987, 2014.
6) Harkema S, et al：Locomotor Training：Principles and Practice. Oxford University Press, 2011, pp43-45.
7) Pollock A, et al：Interventions for improving upper limb function after stroke. *Cochrane Database Syst Rev* 11：CD010820, 2014.
8) 木村彰男：脳血管障害および脳の疾患．現代リハビリテーション医学(千野直一編)，改定第3版，金原出版，2009，pp347-365．
9) Platz T：Impairment-oriented training (IOT) -scientific concept and evidence-based treatment strategies. *Restor Neurol Neurosci* 22：301-315, 2004.
10) 横井安芸，伊東寛史：NEUROにおける集中的作業療法．rTMSと集中的作業療法による手指機能回復へのアプローチ(安保雅博，角田 亘編)，三輪書店，2010，pp82-97．
11) 岡本隆嗣：在宅復帰を目指したADL訓練．Brain 2：734-742，2012．
12) Abo M, et al：Randomized, multicenter, comparative study of NEURO versus CIMT in poststroke patients with upper limb hemiparesis：the NEURO-VERIFY Study. *Int J Stroke* 9：607-612, 2014.
13) 正門由久：痙縮―その評価とマネージメント．臨脳波 48：241-247，2006．
14) 田中直次郎，他：痙縮筋に対する持続伸張訓練効果に関する検討．運動療物理療12：193-198，2001．
15) 野間知一，他：脳卒中片麻痺上肢への痙縮筋直接振動刺激による痙縮抑制効果．作業療法27：119-127，2008．

拘縮のリハビリテーション

拘縮は,「皮膚や骨格筋,腱,靱帯,関節包などの関節周囲軟部組織の器質的変化に由来した関節可動域制限」と定義されている[1].関節可動域(ROM)制限は,理学療法白書で報告されている理学療法の対象障害の内訳でも常に上位3位に位置付けられ,疾患を問わず重要な課題の1つとしてとらえられている[2].

脳血管障害における痙縮や弛緩,筋固縮などの異常筋収縮に由来する症状は,ROM制限を発生させる主要な関連因子[3]であり,リハの対象となりうる.そのため,ROM制限に対する介入は,超急性期より関節拘縮の予防に取り組み,拘縮に随伴する疼痛発生を回避することが重要なポイントである.さらに,運動麻痺による二次的な新たな動作障害が加えられることで,さらなる不動(immobilization)を惹起させる.したがって,ROM制限の予防や治療は,脳血管障害患者に対するリハの中でも最も可及的に行うべき重要な取り組みの1つであり,その結果,患者の生活の質(QOL)の向上にもつながる.

1. 脳血管障害による関節拘縮の原因とその特徴

臨床で確認される多くの強直は関節拘縮が進行した結果生じたものである.一方で,関節拘縮は関節周囲軟部組織が可逆的に変化したものととらえられるため,リハ実施によってROMの改善を促すことが可能とされている[4,5].

神経性拘縮は筋緊張亢進に随伴して発生する拘縮と,末梢神経障害に伴う骨格筋の弛緩性麻痺に伴う関節拘縮がある.多くの場合には疼痛を生じ,ROMの改善には疼痛への配慮も含めたリハアプローチが重要となってくる.

(1) 弛緩・運動麻痺

脳血管障害の運動麻痺が重度なほど,ROM制限の発生とその程度は著しい[6].しかし,Brunnstrom stage Ⅰの症例ではROM制限は顕著でないことから,痙縮の発生により起こる異常な筋収縮の持続が関節の不動状態を引き起こし[7],それがROM制限に悪影響を与える[8].

(2) 痙縮

痙縮とは,脳卒中,頭部外傷や脊髄損傷などの疾患によって生じる,いわゆる上位運動ニューロン症候群による症候の1つである.腱反射亢進を伴った緊張性伸張反射(筋緊張)の速度依存性増加を特徴とする運動障害であり,伸張反射の亢進の結果生じる,上位運動ニューロン症候群の一徴候と定義されている[9].脳血管障害の痙縮における弊害として,不良姿勢に伴った過剰な筋収縮により筋緊張亢進が随伴し,特に四肢の関節拘縮の発生頻度が高い.

(3) 非神経原性

臨床上,脳血管障害患者の麻痺側上下肢の浮腫に難渋することも多い.特に麻痺側上肢の浮腫は肩関節の重大な疼痛の出現や手指部の拘縮を招来する.

2. 脳血管障害の関節拘縮に対するリハビリテーション

1 ポジショニング(Positioning,姿勢コントロール)

急性期の脳血管障害において,床上における姿勢コントロールの概念が重要である.脳血管障害発症直後3日間の急性期では,過度な随意運動の促通や立位,歩行訓練は炎症性サイトカインの上昇を誘発し,血管変性や炎症を助長させることが

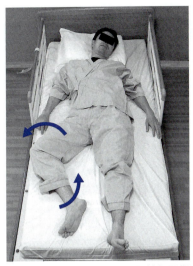

図1 背臥位にみられる過剰な平衡反応を伴った異常姿勢

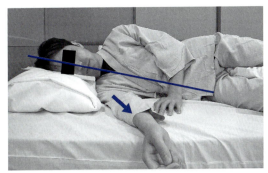

図2 肩甲帯に負荷がかからないポジショニング例

報告されている[10]．急性期脳血管障害の床上における姿勢コントロールは，呼吸ケア，安楽，拘縮予防など多くの目的をもつ．身体を不良な姿勢から回避し一定の筋長を保つことで関節拘縮の予防効果も期待できる．姿勢制御システムの概念から，不安定な姿勢保持が過剰な平衡反応の原因となり[11]，臥位でありながら麻痺側の筋緊張の亢進と，非麻痺側の高緊張を生じさせる可能性が高い．

(1) 背臥位

急性期，回復期ともに患者は左右非対称な姿勢に陥りやすく，痙縮や弛緩麻痺により陥る特異的な姿勢（図1）を回避することで筋長を適切に保ち，機能的な関節の位置を保つ．また，肩甲帯は弛緩により後退していることが多く，ここに支えを必要とする．股関節は外転外旋位に陥り膝が屈曲位をとりやすいが，骨盤の後退を防ぐことで股関節の良肢位を保ちやすい[12,13]．ただし，過剰な安定は，そこから動くためにも大きな力を必要とし，筋緊張を高めてしまう．ポジショニングは固定ではなく，安定性が重要である[14,15]．

(2) 側臥位

麻痺側が下となる側臥位では支持性を失った肩甲帯に負荷がかからないよう，適切な頭部の高さの調整が重要である（図2）．特に肩関節は過度な内旋位を避け，肩関節外転・外旋位に保持することが好ましい．

麻痺側が上側となる際は，上肢の重みで肩甲帯が後退していかないよう深めの側臥位をとることで肩甲帯の良肢位を保つ．体幹にねじれが生じないよう骨盤も前方に傾けることで，姿勢の安定性を確保する．

2 ストレッチング

一般的に用いられるストレッチングという手技の多くはスタティック・ストレッチングである．スタティック・ストレッチングは反動をつけずにゆっくりと筋を伸張し，その肢位を数十秒間程度，保持する方法である（表）．ストレッチング強度は筋伸張時に最終可動域付近に発生するエンドフィール（endfeel；最終域感）を1つの目安として決定する．強い筋伸張は筋，筋膜あるいは結合組織から疼痛を発生させ防御性筋収縮を助長するため，ROMの改善を阻害する可能性がある．特に脳血管障害患者に対するスタティック・ストレッチングは，筋緊張の低下と亢進の両者の影響を受けるため注意を要する．

1回の施行時間は少なくとも20～30秒前後で，数回繰り返すことが望ましい．Boyceらは，15秒間の連続ストレッチングのほうが3秒間を5回行う反復ストレッチングよりROMが増大したことから，回数よりも持続伸張時間が重要であることを報告している[16]．表は，ストレッチングの臨床効果に関するRCTの結果を記しており，実施する際に参考にすべきである．ストレッチングは拘縮予防，改善の手技の1つだと理解する必要があり，またストレッチングは運動準備としても十分

表 ストレッチングの臨床効果に関するRCTの結果

報告者（発表年）	対象	ストレッチングの方法・実施頻度など	結果
Harvey LA, et al (2003)[17]	下肢の完全麻痺を呈した脊髄損傷患者	30分間の持続的ストレッチング（1セット），週5回，延べ4週間実施	SLRの可動域（ハムストリングスの伸張性）の改善に効果なし
Winters MV, et al (2004)[18]	腰部や下肢の障害により股関節伸展制限を呈した患者	30秒間の持続的ストレッチング（10セット），毎日，延べ6週間実施	股関節伸展可動域制限の改善に効果あり
Moseley AM, et al (2005)[19]	足関節骨折後にギプス固定が施された患者	30秒間の持続的ストレッチング（12セット），もしくは30分間の持続的ストレッチング（1セット），毎日，延べ4週間実施	足関節背屈可動域制限の改善に効果なし
Horsley SA, et al (2007)[20]	上肢の麻痺を呈した脳血管障害患者	30分間の持続的ストレッチング（1セット），週5回，延べ4週間実施	手関節背屈可動域制限の改善に効果なし
Harvey LA, et al (2009)[21]	四肢麻痺を呈した脊髄損傷患者	10分間の持続的ストレッチング（2セット/日），週5回，延べ6カ月実施	足関節背屈可動域制限の改善に効果あり

有効な治療手技である．特に脳血管障害に対するストレッチングは，痙縮の強い二関節筋（ハムストリングス，腓腹筋など），立位・歩行機能における重要な役割をもつ足関節，非麻痺側の過緊張に対する運動開始前の治療として有効であり，実施すべき手技である．

(1) 肩関節

肩甲帯の安定性に寄与する腱板筋群の随意性が乏しくなると，肩関節屈曲時に後方関節包の関節内への巻き込みが発生し，異常な肩関節運動が頻繁に起こると炎症を生じる[22]．やがて，疼痛も慢性化するようになり，関節不動から拘縮を招く．対象者はしばしば，麻痺側上肢を非麻痺側上肢で持ち自動介助運動を繰り返し行うが，セルフエクササイズでは回数や肢位，最大屈曲角度をリハスタッフと共有するなど，細かい設定が必要となる．リハスタッフは，寝返りなどの動作時の愛護的な自己管理の方法に対する指導を行い，疼痛管理を行うことも重要である．

(2) 手指

脳血管障害発症後，随意性の低下した手指は，種々の要因から浮腫が発生しやすく拘縮へと進展しやすい[23]．手部の重みと不活動により肩関節亜脱臼や痙縮を誘発し，さらにアライメント不良による痛みや上肢の活動性の低下が浮腫の原因となり，疼痛を増強させる悪循環に陥ることを臨床上経験する．浮腫が遷延化すると，強い痛みを伴った肩手症候群に移行することがあり，治療は難渋する．このため，予防策として早期からの上肢全体の管理が重要である．

随意性の低い浮腫を伴った手指のストレッチングは，疼痛を生じさせない愛護的な他動運動が勧められている[24]．一方，痙縮を伴った筋短縮のある手指にはストレッチングを施行するが，並行して肘関節のアライメント評価と治療が重要である．特に上腕二頭筋，円回内筋，浅・深指屈筋，橈・尺側手根屈筋の各筋に筋短縮が併発しやすく[25]，手指伸展ストレッチングの前段階として，肘・手関節のストレッチングにより肘関節中間位に戻したうえで，肘関節・手関節の関節可動性を確保する（図3）．

(3) 膝・股関節

脳血管障害患者の股関節では屈曲外旋外転位に関節拘縮が起こりやすい．また，骨盤帯では体幹の抗重力伸展活動が低下することから後傾位に傾きやすく，ハムストリングスの筋短縮が生じやすい．一般的に股関節のストレッチングは屈曲・伸展方向に重点が置かれがちであるが，姿勢調節機構に重要な股関節の内・外旋方向のストレッチング（図4）も十分行う[15]．

(4) 足関節

脳血管障害患者の足関節のROMは，歩行獲得において特に重要な関節である．また，足関節は正中位を保持した座位姿勢にも重要な役割をもつことから，安静期の十分なストレッチングが施行されるべき関節である[26]．足関節背屈のストレッチングは，踵骨を把持したうえで距骨下の滑りを引き出しながら行う．また，膝伸展位での二関節

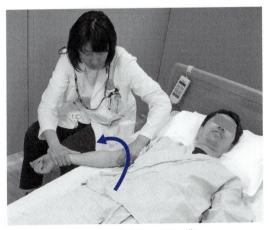

図3 肘関節・手指のストレッチング

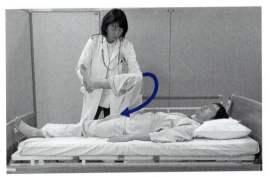

図4 股関節のストレッチング

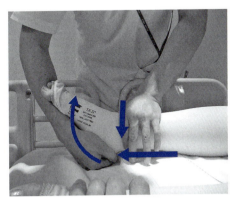

図5 足関節のストレッチング

筋（腓腹筋，足底筋），膝屈曲位での単関節筋（ヒラメ筋）のそれぞれのストレッチングを行う（図5）．腓腹筋内側部では特に痙縮の影響が強いため，踵骨の内外反の評価も十分考慮し，内側部を中心に実施する．

3 装具療法

装具療法は，機能的肢位を保持することで筋長を保持し，浮腫をコントロール，関節変形や拘縮を予防または修正，麻痺側上下肢の代償として機能を補正することを目的とする[27]．拘縮の視点からは予防的要素が強いが，段階的に矯正する治療的要素をもつ装具もある．

(1) スプリント

スプリント療法は痙縮を抑制する効果を有するという報告がある．しかし，「脳卒中治療ガイドライン2015」ではグレードC1であり，現在のところ，十分なエビデンスとなる治療効果が乏しい．処方にあたっては，麻痺側上肢の重みによる肩関節亜脱臼への配慮の必要がある．近年ではボツリヌス療法と併用することで持続的伸張の改善が得られるとの報告もある[28]．

(2) スリング

スリングを利用した治療は，「脳卒中治療ガイドライン2015」ではグレードC1となっている．麻痺側肩関節亜脱臼の予防，肩の痛みの軽減などのリスク管理としては，臨床上，十分な治療効果がある．ただし，肩関節の内転・内旋位，肘屈曲位で固定されることから，痙縮による肩周囲筋の筋短縮による関節拘縮の原因となりうるため，漫然と装着し続けるのではなく，目的により装着時間を設定することも重要である[27]．

(3) 下肢装具

多くの下肢装具の目的は歩行能力の獲得である．そのため，病期に応じた処方が重要である．発症後の意識障害を伴う安静臥床期間は，良肢位保持，尖足予防としてフットボードが使用されることがある（図6）．痙縮の強い脳血管障害患者には装着時間とともに不適合が生じる場合も多く，適宜修正が必要となる．下肢装具との接触面に褥瘡などの皮膚損傷が発生していないかを常に評価することが重要である（図7）．

4 歩行訓練

関節拘縮に対する歩行運動の新たな重要な知見として，歩行機能が関節拘縮部位に増幅された疼痛過敏量を減少させるということが報告されている[29]．この報告では，歩行により脳内のβエンドルフィンのアップレギュレーション（上方調節）

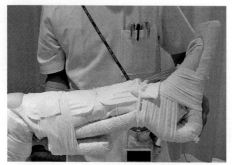

図6　良肢位保持，尖足予防のためのフットボード

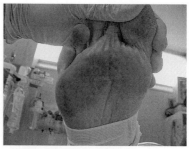

図7　下肢装具との接触面で多い足底面での皮膚損傷

関節拘縮予防を目的とする下肢装具の使用時には，足底足根部を中心に発赤や褥瘡など皮膚損傷がないか，常に評価を行う．

が活性化されることによる下行性疼痛抑制系の影響が考えられている．そのため，関節拘縮が発生しても，疼痛抑制から効率よく関節拘縮を改善させるために，歩行動作も併用する重要性が示唆されている．

5　身体活動量

高い身体活動量が脳血管障害の発症率を低下させることは多く報告されているが，脳血管障害発症後の身体活動量の追跡調査の報告は少ない．しかし，運動麻痺などの運動機能低下，高次脳機能障害や精神的状況から身体活動量の低下をきたしている脳血管障害患者は多い．身体活動量の低下は関節運動の頻度を減少させ，結果的に関節不動を惹起させる．小野らは，関節拘縮発生予防には20時間/日の関節運動は必要であり，睡眠時体動など関節が常に動いていることが身体の柔軟性を保っていると報告している[30]．そのため，身体不活動をROM制限の発生要因の1つとしてとらえ，日常生活動作の訓練を行い，自立した身体活動時間を確保することも関節拘縮の予防の一環となる．

ROM訓練は拘縮に対する最も重要な治療可能な手技の1つであり，脳血管障害においても同様である．本項では間欠的，持続的ストレッチングの手法に加え，姿勢・痛みのメカニズムから考える拘縮の管理，身体活動へのアプローチについて紹介した．

急性期から生活（維持）期のすべての病期の脳血管障害患者の症状に応じて，拘縮部位のみならず，日常生活動作レベルに即した治療対象となる関節部位を選別し，ROM訓練を実施することが必要である．患者本人の機能回復のために行うROM訓練と，患者を介護する家族の負担を軽減するためのROM訓練まで，リハスタッフが包括的にかかわる範疇は大変広い．

（廣瀬　恵，廣瀬　昇，猪飼哲夫）

■文献

1) 藤原俊之，園田　茂：脳卒中リハビリテーション．Mebio 32：74-79，2015．
2) 沖田　実：関節可動域制限の発生・進行に関する悪循環．関節可動域制限—病態の理解と治療の考え方（沖田　実編），第2版，三輪書店，2013，pp213-217．
3) 沖田　実：関節可動域制限の病態．関節可動域制限—病態の理解と治療の考え方（沖田　実編），第2版，三輪書店，2013，pp50-56．
4) 坂野裕洋：ストレッチングの対象となる病態生理　関節可動域．ストレッチングの科学—Science of Stretching（鈴木重行編），三輪書店，2013，pp38-40．
5) 沖田　実：関節可動域制限の定義と分類．関節可動域制限—病態の理解と治療の考え方（沖田　実編），第2版，三輪書店，2013，pp11-20．
6) 沖田　実：関節可動域制限の発生要因．関節可動域制限—病態の理解と治療の考え方（沖田　実編），第2版，三輪書店，2013，pp6-10．
7) 古澤正道：姿勢緊張と相反神経関係．脳卒中後遺症者へのボバースアプローチ〜基礎編〜（古澤正道編），運動と医学の出版社，2015，pp20-40．
8) 小野武也，他：脊髄損傷に伴う痙縮がラットヒラメ筋の筋性拘縮に与える影響．理学科19：251-254，2004．
9) 正門由久：痙縮の病態生理．Jpn J Rehabil 50：505-510，2013．
10) Li F, et al：Exercise rehabilitation immediately following ischemic stroke exacerbates inflammatory injury. Neurol Res 39：530-537, 2017.
11) ベンテ・パッソ・ジェルスビック著，金子唯史，佐藤和命訳：理学療法　バランスと運動．近代ボバース概念—理論と実践（新保松雄監修），ガイアブックス，2011，pp68-80．
12) 上条　恵：看護ケアの中にあるリハビリテーション—急性期中枢神経障害を中心に．Expert Nurse 21：14-15，2005．
13) 上条　恵：脳・神経系疾患の急性期ケア．Expert Nurse 21：48-54，2005．

14) 冨田昌夫：痙縮に対する理学療法. *MB Med Rehabil* 43：13-21, 2004.
15) 廣瀬 恵：急性期リハビリテーション. 重症集中ケア9：101-107, 2010.
16) Boyce D, Brosky JA Jr：Determining the minimal number of cyclic passive stretch repetitions recommended for an acute increase in an indirect measure of hamstring length. *Physiother Theory Pract* 24：113-20, 2008.
17) Harvey LA, et al：Randomised trial of the effects of four weeks of daily stretch on extensibility of hamstring muscles in people with spinal cord injuries. *Aust J Physiother* 49：176-181, 2003.
18) Winters MV, et al：Passive versus active stretching of hip flexor muscles in subjects with limited hip extension：a randomized clinical trial. *Phys Ther* 84：800-807, 2004.
19) Moseley AM, et al：Passive stretching does not enhance outcomes in patients with plantarflexion contracture after cast immobilization for ankle fracture：a randomized controlled trial. *Arch Phys Med Rehabil* 86：1118-1126, 2005.
20) Horsley SA, et al：Four weeks of daily stretch has little or no effect on wrist contracture after stroke：a randomised controlled trial. *Aust J Physiother* 53：239-245, 2007.
21) Harvey LA, et al：Effects of 6 months of regular passive movements on ankle joint mobility in people with spinal cord injury：a randomized controlled trial. *Spinal Cord* 47：62-66, 2009.
22) 青山多佳子, 他：肩の拘縮. 理療ジャーナル48：49-55, 2014.
23) 藤本 弾：浮腫手. 作療ジャーナル48：589-592, 2014.
24) 浅野昭裕：難治性の手の拘縮. 理療ジャーナル48：151-157, 2014.
25) 箭野 豊：拘縮・短縮. 作療ジャーナル48：593-597, 2014.
26) Lee J, et al：The effects of posterior talar glide with dorsiflexion of the ankle on mobility, muscle strength and balance in stroke patients：a randomised controlled trial. *J Phys Ther Sci* 29(3)：452-456, 2017.
27) 猪狩もとみ, 他：脳卒中の上肢装具 アームスリングとスプリント. 作療ジャーナル48：683-691, 2014.
28) 阿部 薫：脳卒中片麻痺におけるスプリント療法. 総合リハ42：689-691, 2014.
29) Chuganji S, et al：Hyperalgesia in an immobilized rat hindlimb：effect of treadmill exercise using non-immobilized limbs. *Neurosci Lett* 584：66-70, 2015.
30) 小野武也, 他：関節可動域制限の発生を予防するために必要な関節運動時間の検討. 理療科27：489-491, 2012.

Memo

肩の問題を含む疼痛管理

脳卒中後の慢性的な疼痛はさまざまな病態で起こりうる．片麻痺では麻痺側の上肢，特に肩の疼痛を伴いやすく，hemiplegic shoulder painとよばれる．おもな病態としては表1のようなものがあるが，いくつかの原因が複合して起きている場合が多い．肩痛はリハの阻害因子になり，ADLにも支障をきたす．また，強い痛みは睡眠障害や抑うつをきたすこともあり，QOLを低下させ，しばしば治療抵抗性である．本項では肩の問題を含む疼痛管理について，痛みの原因と実際の対応について解説する．

表1 脳卒中後の疼痛の原因

1. 肩関節亜脱臼 ┐
2. 肩関節包炎，腱板損傷 ┘ 骨関節，筋，軟部組織の障害
3. 脳卒中後中枢性疼痛：感覚野を含む求心路の障害
4. 痙縮：上位運動ニューロンの障害
5. 肩手症候群：末梢神経，自律神経の障害

1. 痛みの原因

1 痛みの種類

痛みはその成り立ちから病態生理学的には，①侵害受容性疼痛，②神経障害性疼痛，③身体症状症（疼痛が主症状のもの）に大別される．

(1) 侵害受容性疼痛

侵害受容性疼痛は，感覚神経の自由終末にある侵害受容器が，物理的刺激や炎症による化学的刺激などの侵害刺激を受けて発症するもので，神経機能が正常な状態における痛みである．

(2) 神経障害性疼痛

神経障害性疼痛は，侵害受容器の興奮を伴わず，体性感覚神経そのものに対する障害や疾患によって生じる疼痛，すなわち神経機能の異常による痛みである．異常の原因として末梢神経の過敏化，中枢神経の過敏化，下降性抑制系の障害がある．

(3) 身体症状症

身体症状症は，かつて「疼痛性障害」，「心因性疼痛」とよばれていたもので，DSM-5になり，身体症状症および関連症候群の中の身体症状症（疼痛が主症状のもの）に区分されている．他に器質的要因がない場合に起きるもので，非器質性疼痛ともよばれる．

脳卒中後の肩痛は表1に示した病態が上記の(1)～(3)のいずれか，または重複して発症していると考えられる．

2 痛みの原因と特徴

以下におもな病態による痛みの原因と特徴を述べる．

(1) 肩関節亜脱臼

麻痺の強い症例では，上肢の重さにより肩の亜脱臼をきたすことがある．肩関節亜脱臼は上腕骨頭が肩甲骨関節窩に対して下方へ転位することが多い．肩関節は肩甲骨関節窩が小さく，股関節と比較して靱帯による固定性が高くないため，麻痺により容易に亜脱臼を起こす．脳卒中患者の29～81％に肩関節亜脱臼が合併するとの報告もある．亜脱臼による機械的な刺激は侵害受傷性疼痛の原因となる他，肩手症候群の原因となり，腕神経叢の障害も引き起こすことで神経障害性疼痛の原因にもなる．

X線では上腕骨頭の下方への偏位を認める（図1）が，触診でも十分に診断は可能である．

(2) 肩関節包炎・腱板損傷

肩関節の亜脱臼は肩関節包，肩腱板，特に棘上筋を伸張することで関節包炎や腱板損傷を引き起

こし，慢性痛の原因となる．関節包炎は痛みのために動かさないことで，慢性の経過で癒着性関節包炎となり，関節拘縮の原因となる．

単純X線では軟部組織の診断は困難であるが，MRIでは診断が可能である．

(3) 脳卒中後中枢性疼痛（CPSP）

脳卒中後中枢性疼痛（central post-stroke pain；CPSP）は中枢神経の過敏化による神経障害性疼痛の代表的なものである．損傷部位が感覚野への求心路に及んだ場合はいずれの部位でも生じうるが，視床や延髄の病変でみられることが多い．視床出血後では9％にCPSPを合併するという報告があり，視床出血後の中枢性疼痛を視床痛とよぶことがある．発症機序は明らかにはなっていないが，求心路の障害により視床または大脳皮質における神経細胞の過興奮性あるいは自発放電と関連していると考えられている．痛みの他にも痒みなどの異常感覚，感覚低下，痛覚過敏がみられることがある．発症直後よりも数週間〜数カ月後にみられることが多い．

CPSPの診断には，脳卒中の発症後に出現していること，中枢の病変に対応する身体の領域の痛みであること，侵害受容性疼痛や末梢の神経障害性疼痛などの他の原因が除外されることが必要である．

(4) 痙縮

痙縮とは，脳からの抑制が低下したために筋肉の伸張反射の興奮性が増大し，わずかな刺激で筋肉が収縮し筋緊張が亢進している状態である．痙性麻痺が強い例では，筋の痙縮による痛みを伴うことがある．図2Aは痙縮により肩，肘，手指の関節拘縮をきたし，強い痛みを生じた例である．この症例では圧迫部に褥瘡を合併していた．手指の屈曲拘縮が強い場合，清潔が保てなくなり皮膚のトラブルの原因にもなる．痙縮の評価にはModified Ashworth Scale（MAS）が用いられる（p219表3参照）．

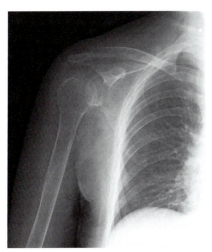

図1　肩関節亜脱臼

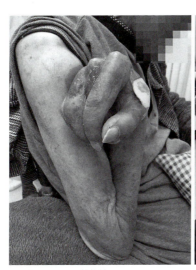

A．痙縮による関節拘縮

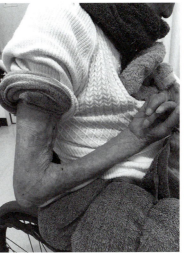

B．ボツリヌス療法施行後

図2　痙縮に対するボツリヌス療法

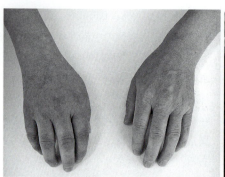
A. 手指および手背の浮腫

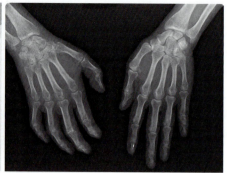
B. 骨萎縮

図3 肩手症候群

(5) 肩手症候群

肩手症候群は，Steinbrockerが肩および上肢の疼痛と浮腫を伴う運動障害として1958年にShoulder-hand syndromeとして最初に報告している．交感神経系の異常が原因と考えられ反射性交感神経性ジストロフィー（reflex sympathetic dystrophy；RSD）とよばれていたが，現在では交感神経の異常が関与しない病態も考えられている．そのため，複合性局所疼痛症候群（complex regional pain syndrome；CRPS）とよび，慢性痛，浮腫，皮膚温・発汗異常などの自律神経障害を伴う症候群ととらえられている．特に肩手症候群のように明確な神経障害を伴わないものを「type I」とよんでいる．CRPSの病態についてはまだ不明な部分も多いが，局所の組織損傷による炎症性サイトカイン*が神経終末の受容体を活性化し，受容体が過敏に反応するようになる末梢性の感作と，末梢神経損傷が持続的に疼痛信号を脊髄経由で大脳に入力し続けることによる中枢性感作の両者が影響していると考えられている．

厚生労働省CRPS研究班による診断基準を表2に示す．

脳卒中後の肩手症候群は一般には以下のような経過をたどることが多いが，実際の臨床症状は寛解と増悪を繰り返しながら次第に進行することがわかっている．

肩手症候群の一般的な経過としては，脳卒中の発症からおよそ1～3カ月後に肩および手指の疼痛と運動障害が出現し，手指や手背に浮腫が出現する（図3A）．患者は他動的に関節を動かした際に増強する強い疼痛を訴える．そのため，徐々に関節拘縮が進行していく．皮膚は湿潤し，皮膚温は健側と比べて高くなる．

その後も疼痛は続き，触れただけでも強い痛みを生じ，アロディニア（allodynia）*とよばれる状態となる．その際，上昇していた皮膚温は下がり，皮膚は萎縮し，光沢を帯びてくる．手指の関節は拘縮し，X線では手指骨や手根骨に斑紋状の

表2 日本版CRPS判定指標（臨床用）（厚生労働省CRPS研究班）

A. 病期のいずれかの時期に，以下の自覚症状のうち2項目以上該当すること 　1. 皮膚・爪・毛のうちいずれかに萎縮性変化 　2. 関節可動域制限 　3. 持続性ないしは不釣合いな痛み，しびれたような針で刺すような痛み（患者が自発的に述べる），知覚過敏 　4. 発汗の亢進ないしは低下 　5. 浮腫
B. 診察時において，以下の他覚所見の項目を2項目以上該当すること 　1. 皮膚・爪・毛のうちいずれかに萎縮性変化 　2. 関節可動域制限 　3. アロディニア（触刺激ないしは熱刺激による）ないしは痛覚過敏（ピンプリック） 　4. 発汗の亢進ないしは低下 　5. 浮腫

炎症性サイトカイン：細胞から分泌される生理活性作用をもつ蛋白質で，炎症の促進作用をもつ物質のことである．
アロディニア：通常では痛みを引き起こさない程度の刺激で激痛をきたす状態である．異痛症ともよばれる．

骨萎縮の所見を認める（図3B）．

さらに進行すると，骨，皮膚，筋は萎縮し，関節は高度に拘縮する．これらは不可逆的な変化でこの時期になると回復は望めない．自発痛は減少することもある．

肩手症候群は早期に診断し，適切な治療を開始することで進行を防ぎ，回復が期待できることも多いため，早期診断は極めて重要である．

2．実際の対応

1 薬物療法による対応

脳卒中後の肩の痛みは単一の病態ではなく，前述のさまざまな病態が重複していることがほとんどである．実際の臨床現場では，発症時期や痛みの程度，麻痺の重症度などを考慮しつつ，薬物療法とリハ，物理療法を組み合わせて行う．

（1）内服薬による治療

①非ステロイド抗炎症薬（NSAIDs）

非ステロイド抗炎症薬（non-steroidal anti-inflammatory drugs；NSAIDs）は肩手症候群の初期の痛みに対して一定の効果は期待できるが，進行した例やCPSPには無効なことが多い．肩関節包炎，肩腱板損傷には効果が期待できるが，長期使用による胃腸障害や腎障害，心血管系障害の副作用には注意が必要である．

②副腎皮質ステロイド

副腎皮質ステロイドの低用量経口投与は，肩手症候群の疼痛に対して勧められるが，副作用として糖尿病や骨粗鬆症の悪化には注意が必要である．プレドニゾロン換算で20〜30 mgより開始し，漸減するのが一般的である．効果がみられない場合は，漫然と継続するべきではない．

③プレガバリン

プレガバリンはCPSPに対して有効であり勧められるが，副作用として眠気やふらつきが報告されており，高齢者には低用量（25 mg）から開始し，漸増することが勧められる．使用を開始した際は転倒に注意が必要である．

④抗てんかん薬

抗てんかん薬であるガバペンチン，カルバマゼピン，ラモトリギン，クロナゼパムはCPSPに対して使用を考慮してもよいが，カルバマゼピン，ラモトリギンは投与初期の薬疹の出現に注意が必要である．また，いずれの抗てんかん薬も投与初期には眠気，ふらつきがみられるため，注意を要する．

⑤抗不整脈薬

抗不整脈薬であるメキシレチンがCPSPに有効という報告があり，使用を考慮してもよい．

⑥抗うつ薬

三環系抗うつ薬であるアミトリプチリンはCPSPに対して有効であるという報告があり，使用を考慮してもよいが，高齢者では抗コリン作用による便秘，口渇，尿閉などの出現に注意が必要である．緑内障にも禁忌である．セロトニン・ノルアドレナリン再取り込み阻害薬（serotonin noradrenaline reuptake inhibitor；SNRI）であるデュロキセチンは抗コリン作用がほとんどなく，高齢者でも比較的使用しやすいが，うつ病以外の保険適応は糖尿病性神経障害に伴う疼痛のみである．

⑦ワクシニアウイルス接種家兎炎症皮膚抽出物質

肩手症候群に対して臨床では古くから用いられている．副作用もあまりないため，高齢者でも使用しやすいが，効果は限定的である．

⑧筋弛緩薬

バクロフェンやチザニジン，ダントロレンナトリウムなどの筋弛緩薬を痙縮による痛みに使用することはあるが，血液脳関門を通過しにくいため，効果は限定的である．有痛性筋痙攣を伴う症状に芍薬甘草湯が有効であるが，長期投与時は低カリウム血症の出現に注意する．

⑨オピオイド*

脳卒中後の疼痛にオピオイドを使用することには賛否があるが，トラマドール/アセトアミノフェン配合剤が慢性疼痛に適応が認可されてからは，臨床現場では頻用されている．投与初期に悪心，嘔吐が出やすいことと，高齢者では眠気やふ

オピオイド：中枢や末梢神経に存在する特異的受容体への結合を介してモルヒネに類似する鎮痛作用をもつ物質の総称．

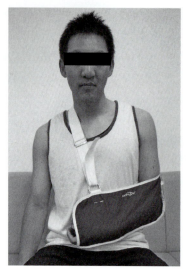

図4 アームスリング

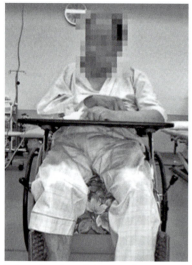

図5 カットアウトテーブル

らつきに注意が必要である．

(2) 内服以外の薬物療法

①ステロイド注射

肩関節痛に対して，肩峰下滑液包内へのステロイド注射は疼痛軽減に有効とされる．関節内へのステロイド注射は考慮してもよいが，機能改善に有効性を示すエビデンスはない．

②ボツリヌス療法

ボツリヌス毒素は神経筋接合部に作用し，アセチルコリンの放出をブロックすることで目的とする筋を弛緩させ，痙縮を軽減する．痙縮が強い例では，痙縮筋に対するボツリヌス療法と，その後の適切な関節可動域訓練により疼痛軽減，関節可動域の改善効果が期待できる．図2Bは図2Aの患者にボツリヌス療法施行後の状態であり，痙縮の改善に伴い褥瘡も治癒し，疼痛も著明に改善した．ボツリヌス療法の実施には講習を受けて資格を取得する必要がある（ウェブ講習も可能である）．

③神経ブロック

ボツリヌス療法が普及する以前は痙縮筋のmotor pointに対するフェノールブロックが行われていたが，現在は実施される頻度は減っている．

肩手症候群に対しては交感神経ブロックである星状神経節ブロックが行われることがある．局所麻酔薬を使用した通常の手技の他に，より安全な近赤外線やキセノン光を用いた手技も普及している．

2 リハビリテーション，物理療法などによる対応

(1) ポジショニング

一般的に行われるポジショニングによる対応と

---

side memo　三角巾のかけ方

片麻痺の際の三角巾の装着は，骨折の際の使用のように頸部にかける（図A）のではなく，腋窩から背中に回して肩全体を覆うようにかける（図B）ことが推奨される．これは頸部への負担を減らすという意味だけではなく，肩全体を覆うことにより肩関節の保護作用も得られるからである．

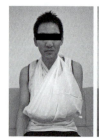

A．誤ったかけ方　　B．正しいかけ方

図　三角巾

しては，アームスリング(図4)や三角巾の使用である．亜脱臼の予防の効果は明らかではないが，肩痛の軽減に対しては一定の効果が期待できる．テーピングの効果も報告されているが，皮膚のトラブルの出現に注意する．車椅子座位時のクッションやカットアウトテーブルの使用(図5)も浮腫の軽減に有効である．拘縮を予防するために手関節，手指の伸展装具を使用することもある．機能的電気刺激(functional electrical stimulation；FES)は棘上筋，三角筋後部線維に用いると短期的には亜脱臼の予防に有効であるという報告がある．

(2) 関節可動域訓練

肩痛の強い例では，不動による不可逆的な関節拘縮をきたしうる．そのため，愛護的な関節可動域訓練が有効である．NSAIDsの内服後にリハを行うことは肩痛の軽減効果も期待できる．

(3) 運動療法

痛みを誘発しないような動作の習得や，疼痛管理を行いながらの運動療法は積極的に行うべきである．肩痛がある際に患側上肢の強制的使用を行うことは，肩の痛みが増悪する可能性があり，注意を要する．

(4) 物理療法

ホットパックやパラフィン浴などの温熱療法を考慮してもよいが，感覚障害を伴う例では熱傷に注意が必要である．

温冷交代浴は40℃程度のお湯に約2分間浸した後，10〜15℃の水に約30分間浸すことを5回前後繰り返すことで疼痛軽減効果を期待できる．麻痺が重度でない場合は，温浴の最中に自動運動を組み合わせることで浮腫の軽減効果も期待できる．

(5) 反復経頭蓋磁気刺激療法(rTMS)

薬剤無効例に対して，運動野への反復経頭蓋磁気刺激療法(repetitive transcranial magnetic stimulation；rTMS)が，CPSPの疼痛を軽減させるという報告が増えており，行うことを考慮してもよい．てんかんの既往や心臓ペースメーカー挿入者には導入困難である．

(6) 認知行動療法

もともと腰痛などの慢性疼痛に対しての心理学的療法として行われていたが，脳卒中後の疼痛にも有効との報告がある．疼痛への恐怖に対して，考え方を修正することによって気分を改善し，疼痛の軽減とともに気分や行動を改善させる治療である．

3 外科的手術療法による対応

難治性のCPSPに対しては外科的手術療法として，大脳皮質電気刺激療法(motor cortex stimulation；MCS)や脊髄電気刺激療法(spinal cord stimulation；SCS)が疼痛を軽減させる可能性があるので，行うことを考慮してもよいが，その際は経験のある脳神経外科へコンサルトするべきである．

脳の基底核を刺激する脳深部刺激療法(deep brain stimulation；DBS)の中枢性疼痛に対する効果は低いと報告されている．バクロフェン髄注療法は，下肢の痙縮による痛みに対しては有効だが，上肢の痙縮に対する有効性と安全性は確立していない．

〈和田直樹〉

■文献

1) 日本脳卒中学会脳卒中ガイドライン委員会編：脳卒中治療ガイドライン2015．協和企画，2015．
2) Paci M, et al：Glenohumeral subluxation in hemiplegia：An overview. J Rehabil Res Dev 42：557-568, 2005.
3) 山田 圭，志波直人：複合性局所疼痛症候群(CRPS)，RSD．最新リハビリテーション医学(江藤文夫，里宇明元監修)，第3版，医歯薬出版，2016，pp393-399．

歩行障害のリハビリテーション

　歩行は日常生活動作（ADL）における移動動作の中核として位置付けられる．筆者らの研究[1]では，回復期リハ病棟入院患者の9割が車椅子レベルで入院し，退院時にはそのうちの約6割が歩行再獲得を果たしている．歩行障害は臨床において高頻度に遭遇し，治療介入の対象である．

　「脳卒中治療ガイドライン2015」の歩行障害に対するリハ[2]では8項目が推奨され，同ガイドライン2009からの変更点としてロボット治療に関する項目が追加された．推奨グレードAは下肢訓練量に関するもののみであり，内反尖足がある患者への装具療法，痙縮による内反尖足が生活の妨げになっているときのボツリヌス療法，バイオフィードバック療法，下垂足がある患者への電気刺激治療，トレッドミル訓練，歩行不能例に対する3カ月以内のロボット治療が推奨グレードBで並んでいる．

　本項では，歩行障害の治療の実際として小倉リハビリテーション病院（以下，当院）回復期リハ病棟におけるアプローチについて解説する．

　回復期リハ病棟で歩行治療を実践する中で，次の点を歩行障害の治療のポイントとして解説する．

〈歩行障害の治療のポイント〉

①「いかに早く身体機能，そして歩行能力を高めることができるか」
②「いかに歩行のパフォーマンスを高めることができるか」
③獲得した歩行能力を，「いかに日常生活で活用できるか」

1. いかに早く身体機能，そして歩行能力を高めることができるか

(1) 予測の重要性

　「脳卒中治療ガイドライン2015」でも，脳卒中リハの進め方の回復期リハの項に，予測の必要性が明記されている（グレードB）．また，リハ目標達成のために基本動作能力や日常生活動作能力など生活機能の自立可能性とその時期を判断し，患者それぞれに予後予測に基づいた治療計画を立案することが重要とされている．国内で最も有名な研究として，二木の脳卒中患者の予後に関する研究がある[3]．この研究では，発症30病日以内の脳卒中患者406名を年齢，麻痺の程度，基本動作能力などで分類して，発症6カ月後の機能回復状態を予測する方法を提案している．

(2) 歩行自立獲得に関する予測

　これまでのリハ分野での予測研究は，前述のような最終的な帰結に関するものがほとんどである．それに加えて，入院から歩行再獲得するまでの期間を予測することは，リハの治療計画の立案において大変重要であると考える．

　筆者らは，脳卒中患者において病棟内歩行が自立するまでの期間を「深部感覚障害の有無，認知症の有無，座位能力，立位能力」の4項目から予測できる11パターンからなるモデルを構築した（表1）[4]．

　深部感覚障害により，身体各部の位置空間の情報などが中枢神経系に伝達されにくくなるため，固有受容器からの求心性情報低下が歩行能力獲得に時間を要する要因となる．座位，立位能力については，急性期からの座位，起立などの離床プログラムの有効性が報告されているが，回復期では入院時の座位，立位能力が歩行獲得時期を予測する因子としても着目すべき動作能力となっている．

　予測モデルの使用方法は，例えば，パターン1の深部感覚障害の有無（0：なし），認知症（0：なし），座位（1：自立），立位（1：自立）の患者の病棟内歩行が自立するまでの予測日は22.5日後，

表1 歩行自立予測パターンモデル

パターン	深部感覚	認知症	座位能力	立位能力	予測日（日）	80%予測区間
1	なし	なし	自立	自立	22.5	3.8 〜 42
2	なし	なし	自立	見守り	50	8.3 〜 98
3	なし	なし	見守り	見守り	87.1	16 〜 162
4	なし	なし	自立	介助	111.4	20 〜 220
5	あり	なし	自立	見守り	72	13 〜 128
6	あり	なし	見守り	見守り	125.3	25 〜 237
7	なし	あり	自立	自立	38.5	7.4 〜 72
8	なし	あり	自立	見守り	85.7	16 〜 164
9	なし	あり	見守り	見守り	149.1	26 〜 278
10	あり	あり	自立	自立	55.4	9 〜 106
11	あり	あり	自立	見守り	123.3	21 〜 229

深部感覚障害：Fugl-Meyer Assessmentの感覚評価にて減点があるものは「1：あり．NIHSSの感覚評価にて1, 2は「1：あり」，0は「2：なし」．
認知症：MMSE 23点以下またはHDS-R 20点以下は「1：あり」．
座位，立位：病棟生活で行っている動作能力（しているADL）で評価．手すり把持などの条件は問わない状況で安全かつ安定して可能な場合を「1：自立」とし，声かけや見守りなど体に直接触れない援助を「2：見守り」，体に触れる援助を「3：介助」．

80％予測区間は3.8〜42日となる．予測モデルの予測日は，一般的かつ平均的な経過をたどる症例の予測日であり，患者によってはそれより早くまたは遅く自立する場合もある．この予測モデルではこれらを考慮し，対象となる症例の80％が範囲内に収まるように予測モデルを構成していることも特徴である．予測日はあくまで，最長の目標日であるととらえ，予測日よりも早く自立するようなアプローチの工夫が求められる．

(3) プログラム設定の工夫

歩行訓練では，単に歩行量を多くするだけでなく，効果的かつ効率的な訓練方法が求められる．脳卒中の運動療法では，学習理論を用いたプログラムが実践されることが多い[1]．その中でも動作を段階的に学習していくことが重要であり，動作を分節化した訓練（ブリッジ訓練，膝立ち位，ステップ訓練など），装具による運動自由度の調整，連続的な動作（階段訓練，自転車エルゴメータなど）などを組み合わせて実施する．さらにここで重要なことは，運動の難易度設定である．運動のレベルが患者の障害程度と比べて高すぎると代償動作が生じると同時に，失敗の繰り返しによって意欲の低下につながりかねない．また，低すぎると脳の可塑的変化が生じにくいとされている．運動の難易度は，6〜7割程度で成功する難しさで行われることがよいとされている．

2. いかに歩行のパフォーマンスを高めることができるか

歩容が代償運動を伴った努力性の動作であれば，退院後の歩行寿命が短くなるなどさまざまな不利益が生じてくる．よって歩行の自立度を高めるアプローチに加えて，パフォーマンスを高めることも大切である．以下にパフォーマンスを高めるための要点を紹介する．

(1) 動作の正しい姿勢と運動方法を知る

歩行パフォーマンスを高めるための基本は，正しい姿勢や運動方法を再学習することである．すなわち，姿勢・運動への誤った介入や不適切な環境により生じる過緊張・痛みなどの二次的症候を予防し，可能な限り神経機能の回復を促すことである．

---

side memo ❶ 正常歩行に必要な関節可動域

正常歩行には，股関節は屈曲30°〜伸展15°，膝関節は屈曲0〜60°，足関節は背屈10°〜底屈15°の範囲の可動性が必要とされている[5]．頸部や体幹の必要可動域が明記されている文献は見当たらないが，頸部・体幹は運動の軸になることからその柔軟性も重要と考える．

(2) プログラムの実際

重度から中程度の運動麻痺患者の一般的な歩行訓練は，平行棒(台)内歩行から開始し，杖歩行(4点杖や一本杖など)へと進められ，その過程の中で長下肢装具から短下肢装具へ移行し，介助量は介助から見守り，そして自立へと進めていく(図1).

多くの患者で開始時から問題となるのが，股関節の支持性低下である．支持性は，静的支持と動的支持の両方の支持機構が必要となり，かついかに立脚後期に股関節伸展位を確保できるかがポイントで，そのためには段階的な荷重運動が重要となる．

①膝立ち・片膝立ち保持，膝歩き

脳卒中の発症早期で，体幹の筋緊張が弛緩した状態の場合は，立ち上がりや歩行訓練の際に立位での股関節，膝関節伸展保持が得られにくい．このような患者では，下肢訓練量を増やす前に体幹と股関節の支持性向上のための荷重運動を集中的

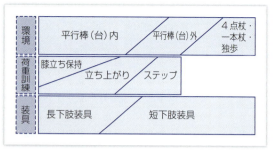

図1　入院時車椅子レベル患者の歩行アプローチ例

に行っている．膝立ち保持訓練は，股関節の動きを伴った支持機構の運動学習につながる．さらに股関節は中間位で膝関節が屈曲位に保たれることから，下肢の伸展共同運動の抑制にもなる．膝関節に痛みがなければ，非麻痺側下肢を立てた片膝立ち位保持訓練や膝歩き歩行へ移行する[7](図2).

②ステップ訓練

非麻痺側下肢を前方へステップして，麻痺側股

---

side memo ② 正常歩行時の筋活動

正常歩行時の股関節，膝関節，足関節の筋活動を図に示した[6].

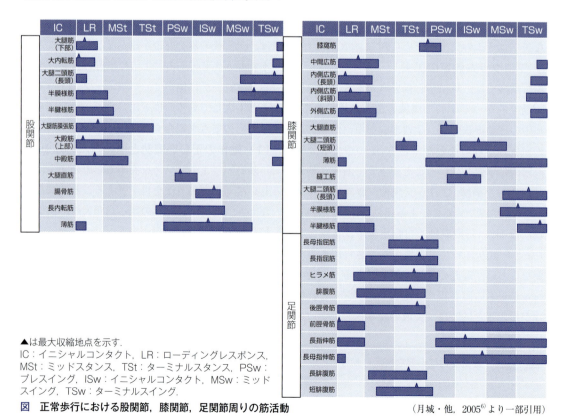

▲は最大収縮地点を示す．
IC：イニシャルコンタクト，LR：ローディングレスポンス，MSt：ミッドスタンス，TSt：ターミナルスタンス，PSw：プレスイング，ISw：イニシャルコンタクト，MSw：ミッドスイング，TSw：ターミナルスイング．

図　正常歩行における股関節，膝関節，足関節周りの筋活動

(月城・他，2005[6]より一部引用)

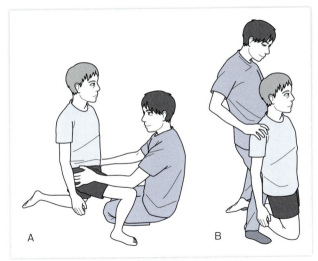

図2 片膝立ち保持（A），膝歩き（B）

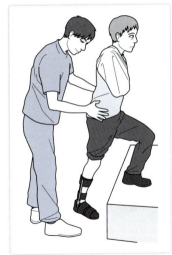

図3 ステップ訓練

関節を伸展位に保った肢位で荷重を促す訓練である．低難易度では，平行棒（台）内で反復し，杖や台を使用することで難易度を上げていく（図3）．膝立ち位と比べて重心が高くなり，バランス能力も求められる．

このステップ訓練や前述の膝立ち・片膝立ち保持訓練では，姿勢鏡を用いて姿勢を正中位に保つことも大切である．

③長下肢装具での歩行訓練

吉尾は[8]，歩行は随意性と自動性という2つの性質をもつとし，随意運動の障害が本質である脳卒中患者に対して，早い段階で随意的な歩行課題を取り入れることは適切とはいえず，より自動的，反射的な機構を利用することから歩行の再獲得に臨んでいくべきとしている．

長下肢装具を使用した歩行訓練時には，前型歩行で立脚後期に股関節を伸展させ，これによって生じるストレッチングショートニングサイクル（side memo③）を利用した歩行訓練を行う（図4）．このときのメカニズムは，股関節が伸展する際の筋紡錘からの求心性入力が，遊脚期の股関節屈筋群の活動を喚起するとされている．

④平行棒（台）内歩行期から杖歩行期への移行

前述の病棟内歩行レベルで4,000歩/日程度の歩行量を確保している患者が次の歩行レベルを目指す場合に，分節した歩行訓練の反復ではADLへの般化が難しいことが多い．可能な限り平行棒（台）内歩行訓練期から歩容も是正していくべきだと考える．

⑤長下肢装具から短下肢装具への移行のタイミング

長下肢装具を用いた前型歩行訓練は，十分な股関節伸展を経た後に反射的に麻痺側下肢を振り出す歩容をつくり出す訓練である．長下肢装具から短下肢装具へ移行を行うことは，反射的な機構を利用した歩行から随意性を意識した歩行への移行時期となる．移行の目安として，吉尾は[8]，短下肢装具による歩行で踵接地が確実にできるようになることとしている．ローディングレスポンス期における前方の重心移動に関係するヒールロッカー機構は，大腿四頭筋の筋活動を生じさせ，同筋の起始部に当たる大腿骨を前方に引き寄せるとされている（図5）．また河津ら[10]は，移行の目安について臥位で下肢伸展挙上（straight leg raising；SLR）が可能，立位で麻痺側荷重時でも立位保持

---

side memo ③　ストレッチングショートニングサイクル（stretch shortening cycle；SSC）

強くかつ速く伸張された筋（腱）がその弾性エネルギーと筋内の受容器である筋紡錘の伸張反射作用により，直後に強くかつ速く短縮される機能．大きなエネルギーを得ることが可能である一方で，使用しない場合よりもエネルギー消費は少なく，効率的な運動が可能となる．

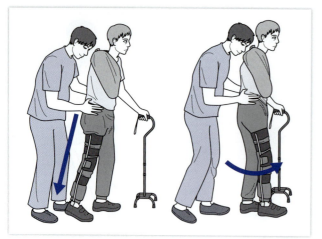

図4 長下肢装具を使用してストレッチングショートニングサイクルを利用した歩行訓練
前型歩行で麻痺側の股関節を伸展し，療法士が遊脚期に床方向へ抵抗をかけることにより，反射的に下肢の振り出しを促す．

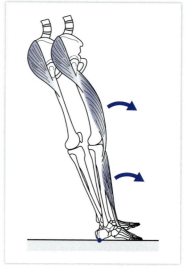

図5 ローディングレスポンス期におけるヒールロッカー機構
（月城・他，2005[9]を参考に作成）

が可能．ただし膝関節伸展保持でも可能としている．両者ともにローディングレスポンス期に大腿直筋以外の大腿四頭筋が活動できるかどうかが条件となると考える．

⑥覚醒不良者に対する長下肢装具を使用した歩行訓練

覚醒障害（side memo ④）がある重症の脳卒中患者では，歩行訓練の目的が精神賦活を兼ねることが多く，歩行による抗重力位での活動が，覚醒を制御する脳幹網様体への刺激となっている．

3. 獲得した歩行能力を，いかに日常生活で活用できるか

（1）リハビリテーション室以外でのアプローチ

実際の生活場面でのアプローチが重要であることが強調されて久しく，歩行訓練も早出・遅出勤務を通じて病棟や屋外でアプローチすることが増えている．病棟内で歩行可能でも，屋外になると気温，路面，交通量の変化などの要因から過緊張状態となり，うまく歩けない患者が多い．

さらに高次脳機能障害のある患者の場合，公共交通機関の利用や買い物の訓練では，病棟生活だけではみえない問題点がみえてくることがある．一般的なトレーニングと同様に，特異性，可逆性，過負荷の運動の3原理を考慮し，さまざまな場面で動作能力を評価し，アプローチすることが重要である．

（2）歩行能力を暮らしにつなげる

「脳卒中治療ガイドライン2015」において[2]，回復期リハ終了後の患者に対して，歩行能力などを維持，向上させ，社会参加，QOL向上を図ることが強く求められている（グレードA）．そのためには，患者・家族教育が重要となる．ここでは生活（維持）期への移行に向けた当院での取り組みの一部を紹介する．

①退院前・後の支援

自宅退院を目指している患者には，在宅生活を前提とした支援を行うことが原則となる．退院支援としてまず退院前訪問を実施し，次のステップとして試験外泊を行っている．

〈試験外泊と退院前訪問〉

試験外泊時に留意することの1つに転倒があ

---

side memo ④ 覚醒障害

意識は大脳皮質と上行性網様体賦活系によって維持されている．上行性網様体賦活系は末梢からの感覚刺激を受け，大脳皮質を覚醒状態に保つ．脳幹，間脳（視床），大脳皮質のいずれかが障害されれば意識障害が起こりうるとされる．

る．患者が発症前の生活で可能だった動作・活動を同じように行ってしまい，転倒してしまう場合がある．退院前訪問では家屋構造や福祉用具の評価だけでなく，生活に必要な動作・活動の安全性も十分に確認し，残りの入院期間で善処する必要がある．

〈退院後訪問〉

当院では，退院後約1～2カ月後を目安に，入院中の担当スタッフが退院後訪問を実施している．入院時に立案した生活プランや住宅改修後の適合状態の評価とともに，生活機能全般の評価を行っている．このことが入院中の援助のあり方を再考する機会となっている．必要によってはケアマネジャーやサービス事業所担当者と連絡をとり，ケアプラン見直しなどの提案を行っている．

〈退院後の活動量〉

退院後に，一過性に活動レベルが下がるケースがある．屋外歩行が自立できていれば退院直後の歩行量が1万歩/日を超える場合があり，退院後もこの活動量を維持していくことが必要だと思い込んでいる患者・家族も少なくない．そのため，退院直前のホームエクササイズの内容や量を検討するとともに，退院後の活動範囲や量についても患者・家族への説明が重要である．高齢者の場合，退院後の活動量は，1日30分，3,000～4,000歩の歩行を週に5回継続することを提案している[11]．また近藤らは[12]，廃用性筋力低下予防の観点から1日4,000～8,000歩の歩行を提案している．

②生活（維持）期の安定に必要な要素

当院の調査では，退院後1～3カ月間に退院患者の約4割において生活機能が変化しやすい傾向が示され，生活（維持）期への移行期における支援の重要性が確認されている[13]．筆者らが行ったソフトランディングに関する調査（表2）では，退院後に生活機能が低下した群，向上した群ともに前述の退院後訪問でのモニタリングやケアプランの再調整が生活の安定化に寄与することが示唆され，回復期リハの守備範囲として退院直後のフォローアップにまで責任をもつべきであると考える．

表2　退院後の生活機能変化の特徴とソフトランディングに必要な支援

退院後の生活機能	特徴	必要な支援
維持	・麻痺，高次脳機能障害なし ・基本動作，ADL自立	入院中の外泊練習と外出
低下	・基本動作，ADL介助 ・車椅子使用	退院後訪問によるモニタリング
向上	・高次脳機能障害あり ・屋外歩行，入浴動作見守り	

ガイドラインの中にもその賛否が分かれるものがあり，さらに筋電図や関節角度を利用したフィードバック，部分免荷トレッドミル，歩行ロボットなど費用も高価であり導入している医療機関が少ないのが現状であると推察される．今後われわれには，日々の臨床の場で患者を正しく評価し，治療した効果を蓄積しエビデンスを確認していく作業がさらに求められると考える．

（友田秀紀，小泉幸毅，梅津祐一）

■文献

1) 友田秀紀，他：回復期リハ病棟．実学としての理学療法概観（奈良 勲・他編），文光堂，2015，pp345-359．
2) 日本脳卒中学会脳卒中ガイドライン委員会編：脳卒中治療ガイドライン2015，協和企画，2015．
3) 二木 立：脳卒中リハビリテーション患者の早期自立度予測．リハ医学19：201-223，1982．
4) 友田秀紀，他：脳卒中患者の歩行自立に至る期間の統計学的考察—多施設共同研究における予測モデルの検証．理学療法学41：110-111，2014．
5) 石井慎一郎：動作分析 臨床活用講座—バイオメカニクスに基づく臨床推論の実践．メジカルビュー社，2013，pp167-178．
6) 月城慶一，他：観察による歩行分析．医学書院，2005，pp5-80．
7) 奈良 勲：PTマニュアル脳血管障害の理学療法 片麻痺患者の運動療法を中心に，医歯薬出版，2000，pp65-81．
8) 吉尾雅春：装具療法．脳卒中理学療法の理論と技術（原 寛美，吉尾雅春編），第二版メジカルビュー社，2016．
9) 月城慶一，他：観察による歩行分析．医学書院，2005，pp5-80．
10) 河津弘二，他：長下肢装具による脳卒中片麻痺の運動療法の取り組み．理療ジャーナル45：209-216，2011．
11) 日本体力医学会体力科学編集委員会監訳：運動処方の指針—運動負荷試験と運動プログラム．原書第8版，南江堂，2011，pp158-187．
12) 近藤照彦，他：筋力の評価．脳血管障害の体育（医療体育研究会編），大修館書店，1994，pp69-70，131-148．
13) 國廣和恵，牛島寛文：医療機関から在宅へつなげるマネジメント．地域リハ2：211-214，2007．

筋力増強・持久性向上

1. 筋力の概念

　筋力とは筋の収縮によって発揮される力のことを指す．筋力は瞬発力と持久力に分けることができ，一般的に筋力といえば瞬発力を指すことが多い．瞬発力はパワーとも表現され，筋の張力と運動速度の積（力×速度）で単位時間内になされた仕事を意味する．一方の持久力とは，比較的長い時間にわたって筋力を発揮する能力であり，筋が疲労してもどれだけ長く筋力を維持できるか，あるいは筋疲労の発現をどれだけ遅くできるかという能力を指す．筋力を瞬発力強化と持久力強化のどちらの側面を重要視して強化するか，その具体的な戦略については後述するが，現実的には脳卒中後遺症者を対象とした場合，この２つの側面を完全に分離してトレーニングすることは難しい．そもそも，筋力増強を行うとき，純粋な瞬発力だけの向上を目指すということはあまりなく，たとえ瞬発力に重点を置いたとしても持久力強化の側面も含まれる．脳卒中後の日常生活を考えるとき，歩行など低〜中等度の筋力を長時間持続する能力や，立つ，座るなどの動作を反復する能力が重要となると考えられる．それゆえ，必要とされる筋力は瞬発力のみならず持久力も含まれるため，両者に対する強化を図る視点が重要である．

2. 瞬発力向上の原理

　筋力増強を語るうえで欠かせない普遍的な原理として「過負荷の原則（overload principle）」がある．これは筋が自動的（active）にある一定以上の強い筋収縮をして，疲労するほどの負荷があれば筋力は強化されるというものである．つまり，他動的（passive）に他者が動かしていては達成できないものであり，患者自身が努力して自動的に動かすことでしかなし得ない．力学的刺激として機械的張力を加え，化学的刺激として代謝物蓄積や酸素濃度低下などを誘導することで骨格筋肥大を得ることができる．すなわち，筋力増強にはある程度の負荷量が必要である．

　瞬発力と持久力のどちらを増大させるかについてはDeLormeの原則が知られている．これは，負荷を大きくして運動回数を少なくすれば瞬発力を増大させ，負荷を小さくして運動回数を多くすれば持久力を増大できるというものである．脳卒中患者は何らかの基礎疾患を背景として発症する場合が多く，さらに多くは高齢者に該当する．このことを考慮すると，関節障害のリスクや血圧管理などの安全性から積極的に高強度の高負荷筋力トレーニングを実践するのは難しい場合が多い．負荷量を抑え，かつ安全に実施できる筋力強化の手段を検討する必要がある．

3. 持久性向上の原理

　持久力とは，どれほど長い時間一定の運動を一定の筋力を維持して実行できるか，反復できるかを表すものである．筋の疲労をどれだけ発現させずに運動を維持できるか，ともいえる．持久力の対義語が瞬発力にあたる．持久力を強化するには，中等度以下の負荷で頻回に反復するトレーニングを行うことが原則となる．臨床においては10回や20回，30回などと回数を規定することが多いが，明確な根拠があるわけではない．したがって筋持久力の増大を目的とするのであれば，筋持久力と疲労の関係から，筋が疲れるまでを目安に，回数を多く設定するべきであろう．瞬発力に

おいても共通するが，筋力増強運動の効果を上げるために筋肉が少し疲労するくらいまで反復する必要があることをよく患者に教育，指導すべきである．

4. 脳卒中例に対する筋力強化の考え方

脳卒中後に片麻痺などの機能障害が生じた場合，これまで何ら問題なく可能であった日常生活動作が困難となり，身体活動量が制限されることが少なくない．廃用症候群は身体活動量が低下すると生じるが，筋力低下は筋にみられる頻度の高い廃用の1つである．脳卒中後には上位運動ニューロンの損傷に伴い，陰性徴候として明らかな麻痺肢の筋力低下が生じるが，麻痺肢のみならず，非麻痺側の上下肢にも筋力低下が出現する．すなわち，麻痺肢および非麻痺肢の筋力は必ず評価すべき事項であり，麻痺側・非麻痺側を問わず介入する必要性の高い事象であることを念頭に置くべきである．

脳卒中片麻痺例の非麻痺肢のみならず麻痺肢においても，筋力トレーニング後に筋力が増大することはすでに証明されている．そして，この筋力は多くのパフォーマンスと強く相関する．すなわち，非麻痺側および麻痺側の筋力が高いほどよいパフォーマンスを発揮できる関係にある[1]．特に，麻痺側の筋力がパフォーマンスとより相関が高い．この点からみても，脳卒中片麻痺例に対する筋力トレーニングは有効である．ただし，筋力増強運動において，筋力ばかりが向上してもスキルが向上しなければパフォーマンスの向上は図れないという点を念頭に置く必要がある．運動学習や運動制御理論をふまえつつ，筋力増強を図る視点をもつことも重要である．

ニューロリハの概念が普及し，機能的再組織を促すトレーニングがどのようなものであるかが動物実験を中心としてさまざまに論じられている．脳の機能が変わるのは，シナプスの可塑性によることがわかってきた．使用頻度の高い神経回路網は活性化するというHebb理論に従い，集中的な運動を行うことによって可塑的な変化が生じ，損傷部周辺の神経細胞が形態的に再構築される．シ

表　機能的再組織化を引き出すためのトレーニング
1. 目的思考的な運動課題であること．
2. 課題特異的な運動課題であること．
3. さまざまな環境下での運動課題であること．
4. 徐々に課題の難易度を増加させること．

(大畑，2011)[2]

ナプスの可塑的な変化は単純運動反復ではなく，適当な難易度の学習運動課題に依存する．表[2]に機能的再組織化を促すために重要視すべき要因をまとめた．このような背景から，単に単関節運動を通じて筋力強化を図るだけでは不十分であり，目的とする課題を明確にし，課題特異的なトレーニングを通じて，さまざまな条件での運動課題を提供することを心がけ，しかもそれらの課題が適切な難易度で構築された課題となるよう配慮することが求められる．すなわち，脳卒中片麻痺例に対する筋力トレーニングにおいては，課題を通じたトレーニングを考慮することが極めて重要であり，そのようなトレーニングが筋力強化とともにパフォーマンスの改善をもたらすのである[3]．

実例をあげると，筋力強化は端座位姿勢からの膝伸展運動などに代表される単関節運動のような方法（図1）や背臥位での膝伸展位で行う股関節屈曲運動（図2，SLR）だけでなく，スクワット（図3）や段差へのステッピング（図4）などの抗重力肢位によって，獲得したい動作に共通性のある課題を通じて行うことを検討すべきである．このような移乗動作や歩行や階段昇降能力などを標的とする課題に類似したトレーニングは自重を負荷として行うことができ，かつ支持基底面が狭い状況下でバランス制御も要求する課題となり，バランスの改善やスキルの向上といった点からも有効なトレーニング法となる．「脳卒中治療ガイドライン2015」[4]では麻痺側下肢の筋力トレーニングは下肢筋力を増強させるので強く勧められ，身体機能を改善させるため推奨されており，高頻度の課題反復トレーニングの実施が推奨されている（グレードB）．筋力強化を運動課題を通じて行い，かつ反復することで，筋力という機能障害能力レベルでの改善のみならず，能力低下の改善を図ることが重要である．

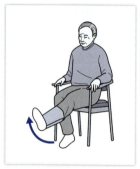
図1　端座位で行う重錘バンドを用いた膝関節伸展筋力強化トレーニング

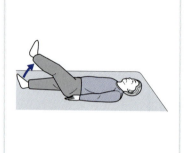
図2　SLR(straight leg rising)

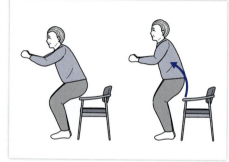
図3　スクワットトレーニング

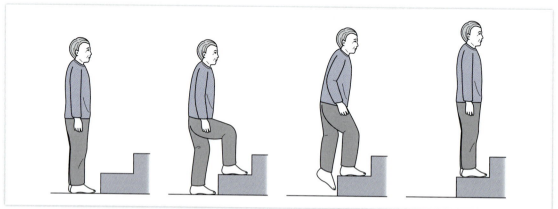
図4　段差へのステッピングと昇降訓練

5. 麻痺筋の筋力強化

　前述したように自動的な活動なくしては筋力の強化は図り難い．しかし，脳卒中後に麻痺が出現した場合にはその自動的な活動は困難となる．麻痺が軽く，ある程度の分離運動が可能な場合には強化を目的とする標的筋の自動的な活動は可能であろうが，分離運動が困難な状態であったり随意運動がほとんど不可能な状態では標的筋の筋力強化が極めて難しくなる．このような場合，神経筋電気刺激を用いて筋収縮を促すなどの対策をとる場合もある．また，随意的な運動が困難な例でも特定の抗重力姿勢をとることによって筋活動が出現するため，その活動を利用した強化トレーニングも可能である．たとえば，下肢の随意的な収縮が観察されないような症例に長下肢装具を装着して，抗重力肢位である立位を保持することや，介助下にて歩行することによって麻痺側下肢の筋活動を誘発することが可能である．立位では筋活動が確認されないような例においても，歩行トレーニング実施時には下肢筋活動は顕著に検出される場合が多い（図5）[5,8]．このような下肢装具を用いた急性期から行う歩行トレーニングは「脳卒中治療ガイドライン2015」でも推奨されている[4]（グレードA）．

　脳卒中例の麻痺肢に対する筋力強化については共通の認識が得られていないことが報告されている[6]．この背景には筋力強化トレーニングの実施によって痙縮を増加させるという認識があると考えられる．しかし，筋力強化トレーニングが痙縮を増加させるという十分な根拠はない[7]．そもそも，動作時の筋緊張と静的筋緊張は必ずしも一致しない．臨床でよく使用されるmodified Ash-

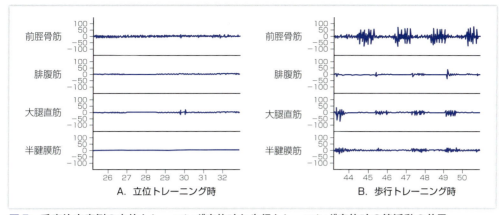

図5 重度片麻痺例の立位トレーニング実施時と歩行トレーニング実施時の筋活動の差異
随意運動が困難な例に対して長下肢装具を装着して立位トレーニングを行っても下肢筋活動が出現しないような場合でも，介助歩行を行うことによって筋活動が出現することがある．

(阿部・他，2016[8]，p107)

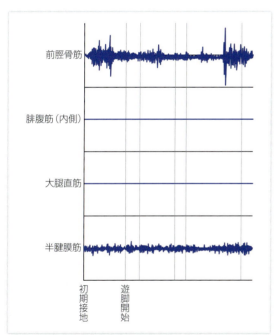

図6 著明な下腿三頭筋の筋緊張亢進を伴う重度片麻痺例の歩行時の筋活動

(阿部・他，2017[8]，p106)

worth Scale (MAS)で評価するような静的筋緊張が下腿三頭筋においては顕著に亢進した場合には，あたかも強く底屈するトルクが発生しているようにみえるかもしれないが，実際の動作中に十分な筋力を発揮できていない例も存在する[8]．図6[8]に示した筋電図はMASにて「3」に該当する強い下腿三頭筋の痙縮がみられた例の歩行時の筋活動を示しており，底屈筋の筋活動がほとんど観察されていないことを示している．

(阿部浩明)

■文献

1) Suzuki K, et al：Determinants of maximum walking speed in hemiparetic stroke patients. Tohoku J Exp Med **162**：337-344, 1990.
2) 大畑光司：脳の損傷とその回復．レクチャーシリーズ神経障害理学療法学Ⅰ(石川 朗編)，中山書店，2011，pp33-42.
3) Bohannon RW：Muscle strength and muscle training after stroke. J Rehabil Med **39**：14-20, 2007.
4) 日本脳卒中学会 脳卒中ガイドライン委員会編：脳卒中治療ガイドライン2015，協和企画 2015.
5) 大鹿糠徹，他：脳卒中重度片麻痺者に対する長下肢装具を使用した二動作背屈遊動前型無杖歩行練習と三動作背屈制限揃え型杖歩行練習が下肢筋活動に及ぼす影響．東北理療**29**：20-27, 2017.
6) 松田 梢，内山 靖：本邦における「痙縮筋に対する筋力増強運動」についての理学療法士の認識．理療科**22**：515-520, 2007.
7) Taylor NT, et al：Progressive resistance exercise in physical therapy：a summary of systematic reviews. Phys Ther **85**：1208-1223, 2005.
8) 阿部浩明，他：急性期重度片麻痺例の歩行トレーニング．脳卒中片麻痺者に対する歩行リハビリテーション(阿部浩明・大畑光司編)，メジカルビュー社，2016，pp98-120.

運動指導

　本項で扱う運動指導とは，理学療法士などの直接指導する職種が不在であっても，自己単独あるいは家族などの見守りや介助を受けて実践するプログラムを扱うこととする．入院中は理学療法士などの専門職が頻回に患者にかかわる機会があり，おそらく経過に伴いプログラム内容も変化するため本項では扱わず，全くかかわらない状況を想定したホームエクササイズについて解説する．

　ホームエクササイズとして指導する運動は，専門的知識を有する者が患者の傍らにいない状態で運動することが前提であり，安全が優先される．リスクの高い運動を避けた有酸素運動や，軽度から中等度の抵抗運動が基本となる．安全に遂行可能なトレーニングの1つにスロートレーニングがある[1]．スロートレーニングは持続的な筋内圧上昇がもたらす血管閉鎖作用によって化学的刺激を加えると同時に，遠心性筋収縮による機械的張力と筋の微小損傷を誘導する．このことで必ず筋痛が生じ，その過程を経て筋が肥大することを患者に説明し，理解を得なければならない．その理解を得ていないと，患者の自己判断で負荷量を低下させてしまうようなことにもなりうる．これらの運動の準備としてウォームアップやストレッチングを行ったうえで，バランスも含めたトレーニングを行うことが望ましい．また，一般的な家庭を想定して特殊な道具を必要とせず，思い立ったときにすぐに導入できるような簡便さがないと，毎日継続して実施していくことは難しい．また，項目が多すぎるものも煩雑なために継続意欲を削ぐかもしれない．これらのことに注意して，ホームエクササイズを計画する必要がある．

　本項ではいくつかのストレッチングやトレーニング方法を紹介する．また，運動指導に際しての要点も含めて言及する．当然のことであるが，患者1人ひとりの個別性が高いため，ここに紹介したもの以外のトレーニングも含めて患者の状態に合わせた運動指導を行う必要がある．ここで紹介したトレーニングに加え，屋外での歩行が自立している者であれば，屋外での歩行練習の要点を伝え，また，歩行が監視下で可能あるいは介助下で可能な者であれば，本人と介助・監視者に介助法や注意点，要点を伝え安全に十分な運動量が確保できるように指導する．

1. 関節可動域および筋伸張性の維持

　脳卒中により片麻痺などの後遺症が生じた場合，発症前の活動性が一部損なわれることがある．入院中には十分な訓練がなされていたものの，在宅に復帰した後に活動が制限され，運動量が低下した場合には容易に関節可動域（ROM）制限などの廃用をきたすことが想定される．

　運動指導によってROM制限を予防することは重要である．しかし，片麻痺などの後遺症が生じた場合に，独力で麻痺側の各関節を最大可動域まで動かし筋を伸張することは容易なことではない．このような場合には介助者に委ねるという方法もあるが，そもそも運動の中で使用されているROMは維持されるので，運動指導を通じて，日常生活上で必要となるROMの最大域まで動かすような運動課題を設け，指導する．後述する課題指向型のバランス課題には，訓練の遂行を通じてROMが維持されるように配慮されているものがある．

　運動開始前の準備として行うストレッチングを図1に示した．麻痺側の上肢の運動は非麻痺側で補い，長座位にて開脚し，一度，無理のない範囲

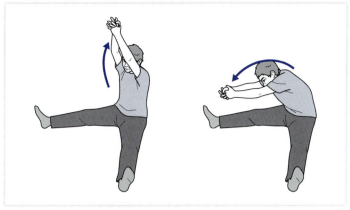

図1 ストレッチング体操

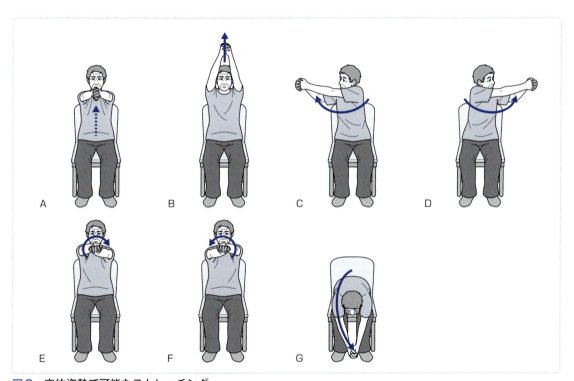

図2 座位姿勢で可能なストレッチング
A, B：両手を組んで上肢を挙上運動.
C, D：側方への頸部と体幹も含めた回旋運動.
E, F：回内外運動.
G：前方への前屈運動.

で上肢を挙上させてから体幹を前屈させ，左右それぞれの足部の方向にリーチする．その際にはゆっくりと伸張し，最大伸張位で止めるよう指導する．なお程度としては，心地よい痛みを伴う範囲で行うよう指導する．なお，図2には床に座ることが難しい重症例に指導する座位姿勢で可能なセルフストレッチングを示した．

2. 筋力維持向上訓練

図3にブリッジングを示した．スロートレーニングとして行い，背臥位にて両下肢を屈曲し，ゆっくりと殿部を挙上しつつ股関節を伸展させる．そのまま完全伸展可能な最大域まで伸展し，10

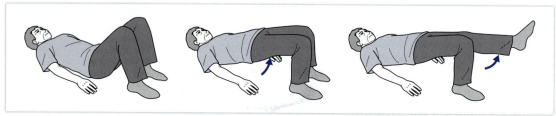

図3　ブリッジング

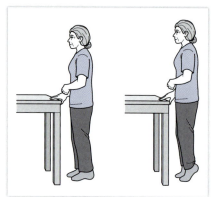

図4　爪先立ち訓練

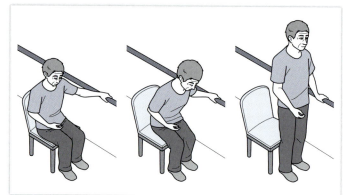

図5　重症例の立ち上がり訓練の様子

数える程度保持し，ゆっくりと下ろすことを指導する．もし，身体機能が良好で課題が容易ならば，この状態から片脚を挙上する訓練を指導する（図3右）．このトレーニングは臥床した状態で可能なため転倒するリスクもなく，在宅での運動指導のみならず，入院中でも安全に遂行可能な訓練である．下肢が固定できない場合には，家族などに麻痺側下肢を固定してもらいつつブリッジングを行う．なお，このような筋力維持向上を目的としたトレーニングを行う際には息を止めないように指導する．自主訓練時には血圧管理をするものがおらず，仮に急激な血圧変動が生じていてもそれを把握するものがいない．急激な血圧変動を誘発するような呼吸を止めていきむ動作は避け，ゆっくりと深い呼吸を行いつつトレーニングするよう指導する．

図4に立位で何らかの支持物につかまりつつ行う爪先立ち訓練（足関節底屈運動）を示した．このトレーニングは後述するバランス訓練も含めた課題指向型訓練も兼ねており，つかまることで転倒リスクを少なくしている．スロートレーニングとして行い，立位からゆっくりと踵を上げ，最大

域で保持し，ゆっくりと下ろすよう指導する．心地よい疲労感を感じられる回数まで反復するとよい．

図5には歩行に介助を要するような重症例の立ち上がり訓練の様子を示した．この場合，手すりなどの支持物を用いて安全に，かつできるだけ本人の力で立ち上がれるよう環境を設定して反復訓練する．また，見守りや介助者が必要な場合にはその旨を指導する．

3. バランス訓練も含めた課題指向型訓練

図6に患者の側方にある支持物に手をかけながら行う膝立ち位から片膝立ちへと移行する課題を，図7に壁面に手を付けて片脚立ちを行い，その姿勢を左右交互に保持する課題を示した．これらのトレーニングは片側下肢での支持力の強化とバランスの向上を目的としたものである．転倒は最も回避すべき事項であり，安全性の確保が優先される．よって，患者のバランス能力に見合った支持物の提供，環境調整を検討する．可能ならばスロートレーニングとして指導することを検討す

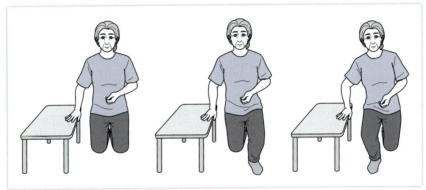

図6　膝立ちから片膝立ちへの移行

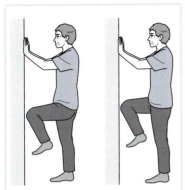

図7　壁に手を付けて行う片脚立ち訓練

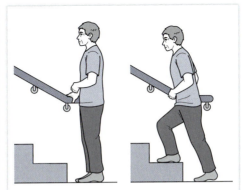

図8　手すりを把持して行う段差へのステッピング

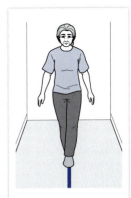

図9　タンデム歩行訓練

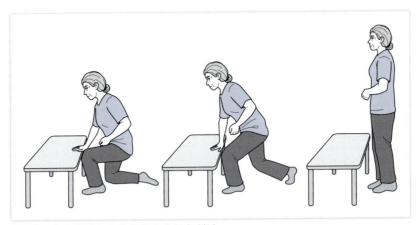

図10　台を利用した床からの立ち上がり

る．

　図8には手すりなどにつかまって障害物へステッピングする課題を示した．自宅の環境であれば階段の1段目などが利用しやすいであろう．この際にステップした側の足に体重をかけて膝を深く屈曲させるようにして，支持脚の股関節が伸展し，足関節の背屈が起こるようにすると，股関節伸展と足関節底屈のROM維持，そして，関連する下腿三頭筋や腸腰筋の伸張を兼ねることになる．

　自立歩行が可能な患者などではより難易度の高

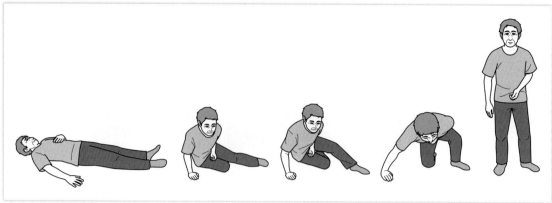

図11 床からの立ち上がり

い課題を想定することを検討する．図9にタンデム（つぎ足）歩行の様子を示した．図10は片膝立ちから片膝立ちを経由した立ち上がり訓練，図11は横座りの姿勢からの立ちが上がりの様子である．これらの訓練が安全に遂行可能であれば，ROM，バランス，筋力を維持する目的で指導してもよい．

（阿部浩明）

■文献
1) 長谷公隆：家庭でもできるリハビリテーション―リハ医が行う家族指導のポイント 身体的フレイル・歩行障害（変形性疾患等）．臨床リハ 26：294-298, 2017.

上肢機能障害のリハビリテーション

　脳卒中後に上肢機能障害を有する患者は非常に多く，患側上肢を活動に統合していく能力がさまざまな要因によって障害される．その要因には，①痛み，②拘縮および変形，③選択的運動コントロールの障害，④筋力低下，⑤重複する整形外科的障害，⑥上肢コントロールの基礎となる姿勢コントロールの障害，⑦学習された不使用，⑧生体力学的アライメントの障害，⑨非効率的かつ非効果的な運動パターンなどがある[1]．

　鎌倉は，手は人と外界をつなぐインターフェース（接続装置）であると述べ，その機能は，①骨格の可動性と制動性，②素材特性，③感覚受容器と発汗装置の装備，④高性能クレーン装備，⑤フォームの形成，⑥パワー，スピードの統制，⑦司令塔の装備といった手のさまざまな特質によって支えられていると述べている[2,3]．古賀らは上肢の機能について，肩関節は方向舵の役割を，肘関節は伸縮装置として，また手関節は微調整器として作用し，効果器としての手を作用させやすい位置にしていると記した[4]．つまり肩関節において手を運ぶ方向が決定され，肘関節により手は使用される場所に運搬され，さらに手関節および前腕が手指の作用しやすい位置を調整するという，上肢全体による相互関連機能が上肢機能である[5]．手が効果的に作用するには，目と手の協応性，手指感覚機能，体幹の安定性，肩甲帯の固定機能，知的機能などが関与している．

　脳卒中の回復は発症後早期から6カ月程度までが最も回復し，麻痺側上肢の機能回復は近位（腕）から始まることが多いが，病巣部位との関連で一部には遠位（手）優位の回復を示すこともある．多くの場合は発症直後の弛緩した状態から痙性の出現に伴い，屈筋共同運動が出現し，痙性の軽減とともに分離運動が可能な状態へと移行する．急性期より，肩甲帯を含む上肢帯関節可動域の維持，廃用・過用・誤用の予防，アンバランスな筋緊張亢進を予防しつつ，随意的な筋収縮を引き出すなど，従来のアプローチを十分に取り入れ，learned non-use（不使用の学習）予防に向けた積極的な麻痺側上肢運動を指導すべきである[6]．

　脳卒中後の上肢機能障害は，さまざまな要因によって，手がインターフェースとしての役割を発揮できなくなった状態ととらえることができる．脳卒中後の上肢機能障害のリハにおいては，脳卒中の疾患と回復過程の特徴をふまえた，的確な上肢機能障害の評価，目標設定，治療プログラムの作成が重要である．本項では上肢機能障害に対するアプローチ方法について述べる．

1. 麻痺側上肢の管理（おもに弛緩期）

（1）臥位

　弛緩性麻痺であったり背臥位をとることにより筋緊張が低下することから，肩甲帯は上肢の重みで後方へ引かれていることが多い．後方に引かれたままでの筋の短縮を招いたり，上肢が体幹後面に挟み込まれたりすると肩関節の痛みの原因となることがあるため注意が必要である．クッションやタオルなどを使って肩甲骨を前方に押し出し，上肢全体を下から支えるようにする．また，手部に浮腫が生じている場合は，手部が心臓の高さより高くなるようポジショニングを行う．弛緩期が続く場合，MP関節の伸展拘縮予防のためハンドロールなどを用いてMP関節屈曲位をとらせる．

（2）ベッドサイドでの起き上がりや立ち上がりにおける麻痺側保護

　寝返りや起き上がりは，背臥位のうちに非麻痺側上肢を使って麻痺側上肢を腹部にのせてから動

作を開始する．麻痺側のほうを前方に引き出すようにしながら，頭部，肩，腰を回旋させる．麻痺側上肢が後方に引かれた状態で動作することは避ける．

弛緩性麻痺であったり麻痺側上肢の管理が不十分な場合や上肢に痛みがある場合は，肩関節の損傷を防ぎ痛みの軽減を図るためアームスリングを用いる．特に移乗や立位・歩行訓練時にはアームスリングの装着を勧める．

(3) 座位

車椅子座位や椅子座位では，肩関節の損傷を防ぐために，また，患者の意識を麻痺側上肢に向けるために，できるだけ車椅子用カットアウトテーブルやクッションなどを用いてその上に麻痺側上肢をのせておく[7]．

(4) 清潔管理

手部の清潔の自己管理は，皮膚の感染症予防のためだけでなく，発症早期からの運動・感覚入力や麻痺側上肢への患者の意識向上のためにも重要である．患者自身が洗面台に向かい，手部を洗うことが定着するよう指導する[7]．

2. 関節可動域（ROM）訓練

(1) 療法士による他動運動

麻痺側上肢が弛緩性麻痺であったり随意性が低い場合は，他動運動を用いた関節可動域（ROM）訓練によりROMを維持する．他動的に行うROM訓練は，患者がリラックスでき体幹が安定している臥位または背もたれのある座位で行う．

他動運動の方法は，基本的な手技に従う．特に注意しなければならないのは，弛緩性麻痺，肩関節亜脱臼，肩周囲筋の短縮や拘縮がある場合の肩関節の他動運動である．肩関節の屈曲や外転は，肩甲上腕リズムにより1/3は肩甲骨の回旋で行われている．肩関節の運動を開始する前に，十分に肩甲骨の他動運動を行い，肩甲骨の可動範囲を確認することが望ましい．肩関節の他動運動を行う際は，療法士は一方の手で患者の肩甲骨，もう一方の上肢全体で患者の上肢を支え，関節窩と上腕骨頭が正しい位置になるように保持しつつ上腕骨の動きに合わせて肩甲骨の上方回旋も伴うように

他動運動を行う．また，肩関節屈曲または外転90°に近づくにつれ，上腕を外旋させ大結節と肩峰がぶつかるのを避けるようにしなければならない．肩関節は，関節窩が浅く安定性を犠牲にして可動性を確保する構造になっており，肩関節周囲筋が麻痺している状態では非常に損傷されやすい．したがって弛緩性麻痺の状態では，動かす範囲は正常可動域の半分程度までにとどめる必要がある[7]．

手部の浮腫は，手指の運動を妨げる．手部に著しい浮腫がある場合には，他動運動を行う前に浮腫を軽減させる必要がある．MP関節は伸展位拘縮を生じることが多い．状態をみながら十分にMP関節屈曲や外転運動を行い，ハンドロールやスプリントの併用を検討する．

(2) 自己他動運動

患者の自主訓練として，自己他動運動を用いる．患者に非麻痺側上肢で麻痺側上肢を持たせ，両側上肢にて肩関節，肘関節，前腕，手関節の自己他動運動を行わせる．肩関節屈曲の際は，麻痺側母指を外側（最も橈側）にして母指最大橈側外転位をとらせた指の組み方で行うと筋緊張を抑制できる場合がある．また，肩関節のメカニズムと自己他動運動の方法を患者に説明して理解を得，動かす範囲，回数ともにやりすぎないように指導する必要がある．

3. 徒手による筋再教育

筋収縮があまり認められない段階では，大胸筋や上腕二頭筋などの筋収縮を共同運動パターンを用いて促す．上腕二頭筋の収縮は，背臥位で麻痺側上肢を回外位にして前腕を支持し，「手を口に持ってくるように肘を曲げて（屈筋共同運動）」と指示する．筋収縮がみられない場合は，屈筋をタッピングし筋収縮を促通する．上腕三頭筋の収縮は，患者の胸に麻痺側の手を置き前腕を支持し，「手をお臍のほうに向けて肘を伸ばして（伸筋共同運動）」と指示する．筋収縮がみられない場合は，伸筋をタッピングし，筋収縮を促通する．麻痺した上肢をどのように動かしてよいか，言語指示では理解できない場合は，非麻痺側上肢でこれ

から行おうとする動作を行ってから，麻痺側上肢を同様に動かすようにするとよい[8]．十分に筋収縮がみられるようになったら，前腕の支持を減らし，屈曲や伸展を連続するなど段階的に行う．

三角筋，前鋸筋（ぜんきょきん）など，肩関節周囲筋の筋収縮が認められてきたら，療法士は肩屈曲・肘伸展位で患者の上肢を保持しながら，「手を天井のほうに向けて押して」（肩甲骨外転，上方回旋）や，「そのまま保持して」（肩甲骨外転，肩屈曲，肘伸展）と患者に指示をし，動きが不十分であってもその動きを意識させ，療法士は患者の上肢の重みを介助しながら適切な方向に動きを誘導する．さらに，筋収縮が認められてきたら，療法士が患者の上肢を支持して介助しながら肩関節屈曲，外転・内転，外旋などの動きを適切な方向に誘導し，その収縮力に合わせて回数や介助量を調整する．上腕三頭筋による肘伸展も，肩甲骨外転・肩関節屈曲位で上腕を保持し，「肘を伸ばして」と肘関節伸展を抗重力で行うよう指示して誘導する．収縮力が弱い場合は，上腕三頭筋にタッピングを加えるなど，前腕を介助し段階的に行う．

さらに，手指の屈曲や伸展を促す．患者に患者自身の指の動きを見せながら行う．特に手指屈曲は，痙性が高まると手指の動きが認められなくなってしまうため，療法士が持続伸張を加え痙性を落としてから動きを促す．手指の伸展は，肩屈曲・肘伸展位で療法士が患者の上肢を保持し，「指を開いて」と指示をする．指伸筋の収縮が弱い場合は，前腕背側や手背をタッピングや擦って刺激し収縮を誘発する．指伸展の動きがわずかな場合は，療法士が患者の手関節を屈曲位に保持しMP関節の伸展の動きとして見えやすくして患者に視覚的フィードバックを与える．

筋再教育で注意すべきことは，患者が過剰に努力しすぎて目的の関節運動以外も筋収縮を起こしてしまうことがあるため，適宜，力を入れすぎないよう指示を与え，目的とする関節運動（筋収縮）を促すよう心がける．

座位でも背臥位での方法に準じ同様の運動を誘発する．当然，背臥位で行うよりも難易度は高くなり筋緊張も変化しやすいので，患者の麻痺の程度に合わせ適切な介助と誘導が必要である．

4．課題遂行による訓練

前述の徒手による方法は，個々の筋の筋収縮や関節運動に患者の意識を集中させて行うものであるのに対し，課題遂行による訓練は，患者の意識が課題の遂行そのものに向かう．上肢・手の機能障害の回復には，この課題遂行という対象物とのやり取り（環境への適応という意味を含めて）が重要である[7]．それは，感覚運動系の協調性（co-ordination）の獲得であり，その過程は広義の運動学習である．脳卒中後の回復過程にも，上肢の運動発達順序が参考にできる．森山の上肢・手動作の訓練上の原則を表に示す[9]．何よりも，患者の機能や意欲に適した難易度の課題を設定することが重要となる．

(1) 物に（目的の場所に）手を伸ばす：リーチ
①支持のあるリーチ

筋収縮力が弱く十分な運動が行えない場合は，ローラーやタオルなどを用いたワイピング（テーブルを拭くような動作）など，上肢支持のある運動を用いる．ワイピングは，麻痺側上肢をローラーかタオルなど何にのせるかにより運動の抵抗力の調整を，テーブルの高さおよび運動の方向（前後，左右，八の字など）や範囲の調整により，患者の体幹を含めた肩甲帯，肩・肘の連合までの上肢の運動を促すことができる．肩関節の挙上を促したい場合はサンディングボードを用いる．より筋収縮のコントロールを促したい場合は不安定な支持面を用いる．机上にボールを置いてその上に上肢をのせたり，机上や床面に立てた棒や杖を握らせて，前後左右への運動を促す．ポータブルスプリングバランサー（PSB）は，物へのリーチなど目標がある空間リーチ動作に用いるとよい．

②空間のリーチ

リーチは効果器である手を目的の場所に運び，その場所に保持することが求められる．訓練方法としては，お手玉やペグの移動を用いて，強化したいリーチ運動を促す．段階的にリーチ範囲を拡大することは重要であるが，過剰な努力は肩の痛みや代償運動につながるため避ける必要がある．特に挙上時の肩甲上腕リズムが不十分な場合は注

表 上肢・手動作の訓練上の原則

①神経学的回復（8〜12週）以後にも感覚障害の多くは残存するが，知覚技能の向上は起こる．
②訓練は，個々の筋力を回復させるのではなく運動パターン（肩・肘・手関節運動の組み合わせた動き）の回復を目的とする．
③訓練の重点は，a．フォーム（手順，パターン），b．正確さ，c．速さ，d．適応性（場面の変化など），e．持久性，の順序に従う．
④課題遂行に必要な上肢運動は，近位の運動から始め，次第に遠位へと重点を移す．また，動くこと，種々の肢位に保持すること，の順に行う．
⑤手指の運動が不能なら，訓練用装具も利用する．
⑥課題の選択は運動発達の順序で行う．
⑦動作は単純から複雑へと変化させる．
  a．要素的動作の運動パターンは単純から複雑へ（集合運動から分離運動へ）．
  b．動作の連合は連続動作から同時動作へ．
  c．一動作の所要時間は短いものから長いものへ．
  d．平面の運動から空間の運動へ．
  e．移動距離は小から大へ．
  f．目と手の協応をあまり要しないものから要するものへ．

(森山，2008)[9]

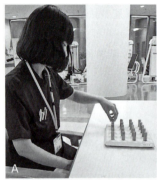
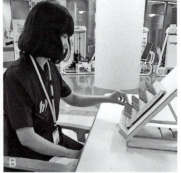

ペグを傾斜面に置くと手関節の背屈が促される．

図1　机上面（A）と傾斜面（B）の違い

意を要する．

　リーチ課題は空間的な広がりだけでなく，日常生活のさまざまな場面や課題に上肢を適応させることも考慮に入れる．具体的には，肩甲帯・肩の運動に肘屈曲伸展，前腕回内外，手関節の強化したい運動方向やそれぞれの関節運動の連合を要するリーチ課題を段階的に用いる．例えば，平面だけでなく傾斜面を用いることにより，前腕回内外や手関節背屈を促すことができる（図1）．頭部や胸部，背部，足部といった自分に対するリーチもADLと直結することが多く重要である．肩の外旋運動は，脳卒中患者では難易度の高い運動であるが，空間で上肢を保持する際に重要な要素であり，初期より肩の外旋を促通するよう心がける．上肢を下垂した状態での肩回旋運動，肩軽度屈曲肘屈曲位での外旋など，患者の可能な肢位での外旋を促す．リーチの際も，肩関節外転よりも外旋を用いるよう促す（図2）．前腕の回内が不十分な場合，平面に手掌を向けようと肩の外転で代償することがある．その場合は，弾性のある素材で前腕を回内位方向に巻き，回内を補助するとよい．

　リーチと手指の操作課題の組み合わせによって難易度が変化することも考慮する．リーチが不安定な段階では，お手玉など粗大な握りを組み合わせる．手指の運動の促通を主眼に置く場合は，容易にリーチできる範囲とするとよい．

（2）握り・つまみ

　手の形や動きは多様であり[10-12]，ここでは，手の形や動きの一部について述べる．

　手指屈曲の出現による粗大な握りには，容易に手との接触面をつくり握ることのできるペグやコーンを用いる．リーチが不十分な場合は，療法士が上肢を支え患者が手指の動きに集中できるようにする．離しも重要である．随意的な手指の伸展により離すことができない場合は，まずは脱力により，さらには手関節屈曲しテノデーシス作用（tenodesis effect）により物を離すように促す．手指屈曲の随意性の回復に伴い，用いる物の形や

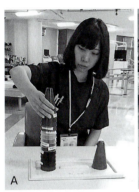
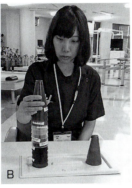

図2 リーチ動作の違い
同じ高さへのリーチであるが，Aは肩の外転によるリーチで，Bは肩の外旋を使ったリーチである．

大きさを変えて手の形を形づくれるように促す．MP関節外転，IP関節を軽度屈曲させ球の形に手を添わせた球握りは難易度の高い握りの形である．

つまみは，母指のわずかな内転もしくはIP屈曲運動による横つまみ，または手指のわずかな屈曲による母指・示指・中指の指腹つまみが最初に可能となることが多い．そのつまみの運動の範囲や運動のコントロールの程度で，ペグの太さ，重さや角ペグや丸ペグなどの形状を選びつまみ訓練に用いる．母指の対立位保持に短対立スプリントを用いるのもよい．随意性の回復に伴い，母指・示指・中指だけでなく，環指，小指でのつまみや，おはじき・小球などを用いて指尖つまみを促す．また，つまみ力向上を目的として，訓練用粘土を用いたつまみ訓練や新聞ちぎりなどを行う．つまみ動作では，例えば，母指・示指で物をつまみ上げる間，中指・環指・小指は屈曲位で標的物以外の物に触れて邪魔しないよう，手全体の肢位を保持できることも重要である．

（3）定置，操作，両手の協調動作

積み木を積み上げるような物を定置する動作は，上肢を空間に保持しつつすべての手指を同時に伸展することが求められる．

上肢の重さを利用した押さえではなく，随意的に指先や手掌で押す・押さえるという動作については，ボタンを押す，電卓やパソコンのキーボードを打つ，定規を押さえるといった手指を一定の肢位に固定しつつ他の関節の運動が生み出した力を指先に伝えるといったことが求められる．

手指の分離運動による物品の操作課題は，机上からつまみ上げた鉛筆を書字のために持ち変えて構える，ペグの反転，手内でボールを回す，数枚のトランプを広げる，こよりをつくるといった対象物を手内に留めながら動かすといった課題や，ビー玉を1つずつ拾い上げ尺側指でビー玉を保持しながら次を拾う，またその逆で手内に保持したビー玉を1つずつ繰り出すといった，橈側指と尺側指の分離した操作課題もある．

両手動作は，紐通し動作で板を保持するなど動作しやすいように物体を保持しておく側か，逆に紐を通す主たる動作を担う側かということがある．また，両手が同じような動きをする場合など多様である．

（4）生活の中で手を使う

日常生活を片手動作で済ませてしまうことに慣れてしまうと，麻痺側上肢は不使用の学習に陥ってしまう恐れがある．リーチや握りなどの要素的な訓練と並行して，日常生活動作（ADL）や手段的ADL（IADL），仕事や趣味活動といった日常生活の中で麻痺側上肢を積極的に使用するよう指導することが重要である．日常生活の中では，変形のしやすさなど物体の性質，滑りやすさなど表面の材質，重量などに応じて把持力をコントロールし，動作をしやすいように手の向きを合わせ，重さに耐えて空間に手を保持するなど，上肢の使い方は多様である．療法士は患者の意欲を引き出しながら，患者の上肢機能の状態に合わせ，具体的に何に麻痺側上肢を使用すべきか指導すべきである．生活場面の中で実際に動作方法を示しながら指導することが望ましい．台付き爪切りやループ付きタオルなど，自助具の使用も積極的に検討すべきである．一方で，患者が動作を行うと失敗する可能性が高く，かつ失敗したときに外傷を負う危険性の高い動作については，実施しないよう明確に指導すべきである．

日常生活での麻痺側上肢の使用状況の記録を患者に付けてもらい，患者と療法士とともに手の使い方について検討していくことも重要である．

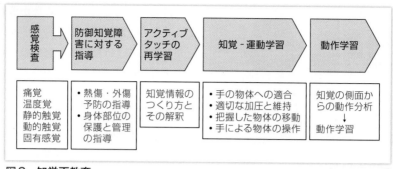

図3 知覚再教育　　　　　　　　　　　　　　　　　　　　　　　　　　　　　　　（中田，2005）[13]

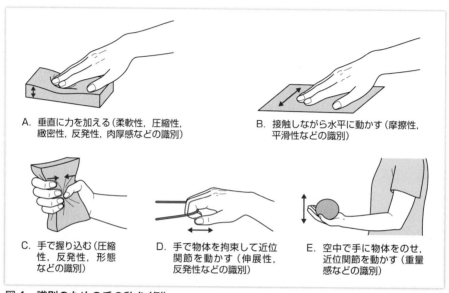

図4 識別のための手の動き（例）　　　　　　　　　　　　　　　　　　　　　　　　（中田，2005）[13]

5. 知覚再教育

　脳卒中患者の知覚再教育プログラム[13]は，運動麻痺の回復がみられない段階から実施する（図3）[13-15]．

　感覚検査を実施し，感覚障害の種類，障害部位，程度を把握しておく．自覚されにくい痛覚，温度覚などの防御知覚障害に対しては，日常生活上，熱傷や外傷予防のため，どのような場所でどのような傷害の危険があるのか，さらに回避の方法や手段を具体的に説明する．触覚が障害されている場合，あるいは回復してきた触覚を十分に利用できない場合には，アクティブタッチ（active touch）の再学習を行う（図4）．これは手をどのように動かしたらどのような知覚情報をつくることができるのかということを学習させ，つくられた知覚情報を解釈させる．さらに，それによって獲得された知覚情報を使って知覚−運動学習へと進め，手と物との対応関係を学習する．閉眼でさまざまな大きさ，異なる形状の物体を用いて，つまみや握りの訓練を行い，把握する物体の軸や形態に対して手を確実に適合させることを学習させる．そして適切な把持の中で，物体の性質，表面の材質，重量などに応じて把持力をコントロールさせること，それを維持させること，把握した物体を移動，操作することを学習させる．これらをふまえ，知覚の側面から必要な動作を獲得するための動作学習を行う．ADLや職業上必要な動作の獲得を1つずつ進めていく．

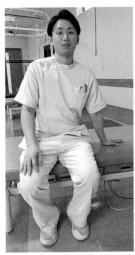

図5 痙性抑制肢位
肩外転・後方伸展位,肘伸展,手関節背屈,母指手指伸展・外転位にし,麻痺側上肢に体重をかける.

6. 痙縮への対応

痙縮筋の筋緊張のコントロールには,適宜,持続伸張,温熱療法,振動刺激,電気刺激,装具療法などを用いる.

筋緊張を低下させるために最も一般的に用いられているのは筋の持続的伸張である(図5).ゆっくりとした伸張を加えることにより,Ib抑制により自己の筋を抑制する.また,伸張により筋の粘弾性が回復し,これも筋緊張を低下させるのに役立っていると考えられる.伸張に要する時間は筋緊張の強さに応じて数分〜20分程度にする[16].

7. 新しい治療法

現在,CI療法,促通反復療法(PRE),rTMS,tDCS,HANDS療法,Brain Machine Interface(BMI),ロボット,ミラーセラピー,ボツリヌス療法など各種の新しい治療法が開発されており,従来に比べてより一層の機能改善が見込まれるようになっている.しかしながら,それぞれの治療法には必ず適応があり,正しい適応をもとに治療法を選択するべきである[17].これらの新しい治療法を用いる場合も,従来のアプローチを並行して行うことが望まれる.

(坂田祥子)

■文献

1) 山口 昇訳:脳血管障害/脳卒中.身体障害の作業療法(宮前珠子・他監訳),改訂第6版,協同医書出版,pp955-993.
2) 鎌倉矩子:ひとと手.手を診る力をきたえる(鎌倉矩子・他編),三輪書店,2013,pp2-7.
3) 鎌倉矩子:手を診る視点.手を診る力をきたえる(鎌倉矩子・他編),三輪書店,2013,pp10-16.
4) 古賀唯夫,原 武郎:自助具—機能障害と道具の世界,医歯薬出版,1977,p14.
5) 古川昭人:上肢機能検査—作業療法学全書 第3巻(日本作業療法士協会監),協同医書出版社,1991,pp190-212.
6) 並木祥司:4.作業療法士.脳卒中急性期治療とリハビリテーション(橋本洋一郎・他編),南江堂,2006,pp189-194.
7) 下田信明:こうして麻痺のある手をもっと動かそう!上肢機能の改善.脳卒中に対する標準的理学療法介入,文光堂,2007,pp143-153.
8) 深川明世:脳血管障害と脳外傷.身体障害治療学(岩崎テル子・他編),第2版,医学書院,2011,pp164-198.
9) 森山早苗:脳血管障害.作業療法学全書 第4巻 作業治療学 1 身体障害(菅原洋子編),協同医書出版社,2008,pp49-78.
10) 鎌倉矩子:手の静的なフォームⅠ—把握.手を診る力をきたえる(鎌倉矩子・他編),三輪書店,2013,pp18-42.
11) 鎌倉矩子:手の静的なフォームⅡ—非把握.手を診る力をきたえる(鎌倉矩子・他編),三輪書店,2013,pp44-60.
12) 鎌倉矩子:手の動きのパターン.手を診る力をきたえる(鎌倉矩子・他編),三輪書店,2013,pp62-84.
13) 中田真由美:感覚は改善するか?—末梢神経損傷・脳血管障害の知覚再教育.作業療法のとらえかた(古川 宏編),文光堂,2005,pp27-38.
14) 岩崎テル子,澤 俊二:中枢神経障害に対する知覚のリハビリテーション.知覚をみる・いかす 手の知覚再教育(中田真由美,岩崎テル子),協同医書出版,2003.
15) 丹羽 敦:対象となる機能障害と問題解決法.作業療法学全書 第4巻 作業治療学 1 身体障害(菅原洋子編),協同医書出版社,2008,pp28-32.
16) 山口 昇:筋緊張異常とその治療.身体機能作業療法学(岩崎テル子編),医学書院,2011,pp61-71.
17) 藤原俊之:各種治療の使い分けと適応判断.神経科学の最前線とリハビリテーション(里宇明元,牛場潤一監),医歯薬出版,2015,pp168-169.

ADL訓練

1. 脳卒中患者におけるADL訓練の進め方

　脳卒中を発症すると，半身の運動障害と感覚障害，さらには高次脳機能障害など多彩な機能障害が複雑に絡み合って，その結果としてADL障害が生じるという特徴と難しさがある．ADLは，これらの機能障害に加えて，動作を遂行する人的・物的環境にも影響を受ける．つまり，脳卒中患者のADL訓練においては，身体機能，高次脳機能，環境条件などにおける問題を抽出し，それらを統合して，障害を軽減するアプローチを考える必要がある．

　ADL訓練の進め方には，あるADL動作がどのくらい遂行可能かについて，介助量や自立度の観点から分析し改善を図っていく方法と，ADL動作の一連の過程のどの部分に問題があるか，つまり1つのADL動作をいくつかの工程に分けて問題を分析し改善を図っていく方法がある．

　脳卒中のADL訓練は，急性期・回復期・生活（維持）期のどの時期なのかによっても進め方が変わってくる．急性期では，疾病に対するリスク管理下，離床など簡易な動作から開始されることも多いため，ADL動作の介助量軽減の視点で訓練が進められることが多い．一方，回復期では，ADL動作のさらなる習熟を目指して，工程を分析したうえでより問題のある箇所を集中的に訓練することが求められる．

　脳卒中患者のADLのうち，比較的早期に自立可能な動作は食事であり，自立困難な動作は入浴である．また，寝返りや移乗動作は比較的介助量の軽減が得やすい．半側空間無視を呈する場合は，食事や更衣動作の自立に難渋する．このように，ADLそれぞれの動作の特徴と患者が有する機能障害の内容によって動作遂行の難易度が変わってくるので，それらを考慮してアプローチを考えていく必要がある．

2. 急性期のADL訓練

　急性期のADL訓練は，再発や症状の増悪など病態に対するリスク管理に最大の配慮を払いつつ進める必要がある[1]．おもなリスクは血圧の上昇または低下，心循環器系症状，低血糖発作，起立性低血圧などであり，訓練開始前に，これらの有無や出現可能性などの情報を診療記録などから収集するとともに，リハの中止基準を知っておかなければならない．そして，実際の訓練中では，バイタルサインや意識状態をチェックし，また疲労の程度などを観察しながら進める．

　重篤な合併症がない場合，リハは発症後早期より開始し，過度の安静臥床により生じる副作用としての廃用症候群を予防する．具体的には，意識・高次脳機能障害や運動・感覚障害などに対する評価を行いつつ，上下肢の関節可動域（range of motion；ROM）訓練や麻痺に対する筋再教育訓練，早期離床のために，段階的なギャッチアップによる座位保持訓練，全身状態に問題がなければ端座位から車椅子座位，車椅子座位時間の延長と進める．ADL訓練では，ベッド上動作として，寝返り・起き上がり，ベッド上座位での食事や整容動作訓練などを行う．座位保持や座位保持時間の延長などは，訓練時間だけでなく，生活時間で適宜動作を配置しながら進める必要があり，病棟看護師との連携は必須となる．

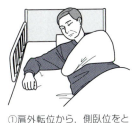 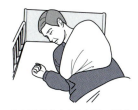 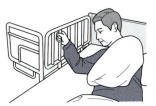

①肩外転位から，側臥位をとりながら，前腕から手部で上体を支持して起き上がる．
②側臥位をとりながら，肩内転・肘屈曲で体の下に腕を入れて，肘を突くように上体を支持して起き上がる．
③ベッド柵を引いて上体を起こす．

〈起き上がり方法〉
非麻痺側上肢側に寝返り，体幹を回旋させながら肘を曲げ，その直上に重心をのせて肘を伸ばしながら起き上がる．
〈非麻痺側上肢の使い方〉
①肩を外転する，②肩を内転して曲げた肘を寝返った体幹下に入れ込む，③ベッド柵を引くなどがある．

図1　起き上がり

3. 回復期のADL訓練

車椅子座位保持がおおむね30分以上可能になれば，訓練室での訓練へ移行する．標的動作を繰り返し体験することで動作の習熟を図る，または，動作のある工程を抽出し，そこでの問題を機能面で焦点化し，集中的な訓練を繰り返すことで介助量の軽減を図っていくなどによって進めていく[1]．

実際の動作遂行においては，現在の機能を生かした代償的なADL動作の獲得を目指すか，機能障害に対する筋再教育訓練により獲得された機能を最大限に生かしたADL動作遂行を目指すかについて判断が必要である．

例えば，トイレ動作において，麻痺は重度だが自宅では1人で動作を行う必要がある場合，ズボンの上げ下ろし時の立位姿勢は，安全で確実に動作の遂行が可能なように，壁に寄りかかっておもに非麻痺側下肢で支持をする方法を選択するだろう．一方，麻痺が回復しつつあり，麻痺側下肢での支持が可能，もしくは獲得が期待できそうであれば，ADL訓練として，麻痺側下肢荷重も促した立位姿勢を軽介助から監視下で行うこともある．機能障害の予後予測，選択した方法による動作の自立度・介助量，退院時期や転帰先も考慮し，どの時期にどの程度の動作獲得を目指すか，といった事項を総合的に検討して，病棟でのADL動作やリハ室でのADL訓練プログラムを選択する．

4. 生活（維持）期のADL訓練

生活（維持）期には，ADLの自立度を保ち，介助量を増加させずに，在宅や施設での生活を維持することを目指す．介護保険や障害者総合支援法のサービスなどの社会資源や福祉機器を有効利用して介護負担を図るなど，家族や介護者を含めた生活支援の視点が大切になる．

5. ADL訓練の実際

（1）起き上がり

外転させた非麻痺側上肢側に寝返り，体幹を回旋させながら肘を曲げ，その直上に重心をのせて肘を伸ばしながら起き上がる．体幹を回旋する際は，下肢をベッド外側に下ろし骨盤の回旋と合わせて行う．下肢を下ろす際は，非麻痺側下肢を麻痺側下肢の下に入れて両側同時に動かすと容易である．

非麻痺側上肢の使用には，外転に加え，内転して曲げた肘を寝返った体幹下へ入れ込んだ後に肘を伸ばしながら起き上がる．ベッド柵を引いて起き上がるなどの方法がある（図1）．

（2）移乗動作

非麻痺側に置いた車椅子のアームレストをつかんで立ち上がり，非麻痺側下肢を軸にして回転し，体の向きを変えて座る（図2）．立つ際は，前もって殿部を前方に位置させておくと，立ち上がり時の体幹前屈が容易になる．また，体の向き変

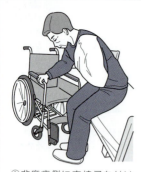
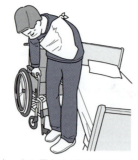
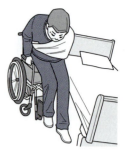

①非麻痺側に車椅子を付けて，遠方のアームレストを持ち立ち上がる．
②しっかり腰を上げてからアームレストを支持して，非麻痺側下肢を軸に体の向きを変える．
③体の向きをしっかり変えたら体幹前屈しながら座る．

図2　移乗動作

えは，非麻痺側下肢に十分荷重して立ち上がり，膝を伸ばして腰を上げ，そこで非麻痺側上下肢を軸に荷重しながら行うとよい．さらに，座る際も体幹前屈しながら座ると安全である．非麻痺側の手すりを利用した動作が向上すれば，180°体の向きを変えて正面に移乗する，麻痺側の手すりを利用して移乗するなどより難易度を高め，在宅生活を想定した移乗動作へ進める．

(3) 食事動作

　この動作は，非麻痺側上肢のみで可能なことから，比較的早期に自立することが多い．食事動作の自立には，座位姿勢が保持可能かどうか，そして摂食嚥下障害や半側空間無視，観念失行などの高次脳機能障害の有無が影響する．

　座位姿勢保持に障害がある場合はクッションなどを利用してポジショニングの工夫を行う．さらに，テーブルの位置は，食事内容が確認できる程度の高さであること，テーブルが高すぎてリーチが難しくならないこと，低すぎて座位姿勢が崩れないこと，などに配慮する．摂食嚥下障害に関しては，嚥下造影検査(VF)や嚥下内視鏡検査(VE)での評価をもとに，安全に嚥下可能なように食事時の姿勢や食形態・硬さの調整を行う．非麻痺側上肢だけでの摂食動作に手間取る，また非麻痺側手指の操作性に不十分さがある場合は，すくいやすい食器やフォーク，スプーン，箸などの自助具(図3)を利用する．

(4) 整容動作

　整容は，身体の清潔を保つ衛生管理において，また社会的交流にかかわる身だしなみの保持において重要な動作である．洗顔，歯磨き，爪切り，整髪，髭そり，化粧などが含まれる．移動や座位，立位などの身体機能や手順の理解，道具の使用などの高次脳機能が関与する．整容では，多くの動作が片手で可能なことも多く，その方法を指導するとともに，例えば，非麻痺側が洗面台近くになるよう斜めに体を位置させ，かがんで顔を洗う際の立位バランスを安定させる姿勢の工夫や，非麻痺側の爪は片手で切れる爪切りや，麻痺側手を使用できる場合は台付き爪切りを利用するなど，自助具の使用なども考慮する(図4)．

(5) 更衣動作(上衣)

　服の種類によって難易度があり，ゆったりした服や前開きの服のほうが，脱着は容易である．麻痺側上肢から着て，非麻痺側上肢から脱ぐことが基本である(図5)．

　前開きでは，まず麻痺側上肢の袖を通して肩まで引き上げ，背面を通して非麻痺側に送り，非麻痺側上肢の袖を通す．膝上で手部を出して袖口を入れ，次にかがんで両足間に麻痺側上肢を下垂した状態で袖を引き上げると通しやすい(図6)．また，肩まで引き上げた際は，手が出るまでしっかり引っ張っておくと，背面に回したときに袖部が落ちない．さらに，両袖を通した後，襟を正しておくとボタンかけがずれない．

　被りものでは，麻痺側上肢の袖を通した後に頭を入れるが，これも袖を可能な限りしっかり引き上げておくと，その後の動作が容易となる．

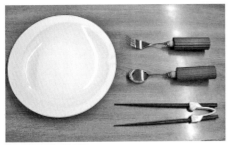

左：すくいやすい皿
右奥から：太柄のフォーク，スプーン，介助箸

図3 食事の自助具

〈すくいやすい皿〉
皿の一部のサイドが切り立った角度を呈し，そこに向かってすくうことで，容易に動作ができるようになっている．

〈太柄のフォーク，スプーン〉
把持力の不足を補うために，太柄で滑りにくい持ち手になっている．柄の向きを徒手で自由に調整できるものもある．

〈介助箸〉
箸のつまみと脱力で箸先の開閉を可能とし，箸の操作を要さずにつまむことが可能となっている．

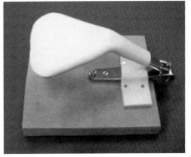

図4 台付き爪切り

非麻痺側手の爪を切るための自助具．台付きとして爪切りを固定し，爪切りの押す面を大きくすることで動作の安定を図る．麻痺側手や非麻痺側手部自らの重さを利用し，爪切り動作を行う．

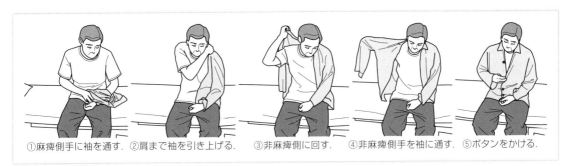

①麻痺側手に袖を通す． ②肩まで袖を引き上げる． ③非麻痺側に回す． ④非麻痺側手を袖に通す． ⑤ボタンをかける．

図5 更衣動作（上衣）

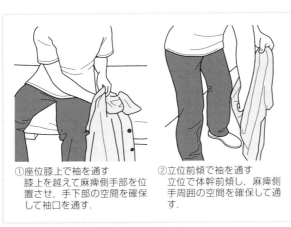

①座位膝上で袖を通す
　膝上を越えて麻痺側手部を位置させ，手下部の空間を確保して袖口を通す．

②立位前傾で袖を通す
　立位で体幹前傾し，麻痺側手周囲の空間を確保して通す．

図6 更衣動作（上衣）の袖の入れ方

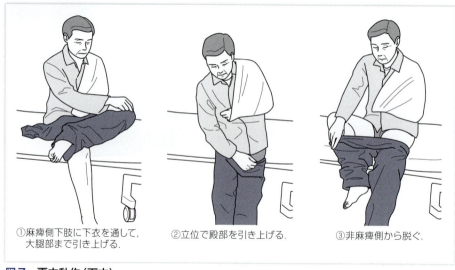

①麻痺側下肢に下衣を通して，大腿部まで引き上げる．　②立位で殿部を引き上げる．　③非麻痺側から脱ぐ．

図7　更衣動作（下衣）

(6) 更衣動作（下衣）

臥位のまま，もしくは座位や立位で行う動作である．そのため，寝返り，起座，座位保持などの起居動作や立ち上がり，立位保持機能が基礎となる．上衣と同様，麻痺側下肢から通して，非麻痺側下肢から脱ぐ（図7）．麻痺側下肢を通したら大腿部までしっかり引き上げ，その後に立ち上がって殿部を引き上げる．麻痺側下肢を通す際は，麻痺側下肢を上にして足を組むと入れやすい．また，立ち上がりは手すりを使用すると容易であり，さらに立位保持が不安定な場合，その手すりに寄りかかって殿部の引き上げを行うとよい（図8）．

(7) トイレ動作

1日に数回繰り返される動作であり，患者本人の自尊心にも大きく影響し，介助者の肉体的・精神的負担も大きいので[2]，ADLの中でも重点的にアプローチすべき重要な動作の1つである．動作は，立ち上がりと移乗，便座での座位保持，ズボンの上げ下げ時の立位姿勢が保持可能であることが必要となる．

便座に対して車椅子をどの位置に付けるか，手すりの場所はどこか，その結果，動作方向は麻痺側回りか非麻痺側回りか，体の向きは何度変える必要があるか，そしてズボンの上げ下げ時に手すりを補助として使用できるかなどによって動作の難易度は変わってくる．

便座に向かう行きの動作と車椅子に向かう帰り

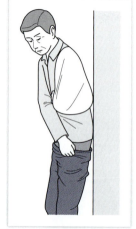

下衣の引き上げは，非麻痺側手で行うと手すりが把持できないため，バランスが不安定な場合は壁や手すりに寄りかかって行うとよい．

図8　更衣動作（下衣）の殿部の引き上げ

の動作では，手すりの位置と動作方向によって難易度が変わる．手すりが非麻痺側にあっても動作方向が麻痺側になる際はバランスが不安定になりやすい．便座での座位保持は，背もたれがない不安定な場所に一定時間姿勢を保持するので，椅子座位よりも難易度が高い．後始末では座位バランスを要する．ズボンの上げ下げでは立位バランスを要し，ズボンの上げ下げを非麻痺側手で行うと手すりが把持できないため，バランスが不安定な場合は壁や手すりに寄りかかって行うとよい（図9）．

(8) 入浴動作

衣服の着脱，浴室の出入り，浴槽の出入り，シャワー椅子（図10）での立ち座り，洗体，洗髪な

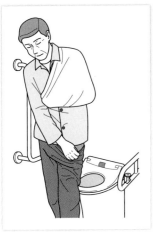

図9　トイレ動作
ズボンの上げ下げ時，立位のバランスが不安定な場合は寄りかかって行う．

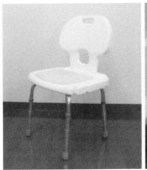

A. シャワー椅子
高さが調整でき，立ち座りが容易にできる．

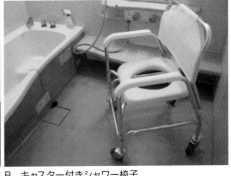

B. キャスター付きシャワー椅子
衣服を脱衣しキャスター付きシャワー椅子に座り，ベッド側から直接浴室へ行く．

図10　入浴動作①

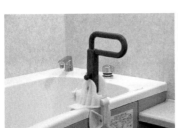

A. 浴槽縁の手すり
浴槽の出入りや浴槽内での立ち座りに使用する．

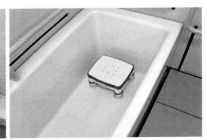

B. 浴槽内の椅子
浴槽内で固定でき，立ち座りを容易にする．

図11　入浴動作②

ど多岐にわたる複雑な動作が含まれる．また，床面が濡れた滑りやすい状況での移動や立ったり座ったりなどの姿勢変換を要するので，難易度が高い動作である．入浴時は下肢装具を付けないため転倒するリスクも高くなる．また，介助を要する場合，裸体なので，しっかり支えられず不十分となりやすい．

浴槽の出入りは，浴槽にバスボードを渡し，そこにいったん座って下肢を浴槽内に入れる．いったん座って下肢を出入りさせる方法は，浴槽脇に浴槽と同じ高さの椅子を置くことでも可能である．浴槽内での立ち上がりは滑りやすいので，浴槽縁の手すりをつかんだり，浴槽内に椅子を設置したりして（図11），体幹を前傾させ下肢にしっかり荷重させてから行うとよい．その際，できれば，麻痺側下肢を十分に屈曲させておくと荷重が容易である．

シャワーや洗面器，石鹸やシャンプーなどは，シャワー椅子に座った際に体の近くに配置されるよう準備する．洗体や洗髪を片手で行う場合，非麻痺側上肢や背部を洗うための洗体用長柄ブラシや取っ手付きタオル，洗体用ブラシ，洗体手袋などの自助具（図12）を用いるとよい．

6．「できるADL」と「しているADL」

設定された状況下で遂行できるADLと，実際に実行されるADLに差を生じることがある．両者が一致することが望ましいが，ADLが獲得されるまでの過程で，訓練場面で発揮される実行可能な最高レベルのADL能力「できるADL」と，それを実際の生活場面で常日頃に発揮される「して

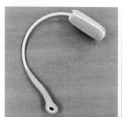 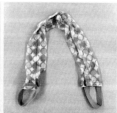 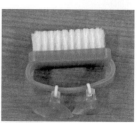

A. 洗体用長柄ブラシ
背部などを片手で洗う際に使用する.

B. 取っ手付きタオル
麻痺側手で取っ手を掴んで, 背部などを洗う.

C. 洗体用ブラシ
壁などに吸盤部を接着させ, 爪や健側上肢などを洗う.

図12 入浴動作用の自助具

いるADL」との間に差違(ギャップ)が生じることはしばしばみられる.

このギャップは, 介助者の技量や手すりの位置の違いなどの人的・物理的な要因と, 対象者の体力や動作の習熟度などの身体機能, 対象者の認知や心理などの精神機能など個人要因で生じる. われわれは, 常にこの点に注意を払い, ギャップが生じている場合にはその要因を分析し, 最終的にはそれを埋めるべくアプローチを行っていくことが求められる.

7. IADL訓練

ADLには階層がある[3]. ADLは, 日常生活を送るうえで基本的に必要な動作である. 一方, 家庭生活を営むうえでは, ADLに加えて, 家庭内外における広範囲な応用的動作が必要となる. 例えば, 食事の準備や後片付け, 掃除, 洗濯, 買い物や外出, 公共交通機関の利用などの諸動作は, IADL(手段的日常生活動作)として分類される. このADLの階層を理解し, ADLとIADLを合わせた動作や活動の獲得を図っていくことが, QOL向上につながる.

IADLは, 実施場所が必ずしも家庭内と限らず, いくつもの工程を含み, そしてその遂行には状況判断も求められ, ADLよりもさらに高度な身体・精神・高次脳機能が必要とされる. そして, 多種多様な活動を含み, 対象者のニーズや対象者が置かれる環境などによって必要度は変わる. アプローチ方法も決して画一されたものはなく, 脳卒中患者の希望や機能障害の程度や環境面も考慮して訓練を計画する[4].

例えば, 洗濯であれば, 洗濯物を集めて洗濯機の中に入れ, 洗濯された物を取り出し, それを持って干場に移動し洗濯物を干すまでを活動ととらえるなど, まずは活動の枠組みと工程を明確にする. そして, 洗濯物を集める際の杖なし歩行や干し場に移動する際の洗濯物の抱え方や干し方など, 訓練や検討を要する事項を各工程で洗い出し, 対象者の能力を鑑みて, 目標レベルや訓練内容, 工夫点を明らかにしてアプローチを進めていく. 場合によっては, 洗い終わった洗濯物は家人に運んでもらう, 干し場は低い位置に設定してもらうなど, 実際の場面でどの程度能力を発揮できるかを推察・評価し, 援助内容や環境設定も含めて解決策を講じていく必要がある.

つまり, IADL訓練においては, 患者ごとに最適な方策を確立していくことが重要である.

〔阿部 薫, 辻 哲也〕

■文献

1) 千野直一, 安藤徳彦編:リハビリテーションMOOK―脳卒中のリハビリテーション, 金原出版, 2001.
2) 江藤文夫, 里宇明元監:最新リハビリテーション医学, 第3版, 医歯薬出版, 2016.
3) 千野直一, 安藤徳彦監:リハビリテーションMOOK―ADL・IADL・QOL, 金原出版, 2004.
4) 生田宗博編:I・ADL 作業療法の戦略・戦術・技術, 第3版, 三輪書店, 2012.

失語症のリハビリテーション

人間社会において，コミュニケーション能力を最も阻害する要因は，失語症（aphasia）や構音障害*（dysarthria）といった言語機能の障害である[1]．

失語症のリハにおいて，わが国では高い水準のエビデンスは示されていないのが現状であるが，言語聴覚療法は有効であるとされている[2,3]．一方，欧米ではいくつかのRCT（randomized controlled trial）がなされており，言語聴覚療法は失語症の回復に効果的であるという結果が出ている[4-7]．一般的に言語聴覚療法は，病院や施設において言語聴覚士（ST*）が実施する．

本項では，「脳卒中治療ガイドライン2015」[8]に則し，現在わが国で実施されている失語症のリハにおける評価と訓練を，古典的なものから最新治療まで紹介する．

1. 失語症の訓練法——さまざまな訓練法の概略を理解する

(1) 刺激促通法

失語症をアクセス（回収）障害による言語機能の低下ととらえ，感覚刺激を用いて繰り返し刺激する．感覚刺激は特に聴覚刺激が用いられ，脳内に損なわれずにある言語能力を引き出す（促通）ために使われる．刺激促通法の治療原則[9]を表1に示す．

表1　刺激促通法の治療原則

1. 強力な聴覚刺激の使用
2. 適切な言語刺激の使用
3. 感覚刺激の反復使用
4. 反応を生起させる刺激の使用
5. 強制や矯正を受けない反応の生起
6. 最大限の反応の生起
7. 反応の正確性についてのフィードバック
8. 系統的で強力な働きかけ
9. 易しくなじみ深い課題からの開始
10. 豊富な刺激の使用
11. なじみのある材料や手続きから新しい材料や手続きへの発展

(2) 機能再編成法

失語症では言語能力が部分的であれ消失すると考え，残っている機能を用いて失われた機能を補う方法である[10]．例としては，仮名文字訓練のキーワード法などがある（**side memo**）．キーワード法に関しては，失語症近縁の特殊な障害である失読や失書の訓練にも効果があることが報告されている[11,12]．

構音障害：dysarthriaとは，大脳の言語中枢プログラムは保持されているが，錘体路が大脳皮質運動野から前核細胞に至るいずれかで損傷を受けることにより，発話の際に使われる口唇，舌，咽頭筋，喉頭筋が適切に機能せず，いわゆる「呂律（ろれつ）が回らない」症状を呈すること．

ST：speech therapistの略で，言語聴覚士のこと．言語聴覚士は，言語や聴覚，嚥下（飲み込み）障害の機能回復や発達促進の援助を行う医療，福祉における専門家である．

---

side memo　キーワード法

仮名の読み書き訓練において，仮名1文字と拍の間に橋渡し役として単語（キーワード）を挟み込み，文字 ↔ キーワード ↔ 拍の三者を対応付けて仮名文字の想起に結び付ける訓練である．キーワードには，仮名多音節語，漢字1〜3音節語，単音節語に複合語を組み合わせたものがある．例えば，書き取りの訓練として，音声「か」から仮名文字「か」を想起したい場合，「柿（かき）」の「か」と学習させ，音声「か」→キーワード「柿」→仮名文字「か」という流れで仮名文字が想起できるよう訓練する．

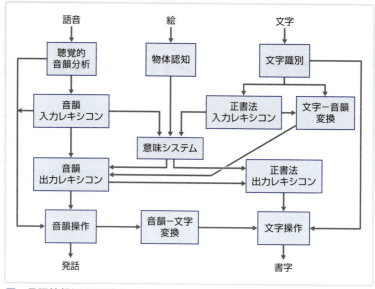

図 言語情報処理モデル　　　（紺野, 2001[13]を一部改変）

(3) 認知神経心理学的アプローチ

認知神経心理学的アプローチはすでに示した「刺激促通法」や「機能再編成法」とは異なり，固有の訓練テクニックではない．健常成人の言語情報処理モデルを作成し，それを用いて失語症で障害された機能（モジュール）を特定し，その機能の改善に的を絞った訓練を実施するというものである．言語情報処理モデルの例を図に示す[13]．このモデルを用いて，例えば音韻入力レキシコンから意味システムへのアクセスが障害されている場合，聴覚刺激から意味理解を伴うような課題を繰り返し実施する，文字からの入力で聴覚的な意味理解を補うといった訓練などが考えられる．

(4) 実用コミュニケーション促進法

前述してきた訓練は主として言語機能を改善しようという取り組みであったが，実用コミュニケーション促進法は，コミュニケーションの実用性を重視したアプローチであり，言語・非言語にかかわらずコミュニケーションの目的である意思伝達能力を促進しようというものである．その代表的なものにPACE（Promoting Aphasics Communicative Effectiveness）[14]があり，治療原則を表2に示した．具体的には，絵カードに書かれているものをその名前を言わずに言葉やジェスチャー，絵などを用いて相手に伝えたり，役割交代をして

表2　PACEの治療原則

1. 新しい情報の交換
2. コミュニケーション手段の自由な選択
3. 会話における対等な役割分担
4. 情報伝達の成功度に基づいたフィードバック

答えたりといったものである．

(5) 拡大・代替コミュニケーション（augmentative and alternative communication；AAC）

利用可能なすべての意思伝達手段を使ってコミュニケーション能力を改善するアプローチである．ジェスチャーや描画などの残存能力，コミュニケーションボードやノート，キーを押すと音声が出るVOCA（voice communication system）やコンピュータを使ったものなどさまざまある．これらを獲得するためには，新しいことを学習する能力が必要であり，また家族や介助者にも使い方を指導する必要がある．

(6) グループ訓練

近年地域でのリハが盛んに行われるようになり，福祉センターなどで失語症のグループ訓練が実施されている．それに伴い病院や施設などでも，グループ訓練を取り入れてきている．グループ訓練のメリットは，同じ障害で苦しんでいる人

表3 発語失行の訓練の流れ

1. 訓練レベルの選択

発声 ── 母音 ── より簡単な子音＋母音（音節）── 単語 ── 文 ── 文章
　　　　│　　　　　　　　　　　　　　　　　　　　　　　　　（プロソディ訓練も）
　　　系列語，挨拶など慣用句，歌の併用
　　　（自動性と随意性乖離がある場合）

2. 訓練方法

〈重　度〉
メロディックイントネーションセラピー（MIT），斉唱，歌（発声）など．

〈重中度〉
口部顔面失行が強い場合は随意的な非構音運動の併用も考える，発声持続（意図的構音），口形強調提示による母音，ハミングから/ma/など非構音運動の利用での音節・単語（短い），MITなど．

〈中等度〉
系統的構音訓練（簡単な音から，短い音節から，簡単な調音結合からなど），構音運動の説明や提示による理解，口形や口形図によるヒント提示，触覚－運動感覚情報の強調，視覚フィードバックの強調（鏡，エレクトロパラトグラフィー，ビジピッチ，発声発語訓練装置など），聴覚フィードバックの強調．

〈軽　度〉
言い難しい調音結合の単語での訓練・文・文章での訓練，プロソディの訓練（より自然に：より長く，豊かなイントネーションで），録音した音声による自己評価・自主学習・復唱・音読から漫画の説明や会話場面へ

（小嶋，1991）[11]

と接することによる心理的問題の軽減，複数人での会話によるコミュニケーションの複雑化や社会性の強化，他者の観察によるコミュニケーション方法の学習効果があげられる．生活（維持）期の失語症者に週5時間，グループ内でのコミュニケーション訓練をおもに会話の開始と会話内容の変更に注目して施行したところ，グループ訓練を受けたことでコミュニケーション能力の改善が明らかであった[15]という報告もある．

（7）その他

コンピュータを使用して行う報告も散見される[16]．例えば，パソコン画面を通して，図柄と名前が一致すればボタンを押す機器や，コンピュータの発語を聞いた後に音読を練習する機器など各種あり，いずれも効果的と報告されているが，専門職の指導は必要であろう．

（8）失語症の新しい治療法

①拘束言語療法（CI療法）

失語症者に対し，ジェスチャーや描画など言語以外のコミュニケーション手段をとらせず，言語使用のみを促す訓練法である[17]．

②反復経頭蓋磁気刺激（rTMS）療法

低頻度rTMSと集中的言語療法併用による失語症の改善効果が報告されている[18]．

（9）発語失行の訓練

発語失行（apraxia of speech）は，構音障害と言語障害の狭間にある障害であり，しばしば失語症に合併し，ブローカ失語の中核症状といってもいいものである[13]．発語失行は発話のみの障害で，プロソディ*障害と一貫性のない音の歪みが特徴である．重度例では全く発語することができないため，コミュニケーションに大きな問題を生じる．重症度に応じてさまざまな訓練法があり

プロソディ：話し言葉のメロディ（抑揚），アクセント，リズムの3要素を含めて表現する用語である．

汎化：ある特定の刺激と結び付いた反応が，類似した別の刺激に対しても生じる現象．つまり日常コミュニケーション場面への汎化とは，訓練場面で可能となった反応が日常コミュニケーション場面でも可能となることをいう．

(表3），純粋型以外では失語症の訓練と合わせて実施していく必要がある[13]．

2. 各期における訓練と支援法 ―急性期から生活（維持）期までの対応を理解する

(1) 急性期

速やかなコミュニケーション手段の確立，および家族への説明が必要となる．具体的には，失語症や高次脳機能障害の説明，日常生活への影響とその対応方法，そして今後の訓練の見通しなどを伝え，理解を得たうえで環境調整に入っていく．また，病棟でのコミュニケーションが円滑になるようコミュニケーションボードやノートを導入し，看護師など病棟スタッフにコミュニケーション方法を伝えることで，患者本人の訴えを理解できるような環境にし，患者本人にストレスがかからないよう配慮する．

(2) 回復期

言語機能自体の回復を目指した機能回復訓練が中心となる．この時期に重要なのは，訓練場面で課題が可能になるだけでなく，日常のコミュニケーション場面にも汎化*していくよう訓練を進めることである．

(3) 生活（維持）期

改善の幅が小さくなり，加齢による機能低下も起こる時期であるため，言語機能の維持目的の機能訓練だけではなく，拡大・代替コミュニケーションなども取り入れ，実用コミュニケーション能力の拡大も考えていく必要がある．また，1対1での個別訓練だけでなく，社会や地域でのコミュニケーションの機会を増やすよう，家族会や失語症友の会への参加を促していくこともある．

（山本一真，渡邉 修）

■文献

1) 渡邉 修：脳卒中リハビリテーションのエビデンス コミュニケーション．総合リハ43：215-220，2015.
2) 種村 純，他：失語症言語治療に関する後方視的研究―標準失語症検査得点の改善とその要因．高次脳機能研32：497-513，2012.
3) 三村 將・他：わが国における失語症言語治療の効果，メタアナリシス．高次脳機能研30：42-52，2010.
4) British Society of Rehabilitation Medicine：Rehabilitation following acquired brain injury. National clinical guidelines, Royal College of Physicians, London, 2003
5) Robey RR：A meta-analysis of clinical outcomes in the treatment of aphasia. J Speech Lang Hear Res 41：172-187, 1998.
6) Brady MC, et al：Speech and language therapy for aphasia following stroke. Cochrane Database Syst Rev（5）：CD000425, 2012.
7) Cicerone KD, et al：Evidence-based cognitive rehabilitation：updated review of the literature from 2003 through 2008. Arch Phys Med Rehabil 92：519-530, 2011.
8) 日本脳卒中学会脳卒中ガイドライン委員会編：脳卒中ガイドライン2015，協和企画，2015.
9) 竹内愛子，河内十郎編：脳卒中後のコミュニケーション障害，改訂第2版，協同医書出版社，2012.
10) 廣瀬 肇監：言語聴覚士テキスト，医歯薬出版，2005.
11) 小嶋知幸，他：純粋失書例における仮名書字訓練シングルケース・スタディによる訓練法の比較．失語症研11：172-179，1991.
12) 伊沢幸洋，他：漢字の失読症状に対する訓練法 漢字一文字に対して熟語をキーワードとして用いる方法．音声言語医40：217-226，1999.
13) 紺野加奈江：失語症言語治療の基礎―診断法から治療理論まで，診断と治療社，2001.
14) Davis GA, Wilcox MJ：Adult Aphasia Rehabilitation：Applied Pragmatics, College-Hill Press, San Diego, 1985.
15) Elman RJ, Bernstein-Ellis E：The efficacy of group communication treatment in adults with chronic aphasia. J Speech Lang Hear Res 42：411-419, 1999.
16) Canadian Partnership for Stroke Recovery：Evidence-Based Review of Stroke Rehabilitation：http://www.ebsr.com
17) Pulvermüller F, et al：Constraint-induced therapy of chronic aphasia after stroke. Stroke 32：1621-1626, 2001.
18) 安保雅博，角田 亘：脳卒中後遺症に対するrTMS治療とリハビリテーション，金原出版，2013.

失認・失行のリハビリテーション

　失認，失行のリハにおいては，症状のみをみてそれを回復させようとする視点だけでは，かえって回復が難しいところがある．視点を変えて，その患者をみて，日常生活の困難をいかに減らすかを第一に考えるほうが結果がよく，これがこの分野のリハの考え方となることを強調したい．

1. 失認・失行のリハビリテーションに共通する考え方

　失認，失行のリハについては，これまでに多くの方法に関する報告があるが，あえて一言でまとめると，「どの方法もある程度の効果が期待できるが，どの方法も万全ではない」ということになりそうである．そしてこのことは，失認，失行がともに広い概念であり，多様性が高いという事実に起因する可能性がある．この場合，ある方法がある症例にとって効果が高いことがありうる一方で，すべての症例に効く方法というのはその多様性から難しいこととなる．であるとすれば，その方法はどのような症例に効果があるのかということが検討されていくべきだが，この点も病態の複雑さとも関連して，まだ検討は不十分である．

　エビデンスという観点で述べると，半側空間無視に対する視覚走査訓練はある程度のエビデンスが確認されているとされる（ただし，この訓練は，自分の症状に自覚がない症例に用いることが難しいなどの短所がある）．他の方法においては，残念ながらまだ十分なエビデンスが確認されるという状況には至っていない．加えて，失認，失行の検討には，幅の広い概念であるために対象者の診断が必ずしも共通の形で行われているわけではなく，この診断の違いをどう扱うかという問題がある．さらには，報告の多くが1例報告ないし症例数の少ない報告にとどまっている現状もあり，十分な症例数での検討が単純にはいかないところもある．

　このような特徴を呈する失認，失行についてリハを考える場合，実際の臨床の場面では，1つの方法だけではなくいくつかの方法を組み合わせるほうが現実的であり，効果も期待できる．決まった1つの方法がまだ定まっていない分野である（将来的に1つの方法に収束していくのかも疑問でもある）ので，「その症例にとって最善が何かを考えてリハの方法を複数導入していく」形が現実には最良の方法となっている．この際，もしもその中のある方法に効果が期待できないと考えられた場合にはその方法を中止するなど，ある程度の試行錯誤をすることも勧められる．そしてそのためには，途中でその効果をどう判断するかを考えるなどの工夫も求められることになる．

　組み合わせるべきリハ方法の考え方としては，症状を直接改善させることを目的とした方法に加え，日常生活能力を高めるための訓練，代償手段の活用，気づきの向上，環境の調整などが，取るべき選択肢としての手がかりとなる．また，1つの動作は一機能ではなく，複数の機能が一連に連なる形で形成されているので，患者自身にやり方を試行錯誤させるよりもなるべくエラーをさせずに1つの動作を完遂させるほうがよいことも考えられる．つまり，対応の基本は，保たれているところを活かし，できないところはカバーをしていくことである．包括的な対応を取り，なるべく生活上での困難を減らして安定した生活を構築することが，全般的な改善につながっていくことになる．

2. 半側空間無視のリハビリテーション

1 トップダウンアプローチとボトムアップアプローチについて

　半側空間無視のリハについて述べるにあたり，わが国のリハ分野でよく用いられている「トップダウンアプローチ」と「ボトムアップアプローチ」という言葉について触れておく．いずれもなかば慣習的に用いられ，明確な定義が示されている用語ではないが，脳機能の判断統合の部分を頂点，感覚入力や運動出力の部分を底辺になぞらえて，判断統合部分から下に向かって働きかけを行っていくのがトップダウンアプローチ，感覚入力や運動出力に働きかけて効果を上に向かって広げていくのがボトムアップアプローチとなる．

　半側空間無視に関していえば，トップダウンアプローチとは，ストラテジーなどを駆使して無視空間への反応を高めていくもので，すなわち意識的に行う訓練アプローチである．ある程度のエビデンスが確認されているが，患者自身に無視症状への気づきがあることが求められるので，病識がない場合には実施が難しいところがある．ボトムアップアプローチは，土台となる感覚入力や運動出力を高めて空間性注意を上げていこうとするもので，いわば無意識の部分に働きかけるものである．さまざまな方法が多く用いられているが，エビデンスが確認されるまでには至っていない現状がある．

　実際には，これらのアプローチに加えて，環境調整も含めたさまざまな働きかけを合わせて対応をしていくことになり，この点は他の失認，失行の場合と共通である．

2 訓練方法

（1）視覚走査訓練

　視覚走査訓練（visual scanning）とは，視覚的対象を隅から順序よく系統立てて見ていくように訓練をするものである．効果に対するエビデンスがある程度あるが，手順を追った訓練のため，症状が重度であったり自分の症状に自覚がない症例に用いることは難しいところがある．

　DillerとWeinbergの1977年の報告は，視覚走査訓練の要素を含む方法の効果検証をした最も初期のものとして知られる[1]．彼らは文章の左にanchor（目印）として赤い線を引く方法を用いた．患者はまず各行を読む前にanchorをみつける訓練を受ける．そしてその習慣が付いたら，anchorを段階的になくしていく．結果は，単語の見落としは有意に減少した．ただ，その効果が他の課題に汎化されることはみられなかった．

　視覚走査訓練は，エビデンスについてはある程度の確認がされているとされ，メタ解析では高いレベルでの推奨がされている[2]．汎化の効果が乏しいため，どんな訓練動作を選択するかが重要な事項となる．日常生活で実際に高い頻度で使う動作の練習に導入することが望まれる．

（2）Spatiomotor cueing―左手を動かすことによる無視の軽減

　HalliganとMarshallは左手を動かせば左無視が減少することを報告し[3]，この内容が，Robertsonらの一連の，左手を動かすことをシステマティックに学習するプログラムの導入とその効果の検討につながった[4]．その結果，体の左側に動きが起こっていれば（それを患者が見ていなくても）左手の動きが左無視を軽減するという結果が見いだされ，さらには右手の動きがこの効果を減らすこともわかった．ただ，多数の症例による検討[4]では，左手を動かすことがすべてのケースに効果があるわけではなく，また多くのケースに左麻痺があるのでそれが阻害もした．しかし，効果のあるケースもあり，そのようなケースでは，患者が手を動かすことを忘れないように，ある一定の時間ボタンを押さないとブザーが鳴るような機器を手に装着することも試みられた．左無視が減少し，かつその効果がその後も長く継続したという．

（3）左側への促し（cueing）―注意の向上

　注意の低下と無視との間に関係があるという考え方に基づいて，Robertsonら[5]はself-alerting techniqueの左無視に対する効果を検討した．患者は合図を受けて左側に注意することから始め，徐々にその合図を自分で出すように訓練される．半側空間無視検査と注意持続検査の結果が改善す

ることが確認された．

　この知見と関連して，声を出すこと（これは注意を向ける対象について考えることを強める）および精神賦活薬が無視を減らすことも示されてきた．また，こうした覚醒の効果は，好きな音楽を聞いているときに無視が減少するという説を支持することにもなっている．最近の研究では，機器の振動による注意を促す合図が効果があるという[6]．他にも情動や覚醒と無視との関係の研究が報告されている[1]．

(4) 左後頸部への刺激

　右に向いた注意を左に戻すことを目的とした介入が報告されている．Schindlerら[7]は，頸部に振動を与えて回旋の感覚と代償的な動きを錯覚させる機器の使用をした．3週間にわたって1日4回の振動を与えた結果，評価検査と日常生活尺度の改善が対照群よりよくなり，この効果は2カ月間持続したという．

(5) プリズム眼鏡

　右へ10°偏視をさせた眼鏡を付けることを繰り返して適応させ，その後眼鏡を取ると左側へ注意が向くようになるという報告がされている．Rossettiら[8]は，左無視のある患者で，プリズム訓練のみを行った後に1時間以上左への注意が増加したという報告をした．しかし，このプリズム眼鏡の効果については，その後，否定的な結果の報告も多くみられる．Turtonら[9]は無作為抽出試験を実施し，プリズム訓練は対照群に比べて対象物を指す課題の成績はよかったが，日常生活レベルでは全般に改善はみられなかったとしている．

(6) 気づきに関して

　半側空間無視をもつ患者の場合，発症初期は症状に対する気づきがないことが多い．その後，症例によっては症状があることを理解できるようになり，この場合は，症状に関する情報提供がある程度有効となる．ただし，自分の無視がどの程度の強さなのかを実感できるまでに認識が進む者は稀であり，したがって，気づきが十分とならなかったり，ときには意識し過ぎて逆に非麻痺側がおろそかになることもある．

(7) 日常の活動に沿った訓練および環境調整

　日常生活をよく観察し，何が保たれ，何が失われているのか，失われている部分はどう代償するかを判断し，日常の活動をなるべく円滑に進められるように生活を支援することが行われている．この場合，ある活動を標的として訓練を組み立てることもある．症状改善を直接目指す訓練の多くが汎化に乏しいので，具体的にどの活動動作を選択するのかが大切である．また，できなくなった部分のみでなく，残存機能にも注目しそれを活かしての活動訓練も有用となる．

　環境調整は，単に物理的な環境だけでなく，人的な環境，例えば家族などへのアプローチも含まれる．家族への障害教育などは重要な事項となる．

(8) 訓練の組み合わせ

　無作為抽出試験で効果がみられなかったからといって，それが個人的なレベルで効果がみられないということにはならない．キーとなるのは，各治療者の経験から考えて，個々の症例で各介入またはその組み合わせを一番効果的になるように選択していくことであると考えられる．

3. その他の失認のリハビリテーション

　視覚失認に対するリハとその効果については，言及されているものが少なく，また症例報告がほとんどである．

　Wilson[10,11]は，視覚失認をきたした2名（PaulaとJenny）のリハの経験を報告した．Paulaには統覚型視覚失認がみられ，特に物の各部分しか見えず全体としてとらえられない状態にあった（例えば，カンガルーの写真を見ると，ときには背中だけを見て洗面器と答え，ときには足だけを見て把手と答えた）．そこで，写真に何が写っているかをとらえる訓練をしたところ，対象物の写真1枚を見せて名前を示すほうが，数枚見せて名前を示すよりも成績がよく，実際それで100枚ほどの写真の名前を記憶できた．ただ，汎化はなされず，写真が別の向きに提示されると答えられず，改めて覚え直す必要があった．一方，Jennyは連合型視覚失認を示し，対象物の名前を誤ることが目立った．Paulaと同様の対応がなされたが，彼女の場合，明らかに名前の誤りが減り，さらに1枚の

写真から他の写真を類推できるようにもなった．写真よりも実物を見るほうがその回復は大きかったが，あるカテゴリー（動物と玩具）に関しては最後まで障害が残った．回復は数年にわたって続いた．

この2つの症例からいえることは以下の通りである．

・ともにリハ介入に対して反応がみられた．
・介入する際の課題は，単純で，試行錯誤のないもののほうがよく，エラーレスなアプローチが有効である可能性が示唆される．
・汎化の面などでは差があり，症例の多様性を認める．

視覚失認のリハと回復については，いまだに不明点が多い．ただ，代償手段の学習ないしその学習の援助に関しては，他にもいくつかの報告があり，その効果の可能性が指摘されている[1]．

4. 失行

失行もその多様性が大きく，1つの共通の方法で多くの失行患者が改善するということにはなりにくい．個々の患者に合わせた対応が求められ，すなわち失行の改善を考えるよりは，1人の患者の日常生活の状況を考えるほうが現実的な対応となる．治療者には，使用できる選択肢を増やしておくこと，それらをどう組み合わせるかを考えることが求められる．

残念ながら，失行のリハにおける，エビデンスに基づいたアプローチはまだほとんど報告されていない．しかし，CooperとBateman[12]は，失行をもつ一症例について報告し，失行のリハに関する以下の点について触れた．実際に，彼らの症例では，以下を考慮して日常の活動に基づく5つの目標を設定し，それを達成することで状況が好転し，生活が安定し，日常生活で行えることが増えたという．

・家庭などの慣れた環境で行うことがよい．
・日常生活動作（ADL）訓練に効果がある可能性がある．
・代償的ストラテジーの指導が有効である可能性がある．
・エラーレス学習（errorless learning）に効果がある可能性がある．
・写真を付けたマニュアルが有効であった．
・繰り返し練習に効果があったと考えられる．

エラーレス学習は，なるべく試行錯誤をさせずに学習をさせるものであり，もともとは記憶障害患者のために開発された技法である．理論的には複数の段階がある課題に対しても効果があると考えられ，実際に失行の領域においても支持がされてきている[12,13]．

なお，van Heugtenら[14]も，失行患者に対する代償的ストラテジーの指導の効果を検討している．訓練対象となる活動を選び，支援の仕方はプロトコルとしてあらかじめ細かく決めておき，場合によっては治療者がやってみせたり，活動の途中で患者ができないところを治療者が代行したりもする．運動機能テスト，失行検査，ADL評価で効果を判定した．いずれも成績が向上し，特にADL面の改善が大きかった．van Heugtenらは，代償的ストラテジーの指導が失行患者のADLの自立を高めるのに有効であるが，失行そのものは持続すると結論している．

5. 症例

60歳代，女性．

脳梗塞の既往があるが，自覚する後遺症は残らず，地域の習いごとに通うなどごく普通に生活をしていた．X年Y月，頭痛の後に意識障害をきたし，このときに撮影した脳CTに両側の後頭葉から頭頂葉にかけての梗塞巣を認め，脳梗塞と診断され，急性期治療を受けた．いくつかの症状が残り，発症から6カ月時に当院を受診した．

当院の評価では，四肢の麻痺はないが，右半身の感覚鈍麻があり，左下の小さい視野欠損も認めた．また，以下のようなおもに視覚認知に関する症状がみられた．

・WAIS-Ⅲの言語性IQは100を超えるが，動作性の課題は符号，記号探し，積木模様の下位検査がほぼ全くできなかった．
・標準高次視知覚検査（VPTA）では，形の認識に強い低下がみられ，ごく軽度の両側性の空間無視もあると考えられた．文字は行になっている

と読むことができない．一方で，色や顔貌の識別は保たれ，文字や数字も単独であればおおむね正答した．また，標準高次動作性検査（改訂版）では大きな問題を認めなかった．
- 行動観察では，直線の認識が苦手で，×は判別ができないが，○はわかる．立体視も苦手で，「すべてが平面のように見える」と話す．位置の同定も苦手である．色や顔の認識は行動観察の面からも可能と思われた．歩行や更衣は，当初は難しかったと話したが，すでに自立している．1人での外出が難しかった．
- 病識があり，自らの症状を説明した．ただし，独特の症状を伝えにくいと話した．
- 夫もケアマネジャーも非常に協力的であったが，対応の仕方に戸惑っていた．

このような患者の対応に，個々の症状の改善という視点だけでなく，日常生活をより円滑に進められるようにすることを目標としたリハ計画の構築を目指した（この計画は，経過に伴い修正もしていく）．そして，症状の分析だけでなく，日常生活を詳しく分析し，また本人のニーズをインタビューから分析し，標的とできる動作がないかを探索した．以下に，具体的に設定したゴールとその経過を示す．

（1）1人での通院

本人は，通院に関してさまざまな課題があることを話した．階段が平面のように見え，駅のホームは曲がって見えて怖いと言う．しかし，方向や道順は慣れたところでは問題がなく，道路の横断も注意をしながら渡りきることができた．家から病院までの行程の中で，時間をかけるべきところや避けるべきところの整理，確認を療法士と行い，家族と同伴での通院訓練を開始した．特に帰りは時間制限がないのでやりやすいと話し，まず帰路から，その後，往復ともに通院が1人で可能となった．本人は外出をすることで自信になるし，気分転換にもなると話した．

（2）家での料理

家族のために料理をしたいということが本人の希望であったが，材料の買い物も含めて解決すべき課題が多かった．直線の認識が苦手なので，食器や調理用具はなるべく丸い物を使用するようにし，丸い形や色を使って目印を付けてわかりやすいようにした．繰り返しの練習をすることで，時間制限がなければ数品の料理をつくれるようになったが，毎日の食事をつくることは難しかった．そこで，日々の食事にはヘルパーによる支援を導入し，特別なときだけ自分でつくる形とした．

（3）パソコンの使用

以前よりパソコンはよく使用していたとのことであった．パソコンは直線の部分が多いので導入が難しいかと思われたが，本人は文字を書くよりもパソコンを打つほうが容易であると話した．紙に自由に文字を書くよりもパソコンのほうが，見失ったときに元の位置を探す手がかりが多いことがその理由のようであった．そこで，生活の中で，書くこと，さらには，予定表の作成やネットでの買い物にもパソコンを利用することとし，当院で実際にパソコンを使った訓練を行った．このゴールはほぼ達成した．

同じ動作でも，方法は複数あり，どれを選ぶかもポイントとなる．彼女はこの方法選択に柔軟であり，70％できると思う動作は何とか自分でやることを工夫し，30％しかできない動作は人に任せることにしていると話した．精神面のフォローアップにも留意したが，本症例では，本人にポジティブな性格とダメならダメと割り切れる部分があり，この点にも大いに助けられた．症状の特徴と対応についての情報を家族とケアマネジャーに伝え，これらの対応を継続してもらっている．現在でも症状は残り，お茶を淹れる動作などは困難だが，元気に過ごし，つくれる料理の数も増えている．

6．予後

失認，失行の予後に関しては，ひと言でいうとまだよくわかっていないということになる．

半側空間無視に関しては，視覚走査訓練の効果にある程度のエビデンスの確認がされているが，症例によって実施ができない者も少なくないという課題が残る．長期の経過に関しては，鎌倉ら[15]が，発症後比較的早期の時点では回復すると報告しており，長期的にみても症状が軽減する症例が

あるが完全に消失することは少ないのではないかと述べている．

その他の失認，失行に関しては，どの予後の報告も症例報告の域を出ておらず，明確なことはいえない．視空間性障害や視覚構成障害にはかなりの自然回復がみられるという意見がある[16]一方で，何年間も失認が継続する症例もあったという[1]．症例によって予後の幅が大きいようである．失行に関しては，van Heugtenら[14]が，ある程度の自然回復が期待でき，また失行は意識をしない場合には動作ができてしまうことも多いので生活上はそれほど困らないという指摘があることを示したうえで，代償手段の獲得なども期待でき，実際の日常生活上での困難には介入をしたほうがよいとの意見を述べている．

失認，失行のリハにおいては，リハの方法を考えるより先に，まず患者を目の前にし，その日常動作をどうするか，いかに日常生活上の問題を減らすかを考えるほうがよい．また，これらのリハ方法は汎化に乏しいことも多いので，どの動作を選ぶかもポイントとなる．

（青木重陽，藤原ゆかり）

■文献

1) Wilson BA, et al：Rehabilitation of visual perceptual and visual spatial disorders in adults and children. Neuropsychological rehabilitation：the international handbook (Wilson BA, et al, eds), Routledge, Oxon, 2017, pp234-243.
2) Cicerone KD, et al：Evidence-based cognitive rehabilitation：updated review of the literature from 2003 through 2008. Arch Phys Med Rehabil 92：519-530, 2011.
3) Halligan PW, Marshall JC：Laterality of motor response in visuo-spatial neglect：a case study. Neuropsychologia 27：1301-1307, 1989.
4) Robertson IH, et al：Rehabilitation by limb activation training reduces left-sided motor impairment in unilateral neglect patients：A single-blind randomised control trial. Neuropsychol Rehabil 12：439-454, 2002.
5) Robertson IH, et al：Sustained attention training for unilateral neglect：theoretical and rehabilitation implications. Clin Exp Neuopsychol 17：416-430, 1995.
6) Eskes GA, et al：Limb activation effects in hemispatial neglect. Arch Phys Med Rehabil 84：323-328, 2003.
7) Schindler I, et al：Neck muscle vibration induces lasting recovery in spatial neglect. J Neurol Neurosurg Psychiatry 73(4)：412-419, 2002.
8) Rossetti Y, et al：Prism adaptation to a rightward optical deviation rehabilitates left hemispatial neglect. Nature 395, 166-169, 1998.
9) Turton AJ, et al：A single blinded randomised controlled pilot trial of prism adaptation for improving self-care in stroke patients with neglect. Neuropsychol Rehabil 20：180-196, 2010.
10) Wilson BA：Paula：fear of physiotherapy and problems recognizing objects after a severe head injury. Case Studies in Neuropsychological Rehabilitation, Oxford University Press, New York, 1999, pp247-258.
11) Wilson BA：Jenny：regaining quality of life following a horseback riding accident. Case Studies in Neuropsychological Rehabilitation, Oxford University Press, New York, 1999, pp222-242.
12) Cooper J, Bateman A：Adam：extending the therapeutic milieu into the community in the rehabilitation of a client with severe aphasia and apraxia. Neuropsychological rehabilitation：theory, models, therapy and outcome (Wilson BA, et al, eds), Cambridge University Press, Cambridge, 2009, pp292-303.
13) Goldenberg G, Hagmann S：Therapy of activities of daily living in patients with apraxia. Neuropsychol rehabil 8：123-141, 1998.
14) van Heugten CM, et al：Outcome of strategy training in stroke patients with apraxia：a phase II study. Clin Rehabil 12：294-303, 1998.
15) 鎌倉矩子，本田留美：半側無視（一側性無視）．高次脳機能障害の作業療法，三輪書店，2010, pp146-200.
16) 鎌倉矩子，本田留美：空間関係の認知と操作の障害．高次脳機能障害の作業療法，三輪書店，2010, pp243-270.

摂食嚥下障害のリハビリテーション

摂食嚥下障害のリハは，食物を用いない間接訓練と，食物を用いる直接訓練に分けられる．間接訓練は食物を用いないため，基本的にリスクは低く，脳卒中などの急性期や重度の摂食嚥下障害患者において行われる．ただし，患者自身が理解することは難しいため，訓練する際は教示などを工夫する必要がある．直接訓練は食物を用いるため，リスクは高くなるが，実際に食物を摂取するため理解しやすい．姿勢，食物の形態，嚥下方法などを工夫し，誤嚥や残留などを予防するための実践的な訓練として行われる．本項では，臨床現場で行われている代表的な間接訓練と直接訓練を紹介する．

1．間接訓練

1 嚥下促通法—嚥下反射の惹起を促す手法

嚥下反射の惹起に遅れがある場合，代表的な手技として，次の2つの「嚥下促通法」ある．

(1) のどのアイスマッサージ（図1）[1]
・意識が低下している，指示に従えない，開口してくれない患者にも実施可能．
・レモン水など味覚も含めた複合刺激が嚥下反射の惹起にはより効果的である．

〈方法〉
凍らせた綿棒に少量の水を付け，軟口蓋，舌後半部や舌根部，咽頭後壁などを軽くなでたり，押したりして，マッサージ効果により嚥下反射を誘発する．

(2) K-point刺激法（図2）[2]
・仮性球麻痺患者に対して，咀嚼様運動と付随して起こる嚥下反射を誘発させる．
・あくびのときは口が開く（顎関節に異常なし）

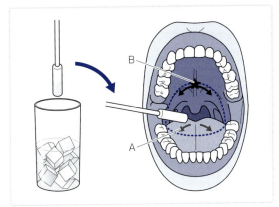

図1　のどのアイスマッサージ　　（藤島，1998）[1]
①綿棒を凍らせるか，冷水に浸す．
②舌の奥を内側から外側に向かってこする（A）．
③1度，ゴックンと唾を飲み込む．
④口蓋の内側から外側に向かってこする（B）．
⑤もう1度ゴックンと唾を飲み込む．

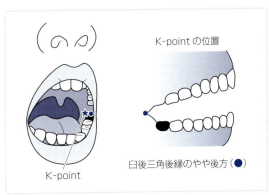

図2　K-pointの位置　　（Kojima et al, 2002）[2]

にもかかわらず，スプーンなどが触れると咬反射が出て開口することができず，摂食や口腔ケアができない患者にも実施できる．
・直接訓練として利用されることが多いが，重度の摂食嚥下障害患者に対しては，間接訓練として応用できる．

〈方法〉

K-pointは臼後三角後縁のやや後方（図2の●）の内側（★）に位置する．食物を口に入れてもなかなか嚥下反射が起きないときは，スプーンを入れてK-pointを刺激すると，咀嚼様運動に続き嚥下反射が誘発される．より麻痺が強い側のK-pointを刺激したほうが有効である．

〈注意〉

延髄の脳神経核が損傷されている球麻痺タイプでは，K-point刺激による嚥下反射や開口は誘発されない．また，K-point刺激は軽い触圧刺激であり，強い力で圧迫する手技ではない．特に強い力で粘膜を傷付けないように注意が必要である[3]．

2 摂食嚥下に関与する諸器官の可動域と筋力増強

摂食嚥下に関与する諸器官は，下顎，頬，口唇，舌，軟口蓋，舌骨，喉頭，咽頭，食道である．これら諸器官の可動域拡大，筋力増強，筋の持久力，協調性を訓練する．おもに口腔期訓練では，指示に従えない患者に対して行う「他動運動」と，指示に従える患者が行う「自動運動」がある．

(1) 口腔期

①開口−閉口訓練[4]

咀嚼力の低下や，食物の取りこぼしを認める患者に実施．

〈方法〉

顔面全体の筋緊張を緩和した後に，下顎を上下，前後，左右にゆっくり大きく動かす．可動域が得られるようになったら，持久力増大を目的に開閉の交互運動を繰り返し行う．

〈注意〉

顎関節の拘縮や脱臼が原因で開口障害が疑われる場合は中止する．

②口唇閉鎖訓練[4,5]

口唇閉鎖が弱く，取りこぼしや食べこぼしを認める患者に実施．

〈方法〉

手指で口唇周囲をつかんだり押し上げたりすることで，筋肉を他動的に伸展，収縮させる．自動運動が行える場合は，口唇突出，横引きを最大可動域までゆっくりと行い，最大可動域で1秒程度保持する．

筋力増強訓練として，舌圧子，ストロー，指などを口唇で挟み，力を入れたまま閉鎖を1〜数秒間保持させ脱力する．また，舌圧子などを引き抜く力に抵抗して閉鎖を保持させる．

③舌訓練（図3）[5]

食塊保持，食塊形成，送り込み，咀嚼のすべてに必要とされる．

〈方法〉

舌の他動運動では，湿ったガーゼで舌の前方を包むようにしっかりと保持して，前方，上方，側方運動を1つずつ最大可動域で実施する．それぞれの運動を最大可動域で1秒程度保持する．また，舌を口蓋に対して押し付けたり，舌圧子を用いて舌に負荷をかけるような抵抗運動を行ったりする．

(2) 咽頭期

①頭部挙上訓練（シャキア・エクササイズ；shaker exercise）（図4）[6,7]

・舌骨上筋群など喉頭挙上にかかわる筋の筋力強

---

side memo ❶　口腔内を触るときの注意点

口腔内を触るときの注意点として，まず第一に感染予防をすることである．また感覚過敏が存在すると，開口拒否や咬反射が出現することもあるため，脱感作をしながら開始する必要がある．口唇や舌の運動では，代償的に頭頸部や下顎を動かしてしまうことがあるため，非利き手で下顎を軽く支えると，より効果的に目的の運動を行うことができる．

〈脱感作の方法〉介助者が手の平で患者の頬を一定時間やさしく触る．緊張が徐々に抜けてくるため，ゆっくりと手を離す．その動作を繰り返し行うことで，刺激に対し過敏に反応しなくなっていく．

side memo ❷　摂食嚥下訓練用のグッズを使おう

K-pointを刺激しやすいようにつくられた「Kスプーン®」は，柄の先端がK-pointに当たり開口を促し，食事介助や自己摂取に適した形状になっている．舌トレーニング用具として開発された「ペコぱんだ®」は5種類のレベルがあり，自主トレーニングに活用されている．

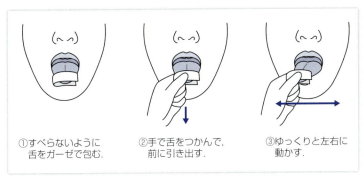

図3 舌訓練
①すべらないように舌をガーゼで包む．
②手で舌をつかんで，前に引き出す．
③ゆっくりと左右に動かす．

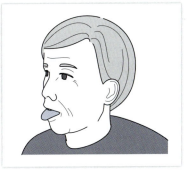

図5 前舌保持嚥下訓練
①舌をできるだけ出し，唇または歯で舌を挟む．
②そのまま舌を挟んだまま，唾を飲み込む．

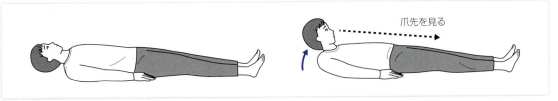

図4 頭部挙上訓練
あお向けに寝て頭を持ち上げ，爪先を見る．

化を行い，喉頭の前方運動を改善して食道入口部の開大を図る．
・咽頭残留を少なくする効果がある．
〈方法〉
①頭部挙上位保持：仰臥位で両肩を床に付けたまま，頭だけを爪先が見えるまで高く上げる．挙上位を1分間保持した後，1分間休憩する．これを3回繰り返す．
②頭部挙上反復：同じく仰臥位で両肩を床に付けたまま，頭部のみ上げ下げする運動を30回連続して繰り返す．
②前舌保持嚥下訓練(tongue-hold swallow)(図5)[8,9]
・喉頭蓋谷を中心とする咽頭残留を認める患者が対象となる．
〈方法〉
前に出した舌を上下切歯で軽く噛むように保持し，そのまま空嚥下をする．1セット6～8回繰り返し，1日3セット，挺舌位を徐々に増しながら6～12週間行う．

3 嚥下手技

嚥下手技は，咽頭期の嚥下運動の一部分を随意的にコントロールし，新しい嚥下様式をつくる．より安全に嚥下できる目的で実施するが，多くの場合，手技の習得には練習が必要である．次に紹介する嚥下手技は，誤嚥や残留を減少させるための代償法として直接訓練にも用いられる．

(1) メンデルソン手技(Mendelsohn maneuver)[10,11]
・舌骨と喉頭の挙上量と挙上時間を増加させ，食道入口部の開大を延長する．
・咽頭残留や誤嚥を認める患者に有効である．
〈方法〉
下顎を固定して，舌を軟口蓋の後方へ押し付けるようにしてのど仏（甲状軟骨）を上昇した位置に保つ．

---

side memo 3　患者の状態に合わせてやりすぎに注意

頭部挙上訓練は，①と②の運動を1日3セット，6週間継続することが原則である．しかし実際は，患者によって負荷が大きすぎて困難なことが多いため，患者の状態に合わせて持続時間およびセット回数を設定することが重要である．

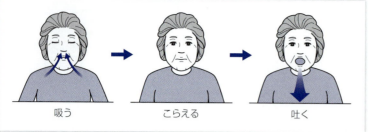

①鼻から息を吸う．
②吸ったままグッと息をこらえる．
③息を止めたまま強く飲み込む．
④「はぁー」と口から強く息を吐く．

図6　息こらえ嚥下法　　　　(Ohmae et al, 2016[12]，才藤・他，2016[13])

指示は，「①手でのど仏を触って唾を飲んでください」，「②飲み込むときにのど仏が上がったら，そのままのどに力を入れてのど仏を上げたまま止めておいてください」と与える．
〈注意〉
　理解が難しい場合，はじめは訓練者が手を添えて喉頭挙上位を介助して支持する．また，訓練者の喉頭が挙上する状態を患者に手で触ってもらいながら理解を促進することもある．

(2) 息こらえ嚥下法（声門閉鎖嚥下法；supra-glottic swallow）（図6）[12,13]
・嚥下中の誤嚥を防ぐと同時に，嚥下後の呼気で食塊を気道から喀出する効果がある．
・声門閉鎖の遅延または減弱により，嚥下前・嚥下中誤嚥をきたす患者が対象．
〈方法〉
　①鼻から大きく息を吸って，そして息を止めて，②そのまましっかり息をこらえて，③息を止めたまま強く飲み込んで，④口から強く息を吐く．

(3) 努力嚥下（effortful swallow）[14]
　舌根部の後方運動を強化し，喉頭蓋谷の食塊残留を減少させる．
〈方法〉
　舌に力を入れて口蓋に強く押し付けながら飲み込む．具体的には「強く飲み込んでください」や「口とのどの筋肉に力を入れて絞り出すように飲み込んでください」と指示する．

4　バルーン拡張法（図7）[14,15]

　バルーン拡張法は，バルーンカテーテルを用いて食道入口部の狭窄部を機械的に拡張し，食塊の咽頭通過を改善する．球麻痺や神経筋疾患などにより輪状咽頭筋が開大せず，食塊通過が困難な患者が対象．
〈方法〉
　12～16Frのバルーンカテーテルを使用する．
①引き抜き法：バルーンカテーテルの先端を食道内に挿入したら，バルーンに空気を入れて少量拡張する．そのままカテーテルを口腔まで引き抜く．
②間欠拡張法：最も狭窄の強い部分でバルーンに空気を入れて拡張しながら位置をずらして抜いていく．

5　呼吸訓練[16]

　呼吸のコントロール能力を向上させることで，呼吸と嚥下の協調性や気道分泌物を排出するための能力を改善する．
〈方法〉
①口すぼめ呼吸：口をすぼめてゆっくりと呼気を出す．
②深呼吸と腹式呼吸：深呼吸は鼻からゆっくりと深い吸気を行い，リラックスした呼気を意識させる．腹式呼吸は口をすぼめて吐きながら腹部をへこませ，鼻からゆっくり吸いながら腹部が持ち上がるように行う．

---

side memo ④　効果の確認のためにフィードバックが重要

嚥下手技は，適切な効果が得られるかどうかを評価するために，嚥下造影検査（VF）や嚥下内視鏡検査（VE）で確認することも必要である．また，効率よく手技を獲得できるように各検査をしながら患者にフィードバックすることもある．

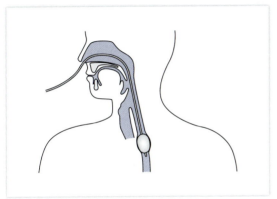
図7　バルーン拡張法
（才藤・他，2016[14]，日本摂食嚥下リハビリテーション学会，2014[15]）

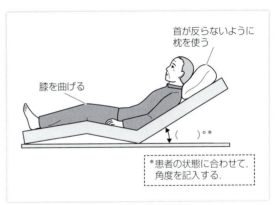
図8　体幹角度調整

2. 直接訓練

1 姿勢

　安全に食物を摂取するためには，姿勢の調整が重要である．間接訓練と同様に患者の状態を適切に評価し，誤嚥や残留などの問題を軽減できるように調整しなければならない．

(1) 体幹角度調整（リクライニング位）（図8）[17]

　食塊の送り込みの障害や誤嚥の可能性がある患者が対象．
〈方法〉
　体幹の角度をリクライニング位（30，45，60°くらい）にすることで重力を利用し，食塊を送り込みやすくする．また気管と食道の位置関係は，気管が上で食道が下になることで誤嚥が起こりにくくなる．

(2) 一側嚥下（リクライニング側臥位と頸部回旋）（図9）[18]

　食道入口部の通過障害がある患者が対象．
〈方法〉
　非麻痺側を下側にした側臥位をとり，食塊が重力で非麻痺側の咽頭に集まるようにする．さらに頸部を麻痺側へ回旋させることで麻痺側（通過不良側）の咽頭を狭くし，非麻痺側の咽頭を広くし，食塊が非麻痺側に通過しやすくする．

(3) 頸部前屈[19]

　実際の食事場面での誤嚥防止や軽減を目的として実施する．
〈方法〉
　「お臍をのぞき込んでください」と指示し，頸部を前屈する．リクライニング位では枕などで調整し，頸部が伸展しないようにする．また，顎を引き過ぎると喉頭挙上の妨げになるため，注意が必要である．

2 食物形態の工夫

　誤嚥防止や咽頭残留を軽減するために，「嚥下調整食」が使用されることが多くある．患者の状態に合わせた食物形態を段階的に進めることが重要である．

(1) 物性条件

　「嚥下調整食」の条件は次の通りである．
①適度な粘度があり，バラバラになりにくいこと．
②密度が均一であること．
③口腔や咽頭を通過するときに変形しやすいこと．
④べたつかずくっつきにくいものであること．
　水分は最も誤嚥しやすいため，増粘剤でとろみを付けて調整することが多い．

(2) 段階的摂食訓練（表）

　段階的摂食訓練は，徐々に「嚥下調整食」の難

---

side memo ⑤　バルーン拡張法の注意点

　バルーン拡張法は，嚥下造影検査で咽頭通過障害があり，代償法の効果が低いことが評価された場合に実施する．また，粘膜損傷や嘔吐反射，迷走神経反射によるショックなどが起こりうるため，医師の評価や判断のもと適応を検討する．

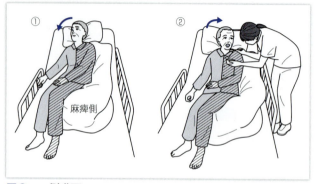

図9　一側嚥下　　　　　　　　　　　　　　　（才藤・他，2016）[18]
①非麻痺側を下にし，②頸部は麻痺側へ向けて，非麻痺側を通過する姿勢にする．

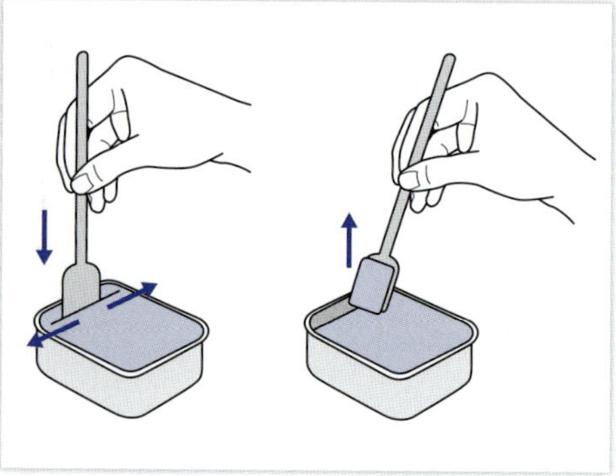

図10　スライス型ゼリー丸飲み法

表　段階的摂食訓練─嚥下調整食学会分類2013（食事）早見表

コード【I-8項】		名称	形態	目的・特色	主食の例	必要な咀嚼力【I-10項】
0	j	嚥下訓練食品0j	均質で，付着性・凝集性・かたさに配慮したゼリー離水が少なく，スライス状にすくうことが可能なもの	重度の症例に対する評価・訓練用少量をすくってそのまま丸飲み可能残留した場合にも吸引が容易蛋白質含有量が少ない		（若干の送り込み能力）
0	t	嚥下訓練食品0t	均質で，付着性・凝集性・かたさに配慮したとろみ水（原則的には，中間のとろみあるいは濃いとろみのどちらかが適している）	重度の症例に対する評価・訓練用少量ずつ飲むことを想定ゼリー丸飲みで誤嚥したりゼリーが口中で溶けてしまう場合蛋白質含有量が少ない		（若干の送り込み能力）
1	j	嚥下調整食1j	均質で，付着性，凝集性，かたさ，離水に配慮したゼリー・プリン・ムース状のもの	口腔外で既に適切な食塊状となっている（少量をすくってそのまま丸飲み可能）送り込む際に多少意識して口蓋に舌を押しつける必要がある0jに比し表面のざらつきあり	おもゆゼリー，ミキサー粥のゼリー　など	（若干の食塊保持と送り込み能力）
2	1	嚥下調整食2-1	ピューレ・ペースト・ミキサー食など，均質でなめらかで，べたつかず，まとまりやすいものスプーンですくって食べることが可能なもの	口腔内の簡単な操作で食塊状となるもの（咽頭では残留，誤嚥をしにくいように配慮したもの）	粒がなく，付着性の低いペースト状のおもゆや粥	（下顎と舌の運動による食塊形成能力および食塊保持能力）
2	2	嚥下調整食2-2	ピューレ・ペースト・ミキサー食などで，べたつかず，まとまりやすいもので不均質なものも含むスプーンですくって食べることが可能なもの		やや不均質（粒がある）でもやわらかく，離水もなく付着性も低い粥類	（下顎と舌の運動による食塊形成能力および食塊保持能力）
3		嚥下調整食3	形はあるが，押しつぶしが容易，食塊形成や移送が容易，咽頭でばらけず嚥下しやすいように配慮されたもの多量の離水がない	舌と口蓋間で押しつぶしが可能なもの押しつぶしや送り込みの口腔操作を要し（あるいはそれらの機能を賦活し），かつ誤嚥のリスク軽減に配慮がなされているもの	離水に配慮した粥　など	舌と口蓋間の押しつぶし能力以上
4		嚥下調整食4	かたさ・ばらけやすさ・貼りつきやすさなどのないもの箸やスプーンで切れるやわらかさ	誤嚥と窒息のリスクを配慮して素材と調理方法を選んだもの歯がなくても対応可能だが，上下の歯槽提間で押しつぶすあるいはすりつぶすことが必要で舌と口蓋間で押しつぶすことは困難	軟飯・全粥　など	上下の歯槽提間の押しつぶし能力以上

（日本摂食嚥下リハビリテーション学会医療検討委員会，2013[20]より抜粋）

易度を上げていくものである．「嚥下調整食」は病院や施設ごとに異なるが，日本摂食嚥下リハビリテーション学会では，「嚥下調整食分類2013」[20]を作成して共通理解の促進をしている．

(3) スライス型ゼリー丸飲み法（図10）[21]

ゼリーを崩さず，スライス型にする．丸飲みすることで咀嚼と食塊形成を代償し，口腔，咽頭でバラバラにならず残留や誤嚥を防止することができる．また，スライス型は咽頭を通過しやすく梨状窩の形状にフィットしてまとまりやすいため，タイミングのずれや嚥下反射の遅延による残留や誤嚥を防ぐ．

3 嚥下方法の工夫

嚥下方法を工夫することで，咽頭の残留物を除去することができる．本項では代表的な方法を2つ紹介する．

(1) 交互嚥下[22]

異なった性質の食物を交互に嚥下することで，咽頭の残留物を除去する．ごく少量のとろみ水やゼリーが用いられることが多い．

(2) 複数回嚥下[23,24]

ひと口につき何回も空嚥下（食物なしで唾液を嚥下すること）することで，咽頭の残留物を除去する．「おまけのゴックンをしてください」と指示するが，指示が入らなかったり複数回嚥下が起こりにくい場合は，スプーンなどで舌を圧迫したり，アイスマッサージやK-point刺激で空嚥下を促す．

（保田祥代）

■文献

1) 藤島一郎：脳卒中の摂食・嚥下障害，第2版，医歯薬出版，1998，pp105-124.
2) Kojima C, et al：Jaw opening and swallow triggering method for bilateral-brain-damaged patients：K-point stimulation, *Dyspahgia* 17：273-277, 2002.
3) 日本摂食嚥下リハビリテーション学会医療検討委員会：訓練法のまとめ（2014版）．日摂食嚥下リハ会誌18：81，2014.
4) 稲本陽子：咀嚼嚥下に対する訓練法．プロセスモデルで考える摂食・嚥下リハビリテーションの臨床（才藤栄一監），第1版，医歯薬出版，2013，pp142-146.
5) 日本摂食嚥下リハビリテーション学会医療検討委員会：訓練法のまとめ（2014版）．日摂食嚥下リハ会誌18：58-59，2014
6) Shaker R, et al：Augmentation of deglutitive upper esophageal sphincter opening in the elderly by exercise, *Am J Physiol* 272：G1518-G1522, 1997.
7) 才藤栄一，植田耕一郎監：摂食嚥下リハビリテーション，第3版，医歯薬出版，2016，pp202-203.
8) Fujiu M, Logemann JA：Effect of a tongue-holding maneuver on posterior pharyngeal wall movement during deglutition. *Am J Speech-Lang Pathol* 5：23-30, 1996.
9) 倉智雅子：嚥下訓練のEBM―前舌保持訓練法のEBM．聴覚嚥下研究7：31-38，2010.
10) Mendelsohn MS, Martin RE：Airway protection during breath holding. *Ann Otol Rhiniol Laryngol* 102：941, 1993.
11) 才藤栄一，植田耕一郎監：摂食嚥下リハビリテーション，第3版，医歯薬出版，2016，pp205-206.
12) Ohmae Y, et al：Effects of two breath-holding maneuvers on oropharyngeal swallow. *Ann Otol Rhinol Laryngol* 105：123-131, 1996.
13) 才藤栄一，植田耕一郎監：摂食嚥下リハビリテーション，第3版，医歯薬出版，2016，pp206.
14) 才藤栄一，植田耕一郎監：摂食嚥下リハビリテーション，第3版，医歯薬出版，2016，pp208.
15) 日本摂食嚥下リハビリテーション学会医療検討委員会：訓練法のまとめ（2014版）．日摂食嚥下リハ会誌18：64，2014.
16) 藤島一郎監修：嚥下障害ポケットマニュアル，第3版，医歯薬出版，2011，pp106-108.
17) 日本摂食嚥下リハビリテーション学会医療検討委員会：訓練法のまとめ（2014版）．日摂食嚥下リハ会誌18：86，2014.
18) 才藤栄一，植田耕一郎監：摂食嚥下リハビリテーション，第3版，医歯薬出版，2016，pp223-224.
19) 日本摂食嚥下リハビリテーション学会医療検討委員会：訓練法のまとめ（2014版）．日摂食嚥下リハ会誌18：87，2014.
20) 日本摂食嚥下リハビリテーション学会医療検討委員会：日本摂食・嚥下リハビリテーション学会嚥下調整食分類2013．日摂食嚥下リハ会誌17：255-267，2013.
21) 藤島一郎監：嚥下障害ポケットマニュアル，第3版，医歯薬出版，2011，pp84-85.
22) 藤島一郎監：嚥下障害ポケットマニュアル，第3版，医歯薬出版，2011，pp75-76.
23) 藤島一郎監：嚥下障害ポケットマニュアル，第3版，医歯薬出版，2011，pp91-92.
24) 才藤栄一，植田耕一郎監修：摂食嚥下リハビリテーション，第3版，医歯薬出版，2016，pp214.

排尿障害のリハビリテーション

トイレ動作は生活の中でも頻度が高く，自立のニーズの優先順位が高い動作であり，自立できるか否かにより日常生活や社会参加に大きな影響がある．脳卒中患者における排尿障害の病態構成要素のうち，トイレ動作（本項では特に排尿に関する）の障害に対する治療は行動療法（behavioral therapy）と環境調整（environmental modification）からなり，理学療法，作業療法，そして下部尿路リハとしての排尿誘導が主となる．

1. トイレ動作のプロセス

通常のトイレ動作における一連のプロセスとして以下のものがあげられる．

〈トイレ動作のプロセス〉

① 尿意を感じ，排尿を決意し，伝える（尿意の認知，排尿の判断・意欲・表出）．
② トイレを認識する（場所の認知）．
③ トイレへ移動する（起居，移動）．
④ ドアやカーテンを開けてトイレに入る（移動，道具の使用）．
⑤ 便器のふたを開ける（道具の使用）．
⑥ 下衣を下げる（更衣，立位保持）．
⑦ 便座へ座る（移乗，座位保持）．
⑧ 排尿する．
⑨ 後始末（拭き取り）（整容）．
⑩ 水洗洗浄（道具の使用）．
⑪ 立ち上がる（移乗，立ち上がり）．
⑫ 下衣を上げる（更衣，立位保持）．
⑬ トイレを出る（移動）．
⑭ 手洗い（整容）．

以上のように，トイレ動作は移動，移乗，立ち上がり，立位・座位保持などのダイナミックな要素と，更衣や後始末などの巧緻性を要する要素を併せもち，さらに，尿意の認知・判断，トイレ認識および排尿意欲などの高次脳機能と精神機能を必要とする．

これらのうち，移動，移乗，立ち上がり，座位保持，立位保持に属するプロセスは理学療法が，更衣，整容，道具の使用（環境調整）に属するものは作業療法が，そして排尿に関する認知・判断・意欲に属するものは看護師や介護者による行動療法（排尿誘導）がおもな担当分野となる．

2. 脳卒中患者におけるトイレ動作のアセスメント

上記のトイレ動作のプロセスについての自立度評価とともに，これらの動作に関連する基本的な身体機能である排尿姿勢のための立位・座位保持や座位移動，便座への移乗のための立ち上がり・方向転換・着座，また，下衣着脱や後始末のための上肢機能の巧緻性と立位・座位バランスの評価は必須となる．さらに，尿意伝達やトイレの認識などトイレ動作を実行するために障害となる失語，失行，失認，注意障害，記憶障害，遂行機能障害などの高次脳機能や精神機能も把握しておく必要がある．さらに，日中と夜間との動作レベルの変化，排尿日誌（**side memo**）や病棟記録などから排尿回数や排尿時刻などの排尿パターンや尿失禁の状態などの把握，家族や支援者などを含めた生活・介護環境，移動の動線を含めたトイレ環境の把握も重要である（表1）．

これらのアセスメントによる動作レベルに応じて，トイレ，ポータブルトイレ，集尿器，おむつなどの目標とする排尿様式（場所，方法，用具）を選択し，これに向けたリハを計画する．

表1　脳卒中患者におけるトイレ動作の障害に対するアセスメント

1. 排尿行為のプロセスについての自立度評価
2. 排尿動作に関連する基本的な身体機能の評価
3. 日中と夜間との動作レベルの変化の把握
4. 高次脳機能や精神機能の把握
5. 排尿状態の把握
6. トイレ環境の把握
7. 生活・介護環境の把握

表2　トイレ動作自立を目的とした理学療法プログラム例〔2単位（40分）〕

各項目について必要な動作訓練を症例ごとに選択して，時間内に収まるようプログラムを構成する．

1. **体幹・下肢の筋力強化**……合計15分
   背臥位でのブリッジング（お尻上げ）
   腹筋筋力増強訓練（お臍覗き動作）
   起立・立位保持訓練　　　　　　　　を含む

2. **基本動作訓練**……合計15分
   寝返り動作
   起き上がり動作
   床上いざり動作
   端座位での姿勢保持
   端座位での上肢リーチング動作による体重移動訓練
   端座位での左右へのいざり動作
   立位での体重移動，方向転換訓練
   平行棒内歩行訓練
   杖歩行訓練（もしくは歩行器など歩行補助具使用での歩行訓練）

3. **実際場面での動作訓練**……合計10分
   （歩行や車椅子によるトイレへの移動や便座移乗，トイレ動作など）

3. 脳卒中患者におけるトイレ動作に対する理学療法

前述のように，トイレ動作に対する理学療法の目的は移動，移乗，立ち上がり，座位保持，立位保持に属するプロセスの確立となるが，これらについてはいずれも次の3点を中心に行われ，具体的には表2にあげるような理学療法プログラムが実施される．

①体幹・下肢の筋力強化
②基本動作訓練
③実際場面での動作訓練

キーポイントを以下に説明する．

(1) トイレへの移動

トイレへの移動は，歩行で移動する場合と車椅子で移動する場合がある．また，トイレ入り口扉の開閉動作時にバランスを崩す恐れがあるため，立位での扉開閉動作を訓練しておくとよい．

(2) 便座への移乗

トイレ内での便座への移乗に関しては，狭い空間での前後，上下，左右への重心移動を伴う高度なバランス能力が要求されるため，実際場面での反復訓練が必要となる．

車椅子で便座へのアプローチを行う場合は，一般的には非麻痺側方向に便座がくるよう車椅子を設置するが，自宅の環境によってはそれ以外の方法で行わなければならない場合が多々あり，移乗時の方向転換や立ち座りのしやすさなど，本人の能力に応じた方法を検討する必要がある．

(3) 座位姿勢の確立

便座上での座位の確立に向けて，通常の座位保

---

side memo　排尿日誌（排尿記録）

排尿状態をアセスメントするためには排尿日誌（排尿記録）が有効である．これは1日24時間の排尿，尿失禁，飲水の状況を記録するもので，できれば約1週間，最低でも3日間の連続した記録が望ましい．以下にあげる項目を24時間の時刻表に記載する．排尿様式，尿意伝達や尿失禁の状況，残尿測定結果，排便の有無なども併せて記録すると，さらに有用な情報ツールとなる（p274図4参照）．

〈排尿日誌に記録する項目〉

就寝時間と起床時間：夜間（就寝から起床時）と昼間（起床から就寝時）がわかり，夜間多尿の有無などが判定できる．各時間を記載，もしくは睡眠時間帯を矢印などで示すとよい．
排尿時間：排尿の間隔や排尿，尿失禁の多い時間帯を知ることができる．
1回排尿量：普段の有効膀胱容量が推定でき，残尿測定と組み合わせることでより正確となる．自分で採尿できない場合はハット（便器に固定できる集尿測定器具）などを利用することで測定できる．
尿失禁の有無や程度：おむつやパッドを使っている場合はおむつの重さを測定することで失禁量がわかる．
尿失禁の状況：尿意伝達の有無など，尿失禁が生じた状況を記入する．
水分摂取量・時間，食事時間：尿の産生は食事や水分の摂取量と時間に関連するので，水分の摂取量とその時間，および食事の時間を記入する．
1日の排尿量：多尿の有無が判定でき，水分摂取量が記録できなかった場合でもおおよその摂取量が推定できる．

表3 トイレ動作の自立を目的とした作業療法プログラム例（2単位（40分））

各項目について必要な動作訓練を症例ごとに選択して，時間内に収まるようプログラムを構成する．

1. 回復訓練……合計15分 　関節可動域（ROM）訓練 　神経筋再教育 　立位保持訓練
2. 基本的な動作習得訓練……合計10分 　座位・立位バランス訓練 　更衣訓練（片手での下衣脱着シミュレーション訓練など）
3. 実際場面での動作習得訓練……合計15分 　トイレまでの移動訓練 　トイレでの移乗訓練 　下衣の着脱訓練 　後始末の訓練（トイレットペーパーの使用） 　手洗い訓練

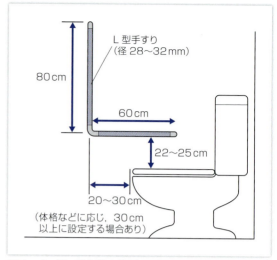

図1　トイレ手すりの位置　　　　（橋本，2004）[2]

持，バランス訓練に加え，便座上での座位を想定した訓練を行う．具体的には手すりなどを用いて便座に殿部の位置を合わせるための座位移動（殿部をずらす）訓練や便座上での骨盤位置の前後傾コントロール訓練などを行い，便座上での座位安定性の向上を図る．これらの動作が安定して行えるようになれば，一側殿部，下肢に体重移動して反対側殿部を浮かせる訓練などを行い，座位での下衣着脱動作を想定した訓練につなげる[1]．

4. 脳卒中患者におけるトイレ動作に対する作業療法

前述のように，トイレ動作に対する作業療法の目的はおもに更衣，整容，道具の使用に属するプロセスの確立となるが，これらについては次の3点を組み合わせて行われ，具体的には表3にあげるような作業療法プログラムが実施される．

① 心身機能の回復を促す回復訓練（回復モデル）
② 訓練して動作を習得する動作習得訓練（習得モデル）
③ 対象者を取り巻く環境を変えてできるようにする環境調整（環境モデル）

キーポイントを以下に説明する．

(1) 便座の立ち座りへの環境調整　　　　　―便座・手すりの設定

便座の立ち座りについては，本人の能力に応じて便座高を設定する必要がある．一般的な便座高は38～42cmであり，起立能力の低下している者には便座のかさ上げ（補高便座の利用あるいは便座改修による），または便器自体の変更を行うことも視野に入れ対応する必要がある[1]．また手すりの位置に関しては，図1[2]に目安となる寸法を示すが，本人の体型や動作能力，住宅環境に合わせて使いやすい位置を決定しなければならない．

(2) 更衣訓練―手すり・衣類の工夫

トイレ関連動作のうち，トイレでの下衣の着脱行為が最も難易度が高いといわれている[3]．立位で行う場合，立位を保持しながら非麻痺側上肢で下衣を上げ下げするが，立位が不安定な場合は壁や手すりに頭や肩などを当ててバランスを補う．この際の手すりは通常よりも壁から離して設置するとよい．下衣については，片手でずらしやすく，かつずり落ちないように伸縮性があり適度に体に密着するズボンなど，衣類の工夫をする．座位で行う場合，一側殿部，下肢に体重移動して対側殿部を浮かせて交互に下衣をずらして上げ下げするが，この重心移動を安定させるために手すりや台を設置することもある[1]．

(3) 整容の習得―後始末・手洗い

後始末にはトイレットペーパーの使用と陰部の清拭がある．トイレットペーパーを片手で切る訓練を行い，これが困難な場合には片手でちぎりやすい押さえ蓋が重めのペーパーホルダーや電動ペーパーホルダーなどを検討する．陰部，殿部の清

A. テープ型
おむつカバーとおむつが一体となった構造で両脇をテープを留めて使用する．ベッドで寝て過ごす時間の長い人に適している．

B. フラット型
おむつカバーと併用して使う平板タイプ．

C. パンツ型
下着のように使用する紙おむつ．下着のように着脱ができ立位交換時に便利である．排泄の自立に向けて使用することができる．

D. 尿とり用パッド
テープ型やパンツ型おむつと併用して尿を吸収させることで紙おむつの使用枚数を節約できる．また，女性用，男性用，男女兼用があり，形態や吸収量も多種多様である．

E. 失禁用パッド
下着の中に入れて使用する．尿失禁が軽度の人に向いている．

図2 紙おむつの種類

拭は元々個人差の大きい動作であり，座位安定性や重心移動能力，上肢のリーチなどの身体機能から個々にその方法を決定する必要がある．

(4) 動作レベルに応じた環境調整

前述のように動作レベルに応じて選択された排尿様式（トイレ，ポータブルトイレ，集尿器，おむつ）において，トイレの場合は居室からの動線に段差や滑りがなく安全性が保たれていること，扉が開閉しやすいこと（ドアノブの工夫など），移動・移乗に必要なトイレ内スペースの確保，および便座高と手すりの設定（図1）などに留意する．ポータブルトイレはトイレまでの移動や立位保持は困難であるが座位保持は可能である場合，転倒リスクが高い場合などに適応となる．集尿器は動作レベルや環境による制約によりトイレまで行けない場合に使用され，手持ち型と装着型があり，男性用，女性用，男女兼用に分かれている．さらに自動的に尿をタンクに吸引する自動採尿器もあり，レベルや使用目的などにより選択する．

動作レベルにより他の排尿様式をとれない場合や尿失禁がある場合にはどうしても紙おむつが必要となる．紙おむつは患者の排尿・失禁状態，動作レベル，高次脳機能，家族の介護力や生活環境，さらには履き心地や着脱のしやすさなどの観点から選択する．紙おむつには5つのタイプがあり（図2），介護状況に応じて尿失禁量が多い時間帯や夜間に吸収量の多いおむつを選択するなど，その組み合わせ方も含めて選択する．

5. 脳卒中患者におけるトイレ動作に対する行動療法—排尿誘導

失語，失行，失認，記憶障害，注意障害などの高次脳機能障害や意欲の低下などの精神機能によるトイレ動作の障害とその対処方法を表4にまとめた．これらに対する行動療法の軸となるのが排尿誘導（toileting assistance）であるが，これには以下の3つの方法が推奨されている[4,5]．また，尿意・排尿意思の伝達などにおけるコミュニケーション能力の改善には言語聴覚士との連携も必要となる．

(1) 時間排尿誘導（ルーチン・スケジュール排尿；routine or scheduled toileting）

食事の後や訓練の前など固定したスケジュールで2〜4時間ごとにトイレ排尿させる方法で，尿意伝達が不可能であったり，排尿のパターンが一定せずトイレ動作の自立が不可能な患者に推奨される．

(2) パターン排尿誘導（習慣化訓練；habit training）

患者の排尿習慣に合わせたスケジュールでトイ

表4 高次脳機能障害によるトイレ動作の障害とその対処方法

高次脳機能障害	トイレ動作の障害	対処方法
失語	尿意を伝えられない. 必要な介助を求められない.	シンボルカード, 絵カード, 文字, コミュニケーションノートの活用
失行	どのように排尿したらよいかわからない. トイレや洗浄レバーの操作方法がわからない. 尿器の使い方がわからない. 動作の順番が混乱する, 省略する. トイレットペーパーの使い方がわからない. トイレットペーパーを使わず, 手で拭き取る.	排尿誘導と介助によりひとつずつ正しい動作方法を体験することで動作を習得する(成功体験が重要).
失認	壁や扉にぶつかる. 手すりや洗浄レバーを見落とす. ブレーキを忘れる. 麻痺側殿部の下衣を上げるのが不十分.	目印の表示. ブレーキレバーの延長. 鏡を使用した動作訓練.
記憶障害	トイレの場所や道順がわからず, 間に合わず失禁する. トイレの場所がわからず, トイレ以外の場所で排尿する.	繰り返し学習や手順書の使用. 誘導表示(目印)の工夫.
注意障害	下衣操作がうまくできない. 動作が性急, 粗雑で下衣の上げ下げが不十分. 拭き取りが不十分. 下衣やトイレの汚染が多い.	立位保持, 立位バランス, 上肢操作訓練で下衣操作を習得する. 現状認識と確実な手順の習得.
前頭葉機能障害 自発性・発動性の低下	排尿に対する関心, 意欲がない. 尿意があっても伝えない. 下衣を下ろさずに排尿する.	トイレへの排尿誘導を行い排尿の習慣化を促す.
見当識障害 (人・時間・場所)	トイレまで行けない. トイレ以外の場所で排尿する.	目印の表示. トイレへの排尿誘導.

レ排尿させる方法で, 普段の排尿パターンを特定できる患者に推奨される. 介護者とともに暮らしている患者にとっては優れた方法であるとされる.

(3) 排尿習慣の再学習(排尿自覚刺激行動療法;prompted voiding)

介護者により失禁の有無を定期的にチェックし〔モニタリング(monitoring)〕, トイレの使用を促し〔促し(prompting)〕, 失禁がなかったことやトイレ排尿を試みたことを褒める〔賞賛(praising)〕という3つの要素からなり, トイレ動作の自覚を促す方法である. よって推奨される対象は, トイレへの促しに対して介助を頼めるか, 反応することができ, 排尿の必要性をある程度自覚できるようになる可能性がある患者となる. パターン排尿誘導の補助として用いることで尿禁制状態の区別化, 排尿の必要性, トイレ介助の要求を強調できるとされる.

(山本直樹, 柴田八衣子, 谷口真弓, 仙石 淳)

■文献

1) 野上雅子:脳血管障害者の排尿障害に対する作業療法. MB Med Reha 148:21-29, 2012.
2) 橋本美芽:住宅改修方法の基礎知識. 国際福祉機器展H.C.R.2004 福祉機器選び方・使い方, 保健福祉広報協会, 2004, pp85-96.
3) 安藤徳彦:多変量解析を用いて行った日常生活動作に対する構造解析. 横浜医44:201-210, 1993.
4) Fantl JA, et al:Urinary Incontinence in Adults:Acute and Chronic Management. Clinical Practice Guideline No.2, Agency for Health Care Policy and Research (eds), 1996.
5) 岡村菊夫, 他:高齢者尿失禁ガイドライン. EBMに基づく尿失禁診療ガイドライン(泌尿器科領域の治療標準化に関する研究班編), じほう, 2004, pp25-55.

動作介助の注意点

　動作介助とは，何かをしようとして体を動かすときの体の動きを手助けすることである．脳卒中患者は，少なからず障害をもち，日常生活活動（動作）（ADL）において自立することを目標に訓練に励み，生活の再構築を目指している．患者にはどのような場面においても，その行為を行おうとする目的があることを理解し，それらの行動が安全に行えるように，見守りや介助，指導を行うことが必要である．また，患者が主体的に動作方法を学習しようとする気持ちを維持できるようにかかわることが重要である．

1. 生活活動すべてにおける介助の注意点

(1) 患者の声を聞く・待つことを念頭に介助をする

　患者の目的や意向をきちんと聞き取り，患者の行動を見守る．患者の目的に合わせて，必要な介助を把握し，判断する．決して過介助にならないようにし，患者の意欲や自立を引き出すようにかかわる．待つことこそ一番重要な介助であることを忘れてはいけない．

(2) 患者に恐怖心や不安感を抱かせない介助をする

　無理をして1人で介助を行うことや，力任せに介助を行うことは，患者に恐怖心を抱かせる．一度恐怖心を抱いてしまうと，また同じような怖い思いをするのではないかと患者は不安になり，動くことに躊躇する．身体に不必要な力が入って本来の動作ができなくなり，介助量が大きくなってしまうこともある．訓練が遅れるばかりか，訓練そのものができなくなる場合もある．介助を行う際は，必ず説明と声かけを行い，患者は自分が何を行うのか，あるいは何をされるのかを理解していることを確認してから，介助を行う．

(3) 身体の使い方や介助方法の手順，指導方法を統一し，一貫した方法で介助する

　患者を介助する者は1人ではなく，多職種のさまざまな人が多くかかわる．リハ療法士や看護師，介護福祉士など，かかわる者により介助や指導方法が異なると，患者が混乱し，本来の能力が発揮できなくなる可能性がある．誰が行っても，必ず一貫した方法で対応する必要があるため，情報の共有化を図り，統一した介助や指導ができる工夫を行う．

(4) 「できるADL」と「しているADL」の乖離を把握し介助する

　「できるADL」と「しているADL」の乖離が解消するように介助や指導を行う必要がある．その乖離が何かを知るためには，介助者は常に評価の視点で観察し，介助を行う．評価は，多職種が同じスケールを使用し，情報の共有化を図り，チームでアプローチする（**side memo①**）．また，患者にとって訓練室と病棟生活の場では，全く同じ条

---

side memo ①　ADLの評価

　ADL評価の目的は，①自立度と介助量を知る，②アプローチする内容を知る，③治療（訓練）計画を立てる，④治療（訓練）効果を判定する，⑤予後予測をする，⑥多職種との情報交換を行う，などである．
　ADL評価法の種類は，Barthel Index（BI；機能的評価）やFunctional Independence Measure（FIM；機能的自立度評価）などがある．FIMは患者が日常生活の中で実際にどのように行っているかを観察して採点でき（しているADL），介護量の測定ができる利点がある（BI, FIMともに「ADL障害」p236〜参照）．

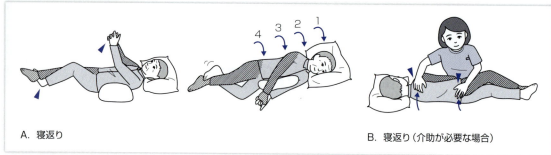

図2 寝返り
※斜線は麻痺側を示す(本項の人物図すべてに共通).

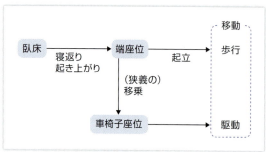

図1 移動までの一連の流れ
広義の移乗には寝返りなども含める.

件(身体能力,心理・精神面,ベッド環境など)ではない.訓練で動作をうまく行うことができても,病棟生活の場で同じ動作が安全にできるとは限らないことを理解しておく必要がある.

(5) 安全を一番に重視し,介助する

安全に動作ができる体調であるか,安全な環境であるか,安全に動作を行うことができているか,安全に道具を使うことができているかなど,リスク管理を常に考え,アセスメントしながら介助を行う.介助時はどんなときも介助者は患側に位置し,不測の事態に備える.インシデントは転倒が一番多い.

2. 移動と移乗の介助における注意点 —動作・介助の手順

他の場所に移ることを移動,同じ場所で位置を変えることを移乗とよぶ(図1).

(1) 寝返り(図2)

①仰臥位になり,非麻痺側の上肢で患側の手関節または肘関節を持ち,胸の上に置く.
②非麻痺側の下肢を患側の下肢の下に入れ,少し持ち上げるようにする.
③患側の上肢を非麻痺側に引き寄せながら,頭,肩,背中,腰を順番に回旋させる.患側の下肢は非麻痺側の下肢で非麻痺側に寄せながら側臥位をとる.

(2) 起き上がり(図3)

①非麻痺側向き側臥位の状態から,非麻痺側の下肢で患側の下肢を引くようにベッドサイドへ下肢を下ろす.
②非麻痺側の肘で体重を支え,頭を持ち上げ,肘を伸ばしながら上半身を起こす(**side memo②**).

(3) 座位(図4)

起き上がり動作の後,ベッドの端や車椅子に座る際は,深く腰をかけ,両足底が床に付いていることを確認する.

(4) 起立(図5)

①座位の姿勢から足をやや手前に引く.
②お辞儀をするように(目線はお臍を見る)上半身を前傾し,膝を伸ばして上半身を起こす.

---

side memo ②　長期間寝たきりの患者の起き上がり介助のコツ

長期間寝たきり状態の患者の体を起こす際,起立性低血圧を起こす可能性が高く,めまいや意識消失をきたすことがある.血圧を測定しながら徐々に頭部を上げていく.

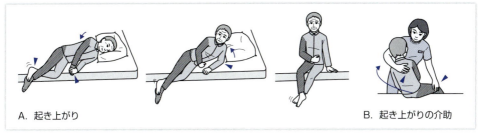

図3 起き上がり

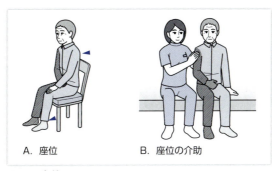

図4 座位

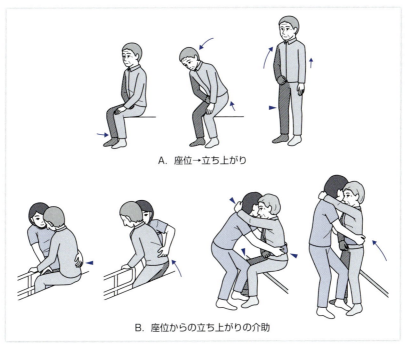

図5 起立
side memo③を参照.

| side memo ③ | 麻痺が重度な患者の立ち上がり介助のコツ |

　麻痺が重度な患者の立ち上がり介助を行う際は，介助者は患者の前方に立ち，患側の下肢を膝で支え，両手を腰に回す．患者に非麻痺側の上肢を介助者の頸部または腰に手を回してもらう．

| side memo ④ | ベッド・車椅子移乗のコツ |

　ベッドからの立ち上がりの際，低い位置から立ち上がるのは介助量が多くなる．ベッドの高さを車椅子より少し高めにしておくとよい．

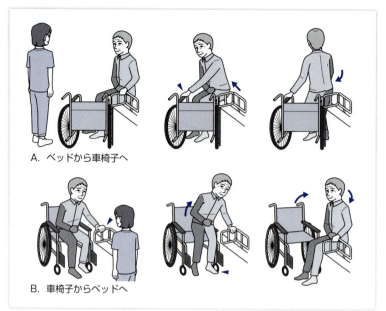

A. ベッドから車椅子へ

B. 車椅子からベッドへ

図6 ベッド・車椅子移乗
side memo④を参照.

(5) 移乗
①ベッド・車椅子移乗（図6）

> ①非麻痺側のベッドサイドに車椅子を約30°斜めの角度に付ける．車椅子側に非麻痺側の下肢がくるようにする．ブレーキをかけ，フットレストを上げておく．
> ②非麻痺側のベッド柵や車椅子のアームレストを持ち，立ち上がる．
> ③非麻痺側のほうに方向転換を行う．このとき，非麻痺側の下肢を軸にして回旋する．
> ④車椅子の座面を確認し，ゆっくりお辞儀をするように座る．

(6) 移動

移動は寝たきりや廃用症候群を予防するためにも大切な行動である．さらに，移動は行動範囲が広がり，QOLの拡大，地域や社会活動の参加へとつながる．移動手段と介助時の観察ポイントを表に示す．

3. 食事の介助における注意点
―動作・介助の手順

「食べる」ことはヒトの基本的欲求である．食事をすることが家族や友人と楽しく過ごせる場となり，ときにはストレス発散にもなる．食べることはQOLの向上につながっている．入院中も同様で食事は1つの楽しみであり，患者は自分のペースで口から食べることを望んでいることを理解し，かかわる必要がある．

(1) 姿勢を保持する

脳卒中患者は上下肢の障害とともに，体幹の障

---

side memo ❺ 車椅子・トイレ移乗のコツ

ベッド・車椅子移乗と同じである．しかし，トイレ移乗に関しては，排泄行動や排泄管理の影響もあるため，移乗や平衡バランスの維持など応用動作の安定性が必要である．そのため，移乗動作の評価だけではなく，排泄行動に関する評価，アセスメントをしっかり行い，介助をする．

side memo ❻ 車椅子・入浴用チェア移乗のコツ

ベッド↔車椅子間の移乗と同じである．しかし，浴室の床面は濡れており，滑りやすい．また，装具を装着していない裸足であることも加わり，転倒するリスクが高い．手すりや床面の材質を事前に把握しておくことと，特殊な環境での移乗動作の評価とアセスメントをしっかり行い，介助をする．

表　おもな移動手段と介助時の観察ポイント

移動方法	観察ポイント
独歩	立位姿勢，重心移動ができるか．平衡バランスが維持できるか．安全確認できるか．
杖・手つなぎ歩行	立位姿勢，重心移動ができるか．平衡バランスも支えがあれば維持できるか．
歩行器の使用	立位姿勢，重心移動ができるか．支持力が低下していないか．
車椅子の使用	立位や座位姿勢はとれるが，姿勢保持はどうか．平衡バランスが維持できるか．転倒の可能性がないか．

害がみられることがあり，座位保持が困難な場合もあるが，極力座って食べる試みを行う．まず，座位保持が可能かどうかの評価を行い，クッションなどを使って座位姿勢が保持できる工夫をする（**side memo⑦**）．車椅子を使用する場合は，患者に適した車椅子を選択し，調整を行う．食事中に姿勢が崩れてきた場合は，座り直しを必ず行う．

(2) 箸やスプーン，フォークを持つ

脳卒中患者は片麻痺の場合が多い．非麻痺側の手で食器具を持つことができるよう介助をする．利き手が患側の場合は，利き手交換を行う．また，自己摂取ができるように自助具の工夫を行う（図7）（**side memo⑧**）．

(3) 食物を刺す・すくう・つまむ

食器具と食物形態の工夫をする．普通の食器では食物が逃げてしまい，うまくすくえない場合，深めの食器や内側部分が反ってへりが深くなっているランチプレートなどを使用するとよい．また，スプーンやフォークの角度を調整するのも1つである．食器が軽いと動いてしまうことがあるので，動かないように滑り止めマットを使用するのもよい．

(4) 口に運び，入れる

口に食物を運び，入れる動作は，上肢の動き，体幹，頭部と口の動きが協調してできる動作のため，食物を口まで運ぶ前にこぼれたり，口の中にうまく入れられない場合もある．これは，姿勢保持と密接に関連した動作であることを理解しておく必要がある．そのため，口にうまく運び入れられない場合は，食器具の工夫だけでなく，適切な座位姿勢が保持されているかの確認を行う（**side memo⑨**）．

4. 更衣の介助における注意点 —動作・介助の手順

入院生活が始まると，1日中パジャマで過ごしてしまうことが当たり前になりがちである．日常生活にリズムを付け，病前の生活に近付けるためにも更衣は重要である．更衣動作は身体のバランス保持から手指の巧緻性に至るまで応用動作を要した全身の運動機能を必要とする．

(1) 丸首シャツ（図8）

〈脱衣〉

①後ろ身頃を非麻痺側の上肢でたくし上げる．
②後ろの襟を持って前に引っ張り，首を抜く．
③後ろ身頃を身体の前に持ってきたら，非麻痺側の袖を抜く．
④非麻痺側の上肢で，患側の腕から袖を抜く．

---

side memo⑦　姿勢を保持するコツ

椅子または車椅子での座位保持が困難な場合は，ベッド上でギャッジアップ30°ないしは45°での食事介助から始める．ただしこの体勢だと体が下にずれるので，よい姿勢を保持できなくなる可能性がある．下肢側のギャッジアップ（ティルト）をし，体が下にずれるのを予防する．また，上半身が左右に傾かないようにクッションを置くなど体位の工夫をする．

side memo⑧　箸やスプーン，フォークを持つ工夫

手指の力が弱くスプーンなどを持つことができない場合，柄の太いものや万能カフを使うとよい．

side memo⑨　半側空間無視のある患者の食事介助のコツ

脳卒中により右半球に障害がある場合，左半側空間無視を生じやすい．患側の左側に注意が向かないため，常に視界に入る右側の食物だけを食べ，患側の左側にある食物を食べ忘れる．初めは食器を右側へ設置し視界に入るようにするが，徐々に中央，左側に置いて注意を向けさせ，食べることができるようにしていく．食事環境として，右側に注意が向かないように右側が壁の席を準備するとよい．

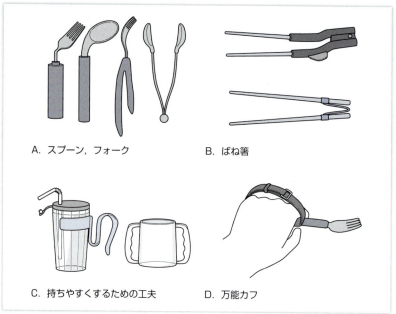

図7 食器具の工夫

A. スプーン，フォーク
B. ばね箸
C. 持ちやすくするための工夫
D. 万能カフ

〈着衣〉

①衣類の前後を確認し，シャツの裾を手元に置き，患側の上肢を通す．非麻痺側の上肢を上げやすいように，患側の肘あたりまで袖を通しておく．
②非麻痺側の上肢を通し，しっかり肩まで通るように腕を上げる．
③非麻痺側の上肢で裾から後ろ身頃をたくし上げて首を通す．
④患側の袖，後ろ身頃を整える．

(2) 前開きシャツ（図9）

〈脱着〉

(1) 丸首シャツ同様に，脱衣時は非麻痺側の上肢から袖を抜き，最後に患側の上肢の袖を抜く．
(2) 着るときは逆の手順で，患側の上肢から袖を通し，最後に非麻痺側の上肢を通す．

(3) ズボン（図10）

〈ベッド上端座位で履く場合〉

①患側の下肢を非麻痺側の大腿部にのせて脚を組み，患側の下肢にズボンを通す．
②非麻痺側の下肢を通す．
③交互に腰を浮かせて上げる．あるいは立位にてズボンを上げる．

〈ベッド上端座位で脱ぐ場合〉

①非麻痺側から交互に腰を浮かせてズボンを下ろす．
②非麻痺側の下肢を抜く．
③前傾姿勢になり，患側の下肢を抜く．前傾姿勢が不安定な場合は，患側の下肢を非麻痺側の大腿部にのせ，足を組んだ状態で患側の下肢を抜く．

〈ベッド上臥床で履く場合〉

①患側の下肢を非麻痺側の下肢の上に置き，患側の下肢にズボンを通す．
②非麻痺側の下肢を通す．
③非麻痺側の下肢で膝立てをし，交互に腰を浮かせてズボンを上げる．

〈ベッド上臥床で脱ぐ場合〉

①非麻痺側の下肢で膝立てをして腰を浮かせ，交互にズボンを下ろす．
②非麻痺側の下肢を抜く．
③非麻痺側の足の指で患側の足のズボンを挟んで抜く．または，患側の下肢を非麻痺側の上に置きズボンを脱ぐ．

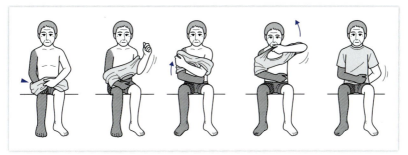

図8　丸首シャツの着衣

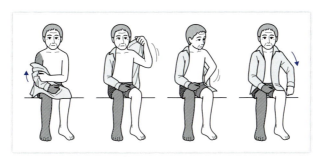

図9　前開きシャツの着衣

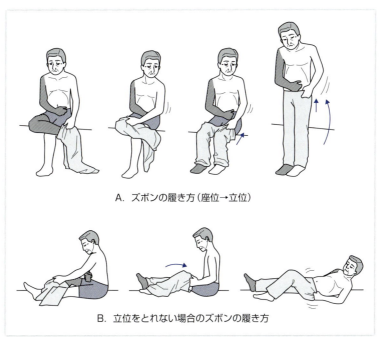

A．ズボンの履き方（座位→立位）

B．立位をとれない場合のズボンの履き方

図10　ズボンの着衣

side memo ⑩　更衣の介助のポイント

更衣は時間を要することが多く，過介助になりがちである．しかし，病棟生活の場における1日2回しかない実践であり，根気よく見守りながら自立支援をする．

side memo ⑪　靴下の脱着のコツ

靴下の脱着はズボンの脱着と同様に，患側の下肢を非麻痺側の大腿部にのせ，足を組んだ状態で行うとよい．

5. 清潔の介助における注意点
─入浴中の動作・介助の手順

　清潔の中でも最も応用動作を要するものの1つが入浴である．入浴には，全身の汚れを落とし皮膚の感染を防ぐ，二次感染予防と新陳代謝を促す，身体機能を向上させる，さらに爽快感や癒しを得，精神面の効果を得る目的がある．清潔さや身だしなみを保つことは，生活のリズムを整えるとともに，周囲との良好な人間関係の形成につながり，社会性が生まれる．

　以下，入浴について述べる．入浴行動の一連の行為は，①脱衣所への移動，②更衣，③浴室への移動・移乗，④浴槽への移乗，⑤浴槽内での座位保持，⑥洗髪・洗体動作，と複雑かつ応用動作の組み合わせからなる．安全への配慮を十分に行い，環境や必要な道具を事前に整えてから介助をする必要がある（移動と移乗行動・更衣行動に関しては前述）．

〈洗体〉（図11）

※（順不同）

①体の前面を洗う．
　片手でしか行えない場合は，タオルを手に巻き付けたり，ミトン状のタオルを使用するとよい．
②背部を洗う．
　障害があると背中を自由に洗うのは困難である．握力が弱くても患側の手指に引っかけることが可能であれば，タオルの端にル

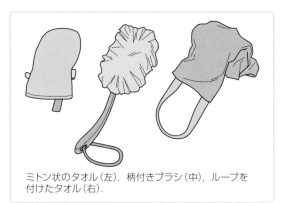

ミトン状のタオル（左），柄付きブラシ（中），ループを付けたタオル（右）．

図11　洗体道具の工夫

ープを付ける工夫をすることで洗うことが可能となる．また肩関節の可動域が少ない場合は，柄付きブラシを使用するとよい．
③上肢を洗う．
　大腿部にタオルを置き，非麻痺側上肢をタオルにこすり付けるように洗う．患側の上肢は非麻痺側の上肢で洗う．
④下肢を洗う．
　座位保持が安定し，下肢の挙上が可能であれば，足を組んで足先を洗う．無理なら柄付きブラシで洗う．
⑤陰部・殿部を洗う．
　立位ではなく，座位のまま左右の殿部を浮かせながら洗う．
⑥顔を洗う．
　座位の状態で，やや状態を前傾姿勢にして洗う．

---

side memo ⑫　浴槽への出入りのポイント

　浴槽をまたぐ際や浴槽から立ち上がる際はバランスを崩しやすいので，手すりを確実に持ち，ゆっくり立ち上がるよう注意が必要である．

side memo ⑬　なるべくパンツを着用しよう

　不必要にパンツ型おむつや尿とり用パッドを着用している患者がいるが，失禁がなければ早期にパンツに変更する．パンツは通気性もよく，肌にくっつかないため，上げ下げの動作が容易になる．

side memo ⑭　排泄行動の支援のコツ

　排泄行動は1日に何度も繰り返し行われるため，訓練で学習したことを，病棟生活で何度も実践練習ができる．機会を無駄にせず，自立支援をする．
　また，訓練では尿便意がない状態で排泄動作の訓練が行われ，生活場面では尿便意がある状態で排泄行動を行うため，訓練と同じ身のこなし方や動作ができない場合が多々ある．生活場面でなぜうまくいかないかをフィードバックするなど情報共有のチームアプローチが成功の鍵である．

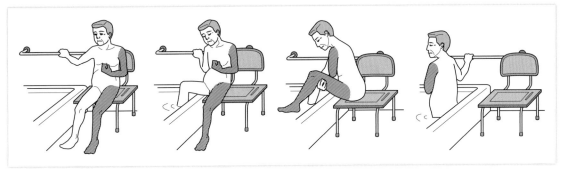

図12　浴槽への入り方

〈浴槽への出入りの一例〉（図12, side memo⑫）

①浴槽と同じ高さの椅子を非麻痺側の下肢が浴槽側にくるように設置し，腰かける．非麻痺側の上肢で手すりなどを持つ．
②非麻痺側の下肢から浴槽内に入る．
③非麻痺側の上肢で患側の下肢を抱えるようにして入る．
④非麻痺側の上肢で手すりなどにつかまり立ちし，そのまま体を湯に沈める．

6. 排泄の介助における注意点

排泄の自立および排泄コントロールの確立は，患者のみならず家族の精神的・身体的負担も軽減し，ADL，QOLの拡大につながる．排泄は他の生活動作よりも回数が多く，終日続くうえに多くの生活活動（移動，移乗，更衣，清潔）が含まれるため，介助は多岐にわたる．また，排泄はプライバシーにかかわることであり，羞恥心が強く影響する．1日も早く患者の排泄の状態をアセスメントし，動作の獲得に向けて取り組むことが必須であることを理解しておく．

（side memo⑬, ⑭）

①トイレに行く．
　基本的にトイレでの排泄を行う．
②便座の前に車椅子を停車する．
　ⓐ便座に対して車椅子を30～45°，または正面付けで停車し，左右のブレーキをかける．
　ⓑ車椅子のフットレストから両下肢を下ろし，フットレストを上げる．
　ⓒ両下肢を肩幅程度に開き，非麻痺側の上肢で手すりを持ち，立ち上がる．
　ⓓ便座に着座できるようにその場でターンやステップを踏み，方向転換する．
③下着を下ろす．
　上着は汚染しない程度に上げ，下着は膝下まで下げる．
④便座に座る．
　ゆっくりと腰を下ろし，着座する．便座と体が平行になるように微調整する．
　ナースコールの位置を確認する．
⑤排泄をする．
　あせらずにゆっくりと排泄をし，最後まで出し切ってもらう．
⑥後始末をする．
　排泄が済んだら，ペーパーで拭き取る．介助が必要な人はナースコールを押す．
⑦便座から立ち上がる．
　非麻痺側の上肢で手すりを持ち，立位をとる．
⑧下着を上げる．
　下着は下げるより上げるほうが難しく時間がかかる．
⑨車椅子に戻る．
　車椅子に座れるようにその場でターンやステップを踏み，方向転換し，ゆっくり腰を下ろす．
⑩手を洗う．
⑪部屋に戻る．

（塩地由美香，園田　茂）

■文献

1) 園田　茂，他編：最強の回復期リハビリテーション―FIT program, 学会誌刊行センター，2015.
2) 千野直一，他編：脳卒中の機能評価―SIASとFIM［基礎編］，金原出版，2012.

補装具の適応と使い分け

「脳卒中治療ガイドライン2015」[1]における装具療法に関係する記載には以下のものがある．

> ①十分なリスク管理のもとにできるだけ発症後早期から積極的なリハを行うことが強く勧められる．その内容には早期立位，装具を用いた早期歩行訓練が含まれる（グレードA）．
> ②歩行や歩行に関連する下肢訓練の量を多くすることは，歩行能力の改善のために強く勧められる（グレードA）．
> ③脳卒中片麻痺で内反尖足がある患者に，歩行の改善のために短下肢装具を用いることが勧められる（グレードB）．
> ④肩関節亜脱臼を伴う肩痛や肩手症候群の予防として，三角巾や肩関節装具の使用が勧められる（グレードB）．
> ⑤麻痺側上肢の痙縮に対し，痙縮筋を伸張位に保持する装具の装着または機能的電気刺激（functional electrical stimulation；FES）付き装具を考慮してもよい（グレードC1）．

①②③より，脳卒中片麻痺における下肢装具療法の有効性は示されている．③で短下肢装具の使用が推奨されているが，①②からは発症後早期から使用可能な長下肢装具の必要性も示唆されていると考えられる．上肢装具についても，④で肩関節亜脱臼に対する装具療法の推奨グレードが高くなっている．本項では下肢装具の解説を主として，上肢装具にも触れる．

1. 脳卒中下肢装具の目的

脳卒中下肢装具の目的について，大川は，①立脚期の安定を得るため，②爪先が床から離れやすくするため，③正常歩行パターンへ近付けるため，④変形の予防の4点をあげている[2]．これは脳卒中のあらゆる時期に対応するもので，現在でも下肢装具処方の適応を考える際に参考となる．

下肢装具の目的は，従来は「能力低下（disability）＝活動の制限」に対しての使用が主体であったが，今では急性期より積極的に「機能障害（impairment）＝機能・構造の異常」に対しても用いる方向となってきており，装具療法の意義は拡大してきている[3]．

2. 装具処方

装具製作にあたり，医師，理学療法士，義肢装具士などが患者の立位や歩行の状態をみて，訓練室備品の装具などを試し，装具処方を決める．治療上最大の効果を期待しつつ，生活上で使用することも考慮して，その患者に適切であるものを処方する．医療保険で治療用装具として製作する．

3. 下肢装具

1 長下肢装具（knee ankle foot orthosis；KAFO）

Long leg brace（LLB）ともいわれる．長下肢装具は膝関節，足関節を制御する装具である．自分で装着しづらいこともあり，実用装具としては問題点が多いが，重度片麻痺における運動回復の促進や，立位・歩行能力の改善などを図るための「治療用」装具として用いられている．

(1) 適応・目的

長下肢装具の処方適応については，表1のように石神らは報告している[4]．

下肢全体の支持性の低下は脳卒中の場合，股関節周囲の不安定，特に股関節伸展筋の筋力低下に

表1 長下肢装具の処方適応

1. 下肢全体の支持性の低下
   1) 重度弛緩性麻痺
   2) 重度感覚障害
   3) 半側空間無視
2. 膝の支持性の低下
   1) 反張膝
   2) 膝折れ
3. 下肢屈曲運動パターンの優位
4. 膝関節変形・拘縮

(石神・他, 2010)[4]

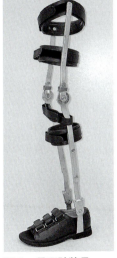

図1　長下肢装具

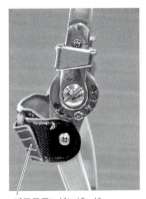

パテラテンドンパッド
図2　リングロック付きダイヤルロック膝継手

主要因がある．また，深部感覚障害や半側空間無視など広義の感覚系障害の合併によっても引き起こされる．よって発症早期においては，長下肢装具は重度弛緩性麻痺で股関節周囲の不安定を有する症例，また重度深部感覚障害，重度半側空間無視の合併により下肢の支持性が低下している症例に対し処方される．足関節，膝関節を固定することにより下肢の支持性を高め，これを用いた運動療法を行うことで，股関節伸展筋を賦活化させて，早期からの起立，歩行獲得を目的とする．

膝の支持性の低下により反張膝，膝折れが生じるが，後述のように短下肢装具の足継手の調整により制御できることもある．それによっても改善しない例に対し，長下肢装具の適応を検討する．

下肢屈曲パターンの優位はたまにみられるが，ハムストリングスに対するボツリヌス療法を併用して長下肢装具を用いることもある．

適応があれば，早期から処方し，それを用いた積極的な運動療法を行うことが必要である．

(2) 処方

長下肢装具としては支持性のある金属支柱付きの装具が適切である（図1）．トイレ動作をしやすくするため大腿部を短めとすることもあるが，支持性を重視するのであれば，通常の大腿カフの位置がよい．下腿部にプラスチック短下肢装具を使用するタイプもあるが，症状の変化に伴い足継手の調整（足関節の制御，短下肢装具に移行した後の膝関節の制御）ができない，強度的にねじれに弱い，足部がプラスチックのため床面から足部への十分な感覚フィードバックが受けられないという問題点がある．よって足部は靴型もしくは足部覆い型が望ましい．

①膝継手

リングロック，オフセット，スイスロック，ダイヤルロック，ステップロック，3way膝継手など多くの膝継手がある．麻痺の回復状況により角度調整をするのであれば，リングロック付きダイヤルロックが適している（図2）．他の膝継手については成書を参考にされたい[4]．

②足継手

クレンザック足継手と二方向調節式足継手（通称，ダブルクレンザック足継手）があるが，固定，底背屈制限などさまざまな調整が臨床の場で可能なダブルクレンザック継手が適している（後述の短下肢装具の項も参照）．

③その他

膝当ては一般的には膝パッドが用いられるが，装具を付けたまま座位が可能で，立ち上がり訓練や移乗を行うことができるパテラテンドンパッド（図2）が用いられることもある．

靴は立位時の麻痺側外側への安定性を考え，外側フレアを付けることがある．また非麻痺側の靴底には，患肢の振り出しを容易にする目的で約1cmの補高を行う．室内歩行レベルにとどまりそうな例では室内でも使用できるよう足部覆い型とすることもある．

(3) 長下肢装具を用いた訓練の実際

長下肢装具完成後は患者の状況により装具を調

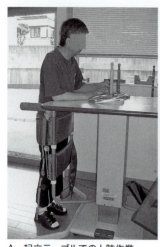
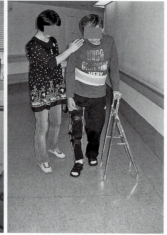

A．起立テーブルでの上肢作業　　B．病棟での歩行訓練
図3　長下肢装具を用いた訓練

整して使用する．

① 立位保持困難時

　股関節の不安定性が著明で膝屈曲位では立位保持困難な場合は，膝継手を伸展位固定として立位安定が得られるよう，症例ごとに足継手角度の調整を行う．これは大腿義足のTKAライン（T：大転子部，K：膝継手，A：足継手）の調整と同様と考えてよい．この設定により平行棒内立位の介助も軽減し，効果的な立位バランス訓練を行うことができる．

② 立位安定性改善時

　立位の安定性の改善がみられてきたら，歩行レベルに向けて，股関節伸展筋の賦活化を図るべく，膝継手を軽度屈曲位（15°程度）に設定する．股関節が軽度屈曲位となることで股関節伸展筋の働きを強めることができる（大腿義足のソケットの初期屈曲角の効果）．また膝屈曲位には，歩行時の振り出しを容易にする目的もある．膝継手角度に応じて，前述のTKAラインの調整と同様，足継手角度の調整（固定）を行う．麻痺側下肢の遊脚期の振り出し具合をみて，非麻痺側の靴補高を調整する．

　歩行訓練は平行棒内から始め，安定性のよいサイドケインを用いた訓練へと進める．立位の耐久性を高めるため，作業療法でも長下肢装具を用いた起立テーブルでの上肢作業などを行ったりする．また訓練室だけではなく，家族などに指導して，病棟でも歩行訓練を行っていく（図3）．歩行訓練中も立ち上がり訓練をしっかり行っていないと，早期に長下肢装具を製作してもその効果は半減してしまうため，立ち上がり訓練は積極的に継続して行うよう指導する．

(4) 短下肢装具へのカットダウン

　長下肢装具から短下肢装具へのカットダウンは膝の支持性回復により決定される．具体的には膝継手のリングロックを外して歩行させ，膝の安定性をみる．立位保持可能ならカットダウンする．この際，足継手は背屈5°固定に調整し，膝の安定性の改善により背屈方向遊動に調整していく．また非麻痺側の補高はカットダウン時に取り除く．

(5) 急性期病院での長下肢装具の使用

　近年，急性期病院では在院日数の短縮により，入院リハ継続が必要な脳卒中患者は早期に回復期リハ病院に転院する傾向にある．それに伴い，下肢装具処方は回復期リハ病院で行うことが多いが，脳卒中急性期リハにおいても，下肢装具療法は重要な治療の1つであり，下肢支持性低下の患者に対し，積極的に早期から使用すべきである．訓練室備品の長下肢装具または組み立て式長下肢装具などを用いての立位歩行訓練，および立ち上がり訓練による下肢筋力強化により，急性期から患者の身体能力を高め，回復期のリハにつなげていくことが必要である．

2　短下肢装具（ankle foot orthosis；AFO）

(1) 適応・目的

　Short leg brace（SLB）ともいわれる．短下肢装具は足関節の動きをコントロールして，歩行を再獲得するのが目的である．よって，股関節，膝関節の支持が困難な例には適応にならない．共同運動や痙縮で生じる内反尖足の矯正と支持性の向上，遊脚期のトゥクリアランス（toe clearance）の向上，膝関節の安定性向上の効果を期待して処方される．

(2) 装具の使い分け

①金属支柱付き短下肢装具

〈特徴・適応〉

金属支柱付き短下肢装具（図4）は支持性が良好であること、足継手の設定変更が容易であること、Tストラップの追加により内反矯正がやりやすいこと、破損時の修理、部分交換が比較的容易であることなどが利点である。よって、重度から中等度の麻痺で、股関節周囲は比較的安定しているが、麻痺や痙縮により膝の支持性が不十分な例（膝折れ、反張膝）に対して用いる。反面、重くて外見が悪い、靴と一体化している場合は屋内で靴を脱ぐことができないなどの欠点もある。

〈処方〉

足継手には底屈方向の角度調節が可能なクレンザック足継手や、底背屈の両方向の角度調節が可能な二方向調節式足継手（ダブルクレンザック足継手）などがあり、ロッドやばねを入れることにより角度調節や背屈、底屈補助が可能である（図5）。訓練場面では、麻痺の回復段階に対応して調整が可能であるダブルクレンザック足継手が使いやすい。

足部には、整形靴、足板＋足部覆い、プラスチック製足部モールドタイプが用いられる。整形靴は外出用に適している。足板＋足部覆いは足趾部分が覆われていないので着脱が簡単で、おもに病院や施設内で使用される。プラスチック製足部モールドタイプは自宅で屋内用に用いるのに適している。上から靴を履くことができ、外出時にも利用できる。

足部の内反が強いときはTストラップ〔図11（p458）参照〕により内反矯正する。

②プラスチック短下肢装具

シューホーンブレース（shoe horn brace）といわれる、足部の後面をプラスチックで覆ったタイプ（後方支柱型）が、プラスチック短下肢装具の代表格である。素材としてはポリプロピレンがよく用いられる。

〈特徴・適応〉

足継手はないが、素材の厚さや足関節部近くのトリミング（図6）[5]によりプラスチックのたわみを変化させることによって、足関節の可動性を変えることができる。しかし、たわみ部分が足関節の生理軸とは一致せず、またたわみの程度（可撓性）の調整は難しく、削ることで柔軟にすることはできるが、固くすることはできない。

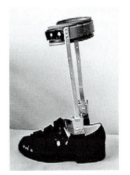

図4　金属支柱付き短下肢装具

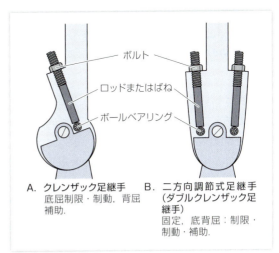

A．クレンザック足継手
底屈制限・制動、背屈補助．

B．二方向調節式足継手（ダブルクレンザック足継手）
固定、底背屈：制限・制動・補助．

図5　足継手

---

side memo　足継手の機能に関する用語

固定：底屈にも背屈にも動かない．
遊動：その方向に抵抗なしに動く．
制限：ある角度から動かない．
制動：その方向にブレーキを受けながら動く．
補助：一度底屈または背屈方向に動いたものが元に戻るときに、その方向へ力が発生する機能．

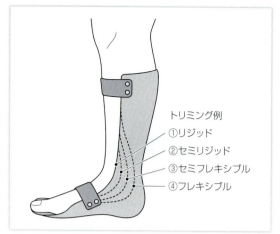

図6 シューホーンブレースのトリミングによるたわみの変化
(渡邉・他, 2016)[5]

利点としては，軽量，外観がよい，靴の選択の自由がある，屋内外で使用可能なことがあげられ，中等度から軽度の麻痺例に用いる．欠点としては金属支柱付きに比して耐久性に劣る，採型後にアライメント変更が困難，破損の場合の修理が困難，擦過傷，褥瘡をつくることがあるなどがある．

〈処方〉

採型は足関節可動域に大きな制限がなければ，やや背屈位（5°程度）で行う（立脚期の膝反張予防，遊脚期のトゥクリアランス改善目的）．足関節近くのトリミングによりプラスチックのたわみをリジッドからフレキシブルの間でその患者に適した状況に調整する．踵くり抜きは靴の装着が容易になり，足底からの感覚入力も得やすくなるが，装具の制動力はかなり低下するので注意が必要である．トゥスプリングを付けると，遊脚期の前足部引っかかりの改善や踏み返しの補助に有効である．

実際に装具の上に履く靴の踵の高さにより起立・歩行時の膝の安定性が大きく影響されるので，靴の踵の高さにも注意を払う必要がある（図7）[6]．

③継手付きプラスチック短下肢装具

〈特徴・適応〉

足継手を付け，可動軸を足関節の生理軸に近付けた装具である．継手にはさまざまなものが開発されている．

足関節可動域制御のない継手（図8）としては，ジレット（Gillette double flexure ankle joint®），タマラック（Tamarack flexure joint®），オクラホマ（Oklahoma ankle joint®），ギャフニー（Gaffney®）などがある．この場合，装具後方にストッパー（motion control limiter）やスナップストップ（snap stop）を用いることで，底屈の角度制限を設けることができる．

足関節可動域制御をする継手（図9）としては，PDC（Plantar/Dorsiflexion Control®），キャンバー（Camber axis hinge®），セレクト（Select ankle joint®）などがある．

足継手部分の突出があるため，外見上の問題がある．また，継手部品とプラスチックを結合させる部分に大きなストレスが加わり破損することがある．また内反尖足などの矯正力が弱い．

内反尖足のない中等度から軽度麻痺例に用いる．詳細は成書を参照されたい[5]．

〈底屈制動のある装具〉（図10）

- Dream Brace®：シリコーンによる摩擦継手（dream joint）を用いた装具．底屈運動時に抵抗が加わる．背屈方向は遊動．軽度の尖足や下垂足なら制御可能な抵抗が得られる．底屈角度を制限できるモデルもある．
- Gait Solution®：片麻痺患者の歩行分析をもとに「歩きやすさ」に重点を置いて開発された装具．

山本らは片麻痺患者の歩行補助に必要な短下肢装具の機能について研究し，片麻痺患者では，立脚初期の踵接地から爪先接地にかけての足関節底屈制動の動きの補助が重要であるとし[7]，これらの情報をもとに開発された．

足継手に油圧ダンパーが組み込まれており，足継手が底屈方向に動いたときに効力を発生して制動する構造となっている．油圧ダンパーの調整は，ねじにより無段階に調節が可能である．また，背屈方向には遊動の構造となっている．

足関節底屈および内反筋群の痙性が軽度から中等度で，足関節可動域がある程度保たれている例が適応である．膝を過伸展位で荷重する例は装具負担が過度となるため，使用禁忌である．

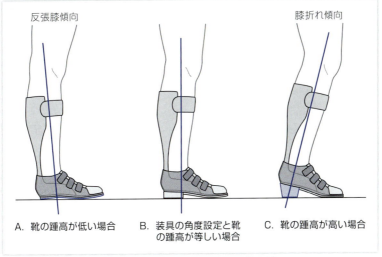

図7 シューホーンブレース―靴による膝の安定性の違い

A. 靴の踵高が低い場合
B. 装具の角度設定と靴の踵高が等しい場合
C. 靴の踵高が高い場合

（高嶋・他，2013）[6]

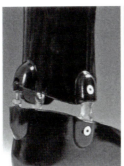 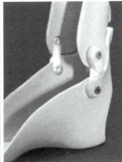 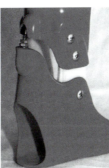 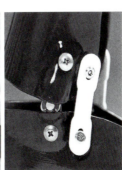

A. ジレット（Gillette double flexure ankle joint®）
ウレタン製．
継手長が変化する．
足関節背屈補助用もあり．

B. タマラック（Tamarack flexure joint®）
ウレタン製で継手内部に補強材が入っており，継手長の変化が少ない．足関節背屈補助用もあり．

C. オクラホマ（Oklahoma ankle joint®）
ポリプロピレン製．
側方安定性あり．

D. ギャフニー（Gaffney®）
ステンレス製．
Flexor-Strap により背屈補助が可能．

図8 可動域を制御しない足継手

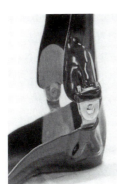 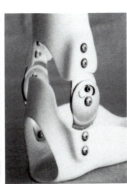 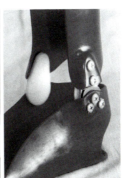

A. PDC（Plantar/Dorsiflexion Control®）
背屈，底屈ともに金属ロッドねじにより固定，制限，遊動の設定が可能．

B. キャンバー（Camber axis hinge®）
ステンレス製．
7種類のカムの交換により可動域調節が可能．

C. セレクト（Select ankle joint®）
7種類のアルミ製カムの交換により可動域調節が可能．

図9 可動域制御をする足継手

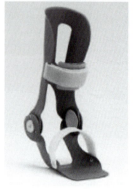
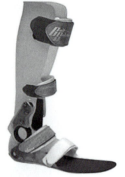

A. Dream Brace®　　B. Gait Solution®
図10　底屈制動のある装具

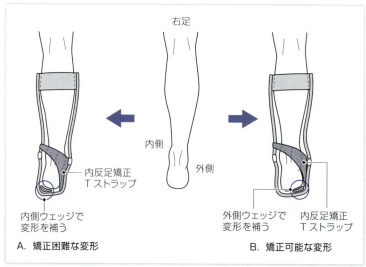

図11　内反足の矯正　　　　　　　　　　　（渡邉・他，2016）[5]

4. 患者の状態に合わせた装具の調整

　金属支柱付き短下肢装具，プラスチック短下肢装具ともに，次の状態(1)～(3)に対し調整を試みる．

(1) 尖足
・踵補高により，全足底接地時に下腿部軽度前傾位がとれるようにする．補高が大きい場合は外側フレアを付け，側方の安定化を図る．
・足底をロッカーボトムにして，踏み返しをしやすくする．
・非麻痺側の補高により麻痺側の振り出しをしやすくする．

(2) 内反足（図11）[5]
・内反矯正のため，Tストラップを付ける．

・矯正可能な内反に対しては，外側ウェッジで変形を矯正する．
・矯正困難な内反に対しては，内側ウェッジで変形を補う．

(3) 足指の過度の屈曲
・インヒビターバーを付ける．
・靴のトゥボックスを高くする．

5. 歩行時の問題点と対策

　装具歩行の問題点を歩行周期ごとに示し，その対処法を表2にまとめる．
　下肢装具治療は運動療法と併せてこそ機能が発揮されるものである．障害の程度，歩行状況に合わせて適切に装具を調整しながら運動療法を行うことが重要である．

6. 上肢装具

(1) 三角巾，アームスリング
　片麻痺では発症早期の弛緩性麻痺の時期に，肩関節亜脱臼がしばしば認められ，寝返りでの麻痺側上肢の敷き込みや，更衣や移乗などの際に無理な肢位をとって肩関節を痛める可能性が高い．このため，関節保護と亜脱臼予防を目的に三角巾やアームスリングが用いられる．ただし，漠然とした装着継続は拘縮などの合併症を生じるため，麻痺回復や可動域などを観察し肩関節周囲筋の緊張が改善すれば装具を外していく．最近では装具として，肩，肘関節を固定しないタイプも用いられている．肩関節亜脱臼を伴う肩痛や肩手症候群の予防としての推奨グレードは，「脳卒中治療ガイ

表2 装具歩行の問題点とその対処法

装具歩行の問題点		対処法
立脚初期	前足部からの接地	足継手の底屈制限をし，背屈位角度を大きくする（大きすぎると膝折れの原因となるので注意）． 踵補高または踵高めの靴着用（足継手調整式でない場合）．
立脚中期	反張膝傾向	足継手の底屈への制動や制限を強くする． 足継手の背屈は遊動とする． 踵補高または踵高めの靴着用（足継手調整式でない場合）． 下腿三頭筋痙縮が原因であればボツリヌス療法も検討．
	膝折れ傾向	足継手の底屈への制動や制限を弱くする． 足継手の背屈への制動や制限を強くする． 前足底部補高または踵低めの靴着用（足継手調整式でない場合）． 膝関節伸展筋筋力強化．
	麻痺側外側への揺れ	外側フレアを付ける． 股関節外転筋筋力強化．
遊脚期	前足部の引きずり	足継手の背屈補助を強くする． 装具の爪先上がりを大きくする（足継手調整式でない場合）． 非麻痺側靴の補高．

ドライン2015」ではC1からBへ高くなっている．

(2) 手・指装具

痙縮筋に対する運動療法として持続伸張の効果は一般的に知られている．痙縮は関節の拘縮を発生させ，拘縮は痙縮を助長する．よって，手関節，手指に生じやすい屈曲拘縮の予防，矯正に，手関節指固定装具が使用される．「脳卒中治療ガイドライン2015」での推奨グレードはC1である．

7. 生活（維持）期でのフォローアップ

装具は消耗品なので，使用しているうちに不具合が生じることがある．また，下腿周径の変化や痙縮の増強による装具の不適合も起こりうる．よって，装具そのものの定期的なチェックが必要である．チェックポイントを表3に示す．そして，装具を装着しての歩行分析評価は継続して行い，問題点があれば，その都度，装具の調整・修正を行う（表2）．

痙縮増強による内反尖足，反張膝に対しては装具の調整，および見直しを行いつつ，ボツリヌス療法の適応も検討する．

装具の再製作は身体障害者手帳を取得した後，身体障害者更生相談所で判定を受けて行われる．装具には耐用年数があり，金属支柱付き短下肢装具は3年，プラスチック短下肢装具は1年半で製作が可能である．経過中，歩行能力の改善や痙縮

表3 装具の定期的チェックポイント

1. 金属支柱付き短下肢装具
   足板やあぶみの破損はないか？
   足継手のねじの緩み，きしみ音はないか？
   下腿カフの不適合はないか？
   ベルトの不具合はないか（剥がれやすくないか）？
   ロッドの消耗による底屈制限の減少はないか？
   足底のすり減りはないか？

2. プラスチック短下肢装具
   ひびは入っていないか？　白く濁っている箇所はないか？
   下腿カフ，足部の不適合はないか？
   ベルトの不具合はないか（剥がれやすくないか）？
   底材が剥がれていないか？　すり減りはないか？
   装具内で踵が浮いていないか？
   内反による第5足指の痛みはないか？
   槌指による足指の痛みはないか？

の亢進などで歩容に変化が生じたときは，装具の処方変更を検討する．

（中島英樹，久米亮一）

■文献

1) 日本脳卒中学会脳卒中ガイドライン委員会編：脳卒中治療ガイドライン2015，協和企画，2015．
2) 大川嗣雄：脳卒中片麻痺患者に対する下肢装具の処方．脳卒中片麻痺患者の下肢装具，医歯薬出版，1981，pp49-60．
3) 浅見豊子：脳卒中片麻痺の装具．義肢装具学（川村次郎・他編），第4版，医学書院，2009，pp201-216．
4) 石神重信，他：脳卒中下肢装具の効果的アプローチ 長下肢装具．臨床リハ19：943-949，2010．
5) 渡邉英夫，他：脳卒中の下肢装具 病態に対応した装具の選択法，第3版，医学書院，2016．
6) 高嶋孝倫，浅見豊子：短下肢装具．装具学（日本義肢装具学会監），第4版，医歯薬出版，2013，pp62-84．
7) 山本澄子，安井匡：リハ医として知っておきたい短下肢装具 Gait Solution．臨床リハ22：116-119，2013．

杖・車椅子などの指導

　脳卒中後の患者は，運動麻痺，失調，感覚障害，半側空間無視などの高次脳機能障害といった後遺症により移動能力が低下する．そして移動能力の低下は，患者にとって日常生活上の大きな問題となる．このため，移動能力の再獲得を目的とした杖，車椅子などの指導は重要となる．

1．歩行補助具

1 歩行補助具とは

(1) 杖・クラッチ

①機能

a. **安定性の確保，バランスの補助**：支持面を拡大し，安全な立位，歩行を確保する．

b. **荷重，疼痛の軽減**：杖に体重を移動させて支持し，下肢にかかる荷重や下肢の接地時に生じる疼痛を軽減させる．免荷作用は使用方法や症例の状態によって左右される．

c. **歩行効率の改善**：歩行中の踏み切り時の駆動や踵接地時の制動を補助して，歩行速度および酸素摂取量を改善する．

d. **筋活動の補助**：杖ではおもに中殿筋などの股関節外転筋の負担を軽減する効果が大きい．

②杖の種類とその特徴（図1）

a. **単脚杖**：T字杖を代表とする歩行補助杖の基本型．軽量で操作性に優れて実用的であるため，最も多く使用されている．T字杖の免荷作用は約20％である．

b. **多脚杖**：三脚または四脚のものがある．単脚杖と比較して支持面が広いため安定性が高いが，脚が同一平面上にあるため不整地には向かない．この欠点を解決するものとして，脚部に弾力性があるものや，脚部と支柱の間にジョイントをつくったものもあるが，実用性は単脚杖に劣る．

c. **サイドケイン（サイドウォーカー，ウォーカーケインなど）**：多脚杖の一種に位置付けられるが，支持面がより広く安定性に優れる．折り畳みも可能である．歩行訓練開始直後やバランスが不良な症例，立ち上がり時に不安定な症例には有効である．しかし不整地，階段，狭い場所での使用には適さず，歩行補助具としての実用性は低い．

③クラッチの種類とその特徴（図2）

　クラッチは手部の他に，腋窩（松葉杖など），前腕（ロフストランド式など），上腕（カナダ式など）で複数箇所での支持を行う．上腕の固定が可能であるため，杖より支持性に優れる．

a. **腋窩支持型（松葉杖など）**：腋窩当て，握り手，支柱から成る．松葉杖は両側に用いることで免荷量の調整が可能であるため整形外科領域で多く使われているが，脳卒中患者ではほとんど用いられない．

b. **前腕支持型**：〈ロフストランドクラッチ〉前腕のカフと握りの2点で体重を支持する．免荷作用は40～50％であるため，T字杖に比べ免荷作用に優れる．さらに上肢の固定性にも優れるため，上肢筋力が低い場合や運動失調の症例でも使用される．

〈プラットフォームクラッチ〉関節リウマチ，骨折後などにより非麻痺側手関節部での支持が困難な症例に用いる．肘，前腕で体重を支持するため，杖の上端に水平な架台を設け，その尖端に握りを付けた形が一般的である．

④杖，クラッチの調整

　肘関節20～30°屈曲位に握り手の位置がくるように設定することが一般的である．しかし，杖の長さは本人の障害，使用感，使用場面の影響が大きいため，あくまで目安であり実際に歩行してみ

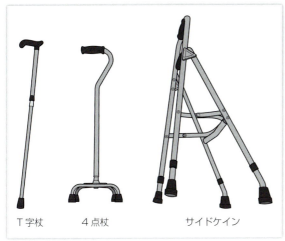

図1　杖の種類

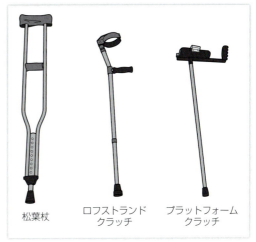

図2　クラッチの種類

る必要がある．
　ロフストランドクラッチの前腕カフは前腕上端にくるように調節する．

⑤杖，クラッチの使用方法
　杖，クラッチは障害側と反対側に持つのが一般的である．
　非麻痺側に杖を使用することで，麻痺側下肢を着いたときに重心の左右移動を大きくすることなく，広い支持基底面が確保できることで安定性を得ることができる．
　松葉杖では腋窩当ては体幹に付けたうえ，上肢筋力，特に肘の伸展筋である上腕三頭筋の筋力で体重を支持する．プッシュアップの原理で使用するため，非麻痺側の十分な上肢筋力を有する症例に適応になる．腋窩への過剰な荷重により圧迫性神経障害を生じる可能性があるため，使用法を十分に指導する必要がある．

(2) 歩行器（図3）
　ピックアップ歩行器や車輪付き歩行器などさまざまな種類がある．前者は持ち上げて，後者は押して使用する．
　車輪付き歩行器はシルバーカーより安定性が高く，屋外歩行時にも使用される．片麻痺患者で使用されることはほとんどないが，小脳失調や両麻痺（不全）の症例で体幹機能障害を伴うときに選択されることがある．
　立位安定性が低い症例において，歩行訓練の導入にサドル付き歩行器を使用することがある．

2 脳卒中患者における歩行補助具の選択
（図4）

　片麻痺で立位バランスが不安定な時期はサイドケインや多脚杖といった支持面が広く，安定性に優れるものから使用する．訓練の進行とともに，徐々にロフストランドクラッチ，T字杖へと移行していく．関節リウマチなど関節疾患を有する例はプラットフォームクラッチの使用を検討する．
　自宅復帰後の使用場面をしっかり想定して歩行補助具を処方しないと，廊下が狭くて使用できなかったり，不整地や坂で不安定になったり，外出時に重くて携帯できなかったりといった問題が生じることがある．
　また，高次脳機能障害や認知症を有する場合は，歩行補助具の使用方法が理解できずに転倒リスクが上昇することもある．
　多脚杖，松葉杖，カナダ式クラッチ，ロフストラッドクラッチ，歩行器は介護保険にてレンタル可能であるが，患者の病態に合わせてどの歩行補助具が適切かを見極める必要がある．

3 歩行補助具を用いた歩行訓練（図5）

　歩行は非麻痺手（杖）→麻痺足→非麻痺足の順に歩を進める3動作杖歩行から開始する．この際，非麻痺手（杖），麻痺足，非麻痺足の三角形の中に重心があることが転倒防止に重要である．歩行が上達すれば，非麻痺手（杖）と麻痺足を一緒に

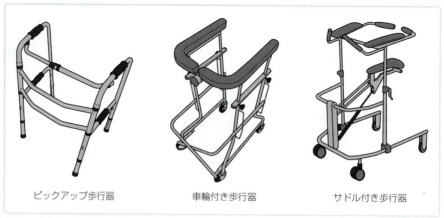

図3 歩行器の種類

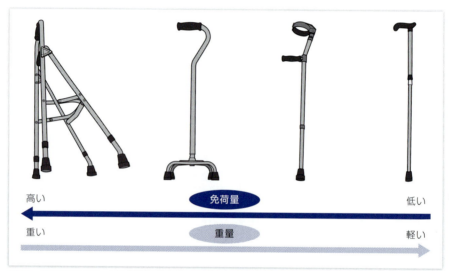

図4 歩行補助具による特徴の違い

出し，麻痺足を出す2動作杖歩行に移行する．

失調，両麻痺，体幹機能障害によって立位バランスが不良な場合は，歩行器や2本杖を選択する．足をやや開き，wide basedとして振り出しを小さくするように指導する．必要に応じて，足に重りを付け失調症状を制御する．

2．車椅子

脳卒中患者において，杖や歩行器による歩行が困難になった場合には，車椅子が選択される．車椅子は多くの種類，機種があるが，使用者の障害の特性や残存機能（覚醒度，感覚障害の程度，バランス能力，駆動能力，移乗能力），身体的特徴（大きさ，変形），使用目的，使用場面といったさまざまな要因を十分に考慮に入れ，使用者の生活に適したものを選択することが重要である．

1 車椅子の種類（図6）

(1) 手動車椅子

車椅子の操作が可能な症例には自走用車椅子，操作が不可能な症例には介助用車椅子が処方される．両者の違いはハンドリムの有無で規定される．

自走用車椅子は駆動方式の違いにより，後輪駆動型（普通型），前輪駆動型（トラベラー型），片手駆動型，レバー駆動型に分類される．

(2) 電動車椅子

駆動システムや機能により，普通型，手動兼用

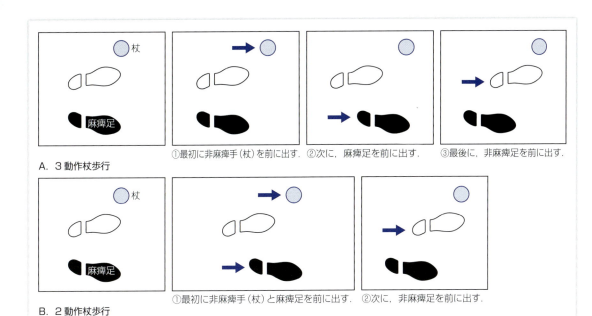

図5 歩行補助具を用いた歩行訓練

A. 3動作杖歩行
①最初に非麻痺手(杖)を前に出す．②次に，麻痺足を前に出す．③最後に，非麻痺足を前に出す．

B. 2動作杖歩行
①最初に非麻痺手(杖)と麻痺足を前に出す．②次に，非麻痺足を前に出す．

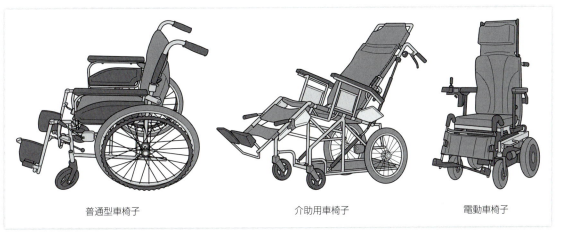

普通型車椅子　　介助用車椅子　　電動車椅子

図6 車椅子の種類

型，電動リクライニング式，電動リフト式に分類される．

2 車椅子の構造と工夫

普通(標準)型車椅子の基本構造を図7に示す．

(1) ハンドリム

駆動輪に取り付けられ，駆動輪を操作するための輪．把持力の弱い者に対してはコーティングやノブを付ける，握りの部分を太くするなどの工夫が必要である．

(2) バックサポート

高さは腋窩より5～8cmほど低く設定し，傾斜角は5°程度とする．自家用車への積み込みを考慮すると，折り畳み式が便利である．長期間使用することでたわんでしまい，仙骨座りとなり褥瘡を生じることがあるため注意が必要である．その場合は座面板を用いると安定する．

(3) シート

シートの幅は大転子間＋2～5cm程度，奥行きは背部から膝窩の長さ－2.5～5cm程度，傾斜角は0～4°程度後傾とする．高さは上肢で操作する

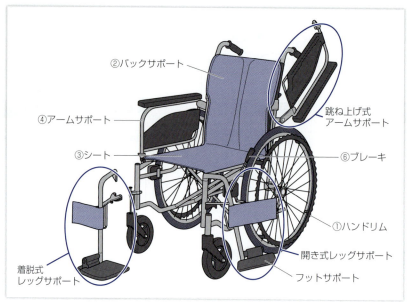

図7　車椅子の構造と工夫

場合は下腿長+5～8cm，下肢で操作する場合は下肢長+0～2cm，踵部足底が床面に十分着く高さとする．片麻痺の場合はおもに非麻痺側下肢で方向転換を行い，失調症や下肢の麻痺が軽い場合では両足漕ぎをすることがあるため，症例の駆動方式に応じてシートの高さを調節する．

(4) アームサポート

腕を肩から垂直に下ろした肘よりも2cm高くする．脳卒中後の症例では，移乗時の立位の際にアームレストの前方部分を支持して立ち上がるので標準型が適している．テーブル，洗面台などに近付きやすくするためには前方部分を低くしたデスク型を選択する．アール型は横移乗をする場合に殿部が引っかからないので便利である．

(5) フット・レッグサポート

フットサポート外側上面からシート前端上面までの距離は，下腿長-2.5cmに設定する．距離が短すぎると大腿部下面がシートに接触しなくなり，殿部へ圧が集中し褥瘡の原因となる．膝関節に屈曲制限がある場合は挙上式（上下方向に角度調節できる）を選択する．足漕ぎ用に非麻痺側のフットサポートを着脱式にして除去したり，移乗しやすいようにするために開き式を選択する．立位にて移乗を行う場合は，フットサポートを跳ね上げ式とする．

(6) ブレーキ

自走用にはトグルブレーキ，レバーブレーキがあり，左右の駆動輪を制御するために左右2カ所に取り付けてある．トグルブレーキは制動か無制動かの2段階制御であるが，力の弱い者でも操作できる．レバーブレーキは半制動を加えた3段階の制動により坂道での使用にも対応できるが，操作に力が必要である．片麻痺患者では麻痺側のブレーキレバーを延長して非麻痺側で操作することが多い．車椅子移乗時にレバーが邪魔にならないか注意が必要である．

2 脳卒中患者における車椅子訓練の進め方と選択

ベッドでの座位保持が30分程度可能となれば，車椅子での座位に移行する．その際，頸部が安定しない場合や起立性低血圧を有する症例では，ヘッドレスト付きのリクライニング式車椅子から開始するとよい．嚥下障害を有し，摂食訓練や経管栄養時に体幹の角度調整が必要な場合も便利である．離床開始直後は覚醒が不十分であったり，自己での体動が困難であったりして褥瘡のリスクが高いので，体圧分散クッションやシートベルトによる姿勢の矯正にも注意が必要である．

離床が進み，移動手段として利用する場合に

は，移乗方法によりアームサポートを跳ね上げ式にする，レッグサポートを開き式にするなどの選択を行う．片麻痺で自走する場合は非麻痺側の下肢で漕ぐことが多く，フットサポートを外すと足漕ぎ時や移乗時に邪魔にならない．片側にハンドリムを二重に装着した片手駆動型車椅子も適応があるとされる．患者自身での操作を許可する際は，注意障害や認知症を有する患者も多いため，フットサポートの上げ下ろしやブレーキのかけ外しが確実にできるかの評価が重要である．

退院時に車椅子が必要な場合には，退院先の条件に合わせて車椅子を選択する必要がある．特に一般家屋では車椅子の大きさが問題となることが多く，廊下やドアの幅を通ることが可能か，旋回するスペースがあるか，トイレなどで介助者が入るスペースがあるかなどを事前によく検討する必要がある．対策としては，麻痺側のハンドリムを外して幅を狭くしたり，大車輪を小径な物にしたり，6輪型を選択し小回りが利くようにするといったものがある．

3．処方に関する制度

障害者総合支援法による支給は原則的に他法優先である．したがって，歩行補助具，歩行器，車椅子，電動車椅子などの介護保険貸与種目を使用する場合は，障害者総合支援法の支給よりも介護保険での貸与が優先される．要介護1，要支援状態の者は原則として車椅子の貸与対象外であるが，医学的に必要性があると判断される場合は例外給付が認められることがある．介護保険対象者であっても既製品ではサイズや機能面が適合せず，オーダーメイドなどによる個別製作が必要な場合には障害者総合支援法での対応が可能となる．

〈蓮井　誠〉

■文献

1) 日本整形外科学会，日本リハビリテーション医学会監：義肢装具のチェックポイント，第8版，医学書院，2014，pp313-341, 358-368.
2) 吉村茂和，相馬正之：福祉機器の適用基準 歩行補助具の適用基準，理療ジャーナル 34：457-467, 2000.
3) 石川 齊，他編：図解理学療法技術ガイド—理学療法臨床の場で必ず役立つ実践のすべて，第3版，文光堂，2007，pp626-648.
4) 江藤文夫，里宇明元監：最新リハビリテーション医学，第3版，医歯薬出版，2016，pp211-212.
5) 水尻強志，富山陽介編：脳卒中リハビリテーション—早期リハからケアマネジメントまで，第3版，医歯薬出版，2013，pp178-189.

家屋の評価・改修の指導

わが国の家屋は高温多湿のため，床が高くつくられており，玄関の上がり框には，特に大きな段差が設けられている．また，土地事情から家屋面積が狭く，スペースの問題も生じやすい．

このような段差や居住空間の狭小化といった日本家屋の物理的な状況により，バリアフリー環境である病院から，バリアフリー環境とは言い難い自宅に帰るときに，生活の支障が生じてしまう．

改善策の1つとして，段差の解消や間口の拡大，手すりの設置といった家屋改修を行うが，単に物理的対応を行えばよいというわけではない．家屋改修を行う際には，本人や家族の生活スタイル，習慣，考え方などを考慮し，大がかりな工事を行うのではなく，より暮らしやすくなるよう配慮した総合的な環境整備が大切である．

本項では，脳卒中患者に対し，どのような視点をもって家屋改修を行うか，その進め方を「評価」，「おもな家屋改修例」，「改修前・後の確認」，に分けて整理する．

1．評価

家屋改修に関する評価には，本人の身体・精神機能，日常生活動作（ADL），手段的日常生活動作（IADL），介護者の能力や協力体制，家屋環境，経済的負担，利用できる社会資源の状況などがある．これらの評価に基づき，本人の身体機能を十分に生かし，容易性，安全性，快適性，介助負担度の軽減などを考慮した総合的な支援を検討しなければならない[1]．

以下に，特に留意すべき評価視点と，おもな対応例を記す．

(1) 帰宅経験の有無

入院中の場合，一時帰宅により実際の家で活動した経験は，家屋改修を考えるうえで大きなヒントになる．一時帰宅したからといって，生活問題が解決するわけではないが，入浴したり，トイレを利用したりなどの実際の生活体験により，課題が明確になり，改修計画をイメージしやすくなる．イメージが曖昧だと，本人の能力を過大評価したり，過小評価したりした非現実的な改修プランになってしまう[2]．

(2) 家屋環境の把握

訪問してすぐに，メジャーを持って手当たり次第に採寸するのは非効率的である．まずは「寝る場所」と，「普段過ごす場所」を確認し，生活動線を明確にしていくことが大切である．新たに寝室を考える場合には，寝室と家族と過ごす居室が同一階にあると，ベッドから離れて生活する傾向にあることを筆者らの経験から得ている[3]．

この生活動線を中心に，杖歩行や車椅子移動に向けた段差やスペースを評価し，改修プランを作成する．実際の生活場面の確認により，ドアノブが突出していて体にぶつかりやすいなどの細かい情報が得やすいものである．

気を付けることは，居室内がありのままの環境であるかを確認することである．なぜなら，訪問した人が通りやすいように，家族が机や椅子を動かしていることがあるからである．そのうえで，家具の配置替えの可能性や，手すり代わりになる家具の固定性を確認していく．

(3) 屋内移動の選択

家屋改修プランを決定するうえで，屋内移動方法の確立は重要なポイントである．

家屋環境や介助者の確保，移動距離の相違などの理由から，入院中の移動様式をそのまま在宅生活に当てはめることは，適当とは言い難い．まずは，本人がどの程度の移動能力かを把握し，環境

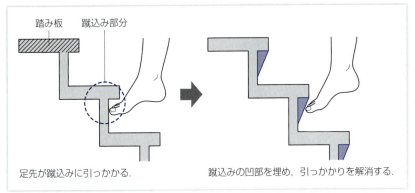

図1 蹴込み部分の工夫

に合わせた妥当な移動様式を選択しながら，改修プランを立てることが大切である．

屋内の履き物によっても，移動能力は異なる．病院内では何らかの装具や靴を履いているであろう．しかし，在宅では，「短い距離である」とか，「すぐにつかまれる場所がある」などの理由で，必ずしも装具を使用しなくとも済んでしまう場合がある．したがって，装具の利用だけでなく，裸足や靴下，スリッパを利用した状態での歩行の実用性評価もときには必要である．

(4) 屋外移動の確認

屋内を歩行している人でも，長い距離を移動するなどの理由で，屋外では車椅子を利用する場合がある．外出状況に合わせた移動様式の選択を考えておく．

(5) 介助者の能力

高齢者が介助者となる場合も多く，力を要する介助がどの程度，期待できるかを把握することは不可欠である．しかし，肉体面だけでなく，精神的な負担も考えなければならない．例えば，排泄は軽介助であったとしても，時間が未定で頻回な行為であり，精神的な負担となりやすい．負担感の軽減を図るために，トイレを改修するだけでなく，ベッド上で尿瓶を使うなども合わせて自立可能な方法を取り入れることも大切である．

2. おもな家屋改修例

(1) 室間移動

家屋内にはさまざまな段差が生じている．はっきりとした段差は気にかけてしっかりと昇降するが，1cm程度のわずかな段差は，昇降するというよりも，足を持ち上げずにそのまますり足のように歩行し，気付かずに段差に足を引っかけてバランスを崩すことがある．したがって，改修してもわずかな段差が残るならば，改修しないほうが，気付きやすく逆に安全なこともある．しかし，車椅子を使用する場合は極力段差をなくすことが望ましい．

(2) 階段昇降

1階に居住スペースすべてを集約できないため，2階を利用することも多い．このとき，階段の踏み板より30cm程度先まで手すりを設置し，最後の1段を歩行後も手すりから手が離れることなく把持できる長さに配慮することが望ましい．

さらに，蹴込みに麻痺の足先が引っかかってしまう点に注意すべきである．引っかかった足を抜くことが困難な場合は，踏み板の奥行きが狭くならないように，蹴込み板の上部に当て板を貼るなど，蹴込みの凹部分を解消するとよい（図1）．

階段昇降自体が困難ならば，椅子式階段昇降機を設置する（図2）[4]．車椅子使用者が椅子式階段昇降機で移動する場合には，上下階ともに車椅子を準備し，移乗スペースを確保しておくことが重要である．

上下階の移動に対しては，ホームエレベーターが最も便利で安全な方法であるが，戸建て家屋であっても設置する場所がないだけでなく，費用が高価なために導入できる家庭は少ない．

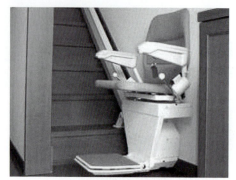

図2　椅子式階段昇降機の設置例

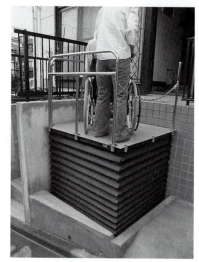

図3　段差解消機の設置例

(3) 外出

　外出するためには，まず玄関での靴の着脱環境を考える．座位姿勢で行うならば適切な高さの台を設置するのか，立位姿勢で行うならば足元に手を伸ばしたときにふらつかないように寄りかかる場所を設けるのか，といった靴の着脱場所を整備していく．屋外で使用する杖を屋内に持ち込むことに抵抗がある人は，玄関に屋外用を収納するための杖立てを設けるとよい．

　家の中から車椅子に乗ったまま外出する方法として，上がり框部分に取り外し可能な簡易スロープを用いることがある．スロープ勾配は，自走では1/10～1/12程度，介助の場合でも1/6～1/8程度にしないと実用性が得られない．40cmの高さの上がり框に2mの簡易スロープをかけるとその勾配は1/5にもなってしまうので，このような場合は実際に使用可能かどうかをよく確認しておかなければならない[5]．それ以上長いものが必要ならば，庭に面した掃き出し窓に常設式のスロープを置くことを考える．しかし筆者らの経験では，上がり框や掃き出し窓には，スロープを置くほどのスペースが確保できない場合も多く，このような場合には段差解消機の設置が有効だと考えている（図3）[6]．

(4) 入浴

　介助負担が大きい浴室の改修も，大きな課題である．特に，浴槽への出入り方法の改善のために，手すりを設置し，立位で浴槽をまたぐ方法や，浴槽の両縁にかける渡し板であるバスボードなどを利用し，座位でまたぐ方法を検討することが多い．バスボードに腰かけて下肢をまたぎ入れる際，股関節の制限が大きければ，体幹をかなり後方に倒しながら下肢を挙上するため，体にぶつからないよう，背中側に手すりを配置しないようにする[7]．

　また，バスボードの着脱には介助を要するため，座るための台を製作し，残ったスペースに浴槽を入れると，用具の着脱がなく，浴槽移乗が自立する場合がある．したがって，浴槽脇の台を壊し，ゆったりと湯船に浸かれるような大きい浴槽に変更を希望する場合は，移乗用具や介助者の有無に注意すべきである．また，さらなる介助が必要であれば，夏場だけシャワー浴ができるよう，洗い場のかさ上げや手すり設置などの改修を行うか，リフトの設置を考える．

3. 改修前・後の確認

(1) 改修前のシミュレーション

　種々の評価をもとに家屋改修を行うが，口頭だけでの説明では，こんなはずではなかったという結果を招いてしまう恐れがある．誤解が生じないようにするには，病院施設や在宅で，できる限りシミュレーションを本人や介助者に行ってもらうことが望ましい．この場合，実際の改修内容より，若干難しい状況でシミュレーションを行っておくほうが，改修後の慣れは早いようである．

　さらに，階段昇降機のような自宅へは持ち込め

ない大型機器は，メーカーの展示施設で体験することも1つの方法である．

(2) 改修後の動作練習

改修には多かれ少なかれ時間がかかるため，シミュレーションした動作を忘れてしまうことがある．リフトなどの機器の操作を含め，動作の手順などを間違い，ときには危険な方法となってしまうこともある．したがって，改修後も，本人や介助者の能力に合った動作が無理なく習得できているかを確認し，必要に応じて，正しく安全にできるよう動作の定着化を図る指導体制が大切である．

（藤井 智）

■文献

1) 藤井 智, 田中 理：障害者に対する物理環境と適応. 環境と理学療法（内山 靖編）, 医歯薬出版, 2004, pp338-350.
2) 藤井 智：肢体における障害者の特徴と環境整備時における配慮点. 新版福祉住環境（水村容子編）, 市ヶ谷出版社, 2008, pp57-64.
3) 藤井 智, 他：介護保険対象者における特殊寝台の利用実態. 理学療法学35：179, 2008.
4) 鈴木基恵：階段昇降機. 総合リハ45：507-512, 2017.
5) 藤井 智：退院時における住宅改修のポイント. 地域リハ7：186-189, 2012.
6) 清水美紀：段差解消機. 総合リハ45：501-505, 2017.
7) 藤井 智：脳卒中（片麻痺）. ADLとその周辺―評価・指導・介護の実際（伊藤利之, 鎌倉矩子監修）, 第3版, 医学書院, 2016, pp58-78.

復職指導

1. "復職"とは

復職には職業復帰と職場復帰とがある．リハの分野では，国際生活機能分類（International Classification of Functioning Disability and Health；ICF）の障害概念の浸透に伴い，就労後に障害を負った者にとって復職が社会参加として重要な位置付けとなり目標となっている．この立場では社会復帰に加え，経済的自立という観点から復職を考えているため，転職や新規就労を含む幅広い就労という職業復帰を復職ととらえることが多い．一方，産業保健分野では同一企業内への職場復帰を復職として扱っている（図1）．産業保健では，復職する労働者が作業するにあたり，疾病や障害によるリスクがどの程度あるのか，どれほど作業を効率よくできるのかなどをふまえて適正な作業への配置転換が検討され，また同時に一定の期間，職場へ適応できるように配慮がなされる．

復職を指導するにあたり，元の職場へ戻る支援を行うのか，新規の就労支援を行うのかでアプローチが異なってくるため，この違いを認識することは重要である．

2. 脳卒中患者の復職の現状

脳卒中患者の復職に関する研究は，脳卒中の機能予後予測研究と比較すると少ないのが現状である．また，研究の方法論の違いから復職率は20〜60％程度と報告により差があるが，わが国ではおおよそ30％といわれている[1]．

復職の時期は発症〜6カ月の間と，1年〜1年6カ月の間とで多くみられている．前者は障害が軽度の患者に多く，後者は障害が中等度の患者に多

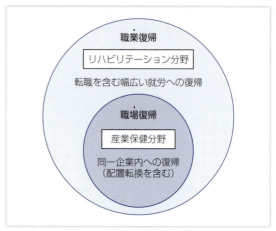

図1　復職とは

（佐伯，2015[1]を改変）

いと考えられる．これは1年6カ月という傷病手当金の受給期限や，企業が設定している1年6カ月の休職期間の満了と関係しているためである．このように脳卒中患者の復職には医学的要因だけでなく社会経済的要因も大きく影響している．興味深いことに脳卒中治療が進歩しているにもかかわらず，この特徴的な復職の経過はこの20年間で変化していないことが明らかとなっている[2]．

3. 脳卒中後の復職の特徴と3つの要因

脳卒中後の復職における最大の特徴は，事例ごとに個別性が非常に高いことである．復職にかかわる要因は大きく分けて，「脳卒中患者（労働者）」，「受け入れ企業」，「雇用情勢」がある．「脳卒中患者」は麻痺だけでなく失語を含めた高次脳機能障害を呈することが多く，症状が多彩である．また糖尿病や高血圧症，心疾患などの合併症を多くもち，「受け入れ企業」が疾患と障害像を把握して対応するには多くの労力が必要である．障害者雇

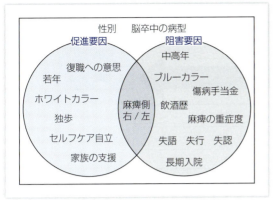

図2　復職に影響する脳卒中患者側の要因
(佐伯, 2013[3]を改変)

用制度を含めた「雇用情勢」は常に変化し，すべての事例で十分な復職支援サービスが受けられているわけではない．患者本人の医学的，社会的要因のみならず，これら3つの要素が絡み合うことで事例ごとの個別性が高くなっており，問題を複雑にしている．

1つめの「脳卒中患者」の要因について，図2の左側に復職を促進する要因を，右側に阻害する要因を示した．促進する要因には若年であり復職への強い意思があること，ホワイトカラーで高学歴であること，独歩が可能でセルフケアが自立していること，また家族の支援があることなどがあげられる．一方で阻害する要因として，中高年での発症，ブルーカラーであること，多量の飲酒歴，また麻痺が重症であり，失語や失行，失認を合併していること，長期の入院などがあげられる．傷病手当金，障害年金の受給といった補償は障害者が生活するのに欠かせないものであるが，一方，経済的困難が軽減されることが復職意欲を低下させている現状もあり，復職可能な症例でもその時期を遅らせていることがある．麻痺側に関してはいくつかの報告があるが，他の合併要因に連動して促進要因にも阻害要因にもなりうると考えられている．また，性別や脳卒中の病型は復職に影響せず，脳卒中病巣の解剖学的部位は復職の要因としてはあまり重要でないことが報告されている[2]．

2つめの「受け入れ企業」の要素には，雇用者の受け入れ姿勢，復職支援プログラムを含めた企業ごとの産業保健制度や産業医（side memo①）のかかわり，また正社員かパート，アルバイト，派遣といった多様な雇用形態などがあり，3つめの「雇用情勢」の要素には，失業率や法制度，福祉サービスなどがある．企業の社会的責任の1つとして障害者の雇用が求められており，「障害者の雇用の促進等に関する法律（障害者雇用促進法）」では事業主に対して従業員の一定の割合以上の障害者を雇うことが義務付けられており，達成しない場合は納付金が課される．

4. 復職のアプローチ

1 急性期における，最初の復職アプローチ

医療スタッフが行うべき復職のアプローチの概念を図3に示した．復職は生活（維持）期に検討するイメージがあるかもしれないが，急性期の時期から医療スタッフが介入すべきである．「脳卒中治療ガイドライン2015」で復職は「維持期リハビリテーション」の項目に，「復職を希望する場合，就業能力を適切に評価し，その上で，職業リハビリテーションの適応を考慮しても良い（グレードC1）」として位置付けられている[4]．しかし，生活（維持）期，つまり自宅に退院した後から復職を検討し始めるのでは休職期間が過ぎてしまう可能性がある．急性期では患者や家族が復職は困難と判断しがちで，戻っても職場に迷惑をかけて

---

side memo ①　産業医

労働安全衛生法により常時50人以上の従業員を使用する事業場には産業医の選任が義務付けられており，1,000人以上の従業員（深夜業務や有害業務があれば500人以上）の事業場では専従産業医（常勤）の選任が義務付けられている．産業医とは職場にいる医師，つまり企業内診療所の医師や健康診断を行う医師ととらえられることがあるが，そうではない．企業と従業員との間の独立的な立場から，労働者の健康管理だけでなく，職場の作業環境や作業内容そのものについても専門的な立場から指導，助言を行う．復職の際には主治医からの情報をもとに企業と調整を行い，復職の計画を立てる．

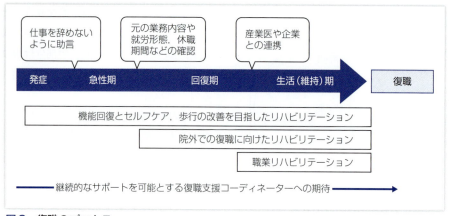

図3 復職のプロセス

しまうと考え，自ら退職してしまうことがある．しかし，障害を負ってからの新たな就職は容易でない．退職はいつでも可能であり，本人のためにはいったん休職としてから今後のことを考えるよう説明し，早急な退職は控えるよう助言するべきである．また，休職期間は企業や雇用形態ごとに異なっているので，注意が必要である．復職までのプランを考えるうえで休職期間を把握することが重要であり，早めに確認する必要がある．

2 急性期以降の復職アプローチ

リハに関して，復職に至る特異的な訓練に関する報告はない．急性期や回復期では，まずは機能の回復とセルフケア，歩行の再獲得などを目指したリハが行われるべきであるが，復職の予測因子を把握する目的とリハの計画を立てる目的で，今までの業務内容や就労形態，企業規模や産業医の有無などを医療スタッフが把握しておくことが大切である．

セルフケア，歩行の自立に目処が立ち，体力の回復がみられる段階になると復職の可能性が高まり，作業を想定した訓練を行うことがある．これまでは医療保険でのリハにおいて，病院外での復職支援を積極的に行うことは難しい現状があった．しかし，2016（平成28）年の診療報酬改定では社会復帰などを指向したリハの実施を促すため，職場までの通勤手段（公共交通機関や自動車運転を含む）の確認と訓練，また医療機関内で実施できない器具や設備を用いた復職のための訓練など，病院外での訓練が入院患者に限りリハとして算定できるようになった．これらはマンパワーを要し安全に十分な配慮をする必要があるが，医療スタッフが復職に前向きにかかわれるようになったという点で意義深い．

3 医療スタッフによる復職の判断

医療スタッフによる復職を判定する目安として，①何らかの仕事ができる，②8時間の作業耐久力がある，③通勤が可能である，また，職場定着のために④障害の受容ができている，などで判断するという報告がある[4]．これは実践的である一方，すべてを満たさなくても企業によっては業務内容の変更や調整，短時間からの勤務，通勤手段の配慮や通勤のみからの出社訓練などさまざまな復職プログラムを検討するところもあり，個別での判断が必要である．

4 企業や産業医との連携

復職は脳卒中患者の意思および主治医の診断書に基づいて，最終的には企業が可否を決定する．企業からの理解と配慮を得て復職に至るためには，医療機関と企業，産業医との連携は欠かせない．早期から連携が取れることが理想ではあるが復職に対する姿勢は企業ごとに異なり，医療スタッフからは復職が現実的になった段階で連携を取ることが現時点では一般的である．企業としては障害による作業効率の低下や健康，周囲へのリスクを重視するため，医療機関の社会復帰を進めて

いく姿勢と企業の思惑が一致しないことがある．よって復職の方向に進むように，医療機関は企業側に必要かつ十分な情報提供を行う必要がある．一般に医療機関同士では医学的な病状やリスク，治療方針の連絡，連携にとどまりがちであるが，企業に対してはそれに加えて障害の有無やその程度，職場で起こりうる問題や医療スタッフが考えている解決策，対応方法などの情報を提供することで，スムーズな復職につながる可能性がある．

例えば，合併症の治療状況は良好で，麻痺はごく軽度だが注意障害が残存しているような症例では，障害と業務内容を考慮し，職場での配慮（集中できる環境やこまめな休憩の設定など）が必要となることを，患者の個人情報に配慮しながら企業側に提案する．また，情報提供では本人の希望が主なのか，療法士の見解なのか，あるいは主治医の判断なのかなどが曖昧とならないようにすることも必要である．例えば，同じ復職可能の診断でも，病状が悪くても本人の強い意思があったのか，療法士それぞれの視点からは復職が可能という意見であるのか，疾病や障害，社会的状況など総合的に考えた主治医の意見として復職が望ましいのかなどによって，それぞれ全く意味合いが変わってくるので注意が必要である．

産業保健が充実している企業では，産業医が「就業能力があるか」，「本人が仕事をすることで自身や同僚，地域住民に健康障害や悪影響を起こすリスクがどの程度あるか」をふまえて職務適性を判断し[5]，企業側に意見を述べる．産業医はあくまで労働者と企業それぞれに中立的な立場に位置し，職場の状況と医学的情報とを照らし合わせて判断したことを，企業と相談し助言できる重要な存在であり，積極的に連携することが望ましい．従業員1,000人以上の規模の大きい事業所であれば常勤の専従産業医を選任する義務が課せられているが，事業規模が小さく産業医が非常勤勤務であればこまめな連携を取りにくい場合もある．そういった場合でも，企業によっては産業看護職（保健師，看護師）を配置し，復職の支援を担ってくれることがある．

5 新たな職業への復帰

元の企業に復職（職場復帰）できず解雇となった場合，職業リハの実践を担う中核的機関や組織として，公共職業安定所（ハローワーク）や地域障害者職業センター，障害者就業・生活支援センター，職業能力開発校などがある．また，障害者総合支援法に基づいて全国に展開されている就労移行支援事業所，就労継続支援事業所（A型，B型）などがあり，これらの機関で職業リハの多様な支援サービスを提供している．就労移行支援や継続支援は障害福祉サービスに位置付けられており，知識や能力を獲得することで一般就労への移行などを目指すものであるが，これらのサービスから一般企業への就職率は年間1～3％にとどまっている．

5. 復職における課題

脳卒中患者は症状が多彩であり復職に個別性の高い対応が求められるものの，企業側が対応に困惑し，医療機関とも十分な連携が取りにくい実態がある．そのためさまざまな事例で対応できる両立支援（side memo②）の体制づくりが何より重要となる．

医療現場での課題として，①現在の脳卒中患者の治療は急性期，回復期，生活（維持）期に分類され，病期ごとに異なった病院や施設での治療が主流であることがあげられる．このシステムは脳卒中診療の発展に寄与してきたと考えられている

---

side memo ② 両立支援

仕事と家庭や育児の両立に関する支援もあるが，ここでは疾病を抱えながら働き続けられる社会を目指す取り組みを指す．働く意欲，能力のある労働者が仕事を理由として治療機会を逃すことなく，また治療の必要性を理由として職業生活の継続を妨げられることなく適切な治療を受けることを目指しており，労働者，事業者ともにその意義は大きい．厚生労働省のがん対策として知られるようになってきたが，心疾患や糖尿病，脳卒中への両立支援の取り組みが進みつつあり，さまざまな疾患に対するアプローチが進んでいる．

一方，復職や社会復帰に向け一貫した取り組みやサポートを実施しにくくしている現状がある．また，②企業や産業保健との連携において，連携すること自体がまだ一般的とはいえず，直接の診療報酬につながらないことも連携の促進を妨げていると考えられる．

産業保健分野での課題として，①医療機関との意見の相違や連携不足があること，次に，②企業ごとに人事，従業員管理システムが異なり複雑であることがあげられる．産業医や産業保健スタッフの機能が不十分なところでは，復職による医学的なリスク管理や，障害に応じた適正配置といった配慮が十分実施されていない現状がある．最後に，③わが国の雇用制度が新規雇用中心となっており，障害者が法的支援を受けにくいことがあげられる．

これらに対応すべく，疾病の発症から復帰後まで連続的にサポートできる復職支援コーディネーターの存在が必要とされ，労災病院での両立支援事業の一環として，このコーディネーター養成の取り組みが行われている[6]．また，医療機関と企業，産業医との連携をスムーズに行うための「両立支援システム・パス」が開発されつつある．

（二宮正樹，伊藤英明，佐伯 覚）

■文献

1) 佐伯 覚：予後予測と就労支援．日職災医会誌 63：127-131, 2015.
2) Saeki S, Hachisuka K：The association between stroke location and return to work after first stroke. *J Stroke Cerebrovasc Dis* 13：160-163, 2004.
3) 佐伯 覚：産業医学からのアプローチ．*Jpn J Rehabili Med* 50：21-24, 2013.
4) 日本脳卒中学会脳卒中ガイドライン委員会編：脳卒中治療ガイドライン2015, 協和企画，2015.
5) 遠藤てる，他：脳卒中後片麻痺患者に対する職業前訓練と職場復帰—病院におけるアプローチ．作療ジャーナル 25：436-442, 1991.
6) 立石清一郎：産業医の立場からの就労支援．症例に見る脳卒中の復職支援とリハシステム（豊永敏宏編），労働者健康福祉機構，2011, pp94-97.
7) 豊田章宏，他：脳卒中リハビリテーション分野における治療就労両立支援事業の内容と現状—平成27年度進捗状況．日職災医会誌 64：208-212, 2016.

生活（維持）期リハビリテーション

1. 脳卒中の生活（維持）期リハビリテーションとは

脳卒中の生活（維持）期リハは，生活機能が低下した患者に対し，ADL，IADLの維持，向上と社会参加を目的とした包括的障害マネジメントである．

脳卒中発症後は急性期治療を経て回復期リハ病棟で集中的リハが行われ，喪失した機能の最大限の回復が図られる．その後の生活（維持）期においては，麻痺の大きな機能的改善は望めない．機能訓練から脱却し，いかに個別性を生かし，それぞれの生活を再構築し，意義あるものをつくっていくかが課題となる時期である．しかしながら，脳卒中患者がすべて回復期リハ病棟での医療としての集中的リハを経験しているわけではない．いわゆる「リハ前置」がなされていない患者が地域には潜在的に多くあるとされる．発症からの期間が6カ月を経過すると，臨床的にも行政判断としても生活（維持）期となっていくが，十分なリハを未経験だとすれば，回復期に行うべきリハを生活（維持）期に展開する必要が出てくる．

また，介護保険対象者においては，ケアマネジャーを中心として作成したケアプランに基づいて，生活を組み立てることとなる．そのため，介護・医療・福祉サービスそれぞれの社会資源を活用し，安定した実生活を検討したうえで，生活の質の向上を目指すものである．これらを土台に本人の希望に基づいた社会参加を促していく．やりたいことへの挑戦は患者にとって希望となろう．そして，患者の強み，残存能力を見いだし，患者・家族や関連職種と共有しつつ，患者のやりたい生活行為をどのように達成すべきかを検討する．このように生活の活発化や社会参加を推進，支援することまでのすべてが生活（維持）期のリハとなる．

このような生活（維持）期のリハを，どのように考え，展開すべきか，症例を通じて紹介する．

2. 症例1

症例：A氏，65歳，男性．脳出血左片麻痺，症候性てんかん，重度痙縮．
経過：50歳代から高血圧を指摘され，内服治療をしていた．

X年1月，飲酒後，突然の左片麻痺と意識消失により救急搬送され，右被殻出血の診断にて，開頭血腫除去術施行．入院中，肺炎を併発し気管切開，その後経鼻栄養となり，同年2月からリハ目的で数カ所の病院へ転院した．入院中に経口摂取可能となり，経鼻経管栄養中止，気管カニューレ抜去され，同年8月末に自宅退院となった．

退院直後，左上下肢は共同運動であるが装具使用にて屋内ADLは歩行も含めて介助にて可能であった．その後9月に初めて痙攣大発作があり，約1週間入院した．その頃より徐々に傾眠がちとなり，異常筋緊張亢進とともに移動能力の低下がみられ，車椅子での移動となった．

X+1年2月，かかりつけ医より著しい筋緊張の亢進につき訪問リハの依頼があった．それに伴う左下肢痛によりADLの低下も認められたためである．介入直前，状態像は要介護4，障害高齢者の日常生活自立度はB2，認知症高齢者の日常生活自立度はIであった．介護保険による週2回通所リハと週2回デイサービスを利用していた．入浴はデイサービスを利用した．自宅では，一階の自室にこもりがちで，テレビを観ている時間が多かった．排泄は，トイレにて家族が介助で行っていた．

(1) アセスメント

意識障害はないが，話の受け答えをしながら寝

てしまいそうになる場面もあった．コミュニケーションは可能で協力的であった．握力は右15kg，左0kg，Brunnstrom Stageは上肢Ⅱ手指Ⅲ下肢Ⅲ，感覚障害は温痛覚重度鈍麻であった．左下肢の大腿二頭筋，内転筋群の筋緊張が亢進し，動作時に痛みを伴った．関節可動域（ROM）は左股関節，膝関節は伸展−20°で拘縮が認められた．左半側空間無視あり，車椅子のブレーキのかけ忘れや車椅子の駆動で左側にぶつかることが多かった．

おもなADLは痛みのため，食事以外は妻が全介助で行っていた（FIM 55点）．痛みにより熟睡できず，特にトイレ動作は立位保持が自力で行えず，FIMのトイレ動作・トイレ移乗は1点（全介助）で，家族の介護負担が増大していた．自宅は3階建て，A氏の居室は1階のバリアフリーの部屋であった．ダイニングは2階にあり，病前はそこで過ごしていることが多かったとのことだった．3階は趣味のギターやベースがあり，趣味の部屋であった．

主介護者は妻で，同居する長男，長女も協力的であった．家族は，A氏がベッドで過ごすことが多いことに対して，もっと積極的に生きてほしい，介助をするので社会参加してほしいと考えていた．一方A氏は，家族に対し遠慮をしており，できるだけ迷惑をかけないように過ごそうと考えていた．そのため排泄以外は介助を依頼することに遠慮があった．

（2）問題点

#1 左下肢疼痛，#2 左下肢痙縮，#3 移動能力低下，#4 ADL低下，#5 介護負担増大，#6 社会参加，#7 家族との意思疎通，#8 傾眠傾向．

（3）支援方針

リハ処方医の訪問にて異常筋緊張による左股関節屈曲変形傾向あり，左下肢への荷重不十分と判断され，股関節屈曲筋・内転筋を主体にボツリヌス療法を施行後，ホームプログラム指導を含めた包括的リハのため訪問リハが導入となった．

機能訓練では左下肢のストレッチングと立位での麻痺側への荷重訓練を行うこととした．同時にADLの改善のために熟睡できるようポジショニングを指導し，ベッドでの起居動作時にリモコンを利用した方法を習得させた．また，車椅子駆動時に小回りが利くよう六輪車椅子に変更し，環境調整も行うこととした．

訪問リハは週1回の介入であり，それのみでは改善が望めないため，通所リハ，デイサービスに協力をしてもらうよう連絡を取った．通所施設職員に自宅での生活状況を適宜伝え，機能訓練やADL訓練を含めてもらった．介入しながら，徐々に訪問療法士がA氏に家族の思いを伝え，意志疎通を図り，意向を拝聴した．

（4）目標

#1 短期目標：左下肢痛をコントロールし，安眠できる（2カ月）．
#1 長期目標：トイレ動作を再自立させる（FIM 1点→6点）（4カ月）．

（5）訪問リハビリテーションの経過

具体的な訪問リハプログラムは表1の通りである．

ボツリヌス療法とかかりつけ医の疼痛管理とともに筋緊張の亢進抑制を目的に，状態像に合わせて，ベッドでの安楽なポジショニングや車椅子を再選定し，変更をケアマネジャーに依頼した．それに合わせて，A氏と妻には臥位や座位でのポジショニングを指導した．これらを通所リハやデイサービスにも伝達し，連携して下肢ストレッチングや左下肢に重心をのせる訓練を実施した．

当初は左下肢や腰部の疼痛が強かったが，その要因として体を動かさないことによる廃用の要素も強いと考えられた．痛みの軽快傾向とともに，すでに持っていた装具利用も可能となり，装具の再製作は行わなかった．動作が安定してきたところでトイレの適切な位置に手すりを設置することを提案してケアマネジャーに伝え，介護保険にて設置した．妻の介助量は激減し，再びトイレにて排泄を行うことができる（FIMトイレ動作5〜6点）ようになった．

約4カ月が経過し，安眠できるようになり，トイレ動作も再獲得された．ここまでの介入で，A氏がいろいろな人とのコミュニケーションが得意であること，雑学知識が豊富なこと，楽器演奏などが好きなことがわかったため，デイサービスで

表1 A氏の訪問リハビリテーションの経過

	利用開始	2カ月	4カ月	9カ月
生活機能 （ADL/IADLの状態）	下肢の痛みにより，安眠ができず，ADLも全介助（FIM：移乗動作・トイレ動作1点，総点数55点） 要介護4	痛みの軽減，安眠ができるようになる．立ち上がり・移乗動作が軽介助（FIM：移乗動作5点）	トイレ動作自立（FIM：トイレ動作6点） 妻の介護負担感が低下する． 「2階のダイニングで家族揃って食事をしたい」と希望される．	妻の介助で2階へ行くことができる．2回/週程度，家族揃って食事が可能となる．2階のトイレにも手すりを設置し，排泄できるように工夫する．
生活行為の目標	安眠できる	トイレ動作の自立	妻の介助で階段昇降獲得	
訪問リハの処方とプロセス	1. 環境調整 2. ROM訓練 3. 起居動作など訓練 4. 他の事業所と連携	1. 移乗動作・排泄動作訓練 2. 環境調整 3. ROM訓練 4. 他の事業所と連携	1. 階段昇降訓練 2. 立位バランス訓練 3. 階段昇降動作介助指導	

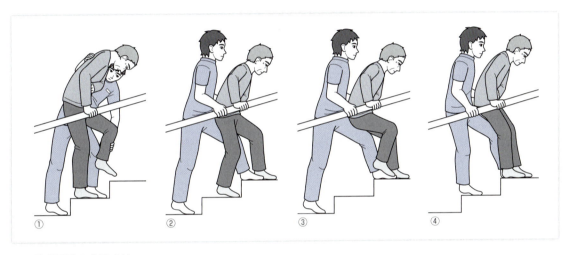

図　階段昇降の介助方法
①階段を昇る動作は，介助者は後方にいて，A氏の麻痺側下肢を介助で1段上げる．
②介助者の片足をA氏の両脚の間から入れ，その介助者の大腿部にA氏が腰かける．
③A氏が安定した座位状態となったら，非麻痺側下肢をA氏自ら1段上げる．
④A氏の両下肢が，1段上がった状態となり，そこで介助者はA氏の腰を支えA氏は介助者の大腿部から立ち上がる．
①〜④を繰り返すことで，階段を昇るようにした．
⑤また降りる際には，昇る動作と同じ向きとなり，昇る動作と反対の動作を繰り返すようにして降りた．

の活動に生かせるようにデイサービス職員に伝えた．さらに，「昔みたいに友人と屋上で花火を観たい」と希望があった．そのためには階段昇降が必要であるが，握力などより虚弱状態であることは明らかであった．また，屋内平地でも左下肢の振り出しには介助が必要だった．リハ処方医と相談し，チャレンジとして訪問療法士が中心となって階段昇降を試みることとした．まずは通所リハ，デイサービスのスタッフと話し合い，非麻痺側下肢の筋力増強に取り組んだ．

後日，「2階，3階に上がり，家族と食事をとりたい．2階にある服の整理もしたい」と再度希望が聞かれた．当初，階段昇降は訪問療法士による重介助で数段のみ可能であったが，徐々に介助量は軽減傾向にあった．そこで家族の希望もあり，妻の介助での階段昇降指導を開始した．介助の動作方法は，立位時，股関節の完全伸展が困難だったため，介助者の大腿部に一度A氏を腰かけさせる方法をとった（図）．それによってA氏や妻が安心して，階段昇降を行うことができるようになった．

訪問リハ開始から9カ月が経過した12月には訪

問療法士の見守りのもと，妻の介助で階段昇降可能となった．時折，下肢や腰部に疼痛が出ることもあるが長引くことはなく，服薬や自制内で済ますことができた．これによって2階で過ごす時間が増えたため，2階トイレにも手すりを設置した．通所リハ，デイサービスの際も好きな衣服に着替える，夏に向けて家族旅行の計画を立てるなど，生活の多方面で積極的になった．

(6) 考察

適切な医療的対応と訪問リハの介入でADLは回復し，2階での家族との食事など，活動の再拡大を図れた症例である．状態像悪化のきっかけは脳卒中後の症候性てんかん発作であった．それによって痙縮が増悪し，徐々に生活機能が低下した．最終的には麻痺と痙縮増悪に伴う疼痛のため，介入直前はADLが全介助となっていた．A氏は重度の医学的問題および障害を抱え，回復期リハ病院を経由し「リハ前置」がなされていた．しかし，このように脳卒中後に十分なリハの経験があっても，痙攣や感染症などの体調の変化で痙縮増悪をはじめ，生活機能全般の低下をみる可能性があるため，注意が必要である．

いったん起こってしまった生活機能低下の凹みの軌道修正には，リハの早期介入が有用である．痙縮増悪と疼痛に対しては医学的管理が欠かせない．生活（維持）期でリハを行うには，介護保険による訪問・通所リハが主体となる．特に訪問リハ事業所や訪問看護ステーションからの療法士派遣は，生活の場での個別対応を可能とする．本症例でも訪問リハの効果的な介入による環境調整やポジショニングなどを行ったことが，疼痛軽減につながったと考えられる．

さらに生活機能回復のためには訓練の頻度や時間を設けなければならない．訪問リハの量は最大6単位（120分）/週であり，他の介護保険関連スタッフなどとの協働は必須となる．例えば1日数回は必要な食事や排泄などに関して，福祉用具選定とその使い方，介助方法指導を行うことは生活支援に直結する．A氏ではさらに踏み込んで，残存能力を見極め動作方法の工夫と訓練によって階段昇降を妻の介助で可能となった．それによって日常的に2階のダイニングを利用し，家族と食事を摂り，好きな服を選んで着ることができた．その結果，外出の頻度も増え，活動や参加の場が増えるという好循環を生んだ．

日常生活の安定を支援するだけでなく，リハは対象者の自己実現にも介入可能である．国際生活機能分類（International Classification of Functioning, Disability and Health；ICF）では個人因子，環境因子を重視している．本症例ではA氏は家族に遠慮をし，家族はA氏が活発な生活を送れていないことに不満をもっていた．そこで両者の思いをすり合わせる作業を訪問リハで行った．それによって得られた「花火大会を屋上で観たい，2階で家族と食事をしたい」という希望を確認し，家族や関係スタッフと共有し，その実現に向けた取り組みを実施できた．このようにA氏の活動や参加の場が広がったのは，医師による医学的管理，適応の判断のもと，ケアマネジャーとの連携でケアプランの中心に訪問リハを据え置き，通所リハ，デイサービススタッフとも方向性を共有し，協力を得た結果である．

脳卒中の生活（維持）期リハでは，内容がROM訓練や歩行訓練などの機能訓練に偏りがちである．身体機能の維持は自立支援において重要な要因であるが，生活機能はそれだけではない．生活（維持）期リハではADL関連の生活支援とともに，患者・家族の希望に沿った支援も実施している．生活の場での介入によって，二次的な障害予防，介護負担軽減，生活の質の向上に向けて直接の働きかけが可能なものとなっている．

3. 症例2

症例：B氏，60歳，女性．独居，他県在住の長女が退院後に泊まり込みで介助．脳出血左片麻痺，高次脳機能障害．
経過：X年3月，右被殻出血左麻痺のため入院加療．4月，回復期リハ病院へ転院し，7月末に要介護3の認定を受け自宅退院となった．同年9月にケアマネジャーより「生活がうまくいかない」と訪問リハの依頼を受けた．既往は特にない．

(1) アセスメント

意識清明．コミュニケーションは問題ない．右

利き，握力は右14kg，左0kg，ROM制限なし．左麻痺はBrunnstrom Stage上肢Ⅳ，手指Ⅴ，下肢Ⅴで左上肢は補助手である．左感覚機能は軽度鈍麻である．

長女によると，「信号を見落とす」，「シンクの水を出しっ放しにする．やかんを火にかけっ放しにする」，「なくしものが多い」といった事象があり，高次脳機能障害として注意力低下が認められた．ADLはほぼ自立しており，FIM 122点であった．MMSE 25点，コース立方体テストはIQ 105であり，記憶や知的には問題はなかった．家事は訪問介護員や娘が全面的に実施しており，FAI (Frenchay Activities Index)は5/45点であった．

独居で高校教師をしていたが，発症以降，休職中であった．介護保険で訪問介護員による家事援助と週1回のデイサービスによる機能訓練を実施していた．デイサービスでは易疲労性があり，1日を通しての活動は困難で，午後はベッドで休むこともあった．キーパーソンは他県在住の長女で，退院後はB氏宅に泊まり，負担を感じていた．B氏は，「なぜか生活がうまくできない．どんどん悪くなっている気がする．できないことを娘に言われるとイライラしていっそうできなくなる」と述べ，長女からの指示が理解できずさらに混乱を招いていることがわかった．同時にB氏は「高校教師として復職をしたい」という希望があった．

(2) 問題点

#1 左麻痺，#2 高次脳機能障害（注意力低下），#3 精神的不安定，自信喪失，#4 易疲労性，#5 IADL障害，#6 復職，#7 介護負担．

(3) 支援方針

大まかな生活全般は自立していたが，IADL (p238，324参照)は長女の不安やB氏の精神面からも自立度が低かった．

B氏の希望で，慣れ親しんだスーパーマーケットで買い物をうまく行えるようになることから取り組んだ．また，公共交通機関の利用も望んだため，徐々に計画することとした．長女には訓練時に一緒に立ち会ってもらい，訪問療法士の口頭指示の提示の仕方や介入方法を確認してもらった．

また訪問介護員と連携を取り，自宅内の整理整頓をしたり，紛失しやすい鍵やリモコンなどは常に同じ場所に置いたり，調理や掃除などの際はB氏に「全体を見る」よう手がかり(cue)を提示したりすることを指導した．デイサービス職員とは，できる限りベッドに横にならずに生活するよう，またエネルギーを保存しながら活動するように調整した．

支援者全体に対し，過干渉になりすべてを介助してしまうことは極力やめ，活動を見守り，B氏自らが生活を組み立てられるよう援助すべきことを伝えた．また，危険な箇所や注意すべき点（注意力が低いため，外出時や家事などの際に，同時に複数のことをやらせないような方法や全体を見渡すように意識させることなど）など，支援者に教育的な介入をし，自立支援を促すよう伝えた．

職場復帰を具体的に検討するために，B氏および職場から仕事内容の情報を得た．

(4) 目標

#1 短期目標：屋外歩行自立と買い物自立（1カ月）．
#2 長期目標：学校の新学期に合わせ，3月に復職する（6カ月）．

---

side memo　当事者の心理と家族の心理

患者・家族は，脳卒中後「できなくなったこと」には敏感である．また，「できること」も「できないこと」と思ってしまう．患者・家族は客観的な評価ではなく，主観的評価の視点となってしまうことが多い．多くの場合，家族は患者自身と問題点を同一化させてしまい，問題が生じると患者自身を責めてしまう．

リハスタッフは客観的評価を行える職種である．「できないこと」がなぜできないのか，どのようにできないのかを丁寧に伝え，家族の理解を促す必要がある．

また，「できること」を患者とその家族に伝え，認識させることも重要である．

家族が「できること」の方法や工夫を理解すれば，家族の患者への対応方法，声かけの仕方などが変化する．その結果，患者の行動が適正化することも多い．

家族という環境因子を「問題点」にするのも「強み」にするのも，リハスタッフの伝え方次第である．

表2　B氏の訪問リハビリテーションの経過

	利用開始	3カ月	6カ月	12カ月
生活機能（ADL/IADLの状態）	ADLは自立（FIM：総点数122点）だが，注意障害があり，IADL，屋外歩行など見守りや介助が必要である（MMSE：25点，コース立方体テストIQ105）．ややうつ状態である．要介護3	環境のポイントを理解し，慣れとともに行動の統制がとれ，買い物，屋外歩行自立となる．疲労のため1日を活動的に過ごすことは困難な状態である．	IADL自立し，単身生活となる．公共交通機関の利用も可能となり，復職に向けた訓練を実施する．	体力の向上とともに職場での過ごし方に対応できるようになる．週3回，職場復帰できる．作業療法士が職場上司と連携を取り，B氏の現状と職場環境との調整を図る．作業療法士の介入は漸減する．
生活行為の目標	買い物・屋外歩行自立．	調理動作・公共交通機関利用の獲得．	週1回，仕事をすることができる．	
訪問リハビリテーションの処方とプロセス	1. 屋外歩行訓練 2. IADL訓練 3. デイサービスや訪問介護との連携	1. 公共交通機関利用訓練 2. IADL訓練 3. 復職支援 4. デイサービスとの連携	1. 週1回，職場で仕事の準備などを行う 2. 作業療法士に対し授業をする 3. 職場側との連携	

(5) 訪問リハビリテーションの経過

訪問リハプログラムを表2に示す．

当初3カ月間（9〜12月）はIADL自立を目指した．前述のような屋外歩行や買い物訓練を行った．屋外歩行や買い物の際に，危険な箇所や注意する点などを記載したチェック表をつくり，注意喚起を行った．B氏にも長女にも注意点が視覚的にわかりやすくなった．

B氏は自信喪失の状態だったが，長女は声かけや態度に配慮して怒らずに正しい行動を誘導できるようになった．B氏は総じて自信をもてるようになったこともあり，適切な行動がいっそう増えた．

ケアマネジャー，訪問介護との情報交換からも調理や掃除の際に，注意障害から同じことを何度か繰り返すなど非効率的な様子もみられるが，最終的にはうまく遂行できていることを確認し合えた．

12月上旬から長女は自宅へ戻り，時折B氏に電話をして暮らしぶりを確認する程度となった．B氏の承諾を得て，リハ処方医，医療ソーシャルワーカー（MSW）とともに，休職中の職場窓口と連絡を取った．職場の受け入れは好意的で，病状への配慮を示し，復職への協力の意を示してくれた．

X+1年1月からは復職を前提とし，職業前訓練を行うこととした．まずは通勤のため，公共交通機関の訓練を開始した．地下鉄の利用は始発列車に乗車し，座って通勤する．駅の通路や階段は手すりを使って歩くようにした．こうして職場までの公共交通機関の利用も可能となった．

1月下旬には復職の意思確認後，訪問療法士とともに職場側の責任者などと復職への方針，受け入れ後の体制を職場にて話し合った．高次脳機能障害の特性として1度に2つのことを行うのは困難であり，指示にはメモを使うなどして音声だけの指示にしないよう伝えた．また精神的な疲労を配慮し，別の教師の支援や授業後の保健室利用などを提示してもらった．

約半年後の3月からは週1回の時短出勤を行い，前もって仕事の準備を行うようにした．また訪問リハ時に作業療法士を相手に模擬授業を行った．4月より，出勤は週3日が可能となったため，訪問介護，デイサービスは終了となった．訪問リハも週1回の介入から，フォローのための月1回介入へと漸減していった．訪問リハでは疾患管理を指導し，職場での授業や会議などの状況確認を行った．8月に訪問リハは終了となった．その後，職場窓口とは，X+2年3月まで月1回，電話で連絡を取り合い，職場での出来事や問題，疲労感などを伝えてもらい，対応を指示した．

(6) 考察

比較的身体障害が軽度で高次脳機能障害のある

症例の就労支援までを行った.

身体機能面では麻痺は軽度で早期よりADLは修正自立レベルであったが，易疲労性，自信喪失のため1日の活動に制限があった．また一見すると特に問題ないようにみえるが，注意力低下があった．しかし家族や支援者は障害を把握できず，B氏は失敗を重ね，いっそうの混乱を引き起こしていた．その一方で，単身での生活自立や復職の希望もあった．ADL，IADLの評価を行い，問題点を整理した．それをB氏，家族，介護関連職種に伝え共有した．その結果，問題となる行動が生じた際に，家族や支援者がB氏を怒らず，焦らせないような対応が可能となり，B氏は安心して過ごせるようになった．

高次脳機能障害者には福祉的就労もあるが，一般就労の準備指標として職業準備性のピラミッドがある．その基礎となるのは，疾病，障害についての理解と自己コントロールであり，安心して日常生活が過ごせるように整っていなければならない．本症例ではその整頓に訪問リハが活用された．

高次脳機能障害者では自立支援に向け，個人の習慣や役割を分析し，生活に重要な実践的な訓練と家族や周囲の人々の適切な対処法の理解が生活再構築につながる．

4. 脳卒中生活（維持）期リハビリテーションのキーポイント

脳卒中後の生活（維持）期のリハの最終目標はQOLの向上である．

1 個人因子への働きかけ

生活（維持）期では身体機能の改善が認めにくい．そのため患者は，「このような身体では何もできない，したくない」と諦め，無為に過ごすことが多いとの報告がある．

患者は障害のない身体に価値があると考え，現状の生活に不満を抱いているものと推察される．「五体満足な身体にこそ価値がある」という価値観を変える働きかけもリハでは行わなければならない．回復期でのアプローチが望ましいが，障害があっても新しい意味のある生活が獲得できることを，生活（維持）期リハの中でも伝えることが必要である．

2 障害の状態像別によるリハビリテーション介入と包括的アプローチ

身体障害が軽度という理由で急性期病院から直接自宅へ退院となる患者もいる．軽度であっても二次的な障害と再発予防のため，障害や疾患に対して適切な理解を促し，自己管理方法を指導することや，自助具や動作の工夫を指導する必要がある．重度障害の場合も四肢の変形や拘縮予防，経口摂取や尊厳のある排泄の確保など，ケアの質を高めるため，リハ導入の検討が望ましい．

しかしながら，生活（維持）期リハの主体は介護保険であり，訪問リハや通所リハのサービスがない，あるいは介護保険の点数がないという理由で利用困難な場合もある．地域でリハ専門職に会うには，過去に患者に関与した専門職を頼るのが現実的であろう．軽度者であれば，介護予防・日常生活支援総合事業を通して関与するリハ職がいるかもしれない．リハ専門職は介護予防事業への活用が図られるなど，活躍の場が地域に少しずつ増えている．あるいは，患者が関連した施設の担当リハ専門職を頼りに助言を依頼する，訪問リハを一時的に利用するなどの工夫が必要である．そして，関係各スタッフにもリハの内容を伝え，協働する．その際は誰が何をどのようにやっていくかのかかわりを，それぞれの業務の範囲で具体的に決める必要があり，そのモニタリングとフォローも重要な役割となる．

また対象者の年齢，障害によっては，障害者総合支援法や精神障害者保健福祉手帳の申請などの福祉サービスの利用も可能であり，脳卒中後のフォローにはそれらの知識も必要である．インフォーマルサービスの利用にあたっては介護保険のケアプランには反映されないため，内容を吟味し上手な活用が望まれる．

脳卒中後の経過は長い．「寝たきり」の主因でもあり，身体的，精神的，経済的負担が本人・家族に大きくのしかかる．生活（維持）期における医療保険，介護保険でのリハの資源は限られてい

る．介護保険の訪問リハで，一患者に対する平均訪問時間は「週1・2回，40分程度」が約8割とのデータがある．それ以外のサービスも同様で公的なサービスは無限ではない．いかに有効に社会資源を活用し，患者・家族が快適に過ごせるよう，生活の質を向上させ，生きがいのある人生を支援するかが重要である．

実効力の高い，医療・福祉・介護・インフォーマルサービスの提供を考慮し，生活全体をマネジメントする力が求められている．

（齋藤正洋）

■文献

1) 山田 深：SCU，SUのリハビリテーション効果と今後の課題．J Clin Rehabil 15：1042-1047，2006．
2) 日本医療機能評価機構：Mindsガイドライン―脳梗塞後遺症患者の在宅介護・社会システム：http://minds.jcqhc.or.jp/n/pub/1/pub0005/G0000068/0031
3) 内閣府：平成28年版高齢社会白書―高齢者の健康・福祉：http://www8.cao.go.jp/kourei/whitepaper/w-2016/zenbun/28pdf_index.html
4) 厚生労働省：平成25年国民生活基礎調査の概況：http://www.mhlw.go.jp/toukei/list/saikin/hw/k-tyosa/k-tyosa13/index.html
5) 厚生労働省：高齢者の地域における新たなリハビリテーションの在り方検討会報告書，2015：http://www.mhlw.go.jp/file/05-Shingikai-12301000-Roukenkyoku-Soumuka/0000081900.pdf
6) 日本作業療法士協会：作業療法マニュアル57 生活行為向上マネジメント，改訂第2版，日本作業療法士協会，2016．
7) 古谷野 亘，他：地域老人における活動能力の測定―老研式活動能力指標の開発．日公衛誌34：109-114，1987．
8) 末松英文，他：改訂版Frenchay Activities Index自己評価表の再現性と妥当性．日職災医会誌 48：55-60，2000．
9) 荒井由美子：Zarit介護負担スケール日本語版の応用．医のあゆみ186：930-931，1998．
10) 野尻晋一，山永裕明：生活期を見る視点：生活構造の視点．地域リハ8：864-867，2013．
11) 日本脳卒中学会脳卒中ガイドライン委員会編：脳卒中治療ガイドライン2015，協和企画，2015．
12) 高齢・障害・求職者雇用支援機構：平成29年度版 就業支援ハンドブック，高齢・障害・求職者雇用支援機構，2017，p16．
13) 三菱総合研究所：介護保険におけるリハビリテーションの充実状況等に関する調査研究事業―訪問看護ステーション・訪問リハビリテーション事業所調査報告書，2014：http://www.mri.co.jp/project_related/roujinhoken/uploadfiles/h25_06.2.pdf

第7章

最新リハビリテーション治療

神経の可塑性
―機能回復を理解する

　1980年代以前は，脳がいったん損傷を受けると再生しないと考えられていた．結果として，脳損傷後のリハでは利き手交換，非麻痺側下肢の筋力増強，装具療法に重きが置かれていた．現在でも重症患者においては，これらの視点は非常に重要である．一方で，90年代以降の動物やヒトにおける研究の蓄積から，脳損傷後の機能回復が神経の可塑性に基づくことが明らかになった．リハの方法論においても麻痺肢を使用する課題指向型訓練とその訓練量の確保にパラダイムシフトが起こった．

1. 神経の可塑性とは

　虚血や出血，損傷，変性などにより脳のある部位の機能が果たせなくなったとき，その周辺を含む他の部位がその役割を果たすようになる．これを可塑性(plasticity)とよび，それに伴って，ある機能(例えば手を動かす)の伝達経路もネットワークとして変更され，脳の再構成(reorganization)が生じる．ニューロンレベルにおいては，外部からの刺激や神経ネットワーク内でのシナプス活動によってシナプス強度が変化する．2つのニューロン間でシナプス連絡が繰り返されると，これらのニューロンの結合が強まるというヘッブ(Hebb)の学習則があてはまるような活動依存性可塑性(activity-dependent plasticity)は，ヘッブの可塑性(Hebbian plasticity)とよばれている(side memo①)．活動依存的にシナプス効率が増強される場合と抑制される場合があり，それぞれ，シナプス長期増強(long-term potentiation；LTP)，シナプス長期抑制(long-term depression；LTD)という．行動レベルでは，麻痺肢で繰り返し同じ運動を行っていると徐々に運動が上達していった場合，シナプスにはヘッブの可塑性のLTPによる情報伝達の効率化が起きていると考えられ，これは行動レベルでは，麻痺肢の使用経験と関係するため，使用依存性可塑性(use-dependent plasticity)という．健常脳でも発達や技能の獲得などに関連してこのような可塑性がみられる．

2. 臨床における可塑性の評価

　CTやMRIなどの脳画像は従来，萎縮などの解剖学的な異常や，脳梗塞や出血といった病変の性質や部位をとらえるために用いられてきた．1990年代より機能的MRI (fMRI)やpositron emission tomography (PET)を用いた脳機能画像研究が盛んになり，活動時と安静時の脳活動の差分(信号量の差)から運動や認知に関連した脳部位を同定することに寄与した．その後，MRI拡散テンソル画像によるトラクトグラフィーを用いた白質線維の描出，voxel based morphometryによる皮質容積の描出，resting state fMRIによる安静時の脳領域間の結合性評価など，さらなる進歩を遂

---

side memo①　メタ可塑性とは

　神経の可塑性による変化は必ずしもよい結果をもたらすとは限らない．すなわち，それが極端に働かないように制御する必要がある．その仕組みをメタ可塑性とよぶ．メタ可塑性のおもなものとしてホメオスタシス的可塑性(homeostatic plasticity)がある．これは神経細胞の興奮性に対して，変化ではなく恒常性を保つように作用するもので，ヘッブの可塑性による可塑的な変化を制御することになる．

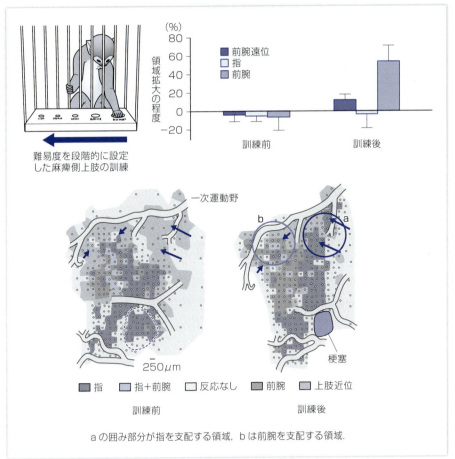

図1 リスザルで観察された使用依存性可塑性 (Nudo et al, 1996[1])を改変)

一次運動野の虚血病変作成後,麻痺を生じた前肢を使用したえさ取り訓練を,大きく浅いえさ箱から小さく深いえさ箱へと段階的に難易度を高めて行った.運動機能の回復とともに,一次運動野の手や前腕を支配する領域が拡大した.

げている.fNIRS(functional near-infrared spectroscopy)は近赤外線光により大脳皮質のヘモグロビン酸化の変化をみるもので,歩行やリハ中などのダイナミックな動きのもとでの脳活動評価が可能である.神経生理学的手法として,経頭蓋磁気刺激(transcranial magnetic stimulation;TMS)による皮質の興奮性や運動下降路の伝導時間の評価,2発刺激による皮質内抑制や半球間抑制の評価などで可塑性を確認することができる.また,脳波を用いたコヒーレンスや位相同期による結合性解析も注目されている方法である.これらの機器は評価としてだけでなく,ある部位の刺激や脳活動のフィードバックにより,特定の脳部位の興奮性を変容させるニューロモデュレーション(neuromodulation)のツールとしても応用されつつある.

3. 脳損傷後の可塑性と機能回復

1 一次運動野の変化

Nudoらは一次運動野の部分的虚血を生じさせたリスザルにおいて,微小電極で一次運動野を局所的に刺激するintracortical micro-stimulationという手法を用いて,段階的に難易度を高めながらパレットからエサを取る課題指向型訓練後に,一次運動野内の手の領域が拡大することを示した(図1)[1].大きなパレットからエサを取るような容易で単純な運動の反復では,運動野のマップは変化しない.ヒトの臨床例でも麻痺側上肢に対す

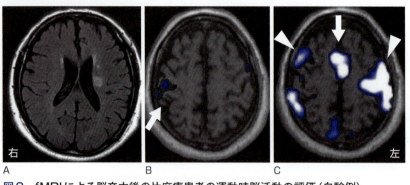

A. MRIのFLAIR画像では左放線冠に脳梗塞を認める．
B. 非麻痺手の運動時には反対側一次運動野に限局した脳活動を認める．
C. 麻痺手の運動時には両側の一次運動野に加えて両側運動前野（矢頭）や補足運動野（矢印）の活動を認める．

図2　fMRIによる脳卒中後の片麻痺患者の運動時脳活動の評価（自験例）

る課題訓練後の機能回復とともに一次運動野のマップの変化が生じることが，fMRIを用いた麻痺手タッピング時の脳活動[2]やTMSにより手内筋の運動誘発電位が惹起される領域の拡大[3]などから示されている．

2 運動関連領野の変化

一次運動野以外の運動関連領野では，運動の準備やプログラムに関連する運動前野や補足運動野，非病変半球の活動の変化が観察される．すなわち麻痺手の運動時における，①非病変側半球の一次運動野賦活，②運動前野や補足運動野などの運動関連領野の賦活，③皮質病変の場合の病変周囲の賦活などである[4]（図2）．経時的研究では機能回復に伴い，病変半球の運動野や運動前野の賦活が優位になり，発症後半年から1年にかけて一次運動野や運動関連領野の賦活はむしろ減少する．非病変半球の賦活は機能回復が不良な例で遷延してみられ，逆に回復が良好な例では健常人のパターンに近付く[5]．脳卒中患者の片麻痺歩行時には，一次感覚運動野の賦活が病変半球で減少し，運動前野や前頭前野などの賦活がみられ[6]，縦断的研究からは病変部位や大きさ，重症度により賦活の変化に差異がみられた．大脳半球病変による片麻痺歩行の改善には，皮質下の梗塞などある程度錐体路も温存されている場合は，感覚運動野の活動の対称化，中大脳動脈領域の広範な脳梗塞で一次運動野およびその下降路の損傷が大きい場合は，運動前野活動の増加，歩行が自立した軽症患者では，感覚運動野活動の低下が観察されている[7]．

3 脳ネットワークの変化

複数の領域間における機能的結合，方向性をもった結合，構造的結合などが可塑的変化としてとらえられる．機能的結合性（functional connectivity）は2つ以上の脳領域活動の時間経過の関連を仮定している．結合の方向性や因果関係に関する有効結合性（effective connectivity）は，因果関係を規定する数学的仮定に基づく．他のアプローチとして，拡散テンソル画像による白質線維の構造的結合性（structural connectivity）があげられる．脳卒中患者では，安静状態における病変半球の一次運動野と非病変半球との機能的結合性の低下と，機能回復に伴った結合性の改善が観察されている．有効結合性においては非病変半球一次運動野から病変半球一次運動野に対する抑制的影響や病変半球の一次運動野と，運動前野の機能的カップリングが機能障害の程度や回復と相関することが示されている[8]．構造的結合性においては，脳卒中後の上肢麻痺の回復に対する皮質赤核脊髄路の貢献が報告されている[9]．脳波におけるコヒーレンスや位相同期で評価したネットワークの変化と機能予後との関連を示した研究も増加しつつある[10,11]．

4．ニューロモデュレーションによる可塑性の誘導

ニューロモデュレーションとは，一般的には神経細胞に電気的に，あるいは薬剤により直接作用し，神経活動を変化させる技術である．神経リハにおいては，脳刺激や末梢神経刺激，brain-ma-

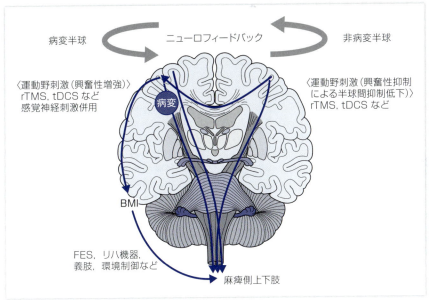

図3 運動麻痺回復を促進するためのニューロモデュレーション

脳刺激は病変半球の運動野の興奮性を増強することを目的として行われる．ニューロフィードバックは，適応的な脳の可塑的変化を増強することにより機能回復が得られるという因果関係の検証でもある．Brain-machine interface (BMI) は脳の運動命令を，病変をバイパスして効果器の活動と関連付ける．いずれも麻痺肢を用いた課題指向型訓練と組み合わせることが重要である．

chine interface (BMI)，ニューロフィードバックなどを通じて適応的な可塑性を誘導することで機能回復を促進することを目指す（図3）．

脳刺激の代表的なものとしては，反復経頭蓋磁気刺激（repetitive transcranial magnetic stimulation；rTMS）と経頭蓋直流電気刺激（transcranial direct current stimulation；tDCS）があげられる[12]（**side memo ②**）．rTMSには，抑制性に作用する1Hz以下の低頻度rTMSと，興奮性に作用する3〜10Hzの高頻度rTMSがある．tDCSは，ターゲットとなる脳部位の直上と反対側前額部などに置いた電極の間に1〜2mAの微弱直流電流を通電し，皮質の興奮性を変化させる．陽極刺激は電極直下の皮質興奮性を促進し，陰極刺激は抑制するとされている．脳卒中後は，半球間抑制の均衡が崩れ，非病変半球から病変半球への脳梁を介した抑制が強くなっていると考えられ，病変半球運動野への高頻度rTMSや陽極tDCS，非病変半球運動野への低頻度rTSMや陰極tDCSなど，あるいは，これらを組み合わせて両側半球を刺激して均衡を戻すことで，運動機能，半側空間無視，失語症を回復させようとする検討が行われてきた．最近のrTMSに関するガイドラインでは，非病変半球の一次運動野に対する低頻度rTMSのみが，エビデンスレベルB（有効である可能性が高い）とされている[13]．有効性を検証するための

---

side memo ②　その他のニューロモデュレーションの方法論

rTMSやtDCS以外の脳刺激法として，theta burst stimulation (TBS)，quadripulse stimulation (QPS)，paired associative stimulation (PAS) などが試みられている．TBSでは磁気刺激をパターン化し，50Hzの3連発刺激からなるburst刺激を5Hzの頻度で与える．連続的に刺激するcontinuous TBSは抑制作用，刺激と無刺激を繰り返すintermittent TBSは興奮作用を有する．

QPSでは，単相性刺激パルスを用いて4連発の刺激パルスのトレインを0.2Hzで与える．パルス間隔が短い（short-interval QPS）と促進効果，長い（long-interval QPS）と抑制効果が得られる．

PASは末梢神経電気刺激とTMSのペアを反復して与えるもので，シナプス長期増強（LTP）様の可塑的変化を皮質に誘導するものである．

さらに正弦曲線で周期的に変動する電気刺激を与える経頭蓋交流電気刺激（transcranial alternative current stimulation；tACS）やさまざまな周波数の交流波で構成されるtRNS (transcranial random noise stimulation) などもある．また，タイミングを固定した脳刺激を与える（open-loop）のではなく，特定の周波数の脳波の位相や観察される行動をトリガーとして刺激を与える（closed-loop），あるいは，tACSや，tACSにDCオフセットを加えたoscillatory tDCSにより，神経活動のオシレーションに同期した電流刺激を行い，可塑的変化の促進を図る方法も検討されている．

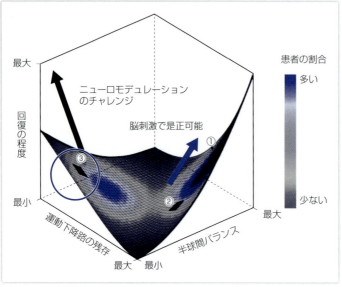

図4 脳卒中後の機能回復の二峰モデル （Di Pino et al, 2014[16]を改変）

機能回復の程度は，運動下降路の損傷の状況と半球間のバランスにより規定される．損傷が最小でバランスも保たれている場合，機能回復は良好であることが想定される（①）．損傷が少なくバランスが崩れている場合（②），脳刺激などでそれを是正すると回復が促進される可能性がある（色矢印）．一方，損傷が大きくバランスが崩れている場合，非病変半球が役割を果たすことである程度の回復がみられるが，完全ではない（③）．このような例においても回復をより促進することが，ニューロモデュレーションのチャレンジといえる（黒矢印）．

データ蓄積や対象例における病変半球の興奮性低下の確認，長期的なメリットの検証などが課題である．

脳刺激以外では，脳波の事象関連脱同期を利用したBMIやfNIRSによるニューロフィードバックの有効性が報告されている[14,15]．

5. 可塑性による回復の限界

さまざまな技術によりヒトにおける脳損傷後の機能回復の生物学的限界を超える技術の開発が試みられている．一方で，例えば重度麻痺患者が手指の実用的使用を獲得するのは難しいのが現状である．運動機能の回復は構造的な異常（運動下降路の損傷）と機能的な異常（半球間バランス）の組み合わせにより規定される（図4）[16]．前者が重度である場合，回復には限界があると想定されるが，その限界を超えることが今後のチャレンジである．ニューロモデュレーションと課題指向型リハの組み合わせに加えて，再生医療とのカップリングも有望な選択肢であろう．

（宮井一郎）

■文献

1) Nudo RJ, et al：Neural substrates for the effects of rehabilitative training on motor recovery after ischemic infarct. Science 272：1791-1794, 1996.
2) Jaillard A, et al：Vicarious function within the human primary motor cortex? A longitudinal fMRI stroke study. Brain 128：1122-1138, 2005.
3) Liepert J, et al：Treatment-induced cortical reorganization after stroke in humans. Stroke 31：1210-1216, 2000.
4) Weiller C, et al：Individual patterns of functional reorganization in the human cerebral cortex after capsular infarction. Ann Neurol 33：181-189, 1993.
5) Ward NS, et al：Neural correlates of motor recovery after stroke：a longitudinal fMRI study. Brain 126：2476-2496, 2003.
6) Miyai I, et al：Premotor cortex is involved in restoration of gait in stroke. Ann Neurol 52：188-194, 2002.
7) Miyai I, et al：Longitudinal optical imaging study for locomotor recovery after stroke. Stroke 34：2866-2870, 2003.
8) Grefkes C, Fink GR：Connectivity-based approaches in stroke and recovery of function. Lancet Neurol 13：206-216, 2014.
9) Rüber T, et al：Compensatory role of the cortico-rubro-spinal tract in motor recovery after stroke. Neurology 79：515-522, 2012.
10) Wu J, et al：Connectivity measures are robust biomarkers of cortical function and plasticity after stroke. Brain 138：2359-2369, 2015.
11) Kawano T, et al：Large-Scale Phase Synchrony Reflects Clinical Status After Stroke：An EEG Study. Neurorehabil Neural Repair 31：561-570, 2017.
12) Cramer SC, et al：Harnessing neuroplasticity for clinical applications. Brain 134：1591-1609, 2011.
13) Lefaucheur JP, et al：Evidence-based guidelines on the therapeutic use of repetitive transcranial magnetic stimulation (rTMS). Clin Neurophysiol 125：2150-2206, 2014.
14) Shindo K, et al：Effects of neurofeedback training with an electroencephalogram-based brain-computer interface for hand paralysis in patients with chronic stroke：a preliminary case series study. J Rehabil Med 43：951-957, 2011.
15) Mihara M, et al：Near-infrared spectroscopy-mediated neurofeedback enhances efficacy of motor imagery-based training in post-stroke victims：a pilot study. Stroke 44：1091-1098, 2013.
16) Di Pino G, et al：Modulation of brain plasticity in stroke：a novel model for neurorehabilitation. Nat Rev Neurol 10：597-608, 2014.

運動学習理論とリハビリテーション

　リハ医療では，患者が安全かつ効率的な生活を送るために必要な行動様式を，医学的見地から習得させる治療技術が必要である．運動学習はその運動学的側面を担う．運動学習によって後天的に形成される行動単位を運動スキルという．脳卒中患者に対する運動療法では，さまざまな感覚情報を運動課題の中でフィードバック（feedback；FB）として提供することで，機能的に最適化された運動スキルの形成を促す運動学習を展開する必要がある．

1. 運動スキルの習得過程

　運動学習の過程は，動機付けを含めた「認知段階（cognitive stage）」，運動スキルを磨く「連合段階（associative stage）」，意識せずに運動スキルを再現する「自動化段階（autonomous stage）」に区分される（Fitts & Posner, 1967）．運動スキルの達成度は訓練とともに直線的に高まるわけではなく，課題の難度やFBの効果，運動記憶の固定に伴って生じるオフライン学習（**side memo①**）などの影響を受けて学習曲線（learning curve）が形成される（図1）[1]．

　課題の目的や難度，運動戦略の方法などを認知する段階においては，学習者自身の経験による記憶と内的環境（学習前の運動スキルや麻痺などの身体的状況の変化など）ならびに外的環境（動作環境や扱う道具）に関する情報を処理して意識的，言語的に思考する．情報収集・処理には，宣言的記憶（declarative memory）やワーキングメモリ（working memory）が動員されて，顕在学習（explicit learning）（**side memo②**）が行われる．認知段階から連合段階においては，難度を下げるために，運動スキルに関連する運動要素についての部分訓練が適用される．一方，課題を反復する中で処理されるさまざまな感覚情報は，潜在的に処理されて運動スキルが自動化していく（潜在学習；implicit learning）．

2. リハビリテーション医療における運動課題の設定

　運動療法の効果は課題特異的（task-specific）であり，リハ医療における運動学習の第一歩は，目的とする運動スキルの習得に必要な課題を設定することである．運動制御機構にさまざまな問題を抱

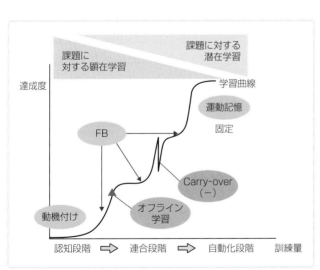

図1　運動スキルの習得過程
認知段階においては，顕在化された運動課題に対して，さまざまなFB（feedback）を処理しながら運動スキルの統合を図る．前日に行った学習効果がもち越されて（carry-over）次の段階へと進む場合もあれば，carry-overが得られずに元の状態に戻ってしまうこともある．また，オフライン学習によって運動スキルが高まる場合がある．自動化段階においては，運動課題に含まれる感覚情報処理による潜在学習に基づいた運動プログラムの形成が重要となる．

（長谷，2016[1]を改変）

える脳卒中患者の運動学習では，残存機能を利用しながら，障害された神経機能の回復を目指した課題設定が考慮されなくてはならない（**side memo③**）．

(1) 難度設定のための代償手段の利用

運動課題へ取り組む意欲を高めるうえで，成功体験による動機付けは必須の手続きである．したがって，運動麻痺などの障害を有していても課題の目標をある程度実現できるように，代償手段を適用することで難度調整を行う．代償手段には，歩行のための杖や下肢装具といった「外的代償」と，非麻痺側や麻痺肢において機能的に保持されている運動機能を利用する「内的代償」とがある．これらの代償手段を除去あるいは修正していくことが運動学習における目標の1つとなる．

(2) 課題におけるフィードバックの設定

運動スキルは，運動課題に含まれる感覚情報に基づいて形成される．運動学習を展開するうえで付与される感覚情報がFBであり，課題を実行することで学習者自身によって処理される内在的 (intrinsic) FBと，課題において焦点化するべき運動スキルに関する感覚情報を外部から教示する外在的 (extrinsic) FBとがある（図2）[1]．それぞれ，運動課題を行っている最中に付与される同時 (concurrent) FBと，課題終了後に抽出された運動記憶，すなわち，運動の結果（例：前回より2秒早く歩けた），およびパフォーマンスの状況（例：バランスを崩さずに歩けた）についての最終 (terminal) FBとに分類される．

3. 運動学習理論に基づく運動療法の展開

運動学習の目的は，課題設定やFBを駆使した訓練を反復し，目標とする運動スキルを運動記憶として固定 (consolidation) することにある．そのための方略を考慮するうえで参考とする理論として，ここでは動的システム理論と運動プログラム理論を紹介する．

(1) 動的システム理論

運動指令 (motor command) が同じでも，開始肢位や外力が変われば運動の結果は異なるものとなる．生体 (organism)，環境 (environment)，課題 (task) の各システムに拘束因子 (constraints) が作用することで起こる協調運動をとらえる理論が動的システム理論 (Dynamical Systems Theory) である[4]（図3A）．生体系では，神経系や筋骨格系などの複数のシステムが運動に関与しており，これらに何らかの制約が加わることで異常運動が生じているととらえられる．したがって，上肢近位筋の出力不足でリーチ運動ができなければスプリングバランサーを適用し，機能的脚長差によって麻痺肢の振り出しが困難であれば非麻痺肢に補高を使用するなど，課題や環境を変えて拘束因子を調整し，目的とする多関節運動の訓練を実

---

side memo ❶　オフライン学習

訓練終了後に運動記憶が固定されることで運動スキルが向上する現象をオフライン学習という．意識的思考を要するような課題や学習者が運動スキルの構造を理解している場合には，睡眠によるオフライン学習効果が得られる（睡眠学習）．一方，潜在学習におけるオフライン学習は睡眠よりも時間が重要になる[2]．

side memo ❷　顕在学習と潜在学習

顕在学習の典型は文法から学ぶ第2外国語である．規則を思い浮かべながら話す段階では出力に時間がかかり，流暢性が欠落する．顕在学習で学習した運動スキルは疲労や精神緊張によって損なわれやすいため，スポーツ界では潜在学習による訓練が工夫される．潜在学習効果は提示された順番で4つのボタンをできるだけ早く押す系列反応時間課題で評価され，脳卒中患者の麻痺肢では潜在学習効果が得られないことが示唆されている[3]．

side memo ❸　"Learned non-use"

片麻痺患者では，麻痺側を用いるより非麻痺側を用いたほうが効率的な動作を行うことが可能になるという側面をもつ．しかし，麻痺側を使用しなくては，障害された神経機構の回復は望めない．神経系は，外界からの刺激などによって機能的・構造的な変化，すなわち可塑性 (plasticity) が誘導されることから，麻痺側を使わないことを学習する"learned non-use"を回避するような課題設定によるリハ治療の展開が求められる．

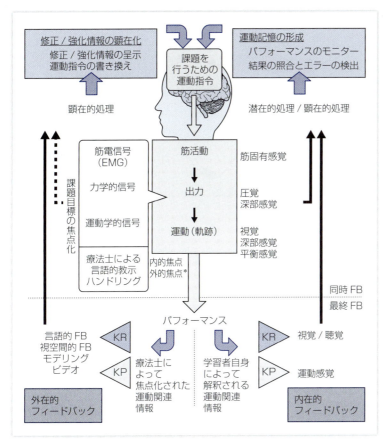

図2 運動学習において適用されるフィードバックの種類
(長谷，2016[1])を改変)

現する．補装具や環境調整を考慮するうえで利用しやすい理論といえる．動的システム理論による運動学習を展開するうえでのキーワードは，アトラクター(attractor)と自己組織化(self-organized process)である．

①アトラクターの存在

多関節運動を制御するシナジー(synergy)には，そのダイナミクスが収束していくパターン，アトラクター(attractor)が存在する(図3B)．両上肢の周期運動では同位相(in-phase)，例えば前腕回内回外を両手で行う運動へ収束しやすいこ

とを利用して，重度上肢麻痺の神経筋再教育では鏡像運動課題が用いられる．一方で，アトラクターから離れて分離した運動を促通するには，環境や課題における要素を変化させることで，さまざまな感覚ノイズを処理させる訓練を行う．"Constraint-induced movement therapy"(CI療法)(p500, 516〜参照)は，環境，課題に拘束を加えることで，麻痺手機能の再構築を目指した介入法ととらえることができる．

②自己組織化による運動様式

動的システム理論では，模範となる運動様式は

---

side memo ④　内的焦点と外的焦点

運動目標を「もっと右足に体重をかけて」，「もう少し右の平行棒に体を寄せて」などの言語的FBによって焦点化できる．前者のように，運動における注意を学習者自身の身体の一部に置くことを内的焦点(internal focus)，後者のように，何らかの目標に置くことを外的焦点(external focus)という．自動化した連続的な運動では，注意の焦点を特定の身体部位に向かせると，それ以外の筋群の協調が損なわれて，運動全体の流暢性を妨げる場合があり，目標物を設定する外的焦点のほうが潜在学習を展開できると考えられている．

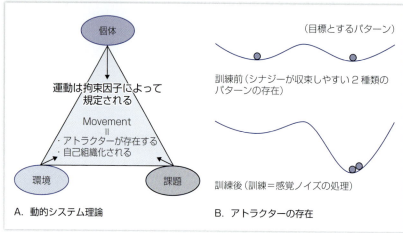

図3 動的システム理論(dynamical systems theory)
A. 動的システム理論
B. アトラクターの存在
A. 運動は，個体，環境，課題からの制約の中で，さまざまな感覚情報(ノイズ)が処理されることで自己構築される．
B. 時間とともにシステムに現れる特別なパターン(アトラクター)があり，課題に応じて変容(context-dependent)する．ある一定以上のノイズが処理されることで，安定状態における重み付けが変化する(ヒステリシス効果)．

(Gudberg et al, 2015[2])を参考に作成)

基本的に存在しない．運動における冗長な自由度を克服するために，生体，環境，課題に拘束因子を設定し，結果として低自由度の運動様式がどのように自己組織化されるかを定式化することを目指している．例えば，ベッドの配置を変えたり手すりを設置することで，転倒予防に寄与しうる行動パターンの自己構築を誘導しようとする治療戦略である(**side memo⑤**)．したがって，実現させたいパフォーマンスがあれば，それに関連するすべてのシステムの評価が必要となる．

逆に，さまざまに変化する拘束因子に対して，特定の目標を実現する運動様式が自己組織化された場合には，どのような局面でも運動スキルを発揮できるエキスパートとなる．同じ運動を反復せずに，課題達成に関与しない感覚情報(noise)を大きくした条件で実施する訓練法を差動学習(differential learning)と称し，スポーツ界において適用されている．

(2) 運動プログラム理論

過去の経験によって形成された一般化運動プログラム(generalized motor programs；GMP)が，運動のタイミングや強度を制御する開ループ制御機構を想定したスキーマ理論(Schmidt's schema theory)(**side memo⑥**)は，FBに基づいて一般化運動プログラムを書き換えていく運動学習過程をモデル化する形で発展し，現代の運動学習理論の礎を築いた[1]．また，感覚運動統合による運動制御における時間的遅延を解消し，運動を出力する内部モデル(internal model)の概念を形成している(図4)．

運動プログラムの形成，すなわち，運動記憶が固定されたかについては，外在的FBを付与せずに訓練終了後，十数分程度の休止時間をおいて実施する短期保持テスト(retention test)と，24時間以上後に行われる遅延保持テストで判定される．また，訓練させた課題と別の課題へ及ぶ学習効果は，転移テスト(transfer test)で評価する．本項では，スキーマ理論を検証する過程で蓄積されたFB付与スケジュールと訓練法について述べる．

①フィードバック付与スケジュール

結果の知識(knowledge of results；KR)など

---

side memo⑤ アフォーダンス

環境は非常に強力な情報を有し，異なる動作へと動物を誘導する(afford)．アフォーダンス(affordance)とは，環境と動物の相補性を表す概念を心理学者であるGibsonがaffordの名詞形として表現した造語である．例えば，「横になる」ためのベッドは，ゴロンと寝転がるように移る行動を誘導し，学習したはずの運動スキルが日常生活場面において適用されない原因の1つとなる．裏を返せば，アフォーダンスを利用して好ましい運動スキルの自動化を誘導することが可能であり，動機付けや運動スキルの統合の段階においても環境要因を十分に考慮した課題設定が必要になる．

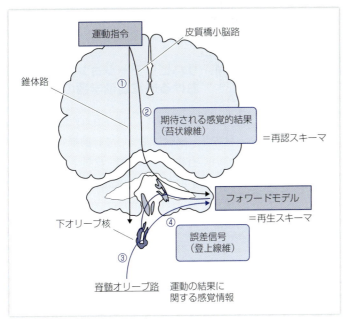

図4 小脳におけるフィードバック誤差学習 (長谷, 2016[1])を改変)
① 運動指令は皮質脊髄路を介して実行器官 (end-effector) へと伝達されると同時に，その運動指令が実現されることで期待される感覚的結果 (SC) が 'efference copy' として皮質橋小脳路を介して小脳へ送られる．
② 内部モデルとして 'efference copy' は記録されている．
③ 実際の運動の結果に基づく感覚的結果と期待された運動による感覚的結果とが下オリーブ核において照合される．
④ 照合の結果，登上線維を介して誤差信号が小脳に伝達されてフォワードモデルが書き換えられる．

の外在的FBは，運動反応の成果に関する判断を適正化し，エラーを減らして，運動スキルの習得段階 (acquisition phase) におけるパフォーマンスを高める役割がある．一方で，結果の知識が過剰に付与されると，FBへの依存性が助長されるとともに，処理すべき内在的FBへの不注意を招き，結果として，保持テストの成績は低下する．ゆえに，外在的FBは，学習の進展とともにその頻度を削減するスケジュールで付与される．

最終FBである結果の知識には，何％かの試行にのみ付与する結果の知識の相対頻度削減 (reduced relative frequency of KR)，訓練の後期に徐々に結果の知識の相対頻度を削減する削減的結果の知識 (faded KR)，訓練ブロック終了時にそのブロック内の各試行に対する結果の知識の平均値のみを知らせる平均的結果の知識 (averaged KR)，何試行かをまとめた訓練ブロック終了時ごとにブロック内の各試行に対する結果の知識を順番に連続的に与える要約的結果の知識 (summary KR)，目標となる運動の時間や軌跡に幅を設定し，運動反応の結果がそのバンド幅内の場合には成功，バンド幅を逸脱すれば失敗として，その成否のみを知らせるバンド幅結果の知識 (bandwidth KR)，などの方法がある．スポーツ選手が訓練中に自らのフォームを確認するためにFBを欲する頻度は決して多くなく，リハ医療場面においても，患者が欲したときにFBを提示する自己制御 (self-controlled) FBの有効性が報告されている．

視覚，聴覚，触覚による同時FBの有効性は，焦点化する内容や提示方法，運動学習の段階などに応じて異なる[5]．例えば，単純な運動課題においては視覚的同時FBによる効果は期待できない．むしろ，運動軌跡が視覚的に提示されると，FBへの依存とともに，筋固有感覚の求心性活動が抑制され，運動記憶の固定には逆効果となる可能性もある．目標に達しなかったことをエラーとして教示する聴覚あるいは触覚刺激は，連続性の運動課題などで利用価値が高い．

---

side memo ⑥　スキーマ理論

スキーマとは運動の経験に基づいて変容する記憶のコンポーネントである．Schmidt (1975) は，制御対象に関する情報を目標値と比較し，運動指令を補正する閉ループ理論に対して，過去の経験によって形成された一般化運動プログラム (GMP) が運動のタイミングや強度を制御する「開ループ制御機構」を想定したスキーマ理論を提唱した．開ループ制御とは，出力を帰還させる (ループを形成する) ことなく，期待する出力を予測して入力信号 (運動指令) を制御するシステムである．運動指令やその運動による感覚的結果 (SC) はスキーマとして貯蔵され，再生スキーマ (recall schema) が要求されている運動に類似した一般化運動プログラムを発動し，再認スキーマ (recognition schema) は実際に行われた運動の結果を評価する．このシステムは，小脳におけるFB誤差学習に反映されている (図4)．

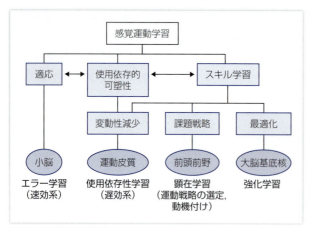

図5 感覚運動学習　　　(Krakauer et al, 2011[6])を改変)

療法士が動作をアシストする身体的ガイド(physical guidance)は，触覚(haptic)同時FBの代表であるが，一定のタイミングと力量でこれを再現するのがロボットである．しかしながら，運動のガイダンスが常に付与される訓練は受動的とならざるを得ず，運動学習の進展とともに触覚FBを削減する訓練スケジュールをどのように組み込むかがロボットリハの今後の課題となっている．近年では，アシストではなく，逆に，エラーを増幅するように触覚FBを付与することで，エラー学習に基づいた治療効果が示されている．

②訓練法

運動スキルの習得段階に応じて以下のような練習が設定される．

①一定訓練(constant practice)：運動学習の初期段階，すなわち認知段階においては，目標とする運動の力量やタイミングの学習に集中できるように，訓練中のパフォーマンスの中でエラーを引き起こしうる外乱を意図的に制限した環境を設定して，一定の動作を誤りなく反復させる．

②多様訓練(variable practice)：運動の速さや出力，距離などの運動学的指標をさまざまに変えて課題を反復する．

③ランダム訓練(random practice)：異なる運動プログラムを出力するように，類似性の低い課題を不規則な順序で実施する．

4. リハビリテーション医療における感覚運動学習の展開

運動課題において付与された感覚情報を処理し，経験に基づいて行動様式を変容していく過程の大脳皮質-皮質下回路における神経学的あるいは構造学的基盤は，感覚運動学習(sensorimotor learning)として検証されている．運動スキルとして記憶されていく過程では，適応(adaptation)，使用依存的可塑性(use-dependent plasticity)，スキル学習(skill learning)が同時並列的に機能し，課題反復時における情報の特性に応じたエラー学習，使用依存性学習，学習の初期段階で機能する顕在学習，そして報酬に基づく強化学習が運動学習を推し進める(図5)[6]．

例えば，運動スキルの達成度と訓練量との関係を表す学習曲線は，これらの複数の学習機構が関与して形成されている．小脳，前頭前野などが機能する速効性の学習機構は，新たな課題に適応して運動制御様式を切り換えられるのに対して，運動皮質が関与する遅効性の学習機構は，運動記憶保持に優れるが適応には時間を要する．したがって訓練量が少なく，運動記憶が固定される前であれば，課題Aから異なる運動スキルを必要とする課題Bへ変更しても適応による学習効果を得やすいが，課題Aを十分に訓練した後においては課題Bへの適応能力が低下する現象がみられる(順行性干渉；anterograde interference)(**side memo⑦**)．

感覚運動学習をリハ医療で展開するための必要条件は，運動課題を通じて付与すべき感覚情報を提供すること，学習者である患者がそれをどのように処理しているかを把握することにある．

(1) 内在的フィードバック付与の整備

神経機能回復を目指すための課題設定において

---

side memo ⑦　逆行性干渉(retrograde interference)

課題Aを訓練した後に異なる課題Bを行うと，課題Aで訓練した学習効果が損なわれる現象である．逆行性干渉による学習効果の損失はそれほど大きなものではなく，10〜20%程度と報告されている[7]．課題Aの運動記憶が固定されるように，数時間の間隔をおいて課題Bを実施する練習スケジュールを組むことで，逆行性干渉の影響は受けにくくなる．

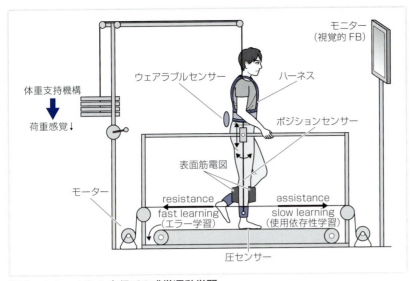

図6 トレッドミル歩行での感覚運動学習

トレッドミル歩行訓練においては，安全確保や難度調整のために体重支持システムが使用されるが，免荷することで荷重受容器は賦活されにくくなり，下肢伸筋群の筋活動量は減少することになる．外在的FBとして，下肢筋活動，荷重圧変化，関節角度変化や重心などの運動軌跡，"optic flow"などが視覚的あるいは聴覚的同時FBとして付与できる．加えて，触覚同時FBとして，歩行のための下肢運動をアシストしたり（slow learning），逆に抵抗を加えたり（fast learning）することで，感覚運動学習を展開できる．

は，機能回復を促す内在的FB付与を整備することに細心の注意を払わなくてはならない．例えば，トレッドミル歩行訓練は，安全を管理しながら限定された空間で歩行運動を反復できるという点で有用だが，歩行再建に必要となる感覚情報が欠落しているという側面もある．内在的FBであるスピード感を視覚フロー（optic flow）として入力したり，重心変動などの制御対象を外在的FBとして新たに付与したりすることで，トレッドミル歩行訓練の効果を高める工夫が望まれる．歩行運動を再現するために体重支持システムを使用する場合には，歩行リズム形成に必要な荷重受容器（load receptor）への入力が減少していることを考慮して，外在的FBによる焦点化や訓練のスケジュールを検討する（図6）．

(2) 運動学習機構の障害への対応

運動学習には，運動皮質（M1），補足運動野（SMA），運動前野（PM），背外側前頭前野（DLPFC），小脳そして基底核のネットワーク機能が必要であり，したがって，これらに病巣をもつ場合には，運動スキルを習得するうえで何らかの問題を有することを想定した対応が求められる．例えば，エラー学習機構が障害されている可能性がある小脳性失調患者では，課題におけるエラーの大きさを制限して成功体験をもたせることが重要になる．基底核疾患では感覚刺激を加えて運動を誘導する方略が用いられる．運動学習機構の障害を考慮して十分な訓練量を確保するとともに，脳刺激療法によるニューロモデュレーションの併用などが試みられている．一方，エラー学習機構が保持されていれば，増幅したエラーを処理させる課題設定によって，エラーを除去した際の効果，すなわち"after effects"を得る運動学習も展開されている（図6）．病態に応じて運動学習の場を設定していくことで，神経機能の回復を含めた治療効果が期待できる．

（長谷公隆）

■文献
1) 長谷公隆編：理論編．運動学習理論に基づくリハビリテーションの実践，第2版，医歯薬出版，2016, pp1-61.
2) Gudberg C, Johansen-Berg H：Sleep and Motor Learning：Implications for Physical Rehabilitation After Stroke. Front Neurol 6：241, 2015.
3) Kal E, et al：Is Implicit Motor Learning Preserved after Stroke? A Systematic Review with Meta-Analysis. PLoS One 11：e0166376, 2016.
4) Cano-de-la-Cuerda R, et al：Theories and control models and motor learning：clinical applications in neuro-rehabilitation. Neurologia 30：32-41, 2015.
5) Sigrist R, et al：Augmented visual, auditory, haptic, and multimodal feedback in motor learning：a review. Psychon Bull Rev 20：21-53, 2013.
6) Krakauer JW, Mazzoni P：Human sensorimotor learning：adaptation, skill, and beyond. Curr Opin Neurobiol 21：636-644, 2011.
7) Sing GC, et al：Reduction in learning rates associated with anterograde intaterence results from interactions between different timescales in motor adaptation. PLoS Comput Biol 6：e1000893, 2010.

ボツリヌス療法

1. 脳卒中と痙縮

　ボツリヌス療法は，ボツリヌス菌（Clostridium botulinum）の産生する毒素が身体にもたらす作用を臨床医学的に応用した治療法である．1977年に米国のScottによって斜視患者を対象としたA型ボツリヌス毒素製剤により臨床応用された[1]．その後，さまざまな局所性筋緊張を伴う神経疾患への応用が進んだ．特に，2010年にはわが国において「成人の上肢・下肢筋痙縮」に対する適応拡大がなされ，痙縮に対しての治療的アプローチの1つとなっている．

　痙縮とは，「腱反射亢進を伴った伸張反射（tonic stretch reflex）の速度依存性の増加を特徴とする運動障害であり，伸張反射の結果生じる上位運動ニューロン症候群の一徴候」[2]といわれている．脳卒中片麻痺の場合，おもに麻痺側を中心とした共同運動，折り畳みナイフ現象，筋クローヌスなどの症状を伴う．また，上肢・手指は屈筋群が優位，下肢は伸筋群が優位となるため，独特の肢位（Wernicke-Mann肢位）をとる（図1）．この肢位が長く続くと，関節構成組織（筋，腱，靱帯，関節包など）に短縮が生じ，関節可動域の低下，関節拘縮や関節変形（図2）などの二次的障害が生じる．また，痙縮によって麻痺側の分離運動が抑制され，随意運動や巧緻運動の再獲得にも悪影響を及ぼし，リハの阻害因子となる面もある．しかし，痙縮は不利な面ばかりではない．例えば，痙縮によって下肢の支持性が向上することで，立位保持，歩行の安定化や痙縮による肘屈曲を利用して手提げ袋などを前腕にかけるなど，日常生活に有利に働く面もある．

　脳卒中の痙縮に対する治療的アプローチの目的は，単に痙縮を減弱させることではなく，日常生活に有利に働いている部分をできるだけ残し，不利な部分，悪影響を及ぼす部分を除いて，麻痺側の随意性，巧緻性を促すとともに，日常生活動作（ADL）を向上させることである．したがって，痙縮に対する治療的アプローチを多く有し，脳卒中患者の痙縮の状態に合わせて使い分け，場合によっては併用していくことが重要である．

2. ボツリヌス療法

1 作用機序

　ボツリヌス菌はグラム陽性嫌気性桿菌に分類され，産生毒素にはA～H型8種類の毒素が知られており，臨床医学で応用されているのは，A型とB型である．毒素の致死量はA型毒素で成人（70kg）に吸入で約0.7～0.9μgと考えられている[3]．

　ボツリヌス菌毒素の作用部位として，神経筋接合部，神経節後交感神経終末，神経節後副交感神経終末，自律神経節，痛覚受容体線維が報告されているが，痙縮治療に対する作用機序は，神経筋接合部に対する作用である[4]．神経筋接合部においては，刺激が運動神経終末に伝わると，アセチルコリン小胞から神経伝達物質であるアセチルコリンが分泌されることで筋小胞体からカルシウムイオンが分泌し筋収縮が開始されるが，その際にアセチルコリン小胞はSNAP-25（シナプトソーム関連蛋白25）に結合する必要がある．ボツリヌス菌毒素は，神経終末の受容体に結合した後，エンドサイトーシスによって細胞内に取り込まれ，軽鎖が細胞内に入り込み，SNAP-25の一部を切断することで結合を阻害し，アセチルコリンの放出を抑える[5]（図3）[6]．また，筋紡錘内のγ運動神

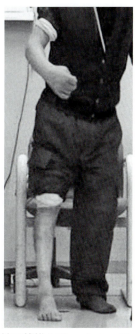

図1 痙縮の状態：Wernicke-Mann肢位

上肢	下肢
肩関節：内転・内旋	股関節：内転，屈曲
肘関節：屈曲	膝関節：屈曲，伸展
前腕　：回内，回外	足関節：尖足，内反
手関節：屈曲	足趾　：母趾屈曲，足趾屈曲
手指関節：握りこぶし状	

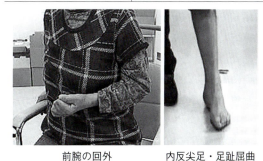

前腕の回外　　　内反尖足・足趾屈曲

図2 痙縮に伴うさまざまな関節拘縮・関節変形

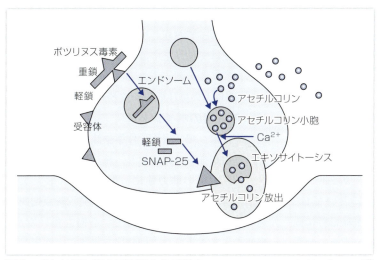

図3 ボツリヌス菌A型毒素の作用機序

ボツリヌス毒素は重鎖のC末端（binding domain）で，運動神経終末の受容体に結合し，エンドソーム（endosome）として取り込まれる．エンドソームの壁に重鎖のN末端（translocation domain）が孔を開け，軽鎖（catalytic domain）を細胞質内へ送り込む．軽鎖はSNARE蛋白の標的部位を酵素として切断し，アセチルコリンの放出阻害を起こし，筋の麻痺をきたす．

(目崎・他，2005)[6]

経線維終末にも作用し，筋紡錘内線維を弛緩させることでIa求心性線維の活動を低下させ，伸張反射を抑制する[5]ことも報告されている．この毒素を用いてつくられた製剤（現在，わが国において成人上肢・下肢筋痙縮に保険適応承認がなされているのはA型ボツリヌス毒素製剤である）を痙縮筋に施注することで，痙縮を緩和させる治療がボツリヌス療法である．わが国における成人の上肢・下肢筋の痙縮に対しては，国内多施設間臨床試験[7-10]を経て，2010年に適応が承認された．

2 ボツリヌス療法の実際

痙縮に対するボツリヌス療法は，「脳卒中治療ガイドライン2015」[11]においてグレードAで強く推奨されている．わが国において，成人の上肢・下肢筋痙縮にボツリヌス療法を施行する場合には，A型ボツリヌス毒素製剤に対する講習，実技セミナーを受講し，安全性，有効性を十分に理解

したうえで，施注手技に関する十分な知識，経験のある医師によってのみ施注が許可されている．

(1) 施注前のポイント

わが国のボツリヌス療法は，A型ボツリヌス毒素製剤の施注単位数の上限が決まっており（上肢筋痙縮上限：240単位，下肢筋痙縮上限：300単位，同時施注時上限：360単位），その範囲内で痙縮軽減を目的とする筋（目的筋）にいきわたるように施注単位を分散させる必要があり，施注前の綿密な計画のもとに治療がなされるべきである．それぞれの筋の痙縮の程度の違いによって，さまざまな関節拘縮，関節変形を呈する（図2）ため，患者の日常生活の様子や歩行状態などを十分に考慮しながら，どの筋の痙縮を減弱するべきか，目的筋や施注単位数を決定する．

(2) 施注時のポイント

A型ボツリヌス毒素製剤は，生理食塩水で溶解して溶液を施注前に作製するため，濃度を適宜調整することが可能である．溶解した濃度が濃い場合では筋内の狭い範囲に拡散し，逆に濃度が薄い場合には比較的広い範囲に拡散することが知られている．目的筋の大きさや効かせたい範囲によって，適宜濃度を調整して使用する．

脳卒中麻痺側上肢の場合は屈筋群優位，麻痺側下肢の場合は伸筋群優位になるパターンが多いため，おもな施注筋は表のようになる．欧米においては施注筋ごとの推奨施注量を示したガイドライン[12,13]が示されているが，わが国においては，2012年から約2年間，上肢・下肢筋痙縮患者に施注された筋と単位数などを多施設間で調査した報告がなされている[14]のみであり，ガイドラインは存在せず，施注医の判断にゆだねられている．A型ボツリヌス毒素製剤の効果を有効に発揮させるためには，筋内の神経筋接合部や筋紡錘の神経終末に取り込まれる必要があるため，確実に目的筋に注入することが必要である．筋腹が体表面から触知不可能な筋に対しては，筋電図，超音波，電気刺激装置（図4）を利用して，目的筋に確実に針入していることを確認し，施注することが推奨される．

また，反復投与による抗体産生が指摘されており，効果減弱の一因とされているが，現在使用されているA型ボツリヌス毒素製剤は抗体産生が少なく[15]なっており，反復投与する場合も一定の期間を空けて投与をすることで抗体の産生も少なかった[16,17]との報告もある．わが国においては，3カ月間以上の施注間隔が義務付けられている．

(3) 施注後のポイント

施注後は，理学療法，作業療法，装具療法などとの併用が推奨されており，施注筋のストレッチング，拮抗筋の筋力強化，ADL訓練，装具製作などを行う．わが国においては，発症後長期間経過した生活（維持）期に施注する例も多いため，療法士による十分な訓練時間を得ることが困難な場合も多い．そのような場合に，自主訓練プログラムの提供や指導を行うなどの工夫が必要である．また，下肢筋痙縮の場合，痙縮が低下することによって足関節可動域の向上や他の筋の随意性が向上し，歩行状態が変化する可能性があるため，施注後も定期的に評価を行い，装具などを適切に変更していくことも必要である[18]．

(4) 他の治療的アプローチとその組み合わせ

また，痙縮に対する他の治療的アプローチには，経口抗痙縮薬（中枢神経作用性，末梢神経作用性），運動療法，温熱療法，装具療法，神経ブロック療法（フェノール使用），整形外科的手術

表　おもな施注筋

上肢	大胸筋，広背筋，大円筋，上腕二頭筋，上腕筋，上腕三頭筋，円回内筋，橈側手根屈筋，尺側手根屈筋，深指屈筋，浅指屈筋，長母指屈筋，母指内転筋，僧帽筋
下肢	内転筋群，大腿二頭筋，大腿四頭筋，腓腹筋，ヒラメ筋，後脛骨筋，長趾屈筋，長母趾屈筋

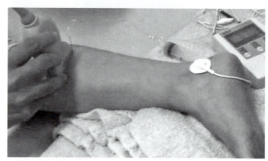

下肢後脛骨筋（電気刺激装置＋超音波）．
図4　施注場面

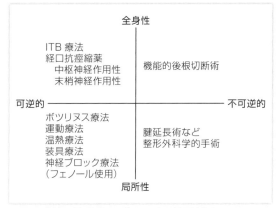

図5 痙縮の治療的アプローチの位置付け
（Ward, 2002[19]を改変）

療法, ITB（Intrathecal Baclofen）療法など（図5）[19]があり, それらと組み合わせながら, 総合的に治療戦略を立てていくことが重要である. また, 電気刺激療法との併用[20]や麻痺側上肢強制使用（constraint induced movement therapy；CIMT）との併用[21], 低頻度rTMS（反復性経頭蓋磁気刺激）との併用[22]によって相乗効果が得られたとの報告がある.

　脳卒中患者の痙縮治療は, ボツリヌス療法などの出現によって飛躍的に進歩し, まさに痙縮をコントロールできる時代が到来した. また, 従来の治療的アプローチと組み合わせることで相乗効果が期待でき, 麻痺の改善やADLの向上につながる可能性も広がってきた. ボツリヌス療法と従来の治療的アプローチ（特に理学療法, 物理療法, 装具療法）や新しい治療的アプローチ（電気刺激, CI療法, rTMSなど）の併用による効果の実証を今後行っていく必要がある.

（川手信行）

■文献

1) Scott AB：Botulinum toxin injection of eye muscles to correct strabismus. Trans Am Ophthalmol Soc 79：734-770, 1981.
2) Lance JW：Spasticity：Disordered Motor Control (Feldman RG, et al eds), Year Book Medical Publishers, Chicago, 1980, pp485-494.
3) Arnon SS, et al：Botulinum toxin as a biological weapon：medical and public health management. JAMA 285(8)：1059-1070, 2001.
4) 向井洋平, 梶 龍兒：痙縮のボツリヌス療法. Brain Nerve 60：1421-1426, 2008.
5) 宮城 愛, 梶 龍兒：ボツリヌス療法と脳卒中のリハビリテーション. 脳外速24：72-77, 2014.
6) 目崎高弘, 梶 龍兒：ジストニアとボツリヌス治療, 改訂第2版, 診断と治療社, 2005.
7) Kaji R, et al：Botulinum toxin type A in post-stroke upper limb spasticity. Curr Med Res Opin 26：1983-1992, 2010.
8) Kaji R, et al：Botulinum toxin type A in post-stroke lower limb spasticity：a multicenter, double-blind, placebo-controlled trial. J Neurol 257：1330-1337, 2010.
9) 木村彰男, 他：A型ボツリヌス毒素製剤（Botulinum Toxin Type A）の脳卒中後の上肢痙縮に対する臨床評価—プラセボ対照二重盲検群間比較試験ならびにオープンラベル反復投与試験. Jpn J Rehabil Med 47：714-727, 2010.
10) 木村彰男, 他：A型ボツリヌス毒素製剤（Botulinum Toxin Type A）の脳卒中後の下肢痙縮に対する臨床評価—プラセボ対照二重盲検群間比較試験ならびにオープンラベル反復投与試験. Jpn J Rehabil Med 47：626-636, 2010.
11) 日本脳卒中学会脳卒中ガイドライン委員会編：主な障害・問題に対するリハビリテーション—痙縮に対するリハビリテーション. 脳卒中治療ガイドライン2015, 協和企画, 2015, pp295-298.
12) Albany K：Spasticity：etiology, evaluation, management and the role of botulinum toxin：a WE MOVE self-study CME activity (Mayer NH, Simpson DM eds), WE MOVE, Bronx, 2002.
13) Bhakta B, et al：Spasticity in adults：management using botulinum toxin：national guidelines (Turner-Stokes L, Ashford S eds), Royal College of Physicians, London, 2009.
14) 木村彰男, 他：上下肢痙縮を有する脳卒中後の片麻痺患者を対象としたA型ボツリヌス毒素製剤投与状況の調査. Jpn J Rehabil Med 52：421-430, 2015.
15) Jankovic J, et al：Comparison of efficacy and immunogenicity of original versus current botulinum toxin in cervical dystonia. Neurology 60：1186-1188, 2003.
16) Bakheit AM, et al：The beneficial antispasticity effect of botulinum toxin type A is maintained after repeated treatment cycles. J Neurol Neurosurg Psychiatry 75：1558-1561, 2004.
17) Naumann M, et al：Safety and efficacy of botulinum toxin type A following long-term use. Eur J Neurol 13：35-40, 2006.
18) 川手信行：ボツリヌス療法と装具療法. 日義肢装具会誌31：6-10, 2015.
19) Ward AB：A summary of spasticity management-a treatment algorithm. Eur J Neurol 9：48-52, 2002.
20) Bayram S, et al：Low-dose botulinum toxin with short-term electrical stimulation in poststroke spastic drop foot：a preliminary study. Am J Phys Med Rehabil 85：75-81, 2006.
21) Sun SF, et al：Combined botulinum toxin type A with modified constraint-induced movement therapy for chronic stroke patients with upper extremity spasticity：a randomized controlled study. Neurorehabil Neural Repair 24：34-41, 2010.
22) Kakuda W, et al：Baseline severity of upper limb hemiparesis influences the outcome of low-frequency rTMS combined with intensive occupational therapy in patients who have had a stroke. PM R 3：516-522, 2011.

最新リハビリテーション治療の使い分け

　近年のイメージングや非侵襲的な電気生理学的手法の発達に伴い，成人損傷脳における可塑性の存在が示され，これまでなかなか解明が困難であった中枢神経障害による機能障害の回復のメカニズムが明らかとなりつつある．リハ医学においてもその知見に基づき，機能障害や神経機能の改善を目指す新しい治療法が開発されている．治療には適応と限界がある．それぞれの治療の適応とその効果を正確に知ることが，治療においては重要である．

1. 上肢機能障害に対する新しい治療

　脳卒中片麻痺患者において実用手を獲得するのは，リハ病院入院患者全体の約30％程度とされている．発症から2～3カ月以内にそれぞれの手指の屈曲伸展が可能となるいわゆる手指の分離運動が出現する例ではその90％以上が回復期のリハ治療により実用的な手の機能の獲得が可能であるが，分離運動が出現していない例では実用性の獲得が非常に限られているのが現状である．

　近年は従来の運動療法ならびに作業療法に加えて，constraint-induced movement therapy（CIMT：CI療法）[1,2]，反復促通法，治療的電気刺激（therapeutic electrical stimulation；TES）[3-5]，Hybrid Assistive Neuromuscular Dynamic Stimulation（HANDS）therapy[6,7]，反復経頭蓋磁気刺激（rTMS）・経頭蓋直流電気刺激（tDCS）[8]，brain machine interface（BMI）[9]などの機能障害へのさまざまなリハ治療が報告され，上肢機能障害の改善が報告されている．

(1) Constraint-induced movement therapy（CI療法）

　非麻痺側上肢を用いた代償による能力低下への治療が優先され，麻痺側上肢機能障害への治療が十分になされていないというlearned-non useの存在が指摘され，この反省に基づきWolfらにより提唱された治療法がCI療法である[1]．日中，非麻痺側上肢を拘束することによる麻痺側上肢の強制使用を促すいわゆるforced useに加え，さらにshapingを基に療法士による1対1での訓練を1日6時間行う．

　米国においてThe EXCITE Randomized Clinical Trialが行われ，2006年にその結果がJAMAに発表されている[2]．CI療法は通常のリハ治療に比し有意に上肢機能の改善を認め，麻痺側上肢の日常での使用頻度も増加を認め，その効果は1年後にも持続されていた．実際の臨床場面では1日6時間もの1対1対応ができる施設は限られ，また麻痺に関しても，長時間の非麻痺側の拘束に耐えうる麻痺肢の機能が要求され，適応には限りがあるのが現状である．そこでもう少し時間や頻度を減らしたmodified CI療法も開発されているが，簡便性の問題と適応の限界は存在する．

(2) 電気刺激療法

　従来より神経筋再教育を目的に低周波刺激は用いられており，適切な量の電気刺激は麻痺肢の回復を促すとされている．また，CauraughらによりEMG triggered Neuromuscular electrical stimulation（EMG triggered NMES）の効果も報告されている[3]．EMG-NMESは麻痺肢の筋活動をトリガーとして一定の電気刺激を行うものである．通常の電気刺激がpassiveな刺激であるのに比し，刺激の開始は麻痺肢の随意収縮によるため，随意性を高めると考えられている．De Kroonらは通常の電気刺激を行うよりもEMG-NMESのほうが効果が出る可能性が高いと報告している[4]．Boltonらもメタアナリシスにおけるジ EMG-NMES

装具と随意運動介助型電気刺激装置（MUROソリューション®）*を1日8時間装着し，3週間訓練．
*随意運動介助型電気刺激装置（MUROソリューション®，パシフィックサプライ社製）：
・筋電量に比例した刺激
・筋電をピックアップする電極から刺激

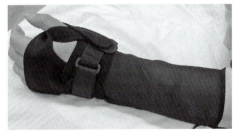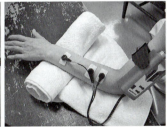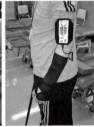

図1　HANDS療法

の効果を報告している[5]．またCauraughらのグループではEMG triggered NEMSを非麻痺側上肢との両手運動訓練と併用することにより効果をあげている[3]．

(3) Hybrid Assistive Neuromuscular Dynamic Stimulation therapy（HANDS療法）

Khaslavskaiaらは随意収縮単独や電気刺激単独と比較して，電気刺激に合わせて随意収縮を行った場合に皮質運動野の興奮性が有意に増加することを示している[10]．よって電気刺激を行う場合でも，afferent stimulationをpassiveに与えるだけでなく，随意運動によるcentral commandを同時に入力することがmotor cortexのplasticityをより引き起こすと考えられる．さらに刺激自体も随意運動によってコントロールできれば，その効果はさらに増強することが考えられる．

村岡ら[11]は，随意運動介助型電気刺激装置を開発した．この電気刺激装置は標的筋の随意筋電量に比例した電気刺激が可能であり，随意収縮の強弱のコントロールや，運動の中止，収縮後の脱力の学習が可能であり，EMG controlled NMESとよべる．また，本刺激装置は1度条件設定を行えば，本体に記憶させることが可能で小型で携行可能である．

Fujiwaraらは随意運動介助型電気刺激装置と手関節固定装具を日中8時間着用して日常生活における麻痺側上肢の使用を促すHybrid Assistive Neuromuscular Dynamic Stimulation therapy（HANDS療法）を開発した（図1）[6]．

刺激兼導出電極は麻痺側総指伸筋（EDC）上に置き，刺激強度は安静時には感覚閾値下程度の刺激を加え，EDC随意収縮時には指の伸展運動が認められる強さを最大とする．装着中は刺激装置をアームバンドで上腕に固定し，携帯させる．介助刺激なしには指の伸展が不十分な例においても，刺激により，随意的な指の伸展運動を促し，麻痺肢による把持，離握を容易にし，日常での使用頻度を増加させることが可能である．

発症後150日以上経過した脳卒中片麻痺患者20例において3週間のHANDS療法により麻痺側手指機能の有意な改善が認められ，その効果は治療終了後3カ月後まで持続されていた．また，痙縮，上肢実用性に関しても同様に有意な改善を認めた．さらに，電気生理学的にも麻痺側前腕屈筋群の相反性抑制の改善が認められ，経頭蓋磁気刺激二重刺激による皮質内抑制の検討においても，手指伸展筋群における損傷半球での皮質内抑制の脱抑制が認められた[6]．

また，Shindoら（2011）[7]はrandomized control trial（RCT）を亜急性期の患者で行い，Fugl-Meyer上肢運動項目は装具のみを使用した対照群と比較し有意な改善を認め，特に手指機能の顕著な改善を認めたと報告している．

HANDS療法は電気刺激で随意運動を補助することにより，日常生活での長時間の使用が可能であり，比較的重度の麻痺にも適応が可能である．適応の基準としては，表面電極において標的とす

る手指伸筋群に筋活動を認めることが必要である．

（4）rTMS・tDCS

　脳卒中における皮質興奮性の変化として現在考えられている1つのモデルとして，損傷半球における興奮性の低下と非損傷半球における興奮性の増大がある[8]．損傷半球における興奮性の低下の概念は比較的わかりやすいが，一部の患者では非損傷半球の過剰な興奮性の増加が，逆に損傷半球への過剰な半球間抑制（IHI）を引き起こし，損傷半球の活動を妨げている可能性も示唆されている．このモデルに基づいてrTMSおよびtDCSの治療的応用を考えると，①損傷半球の興奮性を増加させる刺激，②非損傷半球の興奮性を低下させる刺激を用いることが考えられる．①に対しては損傷半球運動野へのanodal（陽極）tDCS，high frequency rTMS，paired associative stimulation，iTBSが行われている．②に対してはlow frequency rTMSおよびcathodal（陰極）tDCSによる報告がある．しかしながらいずれの研究においても，対象はいわゆる分離運動が可能な運動麻痺の軽度な例が対象であり，また非損傷半球の興奮性の増加が損傷半球を過剰に抑制しているとする説に関してもこれがすべての例において認められるとは限らず注意が必要である．

　この半球間バランスの仮説は単純化しすぎる傾向にあり，個々の症例において半球興奮性の変化をもとに考える必要がある[12]．Lotzeらは皮質下病変をもつ亜急性期の脳卒中患者では，運動機能の改善には非損傷半球の運動野，運動前野，上頭頂葉が関与しており，これらの部位を運動課題中に磁気刺激により干渉するとパフォーマンスの低下を認めたと報告している[13]．竹内らは非損傷半球運動野rTMSにより，両側運動協調性の低下を認めることを報告している[14]．

　その点では損傷半球の興奮性を高める刺激を用いるほうが好ましいと思われるが，てんかんなどの発生には注意が必要である．2012年のメタアナリシスの結果でもanodal tDCSはMMT（徒手筋力測定）で4以上の麻痺の軽微な例でのみその有効性が報告されているが，中等度から重度麻痺での効果は明らかではない[15]．rTMS，tDCSのみによる麻痺の回復には限界があるのが現状である．そこでrTMSなどをconditioningとして用い，作業療法，運動療法と併用することが検討されつつある[16-18]．しかしながら，脳卒中患者における脳の興奮性，皮質内抑制の程度は損傷部位，発症後期間，麻痺の重症度によって異なる[19]．Suzukiらは健常人では運動野興奮性を下げるcathodal tDCSが脳卒中患者の損傷半球への刺激においては，必ずしも興奮性を下げるのではなく，興奮性を上げる場合があることを報告している[20]．非侵襲的脳刺激を治療的に用いる際には，個々の症例において詳細な脳機能評価に基づいて行われるべきである．

（5）Brain machine interface（BMI）（図2）

　BMIは脳と機械を連動させるシステム全般のことをいう．今までは，障害者の能力低下を代償する目的でのいわゆる機能代償型BMIの開発が中心に行われていたが，近年は重度麻痺患者の運動機能の回復を目的とする機能回復型BMIが注目されている．

　運動企図時には実際の運動時と同様に運動野において事象関連脱同期（event-related desynchronization；ERD）が認められる．この事象関連脱同期を利用することにより，脳卒中により手指が動かせない患者においても，運動野が保たれていれば，事象関連脱同期により運動企図の判定が可能であり，これを利用して電動装具などの装置を用いて指の運動を再現することが可能である．

　また脳活動の賦活，運動企図を繰り返すことによる，使用依存性の可塑性の誘導の可能性などが示唆され，特に重度麻痺患者の上肢機能回復において，その可能性が期待されている．牛場らが開発した非侵襲的脳波型BMIを用いてShindoら[9]は運動企図時の事象関連脱同期を感知して電動装具により手指伸展を行うBMI訓練を脳卒中片麻痺患者に行い，機能回復ならびに手指伸展筋群の筋活動が増加したことを報告している．

　Kawakamiら[21]は，麻痺側手指伸展筋群に筋活動を認めない慢性期重度麻痺例においてもBMI訓練を行うことにより約70％の患者に筋活動の出現を認め，HANDS療法への移行が可能となり，BMIとHANDS療法の組み合わせにより，重度片

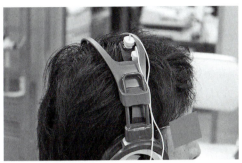

A. ブラシ型脳波電極ヘッドセット
装着時間5分.

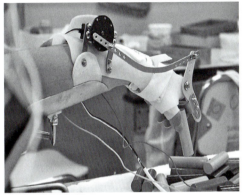

B. 電動上肢装具
物品の把持,離握が可能.

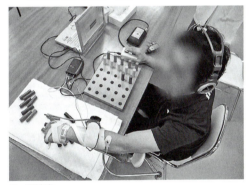

C. 訓練室
作業課題（ペグ動作）を併用.

図2 Brain machine interface (BMI)

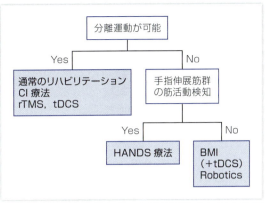

図3 脳卒中片麻痺患者の上肢機能障害に対する新しいリハビリテーション治療戦略

麻痺患者でも上肢機能障害の改善を認め，上肢実用性の改善を認めることを報告している．重度片麻痺患者においてもBMI，HANDS療法を組み合わせることにより，従来は得られなかった機能の回復を得られるようになってきている．

2. 上肢機能障害に対する新しいリハビリテーション治療の使い分け

近年，損傷脳における可塑的変化を誘導することにより，機能障害を回復させ，上肢機能の実用性を改善させようとするリハ治療が多く開発されている．しかしながら，それぞれの治療には適応があり，獲得されうる機能障害の改善にも限界があるのが現状である．それぞれの治療の適応を判断するためには，運動学的な評価と神経生理学的な評価が重要であるのはいうまでもない．また，運動学習を基にしたリハ治療の重要性は変わることはなく，基本となるリハ治療をベースに個々の患者の評価，ゴール設定に基づき新しい治療法を用いていくことが必要である．図3にCI療法，rTMS・tDCS，HANDS療法，BMIなどの適応を踏まえた脳卒中片麻痺患者に対する新しいリハ治療戦略を示す．

3. 歩行障害に対する新しいリハビリテーション治療

上肢機能，手指の巧緻動作と異なり，歩行動作は一連の脊髄反射(spinal reflex)によって引き起こされる動作によって構成されている（図4）．ヒトでは厳密な意味での歩行に対するcentral pattern generatorは存在していないが，脊髄損傷患者においても免荷トレッドミル，ロボットなどにより正常歩行類似の筋活動を認める．よって周期的な歩行または歩行類似の運動を行うことにより，感覚入力または中枢からの入力により，脊髄内の歩行に関与する神経回路を賦活し，歩行に必要な筋活動パターンを促通し，これを繰り返すことにより歩行機能の改善が可能である．

部分免荷トレッドミル歩行訓練ではハーネスで

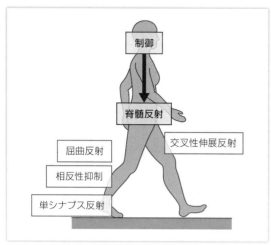

図4 歩行動作の構成

体を牽引して部分免荷させた状態で歩行させる．ペダリング訓練[22]は非麻痺側運動による交叉性伸展反射を利用して，麻痺側大腿四頭筋の筋活動の促通が可能である．トレッドミル訓練，ロボット訓練，ペダリング訓練は歩行類似の交互性運動により，下肢筋活動を促通し，それを繰り返すことで，歩行機能の改善を図ろうとするものである．

「脳卒中治療ガイドライン2015」より，歩行障害に対するロボットに関する記載が追加され，歩行補助ロボットを用いた歩行訓練は発症3カ月以内の歩行不能例に勧められている(グレードB)[23]．歩行補助ロボットに関しては，発症3カ月以内の歩行不能例に使用すると歩行自立の割合が高くなったとするメタアナリシス[24]の結果があるが，一方では標準的な歩行訓練と差はなかったとする報告[25]もある．発症6カ月以降の慢性期の患者に対する有効性は今のところ否定的である．

回復期における脳卒中片麻痺患者に対するHybrid Assistive Limb(HAL)®のRCTではFunctional Ambulation Category(FAC)の変化のみに有意差が出ているが，ストライド，下肢筋力，Timed Up and Go Test(TUG)のいずれにおいても有意な差は認めていなかった．FACの回復に関してもHAL®使用群においても平均2.0から3.1への改善であり，ほとんどの例では回復期であっても自立に至っていない．また，そのメカニズムに対しては不明のままである[26]．Lokomat®による脳卒中発症後6カ月以内の患者における多施設RCTでは，通常歩行訓練群のほうがLokomat®訓練群に比して歩行速度，6分間歩行の有意な改善を認めていた[27]．

現在多くのロボットが開発されているが，それぞれの目的に合った使用が望ましく，歩行ロボットの使用に際しては使用時期ならびに適応の判断が必要であろう．

(藤原俊之，羽鳥浩三)

■文献

1) Wolf S, et al : Forced use of hemiplegic upper extremities to reverse the effect of learned nonuse among chronic stroke and head-injured patients. Exp Neurol 104 : 125-132, 1989.
2) Wolf SL, et al : Effect of constraint-induced movement therapy on upper extremity function 3 to 9 months after stroke : The EXCITE randomized clinical trial. JAMA 296 : 2095-2104, 2006.
3) Cauraugh J, et al : Chronic motor dysfunction after stroke : recovering wrist and finger extension by electromyography-triggered neuromuscular stimulation. Stroke 31 : 1360-1364, 2000.
4) de Kroon JR, et al : Therapeutic electrical stimulation to improve motor control and functional abilities of the upper extremity after stroke : a systematic review. Clin Rehabil 16 : 350-360, 2002.
5) Bolton DA, et al : Electromyogram-triggered neuromuscular stimulation and stroke motor recovery of arm/hand functions : a meta-analysis. J Neurol Sci 223 : 121-127, 2004.
6) Fujiwara T, et al : Motor improvement and corticospinal modulation induced by hybrid assistive neuromuscular dynamic stimulation (HANDS) therapy in patients with chronic stroke. Neurorehabil Neural Repair 23 : 125-132, 2009.
7) Shindo K, et al : Effectiveness of hybrid assistive neuromuscular dynamic stimulation therapy in patients with subacute stroke : a randomized controlled pilot trial. Neurorehabil Neural Repair 25 : 830-837, 2011.
8) Hummel FC, Cohen LG : Non-invasive brain stimulation : a new strategy to improve neurorehabilitation after stroke? Lancet Neurol 5 : 708-712, 2006.
9) Shindo K, et al : Effects of neurofeedback training with an electroencephalogram-based brain-computer interface for hand paralysis in patients with chronic stroke : a preliminary case series study. J Rehabil Med 43 : 951-957, 2011.
10) Khaslavskaia S, et al : Motor cortex excitability following repetitive electrical stimulation of the common peroneal nerve depends on the voluntary drive. Exp Brain Res 162 : 497-502, 2005.
11) 村岡慶裕，他：運動介助型電気刺激装置の開発と脳卒中片麻痺患者への使用経験．理学療法学 31 : 29-35，2004．
12) Di Pino G, et al : Modulation of brain plasticity in stroke : a novel model for neurorehabilitation. Nat Rev Neurol 10 : 597-608, 2014.
13) Lotze M, et al : The role of multiple contralesional motor areas for complex hand movements after internal capsular lesion. J Neurosci 26 : 6096-6102, 2006.
14) 竹内直行，生駒一憲：脳卒中患者に対する健側運動野への低頻度反復経頭蓋磁気刺激が両側運動および運動関連領域皮質間連絡に与える影響．Jpn J Rehabil Med 48 : 341-351，2011．
15) Bastani A, Jaberzadeh S : Does anodal transcranial direct current stimulation enhance excitability of the motor cortex and motor function in healthy individuals and subjects with stroke : a systematic review and meta-analysis. Clin Neurophysiol 123 : 644-657, 2012.
16) Kakuda W, et al : Six-day course of repetitive transcranial magnetic stimulation plus occupational therapy for post-stroke patients with upper limb hemiparesis : a case series study. Disabil

Rehabil 32：801-807, 2010.
17) Takeuchi N, et al：Repetitive transcranial magnetic stimulation over bilateral hemispheres enhances motor function and training effect of paretic hand in patients after stroke. *J Rehabil Med* 41：1049-1054, 2009.
18) Takeuchi N, et al：Inhibition of the unaffected motor cortex by 1 Hz repetitive transcranial magnetic stimulation enhances motor performance and training effect of the paretic hand in patients with chronic stroke. *J Rehabil Med* 40：298-303, 2008.
19) Honaga K, et al：State of intracortical inhibitory interneuron activity in patients with chronic stroke. *Clin Neurophysiol* 124：364-370, 2013.
20) Suzuki K, et al：Comparison of the after-effects of transcranial direct current stimulation over the motor cortex in patients with stroke and healthy volunteers. *Int J Neurosci* 122：675-681, 2012.
21) Kawakami M, et al：A new therapeutic application of brain-machine interface (BMI) training followed by hybrid assistive neuromuscular dynamic stimulation (HANDS) therapy for patients with severe hemiparetic stroke：A proof of concept study. *Restor Neurol Neurosci* 34：789-797, 2016.
22) Fujiwara T, et al：Effect of Pedaling exercise on the hemiplegic lower limb. *Am J Phys Med Rehabil* 82(5)：357-363, 2003.
23) 日本脳卒中学会脳卒中ガイドライン委員会編：脳卒中治療ガイドライン2015, 協和企画, 2015.
24) Mehrholz J, et al：Electromechanical-assisted training for walking after stroke. *Cochrane Database Syst Rev* 7：CD006185, 2013.
25) Hornby TG, et al：Enhanced gait-related improvements after therapist- versus robotic-assisted locomotor training in subjects with chronic stroke：a randomoized controlled study. *Stroke* 39：1786-1792, 2008.
26) Watanabe H, et al：Locomotion Inprovement using a hybrid assistive limb in recovery phase stroke patients：a randomized controlled pilot study. *Arch Phys Med Rehabil* 95：2006-2012, 2014.
27) Hidler J, et al：Multicenter randomized clinical trial evaluating the effectiveness of the Lokomat in subacute stroke. *Neurorehabil Neural Repair* 23：5-13, 2009.

Memo

rTMS治療

1. rTMSとは

　経頭蓋磁気刺激（transcranial magnetic stimulation；TMS）は，頭部の皮膚表面から，非侵襲的かつ局所的に大脳皮質を磁力で刺激する装置である．その原理はFaraday（ファラデー）の電磁誘導の法則に基づいており，皮膚表面に置かれた刺激コイル内を流れる電流がその垂直方向に磁力を発生させる．そして，頭蓋骨を透過したその磁力が大脳皮質内で生体内電流としての渦電流を発生させ，それが大脳ニューロンを刺激する．

　TMSは，一定の頻度で刺激を連続させる反復性TMS（repetitive TMS；rTMS）として適用された場合，刺激部位の局所神経活動性を変化させる．5Hz（ヘルツ）以上の高頻度rTMSが大脳皮質の局所神経活動を促進させるのに対して，1Hz以下の低頻度rTMSは局所神経活動を抑制する．このようなrTMSによるneuromodulation（ニューロモデュレーション）効果は，高頻度rTMSの場合はシナプス効率の増強であるlong-term potentiationに，逆に低頻度rTMSの場合はそれの減弱であるlong-term depressionによるところが大きい．なお，rTMSの禁忌としては，頭蓋内金属（くも膜下出血後のクリッピング，コイリング）の存在，心臓ペースメーカの存在，妊娠などがあげられる．

2. rTMS治療のコンセプト

　脳卒中による神経症状の治療目的でrTMSを用いる場合，「障害された神経機能を代償するであろう（健常な）大脳部位の神経活動性が高まる」ようにrTMSを適用する．そのようなアプローチの1つは，促進性の高頻度rTMSを機能代償部位に直接的に適用する方法である（図A）．もう1つのアプローチは，抑制性の低頻度rTMSを機能代償部位とは対側の大脳半球に適用する方法である（図B）．これによって，刺激された半球の神経活動性が抑制され，そこから機能代償部位にかかる半球間抑制*も減弱し，ついには機能代償部位が"抑制から解放される"ことで間接的に賦活される．

3. rTMS治療のエビデンス

　脳卒中については，上肢麻痺，失語症，下肢麻痺，脳卒中後疼痛，嚥下障害，半側空間無視などに対してrTMS治療が試みられており，複数の施設からそれぞれに対する有効性が報告されている[1]．上肢麻痺に対しては，軽症から中等症の場合は病巣周囲組織が運動機能を代償すると考えられているため，病側大脳への高頻度rTMS，もしくは健側大脳への低頻度rTMSが適用される．失

半球間抑制：健常成人においては，両側大脳半球が互いの神経活動性を同程度に抑制し合っている．しかしながら，いずれか一方の大脳半球に脳卒中が発生すると，病側大脳（脳卒中が発生した側の大脳）から健側大脳への半球間抑制が減弱し，同時に健側大脳から病側大脳への半球間抑制が増強する．

機能的再構築：脳卒中などによって神経症状が出現した後に，神経機能を代償するために健常な大脳組織の一部に新たな神経ネットワークが生じ，その部位の神経機能が高まることを指す．機能的再構築が促進されるほど，神経症状の回復が進むこととなる．

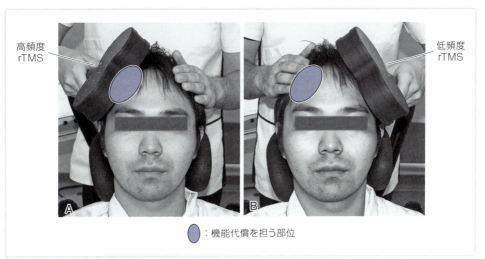

図　脳卒中に対するrTMS治療

語症に対しては，左前頭葉の病巣周囲組織が機能代償を担うことが多い（右前頭葉が機能代償を担う失語症患者も存在することに注意）ため，右前頭葉への低頻度rTMSが適用される．下肢麻痺に対しては，両側の前頭葉内側面（運動野下肢領域が存在する部位）への高頻度rTMSが適用される．脳卒中後疼痛に対しては，病側大脳の一次運動野に高頻度rTMSを適用することで，疼痛抑制系が賦活されて症状が軽減するとされる．

2014年11月にClinical Neurophysiology誌に掲載されたrTMS治療のガイドラインでは，20以上の病態に対するrTMSの治療的適用についての推奨方針が記されている．脳卒中に関するものとしては，神経障害性疼痛に対する対側一次運動野への高頻度rTMSがレベルAで，片麻痺に対する健側一次運動野への低頻度rTMSがレベルBで推奨されている[1]．

4. Neural plasticity enhancerとしてのrTMS治療

最近では，脳卒中後遺症に対する治療としてrTMSを適用する場合は，単にrTMSを適用するのみではなく，それとリハ訓練とを併用すべきとの治療コンセプトが注目されている．これは，rTMSを脳の可塑性（変化する能力）を高めるための介入，すなわちneural plasticity enhancerと位置付けて，そこにリハ訓練を加えることで脳の機能的再構築＊を促すのがよいという考え方である．実際に，ただリハ訓練のみを行った場合と比して，リハ訓練とrTMSを併用した場合に，脳卒中後の機能回復が有意に促進される（つまり，rTMS治療を加えることでリハ訓練の効果が高まる）ことが報告されている[2]．

筆者らのグループはこのようなコンセプトのもと，脳卒中後上肢麻痺に対して，健側大脳への低頻度rTMSと集中的作業療法の併用療法を積極的に行ってきている．本併用療法は，15日間の入院治療として行われるが，これによって安全に麻痺側上肢運動機能が改善することが確認されている[3]．

（角田 亘）

■文献

1) Lefaucheur JP, et al：Evidence-based guidelines on the therapeutic use of repetitive transcranial magnetic stimulation (rTMS). Clin Neurophysiol 125：2150-2206, 2014.

2) Avenanti A, et al：Low-frequency rTMS promotes use-dependent motor plasticity in chronic stroke. Neurology 78：256-264, 2012.

3) Kakuda W, et al：Combination Protocol of Low-Frequency rTMS and Intensive Occupational Therapy for Post-stroke Upper Limb Hemiparesis：a 6-year Experience of More Than 1700 Japanese Patients. Transl Stroke Res 7：172-179, 2016.

tDCS治療

　経頭蓋直流電気刺激（transcranial direct current stimulation；tDCS）は，非侵襲的大脳刺激法の1つで，同じ経頭蓋脳刺激の手法である経頭蓋磁気刺激（transcranial magnetic stimulation；TMS）（p506～参照）とならび，リハ効果を促進するための補助的な手法である．tDCSに関しては，1960年代に盛んに研究が行われたが，その効果に関して結論が出ないまま次第に研究が行われなくなったという歴史的経緯がある．しかし2000年以降，相次いで研究報告がされ，tDCSを用いた研究は再び盛り上がりをみせている．

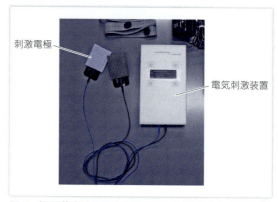

図1　経頭蓋直流電気刺激装置（DC-STIMULATOR®）
（neuroConn社）

1. 作用機序

　基礎的神経生理学的研究から，直流電気は神経細胞の膜内外電位を変化させることにより，神経細胞の興奮性のレベルに影響を及ぼすことが明らかとなっている．陽極刺激（anodal tDCS）の場合，陽極電極は静止膜電位および自発性神経細胞の放電率を増大することにより脱分極を生じ，刺激部位の神経細胞の活動を促進する．陰極刺激（cathodal tDCS）の場合，静止膜電位を低下させて神経細胞を過分極させ，刺激部位の神経細胞の活動を抑制する．

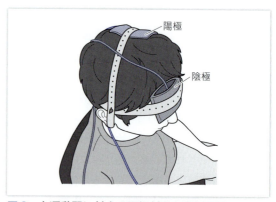

図2　左運動野に対する陽極刺激の電極配置

2. tDCSの実際

　tDCSでは，標的とする脳部位の直上と基準となる部位の2つに電極を置き，1～2mA程度の直流電流を10～20分間程度通電する．例えば，運動野に対して陽極刺激を行う場合は，反対側の前額部か同側の上腕に陰極電極を置く．電極はゴム製で，生理食塩水を含ませたスポンジで覆って使用する（図1，2）．電極にはいくつかの大きさや形があるが，一般的に小さい電極のほうが局所を限定的に刺激できると想定されている．

　神経生理学的に脳卒中における皮質興奮性の変化として損傷半球における興奮性の低下と非損傷半球における興奮性の増大がある．非損傷半球の過剰な興奮性の増加が，逆に損傷半球への過剰な半球間抑制を引き起こし，可塑的変化を妨げているという説が注目を浴びている．これに基づいてtDCSの刺激方法を考えると，①皮質活動が低下している損傷半球に対して促進性の陽極刺激を行

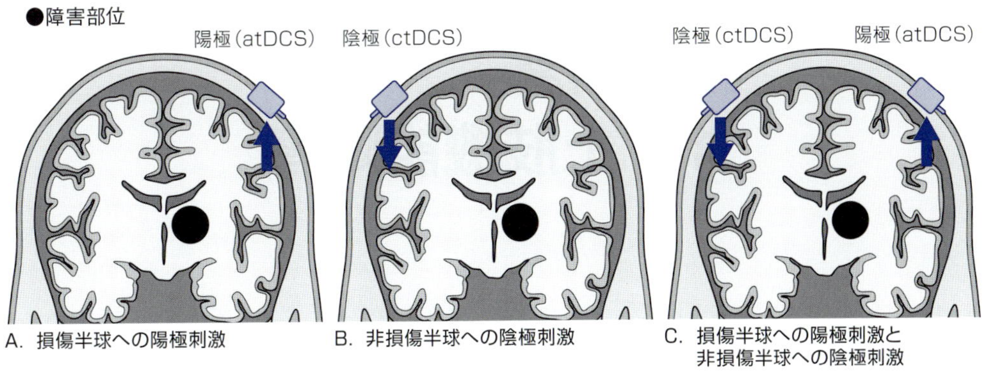

図3 経頭蓋直流電気刺激（tDCS）による3種類の刺激方法

A. 損傷半球への陽極刺激
B. 非損傷半球への陰極刺激
C. 損傷半球への陽極刺激と非損傷半球への陰極刺激

う方法，②過剰な半球間抑制を生じさせる非損傷半球に対して抑制性の陰極刺激を行う方法，③損傷半球に対する陽極刺激と非損傷半球に対する陰極刺激を同時に行う両半球同時刺激法，の3種類が標準的である（図3）．近年は促進効果が高いとされる両半球同時刺激法が多く使用される傾向にある[1]．

3．安全性

tDCSに関しては，痙攣などの重篤な有害事象は報告されていないが，一過性の不快感や痛み，かゆみ，頭痛などの報告はある．日本臨床生理学会のガイドラインでは，3mA以内で30分以内の刺激を推奨している．刺激直下の皮膚の損傷や発赤が，これまでに副作用として多く報告されている．特に複数日にわたる刺激を行う場合において，電極直下の皮膚に損傷や発赤を認める例が報告されている．総じて有害事象は少なく安全性は高いと考えられるが，脳内に金属インプラントがある患者や，頭皮皮膚が過敏な患者，てんかんを有する患者は適応から除外すべきと考えられている[2]．

4．tDCSのリハビリテーションへの臨床応用

tDCSは大脳皮質ニューロンを刺激するが，脳深部への刺激効果は少ないため，脳表面の比較的浅い部位，上肢，顔面や舌などがおもな標的となる．tDCSの適用により生活（維持）期脳卒中患者の片麻痺上肢の運動機能を有意に改善することが報告されているが，麻痺レベルが軽度な症例にとどまっていることや，大幅な麻痺の改善には至っていないことが指摘されている．そこでより大きな効果を得るために，上肢ロボット訓練や末梢性電気刺激（機能性電気刺激）などとの併用療法が模索されている[3]．その他にも構音障害や失語症などの言語障害，記憶障害，半側空間無視，下肢運動機能，嚥下障害などさまざまな機能障害をもつ脳卒中患者に対して，tDCSによる課題成績や機能の改善効果が報告されている[1,4]．tDCSはわが国ではまだ一般的な治療として薬事法の承認が得られておらず，研究レベルでの使用にとどまっている．しかし，tDCSはTMSと比べて安価で簡便な機器であり，安全性も高いとされるため，従来のリハと併用することにより，さらに効果的で効率的なリハを実現できる可能性がある．

（伊藤英明，佐伯 覚）

■文献
1) 田中悟志：経頭蓋直流電気刺激法の基礎と応用．脳科とリハ16：35-41，2016．
2) 松尾 篤：電気療法—経頭蓋直流電気刺激法．最新物理療法の臨床適応（庄本康二編），2012，pp208-229．
3) 伊藤英明，佐伯 覚：脳卒中片麻痺上肢に対する経頭蓋直流電気刺激訓練システム．MB Med Reha 205：16-21，2017．
4) Cappon D, et al：Value and Efficacy of Transcranial Direct Current Stimulation in the Cognitive Rehabilitation：A Critical Review Since 2000. Front Neurosci 10：157, 2016.

電気刺激
1. 上肢機能障害

1. リハビリテーションにおける電気刺激療法

リハにおける電気刺激は，経皮的電気刺激（transcutaneous electrical nerve stimulation；TENS）や機能的電気刺激（functional electrical stimulation；FES）などのように，疼痛の軽減や痙縮の抑制，随意運動の促通，筋萎縮の予防，筋力増強などの目的で従来から用いられてきた．例えば，脊髄障害では筋収縮を誘導し失われた機能を代償し，末梢神経麻痺では筋収縮を促して筋萎縮を予防する．脳卒中などの中枢性麻痺では，低周波刺激を加えてしびれの軽減を図り，麻痺肢の筋緊張が亢進した当該筋または拮抗筋に電気刺激を行うことで痙縮の軽減を目指す．さらに近年は，麻痺肢の運動再建を意図した機能的電気刺激療法や反復経頭蓋磁気刺激（rTMS）（p506〜），経頭蓋直流電気刺激（tDCS）（p508〜）なども報告されるようになっている．

2. 片麻痺上肢に対する電気刺激療法

脳における可塑性の存在が示され，新たな神経科学の知見に基づいたさまざまなリハアプローチが開発，報告される中，片麻痺上肢の機能障害について，従来の運動療法に加え，CI療法（constraint-induced movement therapy）や治療的電気刺激（therapeutic electrical stimulation；TES），rTMSやtDCS，ボツリヌス療法など，さまざまなアプローチが知られるようになっている．中でも電気刺激療法は，「脳卒中治療ガイドライン2015」[1]で，中等度の麻痺筋への電気刺激の使用が運動機能障害の回復に勧められる（グレードB）と表記されるように，脳や脊髄の神経可塑的な変化を誘導する手段として位置付けられるようになっている．

従来の電気刺激装置は，対象者の意思に関係なく一定動作パターンで電気刺激が生成されるため，実際の動作への活用には適していなかった．一方，Khaslavskaiaら[2]は，随意収縮単独や電気刺激単独と比較し，電気刺激に合わせて随意収縮を行った場合のほうが皮質運動野の興奮性が有意に増加することを述べており，随意運動を介助する電気刺激パターンの生成が可能な装置として，随意運動介助型電気刺激装置（integrated volitional control electrical stimulator；IVES）が開発された[3]．随意運動介助型電気刺激装置は，CI療法など既知の麻痺側上肢に対する各アプローチの効果をより高めるために併用されたり，また随意介助で運動を繰り返すことにより促通される運動学習のツールとして使用されたりし，その効果を検証する報告も散見される[4]．

3. HANDS療法

随意運動介助型電気刺激装置を用いた麻痺側上肢の機能改善と日常生活における麻痺側上肢の使用を促す治療アプローチの1つに，HANDS療法（Hybrid Assistive Neuromuscular Dynamic Stimulation therapy）がある．これは，Fujiwaraら[5]により開発され，随意運動介助型電気刺激装置（MURO（ミューロ）ソリューション®：パシフィックサプライ社）と手関節装具（図1）を1日8時間装着し，3週間治療を行うものである．HANDS療法における電気刺激は，随意運動を介助するための電気刺激であり，対象者自身の主体的な運動を出現させることや運動を正しい方向に導くことを手伝い，実際場面での麻痺側上肢の使用を励行するこ

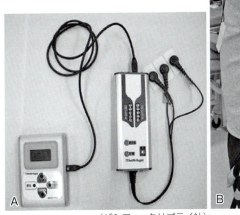
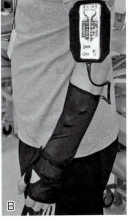

（パシフィックサプライ社）

図1　随意運動介助型電気刺激装置（A．MUROソリューション®）と手関節装具（B）

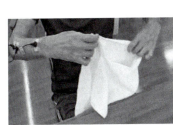
タオルを畳む

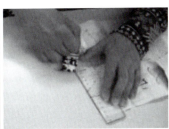
紙をちぎる

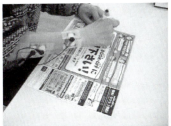
線を引く

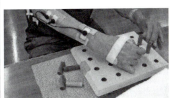
ペグの取り外し

図2　HANDS療法における作業療法訓練例

とで，機能改善を獲得していく．

（1）HANDS療法の方法

随意運動介助型電気刺激装置の刺激兼導出電極は，基本的には麻痺側総指伸筋（EDC）上に置き，刺激強度は安静時に運動閾値以下で痛みを感じない程度の電気刺激とし，EDC随意収縮時には指の伸展運動が確認できる程度の強さを最大とする．随意運動介助型電気刺激装置を装着中は，日常での麻痺側上肢の使用を励行しつつ，1日60～90分の作業療法訓練を行う（図2）．筋緊張の軽減を図り，麻痺側上肢一側でのペグの取り外し動作でつかみ・離し，また力の入れ・抜きの学習を得，そして利き手または両手動作課題で，日常使用につなげる麻痺側上肢の使用を習得する．日常で励行する麻痺側上肢の使用課題は，麻痺側上肢機能やニーズを鑑み，課題選択やその方法を検討し指導する．

（2）HANDS療法における上肢機能の改善機序

藤原らは，HANDS療法の効果機序として，使用頻度の増加によるlearned non-useの解消や電気刺激と装具着用による脊髄レベルでの相反性抑制の改善による痙縮の改善，さらには中枢性の機

能再構築をあげている[6]．これは，HANDS療法前後におけるpaired pulse transcranial magnetic stimulation (TMS)によるshort intracortical stimulation (SICI)，ならびに撓側手根屈筋H波を用いたcondition-test H reflexによる脊髄相反性抑制（reciprocal inhibition；RI）の評価や脊髄レベルにおける2シナプス性相反性抑制ならびにシナプス前相反性抑制の評価から示されている．また，藤原は発症後150日以上経過した脳卒中片麻痺患者において，平均19日間のHANDS療法により，麻痺側手指機能の有意な改善を認め，その効果は治療終了後3カ月後まで持続したこと，また痙縮や上肢実用性に関しても，同様に有意な改善を認めたことを報告している[7]．Shindoらは，回復期の症例においても，機能回復を有意に高めることをRCTにより確認している[8]．

近年，電気刺激療法は，脳の可塑性を誘導する手段として多くの取り組みがなされ，最先端のニューロリハの一翼を担う．治療の選択肢が広がることは大変望ましい．一方，われわれは，各治療法の効果や機序を理解し，そして適応を見極め，効果的に日常診療に取り入れる必要を心得るべきである．

（阿部 薫）

■文献

1) 日本脳卒中学会脳卒中ガイドライン委員会編：脳卒中治療ガイドライン2015，協和企画，2015．
2) Khaslavskaia S, Sinkjaer T：Motor cortex excitability following repetitive electrical stimulation of the common peroneal nerve depends on the voluntary drive. *Exp Brain Res* 162：497-502, 2005.
3) 村岡慶裕，他：運動介助型電気刺激装置の開発と脳卒中片麻痺患者への使用経験．理学療法学 31：29-35, 2004．
4) 宮坂裕之，他：随意運動介助型電気刺激を用いた脳卒中麻痺側手関節背屈運動の保持—治療開始時の筋緊張による影響．総合リハ 38：65-71, 2010．
5) Fujiwara T, et al：Electrophysiological and clinical assessment of a simple wrist-hand splint for patients with chronic spastic hemiparesis secondary to stroke. *Electromyogr Clin Neurophysiol* 44：423-429, 2004.
6) Fujiwara T, et al：Motor improvement and corticospinal modulation induced by hybrid assistive neuromuscular dynamic stimulation (HANDS) therapy in patients with chronic stroke. *Neurorehabil Neural Repair* 23：125-132, 2009.
7) 藤原俊之：上肢機能障害に対する新たな治療法．*MB Med Reha* 85：107-112, 2007．
8) Shindo K, et al：Effectiveness of hybrid assistive neuromuscular dynamic stimulation therapy in patients with subacute stroke：a randomized controlled pilot trial. *Neurorehabil Neural Repair* 25：830-837, 2011.

○ Memo

電気刺激
2. 下肢機能障害

1. 下肢に対する電気刺激

　脳卒中患者に対する電気刺激は，使用目的から治療的電気刺激（therapeutic electrical stimulation；TES）と機能的電気刺激（functional electrical stimulation；FES）に大別される．TESは，痙縮などの異常筋緊張の減弱，関節可動域（range of motion；ROM）の改善，随意運動の促通，筋力の維持・向上などを目的として，麻痺肢の前脛骨筋や大腿四頭筋とその支配神経に対して適用することが多い（表）．FESは，麻痺肢の神経や筋への電気刺激により，麻痺筋を収縮させることで，障害された動作（歩行や立ち上がり）の再建を目的に使用される．本項では，下肢に対するTESとFESの治療効果について，最近の知見を概説する．

2. 痙縮と関節可動域に対する効果

　TESによる効果に，足関節底屈筋の痙縮減弱と足関節背屈ROMの改善がある．2015年に報告されたメタアナリシス（meta-analysis）[1]では，脳卒中患者の下肢痙縮に対する効果は，通常のリハのみと比較し，通常のリハにTESを追加した場合では，痙縮の評価スケールとして使用されるmodified Ashworth scaleの点数が0.78（95％信頼区間：0.54〜1.01）の改善，足関節背屈ROMは3.13°（95％信頼区間：0.61〜5.64°）の改善であった．このことから，脳卒中後の足関節における痙縮とROM制限に対しては，通常のリハプログラムにTESを加えることで，さらなる治療効果が得られると考えられる．

表　下肢に対する電気刺激によって得られる効果の例

治療的電気刺激（TES）	機能的電気刺激（FES）	
痙縮の減弱	足関節の背屈角度の増加	6分間歩行距離の延長
関節可動域の改善	股関節の屈曲角度の増加	歩行非対称性の改善
筋力低下の予防	膝関節の屈曲角度の増加	Physiological cost indexの改善
随意運動の促通	両脚支持期の時間の改善	バランス能力の改善

（Voight et al, 2000[4], Reisman et al, 2013[7], Burridge et al, 1997[8], Chung et al, 2014[9], Dunning et al, 2015[13], Schuhfrid et al, 2012[14]より作成）

3. 下肢筋の廃用に対する効果

　TESは体表に貼付した電極から電流を流すことで，α運動線維を賦活し，筋収縮を促すことが可能である．そのため，TESにより麻痺筋の収縮を繰り返すことで，筋の廃用を軽減できる可能性がある[2,3]．Nozoeら[3]は，脳卒中後の急性期で，中等度から重度の片麻痺者の両大腿四頭筋にTESを，1日50〜60分間を週5日，2週間実施した．その結果，TESを実施しなかった群の大腿四頭筋では，TES前と比較して，平均29.5％の減少率であったが，TESを実施した群では平均12.4％の減少率であったことを報告している．急性期や重度麻痺を呈した脳卒中患者では，麻痺肢の筋収縮が困難であり，活動度が低下することで，筋の廃用が生じやすい．そのため，発症後早期からTESを使用し，下肢筋の廃用を軽減することで，その後のリハを有利に進めることができる可能性がある．

4. 歩行に対する効果

　TESは，数十分のTES施行後に得られる随意運動の促通や痙縮軽減などの持続効果により，一定時間の歩行能力が向上する．またFESは，麻痺側下肢の歩行時遊脚相に総腓骨神経を刺激することで足関節背屈角度を増加させ，下肢の振り出しを改善することで歩行速度が向上し，FES非使用時にも一定時間は効果が持続する．その他の効果として，歩行非対称性や6分間歩行距離，バランス能力などの改善が報告されている（表）．

　繰り返しのFES使用が歩行に与える効果についてはいくつかのメタアナリシスやシステマティックレビューが報告されている．Robbinsらによる2006年のメタアナリシス[10]では，FESを適用した場合には，通常の歩行トレーニングや介入なしと比較して，歩行速度が0.18m/秒（95％信頼区間：0.08〜0.28）改善するとしている．Pereiraらが2012年に発表したシステマティックレビュー[11]では，歩行距離の延長に対するFESの効果量として，通常の歩行トレーニングや介入なしと比べ，標準化平均値差（standardized mean differences；SMD）で，0.38（95％信頼区間：0.08〜0.68）であり，その効果量が小さいと述べている．また，2015年のHowlettらのメタアナリシス[12]では，FESによる歩行速度の改善は0.08m/秒であり，臨床的意義のある最小変化量（minimal clinical important difference；MCID）の0.10m/秒には近いが，十分でないことが報告されている．さらに，Dunningらは，単チャンネルFESの効果のみ，日常でのFES使用，評価時のFES装着の有無について論文を整理し，より臨床での使用を想定したシステマティックレビューを2015年に報告した[13]．この報告では，日常でのFES使用は歩行速度，Time Up and Go Test, modified Emory Functional Ambulation Profile（mEFAP），Physiological Cost Index（PCI），Quality of Life（QOL）を改善するが，短下肢装具と比較した場合にはPCIの改善が大きいことを報告している．

　これらの報告は，FESの有効性を示す強固な証拠とは言い難いが，FESの使用により一定以上の効果が得られることから，臨床場面では適応を判断して使用することで，通常のリハを促進できる可能性がある．

5. 下肢に対する電気刺激の展望

　TESやFESは，随意および他動運動，トレッドミル歩行，体重免荷歩行，ロボット補助歩行，ペダリング運動など，他の治療手法と併せて用いることで，痙縮，下肢運動機能，そして歩行能力などに対して相乗的な効果が得られる可能性がある[1,10,14]．しかしながら，現在までに質の高い研究の報告が少なく，今後さらなる効果の検証が必要である．

　下肢に対する電気刺激の効果の検証は，まだ十分とはいえないが，通常のリハプログラムへの電気刺激の追加，また他のリハ手法と組み合わせることで，一定以上の効果が得られる可能性がある．臨床場面においては，適応を評価し，適切に使用することで，有効なリハ手法になると考えられる．

（山口智史）

■文献

1) Stein C, et al：Effects of Electrical Stimulation in Spastic Muscles After Stroke：Systematic Review and Meta-Analysis of Randomized Controlled Trials. *Stroke* 46：2197-2205, 2015.
2) Mesci N, et al：The effects of neuromuscular electrical stimulation on clinical improvement in hemiplegic lower extremity rehabilitation in chronic stroke：a single-blind, randomised, controlled trial. *Disabil Rehabil* 31：2047-2054, 2009.
3) Nozoe M, et al：Efficacy of neuromuscular electrical stimulation for preventing quadriceps muscle wasting in patients with moderate or severe acute stroke：A pilot study. *Neuro Rehabilitation* 41：143-149, 2017.
4) Voigt M, Sinkjaer T：Kinematic and kinetic analysis of the walking pattern in hemiplegic patients with foot-drop using a peroneal nerve stimulator. *Clin Biomech* 15：340-351, 2000.
5) Kesar TM, et al：Functional electrical stimulation of ankle plantarflexor and dorsiflexor muscles：effects on poststroke gait. *Stroke* 40：3821-3827, 2009.
6) Cikajlo I, et al：Development of a gait re-education system in incomplete spinal cord injury. *J Rehabil Med* 35：213-216, 2003.
7) Reisman D, et al：Time course of functional and biomechanical improvements during a gait training intervention in persons with chronic stroke. *J Neurol Phys Ther* 37：159-165, 2013.
8) Burridge JH, et al：The effects of common peroneal stimulation on the effort and speed of walking：a randomized controlled trial with chronic hemiplegic patients. *Clin Rehabil* 11：201-210, 1997.
9) Chung Y, et al：Therapeutic effect of functional electrical stimulation-triggered gait training corresponding gait cycle for stroke.

Gait Posture 40:471-475, 2014.
10) Robbins SM, et al:The therapeutic effect of functional and transcutaneous electric stimulation on improving gait speed in stroke patients:a meta-analysis. Arch Phys Med Rehabil 87:853-859, 2006.
11) Pereira S, et al:Functional electrical stimulation for improving gait in persons with chronic stroke. Top Stroke Rehabil 19:491-498, 2012.
12) Howlett OA, et al:Functional electrical stimulation improves activity after stroke:A systematic review with meta- analysis. Arch Phys Med Rehabil 96:934-943, 2015.
13) Dunning K, et al:Peroneal Stimulation for Foot Drop After Stroke:A Systematic Review. Am J Phys Med Rehabil 94:649-664, 2015.
14) Schuhfried O, et al:Non-invasive neuromuscular electrical stimulation in patients with central nervous system lesions:an educational review. J Rehabil Med 44:99-105, 2012.

CI療法

リハアプローチにおいて，リハ室と実生活におけるスキルの乖離はしばしば問題にされる[1]．これは，脳卒中後の上肢麻痺についても同様のことがいえる．例えば，さまざまなガイドラインにて推奨度A〜Bを獲得しているロボット療法ですら，Fugl-Meyer Assessmentなどで測ることができる上肢機能の向上は認めるが，実生活における麻痺手の使用行動に影響を与えるかどうかは疑問があるとの報告がなされている[2,3]．この問題点を解決するために，同じく各種ガイドラインにおいて評価が高い療法として，constraint-induced movement therapy（CI療法）がある．このアプローチは，①麻痺手の量的訓練，②反復的課題指向型アプローチ，③訓練で獲得した麻痺手の機能を生活に転移するための行動学的戦略（transfer package）の3つのコンセプトから成り立つ[4]．近年では，課題指向型アプローチだけでは，本質的な効果は少ないといった報告も増えており，transfer packageの重要度が語られるようになっている．したがって，本項では，近年特に重要視されているtransfer packageの手法について詳しく述べる．

1. CI療法の効果

CI療法は，Wolfら[5]が実施したEXCITEという大規模無作為化比較試験（RCT）をはじめとした多数のRCTによりその効果を実証されたアプローチ方法である．加えて，CI療法の特徴は，介入中に麻痺手の練習方法や生活での使用方法を習熟させ，アプローチが終わってからも自宅にて，学んだ技術や知識を使い，生活で麻痺手を使用することで，長期的な効果も認められると複数の研究者が報告している．ただし，長期的な効果を導くためには，transfer packageという行動学的戦略が重要となるといわれており，transfer packageを実施せず，課題指向型アプローチのみ実施した群とtransfer packageを実施した群では，後者のほうが介入前後，および介入から6〜24カ月の間の予後が良好だといった報告もなされている（図1）[6,7]．また，transfer packageを実施した場合には，実施しなかった場合に比べ，補足運動野，運動前野，一次感覚野，海馬といった学習に関連する領域の皮質の質量が増大し，その増量は実生活における麻痺手の使用頻度と中程度の相関を認めたとされている（図2）[8]．

2. Transfer packageとは

Transfer packageは表に示す通り，8つのコンポーネントから構成されている．Morrisら[4]は，これらをさらに，①麻痺手の観察，②麻痺手を生活で使用するための問題解決技法，③行動契約，の3つの大項目に分けて，それぞれの重要性について説いている．以下にそれらについて解説する．

1 麻痺手の観察

この手法は，麻痺手に対するモニタリング能力を向上することを目的としている．脳卒中後の対象者は，自らの手が生活でどのような状況下にあるかについて認知が低い印象がある．そこで，まずは問題解決のための「問題点」を抽出できるようになるために，麻痺手の現状について対象者の意識を向上させる．方法としては，8つのコンポーネントの中の「毎日Motor Activity Log（MAL）のquality of movementを自己評価する」ことと，「麻痺手にかかわる日記を付ける」（図3）ことを対

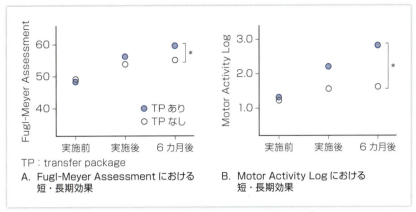

図1 Transfer packageの有無による麻痺手の機能と行動
CI療法において，transfer packageを実施した群と実施しなかった群の比較データを示す．Transfer packageがなかった場合，生活における使用頻度は介入前後でも有意な差がつき，上肢機能でも6カ月後には有意な差が認められた．

(Takebayashi et al, 2013[6])を参考に作成)

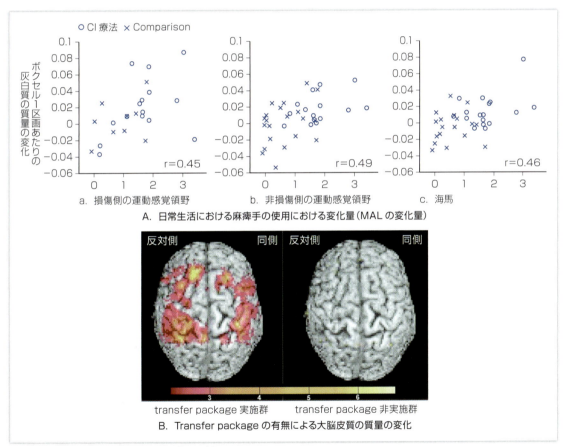

図2 Transfer packageのメカニズム
生活における麻痺手の使用頻度と両側の感覚運動領域の灰白質の変化量の関係性を示した図である．損傷側の運動感覚領野（A），非損傷側の運動感覚領野（B），海馬（C），において有意な中等度相関をそれぞれ認めた．

(Gauthier et al, 2008[8])を一部改変)

	集中訓練中　平日用	
時刻	活動	コメント
7：00	起床	・掛け布団を麻痺手で外した
7：10	洗顔 etc.	・歯磨き粉を付ける際，麻痺手で歯ブラシを固定
7：30	朝食	・牛乳パックを非麻痺手で開ける際に，麻痺手で固定 ・牛乳パックを麻痺手で持ち上げようとするが，困難
8：30	病院へ出発	・電車のドア付近の手すりを麻痺手で持つ ・パスカードを麻痺手で当てる
10：00～12：00 まで集中訓練		
12：10	昼食	・弁当を麻痺手で支える．昨日よりもしっかりと支えることができている．使いやすい ・ペットボトルを麻痺手で持って飲む．昨日より上がりやすさを実感
13：00～16：00 まで集中訓練		
16：10	帰路	・麻痺手で小銭を自動販売機に入れる．腕を上げる高さが肩を越えると，親指が中に入って，少し小銭が傾いてしまう
19：30	夕食	・茶碗を初めて麻痺手で持ちながら，ご飯を食べる．気を許すと落ちそうになるが，何とかできた ・妻が，私が両手で食べているのを見て，涙を流していた．両手を使うことを人が見ているのだと実感
20：00	食事後	・扉の開閉，電気のスイッチの操作についてはすべて麻痺手で実施した．ほぼできるが，丸いノブを回して開ける扉がやや困難

図3　麻痺手に関する日記の例

(竹林，2015)[9]

表　リハビリテーション室における訓練成果を生活環境に定着させるための行動学的手法（transfer package）

1. 毎日 Motor Activity Log（MAL）の quality of movement を自己評価する
2. 麻痺手にかかわる日記を付ける
3. 実生活で麻痺手を使用するために，存在する障害を克服するための問題解決技法の獲得
4. 行動契約
5. 介護者との契約
6. 自宅での麻痺手の使用場面の割り当て
7. 自主訓練の指導
8. 毎日の訓練内容の記録

(Morris et al, 2006[4]を改変)

象者に推奨する．これにより，対象者が自身の麻痺手の現状を説明し，問題点をあげることができるように促す．

2　麻痺手を生活で使用するための問題解決技法

　前述の麻痺手の観察で，麻痺手に関する意識が高まり，問題点が抽出できるようになれば，次は実際にどのようにすれば，麻痺手を生活で使うことができるのかについて，療法士が対象者にノウハウを指導する．方法としては，8つのコンポーネントの中の「実生活で麻痺手を使用するために，存在する障害を克服するための問題解決技法の獲得」を対象者に指導する．具体的には，生活で麻痺手を使用する場面において，自助具の使用による動作様式の変更や環境調整により，動作の難易

度そのものを低減させる．これにより，対象者が労力なく麻痺手を使用することにより，一定の利益を得ることができる(perceived barrier)ように援助を行う．具体的には，一般の箸の使用が困難であれば，介助箸の使用を促すことや，食器の使用が困難であれば，フィンガーフードに変更する(例：茶碗にご飯を入れて食卓に提供していたものを，小さなおにぎりなどに変更する)などが例としてあげられる．これらは伝統的な作業療法でも実施されている手法であり，CI療法において作業療法士のノウハウが最も活きる場面である．

3 行動契約

行動契約とは，CI療法を実施する際にまず最初に対象者の意思決定を促す手法である．8つのコンポーネントのうちの「行動契約」と「自宅での麻痺手の使用場面の割り当て」において実施する．例えば，CI療法は機能に焦点を当てたアプローチではなく，麻痺手の使用行動に焦点を当てたアプローチであることや，麻痺手の使用を通して本質的な効果を示すことができることなど，先行研究で明らかになっている実証された結果について，データを使って対象者に説明を行う．さらに，麻痺手を使用するための目標や，実生活において麻痺手を使用したい場面などを聴取し，どのようなことを実現するために麻痺手の練習を行うかについて，意思決定を促し，アプローチ期間中およびその後の生活における麻痺手の使用行動について，契約を行うための手法である．実際には，行動契約書などの書類を用い，訓練を通しての主目標と生活で麻痺手を使用する場面を明確にし，対象者に麻痺手の使用を促すための手法である．

本項では，CI療法の重要なコンポーネントであるtransfer packageについて論述した．この手法は，麻痺手の使用行動に焦点を当てたアナログな手法である．しかしながら，長年リハアプローチが抱えているジレンマを解決するための手段となるかもしれない．さまざまな場面でこういったコンセプトが応用され，対象者の幸福に少しでもつながれば本望である．

〈竹林 崇〉

■文献

1) Andrews K, Stewart J：Stroke recovery：he can but does he? *Rheumatol Rehabil* 18：43-48, 1979.
2) Takahashi K, et al：Efficacy of Upper Extremity Robotic Therapy in Subacute Poststroke Hemiplegia：An Exploratory Randomized Trial. *Stroke* 47：1385-1388, 2016.
3) Kwakkel G, et al：Effects of robot-assisted therapy on upper limb recovery after stroke：A systematic review. *Neurorehabil Neural Repair* 22：111-121, 2008.
4) Morris DM, et al：Constraint-induced movement therapy：characterizing the intervention protocol. *Eura Medicophys* 42：257-268, 2006.
5) Wolf SL, et al：Effect of constraint-induced movement therapy on upper extremity function 3 to 9 months after stroke：the EXCITE randomized clinical trial. *JAMA* 296：2095-2104, 2006.
6) Takebayashi T, et al：A 6-month follow-up after constraint-induced movement therapy with and without transfer package for patients with hemiparesis after stroke：a pilot quasi-randomized controlled trial. *Clin Rehabil* 27：418-426, 2013.
7) Taub E, et al：Method for enhancing real-world use of a more affected arm in chronic stroke：transfer package of constraint-induced movement therapy. *Stroke* 44：1383-1388, 2013.
8) Gauthier LV, et al：Remodeling the brain：plastic structural brain changes produced by different motor therapies after stroke. *Stroke* 39：1520-1525, 2008.
9) 竹林 崇：練習効果を生活に転移させるための方略(竹林 崇編)，医学書院，2017, pp151-196.

BMI療法

 Brain Machine Interface (BMI) とは外界と脳との情報のやり取りを人工的な電気回路によって接続し，その機能を再建，補綴する技術の総称であり，外界の情報を電気信号に変換し，脳へ伝える人工内耳などの入力型のBMIと，脳活動から運動意図を読み取り，さまざまな機器やコンピューターなどの操作を行う出力型のBMIに大別される（side memo）．本項ではおもに出力型のBMI技術の応用について述べる．

1. 出力型BMIの種類

 出力型のBMIでは，運動意図を脳活動から読み取り，その内容を解読（デコード）することで，意図した通りに外部装置などを操作する．この際の脳活動測定方法にはさまざまな技術が用いられているが，精度の面では脳の神経細胞により近く，より直接的な測定である脳内電極や脳表電極などが望ましい．しかしこれらの測定のためには手術的侵襲が必要であるため，より非侵襲な頭皮上脳波や脳磁図，機能的脳画像技術であるfunctional MRIや近赤外分光装置（near-infrared spectroscopy；NIRS）などを用いる場合もある．前者を用いたシステムは侵襲型BMI，後者のシステムは非侵襲型BMIとよばれ，いずれも精力的に研究が進められており，脳卒中，高位脊髄損傷，筋萎縮性側索硬化症（ALS）などの重度の運動障害を有する患者への応用が進められている[1]．

2. 侵襲型BMI

 侵襲型BMIでは，運動野などから直接脳活動を測定することで，運動の方向や大きさなどを高精度でデコードすることが可能となっており，ロボットアームを操作して物体を移動させたりするなど，高自由度で複雑な動作の操作が可能であるとの報告も散見される．これらのシステムは，ロボットアームなどの汎用性の高いデバイスとの併用で，四肢の機能やコミュニケーション機能を代替するシステムとして，特に通常の治療において

---

side memo 機能代替的BMIと治療的BMI（図）

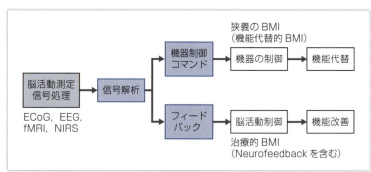

図 機能代替的BMIと治療的BMIの概念図
脳活動を測定解析し，その意図を解読する部分では共通の技術が用いられるが，その信号を外部機器の操作に用いた場合，機能代替的なBMIとなり，脳活動制御に用いた場合は治療的なBMIとなる．

回復の見込みが乏しい高位脊髄損傷，ALS患者などでの応用が期待されている．

3. 非侵襲型BMI

一方，非侵襲型BMIについては，侵襲型BMIと同様にコミュニケーション補助などの機能代替としての応用が試みられているが，安全性についてのメリットがある一方で，侵襲型BMIと比較して脳活動のデコード精度が劣る点が技術的に問題となっている．

非侵襲型BMIによる臨床応用の方向性としては，脳活動からデコードした運動意図を機器の操作に用いるのではなく，リハ訓練の一環として用いる治療的な応用が注目されている．脳卒中後の運動障害においては，運動想像や運動意図に基づく脳活動を賦活するような介入が，脳内ネットワーク機能の再構成を促進させ，機能回復につながる可能性が指摘されており，治療的BMIでは運動関連脳信号を直接，あるいはロボットアームの動きを通じて被験者自身に提示し，その活動を強化するように訓練することで，脳活動そのものの制御方法を学習させる．

Shindoらは，上肢麻痺を有する生活（維持）期脳卒中患者に対して，脳波を用いて運動想像中の対側運動野活動を測定，解析し，運動意図を検出できた場合に電動補装具を用いて手指を伸展させる訓練を行うことで，手指機能の改善効果が得られることを報告している[2]．また，筆者らは，脳機能画像技術の一種であるNIRSを用いて，麻痺側上肢運動中の対側運動前野活動を測定，解析し，フィードバック賦活を行うことで麻痺側上肢機能の改善効果が得られることを報告しており[3]，これらの治療的なBMI応用が今後臨床現場に普及していくことが期待される．

（三原雅史）

■文献

1) Hochberg LR, et al：Reach and grasp by people with tetraplegia using a neurally controlled robotic arm. *Nature* 485：372-375, 2012.
2) Shindo K, et al：Effects of neurofeedback training with an electroencephalogram-based brain-computer interface for hand paralysis in patients with chronic stroke：a preliminary case series study. *J Rehabil Med* 43：951-957, 2011.
3) Mihara M, et al：Near-infrared spectroscopy-mediated neurofeedback enhances efficacy of motor imagery-based training in poststroke victims：a pilot study. *Stroke* 44：1091-1098, 2013.

Memo

促通反復療法

　近年，片麻痺上肢に対するリハ戦略として課題指向型であること，反復を伴った高強度の訓練が重要であることがあげられている[1]．つまり，実際の動作（物を押さえる，物を運び並べる，スプーンを使う，ボタンをつまむなど）を治療手段として反復し，新たな神経路の再構築につなげている．一方で，実際の片麻痺患者は麻痺肢を意図した通りに動かすことができないことが多く，実際の動作を手段として利用することは患者の努力だけでは限界がある．

　促通反復療法は，川平により考案された脳卒中後の運動麻痺を改善させる運動療法である[2]．神経路に損傷を受けた片麻痺患者は目標の運動に必要な筋群の筋力が弱く，また不要な筋に興奮が伝わりやすい状態で，さらに目標の筋収縮が発現してもそれを最大の可動範囲まで持続させることができない状態にある．促通反復療法は，促通手技を用いて運動性下行路の興奮水準を操作し，患者の努力だけではできない運動の実現を容易にする．促通手技は患者に試行錯誤を求めず，患者の意図（脳で発生した運動のシグナル）が目標とする筋群に容易にたどりつくよう出口を指定するものと言い換えることができる（図1）．促通反復療法は，実際の動作を反復するのではないが，その動作を目標とし，その動作に必要な肩から手指までの運動の随意性（関節の随意的な可動範囲や筋力，運動の速さ，同筋や拮抗筋との協調性，共同運動からの分離度）を各部位ごとに回復させ，実際の動作の獲得につなげている．

　促通反復療法には，肩から手指まで多くの運動パターンがあるが，許された介入時間や片麻痺患者個別の特徴に合わせて選択して用いる．一般的に優先される運動パターンとして，有効性の根拠となった多施設ランダム化比較試験（RCT）[3]で報

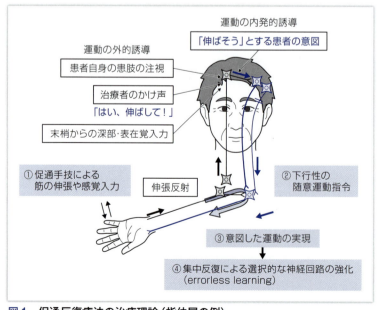

図1　促通反復療法の治療理論（指伸展の例）

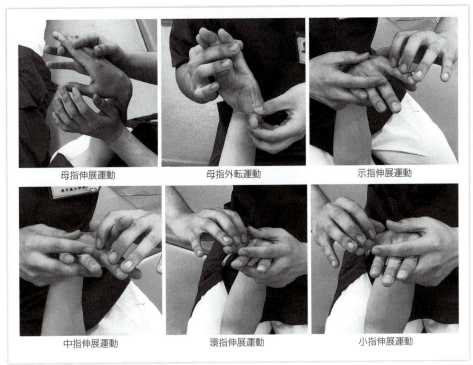

図2 代表的な手指個別の運動パターン

告されている肩から手指まで8〜10パターンを用いれば平均的な改善が得られると考えられる．図2に代表的な手指個別の運動パターンを示す．また，促通反復療法の特徴の1つに高頻度の反復があるが，介入時間が許すなら休憩を挟みながら各運動パターンを100回以上反復することが望ましい．

促通反復療法のエビデンス

促通反復療法の臨床的有効性のエビデンスは，回復期においてRCTで報告された[3]．木佐らが実施したRCTでは促通反復療法の対照治療に対する優越性が示されただけでなく，手指への促通反復療法が機能的自立度評価のセルフケア項目の改善を促進することが示された[4]．急性期においては，作業療法との併用治療に関する後方視的検討で，麻痺の回復は上肢，手指とも促通反復療法群が通常訓練群より有意に大きかったと報告され[5]，生活（維持）期においては，分離運動（Brunnstrom stage 4以上）が可能な患者で物品操作能力を向上させることが確認された[6]．適応に関しては，コラム「上肢機能障害の最新リハビリテーションとその適応」（p524〜）を参考にしていただきたい．

（野間知一，下堂薗 恵）

■文献

1) Langhorne P, et al：Stroke rehabilitation. Lancet 377：1693-1702, 2011.
2) 川平和美，他：片麻痺回復のための運動療法─促通反復療法「川平法」の理論と実際，第3版，医学書院，2017.
3) Shimodozono M, et al：Benefits of a repetitive facilitative exercise program for the upper paretic extremity after subacute stroke：a randomized controlled trial. Neurorehabil Neural Repair 27：296-305, 2013.
4) 木佐俊郎，他：回復期脳卒中片麻痺患者のリハビリテーションに促通反復療法を取り入れた場合の片麻痺と日常生活活動への効果─無作為化比較対照試験による検討. Jpn J Rehabil Med 48：709-716, 2011.
5) 射場靖弘，他：急性期脳梗塞片麻痺患者に対する促通反復療法が上肢機能に及ぼす影響. 総合リハ 43：563-566, 2015.
6) 野間知一，他：慢性期の脳卒中片麻痺上肢への促通反復療法の効果. 総合リハ 36：695-699, 2008.

Column 上肢機能障害の最新リハビリテーションとその適応

　脳卒中では発症後6カ月の時点で60％を超える患者が，上肢機能障害の完全な改善には至らず，麻痺側上肢を実生活の中では使用することができないといわれている[1,2]．一方で，片麻痺患者は上肢機能の回復を切に願っている．脳卒中患者112名を対象とした調査（平均罹病期間6カ月）によると，残存する障害の中で患者の感じる最大の懸念事項は上肢機能とされ，このことは上肢機能回復へのニーズが非常に高いことを示している[3]．また，脳卒中患者のquality of life（QOL）に上肢機能障害の重症度が強い影響を与えることも知られている[4]．

　「脳卒中治療ガイドライン2015」では多くの介入法がエビデンスをもって推奨を受けているが[5]，これらの介入法に共通する特徴からも上肢機能障害の改善を促進する治療戦略として課題指向型であること，反復を伴った高強度の訓練であることがあげられる[6]．

　一方で，実際の臨床現場における脳卒中のリハでは，入院期間の短縮につながる早期の日常生活動作（activities of daily living；ADL）自立が最大の目標とされる．そのため，効率よくADLを自立させるために非麻痺側上肢を用いた片手動作の練習や利き手交換の練習が優先される．実際，海外の報告ではあるが，療法士が脳卒中回復期に麻痺側上肢にリハを実施する対象としては，改善が得られやすい軽度の片麻痺や，痛みや筋緊張の亢進を伴わない患者に限られる傾向がある[7]．しかし，麻痺側上肢の機能回復を本気で望むのであれば，近年推奨されている介入法を用いても，相応の介入時間は必要である．そこで，臨床の現場で重要なことは，患者の希望を真摯に受け止めつつ，限られた介入時間の中で最大の効果を得ることを念頭に，有効な介入法を罹病期間や片麻痺の重症度を考慮して適切に選択，もしくは組み合わせて実施していくことである．すなわち，適応の見極めと効率のよい上肢リハの運用の工夫が欠かせない．

　本項では，「脳卒中治療ガイドライン2015」の上肢機能障害のリハであげられた8つの介入法について，ガイドラインの記載順にその特徴と適応について述べる．適応については，有効性が示された各研究報告から検討対象の選択基準に基づき，脳卒中発症からの時期を急性期および回復期，生活（維持）期に分け，さらに運動麻痺の重症度（回復の程度）で分けて検討した．

●CI療法（constraint-induced movement therapy）（推奨：グレードA）

（1）概要

　Constraint-induced movement therapy（CIMT；CI療法）は，非麻痺側上肢の動きを制限して，麻痺側上肢の運動を誘導しようとする治療法である．詳細は他項に譲る（p516〜参照）．

（2）適応

　CI療法は，実際に上肢や手を使用する課題を介入とすること，非麻痺側上肢を拘束してもある程度日常生活に支障をきたさないこと，拘束することの意義を理解し，現状の問題点を分析する能力なども必要とされ，身体面および認知面の障害が比較的軽度な片麻痺患者が適応となる．CI療法の方法論を確立したTaubらに定義された適応基準のうち，運動麻痺の程度は，自動運動で手関節を20°以上伸展可能で，手指の中手指節間関節および近位指節間関節を10°以上伸展可能とされ，歩行障害がなく日常生活が自立し，失語や認知機能障害にも問題ないことが必要とされている[8]．まず，急性期では，Dromerickらによって実施されたランダム化比較試験（RCT）によって伝統的治療と比較して優越性は明らかでないことが示されている．特に急性期にCI療法を高強度で実施した場合，伝統的治療よりその後の回復が悪く，この時期の高強度の負荷に注意が必要であることが示された[9]．次に回復期では，米国7施設共同で実施されたEXCITE Trialによって，通常ケアを受ける群と比較して上肢能力や日常生活での使用頻度において優越性が示され，その効果が介入後1年間維持されていたことが明らかになった[10]．生活（維持）期では，多くの研究がCI療法の優越性を支持している．複数のシステマティックレビューでも，生活（維持）期に運動麻痺の程度が前述の基準を満たしているようであれば十分に有効な治療と結論付けられている．

　国内では保険制度や回復期リハの目標から麻痺側上肢への介入には効率化が求められる．CI療法の急性

期での利用は，エビデンス面からも根拠があるとはいえず，退院が早期に想定される軽度麻痺症例に限られるであろう．

● 電気刺激（推奨：グレードB）

(1) 概要

電気刺激の臨床利用の歴史は古く，除痛，鎮痛や筋力増強などの目的でリハでも広く使用されてきた．「脳卒中治療ガイドライン2015」では上肢機能障害だけではなく，歩行障害，痙縮，麻痺側肩の障害においても電気刺激の利用を推奨している[5]．詳細は他項に譲る（p500, p510〜参照）．

(2) 適応

「脳卒中治療ガイドライン2015」が推奨する上肢機能障害への各介入は，運動麻痺の程度が中等度から軽度の患者を適応としたものが多い．1,197名を対象としたコペンハーゲンスタディでは，急性期に33%の患者が重度麻痺を呈していたことが報告され[11]，予後も悪いことからさらなる介入法の発展が期待されていた．Alonらは装具型のFESを用いて急性期の重度麻痺を対象にRCTを実施しFESの有効性を報告した[12]．その他にも急性期における重度麻痺への電気刺激の有効性が報告され[13]，回復期では重度から中等度麻痺へ[14,15]，生活（維持）期では中等度から軽度麻痺への電気刺激の有用性が報告されている[16,17]．

電気刺激は適応が広く侵襲性も低いことから，急性期から生活（維持）期まで多くの場面で利用される介入となる．ただし電気刺激の効果は，運動障害（motor impairment）の改善には明らかなものの，物品操作などの上肢操作能力（motor function）の改善への貢献度は低いことが知られている．実際の臨床では，電気刺激で運動障害を改善させ，物品操作などの上肢操作能力の改善に有効な介入につなげるか，上肢操作能力の改善に有効性が示されたCI療法や課題指向型訓練，運動療法（促通反復療法：上肢操作能力の改善が明らか（p522〜））などとの併用の工夫も必要であろう．また，通常の上肢リハの時間だけではなく，1日8時間，随意運動介助型電気刺激と手関節装具を併用し，日常生活での使用を促す治療法（HANDS療法，p510〜参照）が上肢操作能力の改善につながったとの報告がある[16]．

● 課題指向型訓練（推奨：特定の動作の反復を伴った訓練の1つとしてグレードB）

(1) 概要

課題指向型訓練（task-oriented training）は，上肢機能障害の改善を促進する治療戦略の1つである[6]．課題指向型訓練は実生活の動作（物を運び並べる，スプーンを使う，包丁を使う，立ち上がる，歩くなど）について段階を経て課題として用いる訓練である．一方で，課題（task）を用いる訓練は他にも定義があり，課題特異型訓練（task-specific training）は，運動に関連する神経路の再構築が促進されるようにtaskを要素に分解するなどして，学習段階に応じて患者にとって適切なtaskを反復していく訓練となる．これらの言葉の定義に結論は出ていないが，CI療法を含めtaskを用いる訓練は，これらを組み合わせて使用しているものと考えられる[18,19]．

(2) 適応

課題指向型訓練のエビデンスはCI療法を含めて分析されると高くなるが，CI療法を除いたシステマティックレビューでは，有効性は確認できなかった[20]．また近年の報告で，回復期において運動麻痺の程度が中等度（指を伸展可能）の片麻痺患者361名で実施された研究では，一般的な訓練量の課題指向型訓練では，通常の介入に対し優越性を示さないことが報告された[21]．そのため，課題指向型訓練をより有効に使用するためには，CI療法のように高頻度高強度に用いるか，運動に関連する神経路の再構築を促進する他の介入法との併用法として用いる必要がある．

● 上肢の両側動作訓練（推奨：特定の動作の反復を伴った訓練の1つとしてグレードB）

(1) 概要

両側動作訓練（bilateral arm training）は，麻痺側上肢の運動を強化するために非麻痺側上肢を同時に動かす，あるいは左右対称に動かす訓練方法であり，task（物品操作の課題）を用いるのであれば物品を2つ準備し両手で同時に行わせる[22]．また，電気刺激を用いる方法やロボットを用いて行う方法，周期性の音に合わせて行う方法，ミラーセラピーとして行う方法がある．運動麻痺の改善を促進するメカニズムとして両側動作訓練が，非傷害側半球からの同側性の皮質脊髄路の動員を増やすことや半球間抑制の正常化に貢献することなどが考えられている[22]．

(2) 適応

システマティックレビューでは，生活（維持）期において運動麻痺が軽度の患者で有効性が確認されている．一方で急性期，回復期での検討は少なく，運動麻痺の程度が重度の患者への適応は示されていない．両側動作訓練は，生活（維持）期の運動麻痺が軽度の患者において適応があると考えられる．

- **ミラーセラピー（推奨：特定の動作の反復を伴った訓練の1つとしてグレードB）**

(1) 概要

幻肢痛や複合性局所疼痛症候群など中枢神経の関与する難治性疼痛の治療として知られていたミラーセラピーが，麻痺側上肢の改善を促進するという報告が続いている．方法は簡便で，鏡を患者の正中付近の矢状面に置き，非麻痺側上肢による鏡像を見ることで麻痺側上肢が正常に動いているような錯覚を生み出すことを利用する．麻痺側上肢の改善を促進するメカニズムは明らかではないが，近年のイメージング研究で運動学習に関連するミラーニューロンの興奮によるという説や両手動作に関連する後帯状皮質の興奮水準を上げることに起因するという説がある．いずれの場合も運動に関連する神経路の再構築が促進されるように神経路が調整されているものと考えられる．

(2) 適応

ミラーセラピーは，急性期においては有効性を示せていない[23,24]．回復期においては，運動麻痺が重度から中等度の患者，または運動麻痺の程度は限定せずすべての運動麻痺の患者を対象にした有効性が報告されている[25,26]．ただし回復期において，運動麻痺を重度に限定した研究では有効性は示されなかった．生活（維持）期においても中等度から軽度の麻痺患者において有効性が確認されているが[27]，重度麻痺に限定した研究では有効性は示されなかった[28]．ミラーセラピーは，回復期から生活（維持）期にかけて運動麻痺が中等度から軽度の患者において適応があると考えられる．

- **促通反復療法（推奨グレード：特定の動作の反復を伴った訓練の1つとしてB）**

(1) 概要

促通反復療法は，神経路に損傷を受け意図した運動ができない患者に対して，まず促通手技により意図した運動を実現させ，損傷する前とは別と考えられる神経路を介した運動性下行路の興奮を促す．さらに，その運動を集中的に反復し新たな神経路に繰り返し興奮を伝えることで，その神経路の再構築を促していく運動療法である．

(2) 適応

急性期において，すべての運動麻痺の患者を対象にした後方視的検討で，運動麻痺の回復は上肢，手指とも促通反復療法群が通常訓練群よりも有意に大きかったと報告されている[29]．回復期においては運動麻痺の程度が中等度から軽度の患者を対象にしたRCTで，通常の作業療法に対する促通反復療法の優越性が示された[30]．生活（維持）期においては，軽度の患者で物品操作能力を向上させることが報告された[31]．促通反復療法は一部のエビデンスレベルは低いものの，急性期から生活（維持）期まで用いることにエビデンスのある麻痺側上肢の運動療法といえる．

- **反復経頭蓋磁気刺激（rTMS），経頭蓋直流電気刺激（tDCS）（推奨：グレードC1）**

(1) 概要

反復経頭蓋磁気刺激（repetitive transcranial magnetic stimulation；rTMS）は，頭部近くでコイルに急速に電流を流し，発生する変動磁場によってコイル電流と逆向きの渦電流を生じさせ大脳を刺激する．Low-frequency（1Hz）の刺激頻度では脳の興奮性が減少し，5Hz以上の刺激頻度では脳の興奮性が増大することが明らかになっている．

また経頭蓋直流電気刺激（transcranial direct current stimulation；tDCS）は，微弱な直流電流（1～2mA）を経皮的に流し脳の興奮水準を調整する．陽極刺激は興奮性を高め，陰極刺激は興奮性を抑制する．脳卒中後では半球間抑制の均衡が崩れ，非損傷側半球から損傷側半球への抑制が過剰に働いていると考えられており，これらの刺激法はこの不均衡を調整し，運動に関連する神経路の再構築を促進するとされる．

(2) 適応

rTMSに関連する研究は比較的小規模のRCTで有効性が報告されてきたが，2013年に発表されたシステマティックレビューでは，上肢操作能力の改善には有効性が示されていない[32]．tDCSに関連する研究も同様であるが，システマティックレビューでは生活（維持）期において上肢操作能力への有効性が示された分析もあり，結論が出ていない[33]．しかし，近年これらのneuromodulation技術と，他のリハ介入と

	重度麻痺	中等度麻痺	軽度麻痺
急性期	ES RFE	ES RFE	ES RFE
回復期	ES RT	ES MT RFE RT	CIMT ES MT RFE RT
生活期 (維持期)		ES MT RFE rTMS/tDCS RT	CIMT ES BT MT RFE rTMS/tDCS RT

紹介した8つの介入の適応を示す．
略語は以下の通り．
CIMT：constraint-induced movement therapy
ES：electrical stimulation
BT：Bilateral arm training
MT：mirror therapy
RFE：repetitive facilitative exercise
rTMS：repetitive transcranial magnetic stimulation
tDCS：transcranial direct current stimulation
RT：robot-assisted therapy

図　麻痺側上肢へのリハビリテーション戦略

の併用法に関する研究が急速に発展しており，今後の研究成果が注目される．

● ロボット療法

(1) 概要

　麻痺側上肢のリハは，課題指向型訓練などの高強度の訓練量が必要となるが，国内では限りある介入時間と早期のADLの自立を目標とすることから，その優先度は低くなる傾向がある．この問題を解決するため，ロボット支援による麻痺側上肢のリハは以前から高い注目を受け開発が進んでいる．

(2) 適応

　回復期や生活 (維持) 期で運動麻痺の程度が中等度から軽度の患者を対象にしたRCTで有効性が示された報告は多数ある[34,35]．ただし，2017年に発表されたロボット療法に関連するシステマティックレビュー (44編のRCTを対象) は，運動障害の改善には有意差が検出されながらもその差は小さいと指摘し，上肢操作能力の改善には有効性はないと結論付けている[36]．また，介入を実施する時期の分析では，急性期の検討は少ないこともあり明確な結論は出ていない．これまで開発された機材は海外が中心であり，国内で医療承認を得て現実的な価格で販売されている機材はほとんどないため，現在のところ一般の臨床で脳卒中患者がロボット療法を受ける機会は少ないと考える．今後もロボット療法の有効性を高める開発や国内で医療承認に向けた取り組みが必要である．

　今回取り上げた8つの介入の適応を図に示す．運動麻痺の程度が中等度から軽度で生活 (維持) 期の患者への介入法が充実する一方で，重度麻痺の患者や急性期における有効な介入法の開発が不十分であることが推察される．今後，患者の上肢回復への希望に応えられるよう，さらなる介入法の開発や効率化が求められる．

（野間知一，下堂薗 恵）

■文献

1) Kwakkel G, et al：Probability of regaining dexterity in the flaccid upper limb：impact of severity of paresis and time since onset in acute stroke. *Stroke* 34：2181-2186, 2003.

2) Kwakkel G, Kollen B：Predicting improvement in the upper paretic limb after stroke：a longitudinal prospective study. *Restor Neurol Neurosci* 25：453-460, 2007.

3) Lee YC, et al：The impact of stroke：insights from patients in Taiwan. *Occup Ther Int* 17：152-158, 2010.

4) Nichols-Larsen DS, et al：Factors influencing stroke survivors' quality of life during subacute recovery. *Stroke* 36：1480-1484, 2005.

5) 日本脳卒中学会脳卒中ガイドライン委員会編：主な障害・問題点に対するリハビリテーション―上肢機能障害に対するリハビリテーション．脳卒中治療ガイドライン 2015，協和企画，2015，pp292-294．

6) Langhorne P, et al：Stroke rehabilitation. *Lancet* 377：1693-1702, 2011.

7) Connell LA, et al：Prescribing upper limb exercises after stroke：a survey of current UK therapy practice. *J Rehabil Med* 46：212-218, 2014.

8) Taub E, et al：Technique to improve chronic motor deficit after

stroke. *Arch Phys Med Rehabil* 74：347-354, 1993.
9) Dromerick AW, et al：Very Early Constraint-Induced Movement during Stroke Rehabilitation (VECTORS)：A single-center RCT. *Neurology* 73：195-201, 2009.
10) Wolf SL, et al：Effect of constraint-induced movement therapy on upper extremity function 3 to 9 months after stroke：the EXCITE randomized clinical trial. *JAMA* 296：2095-2104, 2006.
11) Jørgensen HS, et al：Outcome and time course of recovery in stroke. Part I：Outcome. The Copenhagen Stroke Study. *Arch Phys Med Rehabil* 76：399-405, 1995.
12) Alon G, et al：Functional electrical stimulation (FES) may modify the poor prognosis of stroke survivors with severe motor loss of the upper extremity：a preliminary study. *Am J Phys Med Rehabil* 87：627-636, 2008.
13) Thrasher TA, et al：Rehabilitation of reaching and grasping function in severe hemiplegic patients using functional electrical stimulation therapy. *Neurorehabil Neural Repair* 22：706-714, 2008.
14) Shindo K, et al：Effectiveness of hybrid assistive neuromuscular dynamic stimulation therapy in patients with subacute stroke：a randomized controlled pilot trial. *Neurorehabil Neural Repair* 25：830-837, 2011.
15) Shimodozono M, et al：Repetitive facilitative exercise under continuous electrical stimulation for severe arm impairment after sub-acute stroke：a randomized controlled pilot study. *Brain Inj* 28：203-210, 2014.
16) Noma T, et al：Novel neuromuscular electrical stimulation system for the upper limbs in chronic stroke patients：a feasibility study. *Am J Phys Med Rehabil* 93：503-510, 2014.
17) Cauraugh J, et al：Chronic motor dysfunction after stroke：recovering wrist and finger extension by electromyography-triggered neuromuscular stimulation. *Stroke* 31：1360-1364, 2000.
18) Rensink M, et al：Task-oriented training in rehabilitation after stroke：systematic review. *J Adv Nurs* 65：737-754, 2009.
19) Bayona NA, et al：The role of task-specific training in rehabilitation therapies. *Top Stroke Rehabil* 12：58-65, 2005.
20) French B, et al：Repetitive task training for improving functional ability after stroke. *Cochrane Database Syst Rev*：CD006073, 2007.
21) Winstein CJ, et al：Effect of a Task-Oriented Rehabilitation Program on Upper Extremity Recovery Following Motor Stroke：The ICARE Randomized Clinical Trial. *JAMA* 315：571-581, 2016.
22) Stoykov ME, Corcos DM：A review of bilateral training for upper extremity hemiparesis. *Occup Ther Int* 16：190-203, 2009.
23) Yeldan I, et al：The effects of very early mirror therapy on functional improvement of the upper extremity in acute stroke patients. *J Phys Ther Sci* 27：3519-3524, 2015.
24) Franceschini M, et al：Clinical relevance of action observation in upper-limb stroke rehabilitation：a possible role in recovery of functional dexterity. A randomized clinical trial. *Neurorehabil Neural Repair* 26：456-462, 2012.
25) Lim KB, et al：Efficacy of Mirror Therapy Containing Functional Tasks in Poststroke Patients. *Ann Rehabil Med* 40：629-636, 2016.
26) Invernizzi M, et al：The value of adding mirror therapy for upper limb motor recovery of subacute stroke patients：a randomized controlled trial. *Eur J Phys Rehabil Med* 49：311-317, 2013.
27) Harmsen WJ, et al：A Mirror Therapy-Based Action Observation Protocol to Improve Motor Learning After Stroke. *Neurorehabil Neural Repair* 29：509-516, 2015.
28) Colomer C, et al：Mirror therapy in chronic stroke survivors with severely impaired upper limb function：a randomized controlled trial. *Eur J Phys Rehabil Med* 52：271-278, 2016.
29) 射場靖弘, 他：急性期脳梗塞片麻痺患者に対する促通反復療法が上肢機能に及ぼす影響. 総合リハ 43：563-566, 2015.
30) Shimodozono M, et al：Benefits of a repetitive facilitative exercise program for the upper paretic extremity after subacute stroke：a randomized controlled trial. *Neurorehabil Neural Repair* 27：296-305, 2013.
31) 野間知一, 他：慢性期の脳卒中片麻痺上肢への促通反復療法の効果. 総合リハ 36(7)：695-699, 2008.
32) Hao Z, et al：Repetitive transcranial magnetic stimulation for improving function after stroke. *Cochrane Database Syst Rev*：CD008862, 2013.
33) Elsner B, et al：Transcranial direct current stimulation (tDCS) for improving activities of daily living, and physical and cognitive functioning, in people after stroke. *Cochrane Database Syst Rev* 3：CD009645, 2016.
34) Wu CY, et al：Effect of therapist-based versus robot-assisted bilateral arm training on motor control, functional performance, and quality of life after chronic stroke：a clinical trial. *Phys Ther* 92：1006-1016, 2012.
35) Masiero S, et al：Upper-limb robot-assisted therapy in rehabilitation of acute stroke patients：focused review and results of new randomized controlled trial. *J Rehabil Res Dev* 48：355-366, 2011.
36) Veerbeek JM, et al：Effects of Robot-Assisted Therapy for the Upper Limb After Stroke. *Neurorehabil Neural Repair* 31：107-121, 2017.

先端リハビリテーション機器—ロボット
1. 下肢

1. ロボットを歩行訓練に導入した契機

　脳卒中の歩行再建として，ハーネスで患者を懸垂し，トレッドミルの上で立位歩行を早期から行える部分荷重トレッドミルトレーニング（body weight supported treadmill training；BWSTT）は，脳卒中片麻痺での歩行の再学習を促す手法として有望であった．しかし，この方法は，療法士が麻痺側の下肢の振り出しをしゃがんだ姿勢で手助けするため，療法士にとって大きな負担となった．その解決方法として，ロボットが下肢の振り出しの代行をすることが考えられた．Gait Trainer GT Ⅰ やLokomat®などのBWSTTを実施できる下肢訓練用ロボットが次々と開発され，世界中の臨床現場で使われ始めた．わが国の医療機関へのロボットの浸透はやや遅れたが，HAL®（Hybrid Assistive Limb）やリズム歩行アシストなど装着型の国産ロボットが，各地の医療機関にも導入され始めている．

2. 下肢訓練用ロボットの種類

　下肢訓練用ロボット，おもに歩行訓練に用いられるロボットの分類は国際的にも定まっていない．歩行の様式で分類する場合には，フレームから垂らしたハーネスで体幹を懸垂し直立姿勢をとり，トレッドミルや足板の上で歩行を行う据え付け型のロボットと，外骨格の金属フレームを装着し床上を歩く床上歩行型のロボットに分けることが多い（図）．後者は身体に装着するため，ウェアラブルロボット（wearable robot）ともよばれる．

　ウェアラブルロボットは，加速度計や筋電センサーなどが搭乗者の動きや意図を感知し動作するものが多い．また，下肢はモーターなどの動力で振り出しを補助するが，その力を加える場所で分類する場合もある．下肢に装着した外骨格に力を加えて歩行の軌道をつくるものを外骨格型（exoskeleton type；Lokomat®など），下肢の先に取り付けたアームや足板に力を加えて歩行軌道をつくるものをエンドエフェクター型（end-effector type；Gait Trainer GT Ⅱ など）とよんでいる．

3. 下肢訓練用ロボットの利点

　ロボットを用いた歩行訓練は，麻痺が重度な場合でもハーネスや外骨格で体を支えるため，早くから起立歩行が実施できる．また，ロボットは繰り返しの動作に強いため，訓練の量や強度を十分に確保できる．これらの点は，効率的な運動再学習に有利であり，心肺機能を含め身体機能の向上も期待される．

　据え付け型のロボットはハーネスで患者を懸垂するため転倒を回避できるが，床上歩行型の外骨格型のロボットの多くは，ロボット自身でバランスを確保できないため，歩行補助具などを用いる必要がある．

---

side memo　ロボットとは？

　「ロボット」は一般によく使われている言葉だが，明確な定義がなく，専門家の間でも意見が分かれる．一般には2006年のロボット政策研究会報告書での「センサー，知能・制御系，駆動系の3つの要素技術を有する，知能化した機械システム」の定義が引用されることが多い．

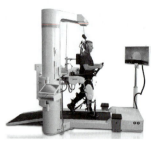
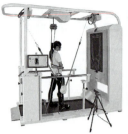
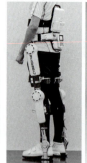
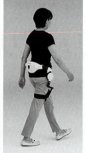
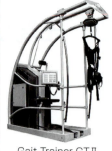

A. 据え付け型（外骨格型）　　　　　　　　　　B. 床上歩行型（外骨格型）　　C. 据え付け型（エンドエフェクター型）

図　下肢訓練用ロボットの分類
(Lokomat® : https://www.hocoma.com/solutions/lokomat/), (WW-1000® : https://newsroom.toyota.co.jp/jp/detail/15989155), (Gait trainer : https://www.reha-stim.com/en/)

4. 歩行訓練へのロボット導入の効果

　Hesseらが，脳卒中患者の歩行訓練にGait Trainer GT Ⅰ を使用し，通常の訓練より歩行の回復がよいことを報告してから，下肢訓練用ロボットは大きく注目された[1]．特に据え付け型のロボットは神経科学の知見をベースに開発された．
　しかし，2013年に行われたCochraneの報告[2]では，下肢訓練用ロボットでの歩行の改善度は従来の歩行訓練と大きな差を認めなかった．その後，臨床研究の数も増え，2017年のCochraneの報告[3]では，歩行自立度の改善においてロボットの優位性を認めた．急性期や歩行困難な場合ほど効果がある傾向にあった．一方，歩行速度や歩行耐久性では差はない．
　床上歩行型のロボットについては，まだ症例報告などにとどまり，質の高い臨床研究は少ない．近年，HAL®などの長期効果についての報告が出てきている．

5. 下肢訓練用ロボットの課題と今後

　下肢訓練用ロボットにはまだ多くの課題がある．据え付け型のロボットは，ハーネスを懸垂するフレームやトレッドミルが必要なため，大きく，重量がある．また，いずれの下肢訓練用ロボットも，上肢訓練用ロボットに比べてかなり高価格である．また，ハーネスや外骨格の装着に手間がかかることや有効な訓練方法が確立されていないことも問題である．
　近年，外骨格をもたないソフトスーツ（Soft Exosuitsなど）の利用が検討され，脳卒中患者での効果も報告されている．また，脳波や近赤外線光計測を利用したBMI（brain machine interface）とロボットを併用したトップダウンのアプローチも検討されている．

6. 医療保険などのサポート

　2016年9月より「医療用HAL®（下肢タイプ）」が8つの神経疾患に対して公的医療保険が適用された．脳卒中に対しては，2018年4月現在適用はないが，薬事の承認があり，訓練機器としての利用には問題ない．一方，2017年7月からHAL®の治療費を負担軽減する保険特約が一部の民間生命保険会社から提供され始めた．

（和田　太）

■文献
1) Werner C, et al : Treadmill training with partial body weight support and an electromechanical gait trainer for restoration of gait in subacute stroke patients : a randomized crossover study. *Stroke* 33 : 2895-2901, 2002.
2) Mehrholz J, et al : Electromechanical-assisted training for walking after stroke. *Cochrane Database Syst Rev* 4 : CD006185, 2007.
3) Mehrholz J, et al : Electromechanical-assisted training for walking after stroke. *Cochrane Database Syst Rev* 5 : CD006185, 2017.

先端リハビリテーション機器—ロボット
2. 下肢

下肢の運動を補助するリハロボットは脳卒中後遺症者や脊髄損傷者の歩行機能の改善を目的として開発されている．一般的にロボットはセンシング，制御系および駆動系をもつと定義されており，その定義をふまえるとリハロボットとは対象者の歩行状態を把握し，制御し，それに応じた歩行補助を行うことができる機器を指す．近年，さまざまな種類のロボットが開発されており，今後のリハ医療の中核的な役割を果たすことが期待される．

装着効果と学習効果

ロボットによる歩行機能の補助の目標は，①装着することにより歩行動作を向上させること（装着効果；wearing effect）と，②歩行運動の再学習により歩行能力を向上させること（学習もしくは治療効果；therapeutic effect）の2つに分けられる．

装着効果に主眼を置くロボットは，おもに脊髄損傷者の歩行機能を補完する目的で開発されたものが多く，医療用ロボットというより，福祉用具的な意味合いが強くなる．ただし，装着効果の結果として日常的な活動量を増加させることができれば，筋力や持久力の改善が得られる場合があるため，治療効果としての意義をもつ可能性もある．

学習効果に主眼を置くロボットは，一定期間のトレーニングとして使用され，対象者の能力向上に貢献することを目標とする．多くの場合，体重免荷装置を併用してトレッドミル上で歩行できる構造をもつことが多い．一般的にロボットを使用した歩行トレーニングをrobot assist gait training（RAGT）とよぶ．

リハビリテーションロボットの種類とその効果

学習効果を目的としたリハロボットは，その構造から2種類に大別される[1]．1つはend-effector型（エンドエフェクター型）のロボットであり，これは両足をフットプレートの上に乗せ，立脚期，遊脚期の足部の軌跡を再現することを目的としている．このため，膝関節や股関節の動きは制約が少なく，比較的自由に運動することができる．もう1つはexoskeleton型（外骨格型）であり，歩行中の膝関節や股関節を誘導するプログラムを有している．ともに体重免荷機構を併せることで歩行自立していない患者に対しても，高反復に適切な歩行運動を再現させることができる．

リハロボットの効果として最も多く報告されているのが，歩行不可能な脳卒中後片麻痺者に対する歩行再獲得率の向上である[2]．これは体重免荷トレッドミルトレーニング（body weight supported treadmill training；BWSTT）が歩行不可能な対象者への効果が得られにくいこと[3]と対照的であり，リハロボットの重要な特徴である．この効果は特に急性期の自立歩行ができない患者に対して歩行運動を高頻度で反復させることによるものと考えられ，特にend-effector型のほうが高い歩行再獲得率を示すとされる[4]．

リハビリテーションロボットによる歩行改善効果とスラッキング

しかし，歩行速度の増加のような歩行機能改善に対する影響について，RAGTは理学療法士によるアシストに及ばないとされる[5,6]．この理由の1つとして，運動強度の問題がある．例えば，脊髄損傷者に対してexoskeleton型のリハロボッ

トを用いた場合，対象者自身に要求される歩行エネルギーコストはロボットのほうが理学療法士のアシストより低下する[7]．つまりロボットのほうが依存性の高い運動になると考えられ，患者のトレーニング効果が運動強度に相関するならば，ロボットによる負荷の低減はトレーニング効果を消失させることにつながる[5]．同様に過剰な補助は，自発的な運動制御の必要性を低減するため，学習効果を減少させてしまう．実際に運動をロボットによって完全に補助した場合とロボットによる補助を最小限にとどめた場合とでは，歩行機能の改善効果に差が出ることが報告されている[8]．このように本来，対象者自身が行うべき運動を過度にロボットに依存してしまうことをスラッキング（slacking）という．

最適アシストパラダイム

End-effector型における高い歩行再獲得率や最小限のアシストによる歩行機能の改善効果の増加は，運動学習と運動の自由度の関係が影響していると推察される[6]．

リハロボットの効果発現が高反復に伴う学習効果によるとすれば，その変化の中核は中枢神経系の運動適応（motor adaptation）にある．運動適応はフィードバック誤差学習*を前提としており，運動時の誤差に伴って修正される性質をもつ．もしロボットが誤差のない精密な運動誘導（つまり運動の自由度が小さすぎる）を行ったとすると，行われる運動が適切であっても，それはロボットが制御した結果であり，中枢神経系においては誤差学習が生じないことになる．つまりロボットによる他動運動となってしまい，学習効果を低下させる．一方，誤差が大きすぎると（つまり運動の自由度が大きすぎる），不適切な運動が生じる確率が上がるため，運動適応そのものが困難になり学習を阻害する．したがって，ロボットによる誘導は，対象者の運動の自由度を過度に減少させても，過度に増大させても，学習効果を減少させる

> フィードバック誤差学習：意図した運動と実際に行った運動の違いをもとに運動制御を変更する学習．

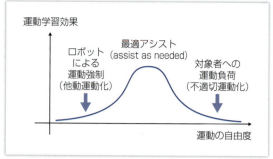

図 リハビリテーションロボットによる学習効果と運動の自由度

ことになる（図）．このように運動改善効果を得るためには至適補助量が重要であるという考え方を最適アシスト（assist as needed；AaN）パラダイムという[9]．

産業用ロボットや一般的なサービスロボットは，人が担うべき作業の軽減を目標に開発されるため，リハロボットも装着効果を高め運動を最大限に補助することが重要であると考えがちである．しかし，他の領域のロボットと異なり，リハロボットは装着効果を高めれば高めるほど，かえってスラッキングを生じさせることになる．したがって，歩行機能改善のための最適なアシストは，一般的な運動学習課題の選択と同じように専門家による判断が必要であると考える．

リハビリテーションロボットの至適補助量

スラッキングを起こさせない工夫は，補助量の大きさだけではない．例えば本田技研製のHONDA歩行アシストは他の機器と比べ軽量でウェアラブルなリハロボットであり，トレッドミルの使用を前提としていない．誘導トルクは最大でも4Nmであり，実際の歩行時に生じるトルクの1/10程度である．さらに誘導は股関節だけに限定しているため，膝関節や足関節の動きは強制されない．したがって，end-effector型と同様に運動の自由度が高く，学習効果を引き出すのに適しているといえる．実際にこの機器の補助により全体的なエネルギーコストは低下する[10]が，足関節の代謝量は増加するとされており[11]，過度なスラッキングは起きにくい機構を有している．このため脳卒中

後片麻痺者に対して，歩行時の非対称性を改善するというような学習効果があることも確かめられている[12]．このHONDA歩行アシストのように，誘導範囲をあえて限定することも，スラッキングを防止し，AaNパラダイムにかなった運動補助を行うための方策の1つである．

このように歩行改善を目的としたリハロボットも上肢ロボットと同様に，いかに運動を制御するかという観点から，いかに運動学習を引き出すかという観点に主眼を置いたものに変わってきている．今後，さらに学習理論に基づいた機構の工夫と同時に，ロボットの適応と使用量を明確にすることが求められるだろう．

〔大畑光司〕

■文献

1) Hesse S, et al：Innovative gait robot for the repetitive practice of floor walking and stair climbing up and down in stroke patients. J Neuroeng Rehabil 7：30, 2010.
2) Mehrholz J, et al：Electromechanical-assisted training for walking after stroke. Cochrane Database Syst Rev 5：CD006185, 2017.
3) Bowden MG, et al：Locomotor rehabilitation of individuals with chronic stroke：difference between responders and nonresponders. Arch Phys Med Rehabil 94：856-862, 2013.
4) Mehrholz J, Pohl M：Electromechanical-assisted gait training after stroke：a systematic review comparing end-effector and exoskeleton devices. J Rehabil Med 44：193-199, 2012.
5) Hornby TG, et al：Enhanced gait-related improvements after therapist- versus robotic-assisted locomotor training in subjects with chronic stroke：a randomized controlled study. Stroke 39：1786-1792, 2008.
6) Hidler J, et al：Multicenter randomized clinical trial evaluating the effectiveness of the Lokomat in subacute stroke. Neurorehabil Neural Repair 23：5-13, 2009.
7) Israel JF, et al：Metabolic costs and muscle activity patterns during robotic- and therapist-assisted treadmill walking in individuals with incomplete spinal cord injury. Phys Ther 86：1466-1478, 2006.
8) Krishnan C, et al：Reducing robotic guidance during robot-assisted gait training improves gait function：a case report on a stroke survivor. Arch Phys Med Rehabil 94：1202-1206, 2013.
9) Cai LL, et al：Implications of assist-as-needed robotic step training after a complete spinal cord injury on intrinsic strategies of motor learning. J Neurosci 26：10564-10568, 2006.
10) Kitatani R, et al：Reduction in energy expenditure during walking using an automated stride assistance device in healthy young adults. Arch Phys Med Rehabil 95：2128-2133, 2014.
11) Shimada H, et al：Effects of an automated stride assistance system on walking parameters and muscular glucose metabolism in elderly adults. Br J Sports Med 42：922-929, 2008.
12) Buesing C, et al：Effects of a wearable exoskeleton stride management assist system (SMA®) on spatiotemporal gait characteristics in individuals after stroke：a randomized controlled trial. J Neuroeng Rehabil 12：69, 2015.

Memo

先端リハビリテーション機器—ロボット
3. 上肢

　脳卒中片麻痺上肢のリハ治療にロボットを活用する試みは，1990年代にマサチューセッツ工科大学（MIT）のKrebs, Hoganらによる水平面を移動するロボットアームを用いて介助運動などを行う報告が最初である[1]．その後，さまざまな上肢用ロボットが開発されており，今後は臨床現場での普及が進むことが期待されている．

1. 訓練支援原理・効果・適応

　上肢用リハロボットは，平面（2次元）または空間（3次元）で片麻痺上肢の介助，自動介助，抵抗運動を行うのが訓練支援の原理である．訓練対象とする動作をロボットのサポート下で反復し，訓練量を増やして上肢機能回復を促通する効果が期待できる．ディスプレイ上の情報などを患者にフィードバックすることが可能であり，正確な訓練データを逐一記録して，機能回復の歩みを振り返り，メニューの妥当性を検証することも可能である．主な適応は，脳卒中回復期の中等度〜重度麻痺と考えられているが，発症後早期あるいは生活（維持）期においても，また軽度麻痺に対しても適応可能である．ただし，麻痺上肢の痙性や拘縮，疼痛などが強い場合は実施困難となることもあるので注意が必要である．リハロボットを利用した麻痺上肢の訓練は，運動学習のうち特に強化学習的要素に関して強みを発揮するが，逆に，改善回復した機能を日常生活動作（ADL）に転位（transfer）することについては，ロボットによる訓練単独では十分でなく，別途それを意識した訓練を追加する必要があると考えられている[2]．

2. 主な上肢用リハロボット

　リーチ動作あるいは手関節動作などを対象としたものが多く，手指功緻動作を対象とするものはまだ少ない．ReoGo®は，イスラエルのMotorika社が開発した二・三次元リーチ動作訓練用のロボットであり，わが国でも帝人ファーマ株式会社より日本人向けに改良したReoGo-J®が導入されている（図1）．直立した伸縮する棒状のパーツ上で前腕を保持し，全介助運動から抵抗自動運動までさまざまな訓練モードを備えている．国内での多施設における前向き無作為オープン結果遮断試験

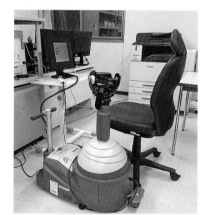

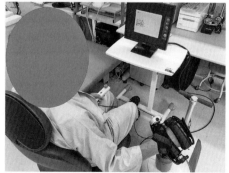

図1　ReoGo-J®

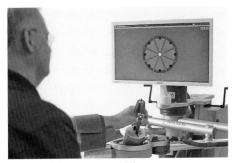

図2　InMotion ARM™
(Interactibe Motion Technologics 社：http://bionikusa.com/healthcarereform/upper-extremitity-rehabilitiation/inmotion2-arm/)

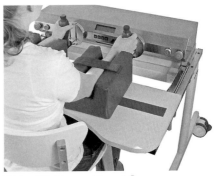

図3　Bi-Manu-Track®
(Reha-Stim MedtecAG社, Reha-Stim Medtec GmbH＆Co.KG 社：https://www.reha-stim.com/en/product/bi-manu-track/)

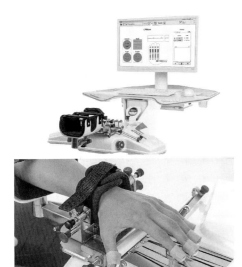

図4　Amadeo®
(Tyromotion社：https://tyromotion.com/en/produkte/amadeo/)

の結果, 脳卒中片麻痺上肢に対する回復期リハでの効果が証明されている[3].

InMotion ARM™ は, 1990年代よりMITが研究開発してきた上肢用リハロボットMIT-Manusを米国のInteractibe Motion Technologics社が製品化したものである. 机上水平面でのリーチ動作を訓練するロボットで, ディスプレイに表示された課題を麻痺側の手でロボットアームを動かし, 運動軌道に合わせてロボットが介助・抵抗を適宜加えて反復練習を行う(図2). 国外のランダム化比較試験で脳卒中生活(維持)期での効果が報告されている[4].

Bi-Manu-Track® は, ドイツのベルリン自由大学とReha-Stim社により共同開発された前腕回内外と手関節掌背屈運動に特化した上肢用リハロボットで, 非麻痺側によって麻痺側のロボット運動をコントロールすることによって訓練するシステムである(図3).

Amadeo® は, オーストリアのグラーツ工科大学とTyromotion社により共同開発された手指練習も可能なロボットで(図4), 国外のランダム化比較試験で脳卒中発症早期の手指機能回復効果が報告されている[5].

(松永俊樹)

■文献

1) Krebs HI, et al：Robot-aided neurorehabilitation. *IEEE Trans Rehabil Eng* 6：75-87, 1998.
2) 道免和久, 他：片麻痺上肢の運動学習を促すロボットリハビリテーション. *Jpn J Rehabil Med* 54：4-8, 2017.
3) Takahashi K, et al：Efficacy of upper extremity robotic therapy in subacute poststroke hemiplegia：An exploratory randomized trial. *Stroke* 47：1385-1388, 2016.
4) Lo AC, et al：Robot-assisted therapy for long-term upper-limb impairment after stroke. *N Eng J Med* 362：1772-1783, 2010.
5) Sale P, et al：Recovery of hand function with robot assisted-therapy in acute stroke ptients：a randomized-controlled trial. *Int J Rehabil Res* 37：236-242, 2014.

第8章

社会保障の活用

診療報酬

診療報酬とは，保険で診察や診療を受けた際に，診療行為に対して医療保険から医療機関に支払われる報酬のことをいい，中央社会保険医療協議会により公に定められている．つまり，自費診療など保険適用外のものを除き，国内の保健医療機関では同じ医療行為を受けたときの費用は基本的に同じである．なお，診療報酬は人口構成の変化など社会情勢の変化，国の医療行政の方針や財政状況などにより2年に1度改定される．

本項ではリハにおける診療報酬制度，特に脳卒中患者に関係する内容を中心に説明する．

1. リハビリテーションにおける診療報酬の構造

リハ医療における診療報酬の要素（図）には，①基本診療料等，②リハの実施，③リハの計画・評価などがある．

1 基本診療料等

基本診療料等には入院患者では入院基本料，回復期リハ病棟入院料をはじめとする特定入院料等がある．外来患者では初・再診料，外来リハ診療

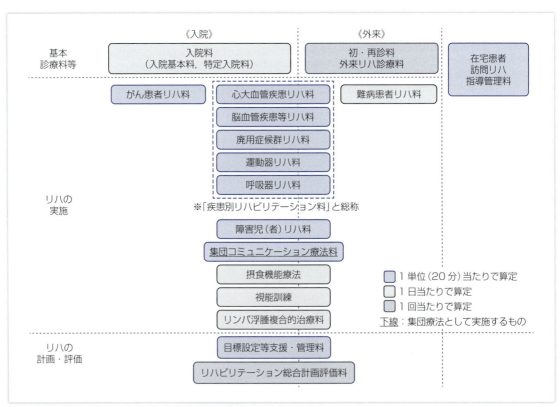

図　リハビリテーションにかかる診療報酬の構造　　　　　　　　　　　　　　（中央社会保険医療協議会資料を改変）

料，在宅医療では在宅患者訪問リハ指導管理料が設定されている．

2 リハビリテーションの実施

疾患別リハ料（表1）は2006（平成18）年度の診療報酬制度改定（以下，改定）で設定された．それまでは人員配置，機能訓練室の面積などを要件とする施設基準により区分されていた評価体系を見直し，疾患や障害の特性（表2）に応じて心大血管疾患リハ料，脳血管疾患等リハ料，運動器リハ料，呼吸器リハ料が設けられた．その後，2008（平成22）年度の改定で脳血管疾患等リハ料を廃用症候群とそれ以外に区別され，2016（平成28）年の改定で，廃用症候群の特性に応じたリハを実施するために独立した疾患別リハ料として廃用症候群リハ料が新設された．疾患別リハ料は1単位

表1 疾患別リハビリテーション料

		心大血管疾患リハビリテーション料	脳血管疾患等リハビリテーション料	廃用症候群リハビリテーション料	運動器リハビリテーション料	呼吸器リハビリテーション料
1単位あたりの点数（算定日数超過後の1単位あたりの点数）	I	205点	245点（147点）	180点（108点）	185点（111点）	175点
	II	125点	200点（120点）	146点（88点）	170点（102点）	85点
	III		100点（60点）	77点（46点）	85点（51点）	
標準的算定日数		治療開始日から150日以内	発症，手術，急性増悪，又は最初の診断日から180日以内	廃用症候群の診断又は急性増悪から120日以内	発症，手術，急性増悪，又は最初の診断日から150日以内	治療開始から90日以内

表2 疾患別リハビリテーション料の対象疾患

心大血管疾患リハビリテーション料
①急性心筋梗塞，狭心症発作その他の急性発症した心大血管疾患またはその手術後の患者
②慢性心不全，末梢動脈閉塞性疾患その他の慢性の心大血管疾患により，一定程度以上の呼吸循環機能の低下および日常生活能力の低下を来している患者

脳血管疾患等リハビリテーション料
①脳梗塞，脳出血，くも膜下出血その他の急性発症した脳血管疾患またはその手術後の患者
②脳腫瘍，脳膿瘍，脊髄損傷，脊髄腫瘍その他の急性発症した中枢神経疾患またはその手術後の患者
③多発性神経炎，多発性硬化症，末梢神経障害その他の神経疾患の患者
④パーキンソン病，脊髄小脳変性症その他の慢性の神経筋疾患の患者
⑤失語症，失認および失行症並びに高次脳機能障害の患者
⑥難聴や人工内耳植え込み手術などに伴う聴覚・言語機能の障害を有する患者
⑦顎・口腔の先天異常に伴う構音障害を有する患者
⑧舌悪性腫瘍等の手術による構音障害を有する患者
⑨脳性麻痺等に伴う先天性の発達障害等でリハビリテーションを要する状態の患者

廃用症候群リハビリテーション料
急性疾患などに伴う安静（治療の有無を問わない）による廃用症候群の患者
（一定程度以上の基本動作能力，応用動作能力，言語聴覚能力，日常生活能力の低下を来しているもの）

運動器リハビリテーション料
①上・下肢の複合損傷，脊椎損傷による四肢麻痺その他の急性発症した運動器疾患またはその手術後の患者
②関節の変性疾患，関節の炎症性疾患その他の慢性の運動器疾患により，一定程度以上の運動機能および日常生活能力の低下を来している患者

呼吸器リハビリテーション料
①肺炎，無気肺，その他の急性発症した呼吸器疾患の患者
②肺腫瘍，胸部外傷その他の呼吸器疾患またはその手術後の患者
③慢性閉塞性肺疾患（COPD），気管支喘息その他の慢性の呼吸器疾患により，一定程度以上の重症の呼吸困難や日常生活能力の低下を来している患者
④食道癌，胃癌，肝臓癌，咽・喉頭癌などの手術前後の呼吸機能訓練を要する患者

表3 算定単位数，算定日数の各上限の除外対象者

1日の算定単位数の上限を9単位までとできる厚生労働大臣の定める患者
①回復期リハビリテーション病棟入院料を算定する患者 ②脳血管疾患等の患者のうちで発症後60日以内の患者 ③入院中の患者で，病棟等で早期歩行，ADLの自立などを目的として疾患別リハビリテーション料の各（Ⅰ）を算定するもの

標準的算定日数上限の除外対象となる厚生労働大臣が定める患者
（1）治療継続により状態の改善が期待できると医学的に判断される場合 　①失語症，失認および失行症　　　　　　　　②高次脳機能障害 　③重度の頸髄損傷　　　　　　　　　　　　　④頭部外傷および多部位外傷 　⑤慢性閉塞性肺疾患（COPD）　　　　　　　⑥心筋梗塞 　⑦狭心症　　　　　　　　　　　　　　　　⑧軸索断裂の状態にある末梢神経損傷の患者（発症後1年以内） 　⑨外傷性の肩関節腱板損傷（受傷後180日以内）　⑩回復期リハ病棟入院料の算定患者 　⑪回復期リハ病棟入院料を算定する患者であって　⑫難病患者リハ料に規定する患者 　　退棟から3ヶ月以内の患者*1 　⑬障害児（者）リハ料に規定する患者*2　　　⑭その他リハを継続して行うことが必要と医学的に認められるもの （2）治療上有効と医学的に判断される場合に除外対象となる患者 　①先天性又は進行性の神経・筋疾 　②障害児（者）リハ料に規定する患者

*1：医療機関・介護老人保健施設・介護医療院に入院・入所するものを除く
*2：加齢に伴って生ずる心身の変化に起因する疾病の者に限る

（20分）あたりで算定され，1日6単位まで算定できる．ただし，別に厚生労働大臣が定める患者（表3）については1日9単位まで算定することができる．

その他のリハ料（表4）として，がん患者リハ料，障害児（者）リハ料，集団コミュニケーション療法料が規定されており，1単位あたりで算定される．また，認知症患者リハ料，難病患者リハ料，摂食機能療法，視能訓練，リンパ浮腫複合的治療料は1日あたりで算定される．

また，2018（平成30）年度の改定で，理学療法士または作業療法士等が，車椅子や座位保持装置上の適切な姿勢保持や褥瘡予防のため，患者の体幹機能や座位保持機能を評価したうえで体圧分散やサポートのためのクッションや付属品の選定や調整を行った場合にも，脳血管疾患等リハ料を算定できるようになった．

3 リハビリテーションの計画・評価等

リハの計画・評価等に対する報酬（表5）として，リハ総合計画評価料，リハ計画提供料，目標設定等支援・管理料が規定されている．

「リハビリテーション総合計画評価料」は，定期的な医師の診察および運動機能検査等の結果をもとに医師，看護師，理学療法士，作業療法士，言語聴覚士，社会福祉士等の多職種が協働してリハ総合実施計画を作成し，その内容を患者に説明のうえ交付するとともに，その写しを診療録に添付することで，算定することができる．なお，2018（平成30）年度の改定で，リハ総合計画評価料は「1（300点）」と「2（240点）」に分けられたが，「リハ総合計画評価料2」は脳血管疾患等リハ料（Ⅰ），（Ⅱ）などを算定している患者で，介護保険によるリハへの移行が見込まれる患者に対するものである．それ以外の患者に対しては「リハ総合計画評価料1」を算定する．他の変更点として，回復期リハ病棟入院料（Ⅰ）を算定している患者では，計画書に栄養状態の評価を必ず記載することになった．具体的には身長，体重，BMI（body mass index），栄養補給方法（経口，経管栄養，経静脈栄養）等に基づく栄養状態の評価と必要栄養量，総摂取栄養量等を記載する必要があり，定期的な評価や計画の見直しも求められている．また，回復期リハ病棟入院料を算定している患者に対して，入院の前後7日以内に自宅等を訪問し，退院後の住環境などを評価したうえでこの計画書を作成した場合には，入院中1回に限り「入院時訪問指導加算（150点）」として，この評価料に加算できる．

「リハ計画提供料1（275点）」はリハ総合実施計

表4　その他のリハビリテーション料

		点数	備考
がん患者リハビリテーション料		205点/単位	1日6単位まで
認知症患者リハビリテーション料		240点/日	
難病患者リハビリテーション料		640点/日	
短期集中リハビリテーション実施加算	退院後1ヶ月以内	+280点	
	退院後1ヶ月～3ヶ月	+140点	
障害児(者)リハビリテーション料	6歳未満	225点/単位	1日6単位まで
	6歳～18歳未満	195点/単位	
	18歳以上	155点/単位	
集団コミュニケーション療法料		50点/単位	1日3単位まで専任常勤医師1名以上，専従言語聴覚士1名以上
摂食機能療法	30分以上の場合	185点/日	1月に4回まで．ただし，治療開始から3ヶ月以内については1日につき算定可能
	30分未満の場合	130点/日	脳卒中の発症から14日以内に限り1日につき算定可能
	経口摂取回復促進加算1	+185点	専従言語聴覚士1名以上，多職種によるカンファレンスを月に1回以上行う等の条件あり
	経口摂取回復促進加算2	+20点	
視能訓練	斜視視能訓練	135点/日	
	弱視視能訓練	135点/日	
リンパ浮腫複合的治療料	重症の場合	200点/日	国際リンパ学会病期分類Ⅱ期以降
	上記以外の場合	100点/日	国際リンパ学会病期分類Ⅰ期以降

表5　リハビリテーションの計画・評価等

			備考
リハビリテーション総合計画評価料1		300点	
リハビリテーション総合計画評価料2		240点	介護保険によるリハビリテーションへの移行が見込まれる場合
	入院時訪問指導加算	+150点	回復期リハ病棟入院の前後7日以内に自宅等を評価
リハビリテーション計画提供料1		275点	通所リハビリテーション事業所等へ情報提供
	電子化連携加算	+5点	電磁的記録媒体を用いて提供
リハビリテーション計画提供料2		100点	医療機関へ情報提供
目標設定等支援・管理料	初回	250点	
	2回目以降	100点	

画書を文書で通所リハ事業所などへ提供した場合に，患者1人につき1回算定するもので，所定の形式による電磁的記録媒体で提供した場合には「電子化連携加算（5点）」を加算できる．なお，目標設定等支援・管理料を算定している場合には，目標設定等支援・管理シートも一緒に提供する必要がある．「リハ計画提供料2（100点）」はリハ総合実施計画書を，外来リハを担う他の医療機関に対して文書で提供し，その文書を診療録に添付することで算定できる．

「目標設定等支援・管理料（初回250点，2回目以降100点）」は，医療保険から介護保険への円滑な移行を促進することを目的として設定された．これは要介護被保険者等に対するリハの実施において，定期的な医師の診察および運動機能検査などの結果，患者との面談などに基づき，医師，看護師，理学療法士，作業療法士，言語聴覚士，社会福祉士などの多職種が患者と協働して，個々の患者の特性に応じたリハの目標設定を行い，その進捗を管理した場合に算定できる．なお，回復期リハ病棟入院中では，標準的算定日数の3分の1を経過後，目標設定等支援・管理料を算定せずに

表6 脳卒中のリハビリテーションの流れ

	急性期	回復期	生活（維持）期	
	入院		通所	老人保健施設，病院，診療所など
		外来	訪問	病院，診療所，老人保健施設
				訪問看護ステーション
心身機能	改善	改善	維持～改善	
ADL	向上	向上	維持～向上	
活動・参加	再建	再建	再建・維持～向上	
QOL	―	―	維持～向上	
内容	早期離床・早期リハによる廃用症候群の予防	集中的リハによる機能回復・ADL向上	リハ専門職のみならず，多職種によって構成されるチームアプローチによる生活機能の維持・向上，自立生活の推進，介護負担の軽減，QOLの向上	

主に医療保険 ← → 主に介護保険

（中央社会保険医療協議会資料を一部改変）

疾患別リハを行う場合，100分の90に減算される．

2. 脳卒中のリハビリテーションの経過と診療報酬の要点

1 脳卒中のリハビリテーションの流れ

　一般に脳卒中のリハ（表6）は急性期，回復期，生活（維持）期に分けられ，急性期は発症直後から早期離床，廃用症候群の予防を目的として行われる．回復期では集中的なリハによる最大の機能回復，ADLの自立度向上，家庭復帰などを目指し，生活（維持）期では生活機能の維持・向上，自立生活の推進，介護負担の軽減，QOLの向上，あるいは社会参加（復帰）を目指すために実施される．そして，急性期から回復期のリハは主に医療保険，生活（維持）期では主に介護保険により実施される．

2 急性期における診療報酬

　早期からのリハを推進するため，疾患別リハ料の加算として，早期リハ加算と初期加算が規定されている．脳血管疾患等リハ料においては，発症，手術または急性増悪した日から30日間に限り，早期リハ加算として1単位につき30点，また，14日間に限り初期加算として1単位につき45点をさらに加算することができる．なお，初期加算はリハ科常勤医が1名以上勤務し，届け出をしている医療機関において認められている．早期加算および初期加算の対象は原則入院患者であるが，脳卒中ではその医療機関あるいは他の医療機関を退院した患者で地域連携診療計画加算を算定している患者では，外来でも算定できる．

　また，2018（平成30）年度の改定で，急性期においてはICU（集中治療室）における多職種による早期離床・リハの取り組みに対する評価として，「早期離床・リハ加算〔500点（1日につき）〕」が新設された．

3 回復期における診療報酬

（1）回復期リハビリテーション病棟入院料

　回復期リハ病棟入院料は2000（平成12）年度の診療報酬改定時に新設された．回復期リハ病棟は，脳血管疾患または大腿骨頚部骨折等の患者に対して，ADLの向上による寝たきりの防止と家庭復帰を目的としたリハを集中的に行うための病棟であり，回復期リハを要する状態の患者（表7）が常時8割以上入院している病棟をいう．疾患区分によって発症から入院までの期間が1または2カ月以内と定められており，算定上限の入院期間も60～180日に設定されている．なお，リハの実施にあたっては，医師は定期的な機能検査などをもとに，その効果判定を行い，リハ実施計画を作成する必要がある．

　回復期リハ病棟は，その施設基準等により入院

表7　回復期リハビリテーション病棟の定義と入院料の算定対象

回復期リハビリテーション病棟の定義
①脳血管疾患，大腿骨頸部骨折などの患者に対して，ADLの向上による寝たきりの防止と家庭復帰を目的としたリハを集中的に行うための病棟
②構造設備，医師およびリハ専門職の配置，リハの実績などによる施設基準を満たす病棟に，回復期リハを要する状態（下記）の患者を入院させた場合に，回復期リハビリテーション病棟入院料を算定する

回復期リハビリテーション病棟入院料の算定対象 （回復期リハビリテーションを必要とする状態）	発症から入院までの日数	入院期間の上限
①脳血管疾患，脊髄損傷，頭部外傷，くも膜下出血のシャント術後，脳腫瘍，脳炎，急性脳症，脊髄炎，多発性神経炎，多発性硬化症，腕神経叢損傷などの発症後もしくは手術後または義肢装着訓練を要する状態	2カ月以内	150日
高次脳機能障害を伴った重症脳血管障害，重度の頸髄損傷および頭部外傷を含む多部位外傷	2カ月以内	180日
②大腿骨，骨盤，脊椎，股関節もしくは膝関節の骨折または2肢以上多発骨折の発症後または手術後の状態	2カ月以内	90日
③外科手術または肺炎などの治療時の安静により廃用症候群を有しており，手術後または発症後の状態	2カ月以内	90日
④大腿骨，骨盤，脊椎，股関節または膝関節の神経，筋または靱帯損傷後の状態	1カ月以内	90日
⑤股関節または膝関節の置換術後の状態	1カ月以内	90日

料1～入院料6（表8）が規定されている．入院料1においては，看護師配置13：1以上，専従常勤で理学療法士3名以上，作業療法士2名以上，言語聴覚士1名以上，社会福祉士を専任常勤で1名以上配置するなど十分な人員配置が求められている．さらに，リハによる効果の実績も求められており，新規入院患者における「重症者（日常生活機能の機能評価で10点以上）」の割合が3割以上で，「重症者」のうち3割以上が入院時と比較して日常生活機能が4点以上の改善，7割以上が自宅などに退院．FIM（Functional Independence Measure）により算出されるリハの実績指数（表9）が37以上であることが求められている．これまでは，できるだけ早期から集中的なリハの実施を推進できることや十分なリハの提供量を確保できることが評価されてきたが，アウトカムにも着目した評価が重要視されてきており，2016（平成28）年度の改定から，実績指数（表9）が一定の水準に達しない状態（3カ月ごとに集計・報告する直近6カ月間の実績指数が27以下）が続く医療機関については，疾患別リハ料は6単位までが出来高算定で，7～9単位実施しても6単位を超えるリハは入院料に包括されるようになった．

回復期リハ病棟入院料において，効果的なリハの提供を評価する仕組みとして，いくつかの加算（表10）が規定されている．回復期リハ病棟入院料3，4，5または6の届け出を行っている医療機関では，専従の常勤理学療法士または作業療法士が休日を含め配置されるなどの条件を満たし，週7日間のリハを提供する体制を有しているときに「休日リハ提供体制加算」を算定することができる．また，回復期リハ病棟入院料1または2の届け出を行っている医療機関で，専従の常勤医師1名以上および専従の社会福祉士1名以上が配置されているときに，「体制強化加算1」を算定できるが，地域包括ケアシステムの中でリハを推進していく観点から，2016（平成28）年度の診療報酬改定において，一定の条件を満たせば専従の常勤医が入院以外の診療にも従事できるよう「体制強化加算2」も規定された．

(2) 生活機能に関するリハビリテーションの実施場所の拡充

社会復帰（参加）を目指すリハの促進のため，2016（平成28）年度の改定において，社会生活における活動能力や手段的日常生活動作（IADL）の能力の獲得を目的として，交通機関や店舗での買い物など実際の環境において訓練が必要な場合，医療機関の外に出て行うリハについても疾患別リ

表8 回復期リハビリテーション病棟の施設基準と入院料

		入院料1	入院料2	入院料3	入院料4	入院料5	入院料6
医師配置		\multicolumn{6}{|l|}{専任常勤医1名以上}					
看護職員配置		13：1以上	13：1以上	15：1以上	15：1以上	15：1以上	15：1以上
正看護師の比率		7割以上	7割以上	4割以上	4割以上	4割以上	4割以上
看護補助者配置		30：1以上					
事務的業務を行うもの		200：1以上					
リハビリテーション職員配置		専従常勤でPT3名以上，OT2名以上，ST1名以上	専従常勤でPT3名以上，OT2名以上，ST1名以上	専従常勤で，PT2名以上，OT1名以上	専従常勤で，PT2名以上，OT1名以上	専従常勤で，PT2名以上，OT1名以上	専従常勤で，PT2名以上，OT1名以上
社会福祉士等の配置		専任常勤1名以上	専任常勤1名以上	専任常勤1名以上	不要	不要	不要
管理栄養士の配置		専任常勤1名以上が望ましい	規定なし	規定なし	規定なし	規定なし	規定なし
新規入院患者における「重症者」（日常生活機能評価10点以上）の割合		3割以上	3割以上	2割以上	2割以上	規定なし	規定なし
重症者における日常生活機能が改善している者の割合（6カ月間）		3割以上が入院時から4点以上改善	3割以上が入院時から4点以上改善	3割以上が入院時から3点以上改善	3割以上が入院時から3点以上改善	規定なし	規定なし
自宅などに退院する割合（6カ月間）		7割以上	7割以上	7割以上	7割以上	規定なし	規定なし
リハビリテーションの実績指数（6カ月間）		37以上	規定なし	30以上	規定なし	30以上	規定なし
休日を含め，週7日間リハビリテーションを提供できる体制		必要	必要	不要（体制を備えた場合には加算あり）	不要（体制を備えた場合には加算あり）	不要（体制を備えた場合には加算あり）	不要（体制を備えた場合には加算あり）
1日あたりの診療点数	生活療養なし	2,085点	2,025点	1,861点	1,806点	1,702点	1,647点
	生活療養あり	2,071点	2,011点	1,846点	1,791点	1,687点	1,632点

表9 回復期リハビリテーション病棟におけるアウトカム評価（実績指数）

〈効果の実績の評価基準〉
3カ月ごとの報告において報告の前月までの6カ月間に退棟した患者を対象とした「実績指数」が2回連続して27未満の場合

$$実績指数 = \frac{各患者の（FIM得点[運動項目]の，退棟時と入棟時の差）の総和}{各患者の\left(\frac{入棟から退棟までの在棟日数}{状態ごとの回復期リハ病棟入院料の算定上限日数}\right)の総和}$$

〈実績指数の計算対象〉
○報告月の前月までの6カ月間に退棟した患者
○ただし，以下の患者を除外
　必ず除外する患者
　・回復期リハ病棟入院料を一度も算定しなかった患者
　・在棟中に死亡した患者
　まとめて除外できる患者
　・高次脳機能障害の患者が特に多い（退棟患者の4割以上）場合は，高次脳機能障害の患者をすべて除外してもよい．
　各月の入棟患者数の3割以下の範囲で除外できる患者
　・入棟時にFIM運動項目の得点が20点以下の患者　・入棟時にFIM運動項目の得点が76点以上の患者
　・入棟時にFIM認知項目の得点が24点以下の患者　・入棟時に年齢が80歳以上の患者

（医学通信社，2018[1]）を改変）

ハ料の対象に含まれるようになった．その算定要件としては，①入院中の患者に対する訓練であること，②脳血管疾患等リハ料（Ⅰ）など疾患別リハ料（Ⅰ）を算定するものとされている．具体的には，移動の手段獲得を目的として，道路の横断，エスカレーターの利用，改札機の利用など医療機関内では実施不可能なものや，家事動作能力の獲得が必要な患者に対して，店舗における買い物や居宅における家事など訓練室の設備ではない実際の設備を用いた訓練を必要とする特段の理由

表10　回復期リハビリテーション病棟入院料にかかる診療報酬上の加算

加算	算定要件・施設基準の概要
休日リハビリテーション提供体制加算 60点（1日につき）	・回復期リハビリテーション病棟入院料3，4，5または6の届け出を行っていること ・休日を含め，週7日間リハビリテーションを提供する体制を有していること ・当該病棟に配置されている専従の常勤理学療法士または作業療法士のうち1名以上がいずれの日においても配置されていること ・当該病棟において看護要員の配置が休日においてもリハビリテーションを提供する支障とならないよう配慮すること
体制強化加算1 200点（1日につき）	・回復期リハビリテーション病棟入院料1または2の届け出を行っていること ・病棟に専従の常勤医師[*1]1名以上および専従の常勤社会福祉士[*2]1名以上が配置されていること
体制強化加算2 120点（1日につき）	・回復期リハビリテーション病棟入院料1または2の届け出を行っていること ・病棟に専従の常勤医師[*2]2名以上および専従の常勤社会福祉士[*2]1名以上が配置されていること ・常勤医師のうち2名は，以下の要件をすべて満たしていれば，他の業務に従事できる 　ア　前月に外来患者に対するリハビリテーションまたは訪問リハビリテーションを実施 　イ　それぞれの医師が当該病棟の業務に従事する曜日，時間などをあらかじめ決めている 　ウ　週32時間以上，2名の医師のうち少なくとも1名が当該病棟業務に従事している 　エ　当該2名の医師は，いずれも当該病棟業務に週8時間以上従事している

[*1]：リハビリテーション医療に関する3年以上の経験を有し，適切なリハビリテーションにかかる研修を終了している医師．
[*2]：退院調整に関する3年以上の経験を有する社会福祉士．

がある場合に疾患別リハ料として算定することができる．

4　生活（維持）期における診療報酬

　急性期，回復期におけるリハは主に医療保険，生活（維持）期においては主に介護保険という役割分担の中で，要介護被保険者等（介護保険該当者）に対する生活（維持）期の医療保険によるリハについて適正に評価しつつ，介護保険への移行を図るという方針を厚労省は示している．算定日数を超えても，1カ月に13単位に限り疾患別リハ料を算定可能であったが，2019（平成31）年3月までの移行措置となった．2019年4月以降，要介護被保険者等に対する疾患別リハ料の算定は原則認められないことに決定しており，介護保険への移行が強化された．

　診療報酬制度について，診療報酬の構造，脳卒中のリハの経過と診療報酬の要点について述べた．医療費の増大，後期高齢者の増加，単身世帯の増加をはじめとする人口構成の変化などの社会情勢の中で2018（平成30）年度の診療報酬制度の改定が行われ，その結果，実績指数による回復期リハ病棟入院料の区分け，専任管理栄養士の配置が努力目標として明記されるなどリハに関して，量の確保から質の充実への転換が求められるようになった．また，生活（維持）期における疾患別リハ料算定に関する移行措置が2019（平成31）年度以降は原則延期されないこと，介護保険事業所への情報提供が評価されるなど医療から介護保険への移行強化という方向性が盛り込まれた．リハ医療に従事する各専門職は，このような流れを理解したうえで，日常の診療にあたることが求められている．

（小林宏高）

■文献
1) 医学通信社編：診療点数早見表 2018年4月版．医学通信社，2018．
2) 厚生労働省：http://www.mhlw.go.jp/index.html

介護保険

1. 介護保険の概要

　公的介護保険制度（以下，介護保険）は，わが国の高齢化に伴う種々の課題への政策として，1963年の老人福祉法の制定，1982年の老人保健法の制定などを経て，2000年4月に施行された．この間，総人口に占める65歳以上の人口割合（高齢化率）は5.7％（1960年）から27.3％（2016年10月1日現在）と急激な上昇をみた．介護が必要な高齢者の増加と介護を要する期間の延長，その一方で核家族化や家族の高齢化という変化もあり，社会全体で支え合う仕組みをつくっていかなければならない状況になった．

　そこで，単に介護を要する高齢者の身の回りの世話をするということを超えて，高齢者の自立を支援することを理念として（自立支援），利用者の選択により多様な保健医療サービスや福祉サービスを総合的に受けられる制度（利用者本位）を，社会保険方式でつくったのが介護保険である[1]．

　多くの問題や課題を抱えながらも，待ったなしの状況から「走りながら考える」として始まった介護保険は，約5年ごとの改正を重ねている．予防重視，医療との連携，人材の確保とサービスの質向上，自己負担額の増加などそのときどきの変更を行いつつ，持続可能な社会保障制度の確立や地域包括ケアシステムの構築を目標に，介護保険の整備が続けられている．

　高齢化の進展とともに，サービス受給者は2000年4月の149万人から2015年4月には512万人と3倍以上に増加した．それに伴って，介護保険の給付額は2000年度の3.6兆円から，現在は10兆円超に膨れ上がった．

2. 対象

　社会保障制度は，社会保険，公的扶助，社会福祉，公衆衛生の4つ（他の分類法もあり）を柱とし，介護保険は社会保険に含まれる．社会保険には他に医療保険や年金保険もあり，いずれも相互扶助の理念のもと，あらかじめ支払っておいた保険料を財源として，病気や高齢になったときに，必要に応じて給付される．したがって，対象となる国民は社会保険に加入して保険料を負担する義務がある．

　介護保険は40歳以上の人が支払う介護保険料と税金で運営される．運営主体は市町村と特別区（東京23区）（以下，市区町村）で「保険者」とよばれ，これを都道府県と国がサポートする体制になっている．一方，サービスを受けることができる人を「被保険者」とよび，①第1号被保険者：65歳以上の人，②第2号被保険者：40歳以上64歳以下で医療保険に加入している人の2つに分けられる．

　①第1号被保険者であれば原因を問わず要支援・要介護状態になったとき，②第2号被保険者は特定疾病（表1）（side memo①）が原因で要支援・要介護状態になったときにサービスを受けることができる．

　第1号被保険者と第2号被保険者では保険料の徴収の仕組みが異なる．また，保険料はサービス基盤の整備状況や利用見込みに応じて保険者ごとに設定されており，また被保険者の所得によっても異なっている．

表1 特定疾病の範囲

1. がん【がん末期】
   （医師が一般に認められている医学的知見に基づき回復の見込みがない状態に至ったと判断したものに限る）
2. 関節リウマチ
3. 筋萎縮性側索硬化症
4. 後縦靱帯骨化症
5. 骨折を伴う骨粗鬆症
6. 初老期における認知症
7. 進行性核上性麻痺，大脳皮質基底核変性症およびパーキンソン病【パーキンソン病関連疾患】
8. 脊髄小脳変性症
9. 脊柱管狭窄症
10. 早老症
11. 多系統萎縮症
12. 糖尿病性神経障害，糖尿病性腎症および糖尿病性網膜症
13. 脳血管疾患
14. 閉塞性動脈硬化症
15. 慢性閉塞性肺疾患
16. 両側の膝関節または股関節に著しい変形を伴う変形性関節症

3. 利用の流れ

（1）申請手続き

サービスを受けるためには，常時介護を必要とする状態（要介護状態）や，家事や身支度などの日常生活に支援が必要であり，特に介護予防サービスが効果的な状態（要支援状態）であると認められる必要がある．こうした状態にあるかどうかの判定を行うのが要介護認定（要支援認定を含む）である．

基本的な流れを示すと（図1），まずサービス利用希望者は市区町村の介護保険の担当窓口に介護保険被保険者証を添えて，要介護（要支援）認定の申請を行う．その後，市区町村の認定調査員が訪問して聞き取りによる心身の状況に関する調査が行われる．合わせて，市区町村からかかりつけ医に主治医意見書の作成が依頼される．入院中は介護保険のサービスは利用できないが，退院後の利用を希望する場合は，入院中に申請を行うことができる．

認定調査の基本調査項目と作成された主治医意見書の一部を用いてコンピュータによる一次判定が行われる．さらに，この一次判定結果の確認と二次判定を行うために，保険者である市区町村に設置された介護認定審査会（**side memo**②）が開催される．最終的に要介護1～5，要支援1・2の7つの区分に認定された結果が市区町村から申請者に通知される（非該当として認定される場合もある）．

原則的には申請から約30日で結果が通知される．要介護認定の結果に疑問や不服のある場合は，市区町村の窓口に相談，あるいは通知された日の翌日から数えて60日以内に，都道府県にある「介護保険審査会」に不服の申し立てができる．

（2）要支援・要介護の分類

前述のように7つに区分されるが，要介護認定は，介護サービスの必要度（どれくらい介護のサービスを行う必要があるか）を判断するものなので，要介護度と申請者の病気の重症度や障害者手帳の等級とは必ずしも一致しない．

表2[3]に要介護度別の認定者数と要介護認定等基準時間，支給限度額を示す．要介護（要支援）認定者数は，全国統計（2018年5月暫定版）で646.0万人，うち男性が202.4万人，女性が443.5万人となっている．

（3）サービス利用

介護保険のサービスを受けるには，事前に介護サービス計画（ケアプラン）を作成し，市区町村に提出する必要がある．介護サービス計画とは，適切なサービスの種類や内容，頻度などを定めたものであり，利用者自身で作成することもでき

---

side memo ①　特定疾病

特定疾病とは，「心身の病的加齢現象との医学的関係があると考えられる疾病であって次のいずれの要件をも満たすものについて総合的に勘案し，加齢に伴って生ずる心身の変化に起因し要介護状態の原因である心身の障害を生じさせると認められる疾病」であり，現在16疾病が示されている[2]（表1参照）．
①65歳以上の高齢者に多く発生しているが，40歳以上65歳未満の年齢層においても発生が認められるなど，罹患率や有病率（類似の指標を含む）などについて加齢との関係が認められる疾病であって，その医学的概念を明確に定義できるもの．
②3～6カ月以上継続して要介護状態または要支援状態となる割合が高いと考えられる疾病．

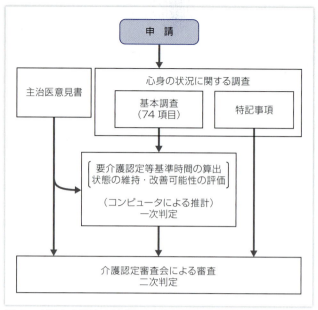

図1　申請から認定の流れ

表2　要介護度別の認定者数・要介護認定等基準時間・支給限度額

	認定者数（全国）（人）	要介護認定等基準時間	支給限度額（円）
要支援1	892,288	25分以上32分未満	50,030
要支援2	868,027	32分以上50分未満	104,730
要介護1	1,252,460	32分以上50分未満	166,920
要介護2	1,098,113	50分以上70分未満	196,160
要介護3	824,904	70分以上90分未満	269,310
要介護4	757,221	90分以上110分未満	308,060
要介護5	599,109	110分以上	360,650

（厚生労働省，2017）[3]

side memo ❷　介護認定審査会

　介護認定審査会は市区町村の附属機関として設置され，要介護者などの保健，医療，福祉に関する学識経験者によって構成される合議体で，複数の市区町村が共同で設置することも可能とされる．1つの審査会は5人程度の委員で構成される．厚生労働省が作成する「介護認定審査会委員テキスト」で審査判定の手順や基準が定められている．
　介護認定審査会では次のような手順に沿って判定が進められる．
①特定疾病の確認：第2号被保険者の場合．
②一次判定の修正・確定：認定調査の選択肢が妥当かどうかを検討．
③介護の手間にかかる審査判定：認定調査の特記事項と主治医意見書の記述から，通常よりも手間がかかるか，かからないかを検討．変更が必要と判断した場合は一次判定を変更．
④状態の維持・改善の可能性に係る審査判定：「認知機能の低下の評価」，「状態の安定性に関する評価」により要支援2もしくは要介護1を判定．
⑤介護認定審査会として付する意見：要介護認定の有効期間の検討など．有効期間は，新規や区分変更のときは6カ月，更新は2年が原則．
　主治医意見書は介護認定審査会での議論を行うにあたって非常に重要な文書である．診断名（特に特定疾病の場合），介護面の負担や生命リスクにかかわる情報などを書きもらしのないよう，正確に記載することが求められる．自宅での日常生活の様子を日頃より家族などから聴取しておくことも有用である．

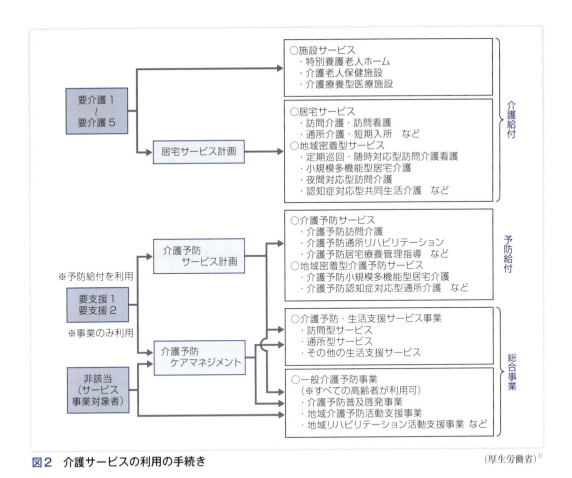

図2 介護サービスの利用の手続き　　　　　　　　　　　　　　　　　　　　（厚生労働省）[1]

る．しかし，地域事業者の把握や適切なサービス選択は一般の人にはなかなか難しい．

そこで，要介護認定の結果から適切なサービス選択の助言を行い，介護サービス計画を作成するのが介護支援専門員（ケアマネジャー）である．介護サービス計画の作成にかかる費用は介護保険から給付されるので，事業者に依頼しても利用者負担はない．

ケアマネジャーは，サービスが開始された後も利用者やサービス事業者との面談や情報交換を定期的に行い，必要に応じて随時介護サービス計画の変更などを行う．その他，ケアマネジャーには多くの業務があるが省略する．

要介護1～5の場合の介護サービス計画には施設サービス計画と居宅サービス計画がある．一方，要支援1または2と認定された人の場合は，高齢者支援センター（地域包括支援センター）の保健師などが介護サービス計画（介護予防サービス計画）を作成する（図2）[1]．

利用者は各サービスの事業者と契約を結び，介護サービス計画に基づいてサービスの利用を開始する．

4．サービスの種類

介護サービスの種類を図3に示す．要介護度によって利用できるサービスに制約がある．それぞれの支給限度額の範囲内でサービス提供を受けるが，利用者はその1割を負担する（一定以上の所得がある場合は2割）．限度額を超えるサービスを受ける場合は，超過分は全額自己負担となる．

5．課題

介護保険が始まり，地域間格差はまだあるにせよ，サービス量が格段に増加したことは実感され

図3 介護サービスの種類

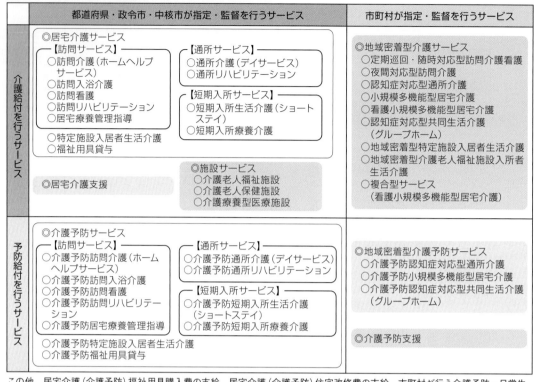

この他，居宅介護（介護予防）福祉用具購入費の支給，居宅介護（介護予防）住宅改修費の支給，市町村が行う介護予防・日常生活支援総合事業がある．

(厚生労働省)[1]

る．しかし，同じ種類のサービスであっても事業者によって質の差異がみられることはあり，利用契約を結ぶ前に見学などを行って確認しておくことが必要である．利用開始後でも変更は可能なので，ケアマネジャーとの定期的な相談は欠かせない．

医療職の立場から，利用すべきサービスの種類について助言を求められることもあるであろう．その場合，特にこれから社会復帰を検討するような第2号被保険者においては，介護保険サービスだけでは十分でないことがある．医療によるリハの継続や障害者総合支援法によるサービスなどを組み合わせることも検討したい．

(高岡 徹)

■文献

1) 厚生労働省：公的介護保険制度の現状と今後の役割：http://www.mhlw.go.jp/file/06-Seisakujouhou-12300000-Roukenkyoku/201602kaigohokenntoha_2.pdf
2) 厚生労働省：特定疾病の選定基準の考え方：http://www.mhlw.go.jp/topics/kaigo/nintei/gaiyo3.html
3) 厚生労働省：介護保険事業状況報告(暫定)平成29年1月末現在：http://www.mhlw.go.jp/topics/kaigo/osirase/jigyo/m17/dl/1701a.pdf

年金

1. 年金とは

年金保険は，健康保険，介護保険などとともに社会保険に含まれ，わが国の社会保障制度の基盤の1つである．年金は，所得を失ったときに一定の収入を保障し，生活の安定を図ることを目的としている．

公的年金は，強制加入であり，老齢，障害，死亡に備え，加入者および家族の生活の安定を目的としている．私的年金は，任意加入であり，公的年金に上乗せし，より豊かな生活を実現する役割を担う．これには，企業年金と個人年金があり，図に示す3階部分に相当するものの他に，企業が従業員の福利厚生として実施しているものや，金融機関，生命保険会社などが個人に販売しているものがある．

年金は，生活の基盤となる所得保障として重要である．個々の加入状況や状態によって手続きが異なるため，医療ソーシャルワーカーなどを通じ，住所地の市町村役場，各地の年金事務所に個別に相談することが肝要である．

2. 公的年金の特徴

公的年金は「世代間扶養」という考えのもとで運営されている．これは，現在の就業者が納付した保険料が，高齢などで所得を得られなくなった者に年金として支給され，現在の就業者が高齢などになったときには，そのときの就業者たちが納めた保険料が年金に充てられる仕組みである．

保険料以外の年金の給付の財源は，国庫（税金）や積立金がある．国民皆年金体制のもと，自営業者や無就労を含めて，国民すべてが年金制度に加

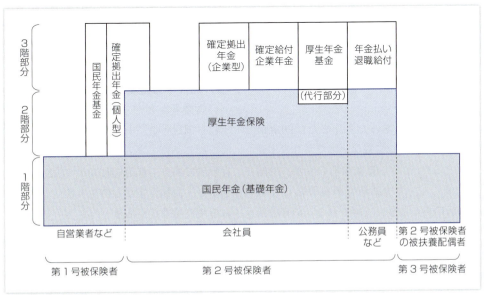

図　年金制度概要図

（厚生労働省，2017[1]，p239を改変）

表　障害基礎年金の請求時の相談先と必要書類について

相談窓口	住所地の市区町村役場，または年金事務所
年金請求書	国民年金障害基礎年金様式 第107号
年金手帳	提出できないときは理由書の提出
戸籍抄本(記載事項証明書)	対象者の生年月日を明らかにできる書類
医師の診断書	障害別に異なる様式がある． 障害認定日より3カ月以内の現症のもの． 脳卒中の場合の診断書は，症状により以下の様式がある． 　手足の麻痺：肢体の障害用　様式第120号の3 　失語症：音声または言語機能の障害用　様式第120号の2 　高次脳機能障害：精神の障害用　様式第120号の4 　その他，眼の障害，聴覚の障害(音声言語機能と同様の様式)については，様式や記載項目があり，症状と程度に合わせて準備が必要．
受診状況証明書	初診時の医療機関と診断書を作成した医療機関が異なる場合，初診日確認のため
病歴・就労状況申立書	障害状態を確認するための補足資料

受取先の金融機関の通帳など(本人名義)，印鑑．
その他，18歳未満の子がいる者，障害の原因が交通事故の被害など第三者行為の場合，20歳以前の障害の場合，など個別に必要な書類がある．

入することになっている．また，低所得者など保険料の支払いが困難な者に対し，保険料の免除制度があり，受給する権利を確保している．

3．国民年金

(1) 納付対象

日本国内に住所を有する20歳以上60歳未満のすべての者が加入し，3種類に区分されている(**side memo①**)．

(2) 給付対象

①老齢基礎年金

受給資格期間が10年以上ある者が，65歳に達したときに支給される．被保険者の希望により，60歳からの減額支給，65歳を過ぎてからの増額支給がある(**side memo②**)．

②障害基礎年金

初診日に被保険者であった者，または20歳前だった者，もしくはかつて被保険者であり日本国内に住所がある60歳以上65歳未満の者が，受給資格期間を満たし，年金診断で障害等級1～2級の障害の状態にあるときに支給される．障害認定日は，初診日から1年6カ月を経過した日，またはその間に疾病が治癒したと診断された日である(**side memo①**)．

③遺族基礎年金

被保険者または老齢基礎年金の資格期間を満たした者が死亡したとき，その者によって生計を維持されていた①子のある配偶者と，②子に対して給付される．ただし，死亡した者の保険料納付済期間(保険料免除期間を含む)が加入期間の2/3以上あることが必要である．

(3) 障害基礎年金の請求の際の相談先と必要な書類

状況によって必要な書類などは異なるため，必ず事前に窓口で相談をしてから準備をする(**表**)．

(4) 障害基礎年金の事後重症による請求

障害認定日に障害等級1級または2級の状態に該当しなかった者が，その後病状が悪化し，1級または2級の状態になったときには，請求により障害基礎年金が支給される．これを事後重症による請求という．

(5) 国民年金基金

自営業者などが，図の2階，3階部分にあるように，国民年金に上乗せして老後の所得補償の充実を図る制度である．加入できるのは，第1号被保険者であり，都道府県ごとに設立される地域型基金と，同種事業などの従事者で全国的に組織される職能型基金がある．

4．厚生年金保険

(1) 納付対象

一定の要件に該当する事業所に勤務する70歳

未満の民間企業の会社員や公務員などが対象で，20歳未満も含まれる．保険料は従業員（労働者）と使用者（企業など）で折半される．

(2) 給付対象
①老齢厚生年金
厚生年金の被保険者期間がある者で，老齢基礎

---

side memo ① 年金についての用語解説

●**国民年金の納付者の分類**

第1号被保険者：以下の第2号，3号被保険者でない者．例えば，自営業者，農業などに従事する者．学生，フリーター，無職の人を含む．所得のない学生については，本人の申請によって保険料の納付が猶予される「学生納付特例制度」があり，特例を受けた期間は未納ではなく，給付時に必要な受給資格期間（保険料納付期間，保険料免除期間，合算対象の期間の合計）に算入される．

第2号被保険者：会社員など，厚生年金保険の適用される事業所に勤務している者で，自動的に国民年金も加入する．ただし，65歳以上で老齢年金を受けている者を除く．

第3号被保険者：第2号被保険者の配偶者で，20歳以上60歳未満の者．ただし，健康保険の扶養となれない者（年間収入が130万円以上）は，第1号被保険者となる．

●**障害基礎年金の受給資格**

障害基礎年金を受けるには，初診日の前日において，次のいずれかの要件を満たしていることが必要である．ただし，20歳前の年金制度に加入していない期間に初診日がある場合を除く．①初診日のある月の前々月までの公的年金の加入期間の2/3以上の期間の保険料が，納付または免除されていること．②初診日において65歳未満であり，初診日のある月の前々月までの1年間に保険料の未納がないこと．

●**企業年金など上記以外の年金**（図の3階部分）

①確定拠出年金（個人型と企業型）：掛け金が個人ごとに区分され，加入者自身が資産運用を行い，給付額が決められるもの．国民年金基金連合会が実施する個人型と，事業主がその従業員を対象として行う企業型がある．

②確定給付企業年金：企業の事業主と信託会社，生命保険会社などが契約を結び，年金資産を管理・運用するもの，母体企業とは別の法人格をもつ基金を設立し，そこで資産を管理・運用するものがある．

③厚生年金基金：厚生労働大臣の認可を受けて設立した法人が，老齢厚生年金の一部を代行し，さらに独自の上乗せ給付を行うもの．

●**厚生年金基金**

厚生年金基金については，基金の年金資産の管理・運用の困難さが問題となった．厚生年金のうち国から管理・運用を代行して行っている部分（代行部分）の運用が，国が設定している予定利率に届かず，「代行割れ」となっている基金が出てきたというものである．これでは，厚生年金本体からの支給金額に与える影響が大きいとされ，法律によって2014年以降は基金の新設ができなくなった．

●**労働災害（補償）保険の年金など**

国民年金や厚生年金の障害年金とは別に，業務災害または通勤災害によって，傷病を受けた場合に休業（補償），さらには，障害（補償）の給付がある．障害補償年金は，傷病が治ったときに，同保険が設定する障害等級第1級から第7級までに該当する場合に支給される．また，障害等級第8級から第14級まで該当する障害が残っている場合は，障害（補償）一時金が支給される．他に，遺族（補償）年金，遺族（補償）一時金の給付制度がある．

労働災害保険では，業務災害の場合は，業務の使用者の補償責任を担保するという考えから，「補償」が入る．通勤労災の場合は，使用者の責任はないため「補償」は入らない．

●**障害等級について**

「障害基礎年金」「障害厚生年金」と，労働災害補償保険の「障害（補償）給付」には，障害等級が設定されているが，それぞれ別の基準が設定されている．また，「都道府県（および政令都市または一部中核都市）」が発行する「身体障害者手帳」，「療育手帳」，「精神障害者保健福祉手帳」にも障害等級の設定があるが，これとも異なるため，注意したい．例えば，仮に身体障害者手帳1級であっても，障害厚生年金1級となるとは限らない．障害者手帳などの保持者であっても，障害基礎年金，障害厚生年金の請求時に診断書を改めて提出し，裁定を受ける必要がある．

side memo ② 最近の動向

●**老齢年金の給付額〔2017（平成29）年度〕**[1]

・自営業者（老齢基礎年金，40年加入1人分）：月額 64,941円
・サラリーマン夫婦〔第2号被保険者の厚生年金（平均的な賃金で40年加入）と，老齢基礎年金夫婦2人分（40年加入）の合計〕：月額221,277円

●**障害年金などの初診日について最近の動向**

障害年金は，初診日において被保険者であり，保険料納付の条件を満たしている必要がある．「初診日」とは，障害の原因となった病気やけがなどで初めて医師の診療を受けた日であり，初診日がいつであったかの判断が重要となる．特に，傷病の受診から一定程度の期間を経てから，症状が重くなり，障害年金を請求する場合に，医療機関のカルテの保存期限（5年），医療機関の廃院などで初診日の証明ができない場合がある．このような場合に，従来から健康保険の給付記録などにより，初診日を判断することとしていたが，厚生労働省令改正により2015年10月からはさらに，初診日を合理的に推定できるような一定の書類により，本人が申し立てた日を初診日と認められるようになった[1]．

年金を受け取るのに必要な資格期間を満たした者が65歳になったときに，老齢基礎年金に上乗せして支給される．ただし，経過措置として，60～64歳から特別支給の老齢厚生年金が支給されている．2025年には特別支給は廃止され，それまで支給の開始年齢は暫時引き上げられる．

②障害厚生年金・障害手当金

厚生年金保険の被保険者の期間中に初診日のある傷病が原因で，障害基礎年金1級または2級に相当する障害が生じたときに，障害基礎年金に上乗せして支給される．また，障害厚生年金には，上記よりも障害が軽度とされる3級も設定されており，さらに3級に該当しない場合でも，一定の障害であれば，一時金である障害手当金が支給される．

③遺族厚生年金

厚生年金保険の被保険者中または被保険者であった者が死亡したとき，その者によって生計維持されていた遺族に支給される．支給対象者は，①配偶者，②18歳未満などの子，③55歳以上の父母，または祖父母，④障害等級1級または2級の障害の状態にある夫，父母，祖父母．

(3) 障害厚生年金，障害手当金の請求手続き

状況によって必要な書類などは異なるため，必ず事前に窓口で相談をしてから準備をする．相談窓口は，各地の年金事務所であり，年金請求書は「国民年金，厚生年金保険障害給付」の様式を用意する．他は表にあるものと同様である．

(4) 障害厚生年金の事後重症による請求

障害基礎年金と同様，障害厚生年金でも障害認定日に障害等級に該当しなくとも，その後病状が悪化し障害等級に該当すれば，事後重症の請求によって障害厚生年金の支給がされる．

5. 共済年金

公務員，私立学校教員など職域ごとに設定されている共済組合の年金をいう．納付，年金額を決定するための標準報酬，支給開始年齢の引き上げなど給付の仕組みは，2015年10月以降，厚生年金制度と共通とされた．年金額は，厚生年金に相当するものと，職域加算分があったが，後者は廃止され，新たな3階部分の年金として，年金払い退職給付制度が設定された（**side memo**①，②）．

（大場純一）

■文献

1) 厚生労働省：平成29年版 厚生労働白書 資料編，2017，p239.
2) 畑 満：年金保険制度．新・社会福祉士養成講座12社会保障（増田雅暢・他編），第5版，中央法規出版，2016，pp84-126.
3) 日本年金機構：http://www.nenkin.go.jp/

身体障害者手帳

1. 身体障害者手帳の概要

身体障害者手帳は，身体障害者福祉法別表に掲げられた身体上の障害のある人を対象として，都道府県知事，指定都市市長または中核都市市長が交付するものである．この手帳を交付された人は，身体障害者福祉法ならびに障害者総合支援法[*]の対象となり，種々のサービスを受けることが可能となる．

〈別表に定める障害の種類〉[1)]

- 視覚障害
- 聴覚障害
- 平衡機能障害
- 音声機能，言語機能又はそしゃく機能障害
- 肢体不自由
- 心臓機能障害
- じん臓機能障害
- 呼吸器機能障害
- ぼうこう又は直腸機能障害
- 小腸機能障害
- ヒト免疫不全ウイルスによる免疫機能障害
- 肝臓機能障害

脳卒中では肢体不自由と言語機能障害が特に対象となるであろう．なお，脳卒中による高次脳機能障害に対しては精神障害者保健福祉手帳，18歳未満の発症での知的障害に対しては療育手帳が交付対象となる場合があるが，本項では触れない．

2. 手帳交付の手続き

身体障害者手帳の交付を受けようとする場合，15条指定医[*]の「診断書・意見書」を添えて，都道府県知事，指定都市市長または中核都市市長に対して申請を行う．診断書・意見書の様式は全国ほぼ共通したものだが，独自の項目を追加している自治体もあるため，所定の書類をウェブ上や市役所などで直接入手して作成するのが適当である．

都道府県知事などは，申請された診断書・意見書を「身体障害認定基準」および「身体障害認定要領」に基づいて審査する．該当すると認められたときは，申請者に身体障害者手帳が交付される．申請から交付までは，少なくとも1～2カ月の期間を要することが多い．また，申請時に提出された診断書・意見書に疑義または不明な点がある場

身体障害者福祉法と障害者総合支援法：身体障害者福祉法は，身体障害者の自立と社会経済活動への参加を促進するため，身体障害者を援助し，および必要に応じて保護し，もって身体障害者の福祉の増進を図ることを目的としている．障害者総合支援法（正式名称：障害者の日常生活及び社会生活を総合的に支援するための法律）は「障害者及び障害児が基本的人権を享有する個人としての尊厳にふさわしい日常生活又は社会生活を営むことができるよう，必要な障害福祉サービスに係る給付，地域生活支援事業その他の支援を総合的に行い，もって障害者及び障害児の福祉の増進を図るとともに，障害の有無にかかわらず国民が相互に人格と個性を尊重し安心して暮らすことのできる地域社会の実現に寄与することを目的とする」．この法律は，身体障害だけでなく，知的障害と精神障害との3障害が対象となっている．

15条指定医：身体障害者福祉法第15条に規定された医師のことであり，身体障害者手帳の障害種別ごとに都道府県知事などから指定される．指定を受けた医師は，指定を受けた障害種別に関する診断書・意見書を作成することができる．
医師が指定を受けるためには，それぞれの障害分野の医療に関係ある診療科名を標榜している病院または診療所において診療に従事し，かつ，その診断に関する相当の学識経験を有することが必要とされる．都道府県知事などが医師を指定するにあたって地方社会福祉審議会の意見を聞く際には，医師の職歴や業績などの事項について十分に審査を行い，指定医師の専門性の確保に努めることが求められる．これらの審査基準は都道府県などによって若干の差異があるが，いずれにせよ，しっかりとした診断書を書いてほしいと期待されていることに変わりはない．

合は，必要に応じて，作成医師に対して申請者の障害状況を疑義照会することになっている．

実際の審査は，県や市の障害福祉関係の部署や身体障害者更生相談所で行われている．審査の結果，医師意見と異なった等級の手帳が交付される場合や手帳そのものが交付されない場合もある．

3. 診断書・意見書作成のポイント

身体障害者福祉法施行規則別表第5号「身体障害者障害程度等級表」において，障害の種類別に1級から6級の等級が定められている．7級の障害は，単独では交付対象とならないが，7級の障害が2つ以上ある場合，または7級の障害が6級以上の障害と重複する場合は対象となる．なお，言語機能障害については3級と4級のみとなっている．

前述の「身体障害認定基準」および「身体障害認定要領」は地方自治法の規定に基づく技術的助言（ガイドライン）とされるものであり，15条指定医はこれらを参考にして等級意見を記載する．各自治体において微妙に判断の違いがあるため，注意が必要である．

脳卒中片麻痺では，麻痺側上肢と下肢の等級をそれぞれ示し，最終的にそれらを合わせた総合等級を意見として記載する．その際は，Brunnstrom Stage（ブルンストロームステージ）などを用いて麻痺の程度を示すことが必須である（**side memo**）．座位や立位が保持できないことをもって体幹機能障害の1級や2級と記載された診断書もあるが，体幹に失調症状を認める場合などを除いて，通常の片麻痺に体幹機能障害を適用することはしない．

失語症では，家族などとのコミュニケーションが限定的に成立するのか，家族以外の人であっても何とか成立するのかといった点が3級と4級の判断の目安となる．

診断書作成が可能となる期間は，以前は発症から6カ月程度としていた自治体が多かったと思われるが，現在そのような規定は見当たらず，軽度の麻痺を除けば，発症後3～4カ月程度経過すれば作成できると考える．しかし，これもまた自治体によっての差異が大きいため，確認が必要である．一方，失語症に関しては，運動麻痺の場合よりも長期間の経過をみる必要があると考える．

診断書は障害が固定されてから作成するのが原則のため，将来的に改善することはないと考えるのが通常である．しかし，若年者や軽度の麻痺，高次脳機能障害を合併する場合などでは，将来の障害軽減化も否定できない．そうしたときは，完全なる固定時期を待たずに，将来予測される障害状況をもって診断を行い，1～5年後の再認定時期を設定して診断書を作成することがある．この再認定の制度を有効に利用して，必要なサービスを早期に受けて社会復帰を達成することも検討されてよいと考える．また，意識障害がある場合の

障害支援区分：障害の多様な特性やその他の心身の状態に応じて，必要とされる標準的な支援の度合を総合的に示すものとされ，6段階に区分（区分1～6：区分6のほうが必要度が高い）される．障害者総合支援法において，公平なサービス利用を実現するために，手続きや基準の透明化，明確化を図る目的で設定された．障害支援区分と利用できるサービス内容，および量については細かい取り決めがある．
認定は市町村が行い，訪問調査と主治医の意見書（医師意見書）を参考にして，コンピュータによる一次判定と審査会での二次判定を経て，最終的な区分を決定する．介護保険とほぼ同様の手続きである．

---

side memo 障害者手帳は福祉サービス利用のためのパスポート

各種の障害者手帳はさまざまな福祉サービスを利用するにあたって，対象となる障害があることを証明する大切なものである．手帳の審査を行っていると，「一下肢全廃」とか「一上肢の著しい障害」，ときに「寝たきり」などといった文言のみ総合所見に書かれ，等級判断の根拠となる機能障害の詳細が書かれていない診断書がある．その場合，診断書を作成した医師に対して障害の状況についての照会をしなくてはならず，手帳の発行までに時間がかかってしまう．認定審査を行う人が困らない診断書を作成することが，ひいては患者のためになるので，診断書の作成にあたっては丁寧でわかりやすい記載が求められる．なお，医学的な障害が確かにあったとしても，手帳等級には該当しないこともあり，これは制度上やむを得ないことであることを理解しておく必要もある．

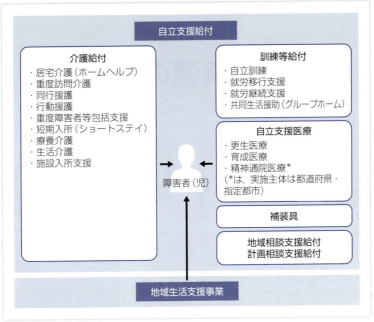

図　障害者総合支援法のサービス概要[3]

診断は難しいが，原疾患の治療が終了し，医学的，客観的な観点から機能障害が永続すると判断できる場合は，認定の対象となりうる[2]．

4．サービスの利用

　身体障害者手帳の取得により利用が可能となる代表的なサービスが，障害者総合支援法による福祉サービスである．ヘルパーの利用などの介護給付，自立訓練や就労支援などの訓練等給付，相談支援，補装具費の支給など多彩なサービスが用意されている（図）．これらのサービスを利用するためには，手帳の所持に加えて，障害支援区分*の認定や支給決定などの手続きが必要なため，市町村窓口で相談する必要がある．

　なお，障害者総合支援法は各種障害者手帳の所持者だけでなく，対象となる難病（2018年4月1日時点で359疾病）[4]に罹患していることが証明できる場合にも利用が可能である．

　その他，各種公共料金や施設利用代金の割引，税金の控除，就労にあたっての障害者採用枠への申し込みが可能なこと，などが身体障害者手帳取得のメリットやサービスとしてあげられる．

（高岡　徹）

■文献
1) 厚生労働省：身体障害者手帳：http://www.mhlw.go.jp/stf/seisakunitsuite/bunya/hukushi_kaigo/shougaishahukushi/shougaishatechou/（2017年5月8日閲覧）．
2) 高岡　徹：身体障害者診断書Q＆A―脳損傷による遷延性意識障害合併例．総合リハ43：1064-1065，2015．
3) 福祉医療機構：WAMNET障害者福祉制度の概要：http://www.wam.go.jp/content/wamnet/pcpub/syogai/handbook/system/
4) 厚生労働省：障害者総合支援法 周知用リーフレット：http://www.mhlw.go.jp/file/06-Seisakujouhou-12200000-Shakaiengokyokushougaihokenfukushibu/0000198460.pdf（2018年5月28日閲覧）

社会資源の活用

1. わが国の福祉制度の動向

　1981年の国際障害者年とそれに続く国連障害者の10年によって国際的に障害者の自立支援を目指したさまざまな対策が講じられ，わが国においても障害者施策が大きく改革されてきた．1993年には心身障害者対策基本法が障害者基本法に改正され，1995年には障害者プラン―ノーマライゼーション7カ年戦略が策定された．その基本理念は障害者が地域で自立するためにバリアフリーな社会を構築し，生活の質（QOL）の向上を目指すことにあり，現在の種々の社会福祉施策に反映されている．また，1995年には精神保健法が精神保健及び精神障害者福祉に関する法律に改正され，精神障害者に対する自立と社会参加促進のための支援を目的とした制度が整備された．さらに2000年に施行された介護保険法は，加速する少子高齢社会への対応という国民的な重要課題に対する厚生行政の大規模な制度改革という意味だけでなく，従来の縦割り制度から総合的で多様な福祉サービスを利用者自らの決定により簡略な手続きで利用できる制度への変換という21世紀の社会保障制度構造改革の皮切りとなる画期的な出来事であった．

　表1に2000年以降のわが国の医療，福祉，介護制度の変遷を示したが，団塊の世代が後期高齢者となる2025年，さらに65歳以上の高齢者人口が最高の4,000万人に達すると予測される2040年に向け，現在わが国は医療福祉施策の大きな転換点に立っている．

表1　2000年以降の医療福祉制度の変遷

年	区分	内容
2000年	介護	介護保険法施行
	医療	回復期リハビリテーション病棟創設
2006年	福祉	障害者自立支援法施行
	医療	地域連携診療計画管理料（大腿骨頸部骨折を対象）診療報酬収載（2008年に脳卒中を対象疾患に追加）
	介護	介護保険法改正（地域包括ケアシステム・地域包括支援センター）
2007年	関連	がん対策基本法施行
2011年	福祉	障害者基本法改正
	介護	介護保険法改正（地方自治体地域包括ケアシステム推進の義務化）
2012年	医療	地域連携計画加算収載
2013年	福祉	障害者の日常生活及び社会生活を総合的に支援するための法律（障害者総合支援法）施行
2014年	関連	国連の障害者権利条約（2008年発効）批准
	介護	介護保険法改正（在宅医療と介護の連携，地域ケア会議，介護予防・日常生活支援総合事業）
2015年	医療	難病の患者に対する医療等に関する法律施行
2016年	福祉	障害者差別解消法施行

2. 社会資源とは

　市民の生活を支えるための仕組みが社会資源である．社会資源には財政的資源，人的資源，物的資源，制度的資源などが含まれる．社会資源を有効に活用することによって，心身に障害をもつ者の活動制限を軽減し，社会参加を拡大するだけでなく，当事者を取り巻く人々に安心を与え，質の高い幸福な生活を保障することができる．これはリハの究極の目標である．

　ただし立派な制度があっても，当事者が利用法

を知らない，相談する窓口がわからない，人材がいない，予算がないなどの理由で有効活用されなければ絵に描いた餅である．

脳卒中によって心身機能障害をもちながら新たな生活をスタートした患者とその家族に対し，社会資源利用の水先案内の役割を果たすのが医学的リハの専門職である．

本項では，回復期リハを終了し，自宅に退院する心身機能障害を有する脳卒中患者の社会制度利用について，利用者の視点でモデル症例を用いて解説する．

〈症例〉

> Aさん，70歳代，男性．妻と2人暮らしの年金生活者．
> 脳梗塞右片麻痺，失語症を発症し，急性期治療，回復期リハ病棟でのリハ治療を順調に経過し，自宅退院に向けた具体的な計画を実行に移す時期の患者である．
> 長男は他県に在住で同居の予定はない．妻は変形性膝関節症のため，公共交通機関を利用した外出が困難である．Aさんも妻も介護保険申請はしていない．

3．社会資源活用の実際

1 介護保険制度の利用手続き

介護保険制度を利用するには要介護認定が必要である．介護保険制度を利用できる被保険者には，第1号被保険者と第2号被保険者がある(表2)(p546参照)．脳卒中については，65歳以上の脳卒中患者と40歳以上，65歳未満の脳卒中患者が介護保険制度を利用できるということになる．モデル患者のAさんは前者の第1号被保険者である．

要介護認定の申請窓口は市区町村が開設している地域包括支援センターおよび民間の介護保険事業者が運営する居宅介護支援事業所である．本人・家族による市区町村への直接申請，あるいは地域包括支援センター，居宅介護支援事業所による代行申請を受けた都道府県の介護保険審査会は訪問調査員を自宅あるいは入院中の病院に派遣

表2　介護保険被保険者

区分	第1号被保険者	第2号被保険者
対象者	65歳以上の人	40歳以上65歳未満の医療保険に加入している人
受給権者	①要介護者 ②要支援者	①，②の状態にある人のうち特定疾病に該当する人

し，対象者の機能障害，活動制限のスクリーニングを行い，コンピュータによる一次判定に必要な情報を収集する．医学的な情報については，かかりつけ医による主治医意見書が提出され，市区町村の介護認定審査会において，要支援・要介護度が決定される(表3)．

【Aさんの場合】

Aさんの場合，回復期リハ病棟入院中から，カンファレンスを経て病院の医療ソーシャルワーカーあるいは地域連携室の相談支援担当者が，この手続きを代行することになる．

要支援・要介護度が決定されれば，居宅介護支援事業所と契約し，介護支援専門員(ケアマネジャー)に介護サービス計画作成を依頼する(図1)．

2 介護保険制度で利用できるサービス

介護保険制度には「要介護1〜5」の人に対する介護サービス，「要支援1・2」の人に対する介護予防サービスがあり，訪問で提供するサービス，通所で利用するサービス，施設入所で提供するサービス，生活支援(生活環境改善)のためのサービスがある(表4)．

〈おもなサービス内容〉

- 訪問介護(ホームヘルプ)：訪問介護員(ホームヘルパー)が自宅を訪問し，介護や家事などの日常生活上のケアをする．
- 訪問看護：看護師などが自宅を訪問して，療養上のケアまたは必要な診療の補助を行う．
- 定期巡回・随時対応型訪問介護看護(市町村)：訪問介護や訪問看護を定期巡回または必要なときに提供する．
- 訪問入浴介護：自宅に専用の浴槽を持ち込み，入浴を行う．
- 訪問リハ：理学療法士，作業療法士，言語聴覚士が自宅を訪問してリハを行う．

表3 要支援・要介護度

	状態	介護必要度の説明
要介護5	頻回な介護を必要とする状態	寝返りも不可能な状態または重症な認知症で食事，排泄，入浴，移動などすべてに頻回な介護が必要な人
要介護4	すべての生活が介護なしではできない状態	寝返りも不可能な状態に近く，または重症な認知症で食事，排泄，入浴，移動などすべてに介護が必要な人
要介護3	生活のどの場面でも何らかの介護が必要な状態	食事，排泄，移動など，すべての日常生活動作に一部分介助が必要な人
要介護2	日常生活動作にも部分的な介護が必要な状態	食事，排泄，入浴，移動などの日常生活動作の一部に介助が必要な人
要介護1	下欄に加え認知症や思考・感情の障害で介護予防が理解しづらいと思われる状態，または病気やけがによって不安定な状態	食事，排泄，入浴，移動などの日常生活動作の一部に介助が必要な人（要介護1と要支援2は介護の必要度は同じ）
要支援2	日常生活のごく一部に介護が必要な状態	
要支援1	日常生活動作は可能だが要介護になるのを予防するための手立てが必要な人	
自立＝非該当	歩行，起き上がりなど日常生活動作ができ，薬の管理や電話の利用などを自分で行うことができ，要支援・要介護認定の状態に当てはまらない人	

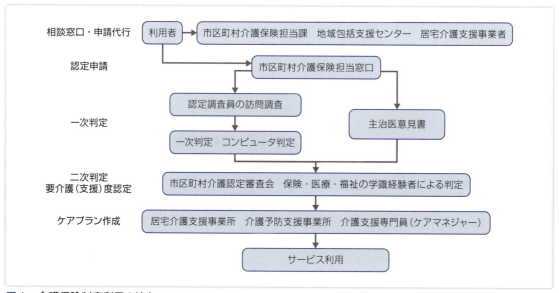

図1 介護保険制度利用の流れ

- 居宅療養管理指導：医師，歯科医師，薬剤師，管理栄養士などが自宅を訪問して療養生活に必要な助言を行う．
- 福祉用具貸与：日常生活がより暮らしやすくなるよう車椅子，ベッドなどの福祉用具のレンタルを提供する．
- 福祉用具購入費の支給：入浴，排泄などに使う福祉用具購入費用の払い戻しを行う．
- 住宅改修費の支給：手すりの取り付けや段差の解消などの住宅改修費用の払い戻しを行う．

- 通所介護（デイサービス）：通所介護事業所に通って，入浴，食事などの日常生活上のケアやレクリエーションなどを行う．
- 通所リハ（デイケア）：病院や介護老人保健施設に通って必要な日常生活動作訓練，個別リハなどを行う．
- 小規模多機能型居宅介護（市町村）：通いを中心に利用者の状態や希望に応じて，宿泊や訪問サービスを組み合わせて提供する．
- 短期入所生活介護（ショートステイ）：短期入所施設，特別養護老人ホームなどに短期

表4　介護保険サービス一覧

区分	サービス内容
訪問サービス	訪問介護 訪問看護 夜間対応型訪問介護 介護小規模多機能型居宅介護 訪問入浴介護 訪問リハビリテーション 定期巡回・随時対応型訪問介護看護 居宅療養管理指導
通所サービス	通所介護（デイサービス） 認知症対応型通所介護 短期入所療養介護（ショートステイ） 小規模多機能型居宅介護 地域密着型通所介護（小規模デイサービス） 通所リハビリテーション（デイケア） 短期入所生活介護（ショートステイ）
生活支援サービス	福祉用具貸与 住宅改修 特定福祉用具販売
入所サービス	介護老人福祉施設（特別養護老人ホーム） 介護老人保健施設 介護医療院 特定施設入所者生活介護 認知症対応型共同生活介護（認知症高齢者グループホーム） 地域密着型介護老人福祉施設入所者生活介護 地域密着型特定施設入居者生活介護
介護予防サービス	介護予防訪問介護（ホームヘルプ） 介護予防訪問看護 介護予防居宅療養管理指導 介護予防認知症対応型通所介護 介護予防短期入所生活介護（ショートステイ） 介護予防福祉用具貸与 介護予防住宅改修 介護予防特定施設入居者生活介護 介護予防訪問入浴介護 介護予防訪問リハビリテーション 介護予防通所介護（デイサービス） 介護予防通所リハビリテーション（デイケア） 介護予防短期入所療養介護（ショートステイ） 特定介護予防福祉用具販売 介護予防小規模多機能型居宅介護 介護予防認知症対応型共同生活介護（認知症高齢者グループホーム）

間入所し，入浴，排泄，食事などの日常生活上の世話や機能訓練を提供する．
- 短期入所療養介護（ショートステイ）：介護老人保健施設，指定介護療養型医療施設などに短期間入所し，看護，医学的管理のもとで介護，機能訓練，日常生活上の世話を提供する．
- 介護老人福祉施設（特別養護老人ホーム）：入所して，食事，排泄，入浴などの日常生活上の介護，健康管理，余暇活動，機能訓練などを受ける（要介護3～5）．
- 地域密着型介護老人福祉施設入所者生活介護（市町村）：入所定員が29名以下の小規模な介護老人福祉施設に入所して，食事，排泄，入浴などの日常生活上の介護，健康管理，余暇活動，機能訓練などを受ける（要介護3～5）．
- 介護老人保健施設：施設に入所して，食事，排泄，入浴などの日常生活上の介護や健康管理，理学療法士などによるリハのマネジメントを受ける（要介護1～5）．
- 介護医療院（2018年4月以降，旧介護療養型医療施設より順次転換）：長期にわたり療養上の管理，看護，医学的管理のもとで介護および機能訓練，その他必要な医療ならびに日常生活上の世話を提供する（要介護1～5）．

表5　介護保険サービス利用限度額（1カ月につき）

要介護・要支援度	単位数
要介護5	36,065
要介護4	30,806
要介護3	26,931
要介護2	19,616
要介護1	16,692
要支援2	10,473
要支援1	5,003

1単位は地域やサービスによって異なり，10.00円～11.40円である（2018年8月現在）．

　介護保険サービスの自己負担は原則1割（一定以上の所得がある人は2割）であり，サービスの種類と時間によって単位数が設定されており，要介護度，要支援度ごとに設定された支給限度額（表5）を超えた部分は実費負担となる．
　介護保険サービスを提供する事業所は都道府県知事による指定を受けた事業者（地域密着型サービスは市区町村長の指定）であり，居宅介護支援事業者，居宅サービス提供事業者，介護保険施設が含まれる．事業者は介護サービス情報（事業所概要，職員数，有資格者数，業務経験年数，利用者数，関連事業所，職員研修実績など）の公表が

義務付けられており，サービスの質および利用者の自由な選択が保障されている．

【Aさんの場合】

訪問入浴サービス，通所リハ，福祉用具貸与（ベッド，屋外用車椅子），福祉用具購入（ポータブルトイレ）を利用することとなった．

3 身体障害者福祉制度と利用手続き

(1) 障害者総合支援法

障害者総合支援法（障害者の日常生活及び社会生活を総合的に支援するための法律）は，2006年に施行された障害者自立支援法の名称変更および，基本的理念の変更など内容を整備して，2013年に施行された．障害者自立支援法の大きな特徴は，身体障害，知的障害，精神障害，障害児と縦割りであった従来の障害者施策を一元化し，利用者本位のサービス体系としたことであった．障害者総合支援法では対象に難病患者も含め，社会参加の機会確保，地域社会における共生，社会的障壁の除去という目的を明確化し，国際連合の障害者の権利に関する条約に示された国際的な障害者施策の枠組みと整合性を保つべく法整備が行われた．

障害者総合支援法のサービスを利用できる人は，身体障害者手帳を有している身体障害児・者，療育手帳を有している知的障害者，精神障害者保健福祉手帳を有している精神障害者，特定疾患医療受給者証を有している難病等患者である．ここでは脳卒中による身体障害者を念頭に置いて解説する．

(2) 利用手続き

身体障害者手帳の申請に必要な書類は，申請書，指定医の診断書（意見書）であり，これを居住地の市区町村の障害担当窓口に提出する．

運動機能障害を示す肢体不自由の身体障害者手帳には，障害の部位（上肢，下肢，体幹）と，障害の程度（1級〜6級）が明記されている．

障害者総合支援法による障害福祉サービスを利用するには，利用者本人が直接あるいは，相談支援事業所を通して市区町村への利用申請手続きを行う．申請を受けた市区町村は，80項目からなる聞き取り調査を基にした一次判定，主治医意見書の情報および個別の事情を勘案した市区町村審査会の二次判定により，障害支援区分（1〜6）を決定する．認定区分に応じたサービス利用計画（案）が立てられ，利用計画に基づきサービスの支給決定がなされ，利用者と利用する障害福祉サービス事業所の職員からなるサービス担当者会議を経てサービス利用計画が確定する（図2）．

【Aさんの場合】

Aさんは歩行困難な右片麻痺であり，身体障害者手帳申請の手続きも行った．これにより介護保険法には規定されない福祉サービスの利用が可能になる．

4. 障害者総合支援法で利用できるサービス

障害者総合支援法のサービスには自立支援給付（介護給付，訓練等給付，自立支援医療，補装具など）と地域生活支援事業など（移動支援，地域活動支援センターなど）がある（表6）．

〈おもなサービス内容〉

- 居宅介護（ホームヘルプ）：身体介護，家事援助，通院など乗降介助を行う訪問介護（ホームヘルプ）サービス（障害支援区分1以上）．
- 重度訪問介護：身体介護や家事援助，見守り支援，外出支援など利用者の生活を総合的・継続的に支援する長時間・滞在型のサービス（障害支援区分4以上）．
- 重度障害者等包括支援：利用者の心身の状況と，介護者や住居などの環境を総合的にマネジメントした1カ月単位のプランに基づいて提供される複数のサービス（障害支援区分6）．
- 短期入所（ショートステイ）：介護者の病気や介護疲れ，あるいは旅行など何らかの理由で介護が難しくなったときに施設や病院を短期間利用できるサービス（障害支援区分1以上）．
- 療養介護：長期間医療ケアが必要な重度障害者に提供するおもに日中の機能訓練や生活介護，相談支援サービス（障害支援区分5以上）．
- 生活介護：継続した介護が必要な障害者に提供するおもに昼間の食事や入浴などの介護，創作などの日中活動支援サービス（障

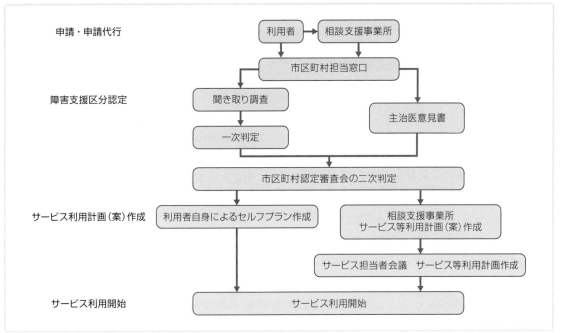

図2 障害者総合支援法による障害福祉サービスの利用の流れ

表6 障害者総合支援法サービス一覧

A. 自立支援給付

障害福祉サービス	介護給付	居宅介護（ホームヘルプ） 重度訪問介護 同行援護 行動援護 重度障害者等包括支援 短期入所（ショートステイ） 療養介護（通所） 生活介護（通所） 施設入所支援
	訓練等給付	自立訓練（生活訓練・機能訓練） 就労移行支援 就労継続支援（A型・B型） 共同生活援助（グループホーム）
	相談支援	計画相談支援給付 地域相談支援給付（地域移行支援・地域定着支援）
自立支援医療		更生医療 育成医療
補装具		

B. 地域生活支援事業

市町村実施	理解促進研修・啓発事業 自発的活動支援事業 相談支援事業 成年後見制度利用支援事業 成年後見制度法人後見支援事業 意思疎通支援事業 日常生活用具給付等事業 手話奉仕員養成研修事業 移動支援事業 地域活動支援センター機能強化事業 その他の事業
都道府県実施	専門性の高い事業 広域的な支援事業 その他の事業（研修事業を含む）

害支援区分3以上，区分2以上で年齢50歳以上）．
- 施設入所支援（障害者施設での夜間ケア）：平日の日中は通所型事業である療養介護，生活介護，自立訓練，就労移行支援，就労継続支援を利用している人に提供する夜間

ケアサービス（障害支援区分4以上，区分3以上で年齢50歳以上）．
- 自立訓練：地域生活を営むうえで，身体機能の維持，回復などの必要がある身体障害者に対する身体的リハ．
- 就労移行支援：一般企業への雇用または在

宅就労などが見込まれる障害者に対する一般企業の雇用に向けた移行支援など．
- 就労継続支援A型（雇用型）：雇用契約に基づく就労が可能と見込まれる障害者に対する，雇用に基づく就労機会の提供や一般企業の雇用に向けた支援など．
- 就労継続支援B型（非雇用型）：就労の機会を通じて，生産活動にかかる知識および能力の向上が期待される障害者に対する，一定の水準に基づく継続した就労機会の提供，就業訓練の実施，雇用形態への移行支援など．

このように身体障害者総合支援法の福祉サービスは外出，地域での自立生活，就労支援など，若年，生産年齢の障害者の社会参加を拡大することを目的とした性格が強い．

【Aさんの場合】
Aさんの場合は介護保険のサービス利用で生活支援は保証できると判断され，屋内用，屋外用の短下肢装具の補装具費支給だけを利用することとした．

5. 社会資源利用における医学的リハビリテーション専門職の役割

社会福祉制度は毎年のように改正がなされ，複雑である．脳卒中発症後，急性期から回復期へとリハを担当するリハ専門職は退院後の生活上の制約を予測し，適切な社会資源利用の道筋を付けることが重要である．制度について大まかな知識をもつとともに，適切な時期に適切な専門職（医療ソーシャルワーカー，ケアマネジャー，社会福祉士，障害者相談支援専門員など）に医学的な情報を提供し，退院後の在宅生活のサポートが遅滞なく実施されるよう留意すべきである．

退院後の地域リハにかかわるリハ医療専門職は，地域包括支援チームの中で自身の専門領域における技術提供を通して，障害をもつ脳卒中患者の地域における生活の質の向上および，社会参加の拡大のために活躍が期待されている．

（水落和也）

■文献
1) 日本医療ソーシャルワーク研究会編：医療福祉総合ガイドブック 2017年度版，医学書院，2017．
2) 伊藤利之，他編：リハビリテーション事典，中央法規出版，2009．
3) 厚生労働省：介護保険制度の概要：http://www.mhlw.go.jp/stf/seisakunitsuite/bunya/hukushi_kaigo/kaigo_koureisha/gaiyo/index.html（2018年1月閲覧）
4) 厚生労働省：障害福祉サービス等：http://www.mhlw.go.jp/stf/seisakunitsuite/bunya/hukushi_kaigo/shougaishahukushi/service/index.html（2018年1月閲覧）

福祉機器

1. 福祉機器とは

　福祉機器については用語の混乱があるので，用語使用の際には十分な注意が必要である．

　国際規格ISO9999〔Assistive products for persons with disability-Classification and terminology2007, 4th edition（現在は2011, 5th edition）〕をもとにした日本工業規格（JIS）T 0102：2011福祉関連機器用語〔支援機器部門〕では，支援機器に関連する一般用語およびその定義を以下のように示している．

①支援機器〔assistive products（assistive technology）〕

　福祉機器，リハ機器，補助具，または補助機器とも称され，障害者，高齢者の活動，参加を支援するための機器の総称である．2009年時点，ISO9999およびICF（国際生活機能分類）による定義の相違に注意が必要である．具体的には，ISO9999は障害者に有用な汎用製品，障害予防に有用な機器を含むが，ICFでは障害者用に特別に設計または適合されたものに限定している．使用にあたっては注意が必要なこともある．

②福祉用具〔assistive products（assistive technology, technical aids）〕

　福祉用具法（1993年）では「心身の機能が低下し日常生活を営むのに支障のある老人又は心身障害者の日常生活上の便宜を図るための用具及びこれらの者の機能訓練のための用具並びに補装具をいう」と定義されているが，支援機器と同義に使われることが多い．

③補装具（prosthetic appliances）

　障害者自立支援法に基づいて給付される支援機器であって，「障害者等の身体機能を補完し，又は代替し，かつ，長期間にわたり継続して使用されるものその他の厚生労働省令で定める基準に該当するものとして，義肢，装具，車いすその他の厚生労働大臣が定めるもの」と定義されている．

④日常生活用具（assistive products for daily living）

　障害者自立支援法によって地域生活支援事業として給付または貸与される用具であって，「日常生活上の便宜を図るための用具であって厚生労働大臣が定めるもの」と定義されている．

⑤自助具（self-help devices）

　障害者の日常生活の支援において，特定の機能を補い，障害者自身による作業を可能とするための簡単な道具．

　国際的な基準に従えば，福祉機器とは支援機器の別称と考えるべきであろう．

　なお，介護保険法（2000年）では福祉用具を「心身の機能が低下し日常生活を営むのに支障がある要介護者等の日常生活上の便宜を図るための用具及び要介護者等の機能訓練のための用具であって，要介護者等の日常生活の自立を助けるためのもの」と定義している．

　福祉用具，補装具，日常生活用具はそれぞれの根拠法となる法律で規定された行政用語であり，医療，福祉，介護の現場だけでなく，利用者の混乱をも招いている．

2. 福祉機器の分類

　「JIS T 0102：2011福祉関連機器用語〔支援機器部門〕」は「JIS T 0102：1998福祉関連機器用語（リハビリテーション機器部門）」をISO9999との整合性が図れた規格となるよう改正されたものであり，支援機器をISO9999と同様に，大分類，中

表1 介護保険の対象となる福祉用具の種目

福祉用具	障害者総合支援法の区分
車椅子：自走用標準型車椅子，普通型電動車椅子，介助用標準型車椅子	補装具
車椅子付属品：クッション，電動補助装置など	補装具
特殊寝台	日常生活用具
特殊寝台附属品：マットレス，スライディングボード	日常生活用具
床ずれ防止用具：空気マット，ウォーターマットなど	日常生活用具
体位変換器	日常生活用具
手すり（工事を伴わないもの）	日常生活用具
スロープ（工事を伴わないもの）	日常生活用具
歩行器：二輪，三輪，四輪，六輪，四脚を有するもの	補装具
歩行補助杖：松葉杖，カナディアンクラッチ，ロフストランドクラッチ，多点杖など	補装具
認知症老人徘徊感知機器	
移動用リフト（つり具を除く）：床走行式，固定式など（住宅改修工事を伴わないもの）	日常生活用具
自動排泄処理装置	
腰掛便座	日常生活用具
特殊尿器	日常生活用具
入浴補助用具：入浴用椅子，浴槽用手すり	日常生活用具
簡易浴槽	
移動用リフトのつり具部分	日常生活用具

分類，小分類に分類している．

大分類は，医療機器，学習・訓練用具生活技能訓練器具，義肢装具，パーソナルケア関連用具，移動機器，家事用器具，家具・建具・建築設備，コミュニケーション・情報支援機器，操作器具，環境改善機器・作業機器，レクリエーション用具の11項目である．旧規格JIS T 0102：1998の分類である10の用語から国際規格への整合性を図るよう，大幅に改正された．JIS T 0102分類には空き番号があるが，日々進歩し開発が進む福祉機器，将来のロボット装具や介護ロボットなどへの対応を視野に入れたものであろう．なお，JISの分類詳細については日本工業標準調査会（http://www.jisc.go.jp/）および日本規格協会（https://webdesk.jsa.or.jp/）のホームページを参照されたい．

3. 福祉機器の利用

脳卒中患者に対する福祉機器利用の制度は介護保険法に規定された福祉用具利用，障害者総合支援法に規定された補装具利用制度である．それぞれの制度で対象となる福祉機器が定められている（表1～3）．

介護保険，身体障害者総合支援法を利用してこれらの福祉機器を活用する際には，それぞれの制度で申請が必要である．

(1) 介護保険による福祉機器

介護保険法では，ケアマネジャー*が窓口となり，福祉用具専門相談員*の相談，助言，指導を受けて必要な福祉機器を貸与される（図1）．利用者の費用負担は，貸与や購入に要する費用の10%

ケアマネジャー（介護支援専門員）：介護保険法において，要介護者の心身の状況や環境などを総合的に判断し，適切な介護サービスを提供できるように計画する医療職や福祉職の法定資格で，5年以上の実務経験をもち，介護支援専門員実務研修受講試験に合格した者．

福祉用具専門相談員：福祉用具の選定や使い方をアドバイスできるエキスパート．厚生労働大臣が指定した福祉用具専門相談員指定講習会において講義と実習を受講した者．

表2 障害者総合支援法による補装具の種目範囲

分野	種目	名称
肢体不自由関係	義肢	義手，義足
	装具	上肢装具，下肢装具，体幹装具，靴型装具
	座位保持装置	
	車椅子	普通型，リクライニング式普通型，ティルト式普通型，リクライニング・ティルト式普通型，手動リフト式普通型，前方大車輪型，リクライニング式前方大車輪型，片手駆動型，リクライニング式片手駆動型，レバー駆動型，手押し型A，手押し型B，リクライニング式手押し型，ティルト式手押し型，リクライニング・ティルト式手押し型
	電動車椅子	普通型(4.5km/h 6.0km/h)，簡易型(切替式，アシスト式)，リクライニング式普通型，電動リクライニング式普通型，電動ティルト式普通型，電動リクライニング・ティルト式普通型，電動リフト式普通型
	歩行器	六輪型，四輪型(腰掛付き，腰掛なし)，三輪型，二輪型，固定型，交互型
	歩行補助杖	松葉杖，カナディアンクラッチ，ロフストランド・クラッチ，多点杖，プラットフォーム杖
視覚障害関係	盲人安全杖	
	義眼	
	眼鏡	
聴覚障害関係	補聴器	
その他	重度障害者用意思伝達装置	
児童(18歳未満のみ)	座位保持椅子，起立保持具，頭部保護帽，排便補助具	

表3 障害者総合支援法による日常生活用具の種目

分類	種目
介護・訓練支援用具	特殊寝台，特殊マット，特殊尿器，入浴担架，体位変換器，移動用リフト，訓練椅子(障害児のみ)，訓練用ベッド(障害児のみ)
自立生活支援用具	入浴補助用具，便器，頭部保護帽，T字つえ，移動・移乗支援用具，特殊便器，火災報知器，自動消火器，電磁調理器，歩行時間延長信号機用小型送信機，聴覚障害用屋内信号装置
在宅療養等支援用具	透析液加湿器，ネブライザー(吸入器)，電気たん吸引器，酸素ボンベ運搬車，盲人用体温計(発声式)，盲人用体重計
情報・意思疎通支援用具	携帯用会話補助装置，情報・通信支援用具，点字ディスプレイ，点字器，点字タイプライター，視覚障害者用ポータブルレコーダー，視覚障害者用活字文書読み上げ装置，人工喉頭，福祉電話(貸与)，ファックス(貸与)，視覚障害者用ワードプロセッサー(共同利用)，点字図書
排泄管理支援用具	ストーマ器具(ストーマ用品，洗腸用具)，紙おむつなど(紙おむつ，サラシ・ガーゼなど)衛生用品
居宅生活動作補助用具	住宅改修費

(一定以上の所得がある場合は20%)相当額を支払うこととされている．介護保険法の福祉用具は貸与が原則だが，利用者の身体に直接触れる腰掛便座，特殊尿器(自動排泄処理装置)，入浴補助用具(入浴用椅子，浴槽用手すりなど)，簡易浴槽，移動用リフトの吊り具の部分は購入対象である．

(2) 身体障害者総合支援法による福祉機器

身体障害者総合支援法では，身体障害者手帳を有する脳卒中患者は市町村の担当窓口に補装具の申請を行う．市町村は更生相談所やその指定を受けた医療機関(指定自立支援医療機関など)に判定を依頼する．更生相談所，指定医療機関の医師は補装具の判定を行い意見書，判定書を交付する．市町村は判定書に基づき補装具費支給券を利用者に交付する．利用者は補装具製作業者を選定し，補装具製作業者は判定書に従って補装具製作を行う．更生相談所，指定医療機関は補装具の適合判定を行い，適合良好と認められた補装具が利

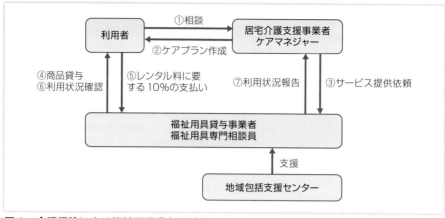

図1　介護保険による福祉用具貸与の流れ

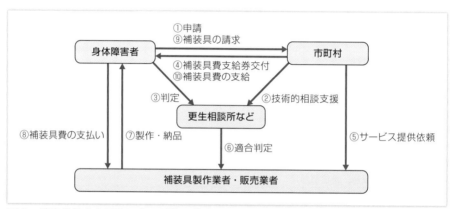

図2　障害者総合支援法による補装具費支給の流れ

用者に引き渡される．補装具の費用は利用者から装具製作業者に支払われ，利用者は市町村に補装具費を請求し，利用者負担額（原則10%）を除いた費用が利用者に支給される（図2）．利用者の負担が大きいことから，利用者が希望すれば市町村と補装具製作業者の間で補装具費の支払いが行われる代理受領が選択できる．

日常生活用具の場合は，更生相談所や指定自立支援医療機関などへの意見照会（医師の判定）は必要でなく，市町村だけの判断で認可される．

なお，介護保険の福祉用具と障害者総合支援法の補装具・日常生活用具の両方に規定されている福祉機器については，基本的には介護保険が優先される．しかし，それぞれの障害状況に合わせて構造上の工夫を施したり改造を加えたりする必要がある場合は，障害者総合支援法による支給を選択する．

4. 脳卒中患者が利用する福祉機器

例えば，脳卒中で中等度の片麻痺と軽度の失語症，構音障害が残存し，裸足では歩行が困難で，上肢は非実用手の機能で，入浴，屋外歩行に介助が必要であり，転倒回避に手すりなどが必要な患者に必要な福祉機器をJIS T 0102：2011の項目順に列挙すると，以下のようになる．

床ずれ防止用マットレス
上肢装具：アームスリング，カックアップスプリント
下肢装具：短下肢装具
ポータブルトイレ
床置式トイレ用フレーム
自動収尿システム

浴室用滑り止め
浴槽用グリップ
バスボード
入浴用椅子
多脚杖
歩行器
標準型介助用手動車椅子
ナイフ，フォーク，スプーン，箸，ストロー
電動介護用ベッド
ベッド用グリップ
グリップ（姿勢支持用）
段差解消機
階段昇降機
可搬式スロープ
床・階段用滑り止め材
コミュニケーション・情報支援機器

5. 福祉機器利用における リハビリテーション専門職の役割

　福祉機器は用語の混乱，制度における内容の相違だけでなく，新製品の開発，あふれる情報，さらにはかかわる職種が多く責任の所在が不明確など，利用者にとっては複雑でわかりにくい．脳卒中の医学的リハにかかわる医療専門職（医師，看護師，理学療法士，作業療法士，言語聴覚士，義肢装具士，医療ソーシャルワーカー）は，入院中に患者の身体機能を正確に評価し，退院後の生活を予測し，必要な福祉機器を判断しなければならない．

　介護保険の福祉用具は貸与が原則であり，医療職が介入せずに利用者に届けられることもあり，適切な福祉機器が適切に利用されているかを確認する手段は乏しい．退院後も自宅での生活を確認する訪問支援システム，地域包括支援にかかわる専門職への情報提供によって福祉機器の適切な利用を担保すべきである．

　なお，テクノエイド協会は福祉用具の選択を援助し，適切な使用計画を策定し，適用状況を評価，モニターする専門家として福祉用具プランナーの制度を提唱し，1997年度より研修修了者に研修修了証を交付している．受講資格条件は指定福祉用具貸与（販売）事業所において福祉用具専門相談員として従事している保健師，看護師，准看護師，理学療法士，作業療法士，社会福祉士，介護福祉士，義肢装具士，介護支援専門員，建築士となっている．

〈水落和也〉

■文献
1) 伊藤利之，鎌倉矩子監：ADL とその周辺―評価・指導・介護の実際，第3版，医学書院，2016.
2) 日本規格協会：JIS T 0102：2011　福祉関連機器用語〔支援機器部門〕：http://kikakurui.com/＋0/T0102-2011-01.html
3) テクノエイド協会：http://www.techno-aids.or.jp

索 引

あ

アームサポート 464
アームスリング 390, 391, 408, 458
アイウエオチップス（AIUEO CHIPS）
　　　　　　　　　　　　79, 199
アイスマッサージ 431
アクティブタッチ 412
アスピリン
　　　　18, 45, 115, 117, 133, 154, 176
　　――とクロピドグレルの併用療法
　　　（DAPT） 155
アセタゾラミド 91, 92
アセチルコリン 496
アテローム血栓症 16
アテローム血栓性脳梗塞
　　　15, 34, 55, 79, 97, 98, 152, 176, 312
アテローム硬化巣（プラーク） 13
アトラクター 491
アパシー（無感情） 261
アピキサバン（第Xa因子阻害薬）
　　　　　　　　　　117, 119, 177
アフォーダンス 492
アポトーシス 32
アミトリプチリン 320, 389
アミノ酸 318
アミロイドアンギオパチー 55, 58
アミロイドーシス 41
アミロイド血管症 18, 106
アミロイドβ 41, 58
アリロクマブ 117
アルガトロバン 134, 154
アルコール摂取量 21
アルテプラーゼ（遺伝子組み換え組織
　プラスミノゲン・アクティベータ，
　rt-PA） 72, 314
アルテプラーゼ静注療法
　　　　　　　　114, 130, 146, 149
アルテプラーゼ（rt-PA）静注療法　適
　正治療指針　第2版 146
アロディニア 388
アンジオテンシン変換酵素（ACE）
　阻害薬 117, 127
アンジオテンシンⅡ受容体拮抗薬
　（ARB） 117, 124
亜急性期 53
亜脱臼 226
悪性腫瘍 57, 104, 112
足継手 453, 455, 456, 457

い

イコサペント酸エチル（EPA）（エパデ
　ール®） 179
イダルシズマブ 137
イブニングケア（遅出訓練） 343
イミプラミン 320
インスリン抵抗性 180
インヒビターバー 458
インピンジメント 225
インフォームド・コンセント（IC） 307
医療ソーシャルワーカー 283, 285
医療連携 339
胃潰瘍 34
異所性骨化 371, 372
異常高血圧 52, 124
移乗 439, 444, 446
移乗動作 365, 415, 416
移動 444, 446, 466
椅子式階段昇降機 467
意見書 555, 556
意識 81
意識消失 201
意識障害 41, 52, 79, 199, 204, 314
維持（生活）期 66
維持（生活）期リハビリテーション
　　　　　　　292, 300, 345, 349
遺族基礎年金 552
遺族厚生年金 554
遺伝子組み換え組織プラスミノゲン・
　アクティベータ（rt-PA，アルテプ
　ラーゼ） 72, 146
遺伝性脳血管障害 122
遺伝的要因 19
息こらえ嚥下法（声門閉鎖嚥下法） 434
一次障害 212
一次病変 204
一過性黒内障 23
一過性脳虚血発作（TIA） 12, 37, 120
一側嚥下 435, 436
一側性大脳病変 265
一定訓練 494
一般身体診察 80
咽頭 269
咽頭期 432
陰極刺激（cathodal tDCS） 508
飲酒 21

う

ウェアラブルロボット 529
ウェクスラー成人知能検査Ⅲ（WAIS-
　Ⅲ） 250
ウェルウォークWW-1000® 530
ウェルニッケ・マン（Wernicke-
　Mann）肢位 212, 221
ウェルニッケ（Wernicke）野 62, 244
ウェルニッケ（Wernicke）領域 7
ウォーカーケイン 460
ウロキナーゼ 137
うつ 319
運転 332
運転免許センター 333
運動 22
運動スキルの習得過程 489
運動プログラム理論 492
運動過少 216
運動過大 216
運動覚（関節位置覚） 208
運動学習 374
運動学習機構の障害 495
運動学習理論 489
運動関連領野 486
運動指導 402
運動失調 83, 216
　　深部感覚障害性の―― 217
運動失調不全片麻痺 84
運動障害 211, 301, 302
運動性失語 84
運動適応 532
運動分解 216, 217
運動麻痺 60, 80, 211, 367, 380
運動療法 321, 391

え

エーラース・ダンロス（Ehlers-
　Danlos）症候群 56
エコノミー症候群 371
エダラボン 33, 134, 159
エドキサバン（第Xa因子阻害薬）
　　　　　　　　　　117, 122, 177
エネルギー消費量 318
エパデール®（イコサペント酸エチル，
　EPA） 179
エラーレス学習 428
エンドエフェクター型 529
エンドフィール（最終域感） 381
栄養管理 119, 126, 317
栄養評価 318
栄養補給 318
栄養補助食品 318
腋窩支持型 460
炎症性サイトカイン 261, 388
炎症反応 32
炎症マーカー 22
延髄 62, 64, 83
延髄外側症候群（Wallenberg
　syndrome） 83, 209
延髄検査 62
遠位部閉塞 95
鉛管様固縮 218
塩酸ファスジル 122
縁上回 7
嚥下手技 433
嚥下障害 83, 263, 302, 303, 371, 431
嚥下造影（VF） 268, 269, 371
嚥下促通法 431
嚥下調整食 435
嚥下調整食分類2013 436, 437
嚥下内視鏡検査（VE） 268, 371

嚥下方法	437

お

オクラホマ（Oklahoma ankle joint®）	456, 457
オザグレル	155
オザグレルナトリウム	122, 133
オピオイド	389
オフセット	453
オフライン学習	489, 490
起き上がり	358, 359, 407, 415, 444, 445
起き上がり動作	365
嘔気	41
嘔吐	51, 79
屋外移動	467
屋内移動	466
折りたたみナイフ現象（clasp-knife phenomenon）	218
音叉	208
温度覚	83
温冷交代浴	391

か

カットアウトテーブル	390, 391
カットダウン	454
カテコラミン心筋症（たこつぼ型心筋症）	52
カラードプラ超音波法	370
カリウム	22
カルシウム（Ca）拮抗薬	20, 59, 124
カルテ	193, 287, 356
カルバマゼピン	389
カンファレンス	287
ガバペンチン	182, 389
ガンマナイフ（放射線療法）	58
下衣（更衣動作）	418
下肢バレー徴候（Barré Leg sign）	214
下肢運動障害	374
下肢機能障害	513
下肢訓練用ロボット	529
下肢深部静脈血栓症（DVT）	315
下肢装具	360, 383, 452
下垂体腺腫	47, 138
下垂体卒中	138, 164
下前頭回（ブローカ野）	62
下部尿路症状（LUTS）	271
可逆性脳血管攣縮症候群（RCVS）	55, 59
可塑性（plasticity）	484
加齢	19, 315
仮性球麻痺	431
仮性動脈瘤	50
仮面高血圧	20
家屋改修	466
家族	65, 68
家族歴	19
家庭血圧	20
荷重応答期	230
荷重訓練	378
過灌流症候群	91, 172
過負荷の原則	398
課題指向型訓練	367, 404, 525
課題指向型トレーニング	376
課題遂行	409
課題特異型訓練	525
画像（検査）所見	97, 312
画像診断	247
臥位	407
介護給付	550
介護（保険）サービス	549, 561
介護サービス計画（ケアプラン）	547
介護支援専門員（ケアマネジャー）	566
介護認定審査会	548
介護保険	350, 352, 546, 559
――による福祉機器	566
介護予防・日常生活支援総合事業	350, 351
介護老人福祉施設	325
介助	359, 360, 443
介助箸	417
回旋筋腱板	225
回転性めまい	80
回復期	4, 66
回復期リハビリテーション	290, 291, 300, 340
回復期リハビリテーション病棟	341
――の施設基準	544
回復期リハビリテーション病棟入院料	340, 342, 542, 543
――の施設基準	342
灰白質	6
改訂版標準高次動作性検査	255, 256
改訂水飲みテスト（MWST）	267
快適歩行速度	233, 234
海綿状血管腫	45, 46
開口－閉口訓練	432
開頭外減圧療法	162
開頭クリッピング術	143, 144
開頭血腫除去術	137, 140, 161
開頭減圧術	135
開頭脳動脈瘤根治術	163
階段昇降	467
――の介助方法	477
解離性感覚障害	209
解離性動脈瘤	50
解離性脳動脈瘤	164
外減圧	140
外骨格型	529, 531
外受容感覚	206
外傷性くも膜下出血	50
外傷性脳損傷	257
外傷性脳内血腫	48
外側ウェッジ	458
外側フレア	453
外的代償	490
外来リハビリテーション	349
踵くり抜き	456
踵膝試験	217
角回	7, 244
拡散強調画像（DWI）	100, 110
拡大・代替コミュニケーション（AAC）	422
拡張期血圧	33
核・核下型	273
核間性眼球運動障害	82
核上型	271
覚醒障害	396
確定給付企業年金	553
確定拠出年金	553
学習曲線	489
片脚立ち	394, 395, 405
肩	302, 303, 386
――の運動	410
肩関節	224, 382, 408, 458
――の運動	225
――の他動運動	408
肩関節亜脱臼	386
肩関節包炎	386
肩関節包	225
肩手症候群	226, 388, 458
活動依存性可塑性	484
活動制限	188
活動量	397
活動量計	234
合併症	126, 292, 314, 369
紙おむつ	441
空嚥下	267, 437
看護師	283, 284
冠状断	101
間欠拡張法	434
間欠の導尿	128
間接訓練	431
感覚	83
感覚運動学習	494
感覚消去現象	208
感覚障害	62, 80, 83, 206, 208
感覚性失語	84
感覚性失調（失調症状）	211
感覚路	9, 10
感染症	369
感染性心内膜炎（IE）	43, 103, 104, 112
感染性動脈瘤	43
関節位置覚（運動覚）	83, 208
関節可動域（ROM）	220, 402
関節可動域訓練	391, 408
関節可動域検査	221
関節可動域制限	380
関節可動域測定	227
関節拘縮	380
関節トルク	233
関節不動	384

関節変形	496, 497	共済年金	554	経口抗凝固薬一覧	153
管理栄養士	283, 285	共同運動	212	経口抗血小板薬一覧	154
環境因子	188	共同偏視	82	経口避妊薬	22
環境調整	427, 440, 441	狭窄度	93, 95	経頭蓋カラードプラ法（TCCFI）	96
簡易栄養状態評価表（MNA）	318	強直	220, 380	経頭蓋磁気刺激（TMS）	485, 506
観察	192	橋	62	経頭蓋超音波検査	95
観察的歩行評価（OGA）	233	橋下型	271	経頭蓋反復磁気刺激（rTMS）	322
観念運動失行	254, 255	橋上型	271	経頭蓋直流電気刺激（tDCS）	
観念失行	244, 254, 255	局在診断	81		487, 508, 526
灌流圧	97	局所神経症状	6, 109, 136	経皮経管的脳血栓回収用機器適正使用	
灌流画像評価	91	局所性損傷	257	指針 第2版	120
鑑別	109	金属支柱付き短下肢装具	455	経皮的血管拡張術	172
眼球運動障害	82	筋の持続的伸張	413	痙固縮	218
眼振	82	筋強剛	8	痙縮	
顔面麻痺	82	筋緊張	218, 413		218, 302, 374, 378, 380, 387, 413, 496
き		筋弛緩薬	389	——の評価法	219
キーワード法	421	筋収縮	409	痙性麻痺	212
キサントクロミー（血性髄液）	77	筋電図	234	痙性抑制肢位	413
キャンバー（Camber axis hinge®）		筋力	398	痙攣性てんかん重積状態	183
	456, 457	筋力維持向上訓練	403	軽度障害	350
ギャフニー（Gaffney®）	456, 457	筋力強化	399, 400	頸髄（硬膜外）血腫	75
気づき	253, 256, 427	筋力増強（訓練）	398, 432	頸動脈狭窄（症）	93, 94, 171
企業年金	551	筋力低下	83	頸動脈ステント留置術（CAS）	91, 171
危険因子の管理	179	**く**		頸動脈超音波（エコー）	93
利き手交換	447	クッシング（Cushing）潰瘍	34, 126, 127	頸動脈内膜中膜複合体肥厚度（IMT）	
奇異性脳塞栓症	14, 102, 122	クラッチ	460		93
記憶障害	442	クリッピング	163	頸動脈内膜剥離術（CEA）	91, 94, 166
起立	444, 445	クリニカルパス	294	頸動脈瘤（carotydinia）	96
起立性低血圧	125, 315	クレアチニンクリアランス（CCr）	177	頸動脈IMT	93
基本診療料等	538	クレンザック足継手	453, 455	頸部回旋	435
基本の動作訓練	364	クロナゼパム	389	頸部前屈	435
器質的嚥下障害	263	クロピドグレル		血圧管理	33, 35, 119, 121, 124, 142,
機能回復	485, 488		35, 46, 115, 134, 155, 176		179, 314, 315, 371
機能再編成法	421	グリセロール	157	血圧変動	20
機能障害	80, 188, 195	グループ訓練	422	血液凝固異常症	57
機能的嚥下障害	263	くも膜下腔	49	血液脳関門（BBB）	32
機能的自立度評価法（FIM）	236, 238	くも膜下出血		血液D-ダイマー	371
機能的電気刺激（FES）	391, 513		18, 49, 52, 55, 79, 107, 122, 247, 313	血管回収療法	169
偽性球麻痺	11, 265	——の画像診断	108	血管拡張術	171
義肢装具士	283, 285	——（の）重症度分類	51, 143	血管拡張薬	59
喫煙	21	——の診断	77	血管原性浮腫	33
逆行性干渉	494	空間のリーチ	409	血管性認知症（VaD）	258
求心路	387	口すぼめ呼吸	434	血管性浮腫	157
急性期	4, 52, 65, 124, 337	屈曲	458	血管内コイル塞栓術	143, 144
急性期手術	161	靴	453	血管内再開通療法	170
急性期治療	142	車椅子	462	血管内治療	122, 130, 148, 169, 314
急性期脳梗塞	87, 130, 169	車椅子訓練	464	血行再建術	169
急性期リハビリテーション		**け**		血行力学性梗塞（分水嶺梗塞）	34
	135, 290, 291, 299, 337	ケアプラン	328, 329, 547	血行力学性脳梗塞	14, 75, 97, 98, 166
急性水頭症	52, 163	ケアマネジャー（介護支援専門員）	566	血行力学性TIA	37
急性前庭症候群	82	ケイセントラ®	136, 140	血腫	136
球麻痺	11, 265	ケイツー®（ビタミンK）	140	血小板活性化	151
巨大血栓化脳動脈瘤	164	ケイデンス（歩行率）	229	血性髄液（キサントクロミー）	77
虚血コア	91	ゲルストマン（Gerstmann）症候群		血栓	151
虚血性脱分極	31		7, 63, 244	血栓回収療法	32, 73, 170, 314
虚血性脳卒中	13, 21	蹴込み	467	血栓化脳動脈瘤	164
虚血性ペナンブラ	87	外科治療	161	血栓症	151

血栓性脳梗塞（脳血栓症）	13
血栓塞栓	13
血栓溶解薬	146
血栓溶解療法	32, 112, 120, 314
血糖管理	126, 371
血友病	45
血流不全性脳梗塞	14
見当識障害	442
肩甲上腕関節	224
肩甲帯の運動	410
肩痛	386, 458
肩峰下滑液包	225
腱板損傷	386
顕在学習	489, 490
言語機能	7
言語障害	302, 303
言語聴覚士	283, 285, 421
言語野	244, 248
原発性サルコペニア	317
原発性脳腫瘍	164

こ

コイル塞栓術	173, 174
コース立方体組み合わせテスト	250
コミュニケーション	288
ゴール設定	305, 308
小刻み歩行	232
股関節	234, 382, 383
股関節屈曲運動	399
呼吸管理	126
呼吸器合併症	363
呼吸訓練	434
固縮	218
個人年金	551
誤嚥性肺炎	127, 370
誤嚥	269
口腔ケア	127
口腔期	432
口唇閉鎖訓練	432
公的年金	551
交互嚥下	437
交叉性片側性感覚障害	209
行動契約	519
抗うつ薬	319, 320, 389
抗潰瘍薬	34
抗凝固薬	32, 36, 57, 128, 134, 136, 140, 151, 152, 177
抗凝固（薬）療法	21, 46, 118, 120, 176
抗血小板薬	32, 35, 58, 133, 176
――の併用	155
抗血小板薬二剤併用療法（DAPT）	40, 115
抗血小板療法	46, 115, 116, 117, 121, 176
抗血栓療法	32, 45, 132, 146, 151, 175
抗コリン作用	389
抗重力筋	363
抗てんかん薬	181, 389

抗脳浮腫薬	157
抗脳浮腫療法	32
抗不整脈薬	389
抗リン脂質抗体症候群（APS）	57
抗PCSK 9モノクローナル抗体	118
更衣	440, 447, 449
更衣動作	416, 417, 418
拘縮	220, 380, 496, 497
――の評価	221
拘束言語療法（CI療法）	423
後遺症	2
後索-内側毛帯系	206, 207
後頭葉	63, 64
後内側腹側核（VPM）	62
厚生年金保険	552
降圧	136
降圧目標	20
降圧薬	121
降圧療法	117
高輝度プラーク	93
高血圧	19, 30, 52, 55, 120, 176, 179
高血圧性脳出血	17, 40, 41, 42, 104, 105, 106, 122, 137, 158, 162
高血圧治療ガイドライン	20, 118
高血糖	126
高次脳機能	6
高次脳機能障害	257, 336, 348, 367, 442
高張グリセロール	134, 157
喉頭	269
喉頭内侵入	269
硬膜外（頸髄）血腫	75
硬膜動静脈瘻（dAVF）	44
絞扼性神経障害	75
鉤ヘルニア（脳ヘルニア）	136
構音障害	83, 421
構成の障害	253
興奮性細胞傷害	31
国際障害分類（ICIDH）	188
国際生活機能分類（ICF）	188, 189
国民年金	552
骨萎縮	388, 389
混合型出血	42, 138

さ

サービス担当者会議	328, 329
サービス付き高齢者住宅	325
サイドウォーカー	460
サイドケイン	460, 461
サドル付き歩行器	462
サルコペニア	317
サンディングボード	409
左心不全	75
作業療法士	283, 284
差分	484
座位	364, 408, 444, 445, 447
座位姿勢	438, 439

再開通療法	169
再出血予防	142
再生医療	33, 184
再発予防	120, 175
採型	456
細胞死（ネクローシス）	32
細胞障害性浮腫	32, 157
細胞膜電位	31
最終域感（エンドフィール）	381
最終自立度予測基準	278
最大血流速度（PSV）	93
最大歩行速度	233, 234
最適アシストパラダイム	532
在宅患者訪問リハビリテーション指導管理料	351
在宅復帰	323
三角巾	390, 391, 458
三環系抗うつ薬	319, 320
三叉神経	206
三次元歩行解析（3DGA）	233, 234
参加制約	188
産業医	471
酸化的傷害	31
酸素飽和度	126
残尿測定法	275

し

シーケンス	85
シート	463
シナプス長期増強（LTP）	484
シナプス長期抑制（LTD）	484
シミュレーション	468
シャキア・エクササイズ（頭部挙上訓練）	432
シャント（左右短絡）	55, 102
シャント性疾患	55
シューホーンブレース	456, 457
シルビウス（Sylvius）裂	62, 244
シロスタゾール	35, 117, 127, 134, 155, 176
シンシナティ病院前脳卒中スケール（CPSS）	72
ジアゼパム	183
ジギタリス	126
ジルチアゼム	126
ジレット（Gillette double flexure ankle joint®）	456, 457
しびれ	208
支援機器	565
四肢麻痺（両片麻痺）	60, 211
矢状断	101
弛緩	380
弛緩期	407
弛緩性麻痺	212
刺激促通法	421
肢節運動失行	254
使用依存性可塑性	374, 484, 485
姿勢	446

573

姿勢コントロール（ポジショニング）		膝関節伸展筋力強化トレーニング	400	障害支援区分	556
	380	膝屈曲歩行	231, 232	障害者総合支援法	353, 465, 555, 562
施注筋	498	膝固定歩行	231, 232	──（の）サービス	557, 563
脂質異常（症）	20, 179	膝反張歩行	231, 232	障害者手帳	556
視覚失認	253, 427	実用コミュニケーション促進法	422	障害手当金	554
視覚前野	64	実用コミュニケーション能力検査		障害等級	553
視覚走査訓練	426	（CADL）	249	障害部位	60
視覚認知の障害	253	社会参加	325, 328, 330	上衣（更衣動作）	416, 417
視覚路	7	斜偏倚（skew deviation）	82	上位運動ニューロン障害（大脳半球障害）	
視空間の障害	253	芍薬甘草湯	389	害）	216
視床	206, 209	若年発症	353	上位運動ニューロン症候群	380
視床後外側腹側核（VPL）	62	手関節指固定装具	459	上行性網様体賦活系	199, 200
視床出血	42, 137, 138, 141, 247	手指	382, 383	上肢運動障害	375
視床症候群（Dejerine-Roussy		手指屈曲	409	上肢機能	336
syndrome）	209	手段的日常生活動作（IADL）	238, 324	上肢機能訓練	367
視床前核	247	手動車椅子	462	上肢機能障害	
視床痛	210	主観的包括的評価（SGA）	318		301, 302, 407, 500, 503, 510, 524
視床内側核	247	主幹脳動脈閉塞	148	上肢装具	458
視野（の）障害	7, 81, 335	収縮期血圧	33	上肢・手動作の訓練上の原則	
歯状核	61	修正ランキンスケール（mRS）	3		409, 410
試験外泊	396	習慣化訓練（パターン排尿誘導）	441	上肢バレー徴候（Barré sign）	214
自己拡張型ステント（Wingspan®		十二指腸潰瘍	34	上肢麻痺	516
stent）	172	重症度評価	24	上肢用リハロボット	534
自己固有感覚	206	重症貧血（消化管出血）	75	上部消化管出血	370
自己身体部位失認	253	重錘バンド	400	上腕骨頭	386
自己他動運動	408	出血合併症	156	静脈性血管腫	45
自主訓練	408	出血性梗塞	46, 47, 99	静脈洞血栓症	46, 47
自助具	416, 417, 419, 420, 447, 565	出血性脳梗塞	139, 140	食塩	22
自走用車椅子	462	出血性脳卒中	13, 161	食事	22, 446
自宅退院	323	出血部位	137	──の介助	446
自動車運転	332	出血リスク	179	食事動作	416
自動調節能	179	瞬発力	398	食道潰瘍	34
自発性の低下	442	順行性干渉	494	食物形態	435
自立支援給付	563	初期スクリーニング検査	74	食物テスト	371
事象関連脱同期	502	初期接地	230	食器具	447, 448
持久性向上	398	所見	78	植物状態	199, 201
持続性偏倚	82	小うつ病（抑うつ障害）	259	職業復帰	470
時間排尿誘導（ルーチン・スケジュール排尿）		小児	201	職場復帰	470
ル排尿）	441	小脳	8, 106, 229	褥瘡	383
識別	412	小脳出血	42, 138, 139	触覚	83
失語	23, 84, 244, 442	小脳障害	61, 216	触覚過敏（hyperesthesia）	208
──の神経心理学的評価	247	小脳性の運動失調	216	触覚定位	209
失語症	68, 303, 421	小脳虫部	61	心血管系合併症	371
──語彙検査	250	小脳虫部障害	217	心原性脳塞栓（症）	
──構文検査（STA）	250	小脳半球	61		13, 16, 21, 34, 35, 55, 79, 99, 117,
失行	6, 251, 254, 425, 428, 442	小脳半球障害	216		121, 125, 152, 171, 176, 178, 313
──の評価	255	昇降訓練	400	──の画像所見	17, 36
失神	80, 333	消化管出血	75, 126	──の画像診断	100
──の分類	200	消化管粘膜病変	126	心原性TIA	37
失調	23	消化器系合併症	370	心タンポナーデ	75
失調症状（感覚性失調）	211	症状固定	349	心不全	315
失調性歩行	232	硝酸薬	121	心房細動	21, 55
失認	7, 251, 253, 425, 442	硝子体出血	53	心理	479
その他の──	253	障害	481	心理教育	320
疾患別リハビリテーション料	539	──の評価	188	心理職	283, 285
膝関節	234, 382	障害基礎年金	552	身体活動量	384
膝関節運動	232	障害厚生年金	554	身体失認	210

身体重心	230	ストロークユニット(SU)	4	舌訓練	432, 433
身体障害者手帳	353, 555	スナップストップ	456	舌の他動運動	432
身体障害者標識	332	スパズム予防	122	尖足	458
身体障害者福祉法	555	スプーン	417	先天性血管奇形	45
身体所見	74, 78	スプリント	383	先天性血栓性素因	57
身体症状症	386	スライス型ゼリー丸飲み法	436, 437	浅側頭動脈-中大脳動脈吻合術	
侵害受容感覚	206	スリング	383	(EC-IC bypass)	91
侵害受容性疼痛	386	スロートレーニング	402	穿通枝	17, 101, 104, 137
侵襲型BMI	520	スロープ勾配	468	穿頭術	141
神経因性下部尿路機能障害	271	すくみ足	232	栓子	13, 99
神経因性膀胱	128, 129, 271, 370	頭痛	41, 51, 59, 79	線維化(fibrosis)	221
神経学的検査チャート	80	水頭症	105, 143, 163, 166	潜因性脳梗塞	17
神経学的重症度(NG)	136	水平分力	231, 235	潜在学習	489, 490
神経学的診察	81	推奨グレード	299	選択的セロトニン再取込み阻害薬	
神経幹細胞様細胞	185	睡眠障害	333	(SSRI)	319
神経・血管ユニット(NVU)	158	錐体外路	8	全失語	84
神経膠芽腫	138, 140	錐体外路障害	8, 60, 218	全身管理	124
神経膠腫	48	錐体路	7, 9	全脳虚血	13
神経所見	194	錐体路障害	60, 216, 218	前舌保持嚥下訓練	433
神経障害性疼痛	386	随意運動介助型電気刺激装置(IVES)		前庭眼反射異常	82
神経症状	79		501, 510	前庭神経炎	82
神経心理学的評価	247	髄液	144	前頭葉	63
神経性拘縮	380	髄液シャント(短絡)術	144, 145	前頭葉機能障害の低下	442
神経脱落症状(局所神経症状)	136	髄膜炎	43	前頭葉症状	247
神経内視鏡手術	162	**せ**		前遊脚期	230
神経の可塑性	484	セルトラリン	320	前腕支持型	460
神経ブロック	390	セレクト(Select ankle joint®)	456, 457	**そ**	
振動覚	83	セロトニン・ノルアドレナリン再取込		ソリティア(Solitaire®)	130
振動刺激	378	み阻害薬(SNRI)	319, 389	そううつ病	333
深呼吸	434	せん妄	201	その他のリハビリテーション料	
深部覚	206, 208	生活(維持)期	66		540, 541
深部腱反射	83	生活(維持)期リハビリテーション		早期訓練	363
深部静脈血栓症(DVT)	127, 128, 370		292, 300, 345, 349, 475	早期離床	312, 356
診断書	334, 335, 555, 556	生活機能	315	早期離床・リハ加算	542
新鮮凍結血漿(FFP)	136	生活機能向上連携加算	353	早期CT所見	85, 86
人工呼吸器	361	生活習慣病	30	早出訓練(モーニングケア)	343
人種	19	正常圧水頭症	54	相動性筋伸張反射	218
す		正常歩行	393	巣症状(局所神経症状)	109
スイスロック	453	声門閉鎖嚥下法(息こらえ嚥下法)	434	装具	374, 378
スキーマ理論	492, 493	制限	455	——の定期的チェックポイント	459
スクワットトレーニング	400	制動	455	装具処方	452
スタチン	20, 117, 118, 122, 179	星状神経節ブロック	390	装具歩行	458, 459
スタティック・ストレッチング	381	清潔	450	装具療法	383
ステッピング	400	清潔管理	408	総合的歩行評価	233
ステップ	229	清拭	440	総合評価	193
ステップ訓練	394	精神障害者保健福祉手帳	353	造血幹細胞(ヒト自己骨髄単核球細胞)	
ステップ長	230	精神療法	320		184
ステップロック	453	整形靴	455	足圧中心(COP)	230, 231
ステロイド注射	390	整容(動作)	416, 440	足関節	234, 382, 383
ステントリトリーバー(ステント型血		贅沢灌流症候群	89	足関節底屈運動(爪先立ち訓練)	404
栓回収器)	73, 170	脊髄	229	足底筋	382
ステント留置術	171, 173	脊髄視床路(系)	10, 83, 206, 207	足板	455
ストッパー	456	脊髄電気刺激療法(SCS)	391	足部覆い	455
ストライド	229	摂食嚥下障害	263, 431	促通反復療法	522, 526
ストレッチング	378, 381, 382, 402, 403	摂食嚥下の5期	263	側頭葉	62, 63, 244
ストレッチングショートニングサイク		摂食状態のスケール(ESS)	266	側副血行	13
ル(SSC)	395	積極的離床	356	測定障害(dysmetria)	216

塞栓源が不明の脳梗塞	75	第Xa因子阻害薬（リバーロキサバン，アピキサバン，エドキサバン）	177	長下肢装具（KAFO）	374, 395, 452, 453
塞栓源不明の脳塞栓症（ESUS）	17, 76	立ち上がり（訓練）		超音波（エコー）	93
塞栓子	99		360, 404, 406, 445, 454	超急性期	4, 51
塞栓術	169, 173, 174	立ち座り	440	超急性期リハビリテーションの開始基準と中止基準	357
塞栓性脳梗塞（脳塞栓症）	13	脱衣	447	超急性期脳梗塞	72, 87
塞栓溶解療法	112	脱感作	432	超シルビウス裂	244
		脱分極	31	超皮質性運動失語	246

た

		単脚杖	460	超皮質性感覚失語	246
タマラック（Tamarack flexure joint®）		単脚立脚時間	231	聴覚	62
	456, 457	単身生活	323, 324	——の障害	82
タンデム（つぎ足）歩行	406	単麻痺	60, 211	直接訓練	435
ダイヤルロック	453	探索的診察手順	78	直接経口抗凝固薬（DOAC）	
ダビガトラン（トロンビン直接阻害薬）		蛋白質	318		21, 40, 56, 117, 120, 134, 153
	46, 117, 122, 177	短下肢装具（AFO）	395, 454		
ダブルクレンザック足継手（二方向調節式足継手）		短対立スプリント	411	## つ	
	453, 455	短絡（髄液シャント）術	144	つぎ足（タンデム）歩行	217, 406
ダントロレンナトリウム	389	端座位	359	つまみ訓練	411
たこつぼ型心筋症（カテコラミン心筋症）		段階的摂食訓練	435, 436	対麻痺	60
	52	段差	467	椎骨動脈（系）	95, 98
他動運動	408	段差解消機	468	椎骨動脈解離	56
多脚杖	460	弾性ストッキング	128, 371	——の画像	57
多発梗塞	104			通所リハビリテーション（デイケア）	
多発梗塞性認知症	258	## ち			292, 352
多発性脳梗塞	112	チアミナール	183	痛覚	83
多様訓練	494	チーム医療	282, 286	杖	460
体位	34	チオペンタール	183	杖歩行	395
体温管理	126	チクロピジン	155, 176	継手	456
体幹	234	チザニジン	389	継手付きプラスチック短下肢装具	456
体幹角度調整（リクライニング位）	435	地域リハビリテーション	340	爪先立ち訓練（足関節底屈運動）	404
体重心	230	地域医療連携	279	爪切り	416
体性感覚	206, 210	地域活動支援センター	353		
体性感覚誘発電位検査	209	地域生活支援事業	563	## て	
体部位再現性	206, 207	地域包括ケアシステム	330, 331	テネクテプラーゼ	149
退院後訪問	397	地域包括支援センター	330	テノデーシス作用	410
退院支援	326, 328	地域連携クリニカルパス	294	テルソン（Terson）症候群	53
退院指導	326, 328	地域連携診療計画	296	ディアスキシス	204
退院前訪問	344, 396	——管理料	295	デイケア（通所リハビリテーション）	
耐糖能異常	180	知覚再教育	412		352
大動脈解離	112	治療経過	314	デスモテプラーゼ	149
大動脈原性脳塞栓症	103	治療的電気刺激（TES）	513	デュロキセチン	320, 389
大脳	6	遅出訓練（イブニングケア）	343	てんかん	18, 109, 181, 333
大脳基底核	102, 103	遅発性水頭症	53	——の薬剤選択	182
大脳白質病変	122	蓄尿症状	271	てんかん重積状態	182
大脳半球障害（上位運動ニューロン障害）		着衣	448, 449	できるADL	419, 443
	216	中心溝	81	手洗い	440
大脳皮質	6, 63, 229	中心後回（大脳皮質感覚野）10, 209, 210		手回内・回外試験	216
大脳皮質感覚野（中心後回）	10	中心前回	8, 60	手口感覚症候群	209
大脳皮質障害	62	中枢性疼痛	302	手すり	440
大脳皮質電気刺激療法（MCS）	391	中枢性麻痺	212	手・指装具	459
代償手段	490	中大脳動脈閉塞所見（MCA "dot" sign）		低灌流性（血流不全性）脳梗塞	14
代償的ストラテジー	428		85	低輝度プラーク	93
第IX因子複合体（プロトロンビン複合体）製剤		中大脳動脈瘤破裂	52	低血糖	126
	153	中大脳動脈（MCA）所見	85	低血流性（血流不全性）脳梗塞	14
第1号被保険者	546	中脳	62, 64, 229	低体温療法	126
第2号被保険者	546	肘関節	383	定位的血腫除去術	162
第5指徴候（digiti quinti sign）	214	注意障害	442	底屈制動	458
		兆候	72	底部（脳幹腹側）	81
				転移性脳腫瘍	48, 138, 139, 164

転帰先	325
転倒	109
電気刺激	301, 510, 513, 525
電気刺激装置	377
電気刺激療法	378, 500, 510
電動車椅子	462

と

トイレ環境	438
トイレ動作	275, 366, 418, 419, 438
トゥスプリング	456
トゥボックス	458
トークンテスト	250
トグルブレーキ	464
トッド（Todd）麻痺	75
トップダウンアプローチ	426
トピラマート	182
トラマドール／アセトアミノフェン配合剤	389
トリアージ	72
トリミング	455, 456
トルーソー（Trousseau）症候群	55
トルソー（Trousseau）症候群	76, 104, 122
トレーサー	89
トレーニングの原則	374, 375
トレッドミル歩行	495
トレボ（Trevo®）	130
トロンビン直接阻害薬（ダビガトラン）	177
ドレーン管理	361
兎眼	82
閉じ込め症候群	201
努力嚥下（effortful swallow）	434
疼痛	224, 386
——の評価	226
疼痛障害（HSP）	224
倒立振子	230, 231
統覚型視覚失認	253
統合失調症	333
等輝度プラーク	93
頭蓋外-頭蓋内（EC-IC）バイパス	166
頭蓋内圧亢進	136, 158
頭蓋内出血性病変	49
頭蓋内動脈狭窄	172
頭蓋内病変	85
頭頸部画像検査	312
頭頸部血管病変	86
頭頂葉	63, 252
頭部外傷	50
頭部挙上訓練（シャキア・エクササイズ）	432, 433
頭部断層像	98
頭部CT	77
糖尿病	21, 120, 121, 176, 180, 315
動作介助	443
動作習得訓練	440
動作練習	469
動的システム理論	490, 492
動脈解離	103, 104, 313
動脈原性脳梗塞	99
動脈原性脳塞栓症	13
動脈硬化	55
動脈硬化性疾患予防ガイドライン	20
道路交通法	332
特定疾病	547
特別指示書	351
特別養護老人ホーム	325

な

ナイダス	44
内頸動脈系	98
内在的フィードバック	494
内視鏡下血腫除去術	137, 141
内側ウェッジ	458
内側毛帯系	9, 10, 83
内的代償	490
内反足	458

に

ニカルジピン	121
ニューロモデュレーション	485, 486
ニューロリハ	378
二次障害	212
二次性サルコペニア	317
二次的微小循環障害	32
二次病変	204
二方向調節式足継手（ダブルクレンザック足継手）	453, 455
日本版CRPS判定指標	388
日本版mRS（modified Rankin Scale）	194, 239
握り	410
日常生活活動（ADL）	236, 327
日常生活関連動作（APDL）	324
日常生活機能評価	295
日常生活自立度の重症度分類	193
日常生活用具	565, 567
入所施設	353
入浴（動作）	418, 419, 450, 468
尿流動態検査（UDS）	271, 272, 275
尿路感染症	128, 129, 370
認知行動療法	391
認知症	58, 334
認知神経心理学的アプローチ	422

ね

ネクローシス（細胞死）	32
ネッククリッピング術	163, 164
寝返り	365, 407, 444
年金	551
年齢	315

の

脳アミロイドアンギオパチー（CAA）	41, 42, 43, 137
脳ヘルニア（鉤ヘルニア）	136, 203, 204
脳の再構成	484
脳圧亢進症状	41
脳画像	110, 484
脳幹（部）	11, 64, 102, 103, 229
脳幹出血	42, 138
脳幹障害	64
脳幹背側（被蓋）	81
脳幹腹側（底部）	81
脳灌流画像	87
脳虚血閾値	90
脳虚血急性期	89
脳血管奇形	18, 106
脳血管狭窄	171
脳血管再灌流療法	130
脳血管撮影	144
脳血管障害の分類 第3版（NINDS-CVD-Ⅲ）	12, 72
脳血管攣縮	52, 143
脳血栓症（血栓性脳梗塞）	13
脳血流（CBF）	89
——評価	90
——SPECT検査	89
脳梗塞	13, 16, 31, 97, 103, 104, 120, 130, 246
——の特殊な原因	55
——の病型	15, 34
——の分類	14, 97
脳梗塞急性期	32, 90, 115, 157
——の抗血栓療法	134
脳梗塞超急性期	110, 114
脳梗塞慢性期	91, 116
脳死	201
脳室ドレナージ術	141, 163
脳室内穿破	138
脳室-腹腔シャント（V-Pシャント）	145, 166
脳室腹腔短絡術（V-Pシャント）	54
脳実質内出血の診断	77
脳腫瘍	47, 48, 138, 164, 165
脳腫瘍摘出術	164
脳出血	17, 28, 40, 41, 79, 104, 105, 121, 122, 136, 247, 313
——の特殊な原因	55
脳出血急性期	121
脳出血超急性期	111
脳循環自動調節能	33, 34, 124
脳神経	11, 81
脳深部刺激療法（DBS）	391
脳塞栓症（塞栓性脳梗塞）	13, 103
脳卒中	2, 13
——の特殊な原因	55
——の分類	14
——を疑う兆候	72
——を疑う簡易スケール	24
脳卒中一次予防のガイドライン	180

脳卒中機能障害評価法(SIAS)	213	パルスオキシメータ	126	皮質下障害	62
脳卒中急性期	119, 124	パロキセチン	320	皮質脊髄路	7
──の血圧管理	119	長谷川式簡易知能評価スケール		皮膚描写認知	208
──治療病棟(SCU)	124	(HDS-R)	250	非器質性疼痛	386
脳卒中後うつ(病)(PSD)	259, 319	破裂脳動脈瘤	173, 174	非高血圧性脳出血	18, 106
脳卒中後うつ病の診断	259	歯車様固縮	218	非細菌性血栓性心内膜炎(NBTE)	76
脳卒中後てんかん	181	跛行	231	非心原性脳梗塞	121, 176
脳卒中後中枢性(神経障害性)疼痛		播種性血管内凝固症候群(DIC)	55	非侵襲型BMI	521
(CPSP)	224, 227, 387	肺炎	127	非神経性要素	378
脳卒中重症度スケール(JSS)	194, 196	肺塞栓症	127, 128, 370	非ステロイド抗炎症薬(NSAIDs)	
脳卒中診療ネットワーク	294	肺動静脈瘻	55, 56		126, 389
脳卒中治療ガイドライン2015		背臥位	381	非弁膜症性心房細動(NVAF)	17, 35
	114, 119, 299	敗血症	75	肥満	22
脳卒中治療の流れ	4	排泄	451	被蓋(脳幹背側)	81
脳卒中治療専門病棟(SU)	124	排尿記録(排尿日誌) 274, 275, 438, 439		被殻出血	42, 137, 141, 247
脳卒中データバンク	27	排尿筋過活動(DO)	271	腓腹筋	382
脳卒中評価スケールの位置づけ	297	排尿筋低活動	271	尾状核出血	138, 139, 247
脳卒中慢性期	119, 120	排尿自覚刺激行動療法(排尿習慣の再		微小出血(microbleeds)	122
脳卒中ユニット(SU)	282	学習)	442	久山町研究	27
脳卒中リハビリテーションの流れ	299	排尿障害	271, 273, 438	膝当て	453
脳卒中類似病態(stroke mimics)	79	排尿症状	271	膝歩き	394, 395
脳動静脈奇形(AVM)		排尿誘導	441	膝立ち	394
18, 44, 49, 50, 58, 106, 138, 167		廃用症候群	363	膝継手	453
脳動脈解離	18, 55, 56	白質	6	左半球(優位半球)	81
脳動脈支配領域	98	白血病	45	左半球脳卒中例	254
脳動脈瘤	18, 43, 50, 165, 173	発語失行	423	表在覚	206, 208
脳動脈瘤コイル塞栓術	164	発動性の低下	442	評価	188, 190, 193
脳動脈瘤破裂	18, 49, 107, 163	離し	410	評価的尺度	277
脳内出血合併くも膜下出血	138	反射性交感神経性ジストロフィー		標準高次視知覚検査(VPTA)	254
脳波	485	(RSD)	388	標準失語症検査(SLTA)	248, 249
脳微小出血(CMBs)	177	反復課題	378	病院前(プレホスピタル)	72
脳浮腫	32, 136, 157	反復経頭蓋磁気刺激(rTMS)		病態失認(anosognosia)	84
脳浮腫治療薬	134		391, 423, 487, 506, 526	病棟リハビリテーション	288
脳保護薬	134, 159	反復唾液嚥下テスト(RSST)		病歴	74
脳保護療法	33, 159		267, 268, 371	**ふ**	
嚢状動脈瘤	50	半球間抑制	506	ファブリー(Fabry)病	122
		半身感覚障害	209	フィードバック	490
は		半側空間無視 23, 252, 253, 426, 447		フィードバック誤差学習	493, 532
ハムストリングス	382	半側身体失認	253	フィードバック付与スケジュール	492
ハリス・ベネディクト(Harris-		半側無視	84	フィブリノゲン分解物(FDP)	371
Benedict)の式	318	汎化	423	フィブリン血栓	36
ハンドリム	463	判別的尺度	277	フーゲル・マイヤー評価法(FMA)	
バーセル指数(Barthel Index)	239	**ひ**			193, 213
バイタルサイン	372	ヒールロッカー	395, 396	フードテスト(FT)	267
バクロフェン	389, 391	ヒト自己骨髄単核球細胞(造血幹細胞)		フェニトイン	183
バスボード	468		184	フェノールブロック	390
バックサポート	463	ヒト中絶胎児由来神経幹細胞様細胞		フェノバルビタール	182, 183
バビンスキー(Babinski)反射	206		185	フットサポート	464
バランス訓練	404	ヒラメ筋	382	フットボード	383, 384
バルーンカテーテル	434	ビタミンK(ケイツー®) 136, 140, 153		フリーラジカル	32, 33
バルーン拡張法	434, 435	ビタミンK拮抗薬	176	フルボキサミンマレイン酸塩	320
バレー徴候	214	ビデオ嚥下造影	269	ブラダースキャン®	275
パーキンソン症状	8	ビンスワンガー(Binswanger)病	258	ブリッジング	404
パターン排尿誘導(習慣化訓練)	441	ピオグリタゾン	120, 180	ブルンストローム・ステージ(Brs)	
パテラテンドンパッド	453	ピックアップ歩行器	462		213
パラフィン浴	391	びまん性脳損傷	257	ブローカ失語	423
		皮質下出血 42, 106, 137, 138, 139, 247		ブローカ(Broca)野(下前頭回)	62

578

ブローカ（Broca）領域	7
プラーク（アテローム硬化巣）	13, 93
不安定——	93, 94
プラーク輝度による分類	93, 94
プラスチック短下肢装具	455
プラットフォームクラッチ	460, 461
プラバスタチン	118
プリズバインド®	137
プリズム訓練	427
プレガバリン	389
プレドニゾロン	389
プレホスピタル（病院前）	72, 72
プログラム	393
プロソディ	423
プロトロンビン時間国際標準比（PT-INR）	152
プロトロンビン複合体（第IX因子複合体）	121, 122, 136, 140, 153
プロポフォール	183
不完全虚血部位	130
不顕性肺炎	127
不随意運動	8, 61
不全片麻痺	211
不動	380
浮腫	388, 408
浮動性めまい	80
副腎皮質ステロイド	389
復職	67, 470
福岡脳卒中データベース（FSR）	27
福祉機器	565
福祉制度	558
福祉用具	565
腹式呼吸	434
複合感覚	208
複合性局所疼痛症候群（CRPS）	226, 388
複数回嚥下	437
物性条件	435
物理療法	391
分枝アテローム硬化病（BAD）	15, 74, 101, 313
分水嶺梗塞（血行力学的梗塞）	34, 97

へ

ヘップの可塑性（Hebbian plasticity）	484
ヘップ（Hebb）の学習則	484
ヘパリン	57, 154
ベッドサイドリハビリテーション	356
ペグ	410, 411
ぺこぱんだ	432
ペナンブラ	32, 73, 91, 130, 146
ペナンブラシステム（Penumbraシステム®）	130, 170
ペランパネル	182
ペダリング訓練	504
平衡覚の障害	82
併存疾患	314, 327, 371

閉塞性水頭症	104
米国脳卒中協会（AHA）のガイドライン	73
片麻痺	60, 83, 211, 292, 374
片麻痺側	302, 303
片麻痺上肢	510, 522
片麻痺歩行	231, 232, 234
片葉小節葉障害	217
片葉小葉	61
変換運動障害（disdiadochkinesis）	216
偏倚	82
便秘	370

ほ

ホーマン徴候（Homan's sign）	370
ホームエクササイズ	402
ホームエレベーター	467
ホスフェニトイン	183
ホットパック	391
ホムンクルス（homunculus）	7, 8, 208
ボツリヌス菌	496
ボツリヌス療法	301, 390, 496
ボトムアップアプローチ	426
ポータブルスプリングバランサー（PSB）	409
ポータブルトイレ	441
ポジショニング（姿勢コントロール）	380, 390, 416
歩行	231, 232, 365, 504
——の自立度評価	232
——の定量評価	233
——の力学	230
歩行器	461, 462
歩行訓練	374, 383, 393, 454, 461, 463, 529
歩行自立評価表	376
歩行周期	229
歩行障害	80, 229, 301, 302, 392, 503
歩行相	230
歩行速度評価	233
歩行能力	336
歩行パターン	231
歩行補助具	460
掘り下げ検査（Deep Test）	250
補高便座	366
補償（労働災害）保険	553
補装具	452, 565, 567
母指探し試験	208
方向性突進現象	80
包括的アプローチ	481
放射線療法（ガンマナイフ）	58
訪問看護サービス	351
訪問看護ステーション	352
訪問リハビリテーション	292, 350, 351, 352, 476, 480
発作性心房細動	17

ま

マンニトール	158
麻痺	81, 83, 84, 211, 368
麻痺筋	400
麻痺側上肢	377, 407, 527
麻痺手	516
前型歩行	395
末梢性麻痺	212
松葉杖	460, 461
慢性期	4, 53
慢性期手術	166
慢性硬膜下血腫	109
慢性腎不全（CKD）	140, 315

み

ミダゾラム	183
ミトコンドリア脳筋症（MELAS）	75
ミラーセラピー	526
未破裂脳動脈瘤	174
右半球（劣位半球）	81
水飲みテスト	371
脈拍管理	125
民族	19

む

むくみ	371
無感情（アパシー）	261
無自覚性の低血糖症	333
無症候性頸動脈狭窄	21
無症候性大脳白質病変	122
無症候性脳血管障害	12, 122
無症候性脳梗塞	122
無症候性脳出血	122
無症候性脳微小出血（CMBs）	176
無動性無言（akinetic mutism）	201

め

メキシレチン	389
メタ可塑性	484
メルシー（Merci）リトリーバー®	130, 169
メンデルソン（Mendelsohn）手技	433
めまい	80, 82
目印	426
酩酊歩行	232

も

モーニングケア（早出訓練）	343
もやもや病（Willis動脈輪閉塞症）	44, 46, 58, 106, 167
——のCT画像	59
網様体	64
網羅的診察手順	78
朦朧状態	201
目標設定等支援・管理料	541
問診	78
問題解決技法	518

や

薬剤師	283, 285
薬物療法	157, 319, 389

ゆ

癒着性関節包炎	387
有酸素運動	22
有料老人ホーム	325
遊脚時間対称性	231
遊動	455
優位半球（左半球）	81
床反力	230, 235
指鼻指試験	216, 217

よ

予後予測	276, 338
予測的尺度	277
予防給付	550
要介護	547
要介護度	560
要介護認定等基準時間	548
要支援	547, 560
陽極刺激（anodal tDCS）	508
腰椎穿刺	77
腰椎-腹腔シャント（L-Pシャント）	144
腰部くも膜下腔-腹腔シャント術（L-Pシャント）	166
抑うつ気分	259
抑うつ障害（小うつ病）	259

ら

ラクナ	16
ラクナTIA	37
ラクナ梗塞	16, 34, 35, 55, 79, 84, 100, 102, 105, 120, 121, 152, 176, 313
――のMRI画像所見	36
――の画像診断	101
ラコサミド	182
ラックス徴候（Luck's sign）	370
ラモトリギン	182, 389
ランダム訓練	494
卵円孔開存（PFO）	55, 103, 122
卵円孔閉鎖術	56
乱流	151

り

リーチ	409, 410
リクライニング位	435
リクライニング式車椅子	464
リクライニング側臥位	435
リスク管理	339, 372
リハビリテーション	123, 299, 301, 302
――の計画・評価等	540, 541
――の役割分担	291
リハビリテーション科医	283, 284
リハビリテーション強度	360
リハビリテーション計画提供料	540
リハビリテーション総合計画評価料	540
リハビリテーションロボット	531
リバーロキサバン（第Xa因子阻害薬）	117, 177
リリアム®	275
リングロック付きダイヤルロック膝継手	453
リンパ浮腫	371
理学療法士	283, 284
罹患率	26
離床	356
離床訓練	337
立位	364
立位保持	360
立脚終期	230
立脚中期	230
立体覚	209
両側動作訓練	525
両手動作	411
両片麻痺（四肢麻痺）	211
良性発作性頭位めまい	82
輪状咽頭筋	265
臨床病型	312

れ

レイミステ現象	212
レーブン色彩マトリックス検査（RCPM）	250
レッグサポート	464
レバーブレーキ	464
レンズ核線条体動脈	137
劣位半球（右半球）	81
連携	286, 294
連合型視覚失認	253
連合反応	212

ろ

ローエンバーグテスト（Lowenberg test）	370
ロフストランドクラッチ	460, 461
ロボット	301, 378, 504, 527, 529, 531, 534
ロボットアーム	520
ロンベルグ徴候（Romberg sign）	217
老研式活動能力指標	240
老人保健施設	325, 352
老齢基礎年金	552
老齢厚生年金	553
労働災害（補償）保険	553

わ

ワイピング	409
ワクシニアウイルス接種家兎炎症皮膚抽出物質	389
ワルファリン	18, 46, 56, 57, 118, 136, 140, 152, 176
ワレンベルグ（Wallenberg）症候群	83, 265
腕神経叢	386

数字・記号

2点弁別覚（2PD）	208
2動作杖歩行	463
3D-CTA	86
3DGA（三次元歩行解析）	233, 234
3D-TOF法	87
4点杖	461
6分間歩行テスト（6MWT）	233, 234
8つのコンポーネント	516
10m歩行テスト（10MWT）	233, 234
15条指定医	555
%歩行周期	230

欧文索引

A

AAC（augmentative and alternative communication）	422
AaN（assist as needed）	532
$ABCD^2$スコア	38
ACE阻害薬	117, 127
Act FAST	24
active touch	412
ADL（日常生活動作）	236, 301, 302, 327
――（の）評価	236, 443
――訓練	366, 414
――障害	236, 240
している――	419, 443
affordance	492
AFO（ankle foot orthosis）	454
AHA（米国脳卒中協会）のガイドライン	73
AIUEO CHIPS	79, 199, 200
akinetic mutism	201
allodynia	388
Amadeo®	535
anodal tDCS（陽極刺激）	508
anosognosia	84
APDL（activities parallel to daily living）	324
apraxia of speech	423
APS（antiphospholipid syndrome）	57
ARB（アンジオテンシンⅡ受容体拮抗薬）	117, 124
Arm BASIS training	376, 377
artery to artery embolism	13
ASPECTS（Alberta Stroke Program Early CT Score）	73
aspiration	269
associated reaction	212
ASTRAL（Acute Stroke Registry and Analysis Lausanne）	276
ataxic hemiparesis	217
AVERT	338

AVM (arteriovenous malformation)		18, 44, 58, 167
A型ボツリヌス毒素製剤		496

B
Babinski 反射		206
BAD		15, 74, 101, 103, 313
Barré sign		214
BAT研究 (Bleeding with Antithrombic Therapy)		46
BBB (blood brain barrier)		32
BDI (Beck Depression Inventory)		261
Bentonの分類		253
BI (Barthel index)		238, 239, 277
bilateral arm training (両側動作訓練)		525
bilateral hemiplegia (tetraplegia)		211
Bi-Manu-Track®		535
Binswanger 病		258
BIT (Behavioural Inattention Test)		253
BMI (brain machine interface)		502, 520
BMT (Best Medical Treatment)		117
Borden 分類		44, 45
brain death		201
Broca野・領域		7, 62
Brunnstrom stage (Brs)		213, 214
buckling knee pattern		231
Bモードエコー		93

C
Ca拮抗薬		121, 124, 126
CAA (cerebral amyloid angiopathy)		42
cadence		229
CADL (Communicative Abilities of Daily Living)		249
Camber axis hinge®		456, 457
capsular warning syndrome		35
carotydinia		96
CAS (carotid artery stenting)		91, 171
cathodal tDCS (陰極刺激)		508
CBF (cerebral blood flow)		89
CCr		177
CEA (carotid endarterectomy)		91
cerebellar ataxia		216
cerebellar incoordination		216
CESD (Center of Epidemiological Studies-Depression Scale)		261
CHA_2DS_2-VASc		21, 22
$CHADS_2$		21, 22, 118, 119
CHANCE 試験		115
cheiro-oral syndrome		209
CI療法 (constraint-induced movement therapy)		301, 423, 500, 516, 524
CKD		140, 315
clasp-knife phenomenon		218
Clostridium botulinum		496
CMBs (cerebral microbleeds)		176, 177
cogwheel rigidity		218
COP (center of pressure)		230
CPG (central pattern generator)		229
CPSP (central post-stroke pain)		224, 227, 387
CPSS (Cincinnati Prehospital Stroke Scale)		24, 72
CRP		22
CRPS (complex regional pain syndrome)		226, 388
CT (computed tomography)		85, 97
CTP (CT perfusion)		87
CT定位的血腫吸引術		137, 141
CT灌流画像 (CTP)		87
cueing		426
cushing 潰瘍		34, 126

D
DAPT (dual antiplatelet therapy)		40, 46, 115, 155
DASH (Dietary Approaches to Stop Hypertension) スタイル		22
dAVF (dural arteriovenous fistula)		44
DBS (deep brain stimulation)		391
decomposition		216, 217
Deep Test		250
Dejerine-Roussy syndrome		209
delirium		201
DeLormeの原則		398
DGI (Dynamic Gait Index)		233
diaschisis		204
DIC (disseminated intravascular coagulation syndrome)		55
diffusion-perfusion ミスマッチ		88
digiti quinti sign (第5指徴候)		214
direct oral anticoagulant (DOAC)		177
directional pulsion		80
disdiadochokinesis		216
dissiness		80
DO (detrusor overactivity)		271
DOAC (direct oral anticoagulant)		21, 40, 46, 56, 57, 117, 118, 120, 140, 153, 177, 178
Dream Brace®		456, 458
DSM-5 (Diagnostic and Statistical Manual of Mental Disorders-5)		259
DSS (Dysphagia Severity Scale)		267
DVT (deep vein thrombosis)		127, 128, 315, 370
DWI (diffusion weighted imaging)		12, 85, 110
dysarthria		421
dysmetria		216

E
early CT signs		85, 86
ECD (^{99m}Tc-ethyl-cysteinate dimer)		89
EC-IC bypass (external carotid-Internal carotid artery bypass)		91, 166
ECS (Emergency Coma Scale)		202
ECST測定法		95
ECST法		93
E-FAP (Emory Functional Ambulation Profile)		233, 234
effortful swallow		434
Ehlers-Danlos 症候群		56
EMG triggered NMES (EMG triggered Neuromuscular electrical stimulation)		500
end-effector型		529, 531
endfeel		381
EPA (イコサペント酸エチル)		179
errorless learning		428
ESD (early supported discharge)		282
ESS (Eating Status Scale)		266
ESUS (embolic stroke of undetermined source)		17, 75, 76
——の診断基準		76
explicit learning		489
extinction phenomenon		208

F
Fabry 病		122
FAC (Functional Ambulation Category)		232, 233
FAI (Frenchay Activities Index)		239
FAST (Face Arm Speech Time)		24
FDP (fibrinogen degradation products)		371
FES (functional electrical stimulation)		391, 513
FFP (fresh frozen plasma)		136
FGA (Functional Gait Assessment)		233
fibrosis		221
FIM (Functional Independence Measure)		232, 233, 236, 238, 277
finger-nose finger test		216, 217
FLAIR (fluid-attenuated inversion recovery)		85, 110
FMA (Fugl-Meyer Assessment)		213
FOUR (Full Outline of UnResponsiveness) score		202
FSR (Fukuoka Stroke Registry)		28
FT (Food Test)		267
Fugl-Meyer Assessment		193

G
Gaffney®		456, 457
Gait Solution®		456, 458
Gait Trainer GT II		529, 530

索引

G

GAIT (Gait Assessment and Intervention Tool)	233
GCS 乳児・小児版	202
GCS (Glasgow Coma Scale)	81, 201
Gerstmann症候群	7, 63, 244
Gillette double flexure ankle joint®	456, 457

H

HAL®	530
Halar	220
HAM-D (Hamilton Depression Rating Scale)	262
HANDS療法 (Hybrid Assistive Neuromuscular Dynamic Stimulation therapy)	301, 501, 510
Harkema	374
Harris-Benedictの式	317, 318
HAS-BLED	21, 22
HbA1cの目標値	21
HDS-R (長谷川式簡易知能評価スケール)	250
Hebbian plasticity	484
heel-knee test	217
hemiparesis	211
hemiplegia	211
hemiplegic shoulder pain	386
HERMES共同研究	91
HM-PAO (^{99m}Tc-d, l-hexamethyl-propyleneamine oxime)	89
Hoffaの分類	220
Homan's sign	370
homunculus	8, 208
HONDA歩行アシスト	530, 532
HSP (hemiplegic shoulder pain)	224
Hunt and Hess グレード	51, 143
Hunt and Kosnik分類	204
hyperdense MCA sign	85, 86
hyperesthesia	208
hypermetria	216
hyperperfusion syndrome	91
hypometria	216

I

IADL (instrumental ADL)	238, 239, 324, 420
IC (informed consent)	307
ICF (International Classification of Functioning, Disability and Health)	188, 189
ICIDH (International Classification of Impairment, Disability and Handicap)	188
IE (infective endocarditis)	43
immobilization	380
IMP (N-isopropyl-p-^{123}I-iodo amphetamine)	89
implicit learning	489
IMT (intima-media thickness)	93
InMotion ARM™	535
ischemic core	32, 33
ischemic penumbra	33
IVES (integrated volitional control electrical stimulator)	510

J

JCS (Japan Coma Scale)	81, 201, 202
JET (Japanese EC-IC bypass trial) study	92
JSS (Japan Stroke Scale)	194, 196

K

KAFO (knee ankle foot orthosis)	452
Kottkeの訓練法	374, 375
K-point刺激法	431
KPSS (Kurashiki Prehospital Stroke Scale)	24
Kスプーン	432

L

LAPSS (Los Angeles Prehospital Stroke Screen)	24
Lawton	239
LDLコレステロール	20, 117
LDL受容体	21
lead pipe rigidity	218
learned non-use	407, 490
Liepmann	254
Life Space Assessment	234
limb shaking	37
LLB (long leg brace)	452
locked-in syndrome	201
Locomotor Unit	234
Lokomat®	529, 530
Lowenberg test	370
Luck's sign	370
L-Pシャント	144, 166
LTD (long-term depression)	484
LTP (long-term potentiation)	484
LUTS (lower urinary tract symptoms)	271
luxury perfusion syndrome	89

M

MADRS (Montgomery and Asberg Depression Rating Scale)	262
MAS (Modified Ashworth Scale)	219, 387
MCA "dot" sign	85
MCS (motor cortex stimulation)	391
MELAS (ミトコンドリア脳筋症)	75
Mendelsohn maneuver	433
Merciリトリーバー®	130, 169
Mesulemのモデル	252
microbleeds (微小出血)	122
Mingazzini試験	215
MLF症候群	82
MMSE (Mini-Mental State Examination)	250
MNA (Mini Nutritional Assessment)	318
monoplegia	211
MPSS (Maria Prehospital Stroke Scale)	24
MRA	87
MRI	85, 97, 110
MRI拡散強調画像 (DWI)	12, 85
mRS (modified Rankin Scale)	3, 193, 238, 276
MR灌流画像 (PWI)	87
MUROソリューション®	501
muscle tone	218
MWST (Modified Water Swallowing Test)	267

N

NASCET法	93, 95
NBTE (non-bacterial thromboendocarditis)	76
neuromodulation	485
NG (Neurological Grade)	136
NIHSS (National Institutes of Health Stroke Scale)	24, 194, 276
NINDS (National Institute of Neurological Disorders and Stroke)	12, 72
NINDS-CVD-III (脳血管障害の分類第3版)	12
NSAIDs (non-steroidal anti-inflammatory drugs)	126, 389
NVAF (nonvalvular atrial fibrillation)	17, 35, 120
NVU (Neurovascular Unit)	158
nydus	44

O

OGA (Observational Gait Assessments)	233
Oklahoma ankle joint®	456
one and half症候群	82
overload principle	398

P

PACE (Promoting Aphasics Communicative Effectiveness)	422
PAS (paired associative stimulation)	487
Passenger Unit	234, 235
PCSK 9 (proprotein convertase subtilisin-kexin type 9)	21, 117
PDC (Plantar/Dorsiflexion Control®)	456, 457
penumbra	32, 73, 130, 146
Penumbraシステム®	130, 169
perceived barrier	519
persistent vegetative state	201
PFO (patent foramen ovale)	55
PHQ (Patient Health Questionnaire)-9	261

plaque	13
plasticity	484
positioning	380
precentral gyrus	60
presyncope	80
pronation-spination test	216
PSB	409
PSD (post stroke depression)	259, 261, 319
PSV (peak systolic velocity)	93
PT-INR (prothrombin time international normalized ratio)	140, 152
pusher現象	366
PWI (perfusion-weighted image)	87

Q

QPS (quadripulse stimulation)	487

R

RAGT (robot assist gait training)	531
Raimiste phenomenon	212
RCPM (レーブン色彩マトリックス検査)	250
RCT (randomized controlled trial)	340
RCVS (reversible cerebral vasoconstriction syndrome)	55, 59
recurvatum knee pattern	231
ReoGo®	534
rigidity	218
rigidospasticity	218
ROM (関節可動域)	220, 222, 380, 384, 402, 408
Romberg sign	217
routine or scheduled toileting	441
RSD (reflex sympathetic dystrophy)	388
RSST (Repetitive Saliva Swallowing Test)	267, 268
rTMS	322, 391, 423, 487, 502, 506, 526
rt-PA (recombinant tissue-type plasminogen activator)	23, 72, 114, 130, 146, 314

S

Schmidt's schema theory	492
SCS (spinal cord stimulation)	391
SCU (stroke care unit)	124
SDS (Zung Self-rating Depression Scale)	261
Select ankle joint®	456, 457
sensorimotor learning	494
SGA (Subjective Global Assessment)	318
shaker exercise (頭部挙上訓練)	432
SIAS (Stroke Impairment Assessment Set)	195, 197, 213
skew deviation	82
SLR (straight leg rising)	400

SLTA (Standard Language Test of Aphasia)	248, 249
SMART (specific, measurable, achievable, realistic/relevant and timed)	306
SNRI (serotonin noradrenalin reuptake inhibitor)	319, 389
SOCRATES試験	116
Solitaire®	130
somatotopy	206, 207
SPARCL	179
spasticity	218
spatiomotor cueing	426
SPECT	90, 91
spectacular shrinking deficit	89, 90
speed dependent classification	233
Spetzler-Martin分類	44, 167
SSC (stretch shortening cycle)	395
SSRI (selective serotonin reuptake inhibitor)	319
SSV (Six Simple Variable)	276
STA (失語構文検査)	250
step length symmetry	230
stiff knee pattern	231
stroke mimics	74, 75, 79
SU (stroke unit)	4, 124, 133
supraglottic swallow	434
SWI (susceptibility-weighted imaging)	111
swing time asymmetry	231
SWT (Semmes-Weinstein Monofilament Test)	208
Sylvius裂	62
syncope	80
synergic movement	212

T

T1W (T1強調画像)	85
T2*W (T2*強調画像)	85, 102, 111
T2W (T2強調画像)	85
Tamarack flexure joint®	456, 457
tandem gait (つぎ足歩行)	217
task-oriented training	525
task-specific training	525
TBS (theta burst stimulation)	487
TCCFI (経頭蓋カラードプラ法)	96
tDCS (transcranial direct current stimulation)	487, 502, 508, 526
Team STEPPS (Team Strategies and Tools to Enhance Performance and Patient Safety)	286
tenodesis effect	410
Terson症候群	53
TES (therapeutic electrical stimulation)	513
tetraplegia (bilateral hemiplegia)	211
THAWS	148
thromboembolism	13

Thumb Localizing Test	208
TIA (transient ischemic attack)	12, 16, 37, 120
TKAライン	454
Tmax	88
TMS (transcranial magnetic stimulation)	485, 506
Todd麻痺	75
tongue-hold swallow	433
transfer package	516, 518
Trevo®	130
Trousseau症候群	55, 57, 76, 104, 122
twilight state	201
Tストラップ	455, 458
T字杖	460, 461

U

UDS (urodynamic study)	271
unilateral neglect	252
unsteadiness	80
use-dependent plasticity	374

V

VaD (vascular dementia)	258
VCI (vascular cognitive impairment)	258
VE	268, 269, 270, 371
vertigo	80
VF	268, 269, 371
visual scanning	426
VKA (ビタミンK拮抗型 経口抗凝固薬)	153
VOCA (voice communication system)	422
V-Pシャント術	54, 145, 166
VPL (視床後外側腹側核)	62
VPM (後内側腹側核)	62
VPTA (Visual Perception Test for Agnosia)	254

W

WAB 失語症検査 日本版 (Western Aphasia Battery)	248, 250
WAIS-Ⅲ (ウェクスラー成人知能検査Ⅲ)	250
Wallenberg症候群	83, 209, 265
wearable robot	529
Wellsスコア	128
Wernicke領域	7
Wernicke野	62, 244
Wernicke-Geschwind-Lichtheim	245
Wernicke-Mann肢位	212, 213, 221, 496, 497
WFNS grade	51, 143
WFNS分類	204
WGS (Wisconsin Gait Scale)	233
Willis動脈輪閉塞症 (もやもや病)	58
Wingspan® stent	172

583

脳卒中		
基礎知識から最新リハビリテーションまで		ISBN978-4-263-26599-4

2019年6月15日　第1版第1刷発行
2020年2月10日　第1版第2刷(増補)発行
2021年1月10日　第1版第3刷発行

編　者　正　門　由　久
　　　　高　木　　　誠
発行者　白　石　泰　夫
発行所　医歯薬出版株式会社

〒113-8612　東京都文京区本駒込1-7-10
TEL.(03)5395-7628(編集)・7616(販売)
FAX.(03)5395-7609(編集)・8563(販売)
　　　　　　　https://www.ishiyaku.co.jp/
郵便振替番号 00190-5-13816

乱丁,落丁の際はお取り替えいたします　　印刷・真興社／製本・皆川製本所
© Ishiyaku Publishers, Inc., 2019. Printed in Japan

本書の複製権・翻訳権・翻案権・上映権・譲渡権・貸与権・公衆送信権(送信可能化権を含む)・口述権は,医歯薬出版(株)が保有します.
本書を無断で複製する行為(コピー,スキャン,デジタルデータ化など)は,「私的使用のための複製」などの著作権法上の限られた例外を除き禁じられています.また私的使用に該当する場合であっても,請負業者等の第三者に依頼し上記の行為を行うことは違法となります.

JCOPY　<出版者著作権管理機構　委託出版物>
本書をコピーやスキャン等により複製される場合は,そのつど事前に出版者著作権管理機構(電話03-5244-5088,FAX 03-5244-5089,e-mail:info@jcopy.or.jp)の許諾を得てください.

医歯薬出版の好評関連図書

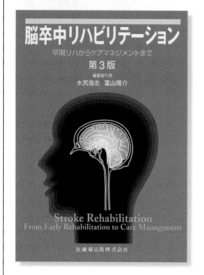

脳卒中リハビリテーション
早期リハからケアマネジメントまで

水尻強志・冨山陽介　編著

◆B5判　376頁　定価(本体5,600円＋税)
◆ISBN978-4-263-21419-0

第3版

QRコードを読み取ると
詳しい情報がご覧いただけます

急性期治療から早期リハビリテーション，そして退院支援のケアマネジメントまでを懇切に解説する好評テキストの改訂版．第3版では，執筆陣の刷新をはかり，目次構成も組み替えるなど，全体を大きくリニューアル．

主な目次
- 第1章　リハビリテーション医学総論
- 第2章　脳卒中リハビリテーションの進め方
- 第3章　脳卒中によくある合併症とその対策
- 第4章　脳卒中医療に関係する倫理的問題
- 第5章　関係する諸制度
- 第6章　資料

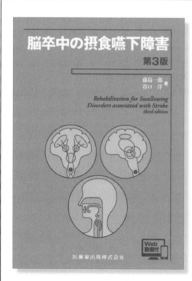

脳卒中の摂食嚥下障害

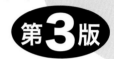
Web動画付

藤島一郎・谷口 洋　著

◆B5判　400頁　定価(本体5,800円＋税)
◆ISBN978-4-263-21671-2

第3版

QRコードを読み取ると
詳しい情報がご覧いただけます

脳卒中の摂食嚥下障害に関わる医療従事者に読み継がれてきた定本テキストの改訂版．治療法の検討に力を発揮する嚥下造影や嚥下内視鏡などのWeb動画（63本）を書籍の随所にリンクさせ，より理解を深める工夫が満載．

主な目次
- 第1章　脳卒中と摂食嚥下障害
- 第2章　嚥下のメカニズム
- 第3章　嚥下障害と呼吸器疾患
- 第4章　摂食嚥下障害の検査・診断
- 第5章　摂食嚥下障害のリハビリテーション
- 第6章　摂食嚥下障害の薬物療法と外科的対応
- 第7章　脳卒中患者の摂食嚥下訓練の実際
- 第8章　摂食嚥下障害における倫理の問題
- 第9章　症例

医歯薬出版株式会社　〒113-8612 東京都文京区本駒込1-7-10　TEL03-5395-7610　FAX03-5395-7611　https://www.ishiyaku.co.jp/

医歯薬出版の好評関連図書

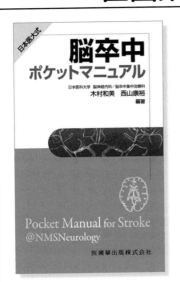

日本医大式 脳卒中ポケットマニュアル

┃木村和美・西山康裕　編著
◆新書判　312頁　定価(本体4,200円+税)
◆ISBN978-4-263-73187-1

QRコードを読み取ると
詳しい情報がご覧いただけます

主な目次

総論
1. 脳卒中初期診療—ホットラインが鳴ったら—
2. SCU患者の看護
3. 脳卒中の医療連携—前方連携と後方連携

各論
4. 脳卒中急性期管理
5. 脳卒中急性期治療各論
6. 脳卒中急性期に行う各種検査
7. 脳卒中患者の看護
8. 脳卒中リハビリテーション
9. 脳卒中慢性期の治療選択
10. Q and A

日本医科大脳神経内科／SCUの現場で活躍するスタッフが，豊富な症例と最新のエビデンスを踏まえて，実践的にわかりやすく解説．日本医科大の脳卒中診療プロトコルを一冊にまとめた，真に現場で役立つマニュアル．

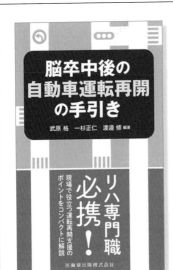

脳卒中後の自動車運転再開の手引き

┃武原 格・一杉正仁・渡邉 修　編著
◆新書判変形　152頁　定価(本体2,400円+税)
◆ISBN978-4-263-21876-1

QRコードを読み取ると
詳しい情報がご覧いただけます

主な目次

1. 脳卒中患者の運転再開支援の重要性と最近の動向
2. 道路交通法の理解
3. 疾患の管理と自動車運転
4. 薬剤と自動車運転
5. 運転再開の流れ
6. 運転にかかわる身体機能
7. 運転にかかわる高次脳機能
8. 運転にかかわる神経心理学的検査とその解釈
9. 病院における自動車運転再開支援の実例
10. 自動車教習所との連携
11. 運転再開に向けた家族教室の実際
12. 職業運転再開に向けて
13. 症例報告

運転再開支援にあたってポイントとなる内容について，わかりやすくコンパクトにまとめた，リハビリテーション専門職必携の一冊．運転再開支援の際に知っておくべき13項目に加え，役立つ知識が満載のコラムも充実．

医歯薬出版株式会社　〒113-8612 東京都文京区本駒込1-7-10　TEL03-5395-7610　FAX03-5395-7611　https://www.ishiyaku.co.jp/